JN209345

USERS' GUIDES TO THE MEDICAL LITERATURE

A MANUAL FOR EVIDENCE-BASED CLINICAL PRACTICE

3rd EDITION

Edited by Gordon Guyatt, Drummond Rennie, Maureen O. Meade, Deborah J. Cook

医学文献
ユーザーズガイド

根拠に基づく診療のマニュアル

第3版

訳
相原守夫　相原内科医院　院長

注意

医学とは，絶えず変化し続ける学問分野である．新たな研究や臨床経験による知識の拡大にあわせ，治療や薬物療法を変えていく必要がある．本書の著者および出版社は，完全で，なおかつ出版の時点で一般的に受け入れられている基準に合致した情報を提供するために，信頼性があると判断された情報源を確認している．しかし，人的ミスや医学の変化の可能性があることから，本書の著者，出版社，またはその製作や出版に関与したいかなる当事者も，本書に含まれる情報のすべてが正確かつ完全であるという保証はせず，またミスや省略，あるいは本書に含まれる情報を使用したことによって生じた結果に対するいかなる責任も負わない．そのため読者は，本書に含まれる情報を，他の情報源で確認することが奨励される．たとえば，また特に，投与を計画している各薬剤の添付文書を確認し，本書に含まれる情報が正確なものかどうか，そして推奨投与量や禁忌が変更になっていないかを確認することが求められる．この推奨は，新薬や使用頻度の低い薬剤において特に重要な意味合いを持つ．

エビデンスに基づく医療の概念を伝えるための手法の開発を実現する鍵となった，関心，情熱，徹底的な質問を寄せてくれた世界各国の学生たちに捧げる．

GG, MOM, DJC

わたしがこの優秀なグループを見守り，気遣う中，わたしを見守り，気遣ってくれたDebの愛情と明るさに謝意を表し，本書を捧げる．

DR

前書き

戦時中のイギリスで学校に通っていた頃，冷水浴，数学，茹でキャベツ，長距離クロスカントリー競争と並んで決まってカリキュラムに含まれていたのが，ラテン語とフランス語だった．ローマ人はとうの昔に滅びているのだから，ラテン語の学習は明らかに理論的学習にすぎない．その一方で，フランスはドーバー海峡越しにはっきりと目に見えていたにもかかわらず，当時占領下にあったか，もしくは入国ができない状態だったため，フランス語を学ぶことも，ラテン語と同様に非実用的で，理論的学習にすぎないと考えられていた．私も私の教師も，私が実際にフランス語を話すことになろうとは夢にも思っていなかった．

この状況は，多くの一般医が医学文献に対して抱く感覚と似ている．つまり，はっきりと目に見えているのに，まったく閲覧する機会がない，という状況なのである．われわれは，診療は医学誌に掲載された知見に基づくべきであると認識している．またその一方で，何年かたつごとに文献の数は倍増し，その比較検討のために割くことのできる時間は年々減るばかりである[1]．そのため，文献活用の作業はますます困難をきわめていく．膨大な数の論文を日々の診療に応用する作業は，自分以外の誰かがすべき難解な作業としてしか映らなくなる．こうして文献へのアクセスが遠のくにつれ，ある特定の患者における文献の有益性も作り話のように思えてくる．

第３版となる本書は，このような状況を打開しようとするものである．本書を読めば，臨床医は医学文献の用語法のすべてに精通することができるだろう．また，暗記や推察に依拠した診療や，各自で適当に統合した経験に基づく診療からも解放されるだろう．製薬会社のMRに待ち伏せされ，あるいは患者から不意打ちをくらい，自分では評価できない新たな治療法についての説明を聞かされることもなくなるだろう．時代遅れとなった権威に頼ることも終わるだろう．臨床医は患者本位の診療を行い，患者が抱える問題を解決するための道具として文献を活用することができるようになるだろう．臨床医は関連性のある文献を閲覧し，その妥当性，ならびに特定患者への適用可能性について評価できるようになるだろう．換言すると，こうして医学における唯一かつ最も有力な情報源が臨床医の手に託されることになるだろう．

JAMA 誌におけるユーザーズガイドシリーズ

JAMA 誌に掲載された「医学文献ユーザーズガイド Users' Guides to the Medical Literature」シリーズならびに本書の歴史については，ユーザーズガイドシリーズの原動力であり，主編者であり，最も多作な共著者である Gordon Guyatt（MD，MSc）が序文で述べる．では，JAMA 誌はどのようなきっかけでその歴史に関わることになったのだろうか．

1980 年代後半，私は親友の David Sackett（MD）の招待に応じ，病歴ならびに診察の裏づけとなるエビデンスについて吟味する連載シリーズを出版するという JAMA 誌との共同事業について話し合うために，McMaster 大学にある彼の学科を訪れた．この討議の後，一連の論文ならびにシステマティックレビューが執筆され，当時の JAMA 誌編集長であった George Lundberg（MD）の熱烈な支持のもと，JAMA 誌は 1992 年，Rational Clinical Examination シリーズの出版を開始した[2]．その頃までには，私は McMaster 大学における Sackett をはじめとするグループとの間に，きわめて良好な協力関係を築き上げていた．彼らは，そのリーダーである Sackett と同様，因襲を打破する傾向があり，また共同作業や新たに加わった有能なメンバーとの連携にも長けており，厳格な知識を拠り所とする人たちであった．そして，リーダーである Sackett と同様，約束は必ず果たした．

そのため，1981 年に Canadian Medical Association Journal（CMAJ）に出版されて好評を博したリーダーズガイドシリーズをアップデートすることを考えていると聞いたとき，私は彼らとの間の協力関係を利用し，そのシリーズを JAMA 誌のためにアップデートして拡張するよう要請した．こうして私と Sackett は，当初は Andy Oxman（MD）を主導者とし，後に Oxman がオスロの現在のポストに就くために去った後は Gordon Guyatt を主導者として迎え，「医学文献ユーザーズガイド」シリーズを誕生させた．そして 1993 年，JAMA 誌にてこのシリーズ論文の連載が始まった[3]．

当初，われわれは 8 編か 10 編の論文を連載することを考えていたが，読者からの反応があまりにも大きく，また医学文献における論文の種類も多種多様であったことから，それ以来ずっと，新たな連載論文を受理し，査読に出し，編集を行う作業は続行していた．本書の初版が 2002 年に出版される直前まで連載は続き，Gordon Guyatt と私はこの連載シリーズを 25 部，論文にして 33 編出版し，シリーズを終結した．

JAMA 誌連載の原著論文の制作，ならびに本書の初版の出版に要した年月は，非常に有益な結果をもたらした．1990 年代前半時点では主要な医学雑誌でほとんど取り上げられなかったが，何年もたってから急に話題を集めるようになったテーマにも，しかるべき関心を払うことができた．たとえば 2000 年，JAMA 誌はヘルスケアにおける質的研究報告への読者のアプローチの仕方について，2 編のユーザーズガイドを掲載している[4,5]．別の例をあげると，コクラン共同計画（Cochrane Collaboration）の取り組みを通じて多大な支持を得るようになったシステマティックレビューならびにメタアナリシスは，医学文献における代表的題目として位置づけられるようになり，Gordon Guyatt が序文で指摘したように，ユーザーズガイドにおける事前評価済み情報源の重要視という変化が続いている．

本書について

当初から，本連載シリーズを 1 冊の本にまとめてほしいという読者の声は強かった．われわれも当初からそのつもりではあったが，新しい論文が加わるたびに，その実現は遅れた．しかしそれはかえって幸運だった．というのも，1981 年にリーダーズガイドの原著論文が CMAJ に掲載された当初は，Gordon Guyatt が考案した「エビデンスに基づく医療 evidence-based medicine」という言葉はまだ存在しておらず，医療従事者の中でコンピュータを所有している人は一握りにすぎなかった．インターネットも存在せず，電子出版など夢物語でしかなかった．1992 年時点では，実用目的のために使用可能なウェブサイトが開発されたばかりで，ドットコムバブルははじけるどころかまだ登場さえしておらず，医療従事者はやっとコンピュータが使えるようになり始めたばかりであった．しかし，1990 年代終盤に，Guyatt と私が通常の書籍だけではなく，ウェブ版と CD-ROM 版も出版したいとJAMA誌の同僚に持ちかけたところ，出版社は直ちに同意してくれた．ウェブ版とCD-ROM版の実現は，Alberta大学Centre for Health EvidenceのRob Hayward（MD）の尽力によるものである．

本書で重点的に取り上げていくエビデンスに基づく医療という一学問分野および手法は，過去25年間で驚くべき発展を遂げ，その経緯は本書の各ページに反映されている．医学文献ユーザーズガイドの初版および第2版が一躍脚光を浴びたことに後押しされ，Gordon Guyattならびに Evidence-Based Medicine Working Groupは，第3版の出版に向けて再び各章のアップデートを行った．さらに，「エビデンスに基づく医療と認識論」，「非劣性試験の使い方」，「質改善に関する論文の使い方」，「遺伝的関連についての論文の使い方」，「システマティックレビューとメタアナリシスの結果の理解と適用」，「ネットワークメタアナリシス」という6つの章を新たに追加した．

新版には，最新のウェブ版「医学文献ユーザーズガイド」が付属する．JAMAevidenceと称されるオンライン教育情報源の一環とし，医学文献ユーザーズガイドのオンライン版とRational Clinical Examination: Evidence-Based Clinical Diagnosisのオンライン版とが連結されている．これらは，エビデンスに基づいた医療の教育と学習のための包括的オンライン教育情報源の基礎となる．インタラクティブな電卓やワークシートは，コンテンツの実用的な補完を提供し，ダウンロード可能なPowerPointプレゼンテーションは，インストラクターにとって貴重なリソースとして役立つ．最後に，ポッドキャスティングサービスの提供によって，世界中の医学生，研修医，医師にエビデンスに基づく医療に関する最新情報を届けることができる．

達観した著者であり，すぐれたまとめ役であり，すばらしい教師であり，同僚であり，そして友人でもあるGordon Guyattに，ここで改めて敬意を表したい．また私は，Evidence-Based Medicine Working Groupに属するGuyattの同僚の方々の多くに対し，個人的に，また大いに敬服しているが，これはグループ全体による多大な努力を要したものであることから，個人名をあげることは控えたい．この事業は，数多くの人々によるたゆまざる努力の賜物である．また，JAMA誌の関係者としては，JAMA誌所属の有能かつ創造的で，すぐれた外交手腕を持つAnnette Flanagin（RN，MA）に敬意を表したい．これらのすべてはKate Pezalla（MA）の努力と綿密な効率によって調整，計画された．私の同僚の外科医で鋭い批評家であるEdward Livingston（MD）は，JAMA誌の医学文献ユーザーズガイドシリーズを引き継いでおり，彼の手で繁栄すると確信している．さらに，McGraw-Hill Education所属のパートナーである，James Shanahan，Scott Grillo，Michael Crumsho，Robert Pancottiの努力にも謝意を表する．

最後に，私の友人のCathy DeAngelis（MD，MPH），そして彼女の後継者であるHoward Bauchner（MD，MPH），JAMA Networkの前編集者，現編集者に対し，私や私の同僚ら，ならびにこのプロジェクトに力強い支援を提供してくれたことに感謝したい．このプロジェクトはHoward氏に引き継がれた．Howard氏が即座かつ意欲的にこの大役を引き受けたことの背景に，ユーザーズガイドシリーズの初期の論文をよく活用していたことがあると知ったとき，その受け入れに対するあらゆる懸念は解消した．事実，Howard氏はエビデンスに基づく医療の推進者として活躍していた．ビデオシリーズからなる「Oral History」[2,3]にまとめられたエビデンスに基づく医療の誕生および初期の展開に関するHoward氏の個人的見解は，客観的視点からユーザーズガイドをみつめ直すのに役立った．Howard 氏の周囲を包み込む明るい人柄と鋭い知性は，本書の今後の版にも明るい展望を与えるものである．

Drummond Rennie, MD

University of California, San Francisco

参考文献[i]

1. Durack DT. The weight of medical knowledge. N Engl J Med. 1978; 298(14): 773-775.
2. Smith R, Rennie D. Evidence-based medicine—an oral history. JAMA. 2014; 311(4): 365-367.
3. Evidence-based medicine—an oral history website. http: //ebm.jamanetwork.com. Accessed August 17, 2014.

[i] 訳者注: 原著本文で脱落している文献 4，5 はそれぞれ以下と思われる．

4. Giacomini MK, Cook DJ; Evidence-Based Medicine Working Group. Users' guides to the medical literature, XXIII: qualitative research in health care A: are the results of the study valid? JAMA. 2000; 284(3): 357-362.
5. Giacomini MK, Cook DJ; Evidence-Based Medicine Working Group. Users' guides to the medical literature, XXIII: qualitative research in health care B: what are the results and how do they help me care for my patients? JAMA. 2000; 284(4): 478-482.

序文

エビデンスに基づく医療（evidence-based medicine: EBM）は，その特定の呼称をもつ概念として，現在およそ25歳である．振り返ってみると，幼児期，小児期，思春期があり[1]，そしていま成熟した成人期であることは明白である[2]．この第3版の「医学文献ユーザーズガイド」は，EBM運動の成熟を確かに確立する．

EBMになった世界観の最初の結びつきは，McMaster大学のDave Sackett（MD）が率いる臨床疫学者の一団が，臨床雑誌の読み方について臨床医にアドバイスを提供する最初の連載論文を発表した1981年に現れた[3]．この連載シリーズは大きな第一歩を意味したが，そこには限界もあった．Sackettの一団は，いわゆる**批判的吟味 critical appraisal**について数年間にわたる教育を行ったが，その過程で，ブラウジングモードで文献を読むことにとどまらず，患者の治療の問題を解決するために日々研究論文を活用することの必要性と課題を痛切に認識するようになった．

1990年，私はMcMaster大学，Internal Medicine Programの研修医指導者を務めることになった．Dave Sackettの指導を通じて，批判的吟味は，各臨床決断の根拠となる医学文献の知識と理解に立脚した診療哲学へと進展を遂げた．こうして生まれた診療スタイルは従来とは根本的に違うものであり，その違いを明らかにするための用語が必要であると考えられた．

研修医指導者としての私の役割は，この新たな医療アプローチを実践する医師を訓練することであった．1990年春，私は医学部のメンバーに対し，プログラムの変更計画を提示したが，彼らの反応は非協力的なものであった．新たなアプローチを示す用語として私が提案したのは，**科学的医学 scientific medicine**であった．もともと私の意見に反対する立場をとっていた人たちは，あたかもこれまでの自分たちが「非科学的」であったと示唆するようなこの用語に対し，怒りをあらわにした．私が新たな診療哲学の名称として次に思いついたのは，**エビデンスに基づく医療 evidence-based medicine**という用語で，非常に短期間でかなりの人気となった．現在の言葉を使うと，ウイルスになった[4]．

運命的なMcMasterでの医学会議の後，1990年の秋，研修医プログラムに参加する，あるいは参加を考えている研修医を対象とした案内書の中に**EBM**という用語が初めて登場した．該当する一節を以下に示す．

> 研修医は日々の患者診療において，診断，治療，予後技術の適用に際し，「良識のある懐疑主義（enlightened scepticism）」で臨むよう教育を受ける．このアプローチこそが，「エビデンスに基づく医療（evidence-based medicine）」とよばれてきたものである．これは，自らの診療の根拠となるエビデンス，各エビデンスの健全性，そしてエビデンスから推測される内容の信頼性について認識することを目的とするものである．そのためには，関連する疑問について明確に記述し，それらの疑問に関係する文献を徹底的に検索し，エビデンスならびに臨床状況へのエビデンスの適用可能性を批判的に吟味し，結論を臨床上の問題にバランスよく適用する必要がある．

出版物においてこの用語が最初に登場したのが，1991年，ACP Journal Clubにおいてのことであった[5]．一方，McMaster 大学におけるエビデンスに基づく医療の熱心な指導者たちは，EBM の実践と教育にさらに磨きをかけていた．何か重要なことをしていたことを信じて，われわれは主に米国の学術医師のより大きなグループと結びついて，Evidence-Based Medicine ワーキンググループを作り，JAMA 誌に EBM の記述を定義し拡張した論文を掲載し，それを「パラダイムシフト（paradigm shift）」と名づけた[6]．

次にこのワーキンググループは，医学文献を診療に適用するためのより実用的アプローチを示すために，リーダーズガイドの前身ともなる一連の論文の執筆作業に取り組んだ．JAMA 誌副編集長 Drummond Rennie のたゆまざる支援と賢明な助言を受け，EBM ワーキンググループは，1993 年から 2000 年にかけて JAMA 誌に掲載された「医学文献ユーザーズガイド」という 25 部からなる連載シリーズを立ち上げた[7]．このシリーズは，新しい概念やアプリケーションに対処する論文とともに，JAMA 誌で引き続き公開されている．

医学文献ユーザーズガイドの初版は，JAMA シリーズの直系の子孫であった．2002 年の書籍発表までに，EBM はすでに最初の根本的な進化を遂げており，臨床決断にはエビデンスは決して十分ではないという認識であった．むしろ治療の決断は常に望ましい結果と望ましくない結果との間のトレードオフを伴い，価値観や意向の判断を必要とする．実際，医学文献ユーザーズガイドの初版では，EBM の第 1 原則として，「臨床決断: エビデンスだけでは決して十分ではない」が提示され，前に述べたエビデンスの階層構造の原則に加わった．

やがて，EBM の原則は，臨床医以外にも看護師，歯科医，歯科矯正医，理学療法士，作業療法士，カイロプラクター，足病医などの医療従事者にも同様に適用可能であることが明らかになってきた．そのため，**エビデンスに基づくヘルスケア evidence-based health care** や**エビデンスに基づく診療 evidence-based practice** などといった用語は，エビデンスに基づくアプローチを患者の治療に適用するあらゆる臨床分野をカバーするのに適した用語であるといえる．われわれのユーザーズガイドは主に医師を対象読者とすることから，EBM という用語をそのまま使用することにした．

第 2 版では，EBM 思考における 2 つの新しい EBM 発展を取り入れた．第 1 に，原著雑誌を批判的に吟味する臨床医が僅かしかいないこと，そしてエビデンスに基づく診療のためには，事前評価済みのエビデンスが重要であることを認識した．第 2 に，臨床決断が患者の価値観や意向に合致していることを確認するための最善の方法に関するわれわれの知識は未発達で広範囲の研究が必要である．

この第 3 版の医学文献ユーザーズガイドは，これらの実現を基礎としており，そのほとんどは実質的にエビデンスを見つけるための改訂ガイドである．注目すべきは，事前評価済み情報源で特に医学教科書に代わるもの，すなわち，データが現れたときに更新されたエビデンス要約を作成し，診療のためのエビデンスに基づいた推奨を提供する電子出版物である．

事前評価済みエビデンスとエビデンスに基づく推奨の重要性に対する認識は，第 3 版の他の変更にも反映されている．われわれは，エビデンスの階層構造と価値観や意向の判断の必要性に基本的な原則を加えた．すなわち，最適な臨床決断には，利用可能な最良エビデンスを系統的に要約する必要がある．

この原則により，ユーザーズガイドのシステマティックレビューが根本的に改訂され，ここでは，メタアナリシスが明示的に含まれ，２つの中核となる考慮事項が認められた．第１は，システマティックレビューとメタアナリシスがどれだけ適切に実施されたかである．第２は，Grading of Recommendations Assessment, Development and Evaluation（GRADE）ワーキンググループ[8]の貢献に触発され，レビューとメタアナリシスから浮上する効果推定値におく確信性の評価が要求される．しかし，レビューがうまくいっても，基礎となっている主要エビデンスがほとんど確信できないものであれば，レビューからの推論は必然的に非常に限られたものになるだろう．

第３版医学文献ユーザーガイドには，様々な背景，事前の準備，臨床的関心，および地理的ロケーションを有する学生に対しての20年以上におよぶEBMの概念の教育を通じてわれわれが学んだ教訓を取り入れている．確かに，われわれは，世界各国を旅し，EBMワークショップで教育を指導する機会に恵まれている．タイ，サウジアラビア，エジプト，パキスタン，オマーン，シンガポール，フィリピン，日本，インド，ペルー，チリ，ブラジル，ドイツ，スペイン，フランス，ベルギー，ノルウェー，米国，カナダ，スイスなどの国々（ほかにも多数あり）のワークショップに参加することにより，われわれは背景事情やものの見方が大きく異なる生徒を対象に指導アプローチを試行し，改良する機会を得ることができる．これらのワークショップでその地域のEBM指導者が共有してくれた経験，葛藤，実績，そしてEBMの指導ノウハウは，われわれのレパートリーの中にも加えられていく．

これまでにわれわれが学んできたことを第３版「医学文献ユーザーズガイド」として共有できることを非常に光栄に思う．

Gordon Guyatt, MD, MSc
McMaster University

参考文献

1. Daly J. Evidence-based Medicine and the Search for a Science of Clinical Care. Berkeley, CA: Milbank Memorial Fund and University of California Press; 2005.
2. Smith R, Rennie D. Evidence-based medicine—an oral history. JAMA. 2014; 311(4): 365-367.
3. Department of Clinical Epidemiology & Biostatistics, McMaster University. How to read clinical journals, I: why to read them and how to start reading them critically. Can Med Assoc J. 1981; 124 (5): 555-558.
4. Evidence-based medicine—an oral history website. http: //ebm.jamanetwork.com. Accessed August 17, 2014.
5. Guyatt G. Evidence-based medicine. ACP J Club (Ann Intern Med). 1991; 114(suppl 2): A-16.
6. Evidence-Based Medicine Working Group. Evidence- based medicine: a new approach to teaching the practice of medicine. JAMA. 1992; 268(17): 2420-2425.
7. Guyatt GH, Rennie D. Users' guides to the medical literature. JAMA. 1993; 270(17): 2096-2097.
8. Guyatt GH, Oxman AD, Vist GE, et al; GRADE Working Group. GRADE: an emerging consensus on rating quality of evidence and strength of recommendations. BMJ. 2008; 336(7650): 924-926.

目次

Part C　害（観察研究）

Part D　診断

Part E　予後

Part F　エビデンスをまとめる

Part G　エビデンスから行動へ

JAMAevidence

JAMAevidence: 治療改善のためのエビデンス活用

「医学文献ユーザーズガイド Users' Guides to the Medical Literature」，「The Rational Clinical Examination: Evidence-Based Clinical Diagnosis」，「Care at the Close of Life: Evidence and Experience」をベースとする JAMAevidence は，エビデンスに基づく医療（evidence-based medicine: EBM）を学習，指導，実践するための貴重なオンライン情報源である．定期的に更新されるこのサイトでは，「医学文献ユーザーズガイド」，「The Rational Clinical Examination」，「Care at the Close of Life」の全コンテンツを検索可能で，EBM 最新情報を配信するポッドキャスティングサービス，双方向性ワークシート，実用的な計算機，そして教育者および学生向けパワーポイントスライドの包括的コレクションを提供している．

http: //www.JAMAevidence.com

購読料の詳細については次のウェブサイトにアクセスすること．
http: //www.mhprofessional.com/jama

執筆者一覧

Thomas Agoritsas, MD, Dr Med
Health Information Research Unit
Department of Clinical Epidemiology & Biostatistics
McMaster University
Hamilton, Ontario, Canada

Elie A. Ak , MD
Department of Medicine
American University of Beirut
Riad-El-Solh, Beirut, Lebanon

Ana C. Alba, MD, PhD
Toronto General Hospital
University Health Network
Toronto, Ontario, Canada

Paul Elias Alexander, PhD
Department of Clinical Epidemiology & Biostatistics
Health Research Methodology Graduate Program
McMaster University
Hamilton, Ontario, Canada

Waleed Alhazzani, MD, FRCPC, MSc
Departments of Medicine and Clinical Epidemiology & Biostatistics
McMaster University
Hamilton, Ontario, Canada

Pablo Alonso-Coello, MD
Hospital de la Santa Creu i Sant Pau
Barcelona, Spain

John Attia, MD, PhD
Department of Medicine and Clinical Epidemiology
University of Newcastle
Department of General Medicine
John Hunter Hospital
Clinical Research Design, IT and Statistical Support Unit
Hunter Medical Research Institute
Newcastle, New South Wales, Australia

Alexandra Barratt, MBBS, MPH, PhD, FAFPHM
Department of Public Health
Sydney Medical School
University of Sydney
Sydney, New South Wales, Australia

Dirk Bassler, MD, MSc
Department of Neonatology
University of Zurich
Zurich, Switzerland

Shannon M. Bates, MDCM, MSc, FRCP（c）
Department of Medicine
McMaster University
Hamilton, Ontario, Canada

Mohit Bhandari, MD, MSc, FRCSC
Departments of Surgery and Clinical Epidemiology & Biostatistics
McMaster University
Hamilton, Ontario, Canada

Linn Brandt, MD
Department of Medicine
Innlandet Hospital Trust
Gjøvik, Norway
Department of Medicine
University of Oslo
Oslo, Norway

Matthias Briel, MD, MSc
Department of Clinical Epidemiology & Biostatistics
McMaster University
Hamilton, Ontario, Canada
Basel Institute for Clinical Epidemiology and Biostatistics
University Hospital Basel
Basel, Switzerland

Romina Brignardello-Petersen, DDS, MSc
Evidence-Based Dentistry Unit
Universidad de Chile
Santiago, Chile
Institute of Health Policy, Management and Evaluation
University of Toronto
Toronto, Ontario, Canada

John Brodersen, MD, GP, PhD
Department of Public Health
University of Copenhagen
Copenhagen, Denmark

Jan Brożek, MD, PhD
Departments of Clinical Epidemiology & Biostatistics and Medicine
McMaster University
Hamilton, Ontario, Canada

Stirling Bryan, PhD
Centre for Clinical Epidemiology & Evaluation
University of British Columbia
Vancouver, British Columbia, Canada

Heiner C. Bucher, MPH
Basel Institute for Clinical Epidemiology and Biostatistics
University Hospital Basel
Basel, Switzerland

Jason W. Busse, DC, PhD
Departments of Anesthesia and Clinical Epidemiology & Biostatistics
McMaster University
Hamilton, Ontario, Canada

Daniel Capurro, MD, PhD
Department of Internal Medicine
School of Medicine
Pontificia Universidad Catolica de Chile
Santiago, Chile
Department of Biomedical Informatics and Medical Education
School of Medicine
University of Washington
Seattle, Washington, USA

Alonso Carrasco-Labra, DDS, Msc, PhD (c)
Department of Clinical Epidemiology & Biostatistics
McMaster University
Hamilton, Ontario, Canada
Evidence-Based Dentistry Unit
Universidad de Chile
Santiago, Chile

Stacy M. Carter, MPH (Hons), PhD
Centre for Values, Ethics and the Law in Medicine
University of Sydney
Sydney, New South Wales, Australia

Jaime Cerda, MD
Department of Public Health
Pontificia Universidad Catolica de Chile
Santiago, Chile

Lorena Cifuentes Aguila, MD
Department of Pediatrics
Pontificia Universidad Catolica de Chile
Santiago, Chile

Juan Carlos Claro, MD
Department of Internal Medicine
Pontificia Universidad Católica de Chile
Santiago, Chile

Deborah J. Cook, MD, FRCPC, MSc, OC
Departments of Clinical Epidemiology & Biostatistics and Medicine
McMaster University
Hamilton, Ontario, Canada

Richard Cook, BSc, MMath, PhD
Department of Statistics and Actuarial Science
University of Waterloo
Waterloo, Ontario, Canada

Antonio L. Dans, MD, MSc
University of the Philippines
Manila, Philippines

Leonila F. Dans, MD, MSc
University of the Philippines
Manila, Philippines

PJ Devereaux, MD, PhD, FRCPC
Departments of Clinical Epidemiology & Biostatistics and Medicine
McMaster University
Hamilton, Ontario, Canada

Benjamin Djulbegovic, MD, PhD
Department of Internal Medicine
University of South Florida
H. Lee Moffitt Cancer Center & Research Institute
Tampa, Florida, USA

Michael F. Drummond, MCom, PhD
Centre for Health Economics
University of York,
Heslington, York, UK

Pierre Durieux, MD, MPH
Santé Publique et Informatique Médicale
Université Paris Descartes—Ecole de Médecine
Paris, France
Hôpital Européen Georges Pompidou
Paris, France

Shanil Ebrahim, PhD, MSc
Departments of Clinical Epidemiology & Biostatistics and Anesthesia
McMaster University
Hamilton, Ontario, Canada
Department of Medicine
Stanford Prevention Research Center
Stanford University
Stanford, California, USA

Mahmoud Elbarbary, MD, PhD, MSc, MBBCH, EDIC
Department of Clinical Epidemiology & Biostatistics
McMaster University
Hamilton, Ontario, Canada
National & Gulf Center for Evidence-Based Health Practice
Riyadh, Saudi Arabia

Glyn Elwyn, MD, MSc, FRCGP, PhD
The Dartmouth Centre for Health Care Delivery Science
Hanover, New Hampshire, USA

Maicon Falavigna, MD, MSc, PhD
Department of Internal Medicine
Institute for Education and Research
Hospital Moinhos de Vento
Porto Alegre, Brazil
Department of Clinical Epidemiology & Biostatistics
McMaster University
Hamilton, Ontario, Canada

Eddy Fan, MD, PhD
Interdepartmental Division of Critical Care Medicine
University of Toronto
Toronto, Ontario, Canada

Ignacio Ferreira-González, MD, PhD
Cardiology Department
Vall d' Hebron Hospital
CIBER de Epidemiología y Salud Pública (CIBERESP)
Barcelona, Spain

Toshi A. Furukawa, MD, PhD
Departments of Health Promotion and Human Behavior and Clinical Epidemiology
Kyoto University Graduate School of Medicine
Kyoto, Japan

David Gardner, PharmD
College of Pharmacy
Dalhousie University
Halifax, Nova Scotia, Canada

Amit X. Garg, PhD
Department of Medicine
University of Western Ontario
London, Ontario, Canada

Mita Giacomini, MPH, MA, PhD
Department of Clinical Epidemiology & Biostatistics
McMaster University
Hamilton, Ontario, Canada

Paul Glasziou, MBBS, PhD, FAFPHM, FRACGP, MRCGP
Department of Health Sciences and Medicine
Bond University
Robina, Queensland, Australia

Ron Goeree, MA
PATH Research Institute
St. Joseph's Healthcare
Department of Clinical Epidemiology & Biostatistics
Hamilton, Ontario, Canada

Jeremy Grimshaw, MBChB, PhD, FRCGP, FCAHS
Clinical Epidemiology Program
Centre for Practice-Changing Research
Ottawa Hospital Research Institute
The Ottawa Hospital
Ottawa, Ontario, Canada

Gordon Guyatt, MD, MSc, FRCPC, OC
Departments of Clinical Epidemiology & Biostatistics and Medicine
McMaster University
Hamilton, Ontario, Canada

Alfred Theodore (Ted) Haines, MD, CCFP, MSc, DOHS, FRCPC
Departments of Clinical Epidemiology & Biostatistics and Family Medicine
McMaster University
Chedoke-McMaster Hospitals
LAMP Community Health Centre
Occupational Health Clinic for Ontario Workers
Hamilton, Ontario, Canada

Rose Hatala, MD, MSc
University of British Columbia
Vancouver, British Columbia, Canada

R. Brian Haynes, MD, PhD
Departments of Clinical Epidemiology & Biostatistics and Medicine
McMaster University
Hamilton, Ontario, Canada

Robert Hayward, MD
Owogo Inc.
Centre for Health Evidence
Department of Medicine
University of Alberta
Edmonton, Alberta, Canada

Nicholas R. Hicks, MA, BM, BCh, FRCP, MRCGP, FFPH
COBIC
Oxfordshire, UK
Department of Primary Care Health Sciences
University of Oxford
Oxford, UK

Anne M. Holbrook, MD, PharmD, MSc, FRCPC
Department of Medicine
McMaster University
Hamilton, Ontario, Canada

Elizabeth G. Holliday, MSc, PhD
School of Medicine and Public Health
University of Newcastle
Clinical Research Design, IT and Statistical Support Unit
Hunter Medical Research Institute
Callaghan, New South Wales, Australia

Kirsten Howard, MPH, PhD
Department of Public Health
School of Public Health
University of Sydney
Sydney, New South Wales, Australia

Brian Hutton, PhD
Clinical Epidemiology Program
Ottawa Hospital Research Institute
Ottawa, Ontario, Canada

Claire Infante-Rivard, MD, PhD
Department of Epidemiology, Biostatistics and Occupational Health
McGill University
Montreal, Quebec, Canada

John P. A. Ioannidis, MD, DSc
Departments of Medicine, Health Research and Policy, and Statistics
Stanford Prevention Research Center
Meta-Research Innovation Center
Stanford University
Stanford, California, USA

Les Irwig, MBBCh, PhD, FFPHM
Department of Epidemiology
Screening and Test Evaluation Program
School of Public Health
University of Sydney
Sydney, New South Wales, Australia

Cynthia A. Jackevicius, BScPhm, PharmD, MSc, BCPS, FCSHP
Western University of Health Sciences
Pomona, California, USA
Institute for Clinical Evaluative Sciences
Institute for Health Policy, Management and Evaluation
University of Toronto
Toronto, Ontario, Canada
Veterans Affairs Greater Los Angeles Healthcare System
Los Angeles, California, USA

Gemma Louise Jacklyn, BAppSc, MPH (Hons)
School of Public Health
University of Sydney
Sydney, New South Wales, Australia

Roman Jaeschke, MD, MSc, FRCPC
Department of Medicine
St. Joseph's Healthcare
Hamilton, Ontario, Canada

Sheri A. Keitz, MD, PhD
University of Massachusetts Memorial Medical Center
University of Massachusetts Medical School
Worcester, Massachusetts, USA

Deborah Korenstein, MD
Division of General Internal Medicine
Department of Medicine
Mount Sinai School of Medicine
New York, New York, USA

Regina Kunz, MD, MSc
Swiss Academy of Insurance Medicine
University Hospital Basel
Basel, Switzerland

Andreas Laupacis, MD, MSc, FRCPC
Health Policy and Citizen Engagement
Li Ka Shing Knowledge Institute
St. Michael's Hospital
University of Toronto
Toronto, Ontario, Canada

Luz Maria Letelier, MD
Internal Medicine Department and Evidence Based Health Care Program
Pontificia Universidad Católica de Chile
Santiago, Chile

Mitchell Levine, MD, MSc
Department of Clinical Epidemiology & Biostatistics
McMaster University
Centre for Evaluation of Medicines
St. Joseph's Healthcare
Hamilton, Ontario, Canada

Braden Manns, MD
Departments of Medicine & Community Health Sciences
University of Calgary
Calgary, Alberta, Canada

Kirsten Jo McCaffery, BSc, PhD
School of Public Health, Screening and Test Evaluation Program
Centre for Medical Psychology & Evidence-based Decision-making
University of Sydney
Sydney, New South Wales, Australia

Lauren McCullagh, MPH
North Shore LIJ Health System Office
Hofstra North Shore-LIJ Medical School
Manhasset, New York, USA

Mark McEvoy
Centre for Clinical Epidemiology and Biostatistics
School of Medicine and Public Health
Hunter Medical Research Institute
University of Newcastle
Newcastle, New South Wales, Australia

Thomas McGinn, MD, MPH
Medicine Service Line
North Shore-LIJ Health System Office
Hofstra North Shore-LIJ Medical School
Manhasset, New York, USA

K. Ann McKibbon, MLS, PhD, FMLA
Department of Clinical Epidemiology & Biostatistics
McMaster University
Hamilton, Ontario, Canada

Maureen O. Meade, MD, MSc, FRCPC
Departments of Clinical Epidemiology & Biostatistics and Medicine
McMaster University
Hamilton, Ontario, Canada

Edward J. Mills, PhD, MSc, MSt
Global Evaluative Sciences
Vancouver, British Columbia, Canada

Cosetta Minelli, MD, PhD
Respiratory Epidemiology, Occupational Medicine and Public Health
National Heart and Lung Institute
Imperial College
London, UK

Paul Moayyedi, BSc, MBChB, PhD, MPH, FRCP, FRCPC
Division of Gastroenterology
McMaster University
Hamilton, Ontario, Canada

Victor M. Montori, MD, MSc
Knowledge and Evaluation Research Unit
Mayo Clinic
Rochester, Minnesota, USA

Sohail M. Mulla, MSc
Department of Clinical Epidemiology & Biostatistics
Health Research Methodology Graduate Program
McMaster University
Hamilton, Ontario, Canada

M. Hassan Murad, MD, MPH
Division of Preventive Medicine
Mayo Clinic
Rochester, Minnesota, USA

Reem A. Mustafa, MD
Department of Medicine
University of Missouri-Kansas City
Overland Park, Kansas, USA

Dale M. Needham, FCPA, MD, PhD
Department of Physical Medicine and Rehabilitation
Johns Hopkins University
Baltimore, Maryland, USA

Ignacio Neumann, MD, MSc
Department of Internal Medicine
Pontificia Universidad Católica de Chile
Santiago, Chile
Department of Clinical Epidemiology & Biostatistics
McMaster University
Hamilton, Ontario, Canada

Thomas B. Newman, MD, MPH
Departments of Epidemiology & Biostatistics, Pediatrics and Laboratory Medicine
University of California, San Francisco
San Francisco, California, USA

Vlado Perkovic, MBBS, PhD, FASN, FRACP
George Institute for Global Health Australia, Medicine
University of Sydney
Sydney, New South Wales, Australia

Gaietà Permanyer-Miralda, MD, PhD
Epidemiology Unit and Cardiology Department
Hospital General Vall d' Hebron
Barcelona, Spain

Kameshwar Prasad, MD, DM, MMSc
Department of Neurology
Neurosciences Centre
All India Institute of Medical Sciences
New Delhi, India

Peter J. Pronovost, MD, PhD, FCCM
Departments of Anesthesiology and Critical Care Medicine and Surgery
Armstrong Institute for Patient Safety and Quality
Johns Hopkins University
Baltimore, Maryland, USA

Milo A. Puhan, MD, PhD
Department of Epidemiology and Public Health
Epidemiology, Biostatistics and Prevention Institute
University of Zurich
Zurich, Switzerland

Gabriel Rada, MD
Internal Medicine Department
Evidence-Based Healthcare Program
Pontificia Universidad Católica de Chile
Santiago, Chile

Adrienne G. Randolph, MD, MSc
Department of Anaesthesia
Harvard Medical School
Department of Anesthesia, Perioperative and Pain Medicine
Boston Children's Hospital
Boston, Massachusetts, USA

W. Scott Richardson, MD
Department of Medicine
Georgia Regents University-University of Georgia Medical Partnership
Athens, Georgia, USA

David M. Rind, MD
Department of Medicine
Harvard Medical School
Editorial and Evidence-Based Medicine, UpToDate
Wolters Kluwer Health
Waltham, Massachusetts, USA

Solange Rivera Mercado, MD
Department of Family Medicine
Pontificia Universidad Católica de Chile
Santiago, Chile

Bram Rochwerg, BSc, MD
Department of Medicine
McMaster University
Hamilton, Ontario, Canada

Nancy Santesso, BSc（Hon）, MLIS, PhD（c）
Department of Clinical Epidemiology & Biostatistics
McMaster University
Hamilton, Ontario, Canada

Holger J. Schünemann, MD, PhD, MSc, FRCPC
Departments of Clinical Epidemiology & Biostatistics and Medicine
McMaster University
Hamilton, Ontario, Canada

Ian A. Scott, MBBS, FRACP, MHA, MEd
Department of Internal Medicine and Clinical Epidemiology
Princess Alexandra Hospital
Department of Medicine
University of Queensland
Brisbane, Queensland, Australia

Rodney J. Scott, BSc(Hons), PhD, DSc, FRCPath, FHGSA, FFSc (RCPA)
Division of Molecular Medicine
Information Based Medicine Program
Hunter Medical Research Institute
University of Newcastle
Newcastle, New South Wales, Australia

Frederick Spencer, MD, FRCP (c)
Department of Medicine
Divisions of Cardiology and Hematology/Thrombosis
McMaster University
St. Joseph's Healthcare
Hamilton, Ontario, Canada

Sadeesh Srinathan, MD, MSc
University of Manitoba Health Sciences Centre
Winnipeg, Manitoba, Canada

Ian Stiell, MD, MSc, FRCP (c)
OHRI Chair of Emergency Medicine Research
Clinical Epidemiology, Ottawa Hospital Research Institute
Department of Emergency Medicine,
University of Ottawa
Ottawa, Ontario, Canada

Sharon E. Straus, MSc, MD, FRCPC
Department of Medicine
Division of Geriatric Medicine
University of Toronto
Li Ka Shing Knowledge Institute
St. Michael's Hospital
Toronto, Ontario, Canada

Xin Sun, PhD
Chinese Evidence-based Medicine Center
West China Hospital
Sichuan University
Chengdu, Sichuan, China

Ammarin Thakkinstian, PhD
Section for Clinical Epidemiology and Biostatistics
Ramathibodi Hospital
Mahidol University
Rachatevee, Bangkok

John Thompson, PhD
Department of Health Sciences
University of Leicester
Leicester, UK

Kristian Thorlund, MSc, PhD
Department of Clinical Epidemiology & Biostatistics
McMaster University
Hamilton, Ontario, Canada

George Tomlinson, PhD
Department of Medicine
University Health Network and Mount Sinai Hospital
Dalla Lana School of Public Health, Institute of Health Policy Management and Evaluation
University of Toronto
Toronto, Ontario, Canada

Gerard Urrutia, MD, MS, PhD
Clinical Epidemiology
Hospital de la Santa Creu i Sant Pau
Barcelona, Spain

Per Olav Vandvik, MD, PhD
Department of Medicine
University of Oslo
Norwegian Knowledge Centre for the Health Services
Oslo, Norway

Michael Walsh, MD, PhD
Departments of Medicine and Clinical Epidemiology & Biostatistics
Population Health Research Institute
Hamilton Health Sciences and McMaster University
Division of Nephrology
St. Joseph's Hospital
Hamilton, Ontario, Canada

Stephen D. Walter, PhD, FRSC
Department of Clinical Epidemiology & Biostatistics
McMaster University
Hamilton, Ontario, Canada

Mark C. Wilson, MD, MPH
Department of Internal Medicine
Graduate Medical Education
Carver College of Medicine
University of Iowa Hospitals and Clinics
Iowa City, Iowa, USA

Juan Wisnivesky, MD PhD
Mount Sinai School of Medicine
New York, New York, USA

Peter Wyer, MD
Columbia University Medical Center
New York, New York, USA

John J. You, MD, MSc
Departments of Medicine and Clinical Epidemiology & Biostatistics
McMaster University
Hamilton, Ontario, Canada

Yuqing Zhang, MD, MSc
Department of Clinical Epidemiology & Biostatistics
McMaster University
Hamilton, Ontario, Canada

Part A

基礎編
The Foundations

第1章

医学文献（と本書）の使い方
―自身の患者の治療改善のために

How to Use the Medical Literature
—and This Book—to Improve Your Patient Care

Gordon Guyatt and Maureen O. Meade

この章の内容

本書の目的は，読者が，公表された文献を自身の患者の治療指針として有効利用できるよう支援することである．公表された文献とは，どのようなものを含むのだろうか．われわれの意味するところは広い．読者は，情報源，すなわち原著論文，**1次研究 primary study** の**レビュー review** や**シノプシス synopsis**，**診療ガイドライン practice guideline**，従来型あるいは革新的な医学教科書などの中に**エビデンス evidence**[ii] をみつけるかもしれない．さらに，臨床医は，これらの情報源の多くにこれまでになく容易にインターネット経由でアクセス可能である．将来，情報源によっては，インターネットが唯一のアクセス方法となるかもしれない．

ユーザーズガイドの構成: 基礎編

本書は，小説のように最初から最後まで通読するものではない．実際，ユーザーズガイドは各パートが自己完結型の構成となっている．つまり，臨床医が，読むコアチャプターを選別できるかもしれないし，必要不可欠な内容を超えて読み進む際にしっかり選別できると見込んでいる．最初に読むときは，興味をひく上級編のうちわずかの領域を選ぶかもしれない．しかし，医学文献を活用するうちに**スクリーニング検査 screening test** の研究や**代理アウトカム surrogate outcome** の研究へと理解を広げていく必要性に気づけば，それらの課題について習熟または慣れるために関連の章を調べることができるだろう．また，用語集が本書で使用される用語の正式な定義を確認する上で，役に立つことにも気づくだろう．本書の主張の大部分は例に依拠するものである．背景が青色になっている箇所が例に相当する．

本書は７つのセクション（基礎，治療，害，診断，予後，エビデンスをまとめる，エビデンスから行動へ）で構成されている（欄 1-1）．

欄 1-1
本書のセクション
基礎
治療
害
診断
予後
エビデンスをまとめる，エビデンスから行動へ

本書の最初のセクションでは，**エビデンスに基づく診療 evidence-based practice** の基礎について紹介する．このセクションにおける，「エビデンスに基づく医療とは何か」，「**エビデンスに基づく医療 evidence-based medicine（EBM）**と認識論」の２つの章では，EBM の３つの指針となる原則

[ii] 各章における太字のゴシック表記は，用語集で定義される用語の初出の際に用いられる．

を紹介し，EBMを医療への人間中心主義アプローチの1つと位置付ける．本セクションの第3章以降では，臨床上の疑問の定義の仕方，定義した疑問を扱うための最良エビデンスの同定，そして批判的吟味の基本原理である**バイアス bias**と**ランダム誤差 random error**の識別について説明する．

臨床医は本来，自身の患者に正確な診断をし，最適な治療を選ぶことに関心を抱いている．同時に，患者が**害 harm**に曝露されることを回避し，患者に予後情報を提供しなくてはならない．したがって，本書の4つのセクション（治療，害，診断，予後）の各章では，すべての医学生，すべてのインターンや研修医，そしてすべての診療を行う臨床医が，患者の治療を提供するにあたり，これら4つの主要課題に対処するために知っておくべきことを概説する．

われわれが本書前版において，EBMの中核的原則として関連する全研究の系統的要約の必要性を述べて以来，ますます，個々の研究は関連する研究のすべてを代表するものではなく（すなわち，関連する研究の**統合推定値 pooled estimate**よりも大きい，または小さい**治療効果 treatment effect**を示す），不精確で，その結果，利用可能性に限界があることが多くなってきている．これは臨床医が最適な患者治療を提供するために文献を利用しようとしていることに大きな影響を与える．エビデンスに基づく効率的かつ最適な診療は，1次研究の批判的吟味を飛び越えて，もし利用可能であれば，厳格な**システマティックレビュー systematic review**の評価へと進むことが求められる．システマティックレビューの活用よりもさらに効率的なのは，エビデンスに基づく推奨へ直接進むことである．理想的には，診療ガイドラインや**決断分析 decision analysis**に要約された治療の推奨事項には，最良エビデンスが組み込まれ，エビデンスから行動への移行に使用される価値判断が明示される．残念ながら，多くの診療ガイドラインは，最良エビデンスや典型的な患者の**価値観や意向 values and preferences**に合致しない推奨事項を提供することがある．本書における最後の2つのセクション（「エビデンスをまとめる」,「エビデンスから行動へ」）では，患者の治療を最適化するためのシステマティックレビュー（**メタアナリシス meta-analysis**の有無にかかわらず）と推奨の活用指針を臨床医に提供する．

本書では，診断，治療，害，**予後 prognosis**へのアプローチを，臨床医が臨床上の疑問に直面するところから始める（図1-1）．問題を特定した後，臨床医は，構造化された臨床上の疑問を作成し（「疑問 ask」，図1-1）（第4章「疑問は何か」を参照），最も関連性のあるエビデンスを探す作業を進める（「取得 acquire」，図1-1）（第5章「最新の最良エビデンスを探す」を参照）．

本書のほとんどの章には，最良エビデンスを探すための検索例を盛り込んだ．これらの検索は，いずれも検索時点では正確だったが，読者が今再現してまったく同じ結果を得る可能性は低い．これは，文献が追加されたり，データベースの構造が時折変更されたりするためである．そのため，読者は，該当する臨床上の疑問に取り組むための現行の最も確実な検索法としてよりも，むしろ検索原理の例として，本書の検索例を捉えるべきである．最良エビデンスを特定したら，臨床医はそのエビデンスを評価する3ステップ，吟味（appraise），当該結果の適用法の考慮（consider），行動（act）へと進む（図1-1）．吟味には，「**バイアスのリスク risk of bias**はどれほど深刻か」と「結果は何か」の2つの疑問が含まれる．最初の疑問の，「バイアスのリスクはどれほど深刻か（How serious is the risk of bias?)」は，その結果が偏りのない真実の推定値を表す程度を扱っている．本書における最初の2つのエディションでは，バイアスのリスクを**妥当性 validity**とよんで，「結果は

図 1-1

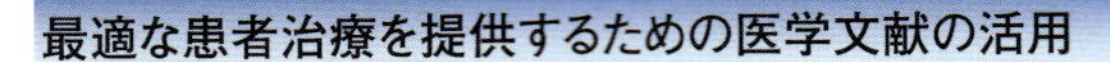

最適な患者治療を提供するための医学文献の活用

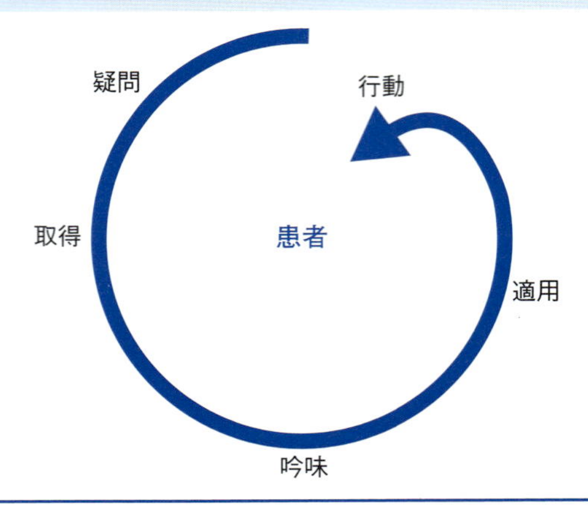

妥当か」という疑問を使った．「バイアスのリスク（risk of bias）」がより明確で透明な用語であることから，この変更を行った．3 つの章（第 8 章「非劣性試験の使い方」，第 12.5 章「患者の経験を測定する」，第 28.2 章「経済分析」）では，バイアスのリスクを超えた，これらのトピックに関連する研究デザインの限界が含まれている．したがって，これら 3 つの章では，バイアスのリスクと補足的な問題を捉えるために，妥当性という用語と「結果は妥当か（are the results valid?)」という疑問を引き続き使用する．

吟味のステップにおける第 2 の疑問は，「結果は何か」である．治療または害の問題については，介入の影響の大きさと精度（治療または有害な可能性のある曝露）を評価することが必要である〔第 7 章「治療（ランダム化試験）」，第 8 章「非劣性試験の使い方」，第 9 章，「治療はリスクを減らすか．結果を理解する」，第 10 章「信頼区間: 単一試験またはメタアナリシスは十分に大きいか」，第 14 章「害（観察研究）」〕．診断の問題については，**検査前確率 pretest probability** を生成した後に検査結果に基づいた**検査後確率 posttest probability** を算出する（第 16 章「診断の過程」，第 17 章「鑑別診断」，第 18 章「診断検査」を参照）．予後の問題については，時間の経過とともに発生するイベントの可能性とそれらの推定値の精度を決定することが含まれる（第 20 章「予後」を参照）．

結果を理解したら，適用可能性（図 1-1）の取り組みに進み，第 3 の「結果を患者の治療にどのように適用できるか」を自問する．この疑問は 2 つに分かれる．第 1 に，結果を自分の患者に一般化（つまり，別の言い方をすると，個別化）できるか．たとえば，自分の患者が臨床試験に参加した患者とあまりにも異なる場合は治療効果の推定値に対する確信が低下する．第 2 に，自分の患者にとってのその結果の意義は何か．研究者は，**患者にとって重要なアウトカム patient-important outcome** をすべて測定していたか．代替治療戦略の利益（benefit）と**リスク risk** や**負担 burden** のトレードオフは何か．

適切に実施され，メタアナリシス（第 22 章「システマティックレビューとメタアナリシスのプロセス」を参照）が含まれていれば，検索とバイアスのリスクの評価が実施され，さらに，結果を要約し，その推定値におくことができる確信性を示唆しているシステマティックレビューを見つけることがよくあるだろう（第 23 章「システマティックレビューとメタアナリシスの結果の理解と適用」を参照）．さらに，厳密に作成され，エビデンスの信頼できるシステマティックレビューに基づき，患者の価値観や意向（第 26 章「患者の治療に関する推奨の使い方: 診療ガイドラインと決断分析」を参照）を明示的に考慮し，患者に結果を適用する問題に関する指針を提供する推奨をしばしば見つけるだろう．システマティックレビューとガイドラインに関する議論で，EBM における大きな前進を意味すると考えているアプローチである，エビデンスを要約し推奨を作成するための **Grading of Recommendations Assessment, Development and Evaluation（GRADE）**アプローチを紹介する（第 23 章「システマティックレビューとメタアナリシスの結果の理解と適用」，第 28.1 章「推奨の強さの評価: GRADE アプローチ」を参照）．

エビデンスを活用する最終ステップは行動である（図 1-1）．これはしばしば，患者との協議による意思決定（shared decision making）を含む，EBM プロセスの重要な部分である（第 27 章「意思決定と目の前の患者」を参照）．

本書における各パートの最初の章はやさしく簡潔にとどめた．指導者の観点からいえば，これらのコアチャプターは，医学生，研修医，または他の保健専門職学生のための文献活用法に関する短期コース用カリキュラムを構成するものである．実地臨床医，または他の臨床医のための生涯教育プログラムにも適している．

上級編

本書の上級編は，これらの必要不可欠な内容を超えて，より高度なレベルで EBM を実践したい臨床医の興味をひくだろう．これらは，治療，害，診断，予後のセクションで扱われている中核的問題に従ってまとめられている．したがって，コアチャプターで提起される内容についてより理解を深めたい場合は，関連する章への注意に従うとよい．たとえば，治療のセクションにおける代理アウトカム，「診断」の章の**範囲バイアス spectrum bias**，またはシステマティックレビューに関する章の第 2 の「**固定効果モデル fixed-effects model とランダム効果モデル random-effect model**」に関するコメントでは，関連する上級トピックの章（第 13.4 章「代理アウトカム」，第 19.1 章「範囲バイアス」，第 25.1 章「固定効果モデルとランダム効果モデル」）を読むことができる．

上級編の記載は，研究方法，統計的課題，そして医学研究が示す数値の活用法について読者の理解を深めるだろう．上級編の各章は，エビデンスに基づく診療を指導する立場にある読者を考慮して執筆した．上級編の内容の多くは，個別指導または病棟における学習者グループとの双方向ディスカッションのためのガイドラインのように読めるだろう．もともとの資料が，そのような小グループディスカッションから生まれた教材であり，これは当然のことといえる．実際，EBM ワーキンググループは，Canadian Medical Association Journal に掲載された 5 つの論文[1]と Journal of General Internal Medicine の 5 つの論文シリーズ[2]を含めて，上述の概念が小グループセッティングで提起される際に生じる課題について具体的に論じる教材を作成している．

著者らは，病棟や外来における医学文献ユーザーズガイド前2版の経験から，このアプローチがエビデンスに基づく診療の実現に意欲的なあらゆる臨床医のニーズに見合ったものであると確信している．

参考文献

1. Wyer PC, Keitz S, Hatala R, et al. Tips for learning and teaching evidence-based medicine: introduction to the series. CMAJ. 2004; 171(4): 347-348.
2. Kennedy CC, Jaeschke R, Keitz S, et al. Evidence-Based Medicine Teaching Tips Working Group. Tips for teachers of evidence-based medicine: adjusting for prognostic imbalances (confounding variables) in studies on therapy or harm. J Gen Intern Med. 2008; 23(3): 337-343.

第2章

エビデンスに基づく医療とは何か

What is Evidence-Based Medicine?

Gordon Guyatt, Roman Jaeschke, Mark C. Wilson,
Victor M. Montori, and W. Scott Richardso

この章の内容

エビデンスに基づく医療 evidence-based medicine（EBM）は，身体的，精神的，社会的健康に関連する問題を（ときには）解決するか，（しばしば）対処するために患者を良心的に支援することである．EBM アプローチは，臨床研究の**エビデンス evidence** の認識と理解を必要とする．医療の意思決定に携わる人々にとって，EBM は，実証的なエビデンスが最良のエビデンス研究要約において十分根拠があることを確実にするための実施戦略の作成を含んでいる．

EBM の中核となるのは，臨床医が混乱した臨床推論に遭遇したり，研究所見を無視したり誤解したりすると苦しむことになる患者に対する治療と尊重である．EBM を実践する医療者は，診療の根底にあるエビデンスを明確かつ包括的に理解するよう努め，選択された一連の処置がその患者の最善の利益になるように各患者と協力する．EBM を実践するためには，臨床研究エビデンスの不確実性が個々の患者の苦境や意向とどのように交わるかを臨床医が理解することが不可欠である．この章では，EBM がこれらの目標をどのように達成するかを概説し，そしてその際に EBM の本質を定義する．

EBM の 3 つの基本原則

概念的には，EBM には 3 つの基本原則がある．第 1 に，最適な臨床決断には，利用可能な最良エビデンスの認識が必要であり，理想的にはそのエビデンスの系統的要約に由来する．第 2 に，EBM は，エビデンスが多かれ少なかれ信頼できるものであるかどうか，すなわち，診断検査の特性，患者の**予後 prognosis**，または治療選択肢の影響についてどの程度確信できるかを決定する指針を提供する．第 3 に，エビデンスだけでは臨床決断をするのに決して十分ではない．意思決定者は，利益（benefit）と代替治療戦略に関連する**リスク risk**，**負担 burden**，コストを常に天秤にかけなくてはならないし，その過程で患者に特有な苦境と**価値観や意向 values and preferences** についても考慮する必要がある[1]．

最良エビデンスの要約

1992 年，Antman らは[2]，心筋梗塞患者の治療に関する専門家による推奨を，その推奨が作成された時点で入手可能なエビデンスと比較した論文を発表した．図 2-1 と図 2-2 は，その結果を**フォレストプロット forest plot** でまとめたものである．どちらも累積**メタアナリシス meta-analysis** であり，最初は心筋梗塞のための血栓溶解療法であり，2 番目はリドカイン抗不整脈療法である．両方の場合において，中央の線は，**オッズ比 odds ratio** 1.0（治療は有益でも有害でもない）を表す．どのフォレストプロットでも，点は**治療効果 treatment effect** の最良推定値（通常は個々の研究からであるが，この場合は，蓄積されたエビデンスの全体から）を表し，関連する線は 95%**信頼区間 confidence interval**（CI）を表す．

「患者」の列には，「年」列に指定された日付までに実施されたすべての**ランダム化臨床試験 randomized clinical trial**（RCT）に登録された患者総数が表示されており，累積メタアナリシスとよば

図 2-1

心筋梗塞における血栓溶解療法

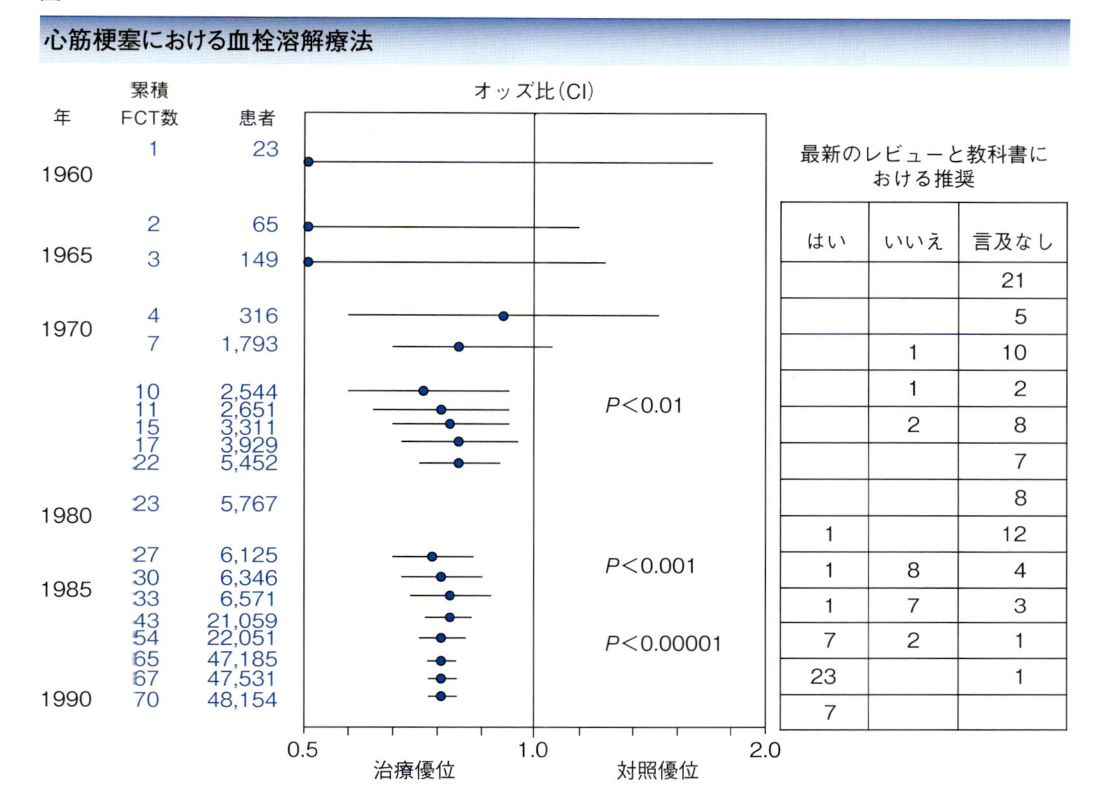

はい	いいえ	言及なし
		21
		5
	1	10
	1	2
	2	8
		7
		8
1		12
1	8	4
1	7	3
7	2	1
23		1
7		

略語，CI: 信頼区間，RCT: ランダム化臨床試験

これは，心筋梗塞のための血栓溶解療法の累積メタアナリシスである．中心線のオッズ比は 1.0 に指摘している．点は最良推定値を表し，点の周りの線は 95%CI である．図の左側の数字は，試験数と試験全般の患者総数である．

初期段階では，CI は非常に広い．10 件の試験では，治療によって死亡が減少するように見えるが，その効果はまだ不確実である．30 件の試験で，その効果は安全と思われる．しかし，その回答が得られた後に 40,000 人以上の患者が登録された．なぜだろうか．

図の右側には，データが蓄積されたときの最新のレビューと教科書の推奨事項が表示されている．推奨事項は，支持（「はい」），反対（「いいえ」），または「言及なし」である．2 つの重要なポイントがあり，（1）同じ時期で専門家の意見の不一致，（2）専門家がエビデンスに追いつくのに 10 年かかった（Antman EM, et al. JAMA. 1992; 268(2): 240-248）[2].

れる理由である．両方の図では，早期では，比較的少数の患者で，その CI は幅広いが，新しい試験が報告されるにつれて徐々に狭くなる．

血栓溶解例においては，10 件の試験と約 2,500 人の患者では，血栓溶解療法が死亡を減少させるように見えるが，その CI は依然として広く不確実性が残る．30 件の試験と 6,000 人以上の患者では，死亡オッズとして約 25%の低下は確実と思われる．

この明らかに決定的な結果にもかかわらず，参加者の半分は延命的な血栓溶解療法の利益を受けることなく，40,000 人の患者を登録した追加試験が実施された．どうしてこの試験が必要だったのだろうか．

各図の右側には，当時のレビューや教科書に記載されている指針が，データが蓄積するにつれて，

図 2-2

急性心筋梗塞におけるリドカイン予防

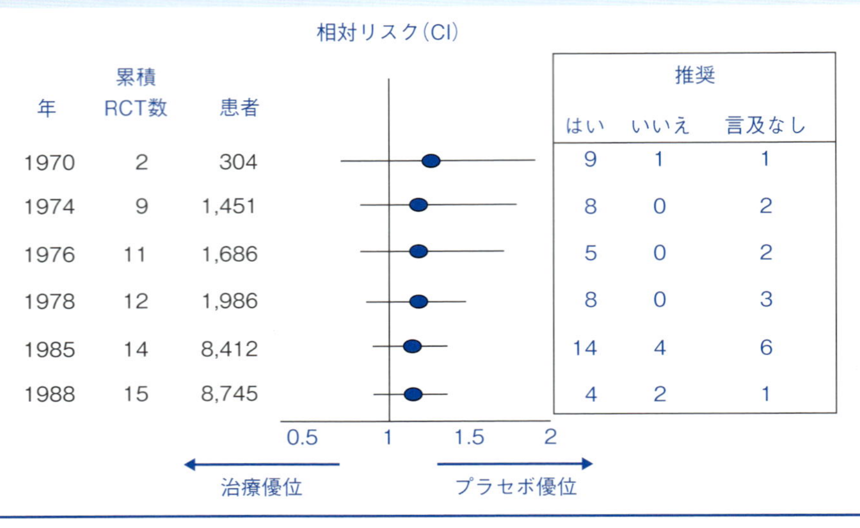

この図は，心筋梗塞による死亡予防におけるリドカイン予防効果の累積メタアナリシスである．この場合，利益のエビデンスはまったくない．最終的には，害は証明されていないが，明らかに利益はない．しかし，ほとんどの専門家は，RCT のエビデンスにもかかわらず，治療を推奨していた．また，図 2-1 のように，専門家間には多くの意見の相違があった（Antman EM, et al. JAMA. 1992; 268(2): 240-248)[2].

この疑問に対する答えとして示されている．その回答が得られてから約 10 年が経過するまで，血栓溶解療法に対して，推奨反対や言及なしを含めて，専門家の間ではかなりの意見の相違があった．この期間中に血栓溶解療法を受けなかった患者を犠牲にして，専門家がそのエビデンスに追いつくのに 10 年かかったわけである．

図 2-2 は，おそらくさらに混乱させるストーリーを示している．この累積メタアナリシスは，心筋梗塞後の予防的リドカインによる死亡減少を示唆する RCT のエビデンスはいままで存在したことがないことを明らかにし，実際，**点推定値 point estimate** は死亡の増加を示唆していた．それにもかかわらず，専門家の間では広範な意見の不一致が見られるものの，RCT のエビデンスが蓄積されていた 20 年間にわたって大部分の教科書とレビューにおいて予防リドカインを推奨していた．

なぜ専門家の不一致が起きたのだろうか，エビデンスの背景としての時間差，当該エビデンスとは矛盾する推奨があるのだろうか．これらのストーリーは，1980 年代後半にシステマティックレビューやメタアナリシスが登場する前の時代からのものである．フォレストプロットに示されたエビデンスの要約が専門家に利用可能であった場合，血栓溶解療法の利点をはるかに早期に把握し，早期に予防リドカインを放棄したであろう．確かに，生物学的論拠への依存を制限し，経験的エビデンスを重視する EBM 原則に従えば（第 3 章「エビデンスに基づく医療と認識論」を参照），専門家はリドカインの使用を決して開始しなかったかもしれない．

図 2-3

エビデンスの階層

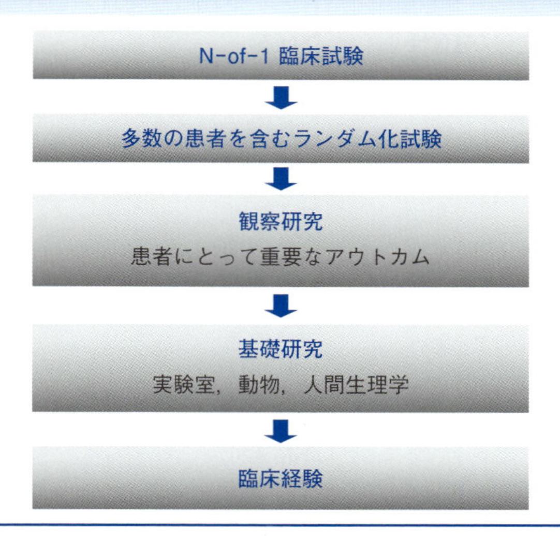

患者の治療を個別に最適化したいため，N-of-1 のランダム化臨床試験が研究デザインの階層の最上位にあり，従来のランダム化試験がそれに続く．階層の次は，観察研究であり，患者にとって重要なアウトカムに焦点を当てた研究を見つけようとすべきである．次に，利用できる臨床研究がない場合，基礎的な科学研究を調べる場合があるが，その結果を臨床結果に外挿する際には注意が必要である．臨床経験は，自分自身，同僚あるいは専門家のものであろうと，階層の最下位である．

推定値の確信への指針

検査結果の解釈の仕方，患者の可能性のある運命の予測，代替治療戦略の影響を理解するためには，それぞれ診断，予後，または治療に関する最良エビデンスの要約で示されている．ときには，そのようなエビデンスは信頼できるものであり，検査特性，患者の予後，または治療効果の推定値に高い確信を持つことができる．またあるときには，エビデンスの限界が不確実性をもたらす．エビデンスに基づく医療は，これらの状況とそれらの確信性の範囲を区別するための指針を提供する．

歴史的に，EBM は，**エビデンスの階層 hierarchy of evidence** による「最良エビデンスは何か」という疑問に答えるもので，最も顕著なのは治療介入を支持するエビデンスに関連する階層であった（図 2-3）．診断や予後の問題には，異なる階層が必要となる．診断検査の精度に関する研究のためには，階層の最上位には，臨床医が診断の不確実性を有し，候補検査と**標準基準 criterion standard** との間で**盲検化 blind** した比較を行った患者を登録した試験が含まれる（第 18 章「診断検査」，第 20 章「予後」を参照）．予後については，**曝露 exposure** とアウトカムを正確に記録し，関連期間中にすべての患者を追跡調査する前向きの**観察研究 observational study** が，階層の頂点に位置するだろう．

治療の階層に戻って，人間の直感の限界に注目すると[3]，EBM は，個々の臨床医の非系統的な観察を最下層に置く．生理学的実験に基づく予測はしばしば正しいが，ときには破滅的に間違っていることに留意して，EBM ではそのような実験を階層内の次の段階に置く．**患者にとって重要なアウトカム patient-important outcome** に対する明らかな影響を測定する観察研究と RCT は，エビデン

表 2-1

確信性の評価基準

研究デザイン	推定値の確信性	下げる[a]	上げる[a]
ランダム化試験	高	バイアスのリスク −1 深刻 −2 非常に深刻	
	中	非一貫性 −1 深刻 −2 非常に深刻	大きな効果 +1 大きい +2 非常に大きい 用量反応 +1 勾配のエビデンス
観察研究	低	非直接性 −1 深刻 −2 非常に深刻	
	非常に低	不精確さ −1 深刻 −2 非常に深刻 出版バイアス −1 ありそう −2 非常にありそう	

a: マイナスとプラスの記号はそれぞれ，推定値の確信性を等級ダウン（rating down）と等級アップ（rating up）を意味する．1 は等級ダウンまたは等級アップを 1 段階（例，高から中，または中から高），2 は 2 段階（例，高から低，または低から高）を意味する．

スの階層構造における次の 2 つの上位ステップを構成する．

これまでに言及されたエビデンスの情報源のすべては，患者グループから個人への一般化を含み，この点に関してはすべて限定がある．しかし，多数の患者を含む従来の治療試験における**バイアス bias** を最小化する同じ戦略は，1 人の患者を含む研究では誤解を招く結果から守ることができる[4]．**N-of-1 RCT** では，患者が実薬と**プラセボ placebo** のいずれを投与されるのか患者も臨床医も盲検化される．患者は，各期間中の不快症状を定量的に評価し，標的介入からの利益を得ているかどうか患者と臨床医の双方が結論を出すまで，N-of-1 RCT は続行される．N-of-1 RCT は，個々の患者における治療効果について確定的エビデンスを提供でき[5,6]，したがってエビデンスの階層の最上位にある．残念ながら，N-of-1 RCT は，慢性疾患を対象とした，即効性があるまたは即座に効力が消失する治療に限定されており，運用上の多くの課題が生じうる．そのため，通常の場合，自身の患者についての推論は別の患者を対象とした研究に頼らなくてはならない．

この階層は絶対的なものとはかけ離れており，効果推定値に対する確信性を判断するためのより洗練されたフレームワークが生まれている．表 2-1 は **Grading of Recommendations Assessment, Development and Evaluation（GRADE）**ワーキンググループによって作成されたフレームワークを要約したもので，元々は，**診療ガイドライン clinical practice guideline** の作成へのアプローチを提供している[7,8]．GRADE アプローチでは，医療介入の効果推定値におく確信性（エビデンスの質ともよばれる）を，高，中，低，または非常に低と等級付けする．GRADE 指針では，以前の階層アプローチと一致して，RCT は高い確信性で始まり，観察研究は低い確信性として始まる．しかし，研究がデザインや実行における重大な問題（**バイアスのリスク risk of bias**）を抱えていて，結果が**不精確 imprecise** で，**非一貫性 inconsistent** があり，**非直接的 indirect** である（たとえば，対象となる集団は調査された集団とは異なっている，第 13.4 章「代理アウトカム」を参照），または**出版バイアス publication bias** の疑いが高い（第 23 章「システマティックレビューとメタアナリシスの結果の理解と適用」を参照）場合は，RCT のエビデンス総体（body of evidence）の確信性が失われる．RCT のエビデンス総体にこれらの限界が複数ある場合は，その推定値の確信性は低，または非常に低にさえなる可能性がある．

同様に，治療効果が十分に大きく一貫しているならば，GRADE アプローチは，慎重に実施された観察研究から中等度または高い確信性の評価を可能にする．たとえば，観察研究により，糖尿病性ケトアシドーシスにおけるインスリンの有効性，または消耗性の変形性股関節症患者における人工股関節置換手術の有効性については，非常に強い推論が導かれている．

この EBM アプローチは，患者の問題に対処する臨床医がとるべき明確な行動方針を暗示している．臨床医は，自身の臨床決断を導くために利用可能な最高品質のエビデンスを探索すべきである．このアプローチは，ある特定の治療の効果に関するエビデンスが存在しない，というどんな主張も不合理であることを明らかにする．

入手可能なエビデンスは非常に低い確信性（1 人の臨床医による非系統的な観察や，非直接的に関連するにすぎない作用機序を示す生理学的研究など）かもしれなくても，エビデンスは必ず存在する．

臨床決断を下すためにはエビデンスが十分なことは決してない

最初に，末期がんによる慢性疼痛がある女性を想像してみよう．この女性は自身の状況を受け入れ，身辺の整理をし，別れをすませ，緩和治療のみを受けたいと望んでいる．女性は重篤な肺炎球菌性肺炎を発症する．抗菌薬治療により肺炎球菌性肺炎の罹患や死亡を減少するエビデンスは確実性が高い．しかし，このエビデンスでも，特にこの患者が抗菌薬を受けるべきであると指示はしない．併存症，社会的環境，信念といったこの女性の価値観は，治療を控えたいというものである．

次に，2 人目の患者として，重度の認知症のある 85 歳男性で，言葉が不自由で失禁していて，家族や友人もおらず，明らかに苦痛のある日々を過ごしている患者を想像してみよう．この男性は肺炎球菌性肺炎を発症する．多くの臨床医は，意思決定の責任者は抗菌薬治療を行わないことを選択すべきと主張するだろうが，行うべきだと提案するものもいるだろう．繰り返すが，治療の有効性を示すエビデンスが，自動的にその治療を施行すべきとするのではない．

最後に，3 人目の患者として，肺炎球菌性肺炎を発症した，2 人の子どもがいる健康な 30 歳女性を想像してみよう．この患者に抗菌薬治療を行うという見識に異議を唱える臨床医はいないだろう．しかし，根底にある価値判断が不要であることを意味しない．むしろ，われわれの価値観が十分一致しており，治療の利益がリスクをあまりに上回るために，根底にある価値判断がはっきり見えないだけである.

価値観や意向とは，著者らの用法では，ある特定の意思決定とその潜在的アウトカムに対して個人が抱く目標，期待，傾向，信念の集積を意味する．利益とリスクを明確に列挙し天秤にかけることはEBMの中核であり，治療を決断する際の根底にある価値判断を浮き彫りにするものである.

すべての重要な患者の治療の決断において価値観が関与することを認識すると，決断が個人の必要に応じて，社会の価値観と一致することをどのように保証するかを，われわれが十分理解していないことが浮かび上がる．この章の最後のセクションでさらに議論するように，患者と臨床医が患者の価値観や意向に合った最適な決断に向けて協力するための効率的なプロセスの開発は，EBMのフロンティアとして残っている.

次項では，最適な患者治療のために臨床医がマスターしなくてはならない追加スキルと，それらのスキルとEBMの関係について簡単にコメントする.

臨床スキル，人間中心主義，そしてEBM

エビデンスに基づく診療 evidence-based practice のために必要なスキルと特質をまとめるにあたり，欄2-1に，EBMがいかに臨床的専門性の伝統的な面を補完するかを示した．著者の1人で集中治療専門医は，大切な発表の直前に口唇に病変が発生した．この専門医は心配になり，アシクロビルを服用すべきか迷い，30分費やして最高の質のエビデンスに関する検索と評価を続けた．しかし，それでもまだ不確実な点があったため，経験豊かな歯科医である恋人に相談してみたところ，彼女はすぐに議論を打ち切ってこう叫んだ．「でも，あなた，それはヘルペスじゃないわ」.

この話は，最適な治療に関する研究エビデンスを検索し適用する前に，正確な診断をする必要があることを示している．診断をした上で，臨床医は経験と背景知識をもとに，適切な治療の選択肢を決める．臨床医は，これらの治療選択肢を特定して初めて，患者の治療に関する最良エビデンスを検索，評価，そして適用できるのである.

エビデンスを適用する際，臨床医は個々の患者への結果の適用性に影響する特性を定義するのに，自身の専門性に頼る．臨床医は，治療上の相違点（たとえば，局所の外科的手技，患者の**ノンアドヒアランス nonadherence** の可能性），または患者の特性における相違点（年齢，併存症，患者の個々の状況）が，公表された文献からの利益やリスクの推定値にどの程度影響するものか判断しなくてはならない.

欄2-1

最適なエビデンスに基づく診療のために必要な知識とスキル

- 診断に関する専門性
- 深い背景知識
- 効果的な検索スキル

- 効果的な批判的吟味のスキル
- 代替案の利益とリスクを定義し理解する能力
- 個人へのエビデンス適用を可能にする，生理学への深い理解
- 患者の状況を十分に理解するのに必要な感性とコミュニケーションスキル
- 患者の価値観や意向を引き出し，理解し，患者と協議による意思決定を行う能力

われわれは，これらのスキルの一部（患者に特有な苦境への感性と，協議による意思決定に必要なコミュニケーションスキル）が，典型的にはEBMに関連しないことが多いことに気付いている．しかし，われわれは，それらが実際にはEBMの中核であると信じている．患者の個人的な状況を理解することは特に重要であり，傾聴能力や共感を含む高度な臨床スキルが求められる．一部の患者にとっては，重大な決断に患者の価値観を組み入れることは，患者自身にあてはまる代替治療戦略に関連する潜在的利益，リスク，不便さをすべて列挙することを意味するだろう．患者や問題によっては，この議論に患者の家族を巻き込むべきである．たとえば高齢男性患者と前立腺特異抗原による**スクリーニング screening** の議論のような他の問題に対しては，本人以外の家族を巻き込むような試みは，根強い文化的規範に反するかもしれない．

患者によっては，利益とリスクについて率直な話し合いを持つことを不快に感じ，臨床医が意思決定の過度の責任を患者の両肩に負わせていると感じて抗議をする場合もある．そのような場合，意思決定における患者の優先的な役割に敏感なままで，選択肢が患者の価値観や意向に合致するための洞察力を養うことが臨床医の責任である．

EBMに対するその他の課題

忙しい臨床医，特にエビデンスに基づく診療に必要なスキルの発達において早期の臨床医は，エビデンスに基づいた練習の最大の課題は時間の制約であることに気づくだろう．この認識は，さまざまなエビデンスに基づく情報源へのアクセスが不十分であることから生じる可能性がある．幸いにも，高所得国で働く臨床医にはさまざまに洗練されたエビデンスに基づく情報が揃っており，その革新のスピードはきわめて速い（第５章「最新の最良エビデンスを探す」を参照）．

しかし，前処理された情報へアクセスしても，効率的なエビデンスに基づく診療に必要な他のスキルに対処することはできない．これらのスキルには，焦点をあてた臨床上の疑問の作成，優先順位付けされた疑問の最適情報源への適合，推定値の確信性の評価，臨床決断への結果の適用方法の理解が含まれる．これらのスキルを学ぶのには時間がかかるが，効率的かつ効果的な診療の観点からの報酬は，それを補って余りあるだろう．

エビデンスに基づく診療に対するもう１つの課題は，治療戦略が患者の価値観や意向に一致していることを保証することである．時間的制約のある環境下で，意思決定における患者関与が患者の望むような形や程度であり，そのアウトカムが患者のニーズと要望を反映することを，どのように保証すればよいのだろうか．エビデンスに基づく医療の指導者たちは，現在，これらの課題に取り組

んでいる[9,10]．

本書は，個々の患者レベルでの意思決定を主に扱う．エビデンスに基づくアプローチは，医療上の政策決定，公衆衛生における日々の決断，そして病院管理者らが直面するようなシステムレベルの決断のような情報をも提供できる．これらの各分野で，EBM は限られた資源から最大の健康利益を得るという適切な目標を支援できる．

政策分野では，多様な価値観に対処することは，個々の患者の治療においてよりも，さらに多くの課題を引き起こす．われわれは，限られた医療資源の範囲内での代替的な資源配分にとどめるべきか，それとも，たとえば個人や企業に対する税率の引き上げなど，費用をかけて医療サービスを拡大することを検討すべきか．医療供給よりも社会的要因と経済的要因の方が人々の健康におよぼす影響が大きいと示唆する大半の観察研究にはどう対処すべきか．ある人にとっての最善と，その人が属する社会にとっての最適とが両立しない場合にはどう対処すべきか．このような問題についての議論は，エビデンスに基づく医療上の政策決定の核となる部分だが，これはまた，個々の患者レベルでの意思決定にも関係している．

参考文献

1. Napodano R. Values in Medical Practice. New York, NY: Humana Sciences Press; 1986.
2. Antman EM, Lau J, Kupelnick B, et al. A comparison of results of meta-analyses of randomized control trials and recommendations of clinical experts: treatments for myocardial infarction. JAMA. 1992; 268(2): 240-248.
3. Nisbett R, Ross L. Human Inference. Englewood Cliffs, NJ: Prentice-Hall; 1980.
4. Guyatt G, Sackett D, Taylor DW, et al. Determining optimal therapy-randomized trials in individual patients. N Engl J Med. 1986; 314(14): 889-892.
5. Guyatt GH, Keller JL, Jaeschke R, et al. The n-of-1 randomized controlled trial: clinical usefulness: our three-year experience. Ann Intern Med. 1990; 112(4): 293-299.
6. Larson EB, Ellsworth AJ, Oas J. Randomized clinical trials in single patients during a 2-year period. JAMA. 1993; 270(22): 2708-2712.
7. Guyatt GH, Oxman AD, Kunz R, et al; GRADE Working Group. What is "quality of evidence" and why is it important to clinicians?　BMJ. 2008; 336(7651): 995-998.
8. Balshem H, Helfand M, Schünemann HJ, et al. GRADE guidelines, 3: rating the quality of evidence. J Clin Epidemiol. 2011; 64(4): 401-406.
9. Montori VM, Guyatt GH. Progress in evidence-based medicine. JAMA. 2008; 300(15): 1814-1816.
10. Stiggelbout AM, Van der Weijden T, De Wit MP, et al. Shared decision making: really putting patients at the centre of healthcare. BMJ. 2012; 344: e256.

第 3 章

エビデンスに基づく医療と認識論

Evidence-Based Medicine and the Theory of Knowledge

Benjamin Djulbegovic and Gordon Guyatt

この章の内容

エビデンスに基づく医療 evidence-based medicine（EBM）を含む科学的調査へのアプローチは，知識の本質をどのようにエビデンスと見なし，どのように取得すべきか，そしてどのように適用すべきかに依存する〔認識論（epistemology）〕．この章の目標は，詳細に説明することはほとんどなかったこの問題に関するEBMの視点をより明瞭にすることである．この議論では，EBMの3つの重要な原則を強調する（第2章「エビデンスに基づく医療とは何か」を参照）．

エビデンスとは何か

哲学者らはエビデンスの定義について同意していない[1]．言葉にすると，この概念はさらに複雑となる．異なる言語を使って「エビデンス（evidence）」をさまざまな方法で翻訳している．エビデンスを，「証拠（proof）」，「事実（fact）」，「知識（knowledge）」と同義であると考える人もいる．

多くの哲学者はエビデンスを「信念の根拠（grounds for belief）」と定義している[1]．この見解では，エビデンスは争点や信念についての支持を提供する[1,2]．したがって，観察可能なイベントの測定または感覚状態（たとえば，痛み，疲労，悪心）の報告を構成するエビデンスは，いくつかの特定の主張における確信性を高める（または減弱する）のに役立つ[1,2]．この見解では，エビデンスは特定の知識理論に結びついていない[3]．むしろ，エビデンスは効果的な問題解決と意思決定の必要基盤を表している．

エビデンスに基づく医療は，エビデンスについて広範な定義を示唆している．いかなる経験的観察または症状や精神状態の報告は，系統的に収集されたものであろうとなかろうと，潜在的なエビデンスを構成する．したがって，個々の臨床医の非系統的な観察があるエビデンス情報源を構成し，疲労感や痛みについての患者報告が第2のエビデンスを示し，生理学的実験が第3の情報源を構成し，臨床試験の結果が第4を構成する．

欄 3-1

エビデンスに基づく医療の認識論的原則

1. 真実の追求は，エビデンスの総合（totality of evidence）を調べることによって最も成し遂げられ，あるエビデンスで限界のあるサンプルを選択することは，代表的ではないリスクがあり，相対よりも確実に不精確である．
2. すべてのエビデンスが同等であるとは限らず，より高い信頼性のエビデンスとより低い信頼性のエビデンスを識別できる原則がある．
3. エビデンスは必要であるが十分ではない．臨床決断には，価値観や意向の適用が必要である．

最も信頼性のあるエビデンスをすべて考慮して主張すべきである

ほとんどの哲学者は，エビデンスの概念は正当化の概念とは切り離せないと主張している〔すなわち，エビデンスの信頼性（trustworthiness）に完全に依存できると信じるために正当化されるか妥当であるもの〕．これは，**エビデンス主義 evidentialism** として知られている[4]．しかし，しばしばエビデンスは矛盾している（すなわち，異なる結論を提示する）．このような状況下では，人々は特定の見解に賛成するエビデンスを選択する傾向があるが，その見解はしばしば，ときには著しくばらつく．

エビデンスに基づく医療では，エビデンスの解釈が必然的に主観的であることを認めているが，合理的な観察者間の合意を生み出す基礎となるエビデンスの中心的役割を支持する哲学的見解と一致している[1,2]．哲学者はまた，特定の見解を支持するエビデンスを選択するのではなく，エビデンスの総合（totality of evidence）[5]を調べることによって，真実の追求を最もよく達成できることを発見した[6]．この見解は，EBM の第１原則としてここに示されている EBM の中核的原則である（欄 3-1）[2]．実際には，われわれの推論（および決断）には，コクラン共同計画のアウトカムによって象徴されるような，医療介入効果のシステマティックレビュー（すなわち，関連する質の高いエビデンスの総合）が最良の情報となることを意味している[7]．

エビデンスに基づく医療は，われわれが命題を信じる範囲は，関連するエビデンスに置くことができる確信性に直接関係しているべきであるという見解を支持している[2]．もし厳格な科学的研究によって得られたエビデンスならば，それはより信じられる．したがって，信用できる過程[8]によって得られたエビデンスに基づく信念のみを保持すべきであり，これは信頼性主義（reliabilism）[8]として知られている．

これは，厳格な研究をどのように認識するかという問題を招く（すなわち，エビデンスに置くことができる確信性を決定するのは何か）．エビデンスに基づく医療は，この質問に対する詳細な答えを持っており，その答えを提供することで，われわれが確信できるエビデンスと「真実（truth）」とのリンクを推測できる[2]．これは EBM における第２の原則のための哲学的基礎を提供する．すなわち，すべてのエビデンスは同じではない（欄 3-1）．本書では，信用性の高いエビデンスと信用性の低いエビデンスを判断するための指針を提供している（第２章「エビデンスに基づく医療とは何か」，第23章「システマティックレビューとメタアナリシスの結果の理解と適用」を参照）．

経験的エビデンス対理論

認識論における中心的かつ反復的な緊張の１つは，科学が観察可能な世界の観察のみを許容すべきか，または，それに加えて理論的構成概念に価値を置くべきかどうかである．現代の臨床診療と教育における EBM の卓越性は，信用できるエビデンスの基準への遵守を主張することによって達成されてきた[2]．医学文献は，明らかに魅力的であるが実際には信頼できない研究結果を実行することによる悲惨な結果に満ちている（第 11.2 章「ランダム化試験の驚くべき結果」を参照）．現実の臨床状況における厳格な観察を得るためのエビデンスに基づく医療の主張は，理論を無視した経験的観察のみに従う者の見解と一致している．

しかし，この特徴付けは過度に単純化している．エビデンスに基づく医療は理論的構成概念を利用しているが，提案された理論を厳密に検証する必要がある．すなわち，EBM において，理論の役割は，世界を記述するのではなく，経験的な観測を正確に予測することである．

このように，EBM は，理論的構成概念の疑念を促進するだけでなく，理論的根拠がない経験的観測の結果について懐疑的であることを奨励している[2]．本書には，一度でも厳格で信頼できるエビデンスが得られれば，現在支配的な理論であっても即座に破棄される状況の多くの例がある．たとえば，説得力のある理論や観察研究では，抗酸化ビタミンががんと心血管イベントの両方のリスクを軽減するための利益を示唆したが，十分に大きくかつ厳格に実施された**ランダム化試験 randomized trial** により無益であることがわかるやいなや，ほとんどの臨床医によって適切に破棄された発想となった．一方，ホメオパシー試験の結果は，ホメオパシー理論の信じ難さのために部分的に懐疑的に見られ，理論は EBM 推論において役割を果たしていることを示している[2]．

これらの簡単な認識論的考察は，EBM が科学的エビデンスの哲学的理論に関してすべての主要な伝統を引き出すことを示している[2]．しかし，エビデンスに基づく医療は，知識の科学的または哲学的理論ではない．むしろ，EBM は，最適な臨床診療のための骨組みとして設計されている．これは第 3 の EBM の原則につながる．すなわち，個々の患者や集団の問題解決と意思決定のプロセスを改善するには，エビデンスは必要であるが十分ではない（欄 3-1）．

エビデンスは必要であるが，臨床決断には十分ではない

上記で強調したように，EBM は，問題解決と意思決定を導くエビデンスや情報[9]のための渇望の結果として浮上している．しかし，エビデンスに基づく医療は，「結論（conclusion）」と「決断（decision）」を区別している[10]．結論は，正式な推論的仮説の下での真実性によって判断されるが，決断は特定の状況における特定の行動による帰結に対処する．人間は，感情や認知的または分析的評価のレベルで行動による起こりうる帰結を処理する．現代の認知科学は，われわれの意思決定が，タイプ 1 プロセス（直感的，自動的，速く，物語的，体験的，そして感情に基づく）とタイプ 2 プロセス（分析的，遅く，口頭で，熟考し，正式な論理的分析と確率的分析を支持する）の二重のプロセスによって支配されていることを提案している[11]．

われわれの最終的な選択は，タイプ 1 とタイプ 2 の意思決定プロセスの相互作用に依存している．これは，たとえば，慢性疼痛と生活の質の低下により支配されている末期がんの設定において重症の肺炎球菌性肺炎を発症する 2 人の患者が，異なる医療の決断を下す可能性がある理由である．治療によって肺炎球菌性肺炎による罹患と死亡が減少するというエビデンスが確信できることを認識して，1 人の患者は抗菌薬を選択する可能性がある．しかし，他方は，末期状態を受け入れ

て，個人的な問題を解決し，緩和治療を受けたいので，治療を諦めることを決定するかもしれない．両方の決断には，愛する人との話し合いを含め，慎重な熟考が必要となる可能性がある．

結論

EBMは，理論，エビデンス，そして知識の間の特定の関連を提案するので，EBMの理論的根拠は，知識を得るためのエビデンスを取得し，評価するシステムとして理解できる．しかし，エビデンスに基づく医療は，医学的知識の理論を提唱したり，厳格な認識論的スタンスを持ったりすることはない．これらの考慮事項を念頭に置いて，EBMは認識論的な観点から，1型と2型の両方の認知プロセスを用いて一連の代替的措置に含まれるトレードオフを評価しながら，集団ベースの政策と個々の決断が最も信用性のあるエビデンスと一貫していることを保証するための原則と方法のセットとして定義できる．

参考文献

1. Kelly T. Evidence. In: Zalta E, ed. The Stanford Encyclopedia of Philosophy. Fall 2008 ed. http: //plato.stanford.edu/archives/fall2008/entries/evidence. Accessed June 26, 2014.
2. Djulbegovic B, Guyatt GH, Ashcroft RE. Epistemologic inquiries in evidence-based medicine. Cancer Control. 2009; 16(2): 158-168.
3. Dougherty T. Introduction. In: Dougherty T, ed. Evidentialism and Its Discontents. Oxford, UK: Oxford University Press; 2011: 1-14.
4. Feldman R, Conee E. Evidentialism. Philos Stud. 1985; 48: 15-34.
5. Good IJ. On the principle of total evidence. Br J Philos Sci. 1967; 17(4): 319-321.
6. Wittgenstein L. Tractatus Logico-Philosophicus. London, England: Routledge Classic; 1922. (Reprinted in 1974.)
7. The Cochrane Collaboration. http: //www.cochrane.org. Accessed June 26, 2014.
8. Goldman AI. Toward a synthesis of reliabilism and evidentialism? or: evidentialism's troubles, reliabi-alism's rescue package. In: Dougherty T, ed. Evidentialism and Its Discontents. Oxford, UK: Oxford University Press; 2011: 254-280.
9. Pirolli P, Card S. Information foraging. Psychol Rev. 1999; 106(4): 643-675.
10. Tukey J. Conclusions vs decisions. Technometrics. 1960; 2(4): 423-433.
11. Stanovich KE. Rationality and the Reflective Mind. Oxford, UK: Oxford University Press; 2011.

第4章

疑問は何か

What is The Question?

Gordon Guyatt, Maureen O. Meade, Thomas Agoritsas,
W. Scott Richardson, and Roman Jaeschke

この章の内容

医学文献活用の 3 つの方法

まだ研修が始まって間もない医学生が，新たに 2 型糖尿病と診断された患者を診察している様子を想像してみよう．この医学生は，次のような疑問を尋ねるだろう．「2 型糖尿病とは何か」，「この患者はなぜ多尿があるのか」，「患者はなぜ両脚にしびれと痛みがあるのか」，「どのような治療選択肢があるのか」．これらの疑問は，正常人体の生理学や病状に関連する病態生理学を取り上げたものである．

根本的な疾患の病態生理や疫学を記述した従来の医学書は，印刷物であろうとオンラインであろうと，これらの**背景疑問 background question** に対処するための優れた情報源である．対照的に，経験豊富な臨床医が通常尋ねる**前景疑問 foreground question** の種類には，これとは異なる情報源が必要となる．疑問を定式化することは，**エビデンスに基づく診療 evidence-based practice** のためには，決定的に重要であるものの一般的には正しく評価されていないスキルである．医学文献を活用する次の方法では，そのスキルを訓練する機会を提供する．

重要な新しいエビデンスに注意を払いつづける

ある一般内科医が，公共交通機関を利用して勤務に向かう中でスマートフォンのメールをチェックしている．内科医は，EvidenceUpdates（http: //plus.mcmaster.ca/EvidenceUpdates，図 4-1）からの週 1 回の電子メールアラートをスクリーニング中，最近出版され，同僚の内科医により話題価値があり診療にも適していると評価された「Cardiovascular Effects of Intensive Lifestyle Intervention in Type 2 Diabetes」というタイトルの論文[1]を目にする．

この内科医は，臨床医が研修やキャリアアップのすべての段階で常に提起する，「患者を最適に治

図 4-1

EvidenceUpdates の電子メールアラートの例

EvidenceUPDATES
FROM THE BMJ EVIDENCE CENTRE

Dear Dr. Agoritsas:

New articles: colleagues in your discipline have identified the following article(s) as being of interest:

Article Title	Discipline	Relevance	Newsworthiness
Cardiovascular Effects of Intensive Lifestyle Intervention in Type 2 Diabetes. N Engl J Med	General Practice(GP)/Family Practice(FP)	7	6
	General Internal Medicine-Primary Care(US)	7	6
Comparison of different regimens of proton pump inhibitors for acute peptic ulcer bleeding. Cochrane Database Syst Rev	Hospital Doctor/Hospitalists	6	6
	Internal Medicine	6	6
Effects of Combined Application of Muscle Relaxants and Celecoxib Administration After Total Knee Arthroplasty (TKA) on Early Recovery: A Randomized, Double-Blind, Controlled Study. J Arthroplasty	Hospital Doctor/Hospitalists	6	4
	Internal Medicine	6	4
Corticosteroids for acute bacterial meningitis. Cochrane Database Syst Rev	Hospital Doctor/Hospitalists	6	4
	Internal Medicine	6	4

療するために知るべき重要な新しいエビデンスは何か」という疑問への対処中である．一般に，臨床医は回診やカンファレンスへの参加，自らの診療に関係する論文が掲載される多くの対象となる医学雑誌を購読することで，この疑問に対処する．目次を流し読みし関連する論文を読むことで，最新情報に遅れないようにする．

いわゆるブラウジングモードで使用する医学雑誌へのこの一般的なアプローチは，非効率的でフラストレーションを引き起こすという大きな限界がある．スクリーニングされた多くの論文は，関連性や報道価値が低いことが証明され，本書で提示されている批判的吟味の基準を満たしていない場合がある．さらに悪いことに，研究の量は著しく増加しており[2]，関連する研究はさまざまな雑誌に登場する[3]．**エビデンスに基づく医療 evidence-based medicine** は，これらの問題への解決策を提供する．

診療に関連した最近の動向を知るための最も効率的な戦略は，この例における内科医が使った EvidenceUpdates のような電子メールアラートシステムに登録することである．この無料サービスでは，研究スタッフが 125 種以上の臨床雑誌において年間約 45,000 件の論文について方法論的品質をスクリーニングし，実地臨床医の世界中のパネルが臨床関連性と報道価値を評価している[4]．情報ニーズに合わせてアラートシステムを調整することができ（臨床分野とアラート頻度），診療に影響を及ぼす論文を年間 20〜50 件を特定できる[5]．他のさまざまな無料または購読ベースのアラートシステムが利用可能で，幅広い分野（たとえば，NEJM Journal Watch, http: //www.jwatch.org）と特定の下位専門分野（たとえば，OrthoEvidence, http: //www.myorthoevidence.com）向けがある．

アラートシステムの代替手段は，**エビデンスに基づく 2 次雑誌 secondary evidence-based journal** である．たとえば，内科と総合診療では，ACP Journal Club（http: //acpjc.acponline.org）が臨床的関連性と方法論的質の両基準を満たした論文の**シノプシス synopsis** を掲載している．これらの 2 次雑誌については，第 5 章「最新の最良エビデンスを探す」でより詳細に説明する．アラートを受信するためのブラウジングを希望する場合は，このような事前評価済みの**エビデンス evidence** の情報源が効率を高める場合がある．

一部の専門分野（プライマリケア，メンタルヘルス）と下位専門分野（心臓病学，腫瘍学，産科学，婦人科学）では，すでに自分たちで熱心に 2 次雑誌を出版しているが，他はそうではない．New York Academy of Medicine は，多くの医療領域における，入手可能な 2 次雑誌の最新一覧を保持している（http: //www.nyam.org/fellows-members/ebhc/eb_publications.html）．専門分野に独自のジャーナルがない場合は，自分の対象とする専門分野または下位専門分野の雑誌の論文を，自身の関連性と方法論的スクリーニング基準を適用できる．もしそのスキルを習得すれば，注目する必要のある研究の割合の小ささと，それらを自身が特定できる効率性に驚くだろう．

問題解決

2 型糖尿病患者を治療している経験豊富な臨床医は，次のような疑問を提起するだろう．「新規発症の 2 型糖尿病患者では，どの臨床的特徴や検査結果が糖尿病性合併症の進展予測に役立つだろ

図 4-2
背景疑問と前景疑問

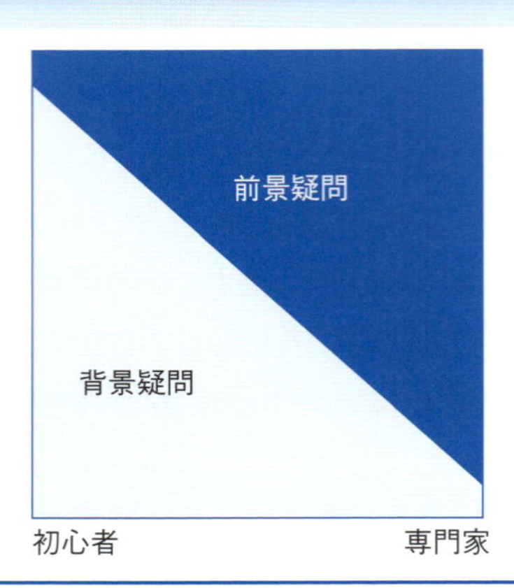

うか」.「薬物療法を必要とする 2 型糖尿病患者において，メトホルミン治療から開始することは，他の初期治療よりも，糖尿病コントロールを改善し長期合併症を減らせるだろうか」. ここで，臨床医は患者を治療する際に浮上する具体的な疑問を定義し，そしてこれらの疑問を解決するための文献を調べていくことになる.

背景疑問と前景疑問を提起する

読者は，医学生が提起した最初の一連の疑問を**背景疑問 background question**，ブラウジングや問題解決に関する一連の疑問を**前景疑問 foreground question** と判断する. 多くの場合，前景問題を取り上げて意味が通じるよう，事前に徹底的に背景を理解しておく必要がある.

経験豊富な臨床医は，特に新たな状態や医学的**症候群 syndrome** が出現したり（たとえば，中東呼吸器症候群コロナウイルス），新しい診断検査（たとえば，分子診断），または新しい治療法（たとえば，ジペプチジルペプチダーゼ 4 インヒビター）が自身の臨床領域に出現したりするときに，折に触れて背景情報を必要とするかもしれない.

図 4-2 に，背景疑問を提起する初心者から前景疑問を提起する専門家へと成長するにつれて，提起する疑問がどのように進化するのかを示す. 本書では，どのようにして臨床医が自身の前景疑問を解決するために文献を活用できるかを探究する.

疑問を明確にする

構造: 患者，曝露，アウトカム

ふと思い浮かんだ臨床上の疑問は，そのままでは医学文献から答えを探し出すのは難しい. 最良エビデンスをみつけるためには，疑問をいくつかの構成部分に分割するのが，基本的スキルである．治療または害 **harm** に関する疑問は，PICO の枠組みに沿って，患者や集団，介入や曝露，比較対照，**アウトカム outcome** からなる，4つの部分に分けることができる（欄 4-1）．予後の疑問については，2つの代替構造のうちの1つを利用できる．1つは，患者，曝露（時間），アウトカムの3要素のみである．もう1つは，年齢や性別のような予後を修飾する，患者に関連した要因に焦点を当てるもので，患者，曝露（たとえば，高齢または男性），比較（たとえば，より若年または女性），アウトカムの要素である．診断検査に関しては，患者，曝露（検査），アウトカム（参照基準）を提案する[6]．

欄 4-1

臨床上の疑問の構築

患者または集団（patient or population）: 対象患者は誰か．
介入または曝露（intervention or exposure）: たとえば，診断検査，食品，薬剤，外科処置，時間，危険因子．比較したいと考えている治療戦略や，懸念している潜在的に有害な曝露は何か．
比較対照（comparator）: 治療，予防，または害の問題に対しては，実験的介入または想定される有害曝露，それが比較される対照，他の選択肢，または比較介入や状態が，両方とも存在するのが常である．
アウトカム（outcome）: 関心のある曝露による患者に関連する帰結は何か．また，コストや資源利用を含む，社会への影響に関心を持つかもしれない．対象期間を特定することも重要かもしれない．

前景疑問の5つのタイプ

集団，介入または曝露，アウトカムを明確にすることに加え，自身の疑問の性質を分類すると有意義である．臨床上の疑問には5つの基本となるタイプがある．

1. **治療**（therapy）: **患者にとって重要なアウトカム patient-important outcome**（**症状 symptoms**，機能，疾患，死亡，コスト）への介入効果を決定する．
2. **害**（harm）: 潜在的な有害物質（疑問の1つ目のタイプである治療を含む）の患者にとって重要なアウトカムへの影響を解明する．
3. **鑑別診断**（differential diagnosis）: 特定の臨床症状を呈する患者において，その原因疾患の頻度を明らかにする．
4. **診断**（diagnosis）: **標的状態 target condition** や疾患の有無を識別するための検査の**検出力 power** を明らかにする．
5. **予後**（prognosis）: 患者の今後の経過を推定する．

自身の疑問のタイプに対して適切にデザインされた研究を探す

自身の疑問に答えるためには，適切なデザインの研究を見つけなくてはならないため，研究のカテゴリを正確に同定する必要がある．もし診断検査の特性の情報を得るために**ランダム化試験 ran-**

図 4-3

ランダム化試験の構造

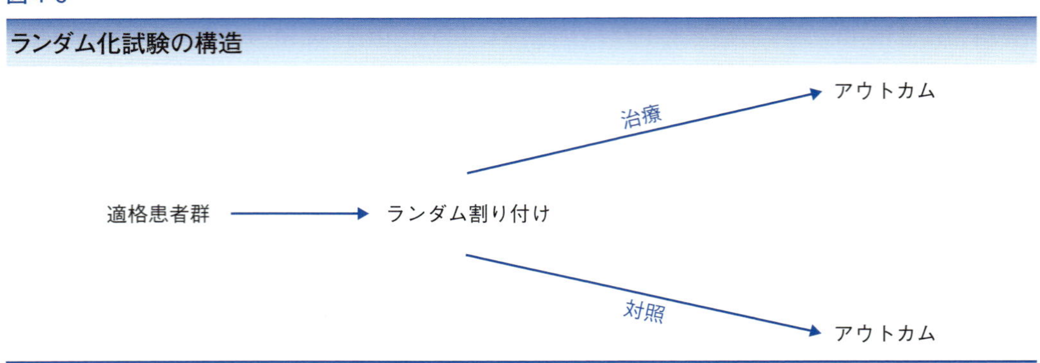

domized trial を探したら，求める答えが見つからないだろう．ここで，主な 5 種類の疑問に関連する研究デザインを復習しよう．

治療の問題に関する疑問に答えるには，コイン投げに似たやり方で参加者が**実験的治療 experimental treatment** もしくは対照または標準治療を受けるか決める，いわゆるランダム化試験を特定する（第 7 章「治療（ランダム化試験）」を参照）．いったん研究者が参加者を治療群または**対照群 control group** に割り付けたら，その時点から参加者を前向きに追跡し，たとえば脳卒中や心臓発作のような関心のあるアウトカムとよぶものを参加者が起こすかどうかを判断する（図 4-3）．ランダム化試験が利用できない場合，ランダム割り付けではなく，臨床医または患者の意向もしくは偶然性により，患者が介入または代替療法を受けるかどうかが決定される**観察研究 observational study** を検討する（第 6 章「なぜ研究結果が誤解を招くのか: バイアスとランダム誤差」を参照）．

理想的には，さらに害の問題に対処するためにもランダム化試験に注目してみよう．しかし，潜在的に有害な曝露のほとんどに対しては，患者をランダムに割り付けることは現実的でも倫理的でもない．たとえば，研究参加者の可能性がある人が今後 20 年間喫煙するかどうかを研究者がコインを投げて決めることを持ちかけることはできない．喫煙のような曝露の場合，最善の方法は，個人の選択または偶然による曝露の有無を判断することである．このような観察研究（しばしば**コホート研究 cohort study**，または**症例対照研究 case-control study** とサブ分類される）は，ランダム化試験よりも信頼性が低いエビデンスをもたらす（第 14 章「害（観察研究）」を参照）．

図 4-4 は一般的な観察研究デザインを表現したもので，このなかでは，曝露ありと曝露なしの患者が関心のあるアウトカムを経験するかどうかを判断するまで前向きに追跡される．喫煙の場合，重要なアウトカムは発がんであろう．

鑑別診断を選別するためには，異なる研究デザインが必要である（図 4-5）．この場合，研究者は同様の症状（たとえば，無痛性黄疸，失神，または頭痛）のある患者集団を集め，多数の一連の検査を実施し，必要があれば患者を前向きに追跡する．最終的に，研究者は各患者が呈した症状や**徴候 sign** の根本原因を立証することを期待する．

一方，ある特定の診断検査の性能（すなわち，検査特性または操作特性）を確立するには，少し異なる研究デザインが必要である（図 4-6）．診断検査の研究では，研究者は，標的状態とよばれ

図 4-4

観察コホート研究の構造

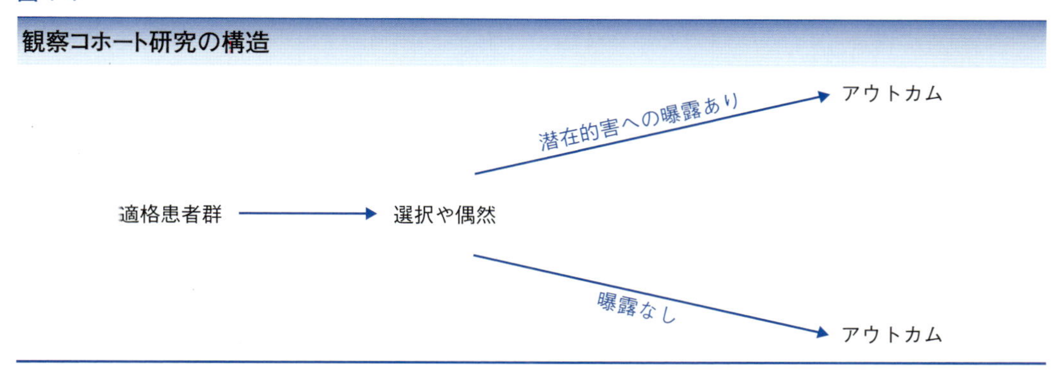

図 4-5

鑑別診断の研究の構造

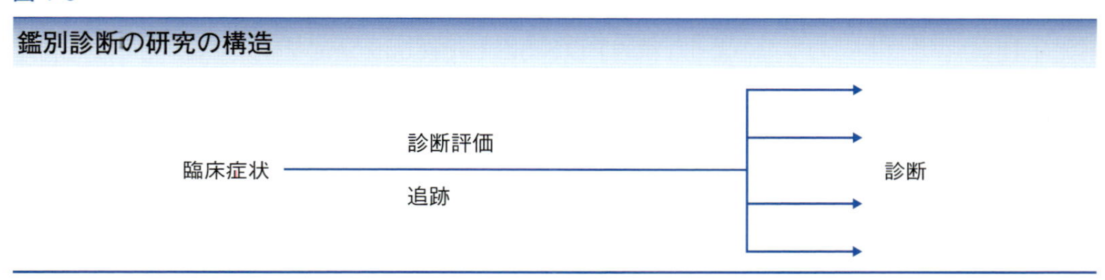

図 4-6

診断検査特性の研究の構造

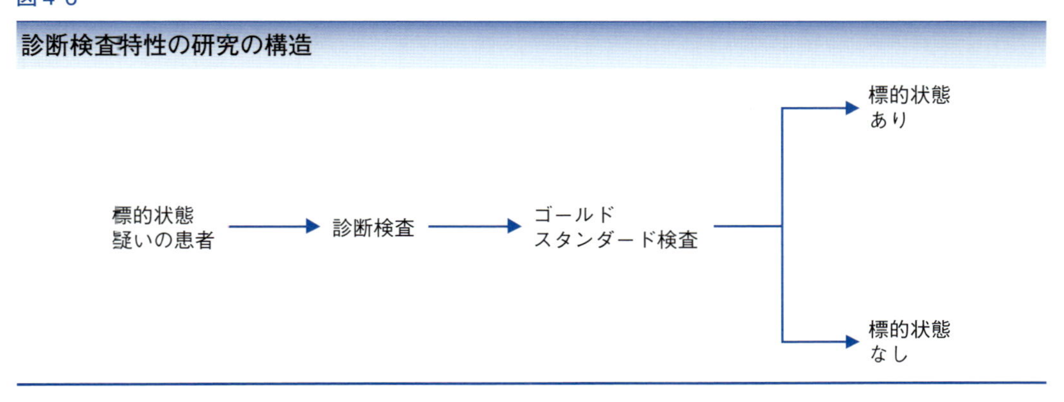

る，関心のある疾患または状態（結核，肺がん，または鉄欠乏性貧血のような）がある患者集団を特定する．これらの患者は新しい診断検査と**参照基準 reference standard**（**ゴールドスタンダード gold standard**，または**標準基準 criterion standard** ともよばれる）を受ける．研究者は，その診断検査による患者分類と参照基準による分類とを比較することで，診断検査を評価する（図 4-6）．

最後の研究タイプは，患者の予後を調査し，予後を修飾する要因を特定しようとするものである．この場合，研究者は，予後を修飾する要因（年齢または**併存症 comorbidity** のような）の有無とは関係なく，ある特定のグループに属する患者（妊婦，術前患者，またはがん患者など）を同定する．

図 4-7

予後の研究の構造

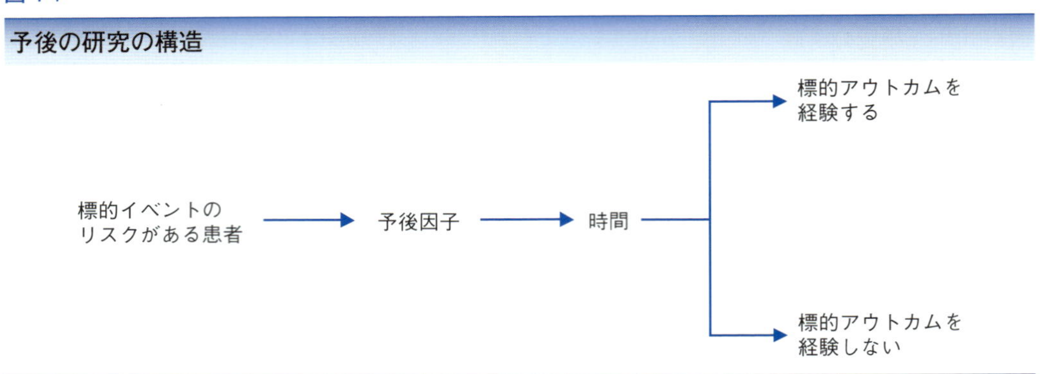

ここでの曝露は時間であり，研究者は患者を追跡し，妊娠末期の有害な産科事象や新生児事象，術後心筋梗塞，またはがんの生存のような**標的アウトカム target outcome** を経験するかどうかを判断する（図 4-7）.

疑問を明確化する 3 つの例

ここからは，医学文献を利用しやすいように，構造化されていない臨床上の疑問を構造化された疑問への変換例を示す.

例 1: 糖尿病と目標血圧

55 歳の白人女性が 2 型糖尿病と高血圧を呈している．血糖値コントロールはメトホルミンで非常に良好で，合併症の既往もない．高血圧を治療するために，少量のサイアザイド系利尿薬を毎日内服している．ある 6 カ月間では，血圧は 155/88 mmHg 程度である.

当初の疑問: 高血圧の治療として，目標血圧値をどれくらいにすべきか.

より深く掘り下げる: この疑問の定式化における限界の 1 つは，患者集団を十分詳細に特定していないということである．厳格な血圧コントロールの利益は，糖尿病患者と非糖尿病患者，1 型糖尿病と 2 型糖尿病，そして糖尿病性合併症の有無で異なるかもしれない.

患者集団を詳細に指定することは，諸刃の剣である．一方で，非常に詳細に指定することは（合併症を伴わない 2 型糖尿病のある中年女性），そこから得られる解決策は確実に当該患者に適用可能である．しかし，この患者集団に限定される研究を 1 件も見つけられないかもしれない．その解決策は，特定の患者集団から始めて，関連文献を探すために指定を削除する準備を整えることだ．この例の場合は，「女性」，「中年」，「合併症なし」，「2 型」の順に指定を減らすかもしれない．最適な目標血圧が糖尿病患者と非糖尿病患者とで同じくらいかもしれないと推測され，かつその改善が絶対必要ならば，その疑問から「糖尿病」を外すこともできる.

患者の指定を削除する順序は，その特性が治療への反応にどの程度影響するかによって異なっている．「女性」を最初に削除することをお勧めする．なぜなら，最適な目標血圧は男性と女性で似ていると思われるからである．同様に，若年者，中高年者，高齢者は，同じ最適目標を持つ可能性が高い（ここではあまり確かではないが）．集団間で同じ最適目標かどうかの疑いが大きくなるにつれて（合併症なし対合併症ありの糖尿病，1 型対 2 型，糖尿病ありの患者対糖尿病なしの患者），特定の患者の特徴を疑問から除外することはますます躊躇するだろう．

ある特定の降圧薬の追加に興味があることを明確にしたいと考えるかもしれない．あるいは，関心のある介入は，あらゆる降圧治療かもしれない．また，介入の重要な部分は，血圧コントロールのための目標値だろう．たとえば，拡張期血圧の目標値が 80 mmHg 未満と 90 mmHg 未満とでなんらかの差が生じるかを知ることに関心を持つかもしれない．当初の疑問の定式化におけるもう 1 つの限界は，自身の高血圧治療のための適切な目標を判断しようとする基準(関心のあるアウトカム）を明確にしていないことである．

改善後の（検索可能な）疑問: 治療の疑問

- **患者**（patient): 糖尿病性合併症のない高血圧を伴う 2 型糖尿病患者
- **介入/曝露**（intervention/exposure): 目標拡張期血圧 90 mmHg を目指すあらゆる降圧薬
- **比較対照**（comparator): 目標拡張期血圧 80 mmHg
- **アウトカム**（outcome): 脳卒中，心筋梗塞，心血管死，総死亡

例 2: 一過性意識消失

大酒飲みではあるもののこれまで健康だった 55 歳の男性が，一過性意識消失発作を訴えて救急科に来院した．来院日の夜，この男性はいつもどおりビールを 5 杯飲み，就寝前に階段を上り始めた．次に本人が覚えているのは，息子が自分を階段下のそばで横になっているのを見つけて起こしたことだ．この患者は，1 分程度で意識を回復し，その後 2 分間は混乱が残っていた．息子は痙攣発作を目撃しておらず，失禁は認めなかった．身体診察に異常はなく，心電図は心拍数 80 回/分の洞調律を示し異常はなかった．血糖，ナトリウム，その他の検査結果は正常で，血中アルコール検査結果は陰性だった．

当初の疑問: この患者をどの程度精査すべきか．

より深く掘り下げる: 当初の疑問は，答えのためには文献のどこをみるべきか，ほとんどアイデアを与えてくれない．結局のところ，最適な検査戦略を選ぶのに役立つかもしれない疑問は，山のようにある．たとえば，鑑別診断の疑問を提起できる．つまり，同じような患者集団における最終診断の分布を知っていたならば，まずより一般的なものから検査することを選び，ほとんど起こりそうにないことを狙った検査を除外できる．

そのほかに役立つ情報は，個々の診断検査の特性だろう．脳波が痙攣の診断において非常に正確な場合，あるいは 24 時間ホルター心電図が不整脈の診断に非常に正確な場合には，原因

となる問題を抱えている患者を見逃したり，問題がないと患者を誤って診断したりすることより，これらの検査をオーダーする方向へずっと傾くだろう．

代わりに，予後の疑問も提起することもできる．もし患者の予後が良好なら，予後が悪い患者よりも細かい検査の必要性は低くなる．最後に，どこまで集中的に検査すべきかの疑問に対する最終的な答えは，この男性と同じような患者がより集中的な検査とそうではない検査を比較するために割り付けられたランダム化試験から得られるかもしれない．

改善後の（検索可能な）疑問: 鑑別診断の疑問

- **患者**（patient): 一過性意識消失を呈する中高年患者
- **介入/曝露**（intervention/exposure): 一般的な診断とそれほど一般的でない診断についての徹底的な検査と経過観察
- **比較対照**（comparator): 最低限の検査と経過観察
- **アウトカム**（outcome): 血管迷走神経性失神，痙攣発作，不整脈，一過性脳虚血発作のような基礎疾患の頻度

診断の疑問

- **患者**（patient): 一過性意識消失を呈する中高年患者
- **介入/曝露**（intervention/exposure): 脳波
- **アウトカム**（outcome): 参照基準検査（おそらく長期経過観察）

予後の疑問

- **患者**（patient): 一過性意識消失を呈する中高年患者
- **介入/比較**（intervention/comparison): 時間
- **アウトカム**（outcome): 発症後 1 年間の罹患（合併症としての不整脈，痙攣発作，脳卒中，または深刻な事故）と死亡

診断の影響の疑問

これは治療の問題としても考えることができる．批判的吟味の原則は同じである．

- **患者**（patient): 一過性意識消失を呈する中高年患者
- **介入/曝露**（intervention/exposure): 系統的な検査
- **比較対照**（comparator): 最低限の検査
- **アウトカム**（outcome): 発症後 1 年間の罹患と死亡

例 3: 扁平上皮がん

40 箱年の喫煙歴のある 60 歳男性が，喀血で来院した．胸部 X 線検査では，縦隔は正常だが実質性腫瘤陰影がみられ，穿刺吸引細胞診では扁平上皮がんである．喀血のほかには症状はなく，身体診察も正常である．

当初の疑問: この患者に手術を提案するかどうかを決める前にどの検査を行うべきか.

より深く掘り下げる: この患者の重要な特徴は，非小細胞がんであるということと，病歴，身体診察，胸部X線検査からは胸腔内または胸腔外への転移性病変のエビデンスはないことが示唆されている．他の検査戦略としては，２つの別々の問題がある．患者が隠れた縦隔疾患を持つか，そして隠れた胸腔外転移性病変を持つかである．隠れた縦隔疾患の可能性を扱う検査戦略は，縦隔鏡検査または胸部コンピュータ断層撮影（CT）スキャンを行い，その検査結果に従って治療を進めることを含む．胸腔外疾患のための検査戦略には，脳や腹部CTおよび骨スキャニングが含まれる．陽電子放出断層撮影法CT〔positron emission tomogram (PET)-CT〕は，胸腔内や胸腔外疾患のための代替アプローチである．

検査アプローチの選択によって，どのアウトカムに対し影響を与えようとしているのだろうか．患者の寿命を延ばしたくても，腫瘍の範囲が生存期間の主要決定因子となる可能性が高く，それは検査で変えられない．がんが縦隔まで拡がっていれば，切除術は患者への利益がない可能性が高いため，隠れた縦隔転移があれば検出したい．よって，縦隔転移疾患がある場合には，患者は通常緩和治療を受けるだろうし，不必要な開胸術は避けるだろう．

われわれは，２とおりの構造化された臨床上の疑問を組み立てられるだろう．１つは，転移性疾患を同定するためのPET-CTの有用性に関する疑問だろう．つまり，どの検査戦略がより優れた患者にとって重要なアウトカムをもたらすかという，より明確な診断の影響の疑問であり，これは治療の疑問に似ている．

改善後の（検索可能な）疑問: 診断の疑問

- **患者**（patient）: 肺外転移のエビデンスのない新規診断の非小細胞肺がん
- **介入**（intervention）: 胸部のPET-CT
- **アウトカム**（outcomes）: 縦隔鏡検査での縦隔転移

診断の影響の疑問

- **患者**（patient）: 肺外転移のエビデンスのない新規診断の非小細胞肺がん
- **介入**（intervention）: 胸部のPET-CT
- **比較対照**（comparator）: 代替診断戦略
- **アウトカム**（outcome）: 不要な開胸術

結論: 疑問を定義する

問題解決のために医学文献を活用するように検索可能で回答可能な疑問を組み立てるのは，容易なことではない．患者管理に含まれる臨床上の問題への詳細な理解が求められるからだ．この章で示した３つの例は，個々の患者への遭遇は，いくつかの臨床上の疑問のきっかけになるかもしれないし，自分が何を本当に知りたいのかを慎重に考慮しなくてはならないことを明らかにしている．疑問の構造（患者または集団，介入または曝露，アウトカム，治療と害の疑問については対照）を心に留めておくことは，回答可能な疑問に到達するのに非常に有用である．疑問の種類（治療，害，鑑別診断，診断，予後）を同定することは，正しい疑問を選択するだけではなく，適切なデザインの研究を探すのを確実にするだろう．

疑問を慎重に定義することは，もう１つのメリットがある．つまり，関心のある疑問ではあるが１つ以上の重要な差異がある疑問のために誤った結論を導く可能性は低くなる．たとえば，その研究が実験的介入を最新の最適治療と比較することを確認することで，代替の実薬ではなく**プラセボ placebo** 比較対照を用いた試験の限界が明確になるかもしれない．患者にとって重要なアウトカム（長骨骨折のような）に関心があることを指定することで，**代替 substitute** または**代理エンドポイント surrogate end point**（骨密度のような）に焦点をあてた研究の限界が同定される．透析への進行の回避が主要関心事であることを明確にすることは，透析への進行や血清クレアチニンレベル倍増の**複合エンドポイント composite end point** を適切に警戒させることになるだろう．読者はそのような研究をすぐに却下はしないだろうが，疑問を慎重に定義することは，その結果を自身の患者の治療へ厳密に適用するのに役立つだろう．

疑問を慎重に検討することの最後のきわめて重要なメリットは，最新の最良エビデンスを同定し収集するための効率的で効果的な文献検索のための準備となることである（第５章「最新の最良エビデンスを探す」を参照）．答えのために構造化された疑問を特定し，適切な研究デザインを同定することで，検索情報源を効率的に選択し活用することができ，ひいては読者のエビデンスに基づく診療を強化することになるだろう．

参考文献

1. Wing RR, Bolin P, Brancati FL, et al; Look AHEAD Research Group. Cardiovascular effects of intensive lifestyle intervention in type 2 diabetes. N Engl J Med. 2013; 369(2): 145-154.
2. Bastian H, Glasziou P, Chalmers I. Seventy-five trials and eleven systematic reviews a day: how will we ever keep up? PLoS Med. 2010; 7(9): e1000326.
3. McKibbon KA, Wilczynski NL, Haynes RB. What do evidence-based secondary journals tell us about the publication of clini-cally important articles in primary healthcare journals? BMC Med. 2004; 2: 33.
4. Haynes RB, Cotoi C, Holland J, et al; McMaster Premium Literature Service (PLUS) Project. Second-order peer review of the medical literature for clinical practitioners. JAMA. 2006; 295(15): 1801-1808.
5. Haynes RB. ACP Journal Club: the best new evidence for patient care. ACP J Club. 2008; 148(3): 2.
6. Agoritsas T, Merglen A, Courvoisier DS, et al. Sensitivity and predictive value of 15 PubMed search strategies to answer clinical questions rated against full systematic reviews. J Med Internet Res. 2012; 14(3): e85.

第 5 章

最新の最良エビデンスを探す

Finding Current Best Evidence

Thomas Agoritsas, Per Olav Vandvik, Ignacio Neumann, Bram Rochwerg, Roman Jaeschke, Robert Hayward, Gordon Guyatt, and K. Ann McKibbon

この章の内容

はじめに

エビデンスを探す: 臨床スキル

医学文献における最新の最良エビデンスを探すことは，臨床診療において中心的なスキルとなっている[1,2]．平均して，臨床医は，日常的に個々の患者について 5～8 件の疑問をいだき[3-5]，それらに答えるために定期的に**エビデンスに基づく医療 evidence-based medicine**（EBM）のオンライン情報源を利用している[6-9]．いまや,「検索エンジンの活用は聴診器と同じくらい不可欠である」と考えている人もいる[10]．

しかし，新しい文献の量と新しい研究のスピードが増えているため，有用なエビデンスを効率的に見つけることは依然として困難である．PubMed では毎日約 2,000 件の新規論文が索引付けされ[10]，75 件の**ランダム化臨床試験 randomized clinical trial** と 11 件の**システマティックレビュー systematic review** が含まれるが，臨床診療に直接的に役立つものはほとんどない[11]．これらの数からは，PubMed 検索がエビデンスに基づく回答を探す最も効率的な方法ではないことがわかる．たとえば，PubMed で「心房細動における脳卒中予防（stroke prevention in atrial fibrillation)」と入力すると，およそ 4,000 件の引用アウトプットにおいて最新の最良エビデンスがまったく見つからず，それらには，試験，レビュー，ガイドライン，日常診療の間には関連性をスクリーニングすることは不可能な論説が含まれていることがわかる．

幸いにも，多くの EBM 情報源が，より手短でより効率的パスを提供している．これらの情報源は，エビデンスを選択し，処理し，整理し，信頼できるものがある．この章は，既存の EBM 情報源を検索して，信頼性の低いものと信頼できるものを区別し，最新の最良エビデンスに基づいて迅速に回答を見つける機会を最大限に活用するのに役立つだろう．

疑問の明確化から始める

第 4 章「疑問は何か」で見てきたように，適切に疑問を定式化することが，あらゆる検索にとって重要な前提条件である．最初に実施すべき区別は，**背景疑問 background question**（たとえば，症候群の定義や病態生理または治療様式のメカニズム）と**前景疑問 foreground question**（たとえば，意思決定のためのエビデンス基盤を提供する，治療，**害 harm**，診断，または**予後 prognosis** に関する的を絞った疑問）のいずれを問うかである．一部の EBM 情報源は背景疑問にも答えるが，この章と本書医学文献ユーザーズガイド全体は，前景疑問への答えを効率的に見つけることに重点をおいている．

前景疑問は，回答を見つけるのが容易ではない形でしばしば生まれる（第 4 章「疑問は何か」を参照）．第 1 のステップは，PICO フレームワークを使って，疑問を変換してその構成要素に構造化することであり，それは，患者または集団，介入または曝露，比較対照，アウトカムである（第 4 章，欄 4-1 を参照）．疑問を定式化する際は，**患者にとって重要なアウトカム patient-important** outcome をすべて考慮することを思い出してほしい．そうすることで，自身の患者の決断に重要な利益と害の間の患者のジレンマに適切に対処できるエビデンス総体（body of evidence）を選択できるだろう．

疑問を構造化するだけで，自身が探しているものを明確にするだけでなく，関連する検索用語を定式化し，それぞれの EBM 情報源に適合した検索式に組み合わせるのに役立つ．われわれは，この章の最後（「疑問を検索用語に変換する」を参照）で，事前評価済みの情報源を使ってエビデンスを見つけるのが難しく，PubMed のような，より大きなデータベースで検索する必要がある場合に，特に疑問の定式化の問題と検索式の選択がどれほど重要になるか，最終的には，自身の疑問を明確にすることで，適切な研究デザインを検索し（第 4 章「疑問は何か」を参照），対応する検索フィルタ（たとえば，Clinical Queries）を選択して検索アウトプットの引用数を減らし，最も関連性の高いエビデンスを見つけることができることを示す．

医学文献検索が無駄なときもある

次の臨床上の疑問，「肺塞栓症患者において，肺梗塞がある患者は，肺梗塞のない患者よりもどの程度，**健康アウトカム health outcome** が悪いか」を考えてみよう．

この疑問に答えるための検索を始める前に，研究者が肺梗塞のある人とない人をどのようにして識別しようとしたのか考えるべきである．これを識別するためには，剖検以外に決定的な方法はないため，文献検索は開始前からすでに絶望的である．

この例は，研究者が問題解決に利用できるような実現可能な研究デザインや測定ツールがない場合は，医学文献が参考にならないことを示唆している．必要とされる研究をだれも実施せず公表していない場合も，検索を実施する意味がないことになる．検索を始める前にアウトカムが費やした時間に見合うかどうかを慎重に検討するとよい．

エビデンスはどのように処理され，EBM 情報源に整理されるか

エビデンスに基づく医療資源は急速に進化しており，エビデンスの生産，要約，吟味に対処するための革新的な解決策を提供している[1]．現在，数多くの EBM 情報源が利用可能である．利用可能な情報源の検索方法を明確に確認するために，3 つの分類システムを提供している．これには，(1) 1 次研究における**エビデンスの階層 hierarchy of evidence**，(2) エビデンスの処理レベル，(3) EBM 情報源のカテゴリ（図 5-1）が含まれる．合わせると，これらの 3 つの分類システムは，1 次研究から既存の EBM 情報源へのエビデンスの流れを表す．

エビデンスの階層

1 次研究 primary study のレベルでは，第 1 の分類はエビデンスの階層に関連している（図 5-1

図 5-1
エビデンスからエビデンスに基づく情報源へ

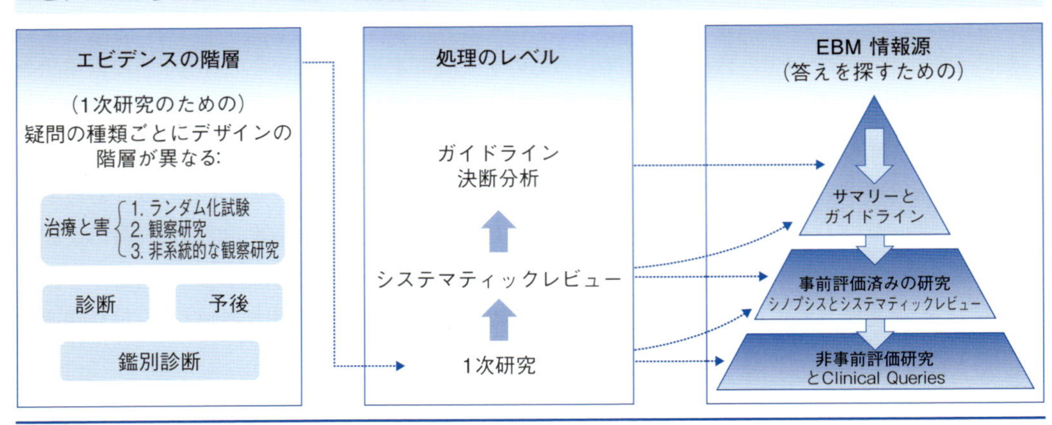

左欄). 各タイプの疑問について, EBM では**バイアスのリスク risk of bias** を最小限に抑えるための研究デザインによる階層を提案している. 治療または害に関する疑問の場合, 適切に実施されたランダム化臨床試験は, 非系統的な臨床観察より優れた**観察研究 observational study** に勝るものである. 診断検査の特性, **鑑別診断 differential diagnosis**, または予後の疑問の場合, 異なる研究デザインの階層が必要である (第 2 章「エビデンスに基づく医療とは何か」を参照).

さらに, 各タイプのデザイン内において, ある研究は他の研究よりも質の高いエビデンスを提供する. 理想的な EBM 情報源は, 最も適切なデザインでバイアスのリスクが最小限の研究へのアクセスを手助けするはずである.

処理のレベル

第 2 の分類は, エビデンスの処理のレベルを指す (図 5-1, 中央の欄). 1 次研究は単独で実施することも, またはシステマティックレビューに加工することもできる. システマティックレビューの著者らは, 明確な適格基準に基づいて, すべての 1 次研究を系統的に調査し, それらの質を批判的に吟味し, 適切であると考えられる際には, 研究全体にわたる効果推定値の要約を提供する. 適切に実施されたシステマティックレビューは, 関連するエビデンスの総体を表すため, 単一の 1 次研究よりはるかに有用である (第 22 章「システマティックレビューとメタアナリシスのプロセス」を参照). 1 次研究の代わりにシステマティックレビューを検索することは, かなりの時間と労力を節約できるだろう.

さらなるレベルの処理は, **診療ガイドライン clinical practice guideline** においてみられるように, エビデンス (理想的にはシステマティックレビュー) から診療のための推奨に移行することである (Part G「エビデンスから行動へ」を参照). 推奨を提供するためには, 一連の代替的措置の相対的な望ましさを判断する必要がある. したがって, このレベルの処理には, 患者の**価値観や意向 val-**

ues and preferences を考慮し，資源配慮を考慮しながら，各患者にとって重要なアウトカムに関するシステマティックレビューからのエビデンスを統合して評価した完全なエビデンス総体に注目することが必要である．**決断分析 decision analysis**（第 26 章「患者の治療に関する推奨の使い方: 診療ガイドラインと決断分析」を参照）と医療技術評価（health technology assessment）レポートも，似たレベルのエビデンスの処理を提供する可能性がある．1 次研究としては，ガイドラインによっては他のものよりも信頼性が高いものがあり，理想的な EBM 情報源は，より信頼できるものへのアクセスを提供すべきである．

EBM 情報源ピラミッド

これまでの 2 つの分類（エビデンスの階層と処理レベル）は，読者の疑問に答える可能性のあるエビデンスの種類を決定するのに役立つが，そのエビデンスをどこで検索するかは教えてくれない．たとえば，質の高いシステマティックレビューをどこで検索するのか疑問に思うかもしれない．Cochrane Library で検索を開始するか，PubMed のレビューフィルタを使用するか，あるいは UpToDate のようなオンライン要約の文献リストを参照することから始めるべきか．その選択をするためには，エビデンスが第 3 の分類にどのように編成されているかを理解する必要がある．すなわち，**EBM 情報源ピラミッド pyramid of EBM resource** である（図 5-1，右の欄）．実践的な観点から，情報源は 3 つの広いカテゴリとしてみることができる．すなわち，サマリーとガイドライン，事前評価済み研究，非事前評価研究である．

表 5-1 に，EBM 情報源のカテゴリの概要を示す．欄 5-1 とそれ以降の段落では，情報源の例を

欄 5-1

EBM 情報源の概要

1. サマリーとガイドライン

サマリーは，いくつかの関連する疑問のトピックレベルでエビデンス総体を統合することを目指して定期的に更新されるオンライン情報源である．たとえば，「高齢患者における 2 型糖尿病の治療」のようなトピックは，通常，薬物療法，血糖値をコントロールし低血糖症を回避する戦略，生活習慣の改変，心血管リスクの低減に関するエビデンスを要約する．これらのサマリーは，しばしば診療のための実行可能な推奨を提供している．臨床医が現在広く使用している例には，UpToDate（http: //www.uptodate.com），DynaMed（https: //dynamed.ebscohost.com），Best Practice（http: //bestpractice.bmj.com）がある．

ガイドラインは，通常，特定のトピックまたは疾患（たとえば，「抗血栓症治療と血栓症の予防」[12]）に焦点を当てた同様のアプローチに従う．要約よりもさらに，ガイドラインは最適な患者治療に関する推奨事項の提供に重点を置いている．利用可能なガイドラインを探すことは，専門雑誌や組織のウェブサイトに散在しているため，より困難である．ガイドラインを探すのに役立つ情報源は，多くの国のガイドラインを含む米国 National Guideline Clearinghouse（http: //www.guideline.gov）である．

2. 事前評価済み研究

サマリーやガイドラインが満足のいく回答を提供しない場合（たとえば，明らかに最新の最良エビデンスに基づいていない回答や，まったく答えを提供しない），まずシステマティックレビューから調べ，必要に応じて，1 次

表 5-1

EBM 情報源のカテゴリ

カテゴリ	階層[a]	説明	例
サマリーとガイドライン	オンラインの要約情報源(Online summary)	トピックレベルでのエビデンス総体の要約(疑問，介入，またはアウトカムに限定されない)	UpToDate DynaMed Clinical Evidence
	診療ガイドラインデータベース	臨床意思決定のための実行可能な推奨事項 定期的な更新	Best Practice US National Guidelines Clearinghouse
事前評価済みの研究	システマティックレビューのシノプシス(Synopsis of systematic review) システマティックレビュー(Systematic review) 研究のシノプシス(Synopses of studies)	選択されたシステマティックレビューまたは研究の構造化された要約または 1 ページの要約 さまざまな程度の事前評価 -方法論的基準による選択 -臨床医の等級付け -臨床医のコメント -専門家による構造的評価 継続的な更新 エビデンスをアラートする情報源	 ACP Journal Club McMaster PLUS DARE Cochrane Evidence Updates
非事前評価研究	ふるい分けされていない研究(Filtered studies)	事前評価されていないすべての 1 次研究	PubMed(MEDLINE) CINAHL CENTRAL
	ふるい分けされた研究(Filtered studies)	特定の研究デザインまたは臨床コンテンツのためのデータベースの自動フィルタリング	フィルタ: PubMed の Clinical Queries
連合検索	情報源の全階層を一度に検索	サマリーと事前評価済み研究や非事前評価研究からエビデンスを収集し，それに応じて結果を整理する検索エンジン	ACCESSSS Trip SumSearch Epistemonikos

略語，ACCESSSS: ACCess to Evidence-based Summaries, Synopses, Systematic Reviews and Studies, CENTRAL: Cochrane Central Register of Controlled Trials, CINAHL: Cumulative Index to Nursing and Allied Health Literature, DARE: Database of Abstracts of Reviews of Effects. a: これらの階層は，Haynes らの 6S ピラミッドに相当している[1,2].

研究から得た研究結果を読まなければならない．医学文献全体を(迷子になるリスクで)検索したり，記事を PDF としてスクリーニングしたり読んだりする不愉快な体験を防ぐことができる多くの情報源がある．これらの情報源では，システマティックレビューと定義された方法論的基準を満たし，レビューや研究について 1 ページの抄録または概要であるシノプシスを提供する研究のみを選択している．事前評価の程度と質は，情報源によって異なる．臨床医の等級付けや関連性や話題価値に関する短いコメントを提供するものもあれば，専門家による構造化された評価を含むものもある．前者の例は McMaster PLUS (Premium Literature Service[13,14], http: //plus.mcmaster.ca/evidenceupdate）で，後者の例はACP Journal Club（http: //acpjc.acponline.org）とDARE（Database of Abstracts of Reviews of Effects, www.crd.york.ac.uk/crdweb）である．事前評価済みの研究には２つの補完的な方法でアクセスできる．特定の疑問についてこれらの特定のデータベースを検索するか，電子メールアラートシステムと契約することである．個別アラートは，関心のある分野において重要な新しい研究を最新の状態に保つ効率的な方法である（たとえば，BMJ EvidenceUpdates, http: //plus.mcmaster.ca/evidenceupdatesを参照）．

3. 非事前評価研究

他の情報源が回答を提供できなかった場合にのみ，MEDLINE（http: //www.ncbi.nlm.nih.gov/pubmed）やCINAHL（http: //www.cinahl.com）のような，より大きいデータベースで１次研究を検索する必要がある．これらのデータベースには数百万の論文が含まれているため，効率的に使用するには高度な検索スキルが必要である．Clinical Queries（http: //www.ncbi.nlm.nih.gov/pubmed/clinical）のようなフィルタを使用して検索を制限することは，最良エビデンスを同定して，自身の臨床上の疑問に対処するためにレビューする必要がある抄録の数を減らすための有益な方法である．

使って各カテゴリを詳細に説明する．

これらのさまざまなタイプの情報源を効率的に操縦し，ACCESSSS（http: //plus.mcmaster.ca/accessss），Trip（http: //www.tripdatabase.com），SumSearch（http: //sumsearch.org），Epistemonikos（http: //www.epistemonikos.org）のような**連合検索エンジン federated search engine**を使って，３つのカテゴリすべてを同時に検索することもできる．これらの検索エンジンを詳細に説明する前に，臨床医が疑問に応じてどのEBM情報源を選択したり，どの情報を避けたりするのかに役立つ一般的な基準を見てみよう．

臨床上の疑問に答えるのに役立つ情報源を補完するために，**臨床決断支援システム clinical decision support system**[15]や電子カルテ内のオンライン情報源への状況別アクセス[16]のような，追加的な情報源がエビデンスを日々の診療に結びつけることができる（第11.6章「臨床決断支援システム」を参照）．しかし，いくつかの臨床決断支援システムは，治療プロセスや患者アウトカムを改善する可能性を秘めているが[17]，ほとんどは，限られた範囲の臨床的問題しか対象としておらず，必ずしも最新の最良エビデンスに基づくものではなく，しばしば「自作（homebuilt）」のもので，これらの使用には疑問の余地がある[1]．

EBM情報源を選択するための３つの基準

すべてのEBM情報源が同等に信頼できるというわけではなく，またすべての疑問に答えるものもない．効率的な検索には，患者の症状に適した診断検査を選ぶのとほぼ同じように，臨床上の疑問に適した情報源を選択する必要がある．表5-2に，情報源を選択するための最初の指針を示す．

最新の最良エビデンスに基づく

多くのオンラインサマリーとガイドラインのウェブサイトは，「エビデンスに基づいている（evi-

表 5-2

EBM 情報源の選択または評価のための選択基準

基準	基準の説明
最新の最良エビデンスに基づいている	推論を裏付けるエビデンスの関与はどれほど強いか
	すべてのエビデンス要約と推奨への引用文献はあるか
	最新性維持のプロセスは透明性が高く信頼できるか
	エビデンスの質は評価されているか
	推奨の強さは報告されているか
	患者にとって重要なアウトカムについて数値的な効果推定値は報告されているか
範囲と特異度	その情報源は自身の分野や診療の特定領域を適切にカバーしているか
	それは私が求めているタイプの疑問（たとえば，治療，診断，予後，害）をカバーしているか
利用可能性とアクセス	利用しようと思えば，すべての場所で簡単に利用できるか
	簡単に購入できるか

dence-based)」と自らを宣伝しているが，研究結果へリンクを明示しているものはほとんどない．推論を支持するエビデンスへの関与の強さを判断するには，質の高いエビデンスと質の低いエビデンスに基づいた声明を区別できるかどうかを確認してほしい．この区別ができないならば，その情報源を完全に却下することになる．情報源では，関連する研究所見への引用文献を提供すべきである．最新性が重要であり，エビデンスが最新であるかどうかを判断する簡単な方法は，引用された最新文献の日付を探すことである．もし 2 年以上古いものであれば，将来の研究によって異なる結論がもたらされる可能性がある[1,18,19]．一般に，情報源を最新に保つためのプロセスは透明性が高く信頼できるものでなければならない．関連する新しい知見をスクリーニングするために使用される明示的なメカニズムへのアクセスに加えて，要約されたトピックまたはエビデンスに日付スタンプを付ける必要がある（たとえば，「最終更新日: 2013 年 9 月 17 日」など）．不透明なプロセスの場合は，エビデンスが不完全で，偏っている，またはすでに時代遅れかもしれないという警告を促すべきである．

サマリーまたはガイドラインでは，引用された研究のバイアスのリスクとレビューの質を評価するために，等級付けシステム（rating system）を使用すべきである．推奨事項を提供する情報源では，理想的にはシステマティックレビューに要約された，既存のエビデンス総体に基づいて，利用可能な選択肢の利益と害を提供すべきである．また，この情報源は適切なシステムを用いて推奨の強さをグレード付け（grade）し，基礎となる価値観や意向について明確な判断を下すべきである（Part G「エビデンスから行動へ」を参照）．最後に，実行可能であるべきことから，推奨事項では，医療現場での臨床判断や協議による意思決定を支援するために，患者にとって重要なアウトカムについて数値的な効果推定値を報告すべきである．たとえば，Antithrombotic Therapy and Prevention of Thrombosis ガイドラインの第9版では，中等度の効果推定値の確信性（confidence in estimate of effect）に基づいて，50歳以上の人々における心血管イベントの一次予防に関してアスピリンの弱い推奨が提案された（grade 2B）[20]．この著者らは数値的な推定値を提供している．たとえば，心血管イベントが中リスクである人々では，予防的アスピリンは，1,000人あたりの心筋梗塞数が19人少なくなるが（26人少ない～12人少ない），頭蓋外大出血が1,000人あたり16人多くなる（7人多い～20人多い）．

範囲と特異度

理想的な情報源とは，診療に関連する疑問の大部分をカバーしたものであり，それがすべてである．しかし，もしあるとしても，必要なエビデンスのためのワンストップ・ショップのような十分な情報源はほとんどなく[18]，EBM情報源の3段階ピラミッドからの情報源は，しばしば相補的である．ピラミッドの上部ほど，情報源の作成者がトピックレベルでエビデンスを処理して要約するのに時間を要し，これらの情報源は時代遅れになる可能性がある．自身の検索を包括的にするためには，より最近のエビデンスについて事前評価済みの研究を探す必要があるだろう．逆に，ピラミッドの下部ほど，情報源は大きく，しばしば特異的ではなくなる．したがって，特定の分野または専門分野における最新の動向に関する情報を手助けするために設計されたシノプシス集〔たとえば，エビデンスに基づくメンタルヘルス（Evidence-Based Mental Health, http: //ebmh.bmj.com），またはエビデンスに基づく看護（Evidence-Based Nursing, http: //ebn.bmj.com)〕のような，診療分野に限定した事前評価済み研究が，最も効率的にニーズを満たすことができるだろう．

疑問のタイプも，特定の情報源の選択に影響する．たとえば，Cochrane Database of Systematic Reviews のような，主にランダム化臨床試験によって通知される治療の問題に焦点をあてた情報源は，害またはまれな有害事象の疑問に答えるのには理想的ではない可能性がある．同様に，背景疑問は事前評価済み研究（たとえば，システマティックレビューまたはシノプシス）よりもサマリー（たとえば，UpToDate または DynaMed）によって回答される可能性が高い．たとえば，中東呼吸器症候群コロナウイルスに関する背景疑問がある場合，UpToDate と DynaMed の両方で，その症例定義と最新の集団発生率を要約したトピックに関する専用項目を見つけることができる．

利用可能性とアクセス

最も信頼性が高く効率的な情報源はしばしば高価で，特に EBM 情報源ピラミッドの上部にある情報源は高価である．たとえば，オンラインサマリーの個別購読は，年間250ドル以上の費用がかかることがある．情報収集の計画を確立するには，自身の大学，学校，または臨床機関からアクセス可能な EBM 情報源をマッピングし，必要な情報ニーズを満たしているかどうかを確認する．大学所属の臨床医は，通常，多くの研究やレビューのフルテキストを含め，学術機関や病院図書館の情報源にアクセスできる．

一方，高所得国の開業医は，所属する専門組織などを通じていくつかの情報源へのアクセスを有していることもあるが，そうでなければ個人で購読料の支払いを負担しなければならない．多くの情報源へのアクセスを集中管理する国立図書館を持つ国もある．しばしば，開業医は情報源の組織的利用を選択できず，財政的制約があるかもしれない．重要な情報源が利用できない場合は，図書館員に連絡するとよい（そして，どの情報源が診療においてあまり有用でないかを提案する）[1]．所属機関がライセンスを支払う意思がない場合は，個別に加入することを検討すべきである．低所得国の医療専門家は，世界保健機関（World Health Organization）の Health InterNetwork Access to Research Initiative（http: //www.who.int/hinari/en），または他の団体を介した情報源への組織的アクセスができることもあるが，そうでない場合は情報源への財政上の大きな障害に直面することになる．追加的戦略としては，オープンアクセスジャーナルの検索，著者の論文の別冊または電子プリントの依頼，さらに広範な図書館施設にアクセスできる学術センターの同僚への連絡がある．

事前評価済み情報源もときには同じく高価な場合もあるため，購読するかどうかの決定を支援するために，ACCESSSS や Trip のような連合検索エンジンを検索することで，さまざまな情報源の臨床コンテンツの概要をどのように把握できるかをさらに詳しく説明する．

BMJ EvidenceUpdates（http: //plus.mcmaster.ca/evidenceupdates）のような無料の電子メールシステムは，重要な新しい発見を警告できるが，フルテキストへのアクセスは施設または個人のライセンスによって異なるだろう．ますます多くのフルテキストが PubMed や Google Scholar を通じて，またはオープンアクセスジャーナルを介して直接アクセスできるようになっている（たとえば，CMAJ，PLOS，BioMed Central，オープンアクセスジャーナル要覧は http: //www.doaj.org を参照）．他の多くの雑誌は，出版後 6～12 カ月のフルテキスト論文（たとえば，BMJ，JAMA，Mayo Clinic Proceedings），または出版時に内容の一部を無料で提供している．しかし，無料のフルテキスト論文や無料のインターネット情報源に焦点をあてることで，最新の最良エビデンスが部分的で偏る可能性がある[21]．

最後に，自身の施設または専門家組織に，医療現場で EBM 情報源にアクセスして，自宅でプロキシサーバーの許可またはリモートアクセスを取得する方法を尋ねよう（たとえば，VPN 接続の使用）．これにより，スマートフォンやタブレット上のエビデンスに直接アクセスできるようになり，**エビデンスに基づく診療 evidence-based practice** が大幅に強化されるだろう．

自身の疑問に答えるために EBM 情報源ピラミッドを活用する

ピラミッドの最上位にある多くのサマリーのプロバイダーを含めて，数多くの EBM 情報源が利用可能である．それぞれ臨床範囲は異なり，方法論的プロセスと編集プロセスも異なる．単一のポータルでそれらをすべて一覧にすることはできないが，多くのものは New York Academy of Medicine（http: //www.nyam.org/fellows-members/ebhc/eb_resources.html），または Cochrane Collaboration（http: //us.cochrane.org/evidence-based-healthcare-resources）のウェブサイトにアクセスして見つけることができる．

表 5-3

3 つの側面で比較した 10 件のオンラインサマリーの順位付け[19]

サマリー情報源	URL	更新	範囲，件（%）	質
DynaMed	https://dynamed.ebscohost.com	1	3（70）	2
UpToDate	http://www.uptodate.com	5	1（83）	2
Micromedex	http://www.micromedex.com	2	8（47）	2
Best Practice	http://bestpractice.bmj.com	3	4（63）	7
Essential Evidence Plus	http://www.essentialevidenceplus.com	7	7（48）	2
First Consult	http://www.firstconsult.com	9	5（60）	2
Medscape Reference	http://reference.medscape.com	6	2（82）	9
Clinical Evidence	http://clinicalevidence.bmj.com	8	10（25）	1
ACP PIER	http://acpjc.acponline.org	4	9（33）	7
PEPID	http://www.pepidonline.com	NA	6（58）	10

略語，NA: データなし
Journal of Clinical Epidemiology の許可を得て再掲[19].

各情報源の賛否について議論することはこの章の範囲外である．代わりに，EBM 情報源ピラミッドをどのようにナビゲートするかに焦点をあて，これらの情報源が互いにどのように補完できるかを議論する．われわれは，エビデンス検索の研究とわれわれ自身の実践の両方から重要な側面を説明するための情報源の例を提供するが，使用する情報源を包括的または規範的にすることを目指してはいない．

サマリーとガイドライン

自身の疑問に対処したサマリーとガイドラインのために，ピラミッドの上部にある情報源を使って検索を開始する．これらの情報源では，トピックレベルでエビデンス総体が包括的に表示されている．たとえば，心房細動患者の脳卒中予防に最も適した抗血栓療法を探していると想像してみよう．利用できる選択肢には，アスピリン，クロピドグレルのような他の抗血小板薬，アスピリンと他の抗血小板薬との組み合わせ，ワルファリン，直接トロンビン阻害薬，または第Xa 阻害薬のような新規抗凝固薬がある．ピラミッドの低部を使って自身の疑問に完全に対処するためには，関連するすべての比較と重要なアウトカムを網羅するいくつかのシステマティックレビューまたは試験を収集し，読み込み，統合する必要がある．サマリーとガイドラインは，このエビデンス総体を統合することを目的としており，しばしば診療のために実行可能な推奨事項を提供することもある．

表 5-3 には，広く使用されている 10 件のオンラインサマリー例とその対応 URL を示す．更新の

適時性，臨床トピックの範囲，エビデンスの処理と報告に関する質の３つの側面でそれらを比較した最近の分析調査がある[19]．この評価時点(2011年)には，更新後の平均期間は3.5カ月(DynaMed)から29カ月（First Consult）までであり，カバーされる臨床トピックの割合は25%（臨床上のエビデンス）から83%であった．品質は情報源全体でかなりばらついていた．たとえば，その範囲が限定されていたにもかかわらず，著者らは，Clinical Evidenceを最高品質の情報源と評価した．EBM情報源は絶えず進化しているため，これらの数値は古くなっているかもしれないが，オンラインサマリーは補完的である可能性を示している．サマリーはまた，方法論や実行可能な推奨事項の提供への関与（たとえば，UpToDateでは**Grading of Recommendations Assessment, Development and Evaluation**（**GRADE**）の枠組みを使って推奨を作成するのに対して，Clinical Evidenceでは同じくGRADEを使ってエビデンスの要約に重点を置いている），編集スタイル（たとえば，DynaMedやBest Practiceの構造化箇条書きに対してUpToDateの教科書的構造化チャプター）の点で異なっている．

サマリーとは異なり，ほとんどのガイドラインは，個々の国や保健機関の雑誌やウェブサイトに散在している．ガイドラインを検索するための最も包括的なポータルの１つは，米国National Guideline Clearinghouse（http: //www.guideline.gov）である．そこには，多くの米国ガイドラインと何千ものフルテキストの国際的ガイドラインが含まれている．最初の検索はしばしば比較的大きいが，検索は容易である．英国National Institute for Health and Care Excellence（https: //www.evidence.nhs.uk），またはGuideline International Network（http: //www.g-i-n.net/library/international-guidelines-library）を通して，他の国際的ガイドラインを見つけることができる．

おそらく他の種類の事前評価済みエビデンスよりもさらに，診療ガイドラインはその信頼性においてきわめてばらついている[22,23]．検索を行う際には，エビデンスを処理し，推奨を作成する方法について透明性の高いガイドラインを探すべきである（第26章「患者の治療に関する推奨の使い方: 診療ガイドラインと決断分析」を参照)．また，米国National Guideline Clearinghouseのウェブサイトでは，同じトピックについてガイドライン作成プロセスとガイドラインの構成成分を並べて比較できる．

最後に，EBMピラミッドの最上部には，ガイドラインと同様にエビデンス総体を処理し，アウトカムと確率で選択肢をマッピングし，特定の患者にとっての異なる治療選択肢による利益と害を判断するのに役立つ決断分析が含まれている（第26章「患者の治療に関する推奨の使い方: 診療ガイドラインと決断分析」を参照)．これらの決断分析は，スタンドアロン研究，**経済評価 economic evaluation** 報告，医療技術評価報告でよく見られる．決断分析を見つけるための効率的な方法は，英国ヨーク大学Centre for Reviews and Dissemination（http: //www.crd.york.ac.uk/crdweb）を通して，「HTA」と「NHS EED」の検索フィルタを選択することである（経済評価の場合）．

事前評価済みの研究

サマリーまたはガイドラインで満足のいく回答が見つからない場合は，自身の疑問がカバーされていないか，または見つけたものを疑う理由があるなら，事前評価済みの研究を探す必要があるか

図5-2

事前評価済み研究の例: McMaster *PLUS*

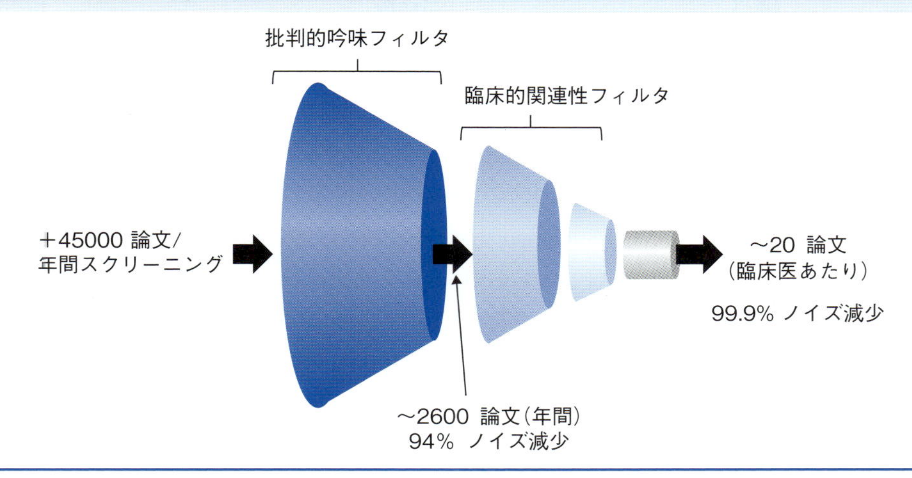

McMaster大学 Health Information Research Unitより許可を得て再掲.

もしれない．また，サマリーまたはガイドラインが最後に更新された後に公開されたより最新のエビデンスを探すために事前評価済みの研究を検索してもよい[24]．この追加検索がどれほど苦労するかいがあるのか疑問に思うかもしれない．最近のオンラインサマリーの質に関する研究では，既存のサマリーとは潜在的に異なる結論を提供する質の高い新しいエビデンスが利用可能であったのは，平均として，UpToDateでは評価されたトピックの約52%，Best Practiceでは60%，DynaMedでは約23%であった[18]．新たに公表されたエビデンスと既存の推奨との間のこの潜在的な相違は，通常2〜8年ごとに更新されるほとんどの診療ガイドラインにおいて頻繁に発生し，有害な帰結を招く可能性が高い[25]．

たとえば，心臓再同期療法（cardiac resynchronization therapy: CRT）が，心不全とnarrow QRS complexを持つ患者における死亡を減少させるかどうかの疑問を考えてみよう．DynaMedまたはUpToDateでは，2013年9月中旬の最初の検索では，心不全の程度とQRS間隔に応じたCRTの有効性に関する利用可能なエビデンスの優れたサマリーが提供されたが，New England Journal Medicineに発表されたより最新の試験をまだ同定できていなかった[26]．この試験では，CRTは死亡または心不全による入院の複合発生率を低下させず，実際には死亡を増やす可能性があることがわかった．この重要な新しいエビデンスは，当然その後の更新に含まれるが，このプロセスは典型的には，オンラインサマリーに応じて，数カ月から最大29カ月を要す[19]．

事前評価済みの研究を見つけるための迅速かつ効率的な方法は，方法論的に妥当で臨床的に関連する可能性が高い研究やレビューのみを含む特定のデータベースを検索することである．図5-2に，McMaster Health Knowledge Refinery（http: //hiru.mcmaster.ca/hiru/HIRU_McMaster_PLUS_Projects.aspx）によって作成された大きなデータベースであるMcMaster *PLUS*（Premium LiteratUre Service）からの改良された選択プロセスの典型例を示す．使われた選択プロセスは次のとおりである．トレーニングされた研究スタッフは，経験豊富な 125 種以上の高品質の臨床雑誌から年間 45,000 件以上の論文を絶えず批評的に吟味し，事前に規定された方法論的基準を満たす研究とシステマティックレビューを特定する．たとえば，予防や治療の研究は，ランダム割り付け，少なくとも 80%の追跡率，および少なくとも 1 つの患者にとって重要なアウトカムがないといけない．これらの選択論文では，世界中の最前線の臨床家によって関連性と話題価値が等級付けされる[27]．McMaster *PLUS* は，32,000 以上の高度に選択された論文のデータベースを継続的に更新しており（毎年約 3,300 件が追加されている），他のいくつかの EBM 情報源と雑誌にも送り込まれている（たとえば，ACP Journal Club, Clinical Evidence, and DynaMed）．McMaster *PLUS* に簡単にアクセスするには，無料検索エンジンの BMJ EvidenceUpdates（http: //plus.mcmaster.ca/EvidenceUpdates/QuickSearch.aspx），または以下でさらに議論する McMaster 検索エンジンである ACCESSSS を使用する（「ピラミッドのすべてのレベルを同時に検索する」55 頁を参照）．McMaster *PLUS* には，看護（http: //plus.mcmaster.ca/np）とリハビリテーション研究（http: //plus.mcmaster.ca/rehab）のためのデータベースもある．

事前評価のさらなるレベルでは，より臨床的に関連する研究やシステマティックレビューが選択されて，**シノプシス synopsis** となる（最初の選択の 1%未満）．これらのシノプシスでは，通常，その分野の専門家からの手短な短い注釈とともに，研究所見に関する 1 ページの構造化された要約がある．**エビデンスに基づく 2 次ジャーナル secondary evidence-based journal** の専門的エビデンスにおいて，さまざまな種類のシノプシスを見つけることができる．図 5-3 に，ACP Journal Club（http: //acpjc.acponline.org）からのシステマティックレビューのシノプシスで，心不全における死亡に対するエプレレノンの影響を他のアルドステロン拮抗薬と比較した例を示す．この抄録では，方法と結果の重要な要素が要約され，専門家が注釈を提供している．この評価は必ずしも系統的ではなく，完全な批判的吟味と同じくらい徹底しているわけではないが，通常，研究の強みと弱みに関する要点を提供している．同様の情報源には，Evidence-Based Medicine（http: //ebm.bmj.com），Evidence-Based Mental Health（http: //ebmh.bmj.com），Evidence-Based Oncology（www.sciencedirect.com/science/journal/13634054），または POEMs（Patient-Oriented Evidence that Matters）（www.essentialevidenceplus.com/content/poems）がある．New York Academy of Medicine は，多くの医療領域における専門的な EBM ジャーナルの最新リストを持つ（www.nyam.org/fellows-members/ebhc/eb_publications.html）．

事前評価済み研究を検索する際には，疑問に対するエビデンス総体を要約しているという理由から，システマティックレビューのシノプシスを最優先事項とする．エビデンスベースのジャーナルに加えて，DARE（Database of Abstracts of Reviews of Effects）でシステマティックレビューのシノプシスを見つけることができる（http: //www.cochrane.org/editorial-and-publishing-policyresource/database-abstracts-reviews-effects-dare）．シノプシスで自身の疑問に対する回答が得られなかった場合は，他のシステマティックレビューの直接検索に移る．有用な情報源は Cochrane Library（http: //www.thecochranelibrary.com）である．

使用する情報源にかかわらず，事前評価とこれらのシノプシスの収集は，堅固なエビデンスを効率的に見つける可能性を高めるだけであることに注意してほしい．堅固なエビデンスを保証するも

図 5-3

ACP Journal Club からのシステマティックレビューのシノプシス例

Therapeutics

Review: Eplerenone is not more effective for reducing mortality than other aldosterone antagonists

Chatterjee S, Moeller C, Shah N, et al. Eplerenone is not superior to older and less expensive aldosterone antagonists. Am J Med. 2012; 125:817-25.

Clinical impact ratings: HO ★★★★★☆☆ C ★★★★★☆☆

Question

In patients with left ventricular (LV) dysfunction, what is the relative efficacy of eplerenone and other aldosterone antagonists (AAs)?

Review scope

Included studies compared eplerenone or other AAs with control (placebo, angiotensin-converting enzyme inhibitor, angiotensin-receptor blocker, or β-blocker) in patients > 18 years of age with symptomatic or asymptomatic LV dysfunction, had ≥ 8 weeks of follow-up, and reported ≥ 1 outcome of interest. Studies comparing AAs with each other were excluded. Outcomes were all-cause mortality, cardiovascular (CV) mortality, gynecomastia {per trial definition in individual studies}*, and hyperkalemia {serum potassium > 5.5 mEq/L}*.

Review methods

MEDLINE, EMBASE/Excerpta Medica, CINAHL, and Cochrane Central Register of Controlled Trials (all to Jul 2011); reference lists; and reviews were searched for randomized controlled trials (RCTs). 16 RCTs (n = 12 505, mean age 55 to 69 y, 54% to 87% men) met selection criteria. 4 RCTs included patients after acute myocardial infarction LV dysfunction, and 12 included patients with heart failure. Study drugs were spironolactone (10 RCTs), canrenone (3 RCTs), and eplerenone (3 RCTs). Risk for bias (Cochrane criteria) was low for 8 RCTs, intermediate for 7, and high for 1.

Main results

Eplerenone and other AAs reduced all-cause mortality and CV mortality compared with no AA (Table). Eplerenone increased risk for hyperkalemia, and other AAs increased risk for gynecomastia, compared with no AA (Table). Based on an indirect comparison, other AAs reduced mortality more than eplerenone (P = 0.009).

Eplerenone or other AAs vs control in patients with left ventricular dysfunction†

Outcomes	Number of trials (n)	Weighted event rates		At 2 to 24 mo	
		Eplerenone	Control‡	RRR (95% CI)	NNT (CI)
All-cause mortality	2 (9369)	14%	16%	15% (7 to 23)	41 (27 to 88)
CV mortality	2 (9369)	12%	14%	17% (8 to 25)	42 (29 to 88)
Gynecomastia	2 (9361)	0.49%	0.66%	26% (−27 to 57)	NS
				RRI (CI)	NNH (CI)
Hyperkalemia	3 (9489)	6.1%	3.8%	72% (19 to 147)	37 (19 to 140)
		Other AA§	Control‡	RRR (95% CI)	NNT (CI)
All-cause mortality	12 (3569)	19%	25%	26% (17 to 34)	16 (12 to 24)
CV mortality	4 (2553)	26%	34%	25% (16 to 33)	12 (9 to 19)
				RRI (CI)	NNH (CI)
Gynecomastia	6 (2279)	5.4%	0.86%	526% (238 to 1057)	23 (11 to 49)
Hyperkalemia	10 (3342)	8.1%	4.5%	80% (−17 to 291)	NS

†AA = aldosterone antagonist; CV = cardiovascular; NS = not significant; other abbreviations defined in Glossary. Weighted event rates, RRR, RRI, NNT, NNH, and CI calculated from control event rates and risk ratios in article using a random-effects model.

‡Placebo, angiotensin-converting enzyme inhibitor, angiotensin-receptor blocker, or β-blocker.

§Other AAs were spironolactone or canrenone.

Conclusion

Based on an indirect comparison, eplerenone is not more effective for reducing mortality in adults with left ventricular dysfunction than other aldosterone antagonists.

**Information provided by author.*

Source of funding: No external funding.

For correspondence: Dr. S. Chatterjee, Maimonides Medical Center, Brooklyn, NY, USA. E-mail sauravchatterjeemd@gmail.com. ■

Commentary

In their thorough review of the use of AAs in systolic heart failure, Chatterjee and colleagues conclude that data are insufficient to recommend eplerenone over spironolactone. Only 3 large outcome trials actually address the issue: RALES, assessing spironolactone (1), and EPHESUS (2) and EMPHASIS-HF (3), assessing eplerenone. Although the populations evaluated in each study were quite different, the relative reductions in mortality were similar (25%, 14%, and 19%, respectively). Indirect comparisons of drug efficacy across clinical trials with different patient populations and study protocols are challenging. Without head-to-head trials of AAs, we should not draw conclusions about their relative efficacy.

Chatterjee and colleagues confirm that spironolactone increases risk for gynecomastia. Hyperkalemia is a known adverse effect of any AA, although potassium increases were "not clinically important" in RALES (1). After RALES was published, however, there was a marked increase in the number of spironolactone prescriptions, with an increase in hyperkalemia and associated mortality (4). Gynecomastia can be distressing to male patients, but hyperkalemia may be fatal to either sex.

A strict, evidence-based practitioner would base drug and dosage selection on the clinical trial most closely matching a patient's presentation. While waiting for a definitive head-to-head trial—noting that benefits seem similar in the studied populations—I start with the less expensive spironolactone, switching to eplerenone if troublesome sexual adverse effects develop (while closely monitoring potassium!).

Ellis Lader, MD, FACC
Mid Valley Cardiology, New York University School of Medicine
Kingston, New York, USA

References

1. **Pitt B, Zannad F, Remme WJ, et al.** The effect of spironolactone on morbidity and mortality in patients with severe heart failure. Randomized Aldactone Evaluation Study Investigators. N Engl J Med. 1999;341:709-17.
2. **Pitt B, Remme W, Zannad F, et al; Eplerenone Post-Acute Myocardial Infarction Heart Failure Efficacy and Survival Study Investigators.** Eplerenone, a selective aldosterone blocker, in patients with left ventricular dysfunction after myocardial infarction. N Engl J Med. 2003;348:1309-21.
3. **Zannad F, McMurray JJ, Krum H, et al; EMPHASIS-HF Study Group.** Eplerenone in patients with systolic heart failure and mild symptoms. N Engl J Med. 2011;364:11-21.
4. **Juurlink DN, Mamdani MM, Lee DS, et al.** Rates of hyperkalemia after publication of the Randomized Aldactone Evaluation Study. N Engl J Med. 2004;351:543-51.

ACP Journal Club の許可を得て再掲[29].

のではない．また，本書の医学文献ユーザーガイドの全般で説明されているように，要約された研究所見を自身でも批判的吟味すべきである．

重要な新しいエビデンスをアラートする

事前評価済み研究のデータベースを継続的に更新することに加えて，電子メールによる**警告（アラート）サービス alerting service** を提供する情報源が増えている．新しいエビデンスの量を管理しやすくするために，これらのアラートは，登録する際の情報ニーズに合わせて調整される（通常，臨床分野，質の選択，アラートの頻度など）．

たとえば，関連性と話題価値に関する臨床医の等級付けを含む McMaster *PLUS* に至るプロセス全体は，自身の診療に影響を及ぼす可能性がある臨床分野において，99.9%ものノイズ（臨床的には関連性がない）の削減と，年間約 20〜50 件の重要論文という管理可能な流れを生成する（図 5-2）[28]．BMJ EvidenceUpdates または ACCESSSS を購読することで，これらのアラートを受け取ることができる．他のさまざまな無料または購読ベースのアラートシステムが利用可能で，幅広い分野（たとえば，NEJM Journal Watch, http: //www.jwatch.org）と特定の下位専門分野（たとえば，OrthoEvidence, http: //www.myorthoevidence.com）向けがある．これらのアラート情報源のいずれかを使用する場合は，エビデンスの選択と評価のプロセスが明示的で信頼でき，ニーズを満たしているかどうかを確認してほしい．

非事前評価研究

サマリー，ガイドライン，事前評価研究が回答を提供できなかった場合にのみ，何千万もの非事前評価研究論文を検索すべきである．それらは，PubMed's MEDLINE，EMBASE，CINAHL，Web of Science のような，多くの異なるデータベース（システマティックレビューにおいて通常検索されるもの）に格納されている．これらのデータベースは，直接または異なる検索エンジンを介してアクセスできる．Ovid（http: //www.ovid.com）のような一部の検索エンジン企業は，医学図書館員やシステマティックレビューの著者らによって実施されるような複雑な検索式を手助けするように設計されている．臨床的な目的には，PubMed は最も一般的な検索エンジンで，MEDLINE データベース全体に無料でアクセスできる（http: //www.ncbi.nlm.nih.gov/pubmed）．

たとえば，スタチンが認知症を予防できるかどうかの疑問を考えてみよう．サマリーと事前評価済み研究では，その疑問に答えるための限定的または選択されたエビデンスが提供されている．その多量さのために，関連エビデンスを見つけるために PubMed を検索するには，より高度な検索スキル，特に検索用語の選択と組み合わせが必要である．単純な検索では，典型的には大きなアウトプットが得られ，最初のページで関連性の高い研究を簡単に特定できることはほとんどない．

そのアウトプットにおいて関連性のない研究を制限するには，Clinical Queries のような方法論的なフィルタを使用する．図 5-4 に示すように，PubMed のメインページに検索用語を入力する代わりに，Clinical Queries を選択するか，または http: //www.ncbi.nlm.nih.gov/pubmed/clinical に直

図 5-4

PubMed の Clinical Queries: メインページからのアクセスとフィルタの選択（カテゴリと範囲）

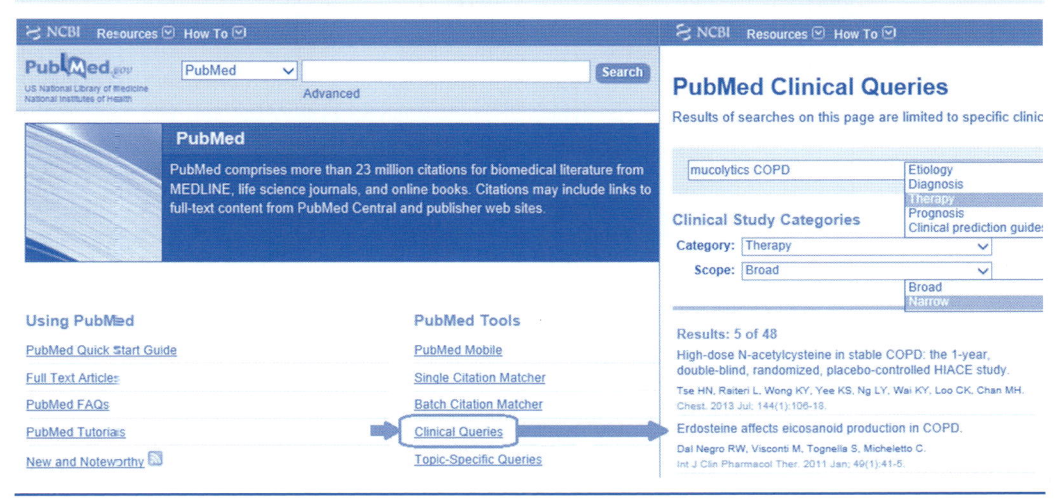

US National Library of Medicine and PubMed の許可を得て再掲

表 5-4

Clinical Queries「治療」フィルタ: 性能と使われた戦略[a]

	感度（%）	特異度（%）	PubMed 相当
広範囲フィルタ	99	70	((clinical [Title/Abstract] AND trial [Title/Abstract]) OR clinical trials [MeSH Terms] OR clinical trial [Publication Type] OR random* [Title/Abstract] OR random allocation [MeSH Terms] OR therapeutic use [MeSH Subheading])
限定的フィルタ	93	97	(randomized controlled trial [Publication Type] OR (randomized [Title/Abstract] AND controlled [Title/Abstract] AND trial [Title/Abstract]))

略語，MESH: medical subject headings
a: US National Library of Medicine の許可を得て再掲.

接アクセスする．疑問のタイプに応じて，経験的に検証された「方法」の検索用語が検索に追加される．たとえば，表 5-4 は，ランダム化臨床試験の検索を手助けする治療の疑問に使用されるフィルタを表示している[30]．各検索カテゴリに対して２つのフィルタが利用可能であり，１つは広範囲（高感度）で，もう１つは限定的（高特異度）で，後者が臨床診療により適している．フィルタを使用すると，PubMed アウトプットの最初の２ページ（最初の 40 件の引用）において，関連研究の割合が約 2%から 30%に増加する[2]．同様のフィルタは，診断，病因，予後，**臨床予測規則 clinical prediction rule** で利用可能である．

表 5-5 には，PubMed でシステマティックレビューを見つけるための同様の広範囲フィルタと限

表 5-5

Clinical Queries「治療」フィルタ: 性能と使われた戦略[a 31]

	感度（%）	特異度（%）	PubMed 相当
広範囲フィルタ（Broad）	99.9	52	search* [Title/Abstract] OR meta analysis [Publication Type] OR meta analysis [Title/Abstract] OR meta analysis [MeSH Terms] OR review [Publication Type] OR diagnosis [MeSH Subheading] OR associated [Title/Abstract]
限定的フィルタ（Narrow）	71	99	MEDLINE [Title/Abstract] OR (systematic [Title/Abstract] AND review [Title/Abstract]) OR meta analysis [Publication Type]

略語，MESH: medical subject headings
a: これらのフィルタは PubMed では実装されていない．システマティックレビューを最適にフィルタリングするため検索直後にこの検索式をコピーして貼り付け直す必要がある．BMJ の許可を得て再掲．

定的フィルタが列記されている[31]．Clinical Queries と対照的に，これらのフィルタは PubMed には実装されていない．自身の検索の直後に検索式をコピーして貼り付ける必要がある．検索句「statins for the prevention of dementia」の例に戻ると，フィルタリングされていない検索では，臨床診療で確実にスクリーニングできない数百の引用が検索される．表 5-5 の限定的フィルタを検索に追加すると，アウトプットは 19 件の引用に縮小し（2013 年 10 月），2009 年に更新された 1 件のコクランレビューと，2013 年 9 月の Mayo Clinic Proceedings で発表された最新のレビューである「Statins and Cognition: A Systematic Review and Meta-analysis of Short- and Long-term Cognitive Effects」を含めて，6 件のシステマティックレビューを，クイックレビューで特定できるだろう．ヨーク大学では，利用可能なフィルタとその開発と検証を記述した出版物の包括的なリストを持つ．たとえば，すでに議論したものに加えて，有害事象，経済評価，観察研究，さらには質的研究のためのフィルタを見つけることができるだろう（https: //sites.google.com/a/york.ac.uk/issg-search-filters-resource/home/search-filters-by-desig）．

臨床診療のためのもう 1 つの有用なデータベースは Cochrane Controlled Trials Registry で，MEDLINE，EMBASE，または他の情報源から構築される，比較試験の最大の電子コンパイルで，ほとんどの主要医学誌をハンドサーチしている．試験だけが含まれるため，この登録は比較試験が公表されているかどうかを判断するのに最速かつ最も確実な手段である．Cochrane Library の高度な検索機能（http: //onlinelibrary.wiley.com/cochranelibrary/search,「Search Limits」，次に「Trials」を選択）を使ってその登録を検索できる．しかし，フルテキスト論文にアクセスするには，Cochrane Library またはいくつかの Ovid Evidence-Based Medicine Review のデータベースパッケージ（http: //www.ovid.com/site/catalog/DataBase/904.jsp）を購読する必要があるだろう．

表 5-6

連合検索の例: ACCESSSS における平行して検索された EBM 情報源[a]

サマリー	DynaMed UpToDate Best Practice ACP PIER
事前評価済み研究	
システマティックレビューのシノプシス	ACP Journal Club DARE
システマティックレビュー	McMaster *PLUS*（コクランレビューを含む）
研究のシノプシス	McMaster *PLUS*
非事前評価研究	
フィルタリングされた研究	PubMed の Clinical Queries
フィルタリングされていない研究	PubMed（MEDLINE）

略語，ACCESSSS: ACCess to Evidence-based Summaries, Synopses, Systematic Reviews and Studies, DARE: Database of Abstracts of Reviews of Effects, EBM: evidence-based medicine.
a: McMaster 大学 Health Information Research Unit の許可を得て再掲.

ピラミッドのすべてのレベルを同時に検索する

現時点で，最新の最良エビデンスを得るために，さまざまな情報源で順次検索するのではなく，情報源ピラミッドのすべてのレベルを検索できないかと疑問に思うかもしれない．これは，連合検索エンジンを使って簡単に実行できる．最も包括的かつ透過的な連合情報源の 1 つが ACCESSSS（http: //plus.mcmaster.ca/accessss）である．ACCESSSS で 1 つの疑問を入力すると，サマリーから事前評価済み研究のすべての種類，PubMed のすべての Clinical Queries フィルタまで，ピラミッドの各レベルからの主要情報源を並行して検索を実行できるだろう．表 5-6 に，ACCESSSS で検索された情報源を示す．結果は，EBM 情報源ピラミッドにおけるレベル別に整理された 1 ページで表示され，臨床診療に最も関連性があり有用なものが最上位に示される（図 5-5 参照）．ACCESSSS の購読は無料であるが，一部の情報源のフルテキスト論文へのアクセスは，施設または個人の購読によって異なるだろう．ACCESSSS のすべての機能に自身の購読を直接リンクするには，あなたの施設をそのリストに追加するよう依頼する．同様にピラミッドの各レベルで多かれ少なかれ複数の情報源を検索する他の興味深い，無料の連合検索も利用できる．

同様にピラミッドの各レベルで多かれ少なかれ複数の情報源を検索する他の興味深い，無料の連合検索も利用できる．最上位にあるサマリーを調べる代わりに，Trip（http: //www.tripdatabase.com）は，多くのシノプシス情報源とその他の事前評価済み研究，非事前評価研究とともに，国別に分類された診療ガイドラインを検索するアルゴリズムを持つ．そのナビゲーションは簡単で，追加の興味深い機能には，PICO（患者，介入，比較，アウトカム）で検索を構造化し，開発途上国の問題に検索を合わせる機能がある．SumSearch（http: //sumsearch.org）は，特に診療ガイドラインの検索として似た機能を共有しているが，処理レベルに従ってアウトプットを整理している（原

図 5-5

ACCESSSS における連合検索のアウトプット

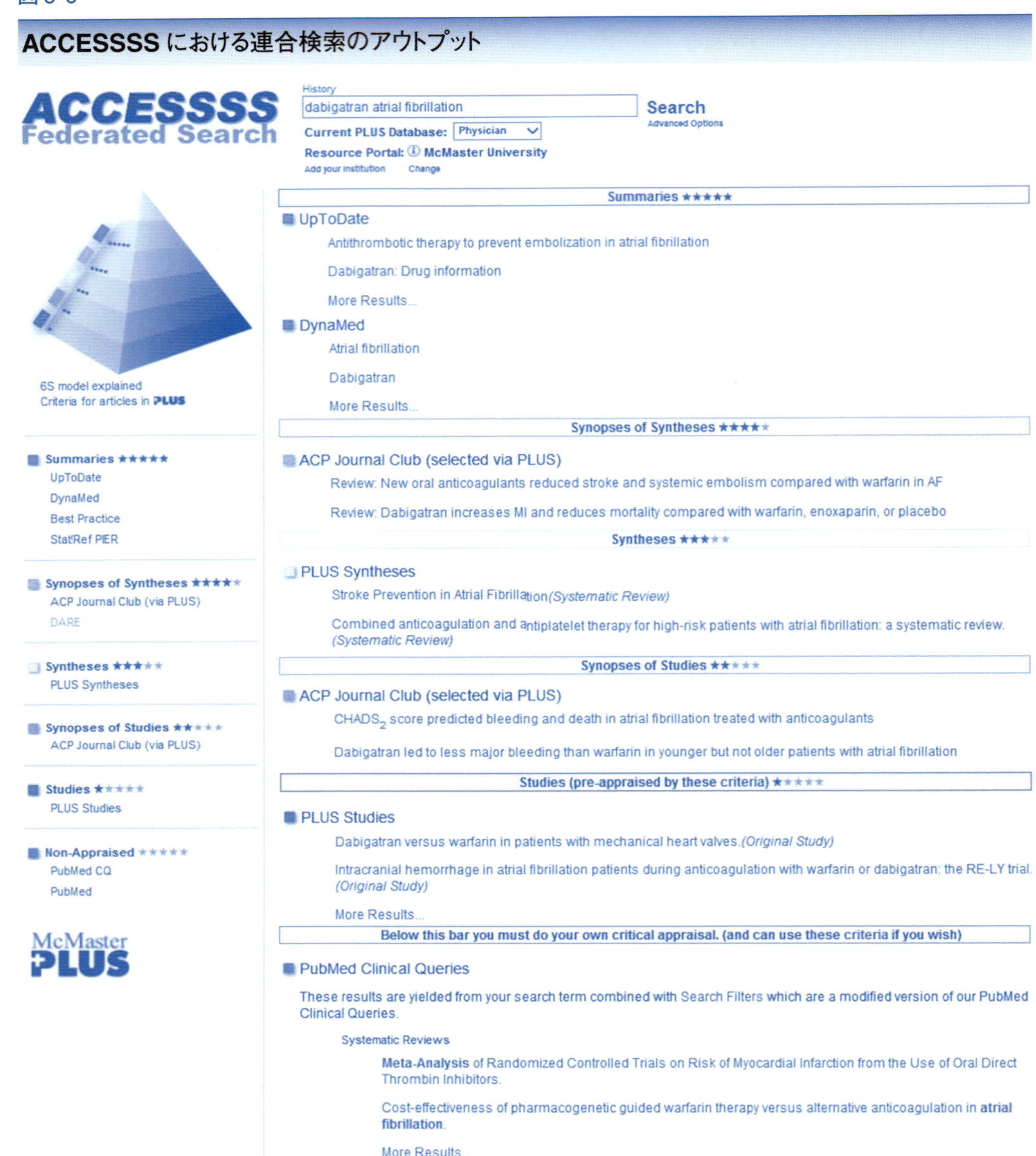
ACCESSSS
Federated Search
History
dabigatran atrial fibrillation
Search
Advanced Options
Current PLUS Database: Physician
Resource Portal: McMaster University
Add your institution
Change
6S model explained
Criteria for articles in PLUS
Summaries
UpToDate
DynaMed
Best Practice
Stat!Ref PIER
Synopses of Syntheses
ACP Journal Club (via PLUS)
DARE
Syntheses
PLUS Syntheses
Synopses of Studies
ACP Journal Club (via PLUS)
Studies
PLUS Studies
Non-Appraised
PubMed CQ
PubMed
McMaster PLUS
Summaries
UpToDate
Antithrombotic therapy to prevent embolization in atrial fibrillation
Dabigatran: Drug information
More Results...
DynaMed
Atrial fibrillation
Dabigatran
More Results...
Synopses of Syntheses
ACP Journal Club (selected via PLUS)
Review: New oral anticoagulants reduced stroke and systemic embolism compared with warfarin in AF
Review: Dabigatran increases MI and reduces mortality compared with warfarin, enoxaparin, or placebo
Syntheses
PLUS Syntheses
Stroke Prevention in Atrial Fibrillation (Systematic Review)
Combined anticoagulation and antiplatelet therapy for high-risk patients with atrial fibrillation: a systematic review. (Systematic Review)
Synopses of Studies
ACP Journal Club (selected via PLUS)
CHADS2 score predicted bleeding and death in atrial fibrillation treated with anticoagulants
Dabigatran led to less major bleeding than warfarin in younger but not older patients with atrial fibrillation
Studies (pre-appraised by these criteria)
PLUS Studies
Dabigatran versus warfarin in patients with mechanical heart valves. (Original Study)
Intracranial hemorrhage in atrial fibrillation patients during anticoagulation with warfarin or dabigatran: the RE-LY trial. (Original Study)
More Results...
Below this bar you must do your own critical appraisal. (and can use these criteria if you wish)
PubMed Clinical Queries
These results are yielded from your search term combined with Search Filters which are a modified version of our PubMed Clinical Queries.
Systematic Reviews
Meta-Analysis of Randomized Controlled Trials on Risk of Myocardial Infarction from the Use of Oral Direct Thrombin Inhibitors.
Cost-effectiveness of pharmacogenetic guided warfarin therapy versus alternative anticoagulation in atrial fibrillation.
More Results...
Therapy
The new oral anti-coagulants and the phase 3 clinical trials - a systematic review of the literature.
Safety and Efficacy of Dabigatran Compared With Warfarin for Patients Undergoing Radiofrequency Catheter Ablation of Atrial Fibrillation: A Meta-analysis.

McMaster 大学 Health Information Research Unit の許可を得て再掲.

著研究，システマティックレビュー，ガイドライン，図 5-1，中央欄）．SumSearch は，NEJM JournalWatch（http://www.jwatch.org）のアラートにリンクされている．最後に，Epistemonikos（http://www.epistemonikos.org）は，複数の情報源を同時に検索することと関連するエビデンスの索引付けと相互リンクの両方において革新的である．たとえば，Epistemonikos は，システマティックレビューとそれらに含まれた研究を結びつけ，共通点がある１次研究に基づいたシステマティックレビューのクラスタリングを可能にする．Epistemonikos は，多言語のユーザーインターフェイス，多言語検索，および９つ以上の言語による抄録の翻訳を提供している点でも独特である．

Google をいつ利用するか

Google（http: //www.google.com）は，インターネットを検索する方法に革命をもたらした．その強力なアルゴリズムは，あらゆるタイプの疑問に対する回答を検索する．多くの要素がそのアウトプットに影響を及ぼしているようであり，これには，疑問との関連性だけではなく，特定のウェブサイトに以前にアクセスまたは引用された回数，検索を実行するコンピュータの IP とサーバー，国籍，その他の金銭的および非金銭的利益関係が含まれる．透明性が欠如しているため，Google は根拠のないあるいは非科学的に管理された情報源からの最新の最良エビデンスをフィルタリングする方法としては信頼できない．Web 検索をする人は，ある特定のデータベースを検索しているのではなく，むしろ，変わり続ける電子コミュニケーションという海をサーフィンしていることを理解すべきである．いかなる特定の時点においても，自身が必要としているエビデンスに裏付けられた資料が浮遊していないかもしれない．

一方，「グーグル検索（Googling）」は，定義された目的に役立つ．グーグル検索は多くの場合，Wikipedia（http: //www.wikipedia.org）のような多言語情報源を介して，一般的な背景疑問，またはなんらかの EBM 情報源に含まれる前にメディアの注目を集めた新しい研究トピック，状態，もしくは治療に答える最速の方法である（たとえば，世界中のウイルスアウトブレイク時に，中東呼吸器症候群コロナウイルスが何かと疑問に思うかもしれない）．また，１つの関連する引用をすばやく見つけることで，検索用語の表現を洗練させることもできる．たとえば，インクレチンが膵臓がんと関連しているかどうかを知りたいかもしれないが，異なるタイプのインクレチンについては不明であるとしよう．Google と Wikipedia を検索することで，ジペプチジルペプチダーゼ４阻害薬またはグルカゴン様ペプチド１類縁体のスペリング（またはコピー貼り付け）をすばやく思い出すだろう．最後に，Google は，珍しいパターンの症状や所見を疑問として一緒に入力するだけで，驚くほど強力な検索ツールとなりうる．これらの珍しい組み合わせは，通常，ほとんどの医学データベースにおいて情報はほとんど，あるいはまったく見つからないだろう．Google では時々，その症候群に関する手がかりを与えるまれな引用を見つけることができる．

前景疑問に答えるための Google の優れた選択肢は Google Scholar で，Google のアルゴリズムを学術文献に適用したものである（http: //www.google.com/scholar）．Google Scholar の検索アルゴリズムは透明性が高いものではないが，Google Scholar は他のデータベースに匹敵するとの比較がなされており[32]，Google Scholar は PubMed の２倍の関連論文数を収集し，フリーのフルテキスト論文へのアクセス[33]，およびまれなトピックに有用かもしれない会議抄録へのアクセスはほとんど３倍多いというエビデンスが増えている．Google Scholar は複雑な検索システムであり，そのヘルプ機能は検索の絞り込みに役立つ（http: //scholar.google.com/intl/ja/scholar/help.html）．

表 5-7

検索用語を異なる検索式に組み合わせる

PICO 構成成分	可能性のある検索用語
P: 安定した慢性気管支炎の患者	COPD OR（chronic bronchitis）
I: 粘液溶解薬	Mucolytic
C: プラセボ（および最新の最良治療）	Placebo
O: 増悪数，死亡	Exacerbation OR mortality
ピラミッドのレベル	**検索式の例**[a]
サマリーと事前評価済み研究	Chronic bronchitis mucolytic
	COPD mucolytic
非事前評価研究	COPD mucolytic exacerbation
	〔COPD OR（chronic bronchitis）〕AND mucolytic
	〔COPD OR（chronic bronchitis）〕AND mucolytic AND exacerbation
	〔COPD OR（chronic bronchitis）〕AND mucolytic AND（exacerbation OR mortality）

略語，COPD: 慢性閉塞性肺疾患
a: OR と AND は検索におけるブール演算子である．

疑問を検索用語に変換する

検索用語を選択して組み合わせる方法

表 5-7 に，疑問を PICO 構成成分と対応する検索用語に分解する方法を示す．次に，検索用語を選択し，各情報源に合わせたさまざまな検索式に組み合わせる．上位の EBM 情報源を検索する利点の 1 つは，データベースが非常に選択的で比較的小さいため，検索を簡単に保つことができることである．集団または問題，自身の介入または曝露について，1 つまたは 2 つの検索用語を使うだけで，関連性の高いトピックを見つけることができるだろう．たとえば，慢性閉塞性肺疾患（chronic obstructive pulmonary disease: COPD）の安定した患者における粘液溶解薬の影響に興味がある場合は，サマリー（たとえば，UpToDate）や事前評価済み研究（たとえば，DARE）で「COPD 粘液溶解（COPD mucolytic）」という用語を使って検索するだけで，普通は十分である．検索をあまりにも具体的なものにすると，重要な情報を失う可能性がある．対照的に，非事前評価研究（たとえば，PubMed）を検索するには，通常，より具体的で構造化された検索が必要である．

大規模データベースにおいて自身が必要としているエビデンスを見つけるには，検索用語が

表 5-8

検索式を改良する[1,19,31,35]

感度を上げる方法	特異度を上げる方法
似た PICO 構成成分について多くの検索用語を「OR」で結びつける	さらに PICO 概念を「AND」で結びつける:(P) AND (I) AND (C) AND (O)
トランケーション用語, ワイルドカード(例, diabet*, wom?n)	「NOT」を使って無関係な用語を除外する
類義語(pressure sore, decubitus ulcer)	ブール演算子として「NOT」を使う
異綴語(tumour, tumor)	絞り込み(日付, 年齢, グループ, など)
MeSH 用語のエクスプロージョン	方法論的フィルタ(Clinical Queries)
PubMed の「Related citations」, または関連論文の文献	コンテンツフィルタ(トピックまたは疾患特異的な)

略語, MeSH: medical subject headings

PICO の疑問の要素と密接に関連している必要がある(第4章「疑問とは何か」を参照). 一部のコンポーネントについては, 対応する検索用語は単純である. たとえば, 集団が糖尿病患者の場合, 単に「diabetes」または「diabetic」を使用できる. PICO の他の要素は, 介入として「抗甲状腺薬物治療」のような, より困難なものになる可能性がある. 実際, 1つの用語として「antithyroid」を選択するか, または「carbimazole OR propylthiouracil OR methimazole」のようないくつかの薬剤の組み合わせを検討できる. 後者の例では, 検索用語を大文字の「OR」で組み合わせて**ブール演算子 Boolean operator** であることを示している. 検索では, これらによる治療のいずれかに関する研究を収集することになる. 一方, 演算子を追加しないことは, 検索用語を「AND」で結びつけることに相当する. たとえば, 「neuraminidase inhibitors」のタイピングは, 「neuraminidase AND inhibitors」と同じで, すべてのインヒビターを含むすべての研究ではなく, 両方の用語を含む研究のみを収集することになる.

検索用語の効率的な表現は, トピックに精通していることに一部基づいているが, 試行錯誤にも基づいている. Medical Subject Headings (MeSH) シソーラス(http: //www.nlm.nih.gov/mesh/MBrowser.html)は, 特定の医学的概念のインデクサーが一般的に使用する言葉を見つけるのに役立つ. 迅速な Google 検索には, しばしば, ある種の適切な言葉遣いをすばやく行う必要性がある. 関連するエビデンスが驚くほどほとんどない場合は, 用語のスペルが間違っているか, あまりにも具体的すぎるのか自問する(たとえば, あまりにも多くの単語を追加すると, 自動的に“AND”でリンクされる). 定義も異なる場合がある. たとえば, MeSH では, 「換気(ventilation)」とは, 「建物や家屋, 部屋や廊下に新鮮な空気を供給すること」を指す. 臨床医にとっては, 「肺換気(pulmonary ventilation)」が好ましい用語であり, なぜならそれは「単位あたりの吸気または呼気の総量で, 通常は毎分リットルで測定される」を示している.

広範囲検索と限定的検索

表 5-8 に, 検索の改良方法を示す. 最初にほとんどエビデンスが見つからなかった場合は, 各コ

図 5-6

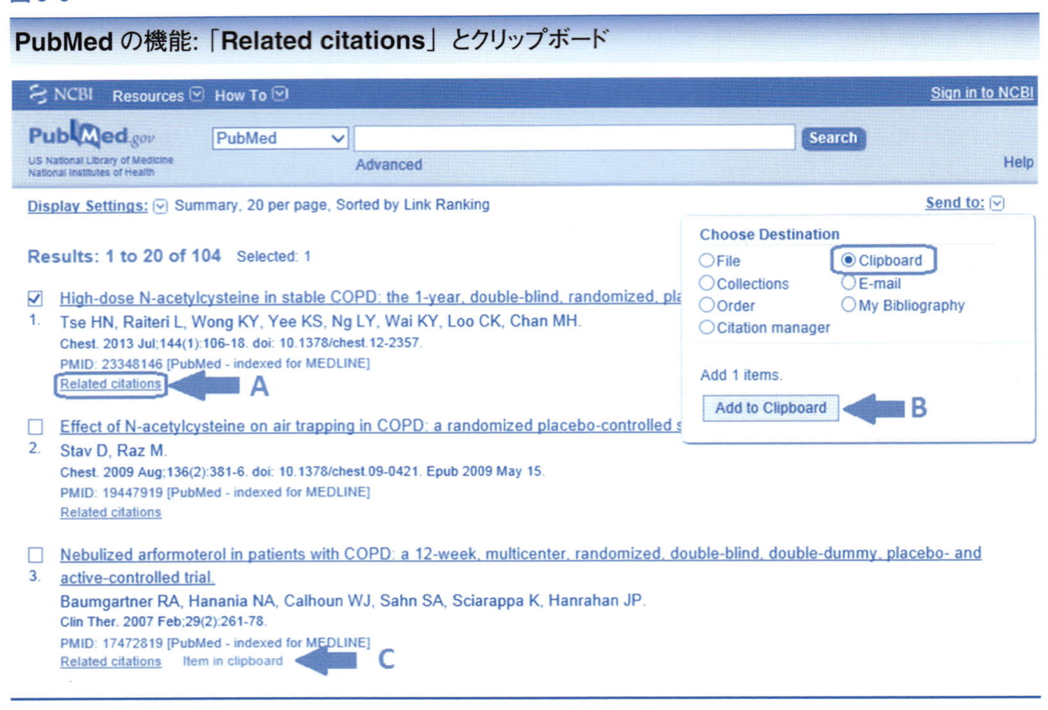

ンセプトに同義語を追加するか，またはトランケーション用語（たとえば，diabet*は糖尿病，糖尿病性，異なるエンディングを持つ他の同様の用語）を使用して検索を拡大できる（たとえば，その感度を上げる）. 逆に，最初の検索でスクリーニングされる引用が多すぎる場合は，より多くの PICO 構成成分を「AND」で結びつけるか，または絞り込みと方法論的フィルタ（たとえば: narrow Clinical Queries; http: //www.ncbi.nlm.nih.gov/pubmed/clinical）を追加して，検索を狭くできる（たとえば，その特異度をあげる）. より洗練されたアプローチとしては，PubMed のような大規模データベースで管理可能な数の論文を取得するために，PICO 構成成分の重要性に応じて順次入力する方法がある[34].

関連論文を見つける

PubMed 検索が面倒だと思われる場合は，図 5-6 に強調表示されているように，自身の疑問に関連性があると考えられる論文を少なくとも 1 つ見つけ，「Related citations」[iii]機能を使うのが便利である. タイトル，抄録，索引用語で似ている他の論文を自動的に検索する. その後，新しいアウトプットをスクリーニングし，関連性が高いと考えられる論文ごとに「Related citations」を選択する. 関連性が高いと考えられる引用追跡を保持するために，それらを PubMed クリップボードに送

iii 著者注: 現在は「Similar articles」の表示である.

信すると，そのクリップボードにおける項目としてラベル付けされる（図 5–6）．この戦略は，雪だるま式サンプリングで関連論文をすばやく収集するのに役立つ．

助けを借りる

最後に，医学データベースの複雑さと相互接続性のために，一部の検索では単に情報スペシャリストの助けが必要である．自身の診療でそのようなケースを予期して，自身の医学図書館員と仲良くなろう．難しい疑問または精巧な検索式を必要とする疑問に答えるのを手助けする大きな情報源となりえる．

結論: 日々の診療における検索スキルの向上

欄 5-2 に，日々の診療での検索スキルを向上させるのに役立つ実用的ヒントをいくつか示す．さまざまな品質の新しい研究所見の継続的な流れのために，最新の最良エビデンスを見つけることは困難である．しかしながら，このプロセスは，医療現場で迅速な回答を提供できる数多くの EBM 情報源の開発によって，非常に容易になっている．最新の最良エビデンスを見つけるためには，複数の情報を組み合わせて使用する必要がある．この章では，理想的には連合検索エンジンを使用して，情報源ピラミッドを効率的にナビゲートする方法に関する指針を提供する．

欄 5-2

検索スキル向上のヒント

EBM 情報源ピラミッドを念頭に置いて，自身の所属や個人購読を通じてアクセス可能な EBM 情報源をマッピングする．

次に情報ニーズとこの章で説明されている基準に従って，調べたい情報源を選択する．

これらの情報源は，デスクトップコンピュータ，スマートフォン，またはタブレットのすべてのデバイスのブラウザでブックマークする．自身の施設からのリモートアクセスが可能かどうかを調べ，アクセスが自動になるように実装する．

透明性が高く信頼できる新しく公開されたエビデンスのための電子メールアラートシステムに登録する．

身近な疑問について自己訓練し，EBM 情報源を比較する．

疑問の追跡を保存する．それは学習を強化し，エビデンスに基づく診療を振り返ることに役立つ．

最後に，常に患者の見解を重視すべきある．これは，最初に提示されたエビデンスに頼るのではなく，患者にとって重要なアウトカムのすべてを通知する適切なエビデンス総体に焦点をあてるのに役立つ．

参考文献

1. Straus SE. Evidence-Based Medicine: How to Practice and Teach EBM. 4th ed. New York, NY: Elsevier/Churchill Livingstone; 2011.
2. Agoritsas T, Merglen A, Courvoisier DS, et al. Sensitivity and predictive value of 15 PubMed search

strategies to answer clinical questions rated against full systematic reviews. J Med Internet Res. 2012; 14(3): e85.

3. Green ML, Ciampi MA, Ellis PJ. Residents' medical information needs in clinic: are they being met? Am J Med. 2000; 109(3): 218-223.
4. González-González AI, Dawes M, Sánchez-Mateos J, et al. Information needs and information-seeking behavior of primary care physicians. Ann Fam Med. 2007; 5(4): 345-352.
5. Graber MA, Randles BD, Ely JW, et al. Answering clinical questions in the ED. Am J Emerg Med. 2008; 26(2): 144-147.
6. Hoogendam A, Stalenhoef AF, Robbé PF, et al. Answers to questions posed during daily patient care are more likely to be answered by UpToDate than PubMed. J Med Internet Res. 2008; 10(4): e29.
7. Hoogendam A, Stalenhoef AF, Robbé PF, et al. Analysis of queries sent to PubMed at the point of care: observation of search behaviour in a medical teaching hospital. BMC Med Inform Decis Mak. 2008; 8: 42.
8. Thiele RH, Poiro NC, Scalzo DC, et al. Speed, accuracy, and confidence in Google, Ovid, PubMed, and UpToDate: results of a randomised trial. Postgrad Med J. 2010; 86(1018): 459-465.
9. McKibbon KA, Fridsma DB. Effectiveness of clinician-selected electronic information resources for answering primary care physicians' information needs. J Am Med Inform Assoc. 2006; 13(6): 653-659.
10. Glasziou P, Burls A, Gilbert R. Evidence based medicine and the medical curriculum. BMJ. 2008; 337: a1253.
11. Bastian H, Glasziou P, Chalmers I. Seventy-five trials and eleven systematic reviews a day: how will we ever keep up? PLoS Med. 2010; 7(9): e1000326.
12. Guyatt GH, Akl EA, Crowther M, et al. Introduction to the ninth edition: Antithrombotic Therapy and Prevention of Thrombosis, 9th ed: American College of Chest Physicians Evidence-Based Clinical Practice Guidelines. Chest. 2012; 141(2 suppl): 48S-52S.
13. Haynes RB, Cotoi C, Holland J, et al; McMaster Premium Literature Service (PLUS) Project. Second-order peer review of the medical literature for clinical practitioners. JAMA. 2006; 295(15): 1801-1808.
14. Holland J, Haynes RB; McMaster PLUS Team Health Information Research Unit. McMaster Premium Literature Service (PLUS): an evidence-based medicine information service delivered on the Web. AMIA Annu Symp Proc. 2005; 2005: 340-344.
15. Garg AX, Adhikari NK, McDonald H, et al. Effects of computerized clinical decision support systems on practitioner performance and patient outcomes: a systematic review. JAMA. 2005; 293(10): 1223-1238.
16. Del Fiol G, Curtis C, Cimino JJ, et al. Disseminating contextspecific access to online knowledge resources within electronic health record systems. Stud Health Technol Inform. 2013; 192: 672-676.
17. Roshanov PS, Fernandes N, Wilczynski JM, et al. Features of effective computerised clinical decision support systems: meta-regression of 162 randomised trials. BMJ. 2013; 346: f657.
18. Jeffery R, Navarro T, Lokker C, et al. How current are leading evidence-based medical textbooks? an analytic survey of four online textbooks. J Med Internet Res. 2012; 14(6): e175.
19. Prorok JC, Iserman EC, Wilczynski NL, et al. The quality, breadth, and timeliness of content updating vary substantially for 10 online medical texts: an analytic survey. J Clin Epidemiol. 2012; 65(12): 1289-1295.

20. Vandvik PO, Lincoff AM, Gore JM, et al. Primary and secondary prevention of cardiovascular disease: Antithrombotic Therapy and Prevention of Thrombosis, 9th ed: American College of Chest Physicians Evidence-Based Clinical Practice Guidelines. Chest. 2012; 141 (2 suppl): e637S-e668S.
21. Wentz R. Visibility of research: FUTON bias. Lancet. 2002; 360(9341): 1256.
22. Kung J, Miller RR, Mackowiak PA. Failure of clinical practice guidelines to meet institute of medicine standards: two more decades of little, if any, progress. Arch Intern Med. 2012; 172(21): 1628-1633.
23. Vandvik PO, Brandt L, Alonso-Coello P, et al. Creating clinical practice guidelines we can trust, use, and share: a new era is imminent. Chest. 2013; 144(2): 381-389.
24. Banzi R, Cinquini M, Liberati A, et al. Speed of updating online evidence based point of care summaries: prospective cohort analysis. BMJ. 2011; 343: d5856.
25. Martínez García L, Arévalo-Rodríguez I, Solà I, et al; Updating Guidelines Working Group. Strategies for monitoring and updating clinical practice guidelines: a systematic review. Implement Sci. 2012; 7: 109.
26. Ruschitzka F, Abraham WT, Singh JP, et al; EchoCRT Study Group. Cardiac-resynchronization therapy in heart failure with a narrow QRS complex. N Engl J Med. 2013; 369(15): 1395-1405.
27. Haynes RB, Holland J, Cotoi C, et al. McMaster PLUS: a cluster randomized clinical trial of an intervention to accelerate clinical use of evidence-based information from digital libraries. J Am Med Inform Assoc. 2006; 13(6): 593-600.
28. Haynes RB. ACP Journal Club: the best new evidence for patient care. ACP J Club. 2008; 148(3): 2.
29. Lader E. Review: Eplerenone is not more effective for reducing mortality than other aldosterone antagonists. Ann Intern Med. 2012; 157: JC6-10.
30. Haynes RB, McKibbon KA, Wilczynski NL, et al; Hedges Team. Optimal search strategies for retrieving scientifically strong studies of treatment from Medline: analytical survey. BMJ. 2005; 330 (7501): 1179.
31. Montori VM, Wilczynski NL, Morgan D, et al; Hedges Team. Optimal search strategies for retrieving systematic reviews from Medline: analytical survey. BMJ. 2005; 330(7482): 68.
32. Kulkarni AV, Aziz B, Shams I, et al. Comparisons of citations in Web of Science, Scopus, and Google Scholar for articles published in general medical journals. JAMA. 2009; 302(10): 1092-1096.
33. Shariff SZ, Bejaimal SA, Sontrop JM, et al. Retrieving clinical evidence: a comparison of PubMed and Google Scholar for quick clinical searches. J Med Internet Res. 2013; 15(8): e164.
34. Dans AL, Dans LF, Silvestre MAA. Literature searches. In: Dans AL, Dans LF, Silvestre MAA, eds. Painless Evidence-Based Medicine. Chichester, England: John Wiley & Sons; 2008: 115-136.
35. Di Censo A, Bayley L, Haynes RB. ACP Journal Club. Editorial: Accessing preappraised evidence: fine-tuning the 5S model into a 6S model. Ann Intern Med. 2009; 151 (6): JC3-JC2, JC3-JC3.

第6章

なぜ研究結果が誤解を招くのか:バイアスとランダム誤差

Why Study Results Mislead: Bias and Random Error

Gordon Guyatt, Roman Jaeschke, and Maureen O. Meade

この章の内容

臨床上の疑問には，根底にある現実または真実に対応する正しい解答がある．たとえば，心不全患者におけるβ遮断薬による死亡への影響，喘息患者における吸入コルチコステロイド剤による喘息憎悪への影響，脛骨骨折に対するリーマ使用と不使用の釘固定効果，変形性股関節症患者の**予後 prognosis**，および妊娠検査の診断特性には，根底にある真の効果の大きさがある．研究は，その根底にある真実を推定しようとする．しかし，残念ながら，正確な真の効果とは本当は何か決してわからない．研究はデザインまたは実施に不備があるかもしれないし，それにより**系統誤差 systematic error**（または**バイアス bias**）を引き起こされるかもしれない．たとえ研究が完璧にデザインされ実施できたとしても，推定された**治療効果 treatment effect** は，**ランダム誤差 random error** のために的外れとなる可能性がある．次のセクションでその理由を説明する．

ランダム誤差

完全にバランスのとれたコインを想像してみよう．コインを投げるときはいつでも，表または裏が出る**確率 probability** は等しく 50％である．しかし，研究者であるわれわれは，このコインが完全にバランスがとれていることを知らないと仮定してみよう．実際，どの程度のバランスがとれているのかはまったくわからなく，調べたい．この疑問を，正式には次のように提示できる．任意のコイン投げで表または裏となる根底にある真の確率はどれほどか．この疑問に取り組む最初の実験は，10 回のコイン投げである．結果は，表 8 回と裏 2 回だった．何と結論すべきだろう．結果を額面どおり受けとると，そのコインはとてもアンバランスで（つまり，裏よりも多く表が生じるように偏っている），任意のコイン投げで表が出る確率は 80％だと推論する．

この結論で満足な人はほとんどいないだろう．不快感の理由は，完全にバランスがとれたコインでも，必ずしも任意の 10 回のコイン投げで表 5 回と裏 5 回が出るとはかぎらないように世界が作られていることを知っているからである．むしろ，結果は，ランダム誤差とよばれる，偶然のいたずらに左右される．ときには，完全に均衡がとれたコインを 10 回投げて，8 回表が出るだろう．時々は 10 回中 9 回表が出るだろう．まれには，10 回全部表が出るだろう．図 6-1 は，連続コイン投げによる実際のコインの表裏の分布図である．

10 回のコイン投げで表 5 回裏 5 回が出たらどうだろう．われわれは偶然のいたずらを認識しているので，このコインが真のコインであることに確信を持てない．非常にバイアスのあるコイン（たとえば，表が出る真の確率が 0.8）で 10 回コイン投げをしても，偶然で表 5 回と裏 5 回が出ることはある．

この小さな実験の結果に興味をそそられた資金提供機関が，より大規模研究を実施するための資金をわれわれに提供してくれるとしよう．今度は実験のサンプルサイズを大幅に増やし，コイン投げを 1,000 回繰り返し行ってみた．もし表裏が 500 回ずつ出たら，真のコインを扱ったと結論する心構えはあるだろうか．そうでもないだろう．根底にある真に表が出る確率が 51％の場合だったとしても，さきほど観察したように 1,000 回のコイン投げで表裏が半分ずつ

図 6-1

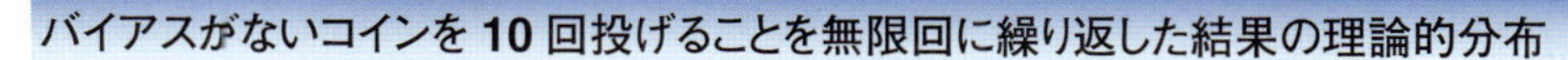

バイアスがないコインを 10 回投げることを無限回に繰り返した結果の理論的分布

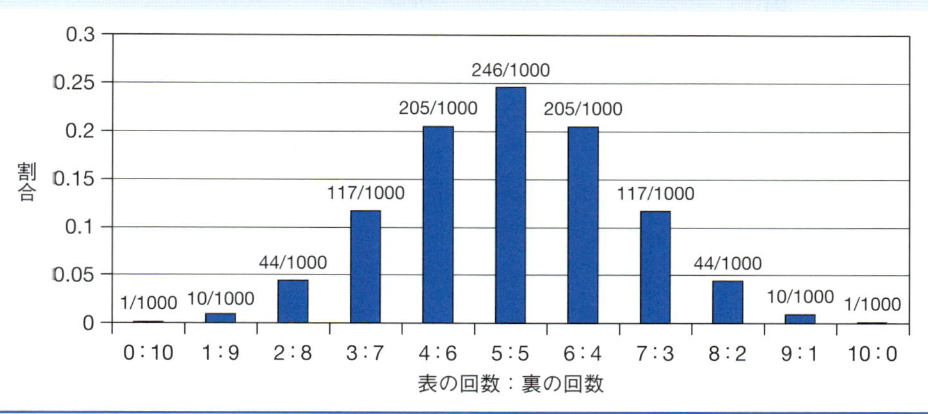

出る場合があるためである.

上述の論理は，予後，診断，**害 harm** の問題に取り組む研究結果と，治療の問題に取り組む**ランダム化臨床試験 randomized clinical trial**（RCT）にも適用可能である．たとえば，RCT は，治療を受けた患者 100 人中 10 人が治療中に死亡し，対照患者 100 人中 20 人が死亡するとする．治療は，死亡率を本当に 50%減らすのか．そうかもしれないが，偶然の可能性に気づくことで，治療効果の大きさについて，そしてもしかしたら治療がまったく役に立たないかどうかについて，幾分かの不確実さが残る．

うっ血性心不全の研究において，**プラセボ placebo** を受けることが割り付けられた中等度から重度の心不全患者 1,320 人中 228 人（17%）が死亡し，ビソプロロールを受けることを割り付けられた患者 1,327 人中 156 人（12%）が死亡した[1]．根底にある真の，死亡の**相対リスク relative risk** の減少は，32%程度であるとこの研究から示唆されるが，効果の本当の大きさについてはかなりの不確実さが残ると認めなくてはならない（第 10 章「信頼区間: 単一研究またはメタアナリシスは十分大きいか」を参照).

ここで，最初に提示した疑問「研究がどれほど強力でうまくデザインされていても，その真実については決して確信できないのはなぜか」に対処しよう．その答えは，偶然には方向性がなく，たとえば，治療効果を過大評価することもあれば過小評価するものもある．

バイアス

バイアスは，研究結果が誤解を招く可能性があるその他の理由で使用する用語である．ランダム誤差とは対照的に，バイアスは真実からの系統的な逸脱（つまり，誤差がなんらかの方向性を持つ）を引き起こす．予後の研究では，バイアスは，患者の運命に関する誤った楽観的もしくは悲観的結論につながる．診断の研究では，バイアスは，標的状態の有無にかかわらず，検査の価値を過度に楽観的（通常は）または悲観的に評価することにつながる．治療研究（treatment study）や**害研究 harm study**では，バイアスは根底にある利益（benefit）や害（harm）の過小または過大評価につながる（欄 6-1）．

バイアスは，**実験的介入 experimental intervention**の他に，研究参加時の治療群と**対照群 control group**の患者の差異による結果として侵入する可能性がある．研究の開始時に，各患者は，未治療のまま放置されていれば，うまくいくか悪いかのいずれかの運命にある．悪くなるとは，研究中に有害事象（たとえば，脳卒中）が発生することを意味する．しばしば，研究の焦点である有害事象のことを**標的アウトカム target outcome**または**標的イベント target event**とよぶ．治療された患者と対照患者が，研究開始時点で予後（すなわち，標的アウトカムを経験する可能性）に違いがあるならば，結果的にバイアスが生じるだろう．たとえば，対照群の患者が，もう一方の患者群より重症の動脈硬化症をもっていたり，年齢が高かったりした場合，介入群または治療群の患者よりも有害事象の発生割合が高くなるだろうし，研究結果は治療群を優位とする方向へバイアスを受けるだろう．すなわち，その研究は，ベースライン時に予後が類似している試験群で得られるよりも大きな治療効果をもたらすだろう．

たとえ介入群と対照群の患者が開始時点で同じ**予後 prognosis**を共有していたとしても，それでも結果が偏るかもしれない．これはたとえば，有効な介入が，治療群と対照群とで差別的に実施される場合に起こる．たとえば，動脈硬化症合併症の**予防 prevention**のための新薬の研究において，介入群が対照群よりもより強力なスタチン療法を受けるかもしれない．

最後に，研究の開始時点や進行過程では予後的に似ているのに，研究終了時の結果にバイアスが生じている場合がある．これは，たとえば，研究において患者が**追跡 follow-up**から脱落したり（第7章「治療（ランダム化試験）」を参照），または見かけ上の大きな治療効果のために研究が**早期中止 stopped early**（第11.3章「利益を理由に早期中止されたランダム化試験」を参照）されたりしたために起こりうる．

欄 6-1

介入（治療）の研究はどのようにしてバイアスを受けるのか

開始時に，介入群と対照群が異なっていたかもしれない
　例: 対照群の患者がより重症，またはより高齢である．
介入群と対照群は，実験的介入とは独立して，研究が進むにつれ異なってくるかもしれない
　例: 介入群の患者は，有効な追加投薬を受ける．
介入群と対照群は，治療とは独立して，研究終了時に異なるかもしれない
　例: 介入群において，より多くの重症患者が追跡から脱落した．

表 6-1

治療および害の研究においてバイアスを減らす方法

バイアスの原因	治療: バイアスを減らす戦略	害: バイアスを減らす戦略
	研究開始時に観察される相違点	
治療群と対照群の患者が予後の点で異なる	ランダム割り付け	データ解析における予後因子の統計的調整
	層別化を伴うランダム割り付け	マッチング
	研究が進むにつれ生じる相違点	
プラセボ効果	患者の盲検化	プラセボ効果を受けにくいアウトカム（死亡など）の選択
共介入	介護者の盲検化	治療の相違点の文書化と統計的調整
アウトカムの評価におけるバイアス	アウトカム評価者のバイアス	観察者バイアスを受けにくいアウトカム（死亡など）の選択
	研究終了時の相違点	
追跡からの脱落	追跡の完了を確実にする	追跡の完了を確実にする
大きな効果が得られたための研究の早期中止	当初の計画どおりに研究を完了させる	
割り付けうれた治療を受けなかった患者を排除	データが入手可能なすべての患者をランダム割り付けされた群に含める	該当なし

バイアスのリスクを減らす戦略

本書では，治療と害の問題に取り組む研究だけでなく，予後と診断の研究においても**バイアスのリスク risk of bias** をどう認識するかを指導している．予後の研究では，研究者は代表的なサンプルを登録し，それらが完全にフォローアップされていることを確認することによってバイアスを減らすことができる．診断の研究では，研究者は診断のための**基準 criterion** または**ゴールドスタンダード gold standard** が適切に選択され，検査結果を解釈する者はゴールドスタンダードによる所見を知らされていないことを確認する．しかし，この章の後半では，治療と害の問題に焦点をあてる．

著者らは，バイアスが，研究開始時点で治療群と対照群の**予後因子 prognostic factor** の違い，または研究が進行する過程で生じる予後の違いから生じると指摘してきた．では，これらのバイアスを減らすために研究者は何ができるだろうか．表 6-1 は，RCT と**観察研究 observational study** で利用できるバイアスを減らす戦略をまとめている．

新たな治療法を研究する際，研究者はバイアスのリスクを制限するために数多くの戦略を実施できる．研究者は，ベースライン時点で患者を２つの集団に**ランダム割り付け randomly allocating** することで，治療される患者と治療されない患者の予後因子の分布に差が生じる可能性を減らすことができる．研究者は，対照群の患者に対して，同一であるが生物学的に不活性な治療（プラセボ）を投与してプラセボ効果のバランスをとることができる．

患者が実薬治療またはプラセボ治療のどちらを受けているのか臨床医を**盲検化 blinding** すると，重要な**共介入 cointervention** のリスクを排除でき，アウトカム評価者の盲検化は，**イベント発生率 event rate** の評価におけるバイアスを最小限にする．

観察研究デザインを用いて治療効果または害を研究している研究者は，バイアスのリスクをはるかにコントロールできない．自身の選択や状況によって曝露が決まる患者を比較することで満足せねばならず，患者の運命における潜在的な差は，知られている予後因子による統計的調整によってのみ対処できる．盲検化は不可能で，プラセボ効果やアウトカム評価におけるバイアスに対する最善の防御策は，死亡のような，バイアスを受けにくい**エンドポイント end point** を選択することである．治療と害の両方に関する疑問をとりあげる研究者は，追跡からの脱落を最小限にすることによってバイアスを減らせる（表 6-1 を参照）．

研究者が治療問題を研究するために観察研究デザインを選択する場合，臨床医は，主に害の問題のために開発されたバイアスのリスク基準を適用しなければならないことに注意してほしい．同様に，もし有害かもしれない曝露が有益な効果のある薬剤なら，研究者は，患者を介入群と対照群にランダム割り付けできるかもしれない．この場合，臨床医は主に治療の疑問のためにデザインしたバイアスのリスク基準を適用できる．治療または害の問題のいずれに対しても，RCTs から得られる推論の強さは，ほとんどと言っていいほど，観察研究から得られる推論の強さよりはるかに大きい．

参考文献

1. CIBIS-Ⅱ Investigators and Committees. The Cardiac Insufficiency Bisoprolol StudyⅡ（CIBIS-Ⅱ）: a randomised trial. Lancet. 1999; 353(9146): 9-13.

Part B

治療
Therapy

12 上級編: 治療試験の結果

12.1 仮説検定

12.2 結果を理解する: オッズ比についてもっと詳しく

12.3 何が信頼区間の幅を決めるか

12.4 複合エンドポイント

12.5 患者の経験を測定する

13 上級編: 治療試験の結果の適用

13.1 個々の患者に結果を適用する

13.2 治療必要数

13.3 臨床試験結果の誤解を招く提示

13.4 代理アウトカム

13.5 質的研究

第7章

治療（ランダム化試験）

Therapy（Randomized Trials）

Michael Walsh, Vlado Perkovic, Braden Manns, Sadeesh Srinathan,
Maureen O. Meade, PJ Devereaux, and Gordon Guyatt

この章の内容

臨床シナリオ

一般内科医のあなたは，経口血糖降下薬，スタチン，サイアザイド様利尿薬を服用している 2 型糖尿病，高血圧，高脂血症の既往の 62 歳男性をフォローアップしている．ある血管外科医が最近，その患者の断続的跛行を評価し，末梢動脈疾患の診断を下した．その外科医は，2 つのシステマティックレビュー **systematic review** を引用して，患者の血管イベントのリスクを低減し，歩行能力を向上させるために，低用量アスピリンとペントキシリンを処方した．すなわち，末梢動脈疾患における抗血小板薬に対するあるレビューでは，血管イベントのオッズ減少〔**オッズ比 odds ratio**（OR）0.78, 95% **信頼区間 confidence interval**（CI）: 0.63〜0.96〕と歩行距離の 59 m 増加（95%CI: 37〜81 m）が，末梢動脈疾患におけるペントキシリンのもう 1 つのレビューでは，最大歩行距離の 59 m 増加（95%CI: 37〜81 m）が確認された[1,2]．しかし，その新しい治療法にもかかわらず，患者は痛みなしで 2 分以上歩くことができず，生活の質が著しく損なわれていることがわかる．

治療に対する反応が乏しく症状が進行しているという患者の話を聞くと，関連性があるかもしれない論文を読んでみることを思い出す．あなたは，薬物療法を再検討するために 1 週間後に再度来院するよう患者に告げる．

エビデンスを探す

あなたはこの患者に関連する疑問を定式化する．「抗血小板療法で治療された消耗性の末梢血管疾患であり，手術の候補者ではない患者において，無症状歩行をどのように改善できるか」．最新の事前評価済み研究に焦点をあてた迅速検索を実施するために，施設を通して直接アクセスできる ACP Journal Club（http: //acpjc.acponline.org）を選ぶ．「末梢血管疾患（peripheral vascular disease）」と「間欠性跛行（intermittent claudication）」の用語を入力すると，7 件の事前評価された研究の編集要約が特定され，そのうちの 1 件は，「ラミプリルは末梢動脈疾患および断続的跛行における歩行時間および QOL を改善する」という，まさに探している文献である[3]．そこであなたは，要約のコピーと試験結果を報告した原著論文（Effect of Ramipril on Walking Times and Quality of Life Among Patients With Peripheral Artery Disease and Intermittent Claudication）のフルテキストを印刷する[4]..

この論文は，末梢動脈疾患と安定した断続的跛行の病歴を持つ 212 人の患者を含む試験を記載している．参加者は，24 週間にわたって，ラミプリル 1 日 10 mg と**プラセボ placebo** に**ランダム割り付け randomly allocated** された．主要**アウトカム outcome** は，痛みのない歩行時間と最大歩行時間であった．

ユーザーズガイド

欄 7-1 は，医学文献からの論文を診療のガイドとして使用するための通常の 3 ステップアプローチを示したものである．これらの基準は，症候性疾患（たとえば，喘息や関節炎）の治療，晩期合併症（たとえば，心筋梗塞後の心血管系死亡）の**予防 prevention**，無症候だが治療可能な疾患の

スクリーニング screening（たとえば，大腸がんスクリーニング），（**患者にとって重要なアウトカム patient-important outcome** に対処する代替診断戦略のランダム化試験のような）最適な診断アプローチの選択を含む，さまざまな治療に関わる疑問に役立つことがわかるだろう．

これらのステップのなかで，ある1つの重要な疑問（患者はランダム割り付けされたか）に対する答えが「いいえ」であった場合，その他の疑問（「ランダム割り付けは**隠蔽 concealed** されたか」，「ランダム割り付けされた集団に基づいて患者データは解析されたか」）のいくつかは，その関連性がなくなる．典型的には，ランダム割り付けのない**観察研究 observational study** から得られる推定は，**ランダム化臨床試験 randomized clinical trial**（RCT）に比べ，はるかに弱い．しかしながら，臨床医は，たとえ**エビデンス evidence** の質が限られていても，患者の治療を行う上で，入手可能な最良エビデンスを使用しなければならない（第2章「エビデンスに基づく医療とは何か」を参照）．第14章の基準〔害（観察研究）〕は，RCT でまだ評価されていない可能性のある治療を取り上げた観察研究を評価するのに役に立つだろう．

欄 7-1

治療に関する論文のユーザーズガイド

バイアスのリスクはどれほど深刻か
- 介入群と対照群は同じ予後で開始したか
- 患者はランダム割り付けされていたか
- ランダム割り付けは隠蔽化されていたか
- 治療群と対照群の患者で，既知の予後因子は似ていたか
- 研究の進行とともに，予後のバランスが維持されたか
- 研究ではどの程度が盲検化されたか
- 研究完了時点で，両群は予後のバランスがとれていたか
- 追跡は完了しているか
- 患者は，ランダム割り付けされた集団において解析されたか
- 試験は早期に中止されたか

結果は何か
- 治療効果の大きさはどれくらいか
- 治療の効果推定値はどれほど精確か

結果を患者の治療にどのように適用できるか
- 研究患者は自身の診療における患者と似ていたか
- 患者にとって重要なアウトカムはすべて考慮されたか
- 見込まれる治療の利益は，考えられる害やコストに見合うか

バイアスのリスクはどれほど深刻か

介入群と対照群は同じ予後で開始したか

患者はランダム割り付けされていたか

入院治療が延命につながるかどうかという疑問について考えてみよう．ある研究は，重症者は，地域ではなく病院でより多く死亡することをみつけた．入院治療により殺されるという安易な結論は簡単に否定でき，なぜなら，入院患者は地域の患者よりも症状が重いことを認識しているからである．

入院患者と地域の患者を比較した場合の予後のバランスのロジックは明確だが，他の状況下ではそれほど明確ではないかもしれない．多くの人々は，ω3 脂肪酸が豊富な食事は，心血管イベントのリスクを減少させると信じている．この信念は，より多量の ω3 脂肪酸を摂取した人々が，より少ない量を摂取した人々よりも心血管イベントが少ないとする多くの観察研究から由来している[5]．しかし，大規模ランダム化試験は，ω3 脂肪酸補給によるいかなる利益も見つけることができなかった[6,7]．

その他のランダム化試験による驚くべきものとして，抗酸化ビタミンが消化管がんを減らさないこと[8]，そしてさらにその 1 種であるビタミン E は全死亡を実際は高めるかもしれないこと[9]，そして当初期待が持てそうであったさまざまな薬剤が，心不全患者において死亡を増やすことなどが含まれる[10-12]．このような驚きは，患者と医師がどの治療を患者が受けるかを決める研究観察を検証するために，研究者らがランダム化試験を実施する際に周期的に起こる．

患者または医師の意向により患者が治療または対照を受けるかを決めるような研究（観察研究）においてしばしば誤解を招く結果となる理由として，罹患と死亡は多くの原因によることがあげられる．治療研究においては，いわゆる**標的アウトカム target outcome** である脳梗塞，心筋梗塞，および死亡のようなイベントの発生に与える介入の影響を究明しようとする．試験の標的アウトカムの発生頻度を決定する要因として，患者年齢，根底にある疾患の重症度，**併存症 comorbidity** の存在，そしてその他多くの要因があげられる（**予後因子 prognostic factor** または**アウトカム決定因子 determinants of outcome**）．予後因子が既知であれ未知であれ，試験の治療群と**対照群 control group** でバランスがとれていない場合，研究のアウトカムにバイアスが生じ，治療効果が過小評価または過大評価されてしまう．既知の予後因子によって治療に関する臨床医の推奨や患者の決断が左右されることから，観察研究からは結果の大きさや方向を誤ってしまう可能性があるバイアスの影響を受けた結果が生じることが多い．

理論的には，観察研究で，研究に組み入れる患者の選択やその後の統計的解析において，既知の**予後因子 prognostic factor** に合わせて患者をマッチングすることが可能である〔第 14 章「害（観察研究）」および，第 11.1 章「バイアスとランダム誤差の説明」を参照〕．しかしながら，すべての予後因子を容易に測定または特徴付けできるわけではなく，多くの疾患においてもわずかしか知られていない．したがって，最も注意深く患者を選択し統計的方法を実施したとしても，推定される**治療効果 treatment effect** の**バイアス bias** には完全に対処できない．ランダム割り付けの強さは，治療群と対照群で，既知および未知の予後因子それぞれのバランスがとれている可能性が高いことである．

ω3 脂肪酸研究の例をもう1度考えてみよう．ω3 脂肪酸の観察研究におけるバイアスの原因は何か．大量の ω3 脂肪酸を食べる人は，通常，より少ない量を食べる人よりも高い社会経済的地位を持っているかもしれない．さらに，ω3 脂肪酸を多量に食べる患者は，不健康な食べ物をあまり食べない可能性があり，他の重要な危険因子（たとえば，喫煙や運動）に注意しているかもしれない．彼らの ω3 脂肪酸からの見かけ上の利益は，おそらく，より健康的なライフスタイルに起因すると考えられる．説明が何であれ，心血管イベントの発生率減少は，ω3 脂肪酸というよりはむしろ彼らの**予後 prognosis** に起因することが確実である．

ランダム割り付けは強力な手法ではあるが，必ずしも同様の予後を持つ複数の集団を生成するのにうまくいくわけではない．研究者のミスによってランダム割り付けが損なわれる場合や，単に運が悪かったためにランダム割り付けが失敗に終わる場合がある．以降の2つのセクションでこれらの問題についてとりあげる．

患者を組み入れる人たちが，どの集団に患者が割り付けられたのかを知らず，またその割り付けを調整することができない場合，ランダム割り付けは隠蔽化されているとみなされる．隠蔽化を伴わない試験では，患者募集担当者が，治療群または対照群に，より症状が重い（あるいは軽い）患者を系統的に組み入れるかもしれない．このような行動によって，ランダム割り付けの目的が損なわれ，研究結果はバイアスの影響を受けてしまう[13-15]．慎重な研究者であれば，遠隔ランダム化（患者募集担当者がメソッドセンターに電話をかけてはじめて患者が割り付けられた集団について知る方法）などの戦略を講じてランダム割り付けの隠蔽化を確実にするだろう．

たとえば，ランダム割り付けを隠蔽するために中身が見えないように密封されて番号が振られた封筒を使用した高血圧治療のための β 遮断薬対アンジオテンシン変換酵素（angiotensin-converting enzyme: ACE）阻害薬の試験を考えてみよう[16]．この研究が実施された時点で，β 遮断薬が心臓病の患者により良好であった．しかし，心臓病患者の多くが β 遮断薬投与群に有意に多く割り当てられていた（$P=0.037$）．さらに，ACE 阻害薬が糖尿病患者にとってより良好であるエビデンスが示された．糖尿病患者の多くが有意に ACE 阻害薬を投与された（$P=0.048$）．臨床医が封筒を開いてランダム割り付けに違反し，臨床医が最良の治療法であると信じたものを患者が確実に受けられるようにした可能性がある．したがって，ランダム割り付けが達成できたかもしれない予後バランスが妨げられた．

治療群と対照群の患者で，既知の予後因子は似ていたか

ランダム割り付けの目的は，標的アウトカムごとに予後が似た複数の集団を作り出すことである．ランダム割り付けにおいては，ときとして運悪くこの目標が達成されない場合がある．サンプルサイズが小さいほど，試験における予後のバランスがとれていない可能性が高まる．

New York Heart Associationの機能分類クラスⅢとクラスⅣの心不全を有している患者を組み入れた，心不全の新治療を検証する試験について想像してみよう．クラスⅣの心不全患者は，クラスⅢの心不全患者よりもはるかに予後不良である．この試験は小規模で，たった8人の患者がいただけだった．これは，もしクラスⅢ心不全の4人の患者全員が治療群に割り付けられ，クラスⅣ心不全の患者全員が対照群に割り付けられてもおかしくない状況である．このような割り付けプロセスの結果は，研究において治療を支持する方向に働く深刻なバイアスを生じさせてしまう．もしも万が一試験において800人の患者を組み入れていたなら，ランダム割り付けがクラスⅢ心不全の患者400人全員を治療群に割り付けて人々を驚愕させることはないだろう．サンプルサイズが大きいほど，ランダム割り付けによって予後のバランスがとれるという目標が達成される可能性が高くなる．

研究の開始時点での治療群と対照群の患者特性の一覧を探すことで，ランダム割り付けによって既知の予後因子のバランスがどれほど効果的に割り付けられたかを確認できる．未知の予後因子が類似しているかどうかについては知る由がないが，既知の予後因子のバランスがとれているだけでも心強い．

治療群同士がベースライン時に類似していなくても，すべてが終わりではない．統計的手法により，研究結果をベースライン時の差異で調整できる．このような**調整解析 adjusted analysis**と，調整をしない解析の両方から同じ結論が得られた場合，臨床医は**バイアスのリスク risk of bias**が過度ではないという確信を持つことができる．

研究の進行とともに，予後のバランスが維持されたか

研究ではどの程度が盲検化されたか

ランダム割り付けが成功すると，治療群と対照群は似たような予後をもって試験を開始する．しかし，ランダム割り付けを行ったからといって，両群の予後のバランスがその後もずっと維持されるという保障はない．**盲検化 blinding**を行うことが，予後のバランスを維持する最適な戦略である．

欄7-2は，患者が**実験的治療 experimental therapy**または対照治療のいずれを受けているのかを知らないままでいることが理想とされる，臨床試験に関与する5つの集団について説明している．たとえその治療が生物活性を伴わなくても，効果があると信じて治療を受けている患者はそうでない患者と比べ，気分も経過も良好である．この**プラセボ効果 placebo effect**の大きさや一貫性はまだ不確実なままだが[17-20]，治療の生物学的影響を決定することに関心のある研究者は，治療への割り付けが確実に患者にわからないようにしようとするだろう．同様に，厳格な研究デザインは，データを収集，評価，解析をする人たちだけではなく参加者を治療する人たちの盲検化を確実にするだろう（欄7-2）．盲検化されていないアウトカム評価者により判断された治療の利益が，アウトカム判定者の盲検化により消失したという多発性硬化症の試験結果のように，非盲検化によるバイアスの実証は，盲検化の重要性を強調している[21]．患者が標的アウトカムを有するかどうかを判断することに関わる主観が高ければ高いほど，盲検化の重要性が高まる．たとえば，アウトカム評価にお

ける盲検化は，アウトカムが全死亡（all cause-mortality）の場合には不要である．

最後に，患者が受けている介入以外の治療における違いである**共介入 cointervention** も，それが研究アウトカムを左右する場合は結果が偏ったものになる．効果的な盲検化は，治療群と対照群への効果的介入の実施における，意識的または無意識的な差別の可能性を排除することができる．効果的な盲検化が可能ではない場合，潜在的な共介入の文書化が重要となってくる．

欄 7-2

可能であれば治療への割り付けに対して盲検化されるべき 5 つの集団

患者: プラセボ効果の回避のため
臨床医: 関心のあるアウトカムに影響が及ぶような，治療の差別的実施（共介入）を防止するため
データ収集者: データ収集におけるバイアス防止のため
アウトカム判定者: 関心のあるアウトカムを患者が有するかどうかの判断におけるバイアス防止のため
データ解析者: データ解析に関する決断におけるバイアス回避のため

研究完了時点で，両群は予後のバランスがとれていたか

研究者について治療の割り付けを効果的に隠蔽し盲検化できたとしても，依然としてバイアスのない結果を得ることはできない．

追跡は完了しているか

試験の終了時点で，研究者が各患者の標的アウトカムの状態を把握できるのが理想的である．アウトカムが不明の患者数が多ければ多いほど，すなわち，**患者の追跡からの脱落 lost to followup** が多いほど，研究の妥当性が損なわれる可能性が高い．その理由として，追跡から脱落した患者は，継続した患者とは異なる予後を持つことが多く，有害アウトカムが生じたため，または回復したので評価のための再受診をしなかったために，姿を消したのかもしれない[22]．バイアスの大きさは相当なものかもしれない．システマティックレビューでは，治療群と対照群における追跡からの脱落の差異に関して妥当な推定をすると，影響力のあるジャーナルで報告された肯定的試験の 1/3 までが有意性がなくなることが示唆されている[23]．

追跡からの脱落は，どのような場合に深刻なバイアスのリスクをもたらすのだろうか．深刻なバイアスのリスクとして 20%といった閾値を目にすることがあるかもしれないが，このような経験則は誤解を招くものである．2 件の仮想のランダム化試験を考えてみよう．いずれも治療群と対照群とに 1,000 人ずつ患者を組み入れ，そのうち 30 人（3%）が追跡から脱落している（表 7-1）．試験 A では，治療群の患者の死亡率は対照群の半分である（治療群 200 人と対照群 400 人）．つまり，**相対リスク relative risk**（RR）は 50%である．追跡からの脱落は，治療によって死亡率が半分になるという推定をどの程度脅かすものだろうか．最悪のケースを

表 7-1

追跡からの脱落は，どのような場合にバイアスのリスクを増加させるか

	試験 A		試験 B	
	治療	対照	治療	対照
ランダム割り付けされた患者数	1000	1000	1000	1000
追跡からの脱落数（%）	30（3）	30（3）	30（3）	30（3）
死亡者数（%）	200（20）	400（40）	30（3）	60（6）
追跡からの脱落者を除外した RR	0.2/0.4=0.50		0.03/0.06=0.50	
最悪ケースシナリオにおける RR[a]	0.23/0.4=0.58		0.06/0.06=1	

略語，RR: 相対リスク.
a: 最悪ケースシナリオは，治療群に割り付けられた患者における追跡からの脱落者全員が死亡し，対照群に割り付けられた患者における追跡からの脱落者全員が生存したと想定する.

想定した場合（すなわち，治療を受けた患者のうち追跡からの脱落者全員が死亡した場合），**実験群 experimental group** における死亡数は 230 人（23%）となる．対照群における追跡からの脱落者の中に死亡者が 1 人もいなかった場合，治療による死亡リスク減少の最良効果推定値は 200/400（50%）から，230/400，すなわち，58%に減少する．つまり，最悪のケースを想定した場合でも，治療効果の大きさについての最良推定値はほとんど変わらない．よってわれわれの推定は確実であるといえる.

これを試験 B と比較してみよう．ここで，試験 B の場合，死亡の RR は同様に 50%である．しかし試験 B では，総死亡者数ははるかに少なく，治療群の患者で死亡したのは 30 人で，対照群における患者の死亡者数は 60 人であった．この場合，先ほどと同様に追跡から逸脱した患者の運命について最悪ケースを想定した場合，結果は試験 A とは大きく異なるものとなる．もともとは治療群に割り付けられ，その後追跡から脱落した患者全員が死亡したと想定した場合，治療群の患者における死亡者数は 30 人から 60 人に増加し，対照群における死亡者数にまったく等しくなる．この想定が正確であるとしてみよう．治療群と対照群においてそれぞれ 60 人が死亡していることから，治療効果は 0 に減少する．治療効果における顕著な変化（追跡からの脱落者を無視した場合の RR は 50%，治療群における追跡からの脱落者全員が死亡したと想定した場合の RR は 100%），試験 B で 3%の追跡からの脱落があった場合，RR の大きさに関する推定が脅かされることになる.

もちろん，このような最悪ケースシナリオ（worst-case scenario）はまずないと考えられる．もし本当に最悪のシナリオが結果を大幅に変える際には，追跡から脱落した治療群と対照群の追跡から脱落した患者におけるアウトカムの**イベント発生率 event rate** が著しく異なる可能性について判断しなければならない．理想的には，研究者はこの問題に対処するために**感度分析 sensitivity analysis** を行うだろう．しかし，研究者が感度分析を実施することはめったにないため，追跡からの脱落に対する試験の脆弱性についてあなた自身の判断を下すことを選ぶべきかどうかを支援する指針が利用可能である[23].

結論として，追跡からの脱落はバイアスのリスクを大幅に増加させる可能性がある．もし，最悪のシナリオを想定した場合でも研究結果から得られる推定が変わらないなら，追跡からの脱落が問題となる可能性は低い．もし，そのような想定をした場合に結果が大きく変わってしまうなら，どの程度バイアスが導入されるかは，追跡から脱落した治療患者が経過不良で，追跡から脱落した対照患者が経過良好であるかに依存する．つまり，バイアスが導入される程度に関する決断は，追跡からの脱落により結果が変わる程度の判断の問題である.

試験はあまりにも早期に中止されたか

見かけ上大きな利益が確認された際，早期に（すなわち，計画したサンプルサイズが登録する前に）試験を中止することは危険で，ランダム割り付けを損なう可能性がある（第11.3章「利益を理由に早期中止されたランダム化試験」を参照）．これらの**早期中止された試験 stopped early trial**は，治療効果を大幅に過大評価するリスクがある[24].

追跡が短すぎるようにデザインされた試験でも，適切な長さの追跡によって明らかになる重要情報が損なわれる可能性がある．たとえば，腹部大動脈瘤の患者を外科的開腹修復術または低侵襲性血管内修復術のいずれかにランダム割り付けした試験を考えてみよう[25]．30日の追跡調査の終了時に，死亡は，血管内修復術群で有意に低かった〔**相対リスク減少 relative risk reduction**（RRR）0.61, 95%CI: 0.13〜0.82〕．しかし，研究者らは参加者をさらに2年間追跡し，初年度以降の群間で死亡に差がないことを見出した．試験が早期に終了していたならば，血管内修復術は外科的開腹修復術よりも実質的に優れていると考えられた可能性がある.

患者は，ランダム割り付けされた集団において解析されたか

研究者が，もし割り付けられた治療を受けない患者を解析から除外したり，より深刻なケースでは，治療群に割り付けられた**ノンアドヒアランス nonadherent** 患者において発生したイベント数を対照群に算入したりすると，ランダム割り付けによる利益を損なう．もしノンアドヒアランスの理由が予後に関係すると，そのような解析の結果にはバイアスが生じてしまう．いくつかのランダム化試験において，割り付けられた投薬計画を遵守しなかった患者は，既知の予後因子をすべて考慮した場合でも，さらに，プラセボを投与されていた場合でも，指示されたとおりに薬剤を服用した患者に比べると経過不良であった[26-31]．治療を遵守する患者がより良好なアウトカムを得る場合は，割り付けられた治療を受けない患者を除外することは，ランダム割り付けがもたらすバイアスのない比較を損なわせる．研究者らは，**ITT（治療企図）intention-to-treat** の原則に従い，実際にどのような治療を受けたかにかかわらず，すべての患者をランダム割り付けされた集団において解析することで，このようなバイアスを回避する（第11.4章「ITT（治療企図）原則と曖昧な脱落」を参照）[32]．しかし，ITTの原則に従えば，追跡からの脱落に伴うバイアスを軽減することはできない[33].

表 7-2

仮想のランダム化試験からの結果

	アウトカム，患者数		
曝露	死亡	生存	合計
治療（実験）	15	85	100
対照	20	80	100

対照群リスク（CGR）: 20/100=20%
実験群リスク（EGR）: 15/100=15%
絶対リスク減少またはリスク差: CGR−EGR，20%−15%=5%
相対リスク: EGR/CGR=(15/100)/(20/100)×100%=75%
相対リスク減少: 1−(EGR/CGR)×100%=1−75%=25%
略語，CGR: 対照群リスク，EGR: 実験群リスク

ユーザーズガイドの適用

冒頭の臨床シナリオに戻ってみて，治療群と対照群は似た予後で研究を開始していただろうか．この研究はランダム割り付けされ，割り付けは隠蔽化されていた．212 人の患者が参加し，95%が追跡された[4]．研究者は，ITT（治療企図）の原則に従い，ランダム割り付けされた群に追跡したすべての患者を組み入れていき，計画されたサンプルサイズに達した時点で終了とした．ラミプリル群には，プラセボ群に比べて閉塞性動脈疾患が多かった(39.6% vs 22.7%)．この所見はプラセボ群がより好ましい結果となる方向にバイアスが働いてしまうが，研究者は，解析する際にベースラインにおける違いに配慮した調整を行っていなかった．臨床医，患者，データ収集者，アウトカム評価者，データ解析者はすべて割り付けに対して盲検化されていた．

バイアスのリスクについての最終評価は，バイアスのリスクが非常に低い研究から偏った効果推定値を生み出すバイアスのリスクが非常に高い研究までの連続である．必然的に，ある研究がこの連続体のどの部分に合致するかは，何らかの判断が必要である．このシナリオのケースでは，両群間のベースラインの違いに関する不確実性にもかかわらず，バイアスのリスクは低いと結論する．

結果は何か

治療効果の大きさはどれくらいか

たいていの場合，RCT では，2 値アウトカムがモニターされる（たとえば，がんの再発，心筋梗塞，死亡について「はい」，「いいえ」の分類）．患者はイベントを経験するかしないかの 2 つに 1 つであり，論文では，そのようなイベントを発生した患者の割合が報告される．たとえば，対照群の 20%が死亡したが，新しい治療を受けていた集団は 15%だけが死亡した研究を考えてみよう（表 7-2）．これらの結果はどう表すことができるだろうか．

1 つの可能性は，対照群における死亡割合〔**対照群リスク control group risk**（CGR）〕と，実験群における死亡割合〔**実験群リスク experimental group risk**（EGR）〕の絶対差〔**絶対リスク減少**

absolute risk reduction（ARR），または**リスク差 risk difference** として知られる〕，すなわち CGER−EGR=0.20−0.15=0.05 を用いることである．治療の影響を表現するもう 1 つの方法は RR で，対照群患者におけるイベント発生リスクに対する，新しい治療を受ける患者におけるイベント発生リスク，すなわち EGR/CGR=0.15/0.20=0.75 である．

2 値で表される治療効果の指標として最も一般的に報告されているのが，RR を補完する RRR である．RRR はパーセントとして表現され，1−(EGR/CGR)×100%=(1−0.75)×100%=25%である．RRR が 25%ということは，新しい治療が，対照群にいた場合に死亡したであろう患者の 25%は治療を受けると死亡しないことを意味し，RRR が大きければ大きいほど，治療はより効果的である．研究者は，**生存分析 survival analysis** のように，指定された期間中に RR を計算することができ，そのような時間-イベント（time-to-event）分析における効果の相対的指標は，**ハザード比 hazard ratio** とよばれる（第 9 章「治療はリスクを減らすか，結果を理解する」を参照）．報告されているのが RRR か ARR かについての具体的言及がない場合，たとえば「薬剤 X は死亡リスクを減らすのに 30%有効だった」または，「ワクチンの有効性は 92%であった」は，ほぼ間違いなく RRR について言及している（第 9 章「治療はリスクを減らすか．結果を理解する」を参照）．

治療の効果推定値はどれほど精確か

真のリスク減少を知ることは決してできない．適切にデザインされたランダム化試験から得られるのは，真の治療効果の最良推定値である．この推定値は，**点推定値 point estimate** とよばれ，真の値はその近辺のどこかにあるけれども，精確に正しい値ではない可能性があることを気付かせる．研究者は，真の効果が存在することに確信を持つ値の範囲である CI を計算して，そのなかに真の効果が存在しそうである近傍をしばしば教えてくれる[34]．

通常は，95%CI を使用する（第 10 章「信頼区間: 単一研究またはメタアナリシスは十分大きいか」を参照）．95%CI は，研究が適切に実施され，バイアスのリスクが最小限に抑えられていると想定した場合に，95%の確率で真の RRR を含む範囲を定義するものとみなすことができる．通常の場合，真の RRR がこの範囲を超えた区域に存在する可能性は 5%のみである．この CI の特性は，通常，**統計的に有意 statistical significance** であるとされる $P<0.05$ の水準に密接に関係する．以下に，CI を利用した例を示す．

例 1

ある試験において，実験群と対照群にそれぞれ 100 人ずつ患者がランダム割り付けされており，対照群での死亡が 20 人，実験群での死亡が 15 人であった場合，RRR の点推定値は 25%と計算できる〔CGR=20/100，または 0.20，EGR=15/100，または 0.15，1−EGR/CGR=(1−0.75)×100=25%〕．しかし，死亡者数の差がわずかに 5 人であるため，真の RRR は 25%よりもはるかに低い，または高い可能性があると考えるかもしれない．実際，治療の利益がない場合や（RRR 0%），害がもたらされる場合（負の RRR）さえあると推測するかもしれない．そのとおりである．事実，これらの結果は−38%の RRR を示すものでもあるし（つまり，新治療

図 7-1

サンプルサイズが異なる試験における信頼区間

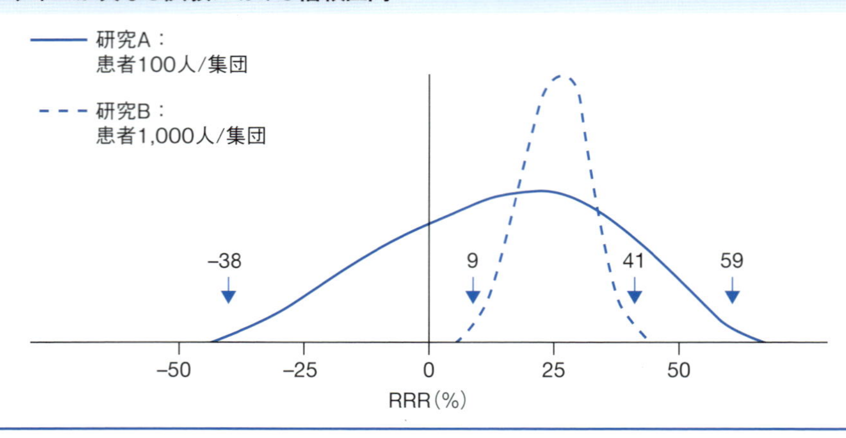

略語，CI: 信頼区間，RRR: 相対リスク減少

RRR 25%という同じ点推定値を持つが，サンプルサイズが異なるために，対応する CI が異なる 2 件の研究．x 軸は考えられる一連の RRR を表し，y 軸は真の RRR がその値をとる可能性を表す．実線は，各集団にそれぞれ 100 人の患者が組み込まれ，治療群と対照群におけるイベント発生数がそれぞれ 15 件，20 件であった第 1 の例での CI を表す．破線は，各集団にそれぞれ 1,000 人の患者が組み込まれ，治療群と対照群におけるイベント発生数がそれぞれ 150 件，200 件であった第 2 の例での CI を表す．

を受けた患者の死亡リスクが対照群患者より 38%高い），ほぼ 59%の RRR を示すものでもある（つまり，新治療を受けた患者は，治療を受けなかった患者よりも死亡リスクがほぼ 60%低い）．換言すると，この RRR の 95%CI は−38%から 59%であることから，この試験は新治療を提供すべきかどうかを決定する参考にはならなかったことになる（図 7-1）．

例 2

それでは，試験において各集団につき 100 人ではなく，1,000 人の患者が組み込まれており，なおかつ以前と同じイベント発生率が確認され，対照群における死亡者数は 200 人で（CGR＝200/1000＝0.20），治療群における死亡者数が 150 人であった場合（EGR＝150/1000＝0.15）はどうだろうか．この場合も，RRR の点推定値は 25%である〔1−EGR/CGR＝1−(0.15/0.20)×100＝25%〕．

あなたは，より大規模であるこの試験においては，真のリスク減少が 25%に近い確信がより強いと考えるかもしれない．そして，先ほどと同様，その考えは正しいのである．この一連の結果における RRR の 95%CI は 0 を中心とした正の側にあり，9%から 41%の範囲をとる（図 7-1）．

これらの例は，試験のサンプルサイズが大きければ大きいほど，そしてアウトカムのイベント数が多ければ多いほど，真の RRR（あるいはその他の効果指標）が試験で確認された値に近いという確信も高まることを示している．この例では，点推定値 25%が，真の RRR を示している可能性が最も高いと考えられる 1 つの値である．この点推定値から離れた値であればあるほど，その値は真実を表す可能性が低くなる．95%CI の上限と下限を超えるところまでくると，それらの値が真の RRR を表している可能性は非常に低くなる．これは，あくまでもその研究においてバイアスのリスクが低いことを前提とする．

すべてのランダム化試験に２値アウトカムがあるというわけではなく，またそうあるべきではない．慢性閉塞性肺疾患患者における呼吸筋訓練の研究では，主要アウトカムとして，閉鎖された廊下を６分間でどれくらい遠くまで距離を歩けるかが測定された[35]．この６分間歩行は，呼吸筋訓練を受けている治療群においては平均 406 m から 416 m（10 m 増加）に改善され，対照群においては 409 m から 429 m（20 m 増）まで改善した．つまり，呼吸筋訓練による６分間歩行の改善の点推定値は－10 m と，負の値をとった（対照群との間に 10 m の差があり，対照群の方が優れていることを示している）．

ここでも，運動能力の変化における差を取りまく 95%CI を特定し，それが何を意味するのかについて考慮すべきである．研究者によると，95%CI の下限は－26 で（すなわち，結果は対照群の方が 26 m 優れていることを示している），上限は＋5 m であった．最良の状況を考えた場合でも，患者が試験の開始当初の 400 m という記録に 5 m を追加することを重要であると考える可能性は低いため，この結果は事実上，研究で適用された呼吸筋訓練を行っても重要な利益が得られる可能性をほぼ除外したといえる．

治療効果の大きさと精確さを判断したら，臨床医は，論文の結果を自身の患者にどう適用するのかという最終的な疑問にとりかかることができる．

ユーザーズガイドの適用

論文[4]で提示されていた数値データによると，ラミプリル群の４人の患者は，プラセボ群よりも痛みなく 75 秒（95%CI: 60～89 秒）長く歩いており，全体として 255 秒（95%CI: 215～295 秒）長く歩いた．ラミプリルの効果は，95%CI が狭く，下限が効果なし（すなわち，０秒）から遠く離れていることから確信できる．痛みを伴わずに 75 秒歩くことの臨床的重要性は，ベースライン時に痛みを伴わずに平均 140 秒歩くことができたことから，注目に値する可能性が高い．この知見は，ラミプリル群における患者の健康関連 QOL 指標である２次アウトカムの大幅な改善と一致する．

結果を患者の治療にどのように適用できるか

研究患者は自身の診療における患者と似ていたか

目の前の患者がその研究登録の資格がある場合は，かなりの確信を持ってその結果を適用できるか，またはその結果を**一般化可能 generalizable** とみなすことができる．しかし，あなたの患者は，試験に組み込まれた患者と異なる属性または特徴を有し，研究の適格基準に合致しないことが多い．患者はより高齢であったり，若年であったり，重症度が違ったり，研究の参加対象外となるような併存症を抱えているかもしれない.

たとえば，ある成人患者が研究に参加するには2歳年齢がオーバーしている場合，より重度の疾患を有している場合，過去に競合する治療を受けたことがある場合，または併存疾患がある場合でさえ，研究結果はおそらく適用可能である．研究の**組み入れ基準 inclusion criteria**と**除外基準 exclusion criteria**を厳格に適用するよりも上手なアプローチは，研究結果を患者に適用しないなんらかのやむを得ない理由があるかどうかを自問してみるとよい．通常であれば，やむを得ないような理由はなく，そのような場合，確信を持って研究結果を患者に一般化することができる.

これと関連する問題として，ある特定の薬剤を使用した研究から得られた結果を，関連性の深い（またはそう関連性のない）別の薬剤にどの程度一般化できるかという問題がある．薬剤の**クラス効果 class effect**の問題，そしてクラス効果の想定をどの程度慎重に行うべきなのかについては，依然として意見が分かれる（第28.4章「クラス効果を理解する」を参照）．外科治療に関する結果の一般化にはさらにリスクが伴う．たとえば，頸動脈内膜剝離術のランダム化試験は，周術期の脳梗塞や死亡の発生率が，通常の地域社会において予期されるものよりもはるかに低いことを示しており，これはランダム化試験に参加するように選ばれた患者または外科医（および相対的専門性）のいずれかを反映したものかもしれない[36]．専門性がどのように考慮されるかの例を以下に示す.

外科的介入における専門性

その介入の患者間におけるばらつきが最小限であることを期待する薬理学的介入とは異なり，外科的介入は，医師の専門性と介入を提供するための利用可能な技術に基づいて相当異なる可能性がある.

たとえば，「オフポンプ（off-pump）」冠動脈バイパス手術は，従来の「オンポンプ（on-pump）」技術と比較して，術後合併症のリスクを低減することが示唆されている．ランダム化試験で2つの手法を比較する場合，専門性の潜在的な違いのために結果を注意深く解釈する必要がある．たとえば，試験に参加する外科医が平均してオフポンプ技術に熟練していない場合，オフポンプ群における患者のアウトカムは，この技術の真のリスクやメリットよりも外科医の経験不足を反映する可能性がある．さらに，外科医は，オンポンプからオフポンプに切り替えるよりも頻繁にオフポンプからオンポンプへ切り替えることを選択するかもしれない．これは，2つの技術間に差がないことを実証する方向のバイアスを結果にもたらすだろう．これらの誤解を招く結果を防止する1つの方法は，CABG Off or On Pump Revascularization Study（CORONARY）試験において実施されたように，オンポンプとオフポンプの両方の技術において十分な専門性を有する外科医のみが試験に参加できるようにすることである[37]．この専門性の違いによるバイアスを回避するためのもう1つの方法は，患者がランダム割り付けされる処置のいずれかを行う外科医にランダム化するのではなく，1つの技術の専門性を有する外科医または代替技術の専門性を有する外科医にランダム割り付けすることである[38].

最後の問題は，患者が，試験報告における患者のサブグループの特性に当てはまる場合に浮上する問題である．**サブグループ解析 subgroup analysis** に対しては懐疑的な姿勢をとるべきである[39]．治療が他の患者よりは特定のサブグループにおいて幾分利益が高い可能性があるといえるのは，複数のサブグループにおける治療効果の違いが大きく，その違いが偶然によるものである可能性が非常に低い場合のみである．これらの条件が当てはまる場合でも，特に研究開始前に仮説が提示されていない場合，数多くの仮説があった場合，または結果の再現に失敗していた場合などは，研究結果が誤解を招く可能性がある[40]．

患者にとって重要なアウトカムはすべて考慮されたか

治療は，重要な利益を提供する場合に適用される．気管支拡張薬が慢性気流制限患者における努力呼気肺活量をわずかに増加させること，血管拡張薬が心不全患者における心拍出量を改善させること，脂質降下薬が脂質プロファイルを改善することが示されただけでは，これらの薬剤を投与する十分な理由とはならない（第13.4章「代理アウトカム」を参照）．これらの例の場合，研究者は患者が重要視するアウトカムではなく，**代替アウトカム substitute outcome** または**代理アウトカム surrogate outcome** を選択していた．臨床医と患者が必要としているのは，日常生活に必要な活動の中での息切れを減らしたり，心不全による入院を回避したり，重症脳卒中のリスクを低減するなどといった，患者にとって重要なアウトカムの改善が治療によってもたらされることを示すエビデンスである[41]．

心筋梗塞後の抗不整脈薬の影響に関する試験は，代替アウトカムまたは代替エンドポイントを用いる危険性を示している．心室脱分極異常が高い死亡リスクと関連し，抗不整脈薬が異常な心室脱分極（代替エンドポイント）の減少を示したので，それらは死亡を減少させると考えてもおかしくなかった．そこで，ある研究者集団は，過去に心室脱分極異常という代替エンドポイントに対する抑制効果が見つかっていた3種類の薬剤（エンカイニド，フレカイニド，モリシジン）を対象としたランダム化試験を実施した．しかし，プラセボ投与群と比べ，抗不整脈薬投与群において大幅な死亡の増加が明らかになったことから，研究者らは試験を中断せざるを得なかった[42,43]．仮に臨床医が不整脈という代替エンドポイントに依拠していた場合，これら3つの薬剤の投与を継続していたと考えられ，それによって患者は甚大な害をこうむっていただろう（誤解をもたらす代替アウトカムの追加例は，第11.2章「ランダム化試験の驚くべき結果」を参照）．

患者にとってある重要なアウトカムにおける良好な治療効果が報告されていた場合でも，その他のアウトカムに有害な効果がないか検討しなければならない．たとえば，がんの化学療法は，延命にはつながるが，生活の質は低下する．ランダム化試験では，実験的介入の毒性や有害作用が十分に記録されていないことが多い[44]．

最後に　**複合エンドポイント composite end point** もまた，よくみられる危険なアウトカム提示方法の1つである（第12.4章「複合エンドポイント」を参照）．代理アウトカムと同様，複合エンドポイントはサンプルサイズの縮小や追跡期間の短縮に魅力的な手段である．しかし，残念ながら，これらは誤解を招きかねない．たとえば，死亡，非致死性心筋梗塞，急性冠症候群による入院とい

表 7-3

心筋梗塞の患者 2 人を，クロピドグレルとアスピリンまたはアスピリン単独で治療するかの決断において考慮すること

	アスピリン単独を投与した場合の MI 後 1 年以内の死亡または MI リスク（CER）	クロピドグレル＋アスピリンの場合のリスク（EGR）（ARR=CGR−EGR）	NNT（ARR がパーセント表示の場合，100/ARR）
小さな MI を持つ 40 歳男性	5.3%	4.2%（1.1%，または 0.011）	91
大きな MI と心不全を持つ 70 歳男性	36%	28.8%（7.2%，または 0.072）	14

略語，ARR: 絶対リスク減少，CER: 対照群イベント発生率，CGR: 対照群リスク，EGR: 実験群リスク，MI: 心筋梗塞，NNT: 治療必要数

う複合アウトカムを減少させた試験が，実際には実験的治療によって死亡は増加傾向を見せ，急性冠症候群による入院においてのみ納得のいく効果を示すことが明らかになる場合がある[45]．たとえ治療によって死亡または心筋梗塞のリスクが減少するという説得力のあるエビデンスはないとしても，複合アウトカムは，最も一般的な構成要素の治療効果，すなわち急性冠症候群のための入院を最も強く反映するだろう．

さらに，長年にわたって軽視されてきたアウトカムとして，代替治療戦略が資源に与える影響がある．医療システムの資源的制約は高まりつつあり，**経済分析 economic analysis** に対しては慎重な注意を払う必要がある（第 28.2 章「経済分析」を参照）．

見込まれる治療の利益は，考えられる害やコストに見合うか

ある研究結果があなたの患者に適用可能で，なおかつそのアウトカムがあなたの患者にとって重要である場合，次に，考えられる治療の利益（benefit）が，関連する**リスク risk**，**負担 burden**，資源必要量（resource requirement）に見合ったものかという疑問が浮上する．死亡の RRR 25%はすばらしいことのように聞こえるかもしれないが，あなたの患者に対して与える影響はごくわずかなものでしかない場合がある．この考えは，**治療必要数 number needed to treat**（NNT），つまり 1 件の有害アウトカムを防止するのに，あるいは 1 件の良好なアウトカムを発生させるのに，ある一定期間にわたって治療介入を受けなければならない患者数という概念を使って表される[46]．

治療の影響は，RRR のみではなく，その治療によって予防されるべき有害アウトカムのリスクにも関係するものである．心筋梗塞を取り上げたある 1 件の大規模な試験は，アスピリン単独と比較してアスピリンにクロピドグレルを追加することにより，心血管死，非致死的心筋梗塞，または脳卒中の RR を約 20%減少させることを示唆している[47]．表 7-3 では心電図で ST 上昇がない急性心筋梗塞の 2 人の患者について検討している．

最初の症例は 40 歳男性で，心電図の所見から，非 ST 上昇型下壁心筋梗塞が疑われた．こ

の患者に心不全の徴候はなく，正常洞調律で，心拍数80回/分で，トロポニン上昇はなかった．この患者が心筋梗塞後1年以内に死亡または心筋梗塞再発のリスクは5.3%である．アスピリン単独と比べた場合，アスピリンにクロピドグレルを追加することで，このリスクを20%減少し，4.2%，ARRにして1.1%（0.011）まで減少する．このARRの逆数（すなわち，100を，ARRで割ったパーセント表示）は，1件のイベント（低リスクの患者における，1件の死亡，または心筋梗塞後の再発性心筋梗塞）を防止するのに治療しなければならない患者数，すなわち，NNTである．この症例の場合，1人の命を救うのに約91人の患者を治療しなければならないことになる（100/1.1=91）．クロピドグレルにより，死亡，再発性心筋梗塞，脳卒中（ほとんどは，顕著な再発性心筋梗塞）がわずかに減少することとクロピドグレルに関連する大出血リスクのわずかな増加と追加的コストを考えると，多くの臨床医はこの患者にアスピリン単独を選ぶかもしれない．

第2の症例は70歳男性で，心電図上で前壁心筋梗塞の徴候があり，肺水腫と心源性ショックを伴っている．今後1年以内に死亡または心筋梗塞が再発するリスクは約36%である．このようなハイリスク患者における死亡のRRRが20%であると，ARRは7.2%（0.072）となり，再発性心筋梗塞または死亡を回避するためには同様の患者を14人治療しなくてはならない（100/7.2=13.8）．多くの臨床医は，アスピリンへのクロピドグレル追加を考えるだろう．

したがって，治療開始の決断においては，治療を受けなかった場合の患者のリスクを考慮することが重要となってくる．RRRがどの値をとった場合でも，治療が行われなかった場合に患者が有害アウトカムを経験する確率が高ければ高いほど，患者が治療から利益を得られる可能性が高くなり，1件の有害アウトカムを回避するのに治療しなければならない患者の数も少なくて済む（第9章「治療はリスクを減らすか．結果を理解する」を参照）．NNTを知ることは，臨床医が治療選択肢に関わる利益と不利益を天秤にかけるのに役に立つ．

利益とリスクを天秤にかけるためには，治療の有害作用を正確に評価する必要がある．ランダム化試験は，サンプルサイズが比較的小さく，まれだが破局的な有害作用を検出するのには適していない．そのため，治療の有害作用を推定するには，バイアスのリスクがより高い，ランダム化試験以外の情報源に注目しなければならないことが多い〔第14章「害（観察研究）」を参照〕．

治療の相対的な利益と害に基づいて最適な治療選択肢を決定する際には，個々の患者の**価値観や意向 values and preferences**を考慮しなくてはいけない．患者へ情報を伝達するための最善の方法は何か，そして臨床上の意思決定に患者の価値観をどう盛り込んでいくか，については，**エビデンスに基づく医療 evidence-based medicine**において精力的な研究が進められている（第27章「意思決定と目の前の患者」を参照）．

臨床シナリオの解決

われわれが同定した研究では，プラセボと比較してラミプリルで治療した末梢動脈疾患患者において無痛性歩行と全歩行時間の増加が見つかった[4]．プラセボ治療患者よりも咳嗽による多くの離脱以外，ラミプリルによる有害な影響については何も記述がなかった．この知見は，患者の正味の利益に対する不確実性を残すかもしれない．特に，ラミプリルに関連した最も重篤な有害作用である腎不全や高カルシウム血症誘発性心停止の記載はない．しかし，他の種類の血管疾患を持つ患者においては，この研究で使用した用量でのラミプリルについては，特に，臨床医がこれらの有害作用（すなわち，腎機能または血清カリウムの変化）について患者を定期的にモニターしているならば，その耐容性と安全性が高いことが多くの文献で示唆されている．

あなたの患者は間欠的跛行によってかなり制限されている．彼はこの研究に含まれた患者と似ている．歩行時間に対する治療効果と，健康関連の生活の質に対して観察された効果，ならびに明らかに最小限の副作用用プロファイルを考慮すると，この研究は，ラミプリル摂取が患者に重要な利益をもたらすことを示唆している．

患者は歩行能力が制限され痛みが消耗性であることに気づいている．彼はさらに 1 分間歩くことができれば価値があると信じている．しかし，彼には金銭的なストレスがあり，ラミプリルが 1 錠剤あたり 1.20 ドル，来年は約 450 ドルの費用がかかるという懸念がある．あなたは，研究者らの薬物の選択肢が，使用する最良の薬剤ということにいくらかの疑問があると説明した．研究者らは，ラミプリルとの差がわずかである ACE 阻害薬であるリシノプリルを選択することができ，これならば，患者は約 1/3 の価格で購入できる．最終的に，暗黙のうちにクラス効果を受け入れ，患者はリシノプリルを選択する．

参考文献

1. Momsen AH, Jensen MB, Norager CB, et al. Drug therapy for improving walking distance in intermittent claudication: a systematic review and meta-analysis of robust randomised controlled studies. Eur J Vasc Endovasc Surg. 2009; 38(4): 463-474.
2. Wong PF, Chong L-Y, Stansby G. Antiplatelet therapy to prevent cardiovascular events and mortality in patients with intermittent claudication. JAMA. 2013; 309(9): 926-927.
3. Jaar BG. ACP Journal Club. Ramipril improved walking times and QOL in peripheral artery disease and intermittent claudication. Ann Intern Med. 2013; 158(12): JC7.
4. Ahimastos AA, Walker PJ, Askew C, et al. Effect of ramipril on walking times and quality of life among patients with peripheral artery disease and intermittent claudication: a randomized controlled trial. JAMA. 2013; 309(5): 453-460.
5. Hu FB, Bronner L, Willett WC, et al. Fish and omega-3 fatty acid intake and risk of coronary heart disease in women. JAMA. 2002; 287(14): 1815-1821.
6. Kotwal S, Jun M, Sullivan D, et al. Omega 3 fatty acids and cardiovascular outcomes: systematic review and meta-analysis. Circ Cardiovasc Qual Outcomes. 2012; 5(6): 808-818.
7. Bosch J, Gerstein HC, Dagenais GR, et al; ORIGIN Trial Investigators. n-3 fatty acids and cardiovascular outcomes in patients with dysglycemia. N Engl J Med. 2012; 367(4): 309-318.
8. Bjelakovic G, Nikolova D, Simonetti RG, et al. Antioxidant supplements for prevention of gastrointestinal cancers: a systematic review and meta-analysis. Lancet. 2004; 364(9441): 1219-1228.
9. Miller ER Ⅲ, Pastor-Barriuso R, Dalal D, et al. Meta-analysis: high-dosage vitamin E supplementation may increase all-cause mortality. Ann Intern Med. 2005; 142(1): 37-46.
10. Ikram H, Crozier IG. Xamoterol in severe heart failure. Lancet. 1990; 336(8713): 517-518.
11. Califf RM, Adams KF, McKenna WJ, et al. A randomized controlled trial of epoprostenol therapy for

severe congestive heart failure: The Flolan International Randomized Survival Trial（FIRST）. Am Heart J. 1997; 134(1): 44-54.

12. Hampton JR, van Veldhuisen DJ, Kleber FX, et al; Second Prospective Randomised Study of Ibopamine on Mortality and Efficacy（PRIMEⅡ）Investigators. Randomised study of effect of ibopamine on survival in patients with advanced severe heart failure. Lancet. 1997; 349(9057): 971-977.
13. Schulz KF, Chalmers I, Hayes RJ, et al. Empirical evidence of bias: dimensions of methodological quality associated with estimates of treatment effects in controlled trials. JAMA. 1995; 273(5): 408-412.
14. Moher D, Pham B, Jones A, et al. Does quality of reports of randomised trials affect estimates of intervention efficacy reported in meta-analyses? Lancet. 1998; 352(9128): 609-613.
15. Balk EM, Bonis PA, Moskowitz H, et al. Correlation of quality measures with estimates of treatment effect in meta-analyses of randomized controlled trials. JAMA. 2002; 287(22): 2973-2982.
16. Hansson L, Lindholm LH, Niskanen L, et al. Effect of angiotensin-converting-enzyme inhibition compared with conventional therapy on cardiovascular morbidity and mortality in hypertension: the Captopril Prevention Project（CAPPP）randomised trial. Lancet. 1999; 353(9153): 611-616.
17. Kaptchuk TJ. Powerful placebo: the dark side of the randomised controlled trial. Lancet. 1998; 351(9117): 1722-1725.
18. Hróbjartsson A, Gøtzsche PC. Is the placebo powerless? An analysis of clinical trials comparing placebo with no treatment. N Engl J Med. 2001; 344(21): 1594-1602.
19. McRae C, Cherin E, Yamazaki TG, et al. Effects of perceived treatment on quality of life and medical outcomes in a double-blind placebo surgery trial. Arch Gen Psychiatry. 2004; 61(4): 412-420.
20. Rana JS, Mannam A, Donnell-Fink L, et al. Longevity of the placebo effect in the therapeutic angiogenesis and laser myocardial revascularization trials in patients with coronary heart disease. Am J Cardiol. 2005; 95(12): 1456-1459.
21. Noseworthy JH, Ebers GC, Vandervoort MK, et al. The impact of blinding on the results of a randomized, placebo-controlled multiple sclerosis clinical trial. Neurology. 1994; 44(1): 16-20.
22. Ioannidis JP, Bassett R, Hughes MD, et al. Predictors and impact of patients lost to follow-up in a long-term randomized trial of immediate versus deferred antiretroviral treatment. J Acquir Immune Defic Syndr Hum Retrovirol. 1997; 16(1): 22-30.
23. Akl EA, Briel M, You JJ, et al. Potential impact on estimated treatment effects of information lost to follow-up in randomised controlled trials（LOST-IT): systematic review. BMJ. 2012; 344: e2809.
24. Montori VM, Devereaux PJ, Adhikari NK, et al. Randomized trials stopped early for benefit: a systematic review. JAMA. 2005; 294(17): 2203-2209.
25. Greenhalgh RM, Brown LC, Powell JT, et al; United Kingdom EVAR Trial Investigators. Endovascular versus open repair of abdominal aortic aneurysm. N Engl J Med. 2010; 362(20): 1863-1871.
26. The Coronary Drug Project Research Group. Influence of adherence to treatment and response of cholesterol on mortality in the coronary drug project. N Engl J Med. 1980; 303(18): 1038-1041.
27. Asher WL, Harper HW. Effect of human chorionic gonadotrophin on weight loss, hunger, and feeling of well-being. Am J Clin Nutr. 1973; 26(2): 211-218.
28. Hogarty GE, Goldberg SC. Drug and sociotherapy in the aftercare of schizophrenic patients: one-year relapse rates. Arch Gen Psychiatry. 1973; 28(1): 54-64.
29. Fuller R, Roth H, Long S. Compliance with disulfiram treatment of alcoholism. J Chronic Dis. 1983; 36(2): 161-170.

30. Pizzo PA, Robichaud KJ, Edwards BK, et al. Oral antibiotic prophylaxis in patients with cancer: a double-blind randomized placebo-controlled trial. J Pediatr. 1983; 102(1): 125-133.
31. Horwitz RI, Viscoli CM, Berkman L, et al. Treatment adherence and risk of death after a myocardial infarction. Lancet. 1990; 336(8714): 542-545.
32. Montori VM, Guyatt GH. Intention-to-treat principle. CMAJ. 2001; 165(10): 1339-1341.
33. Alshurafa M, Briel M, Akl EA, et al. Inconsistent definitions for intention-to-treat in relation to missing outcome data: systematic review of the methods literature. PLoS One. 2012; 7(11): e49163.
34. Altman DG, Gore SM, Gardner MJ, et al. Statistical guidelines for contributors to medical journals. Br Med J (Clin Res Ed). 1983; 286(6376): 1489-1493.
35. Guyatt G, Keller J, Singer J, et al. Controlled trial of respiratory muscle training in chronic airflow limitation. Thorax. 1992; 47(8): 598-602.
36. Walker MD, Marler JR, Goldstein M, et al; Executive Committee for the Asymptomatic Carotid Atherosclerosis Study. Endarterectomy for asymptomatic carotid artery stenosis. JAMA. 1995; 273(18): 1421-1428.
37. Lamy A, Devereaux PJ, Prabhakaran D, et al; CORONARY Investigators. Off-pump or on-pump coronary-artery bypass grafting at 30 days. N Engl J Med. 2012; 366(16): 1489-1497.
38. Devereaux PJ, Bhandari M, Clarke M, et al. Need for expertise based randomised controlled trials. BMJ. 2005; 330(7482): 88.
39. Oxman AD, Guyatt GH. A consumer's guide to subgroup analyses. Ann Intern Med. 1992; 116(1): 78-84.
40. Sun X, Briel M, Walter SD, et al. Is a subgroup effect believable? updating criteria to evaluate the credibility of subgroup analyses. BMJ. 2010; 340: c117.
41. Guyatt G, Montori V, Devereaux PJ, et al. Patients at the center: in our practice, and in our use of language. ACP J Club. 2004; 140(1): A11-A12.
42. Echt DS, Liebson PR, Mitchell LB, et al. Mortality and morbidity in patients receiving encainide, flecainide, or placebo: The Cardiac Arrhythmia Suppression Trial. N Engl J Med. 1991; 324(12): 781-788.
43. Rogers W, Epstein A, Arciniegas J, et al; The Cardiac Arrhythmia Suppression Trial II Investigators. Effect of the antiarrhythmic agent moricizine on survival after myocardial infarction. N Engl J Med. 1992; 327(4): 227-233.
44. Ioannidis JP, Lau J. Completeness of safety reporting in randomized trials: an evaluation of 7 medical areas. JAMA. 2001; 285(4): 437-443.
45. Pfisterer M, Buser P, Osswald S, et al; Trial of Invasive versus Medical therapy in Elderly patients (TIME) Investigators. Outcome of elderly patients with chronic symptomatic coronary artery disease with an invasive vs optimized medical treatment strategy: one-year results of the randomized TIME trial. JAMA. 2003; 289(9): 1117-1123.
46. Laupacis A, Sackett DL, Roberts RS. An assessment of clinically useful measures of the consequences of treatment. N Engl J Med. 1988; 318(26): 1728-1733.
47. Yusuf S, Zhao F, Mehta SR, et al; Clopidogrel in Unstable Angina to Prevent Recurrent Events Trial Investigators. Effects of clopidogrel in addition to aspirin in patients with acute coronary syndromes without ST-segment elevation. N Engl J Med. 2001; 345(7): 494-502.

第 8 章

非劣性試験の使い方

How to Use a Noninferiority Trial

Sohail M. Mulla, Ian A. Scott, Cynthia A. Jackevicius,
John J. You, and Gordon Guyatt

この章の内容

臨床シナリオ

あなたは，3 日間に及ぶ進行性呼吸困難を呈する，重症変形性関節症と運動制限のある 51 歳女性を診察する内科医である．患者は，心拍数 105/分，呼吸数 28/分，そして室内気吸入下の酸素飽和度は 85%で，苦しさを訴えている．関節炎を除けば，患者の身体診察は申し分なく，下肢の検査でも深部静脈血栓症の徴候はみられない．コンピューター断層撮影（computed tomography: CT）肺血管造影の結果，2 本の葉動脈に明確な血栓が確認される．

最近あなたは，深部静脈血栓症患者に対しては，入院ではなく外来で低分子ヘパリン（low-molecular-weight heparin: LMWH）の投与による治療を行っている．ただ，肺塞栓症という，さらに危険な状態にある患者を入院させないことは躊躇される．そういえば，加入している最新情報サービスから（第 5 章「最新の最良エビデンスを探す」を参照），この問題について取り上げた最近のランダム化試験 **randomized trial** に関する論文を受信していたことを思い出す．入院と外来のいずれで治療するかについてこの患者と話し合う前に，あなたはまずこの論文にさっと目を通してみる[1]．すると，その試験では**非劣性 noninferiority** の検定が行われていることがわかり，方法と結果を読み進めるにつれ，この論文を診療の指針として使用する際に考えるべき特別な問題はないかと気になる．

はじめに

従来，ランダム化臨床試験（randomized clinical trial: RCT）は，生活の質改善や病的または致死的イベント〔ここではこれらを有効性アウトカム（effectiveness outcome）とよぶ〕の回避において，実験的治療が標準治療や**プラセボ placebo** よりも優れているかを確認するためのものであった．これらの優越性試験（superiority trial）では，実験的介入が有効性アウトカムにおいて標準治療よりもどれだけ大きな利益を持つかを決定することが主たる目的である．

最近，有効性アウトカムにおける優越性を基準にするのではなく，標準治療と比較して害やその他の治療の負担が軽減されることを理由に新しい実験的治療を提供するという新たな発想が生まれている．近代医療では，臨床医は幸いにも数多くの有効な治療策を持つが，残念ながらこれらの治療には**害 harm**，不便さ，過剰なコストを伴うことが多い．これらの介入では，制限や不便さを含めた治療の**負担 burden** を減らすことが，革新的治療の正当な目的となる．

このような場合，ある疑問が浮上する．すなわち，その実験的治療を処方したい主な理由として，実験的治療が有効性アウトカムに及ぼす影響が，既存の標準治療を安心して実験的治療に置き換えることができるほど，標準治療のそれと十分に類似していることを臨床医が確信できるか．

非劣性試験は，実験的治療が標準治療と比較して良くも悪くもない（特定のマージンを超えていない）ことを立証しようとする**同等性試験 equivalence trial** の代替的方法を提供するものである．同等性試験と対照的な点は，非劣性試験者は実験的治療が標準的治療と比べて「大きく見劣りしない（not much worse)」限りは，実験的治療の方が良いかどうかは問題としないことである．したがって，その用語に反映される限界によって示されるように，非劣性治療は，懸念を生じさせるほどではないにしろ，標準的治療よりも劣っている可能性がある．どの程度の劣性（すなわち，有効性の低下）であれば臨床医が許容可能と考えるべきかは，当該有効性アウトカムの重要性と，新しい治療によって達成される害または負担の低下の程度によって決まる．

図 8-1

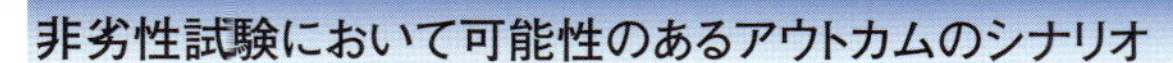

非劣性試験において可能性のあるアウトカムのシナリオ

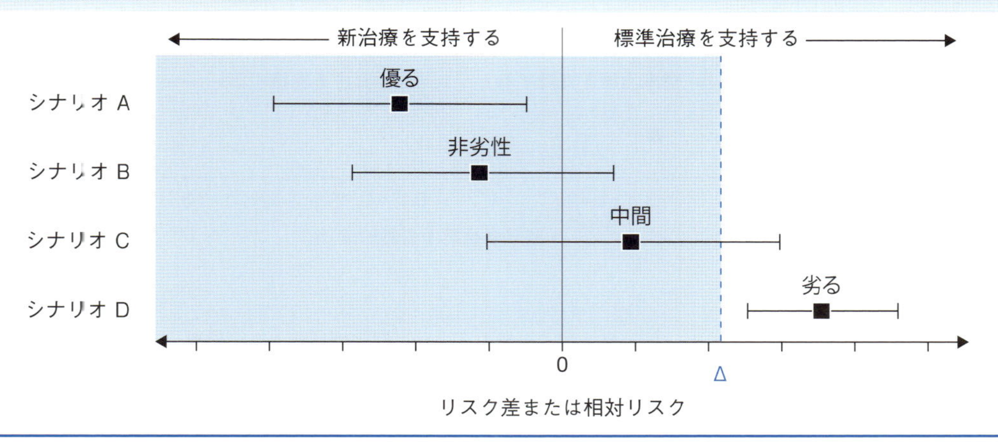

Δが指し示す点線は，非劣性の閾値，すなわち標準治療と比べた場合に実験的治療により生じる最大許容追加的アウトカムイベント数である．色付けされた領域は，非劣性領域を表す．

「大きく見劣りしない」という概念が先ほどのシナリオの患者にとって何を意味するかについて考えてみよう．患者は入院を嫌がり，在宅での治療を強く希望するかもしれないが，在宅治療を選択することによって被るリスクがあるかもしれない．病院で受ける治療の方が，静脈血栓塞栓症（venous thromboembolism: VTE）再発リスクや，抗血栓療法の経過を複雑にする深刻な出血リスクは低くなるかもしれない．患者には，在宅治療に伴う VTE や深刻な出血の追加的リスクを被る覚悟はあるだろうか．もしあるのだとすれば，どの程度のリスク上昇であれば許容する覚悟があるだろうか．

この例は，次の点を示している．患者が，標準治療と比べてリスクの点で大きく見劣りしない限りは新しい実験的治療を選択するというのであれば，「大きく見劣りしない」ことの基準となる妥当な閾値の選択が，非劣性試験を解釈する上で最も重要な問題となる．この非劣性閾値は（図 8-1 で，Δが指し示す点線），標準治療と比べた場合に実験的治療により生じる最大許容追加的アウトカムイベント数である．

非劣性試験をデザインする際は，研究者らは一般的に統計ベースの基準を使用して独自の閾値を設定する．しかし，適切な閾値を定義するための広く受け入れられた基準は存在しない．何が適切かはあくまでも見る側の主観による．専門家は，非劣性の閾値を決定する場合は妥当な統計的論拠と臨床的判断を使用するよう推奨している[2,3]．しかし，ある観測者にとっては妥当な論拠も，他の観測者には誤ったものに映るかもしれない．

米国食品医薬品局（US Food and Drug Administration: FDA）によって示された非劣性閾値に関する指針の草案は大きな影響力を持つ[4]．FDA のアプローチの考え方としては，まず非劣性と期待される実験的治療と比較されている既存の標準治療によって達成されると考えられる最小の利益を検討する．既存の標準治療に考えられる最小の利益は，その治療をそれ以前の最良治療またはプラ

図 8-2

許容可能な非劣性閾値を設定する

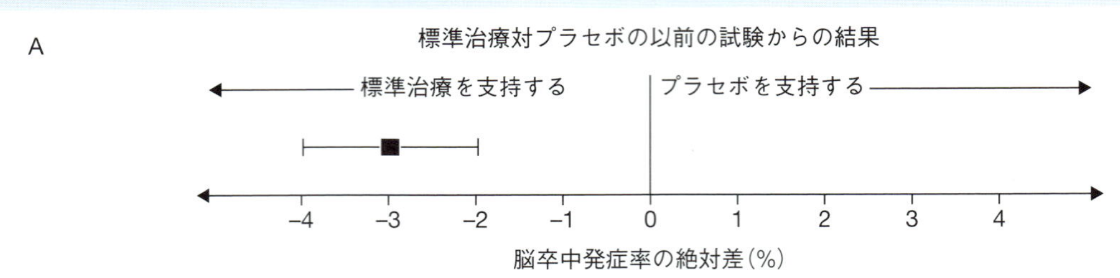

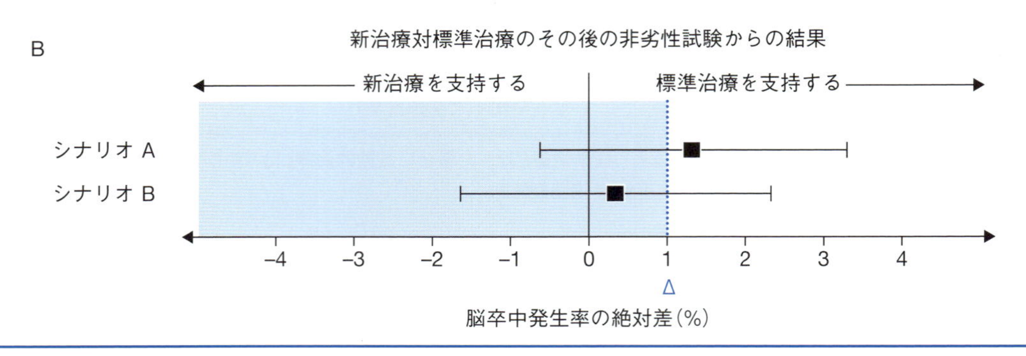

A: 標準的治療では，プラセボと比較し，脳卒中の絶対的発生率が 3%減少する（95%CI: 2〜4%）. B: 青色の点線は非劣性領域を表す. シナリオ A では，実験的治療と標準的治療の脳卒中発生率の差を取り巻く 95%CI には，実験的治療による最大 2%の脳卒中発生率増加が含まれるため，標準的治療の最小治療効果の 50%を維持できていないことになる. シナリオ B では，同じ 95%CI により，実験的治療による脳卒中発生率の増加が 1%を超えることはないことが示されていることから，標準的治療による 2%の脳卒中の絶対的減少のうちの少なくとも 50%を維持できていることになる.

セボと比較した試験結果を調べることによって確認できる. 考えられる最小の利益を確認するには，観測された効果推定値を取り巻く**信頼区間 confidence interval**（CI）（技術的用語としては，点推定値を取り巻く CI），とりわけ，効果なしに隣接する側の CI の境界に着目する.

たとえば，点推定値から，既存の標準治療はプラセボと比較して絶対差 3%，95%CI: 2〜4%で脳卒中の絶対的発生率を減らすことが示唆されるとする（図 8-2 の上のグラフ）. とすると，この標準的治療に考えられる最小の利益は，脳卒中の発生を 2%，すなわち治療を受けた患者 100 人あたりで 2 人減らせることである.

実験薬の非劣性を調べるその後の試験で示される脳卒中発生率の差を取り巻く 95%CI に，脳卒中発生率 2%増加が含まれる場合（たとえば点推定値は差なしで，CI は 2%減少〜2%増加），結果は新薬の効果がプラセボと変わらないことを意味する（図 8-2，シナリオ A）. その理由は，既存の標準治療の絶対利益はわずか 2%の脳卒中発生率減少とされており，実験的治療を受ける患者における脳卒中発生率が標準治療よりも 2%高いかもしれないということは，プラセボにおける発生率とまったく同じになるからである.

次にポイントとなるのが，治療効果の部分的維持を求めるべきであるという点である. 通常の場合，医薬品規制当局は，最小治療効果の少なくとも 50%を維持するよう規定している．したがって，この例では閾値が 1%となる．実験的治療による脳卒中発生率が，既存の標準治療と比べて 1%を超えて増加することがなければ，脳卒中の絶対的減少である 2%のうちの少なくとも 50%は維持されることになる[5,6](図 8-2，シナリオ B)．アウトカムの深刻さによっては，非劣性マージンがより厳しくなっても，維持すべき利益の割合を増やすべきであるとする意見もあるかもしれない．ここでは，絶対的指標で非劣性マージンを表しているが，絶対効果ではなく相対効果に基づいて閾値が選択される場合もある．

ユーザーズガイドの適用

肺塞栓症に対する入院治療と外来治療を比較した試験がそうであったように，非劣性閾値を設定するための標準的アプローチが当てはまらないケースもある．肺塞栓症に対する抗凝固療法ありと抗凝固療法なしを比較したランダム化試験は存在しないため，著者らは先述のシナリオで説明した非劣性マージンの設定方法を使用できなかった．そこで，これに代わる方法として，著者らはまず，肺塞栓症を持つ低リスク入院患者における 90 日時点での VTE 再発確率を検討し，これを 0.9%と推定した．次に，非劣性マージンを 4%と設定した（これは，外来患者における VTE 再発率が 4.9%より低ければ，患者にとって許容可能であることを示唆する）．著者らは，この設定値の正当性について，急性 VTE に対する複数の抗凝固療法レジメンの試験や，深部静脈血栓症の外来治療と入院治療を比較した試験で設定されていた非劣性マージン（3～5%）に類似していることをあげていた．著者らは暗黙的に出血に対しても同じ非劣性マージン（4%）を選択しているが，その選択の正当性については説明していない．

その後，結果をレビューした研究者らが，主要アウトカムにおける差の推定値を取り巻く CI の全体が，自分たちが選択した非劣性マージンの下側に存在することを確認した場合，研究者らは非劣性（図 8-1，シナリオ B），あるいは，場合によっては実験的治療の優越性（図 8-1，シナリオ A）を主張するだろう．一方，CI がその閾値をまたがる場合，その試験は非劣性を証明できなかったことになる（図 8-1，シナリオ C）．CI 全体が非劣性の閾値の上側に存在する場合は，実験的治療が標準的治療に劣ることを意味する（図 8-1，シナリオ D）．

非劣性試験で選択されている閾値が十分に厳格なものでない場合，実験的治療の使用によって生じうる最大のリスク増加（すなわち，有効性の減少）を知っていれば多くの患者が実際はその治療を拒否しているだろうと考えられるようなケースでも，非劣性の結論が導かれてしまうリスクがある．このような閾値の選択に対して異議を唱える者がいなければ，実験的治療の普及によって患者に害が及ぶ結果となりかねない．われわれは，非劣性閾値を解釈する場合には研究者の判断を鵜呑みにするのではなく自分で考えて判断するよう促している．そうすることにより，大多数の人が曖昧と感じるであろう閾値定義の統計的論拠を解読する手間も省けるだろう．

これまでにも非劣性試験を解釈するための論拠や基準は提供されてきたが[2,3,5-9]，この章ではユーザーズガイドの原則に従い，単純かつ実用的なアプローチを提示することを目的とする．最適な診療を行うための指針となるように，最近の例をあげて概念を説明する．その際われわれは，ユーザーズガイドの他の章でも使用されている 3 段階アプローチを使用し，非劣性試験に特化した妥当性，結果の解釈，結果の適用可能性の問題を取り上げる（欄 8-1）．

欄 8-1

非劣性試験を評価するためのユーザーズガイドのアプローチ

結果は妥当か[a]
- 実験治療群と標準治療群は同じ予後で開始したか
- 研究の進行とともに，予後のバランスが維持されたか
- 研究完了時点で，両群は予後のバランスがとれていたか
- *研究者らは，根拠のない非劣性の結論に対する防御策を講じていたか*[b]
- *標準治療の効果は維持されていたか*
- *研究者らは，行った治療と割り付けた集団に基づいて，患者を分析しているか*

結果は何か

結果を患者の治療にどのように適用できるか
- 研究患者は自身の診療における患者と似ていたか
- 患者にとって重要なアウトカムはすべて考慮されたか
- 実験的治療に見込まれる利益は，考えられる害やコストに見合うか[b]

a: 非劣性試験の研究デザインの限界は，バイアスのリスク以上の問題を含む．したがって，この章では，バイアスのリスクとこれらの補足的な問題の双方に対処するために，「妥当性」という用語を引き続き使用する．
b: 非劣性試験に特有の問題を含んでいる．

結果は妥当か

非劣性試験の研究デザインの限界は，バイアスのリスク以上の問題を含んでいる．そのため，この章では，引き続き「妥当性（validity）」という用語を使用してバイアスのリスクと補足的な問題について取り上げる．

「結果は妥当か（Are the results valid?）」という疑問は，結果がどの程度，バイアスのない効果推定値，あるいは系統的な過大評価や過小評価を反映していると考えられるかを問うものである．疾患の治療に関する疑問を取り上げる他の研究の場合と同様，非劣性試験でも，ランダム割り付けの隠蔽化を確実にし，既知の**予後因子 prognostic factor** のバランスを示し，患者，臨床医，アウトカム評価者を**盲検化 blind** し，**追跡 follow-up** の完全性を確実にすることにより，バイアスのリスクを低減できるだろう（第 7 章「治療（ランダム化試験）」を参照）．しかし，非劣性試験では，優越性試験とは違った形で誤った結論が導かれる傾向がある．われわれは，欄 8-1 にイタリックで示される関連する懸念事項を，厳密にはバイアスのリスクには関係していないが，妥当性の問題として分類した．

研究者らは，根拠のない非劣性の結論に対する防御策を講じていたか

標準的治療の効果は維持されていたか

見かけ上の非劣性の判断に至ってしまう 1 つの原因として，標準治療の準至適（suboptimal）投

与があげられる．準至適治療の１例としては，標準的治療に遵守しそうにない，あるいは良好に反応しそうにない患者を組み入れること，特に非劣性閾値が絶対的指標で示されている場合に有効性アウトカムのリスクが低い集団を組み入れること，治療強度を下げるまたは準至適経路（たとえば，経口ではなく静注）で治療を実施すること，または治療効果が完全に出現する前に追跡を中止することがあげられる．治療効果が維持されていた可能性が高いかどうかを評価する１つの方法としては，標準治療の効果に対するこれらの脅威それぞれに対し，研究のデザインや実施を通じてどれだけ対処しようとしていたかを評価することがあげられる．

標準治療の効果が維持されていたかを判断するもう１つの方法は，非劣性試験におけるイベント発生率を，標準治療を取り上げた過去の試験におけるイベント発生率と比較することである．非劣性試験の標準治療群における**対照群イベント発生率 control event rate** が，過去の試験でみられた典型的な対照群イベント発生率よりも高い場合は，標準治療の準至適投与の疑いが浮上する．残念ながら，これとは競合する説明としての，非劣性試験と過去の試験とで組み込まれた集団の予後の違いもまたありえる．試験間で患者の特徴を比較することにより，２つの競合する説明のうちのいずれがより当てはまりそうかを判断できるが，測定されていない予後因子が，観測されたイベント発生率の違いに寄与している可能性は残る．

たとえば，心房細動患者における脳卒中および塞栓症予防のための経口直接第Xa因子阻害薬リバーロキサバンの１日１回投与とビタミンK拮抗薬を比較した試験（Rivaroxaban Once Daily Oral Direct Factor Xa Compared With Vitamin K Antagonism for Prevention of Stroke and Embolism in Atrial Fibrillation: ROCKET AF）の場合，研究者らは心房細動患者への治療としてリバーロキサバンはワルファリンに対して非劣性であると宣言した[10]．ワルファリンをプラセボと比較した過去のRCTと比べた場合に，ワルファリンを投与された患者が，この研究期間全体を通してどの程度抗凝固療法の至適治療域に入っていたのかについては懸念が残る．研究者らは，ROCKET AFのワルファリン投与群における至適範囲内時間（time in therapeutic range: TTR）割合の平均値を55％と記録しているが，これは過去の研究[11,12]や近年の非劣性試験[12]におけるTTR約75％（範囲: 42～83％）と比較し，大幅に低い．したがって，ワルファリンの治療効果がROCKET AFで維持されていたという確信は持てない．リバーロキサバンがワルファリンに対して一見非劣性であるように見えるのは，後者の準至適投与に起因している可能性がある[13]．

標準治療の効果が維持されているかどうかを判断するための２つ目の基準を使用したところ，ROCKET AF試験の患者は過去の試験の患者よりも高齢で，高血圧や２型糖尿病の有病率が高かったにもかかわらず[11]，ROCKET AF試験のワルファリン投与群では脳卒中や全身性塞栓症の発生率が過去の試験と比較して低かった[14]．したがって，対照群イベント発生率は，対照群におけるワルファリンの準至適投与の疑いを裏付けるものではなかった．とはいえ，TTRの低さにはやはり懸念が残る．

研究者らは，行った治療と割り付けた集団に基づいて，患者を分析しているか

もう 1 つ問題となるのが，ランダム割り付けされて研究期間の最後まで追跡されたが，処方されたとおりに，あるいはまったく薬剤を服用しなかった患者について，研究者らがどのように対処しているかである．ランダム割り付けは，関心のあるアウトカムに関わる予測因子のバランスが治療群間で保たれていることを確実にするためのものである．割り付けられた治療に研究プロトコルの規定に従って遵守しない患者の予後は，遵守する患者の予後とは異なると考えられる[15]．

研究者らは，研究プロトコルを遵守した患者のみを組み入れ，遵守しなかった患者を除外しようとしがちである（このような分析を**プロトコル準拠解析 per-protocol analysis** とよぶことが多い）．しかしそうすることで，そもそもランダム割り付けによって作り上げた予後のバランスが崩れてしまう可能性が高い．**ノンアドヒアランス nonadherent** の患者は遵守患者よりも予後が悪いことが多いため，実験的治療を遵守できなかった患者を除外することは，優越性試験において，治療の利益を過大評価する方向のバイアスが結果に生じる可能性が高い．これとは対照的に，ランダム割り付け準拠解析（analyze-as-randomized）アプローチ〔治療企図（ITT）解析〕では，患者の遵守の程度を問わず，割り付けられたグループで患者を解析する〔第 11.4 章「ITT（治療企図）原則と曖昧な脱落」を参照〕．その結果，優越性試験においてバイアスのない，そして一般的により慎重な，治療効果推定値が導かれる[16]．

しかし残念なことに，非劣性試験の状況においては，ランダム割り付け準拠解析アプローチには深刻な限界がある．実験的治療が実際には現行の標準治療よりもはるかに劣る場合の非劣性試験を想定してみよう．さらに，この試験では標準治療群の患者の多くがなんらかの理由で治療に遵守しないものと仮定しよう．ランダム割り付け遵守解析アプローチでは，これらの非遵守（ノンアドヒアランス）患者の組み入れによって，標準治療の利益が大幅に過小評価され，その結果として実験的治療との比較において誤って非劣性の結論が導かれてしまう可能性がある．

ほぼ指示どおりに治療を受けた患者にのみ着目するプロトコル準拠解析では，予後の不均衡（prognostic imbalance）を招く可能性はあるが，非劣性に関する一定の確信は得られる．このような解析の結果が，ランダム割り付け遵守解析アプローチから得られたものと合致する場合，そしてそのいずれもが非劣性閾値よりも下側に存在する場合，非劣性の推論は強いものとなる．しかし，2 つの分析の結果に重要な差異がある場合，非劣性の推論は弱くなる．

たとえば，心不全におけるビソプロロール治験（Cardiac Insufficiency Bisoprolol Study: CIBIS）の第Ⅲ相試験では，心不全患者における死亡や入院を回避するための初期治療としてアンジオテンシン変換酵素（angiotensin converting enzyme: ACE）阻害薬ではなく β 遮断薬を使用することを取り上げていた[17]．研究者らは，非劣性閾値として，β 遮断薬の使用による死亡または入院という主要**エンドポイント end point** における 5%の絶対的増加を設定している．ランダム割り付け準拠解析では，この非劣性の閾値は満たされ，CI の上限から判断して，β 遮断薬によって死亡または入院が 4.4%よりも増加することはまずない．一方，プロトコル準拠解析では CI の上限は 5.1%で，研究者らが選択した閾値をわずかに超えていた．著者らの閾値を

受け入れた場合，非劣性の推論はプロトコル準拠解析の結果により弱められてしまう．著者らの閾値を受け入れるべきかどうかについては，また後ほど説明する．

ユーザーズガイドの適用

肺塞栓症治療の試験において[1]，死亡リスクの低い症候性急性肺塞栓症患者 344 人が外来治療または 5 日以上の入院治療に割り付けられた．中央コンピューターによるランダム割り付けシステムにより，**割り付けの隠蔽化 allocation concealment** を確実にしている．患者も介護者も，割り付けられた治療に対して盲検化されていなかったが，アウトカム評価者は盲検化されていた．治療群と**対照 control** 群の患者は，塞栓の部位，併存症，臨床所見などの既知の予後因子において類似していた．5 人を除く全患者で追跡の完全性が達成されていた．盲検化の欠如は懸念されるが，アウトカム評価者が盲検化されていたことが**バイアスのリスク risk of bias** への対抗策にはなっている．

この研究における標準的介入の至適投与に関わる重大な問題は，入院群患者が受けた LMWH 投与の期間，およびその後のワルファリン療法における TTR である．患者は 8.9 日間 LMWH を投与されており，それは数多くのセッティングにおける標準投与期間とほぼ同じまたはそれ以上であった（したがって問題はない）．TTR はわずか 52％と準至適であり，懸念される．しかし，外来群における TTR もまた 52％であることから，この懸念は大幅に軽減される．

研究者らはランダム割り付け準拠解析とプロトコル準拠解析の両方を実施しており，それらの解析からは 24 時間以内に退院した入院群患者，およびランダム割り付け後 24 時間以上が経過した後で退院した外来群患者は除外されていた．以下に示す結果からわかるように，プロトコル準拠解析の結果はランダム割り付け準拠解析のものと大きく異なってはいなかった．

結論として，試験にはバイアスのリスクに関わるいくつかの限界があるが，その結果の信用性は中～高であると判断されるだろう．

結果は何か

非劣性試験の関連する結果は以下の点に集約される．①有効性アウトカムにおける実験的治療と標準治療の差が治療の主要標的である，②害や負担のアウトカムは実験的治療が標準的治療よりも優れていることを示すべきである，③その結果から標準治療が至適投与であったことが再確認できるか．

ユーザーズガイドの適用

肺塞栓症における主要有効性アウトカムは，VTE 再発率の減少であり，治療の負担（在宅ではなく入院治療）は容易に測定できる．もう 1 つの重要な問題としてあげられるのが大出血の発生であり，非劣性の調査を必要とするもう 1 つのアウトカムとして概念化できるだろう．主要有効性アウトカムにおいて，外来治療が入院治療に対して非劣性であったとしても，深刻な出血のリスクが在宅では大幅に高いのであれば，患者は入院を選ぶだろう．

いずれのアウトカムについても，実験的治療と標準的治療のイベント発生率の差を示す**点推定値 point estimate**（最良推定値）および関連する CI がわれわれの関心事となる．CI の境界は，真の値が存在すると考えられる範囲，すなわち，点推定値ほどの可能性ではないにしても真の値が存在すると考えられる範囲を表す（第10章「信頼区間: 単一研究またはメタアナリシスは十分大きいか」を参照）. ここでは，90日時点での両群間の絶対差に着目する. ランダム割り付け準拠解析では，再発性VTEは，外来群では患者1人で起こったが，入院群では誰にも起こらなかったことから，両群間の差は0.6%，すなわち1,000人あたり6人となり，95%CI上限は2.7%（外来患者1,000人につき27人のVTE症例増）であった[1]. この結果は，外来患者におけるVTE再発率が入院患者のそれと比べて，著者らが非劣性の閾値として設定している4%（1,000人あたり40人）を上回る（P=0.01）ことはまずないことを示唆している.

深刻な出血に関しては，外来群では3件観測されたが，入院群では観測されなかった（外来患者では1.8%，つまり1,000人あたり18人の出血が多い）. 95%CI上限は4.5%と，著者らの設定した4%の閾値を超えるため，非劣性の統計的検定は不合格となる（P=0.09）.

著者らはプロトコル準拠解析も行っており，その結果はランダム割り付け準拠解析の結果と合致していた. 外来治療における大出血アウトカムは，深刻な出血よりもやや良い結果であった（1.2%の差で入院治療が優れており，95%CI上限は3.8%，4%の閾値に対するP値は0.04である）.

結果を患者の治療にどのように適用できるか

われわれは，医学文献の結果を患者個人の治療に適用する際は3つの疑問（欄8-1）を提起するよう推奨しているが，そのうちの1つ（実験的治療に見込まれる利益と考えられる害やコストの間のトレードオフを評価すること）は，非劣性試験に特有の問題を含んでいる.

実験的治療に見込まれる利益は，考えられる害やコストに見合うか

その非劣性試験は，失敗に終わった優越性試験の残念な結果を取り繕うため仕立て上げられたものではないか. 研究者らは，試験を計画するとき，分析の詳細を規定するが，この詳細規定は結果の解釈に影響する. 非劣性試験として計画された試験のみが，出版済み論文において非劣性試験として報告されることを確実にすることが編集者の仕事である. 残念ながら，編集者は報告のこの側面（およびその他の側面）における正当な注意義務を常に徹底して果たしているわけではない[18].

非劣性試験として報告されている試験が本来は非劣性試験として計画されたものではなかったかもしれない可能性があることは，非劣性閾値を独立した立場から判断することの重要性を改めて強調するものである. あなたは，非劣性試験から導かれる重要な推論を評価するにあたり，研究の著者から助言を得たいと思うかもしれない. その実験的治療の利益（benefit）は，有効性喪失のリスク（risk）に見合うものか. しかし，そうすることによってあなたは暗に著者らの非劣性の閾値を認めていることになる. 様々な理由から研究者らには非劣性閾値の選択に極力甘くなってしまうような動機が働くかもしれない. したがって，そのような閾値を認めることは，患者の利益を最優先することにはならないかもしれない.

まずは，われわれがプロトコル準拠解析の妥当性を示すために使用したCIBIS-Ⅲ試験（心不全の初期治療としてのACE阻害薬ではなくβ遮断薬を使用することについて調べた試験）について考えてみよう[17]. ランダム割り付け準拠解析とプロトコル準拠解析の結果は，著者らの非

劣性閾値である 5%をまたがっていた．しかし，そのマージンは適切なのだろうか．β遮断薬に，ACE 阻害薬を上回る害や便宜上の利益があったとしても，それはごくわずかである．したがって，死亡や入院というエンドポイントに最大 5%の絶対増加が本当にあるのだとしたら，患者が初期治療としてβ遮断薬を許容するとは考えにくい．

次に，腟内小線源療法（vaginal brachytherapy: VBT）と骨盤外部照射法（pelvic external beam radiotherapy: EBRT）が，主要アウトカムである子宮内膜がんの腟内再発に対して発揮する効果を比較した子宮内膜がん術後放射線治療の第Ⅱ相（Post-Operative Radiation Therapy for Endometrial Carcinoma 2: PORTEC-2）試験について考えてみよう[19]．研究者らは非劣性閾値として，5 年時の両群間におけるリスク差 6%，患者 100 人につき主要アウトカムの 6 件のイベント増を設定していた．データの解析後，研究者らは，CI の上限（絶対差 5%）が閾値よりも低いことを理由に，VBT レジメンは EBRT に対して非劣性であると宣言した．VBT を受けた患者は EBRT を受けた患者よりも良好な健康関連 QOL を報告していたが[19]，がんの再発ほどの深刻なアウトカムにおいて実際に最大 5%の増加があってもなお VBT アプローチを選択しようとする患者はほとんどいないものと考えられる．

非劣性閾値は，実験的治療の利益と有効性の喪失可能性との間のトレードオフを表す．このトレードオフの判断は難しいかもしれないが，患者の治療に関わる決断と根本的には同じであり，すなわちどのような決断にも複数の選択肢における望ましい帰結と望ましくない帰結のトレードオフが必要となる．したがって，**価値観や意向 values and preferences** の判断が求められ，個々の患者の意向に基づいて決断が下されなければならない．望ましい帰結と望ましくない帰結のトレードオフが拮抗している場合，選択された措置が当該個人に適したものであることを確実にする最善の方法（唯一の方法という意見もあるだろう）は，協議による意思決定（shared decision making）である（第 27 章「意思決定と目の前の患者」を参照）．

患者との間で協議による意思決定を図るとき，そしてそのためにあなたや患者が費やせる時間は限られているという現実を認識すると，その患者の価値観や意向，ならびにそれらの非劣性閾値との兼ね合いについて考えてみる価値はあるだろう．ある特定の患者が利益とリスクをどう認識しているかをより明確に理解するには，患者の価値観や意向に関する見識を提供する出版済みの研究を参照してみるとよいだろう[20]．

実験的介入の利益と害を考慮したとき，すべてあるいはほぼすべての患者が同じ決断を下すと考えられるのであれば，あなたと患者は即座に完全に満足できる決断を下すことができるだろう（第 26 章「患者の治療に関する推奨の使い方: 診療ガイドラインと決断分析」を参照）．しかし，望ましい帰結と望ましくない帰結のバランスが拮抗している場合，患者との詳細な話し合いが必要となる．

これら 2 つの状況を見分けるには，最も適切な非劣性マージンは何かを考えてみるとよいだろう．まずは，主要アウトカムの CI の上限に着目してみよう．次に，この上限が，実験的治療による害や負担の軽減と引き換えに患者がおおむね許容するであろう主要アウトカムの最大リスク増加をどれだけ超えているか確認する．

上限があなたの閾値よりもはるかに上にあり，あなたの患者のほとんどがその介入を選ぶことはないと考えられる場合，意思決定は迅速に行えるだろう．一方，CIの上限があなたの閾値に近い場合（すなわち，望ましい帰結と望ましくない帰結のバランスが拮抗している場合），適切な判断を下すためには，目前のトレードオフに対する患者の見解を詳細に吟味する必要があるだろう．

臨床シナリオの解決

患者の臨床プロフィールから判断して，肺塞栓症による死亡リスクは比較的低いと考えられる．したがってこの患者は試験[1]の適格者となり得ていたものと考えられ，その試験結果は患者の治療に直接適用可能である．点推定値から判断して，VTE再発リスクはほぼ同じで低く（1,000人あたり6人），重要な出血の差はやや大きい（外来群1,000人あたり18人の出血イベント増）と考えられる．より懸念されるのがCIで，その区間には塞栓症発生率の2.7%増加（1,000人あたり27人），出血発生率の4.5%増加（1,000人あたり45人）が含まれており，いずれも外来治療群における90日以内のものである．

VTEに関する非劣性マージンは満たされているため，肺塞栓症試験の著者らは，「特定の低リスク肺塞栓症患者の場合，入院治療の代替手段として安全かつ効果的に外来治療を使用することができる」[1]と結論している．他のすべての条件が等しいと仮定した場合，在宅での治療を強く希望し，なおかつ有害事象（少なくともVTEの）発生率が外来治療でもそれほど変わらないことを示す点推定値に目を向ける患者であれば，著者らの結論に同意するだろう．一方，リスクを嫌う患者で，在宅で治療を受けることのメリットがあっても，外来治療によりVTEおよび出血のリスクが増加する可能性があったのでは割に合わないと感じる場合は，著者らの結論に同意しないだろう．われわれは，このような，リスクを嫌う患者も相当数いるものと考える．著者らの非劣性の主張を鵜呑みにしていたのでは，このような患者の意を十分に汲むことはできないだろう．

結論

非劣性研究の批判的吟味は，実験的治療戦略に関するあらゆる研究を評価するための原則と基準に厳密に従って行われるものである．非劣性研究における妥当性を評価する場合は，標準治療の至適投与，ならびにランダム割り付け準拠解析とプロトコル準拠解析の結果に特に注意を払う必要がある．非劣性試験における望ましい帰結と望ましくない帰結のトレードオフに関しては，実験的治療と標準治療の有効性アウトカムの差に関する最良推定値，およびそれを取り巻くCIに細心の注意を払う必要がある．臨床医は特に，95%CIが研究者らの選択した非劣性閾値よりも上にあるか下にあるかにかかわらず，患者が95%CI上限によって示唆される有効性アウトカムの喪失を受け入れる覚悟があるかどうかについて検討すべきである．

参考文献

1. Aujesky D, Roy PM, Verschuren F, et al. Outpatient versus inpatient treatment for patients with acute pulmonary embolism: an international, open-label, randomised, non-inferiority trial. Lancet. 2011; 378(9785): 41-48.
2. Fleming TR. Current issues in non-inferiority trials. Stat Med. 2008; 27(3): 317-332.
3. Kaul S, Diamond GA. Good enough: a primer on the analysis and interpretation of noninferiority trials. Ann Intern Med. 2006; 145(1): 62-69.
4. Temple R, O'Neill R. Guidance for Industry Non-Inferiority Clinical Trials. Rockville, MD: Food and

Drug Administration, Dept of Health and Human Services; 2010.

5. Le Henanff A, Giraudeau B, Baron G, et al. Quality of reporting of noninferiority and equivalence randomized trials. JAMA. 2006; 295(10): 1147-1151.
6. Piaggio G, Elbourne DR, Pocock SJ, et al; CONSORT Group. Reporting of noninferiority and equivalence randomized trials: extension of the CONSORT 2010 statement. JAMA. 2012; 308 (24): 2594-2604.
7. Scott IA. Non-inferiority trials: determining whether alternative treatments are good enough. Med J Aust. 2009; 190(6): 326-330.
8. Gøtzsche PC. Lessons from and cautions about noninferiority and equivalence randomized trials. JAMA. 2006; 295(10): 1172-1174.
9. Schumi J, Wittes JT. Through the looking glass: understanding non-inferiority. Trials. 2011; 12: 106.
10. Patel MR, Mahaffey KW, Garg J, et al; ROCKET AF Investigators. Rivaroxaban versus warfarin in nonvalvular atrial fibrillation. N Engl J Med. 2011; 365(10): 883-891.
11. Jackson K, Gersh BJ, Stockbridge N, et al; Duke Clinical Research Institute/American Heart Journal Expert Meeting on Antithrombotic Drug Development for Atrial Fibrillation. Antithrombotic drug development for atrial fibrillation: proceedings, Washington, DC, July 25-27, 2005. Am Heart J. 2008; 155(5): 829-840.
12. Granger CB, Alexander JH, McMurray JJ, et al; ARISTOTLE Committees and Investigators. Apixaban versus warfarin in patients with atrial fibrillation. N Engl J Med. 2011; 365(11): 981-992.
13. Fleming TR, Emerson SS. Evaluating rivaroxaban for nonvalvular atrial fibrillation-regulatory considerations. N Engl J Med. 2011; 365(17): 1557-1559.
14. Hart RG, Benavente O, McBride R, et al. Antithrombotic therapy to prevent stroke in patients with atrial fibrillation: a meta-analysis. Ann Intern Med. 1999; 131(7): 492-501.
15. Kunz R, Guyatt G. Which patients to include in the analysis? Transfusion. 2006; 46(6): 881-884.
16. Montori VM, Guyatt GH. Intention-to-treat principle. CMAJ. 2001; 165(10): 1339-1341.
17. Willenheimer R, van Veldhuisen DJ, Silke B, et al; CIBIS Ⅲ Investigators. Effect on survival and hospitalization of initiating treatment for chronic heart failure with bisoprolol followed by enalapril, as compared with the opposite sequence: results of the randomized Cardiac Insufficiency Bisoprolol Study (CIBIS) Ⅲ. Circulation. 2005; 112(16): 2426-2435.
18. Yank V, Rennie D, Bero LA. Financial ties and concordance between results and conclusions in meta-analyses: retrospective cohort study. BMJ. 2007; 335(7631): 1202-1205.
19. Nout RA, Smit VT, Putter H, et al; PORTEC Study Group. Vaginal brachytherapy versus pelvic external beam radiotherapy for patients with endometrial cancer of high-intermediate risk (PORTEC-2): an open-label, non-inferiority, randomised trial. Lancet. 2010; 375(9717): 816-823.
20. MacLean S, Mulla S, Akl EA, et al; American College of Chest Physicians. Patient values and preferences in decision making for antithrombotic therapy: a systematic review: Antithrombotic Therapy and Prevention of Thrombosis, 9th ed: American College of Chest Physicians Evidence-Based Clinical Practice Guidelines. Chest. 2012; 141(2) (suppl): e1S-e23S.

第9章

治療はリスクを減らすか.結果を理解する

Does Treatment Lower Risk? Understanding the Results

Waleed Alhazzani, Stephen D. Walter, Roman Jaeschke, Deborah J. Cook, and Gordon Guyatt

この章の内容

臨床医は臨床試験の結果を検討する際は，治療とアウトカムの関連性に関心を持っている．この章は，ありかなしかのどちらかである（**2 分 dichotomous**，または 2 値）アウトカムに関連した研究結果を理解し解釈することに役立つだろう．このような 2 値アウトカムには，死亡，脳卒中，心筋梗塞，入院，疾患の増悪が含まれる．この章の**概念 concept** を教育するためのガイドも入手可能である[1]．

2×2 テーブル

表 9-1 は，臨床試験の 2 値アウトカムの情報を捉える 2×2 テーブルである．

たとえば，内視鏡的結紮または内視鏡的硬化療法によって治療された出血性食道静脈瘤の患者における死亡率を比較する**ランダム化試験 randomized trial** の経過中[2]，結紮に割り付けられた患者 64 人中 18 人が死亡し，硬化療法では 65 人中 29 人が死亡した（表 9-2）．

表 9-1

2×2 テーブル

曝露	アウトカム	
	あり	なし
あり	a	b
なし	c	d

曝露ありのリスク＝$a/(a+b)$
曝露なしのリスク＝$c/(c+d)$
曝露ありのオッズ＝a/b
曝露なしのオッズ＝c/d

相対リスク＝$\dfrac{a/(a+b)}{c/(c+d)}$

相対リスク減少＝$\dfrac{c/(c+d)-a/(a+b)}{c/(c+d)}$

リスク差[a]＝$\dfrac{c}{c+d}-\dfrac{a}{a+b}$

治療必要数＝100/（%として表されるリスク差）

オッズ比＝$\dfrac{a/b}{c/d}=\dfrac{ad}{cb}$

a: 絶対リスク減少としても知られる．

表 9-2

出血性食道静脈瘤に対する内視鏡的硬化療法を内視鏡的結紮と比較したランダム化試験からの結果[a]

曝露	アウトカム		合計
	死亡	生存	
結紮	18	46	64
硬化療法	29	36	65

相対リスク＝(18/64)/(29/65)＝0.63
相対リスク減少＝1－0.63＝0.37
リスク差＝0.446－0.281＝0.165
治療必要数（NNT）＝100/16.5＝6
オッズ比＝(18/46)/(29/36)＝0.39/0.80＝0.49，または 49%

a: Stiegmann CH, et al. N Engl J Med. 1992; 326（23): 1527-1532[2]のデータより転載．

リスク

できごとの指標として理解するのに最も単純なのは，**リスク risk**（または**絶対リスク absolute risk**）である．**対照群 control group** における有害アウトカムのリスクは，しばしば**ベースラインリスク baseline risk** または**対照群イベント発生率 control event rate** とよばれる．

結紮群の死亡リスクは 28%［18/64，つまり｛a/(a+b)｝］，硬化療法群の死亡リスクは 45% だった［29/65，つまり｛c/(c+d)｝］．

リスク差（絶対リスク減少）

2つのリスクを比較する1つの方法は，両者の絶対差を算出することである．われわれこの差を，**絶対リスク減少 absolute risk reduction**（ARR），または**リスク差 risk difference**（RD）とよぶ．代数的には，RD の計算式は，［c/(c+d)］－［a/(a+b)］である（表 9-1）．この効果指標は有害アウトカムを回避する患者割合をみるのに，相対的よりはむしろ，絶対的な関係性として用いる．

さきほどの例では，RD は 0.446－0.281＝0.165（すなわち，16.5%の RD）である．

相対リスク

2 群のリスクを比較するもう 1 つの方法は，両者の比をとることである．この比は，**相対リスク relative risk**，または**リスク比 risk ratio**（RR）とよばれる．RR は，患者が**実験的治療 experimental treatment**（この例では結紮）を受ける場合でも存在するもともとのリスク（この例では，硬化療法を受けている患者の死亡リスク）の割合を伝える．われわれの 2×2 テーブルから，この計算式は［a/(a+b)］/［c/(c+d)］である（表 9-1）．

われわれの例では，硬化療法に対する，最初の結紮後の死亡の RR は 18/64（結紮群のリスク）を 29/65（硬化療法のリスク）で割り，0.63 である．日常用語で，結紮の死亡リスクは硬化療法の約 2/3 だというだろう．

相対リスク減少

治療の有効性を表すもう 1 つの相対的指標は，**相対リスク減少 relative risk reduction**（RRR）である．これは，治療によって取り除かれたベースラインリスクの割合の推定値である．1−RR で計算される．RRR は，RD（取り除かれたリスク量）を対照群の絶対リスクで割ることによっても計算できる（表 9-1）．

出血性静脈瘤の例では，RR は 0.63 のとき，RRR は 1−0.63（または 16.5%を，硬化療法群におけるリスクである 44.6%で割る）であり，いずれの場合も 0.37 となる．言いかえると，結紮は，硬化療法と比べて死亡リスクを約 1/3 減らす．

オッズ比

イベントのリスクを見るのではなく，イベントを経験するのと経験しないのとのオッズを推定できる．治療効果を考えるとき，**オッズ比 odds ratio**（OR）を RR と同等として解釈すれば，通常は大きく間違えることはないだろう．例外は，イベントを有するリスクが非常に高い場合で，たとえば，対照群患者の 40%以上が心筋梗塞または死亡を経験する場合などである（もし OR についてもっと学びたい場合には，第 12.2 章「結果を理解する: オッズ比についてもっと詳しく」を参照）．

図 9-1

さまざまなリスク差を伴う，一定の相対リスク

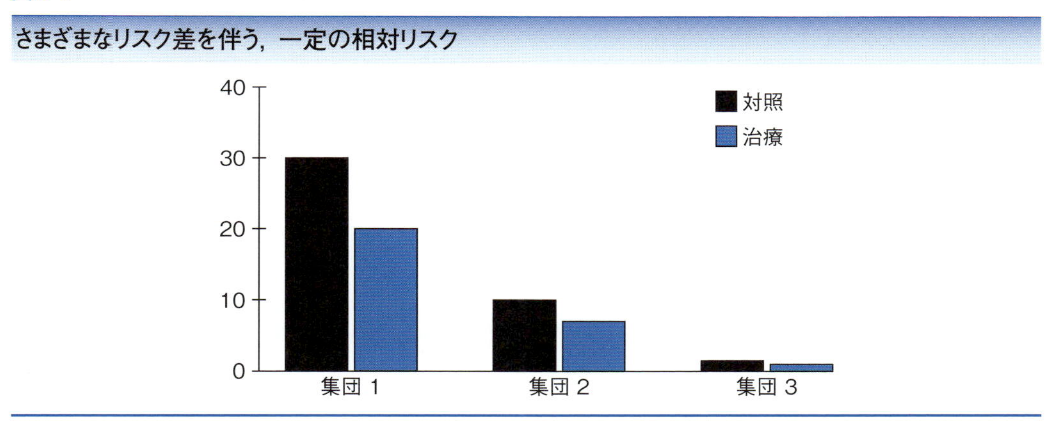

相対リスクとリスク差: なぜこだわるか

OR と RR を区別しないことで，判断を間違えることはまれである．しかし，RR と RD は区別しなければならない．その理由は，RR は通常 RD よりもはるかに大きいためと，RR（または RRR）の形式での結果提示は，誤解を招くメッセージを伝えうるためである．さらに，患者が最終的に興味を持っているのはリスクの違いである．患者のリスクを 50%減らすというのは，すばらしく聞こえる．しかしそれは患者のリスクにおける 2%から 1%への減少を示すのかもしれない．それに対応する，RD が 1%というのは，かなりたいしたことではなく聞こえる．

図 9-1 に描かれるように，3 つの異なる患者のサブグループへ実施された治療で，いずれの場合でもリスクが 1/3（RRR 0.33, RR 0.67）だけ減少すると考えてみよう．30%の死亡リスクを持つサブグループへ実施した場合，治療はリスクを 20%に減らす．10%の死亡リスクを持つ集団に対して治療を実施した場合，治療はリスクを 6.7%に減らす．3 つ目の集団では，治療は死亡リスクを 1%から 0.67%に減らす．

治療は各集団で死亡リスクを 1/3 減らすが，この情報だけでは治療の影響の全体像を捉えるのには不十分である．検討している治療が毒性のあるがん化学療法薬物で，それは治療を受けた人たちの 50%が重篤な有害作用を経験するとしたらどうだろうか．このような状況下では，図 9-1 の RD がわずか 0.3%である最も低リスク群のほとんどの患者は，治療を拒絶するだろう．死亡の絶対リスク減少が約 3%である中間の集団に対しては，一部は治療を受け入れるかもしれないが，多くはおそらく拒絶するだろう．絶対的な利益が 10%ある最も高リスクの集団においては，多くの患者が受け入れる可能性が高いが，一部はそうでないかもしれない．

RRR は，患者のベースラインリスクの観点から考えるとよい．たとえば，あなたは，心血管疾患の可能性のある患者における血管イベントを，スタチンの投与で約 25%の RRR を期待するかもしれない．この RRR は，LDL（低比重リポ蛋白）がやや高めの，正常血圧で糖尿病がなく非喫煙者の 40 歳女性（心血管イベントの 5 年リスクは約 2%，ARR は約 0.5%）においてと，高血圧で糖尿病

のある喫煙者の70歳女性（5年リスクは30%，ARRは7.5%）においてでは，違う見方をするだろう．これらはいずれも，複数のリスク群にわたってRRRが一定であることを仮定している．幸いにも，通常では，RRRがほぼ一定であり，そうでないことを示すエビデンスがないならば，RRRが一定であるものと仮定することを勧める[3-5]．

治療必要数（NNT）

治療の影響は，1件の有害事象を予防するのに治療しなくてはならない患者数，**治療必要数 number needed to treat**（NNT）を使って表すこともある[6]．表9-2は，結紮群における死亡リスクが28.1%で，硬化療法群では44.6%，RDは16.5%であることを示す．もし100人の患者を治療することで16.5件のイベントを回避できるならば，1件のイベントを回避するのに何人の患者を治療する必要があるだろうか．その答えは，100を16.5で割った数，すなわち約6が，NNTである．

NNTの計算は，常にある特定の**追跡 follow-up** 期間を含蓄している（すなわち，1件のイベントを回避するのに1年間にわたって50人の患者を治療する必要があるのか，それとも5年間にわたって50人の患者を治療する必要があるのか）．追跡期間の長い試験を生存手法（以下を参照）により解析する場合，NNTを計算するさまざまな方法がある．しかし，これらの異なる手法は，臨床的意味が異なる結果につながることはほとんどない[7]．

RRRが一定であると仮定して，NNTは，有害事象を持つ対照群患者の割合に逆相関する．たとえば，もし対照群のリスクが2倍になると，そのNNTは2倍減少する（すなわち，半分になる）．もし有害事象のリスクが2倍になると（たとえば，もし臨床試験に組み込まれた患者よりも死亡リスクの高い患者に対応する場合），1件の有害事象を予防するためにわれわれが治療する必要のある患者数は半分になる．一方，リスクが1/4に減ると（研究対象患者よりも若い患者で，**併存症 comorbidity** が少ない），われわれは4倍の患者数を治療しなくてはならないだろう．

NNTは，RRRにも逆相関する．ベースラインリスクが同じであれば，RRRが2倍のより効果的な治療は，NNTを半分に減らすだろう．もし，ある1つの治療のRRRが，代替戦略により達成可能なRRRのわずか1/4ならば，NNTは4倍大きくなるだろう．

表9-3に，これらの関係性を示す仮想データを示す．

害必要数（NNH）

臨床医は同様の方法で，**害必要数 number needed to harm**（NNH）を計算できる．1年間にわたってβ遮断薬を服用すると患者100人中5人が倦怠感をもつとなると，1人の患者に疲労を生じさせるのに20人の患者を治療する必要があるだろう．つまり，NNHは20である．

表 9-3

ベースラインリスク，相対リスク減少と治療必要数（NNT）の関係[a]

対照群リスク	実験群リスク	相対リスク (%)	相対リスク減少 (%)	リスク差 (%)	治療必要数 (NNT)
0.02 または 2%	0.01 または 1%	50	50	1	100
0.4 または 40%	0.2 または 20%	50	50	20	5
0.04 または 4%	0.02 または 2%	50	50	2	50
0.04 または 4%	0.03 または 3%	75	25	1	100
0.4 または 40%	0.3 または 30%	75	25	10	10
0.01 または 1%	0.005 または 0.5%	50	50	0.5	200

a: 相対リスク＝実験群リスク/対照群リスク，相対リスク減少＝1－相対リスク，リスク差＝対照群リスク－実験群リスク，治療必要数＝100/リスク差（%）

信頼区間

われわれは，結紮と硬化療法による治療の関連性の指標をすべて，あたかもそれらが真の効果を表しているかのように提示してきた．しかし，いずれの実験の結果も，1 つの真の推定値を示すにすぎない．治療の真の効果は，われわれが観察したものよりもいくぶん大きいか，もしくは小さいかもしれない．その**信頼区間 confidence interval** は，もっともらしい範囲の内で（そして，**バイアスのリスク risk of bias** が低いと仮定して），真の効果がどの程度大きくあるいは小さくなる可能性があるかを知らせてくれる（第 10 章「信頼区間: 単一研究またはメタアナリシスは十分大きいか」を参照）．

生存データ

2×2 テーブルの解析は，ある特定の一時点でのデータの解析を意味する．この解析は，もしわれわれが比較的短期間に発生するイベントを探すなら，そしてもしすべての患者が同じ追跡期間を持つなら，満足できるものである．しかし，より長期間の研究においては，われわれはイベント総数だけではなく，その時期（timing）にも興味がある．たとえば，一律に致死的状態（たとえば，切除不能の肺がん）の患者に対する治療が死亡を遅らせるかどうかに焦点をあてるかもしれない．

イベントの時期が重要なとき，研究者は，研究開始後の異なる時点で作成されたいくつかの 2×2 テーブルの形式で結果を提示できる．たとえば，表 9-2 は研究終了後の状況を表している．試験参加後 1 週間，1 カ月，3 カ月，あるいはその他の任意の時期で，分析可能なすべての患者の状況を説明した同様の表を作成することができる．イベントの時期を考慮した累積データの分析のことを

図 9-2

結紮と硬化療法の生存曲線

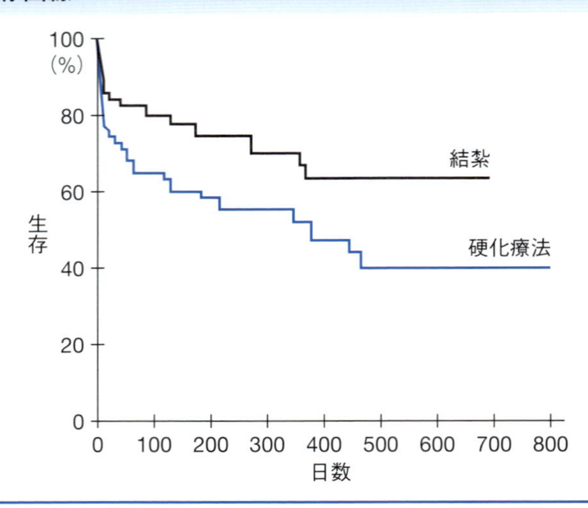

生存分析 survival analysis とよぶ．しかし，名称から，この分析が死亡に限定したものであると推論してはならない．実際，時間とともに発生するあらゆる 2 値アウトカムが分析対象となりうる．

ある患者群の**生存曲線 survival curve** は，定義された出発点からの異なる時点での患者の状態を表す[8]．図 9-2 に，出血性静脈瘤の試験の生存曲線を示す．研究者らは，一部の患者をより長期にわたって観察したため，生存曲線はおよそ 10 カ月の平均的追跡期間を超えている．ある時点では，生存の**確率 probability** を推定するための患者がほとんど残っていないため，予測は非常に不精確になる．生存曲線を取りまく CI が，推定値の精確さを捉えている．

真の RR，または RRR が追跡期間全体を通して一定であったとしても，偶然のいたずらによって**点推定値 point estimate** は異なってくる．そこで理想的には，われわれは，すべての生存状況に対して，観察できた患者数により重み付けをして，平均を適用して全体的な RR を推定する．統計的手法は正にこのような推定を可能にする．各グループの任意の時点で発生するイベントの確率は，そのグループのハザードとよばれ，研究全般にわたって重み付けされた RR は，**ハザード比 hazard ratio** として知られている．

生存分析を使用する大きな利点は，追跡期間の差異を考慮に入れることができることである．期間が固定されている多くの試験では，一部の患者は早期に登録されているため，長期の追跡調査が行われ，遅く登録された患者は結果として追跡期間が短くなる．生存分析では，より短い追跡（**打ち切り censoring** とよばれるプロセスによる）の患者とより長い追跡の患者の両方が考慮され，すべてがハザードの推定値およびハザード比に寄与する．患者は，もはや追跡調査されない時点で打ち切りとなる．イベントの数だけを扱う 2×2 テーブルでは，異なる追跡期間を持つ人を適切に処理することはできない．

「競合リスク（competing risk）」は，あるイベントが別のイベントの可能性に影響する場合に発生する問題である．最も極端な例は死亡で，アウトカムが脳卒中であれば，死亡した人はもはや脳卒中を起こすことはない．競合リスクは，生存している患者に 2 つ以上のアウトカムイベントがある場合にも発生する可能性がある（たとえば，患者が脳卒中を有している場合，その後の一過性虚血発作の可能性が低下する）．研究者は，「競合（competing）」イベント（前の例では死亡と脳卒中）が発生したときに患者を打ち切りにすることによって，競合リスクの問題に対処できる．しかし，打ち切りのアプローチには限界がある[9]．

具体的には，打ち切りされたイベントは関心のある主要アウトカムとは独立していると通常仮定するが，実際にはこの仮定は正しくない可能性がある．この例では，心筋梗塞を経験した患者は心筋梗塞のない患者よりも死亡率が高く，これが独立性の仮定に違反する可能性がある．研究者は，**追跡からの脱落 lost to follow-up** にも打ち切りを使用することがある．これは，打ち切りにおいては，より短期間の追跡患者はより長期間の追跡患者と似ていて，実際，追跡期間だけが異なるという前提としているため，これははるかに問題が多い．追跡からの脱落はイベントの可能性が高いか低いかに関連している可能性があり（したがって，追跡から脱落した患者と追跡された患者とは異なる），打ち切り手法は追跡からの脱落に伴うバイアスのリスクに対処できない[9]．

どの関連指標が最適か

EBM を実践する医療者 evidence-based practitioner としては，どの関連性の指標に注目すべきかを決断しなければならない．それは重要なことなのか．その答えは，yes である．同じ結果が異なる方法で提示されると，異なる治療決断につながるかもしれない[9-13]．たとえば，Forrow ら[10]によると，試験結果がアウトカムの絶対的変化として提示された場合は，相対的変化の場合と比べ，臨床医は患者の治療に積極的にならなかった．同様の研究で，Naylor ら[11]は，イベントが RRR の利用ではなく，絶対的な用語で提示された場合に，臨床医は介入効果をより低く評価することを明らかにした．さらに，同じデータが RRR や ARR として提示された場合と比べ，NNT として表現された場合，臨床医は効果をより低く評価した．製薬企業が医師に対して治療関連 RRR を使って提示する傾向があることは，この現象を認識していることが理由かもしれない．

患者も，臨床医と同様に，結果の提示方法に影響を受ける．ある研究によると，研究者らが患者に対し，生命に関わる疾患を持っているという仮想シナリオを提示した際，患者は，対応する ARR の用語を使う場合より，RRR の用語を使って説明した治療を選択する傾向があった[14]．他の研究者が類似した結果に気づいている[15,16]．

データの提示方法によって解釈が変わることを考えると，データのすべて（2×2 テーブル，または生存分析として）を考慮した上で，相対的数値と絶対的数値の両方を熟慮するのが最善である．結果を吟味すると，患者のベースラインリスクを推定できて，治療が RR または RRR でどの程度の効果があるかを知ることで，その患者の治療によるリスクを推定できる．個々の患者においては，治療ありと治療なしの場合のリスクの差である RD と，その逆数である NNT を考慮することが，治療の決断をガイドする上で最も有用だろう．

参考文献

1. Barratt A, Wyer PC, Hatala R, et al. Tips for learners of evidence-based medicine, 1: relative risk reduction, absolute risk reduction and number needed to treat. CMAJ. 2004; 171 (4: online-1 to online-8): 353-358. http: //www.cmaj.ca/cgi/data/171/4/353/DC1/1. Accessed August 25, 2014.
2. Stiegmann GV, Goff JS, Michaletz-Onody PA, et al. Endoscopic sclerotherapy as compared with endoscopic ligation for bleeding esophageal varices. N Engl J Med. 1992; 326(23): 1527-1532.
3. Deeks JJ. Issues in the selection of a summary statistic for meta-analysis of clinical trials with binary outcomes. Stat Med. 2002; 21(11): 1575-1600.
4. Schmid CH, Lau J, McIntosh MW, et al. An empirical study of the effect of the control rate as a predictor of treatment efficacy in meta-analysis of clinical trials. Stat Med. 1998; 17(17): 1923-1942.
5. Furukawa TA, Guyatt GH, Griffith LE. Can we individualize the 'number needed to treat'? an empirical study of summary effect measures in meta-analyses. Int J Epidemiol. 2002; 31(1): 72-76.
6. Laupacis A, Sackett DL, Roberts RS. An assessment of clinically useful measures of the consequences of treatment. N Engl J Med. 1988; 318(26): 1728-1733.
7. Barratt AL, Wyer PC, Guyatt G, et al. NNT for studies with long-term follow-up. CMAJ. 2005; 172 (5): 613-615.
8. Coldman AJ, Elwood JM. Examining survival data. Can Med Assoc J. 1979; 121(8): 1065-1068, 1071.
9. Kleinbaum DG, Klein M. Survival Analysis: A Self-Learning Text. New York, NY: Springer; 2012.
10. Forrow L, Taylor WC, Arnold RM. Absolutely relative: how research results are summarized can affect treatment decisions. Am J Med. 1992; 92(2): 121-124.
11. Naylor CD, Chen E, Strauss B. Measured enthusiasm: does the method of reporting trial results alter perceptions of therapeutic effectiveness? Ann Intern Med. 1992; 117(11): 916-921.
12. Hux JE, Levinton CM, Naylor CD. Prescribing propensity: influence of life-expectancy gains and drug costs. J Gen Intern Med. 1994; 9(4): 195-201.
13. Redelmeier DA, Tversky A. Discrepancy between medical decisions for individual patients and for groups. N Engl J Med. 1990; 322(16): 1162-1164.
14. Bobbio M, Demichelis B, Giustetto G. Completeness of reporting trial results: effect on physicians' willingness to prescribe. Lancet. 1994; 343(8907): 1209-1211.
15. Malenka DJ, Baron JA, Johansen S, et al. The framing effect of relative and absolute risk. J Gen Intern Med. 1993; 8(10): 543-548.
16. McNeil BJ, Pauker SG, Sox HC Jr, et al. On the elicitation of preferences for alternative therapies. N Engl J Med. 1982; 306(21): 1259-1262.

第 10 章

信頼区間: 単一研究または メタアナリシスは十分大きいか

Confidence Intervals: Was the Single Study or Meta-analysis Large Enough?

Gordon Guyatt, Stephen D. Walter, Deborah J. Cook, and Roman Jaeschke

この章の内容

試験が十分に大きいかどうかの議論では，著者が提示したサンプルサイズの計算に注意を向けるように聞いているかもしれない．しかし，そのような議論は複雑で紛らわしいだけである．この章で説明するように，試験または**メタアナリシス meta-analysis** が十分に大きいかどうかは，**信頼区間 confidence interval**（CI）にのみ依存する．

一般に，サンプルサイズの計算に基づいた仮説検定では，治療状態と対照状態との間に差がないとする**帰無仮説 null hypothesis** が真実であった場合に，観察された結果が偶然に起こったであろう確率を推定する．保健衛生の研究者や医学教育者では，仮説検定（hypothesis testing）の限界についての認識が高まってきている[1-5]．その結果，代替的アプローチとして推定（estimation）がより一般的になってきている．

心不全の患者をどのように治療すべきか．研究結果の解釈における問題

心不全の男性 804 人を対象とした**盲検化ランダム化臨床試験 blinded randomized controlled trial** において，研究者はエナラプリル〔アンジオテンシン変換酵素（angiotensin converting enzyme: ACE）阻害薬〕による治療と，ヒドララジン・硝酸薬の併用療法の比較を行った[6]．6 カ月から 5.7 年におよぶ**追跡 follow-up** 期間中，エナラプリルに割り付けられた患者 403 人中 132 人（33%）が死亡し，ヒドララジン・硝酸薬併用に割り付けられた患者 401 人中 153 人（38%）が死亡した．死亡の差に関連する P 値は 0.11 である．

仮説検定の立場からこの研究をみて，**偽陽性 false positive** の結果を得る危険を 5%という通常の基準を適用すると，2 群間の見かけ上の差は偶然によるものだと考えてもおかしくないと結論できる．われわれは，これを**否定的研究 negative study**（すなわち，治療群と**対照群 control group** との間に重要な差がないと結論するだろう）と分類する．

研究者らはまた，両群における死亡数の時間経過も比較した追加解析を行った．割合の差の検定よりも一般に感度がより高い（第 9 章「治療はリスクを減らすか．結果を理解する」を参照），この**生存分析 survival analysis** を行ったところ，0.08 と統計的に有意でない P 値と，研究終了時点での相対的割合に焦点をあてた，より単純な解析と同様の結論を示した．しかし，著者らは，2 年後（試験の主要な**エンドポイント end point** としてあらかじめ決定されていた時点）の死亡の差に関する P 値は 0.016 で有意であった，とも述べている．

ここで，臨床医が少し混乱したとしても無理はないだろう．自問してみよう．この研究は，ヒドララジン・硝酸薬併用よりは ACE 阻害薬を使用すべきであるとする**肯定的試験 positive trial** なのか，それとも 2 つの処方には差がなく，薬剤選択は自由であることを示す否定的研究なのだろうか．

問題の解決: 信頼区間は何か

臨床医は，どのようにして仮説検定の限界に対処し，混乱を解消できるだろうか．その解決には，2 つの疑問を提起する．①「実験治療と対照治療との真の差を最も表していそうな単一の値は何か」，②「実験群と対照群との間で観察された差を考えたとき，実際に真の差がおそらくその範囲にあるだろうと考えられる値の幅はいくつか」．信頼区間は，この第 2 の疑問への答えを提供する．それらは，パラメータの真の価値（たとえば，平均または**相対リスク relative risk**）が存在する可能性がある範囲の値を提供する．心不全患者におけるエナラプリル単独対ヒドララジン・硝酸薬の問題を解決するために CI を適用する前に，思考実験を使って CI の使い方について説明しよう．

高 LDL コレステロール値と心筋梗塞の既往を持つ患者を対象としたある薬物治療（新たなコレステロール降下薬）が，再発性心筋梗塞の**予防 prevent** においてスタチンを補完して**プラセボ placebo** よりも有効かどうかを調べた一連の 5 件の試験（同じ期間だがサンプルサイズが異なる）について考えてみよう（表 10-1）．最も小規模の試験はたったの 8 人の患者しか組み込まず，最も大規模なものは 2,000 人の患者を組み込んだ．

ここで，すべての試験が治療群の 50%の**相対リスク減少 relative risk reduction**（RRR）を示したとしよう（薬物治療群の患者はプラセボ群の患者と比較し，脳梗塞を発症する可能性が 50%であることを意味する）．各試験において，その RRR が真の値であるということにわれわれはどの程度の確信が持てるだろうか．個々の研究に目を向けた場合，患者に治療を推奨するのはどの研究だろうか．

表 10-1

段階的に規模の異なる 5 件の試験の仮想結果における相対リスク減少を取りまく信頼区間

対照群リスク	実験群リスク	RR (%)	RRR (%)	RRR を取りまく信頼区間の計算結果（%）
2/4	1/4	50	50	−255～93[iv]
10/20	5/20	50	50	−14～79.5
20/40	10/40	50	50	9.5～73.4
50/100	25/100	50	50	26.8～66.4
500/1000	250/1000	50	50	43.5～55.9

略語，RR: 相対リスク，RRR: 相対リスク減少
出版社の許可を得て Montori VM, et al. CMAJ. 2004; 171（6）: 611-615[7]より転載．

[iv] 訳者注: 原著における RRR の記載数値（−172%～92%）は誤植であり，正しい数値を提示した（著者らに確認）．

多くの臨床医は，小規模研究の結果よりは大規模研究の結果の方がより確信性が高いことを直感的に認識している．それはなぜだろうか．**バイアス bias** もしくは **系統誤差 systematic error** がない場合，その試験は，適格であると考えられるすべての患者が参加した場合に発生すると考えられる真の効果の大きさについての推定値を提供するものと解釈できる．ほんの少人数の患者しか参加していない場合，**治療効果 treatment effect** の最良推定値，すなわち **点推定値 point estimate** が，真の値からはかけ離れた偶然によるものである可能性がある．信頼区間とは，そのような変動が起こりうる範囲を提供する．生物医学文献でよく目にする 95%CI は，その内に真の治療効がある可能性が非常に高いことを表している．サンプルサイズがより大きく，その結果としてイベント発生数がより多いほど，より精確な信頼区間（より狭い信頼区間）が得られる．統計学者（および臨床医向け統計ソフトウェア）は，治療効果のいかなる推定値を取りまく 95%CI も算出できる．

CI について理解を深めたい場合は，表 10-1 に戻ってみる．まず，第 1 の試験をみてみよう．この試験では，対照介入を受けている患者 4 人中 2 人，そして実験的介入を受けている患者 4 人中 1 人が脳卒中を起こしている．このように，実験群のリスクは対照群の半分であり，相対リスク（RR）は 50%，RRR は 50%である．

かなりの RRR を理由として，あなたはこの治療を患者に推奨できるだろうか．これに答える前に，研究参加者がこれだけ少ないとしても，このサンプルでは運よく正しい結果が得られ，真の治療効果が実際に RR の 50%増加であると考えられるかどうかについて検討してみよう．言い換えると，治療群における真の **イベント発生率 event rate** が 4 人中 1 人でなく，4 人中 3 人である可能性はあるだろうか．

ほとんどの臨床医はこの質問に「はい」と答え，そしてそれは正しい．実際，CI の計算は，最初の試験の結果では介入群における死亡率が 3 倍近いことに一致することを示している．

40 人の患者を登録した第 2 の試験では，死亡率を相対的に 17%増加させる治療と一致する結果が得られている．第 3 の試験の結果は，治療が有益である可能性は非常に高いが，その効果は小さい（RRR が 10%未満）かもしれないことを示している．最後に，治療群と対照群における同じ割合のイベントを有する 2,000 人の患者の試験では，真の効果はわれわれが観察した 50%の RRR に近いと確信できる．

臨床試験の結果を解釈するために信頼区間を利用する

心不全患者における血管拡張薬の試験結果を理解する上で，CI はどのように役立つだろうか[6]．研究の終了時では，ACE 阻害薬群における死亡は 33%，ヒドララジン・硝酸薬群では 38%で，**絶対差 absolute difference** は 5%，RR は 0.86 だった．この 5%の絶対差と 14%の RRR は，ACE 阻害薬の使用による死亡減少の利益（benefit）に関する最良の単一推定値を表す CI が 1.0 の RR をまたぐ場合，負の RRR は比較対照の利益を表し，この場合，ヒドララジンについて 3.5%の RRR を示すことに注意してほしい．

われわれは今，この研究結果をどう解釈できるだろうか．結論としては，ACE 阻害薬を与えられた患者は，ヒドララジン・硝酸薬を与えられた患者よりも，遅く死亡する可能性が十分にある（しかし確実ではない）．その差はわずかかもしれないし，大きいかもしれず，ヒドララジン・硝酸薬の処方の方が死亡はわずかに低い可能性もある．

CI を使用することで，仮説検定の yes か no の 2 分法を回避できる．研究が肯定的とみなされるべきか，否定的とみなされるべきかといった議論の必要性をも取り除くこともできる．他のすべての条件が等しければ ACE 阻害薬は心不全患者に対する適切な選択肢であるが，死亡に関する効果推定値の確信性（confidence in estimate of effect）は，せいぜい中等度である．毒性，費用，他の研究からの**エビデンス evidence**，それらすべてが最終的な治療決断に影響するだろう（第 26 章「患者の治療に関する推奨の使い方: 診療ガイドラインと決断分析」を参照）．数多くの大規模ランダム化臨床試験が心不全患者における ACE 阻害薬の死亡率低下の利益を今では示しているので[8]，治療の選択肢として，このクラスの薬剤を，確信を持って推奨できるだろう．別の研究は，黒人ではヒドララジン・硝酸薬併用が ACE 阻害薬よりもさらに高い死亡減少効果を発揮することを示唆している[9]．

否定的な試験は重要な利益を除外できないことが多い

研究結果の解釈における CI の利用のもう 1 つの例として，成人呼吸窮迫症候群を持つ患者に対する高呼吸終末陽圧（positive end expiratory pressure: PEEP）と低 PEEP を比較したランダム化試験の結果があげられる[10]．低 PEEP 群の患者 273 人のうち 24.9%，高 PEEP 群 276 人のうち 27.5%が死亡した．これらの結果からの点推定値は，高 PEEP 群における死亡の 2.6%の**絶対リスク増加 absolute risk increase** である．

500 人を超える患者のこの試験は，高 PEEP からの利益の可能性を排除するようにみえる．低 PEEP を支持する 2.6%の絶対差の 95%CI は，低 PEEP を支持する 10.0%から，高 PEEP を支持する 4.7%に及ぶ．低 PEEP を与えられていれば死亡していたかもしれない 4.7%の患者が，高 PEEP による治療で生存していたのだとすれば，すべての患者が高 PEEP 戦略を受けたいと希望するだろう．これは，1 件の早期死亡を回避するために約 20 人の患者を治療する必要があることを意味している．それゆえに，この試験は患者にとって重要な利益を排除しておらず，その意味では，十分な規模のものでなかったと結論できる．この例のように，否定的研究は治療が有効でないことを示すことはめったになく，むしろ，利益を実証することができない．

個々の試験またはメタアナリシスは十分に大きかったか．その信頼区間をチェックするだけである

これまでの例では，満足のいく狭いCIを生成できるほど十分な患者が登録されることはめったにない個別試験の限界を実証している．これは，可能な限り，臨床医が複数の研究のデータを統合し，単一研究よりも狭いCIを達成する可能性がある**システマティックレビュー systematic review**とメタアナリシスに頼ることを推奨する理由を示している（第5章「最新の最良エビデンスを探す」を参照）．

ここまでのわれわれの考察で示唆されたように，CIは，「メタアナリシスまたは個々の試験の規模は十分に大きかったか」という疑問への答えを与えてくれる．後続の解説では，メタアナリシスに焦点をあてる．しかし，個々の研究に頼っているとしても，原則は同じである．

このアプローチを図10-1に示す．この図は，4つのメタアナリシスの**統合推定値 pooled estimate**を示している．メタアナリシスからのCIの幅は，研究の数ではなく，患者の数（および，**2値アウトカム binary outcome**についてはイベント数，第12.3章「何が信頼区間の幅を決めるか」を参照）に起因する．したがって，より狭いCI（AとC）は，必ずしもより多くの研究ではないが，より多くのイベントと患者を伴うメタアナリシスから由来している．

ほとんどの**フォレストプロット forest plot**（試験結果の視覚的プロット）はRRまたは**オッズ比 odds ratio**に焦点を当てるが，図10-1は絶対指標を使って結果を示している．そのため，図の中央の縦実線は，**リスク差 risk difference**(RD)(または**絶対リスク減少 absolute risk reduction**）がゼロ，すなわち治療群と対照群が同じ死亡率である場合を示している．縦線の左側の値は，治療群が対照群よりも低い死亡率だった結果を表している．縦線の右側の値は，治療群が対照群よりも経過不良で，死亡率が高かった結果を表している．

さて，患者が，治療に毒性やリスクがあるために，いずれにおいてもRDが1%以上の場合にのみ治療を選択すると想定しよう．つまり，死亡率減少が1%以上であれば，患者は治療の毒性作用とリスクに耐える価値があると考え，イベント発生率の減少が1%未満の場合はその価値がないと考える．図10-1の破線は，この死亡率減少の閾値である1%を表している．

次に，メタアナリシスAの統合推定値を考えてみよう．点推定値が真実を表しているとすれば，あなたはこの治療を患者に推奨するだろうか．CIの上限（ありそうな最大の効果）が真実を表していた場合はどうか．CIの下限（ありそうな最小の効果）の場合はどうか．これら3つの疑問への答えはすべてyesであり，1%が患者にとって重要な最小差でならば，すべてが1%を上回る利益を示唆している．それゆえに，このメタアナリシスは確定的であり，治療の決断に関する強い推論を提供する．

メタアナリシスBの場合，統合推定値またはCIの上限のいずれかが真の効果を表していたとすれば，あなたの患者は治療を受けることを選択するだろうか．答えはyesで，死亡率減少が1%の閾値を上回ることから，患者はそうするだろう．CIの下限はどうだろうか．ここでの答えはnoで，効果が，患者が治療を受けてもよいとする最小の差を下回っているからである．メ

図 10-1

どの時点でメタアナリシスのサンプルサイズが十分に大きいといえるのか.
4 つの仮想メタアナリシスの結果

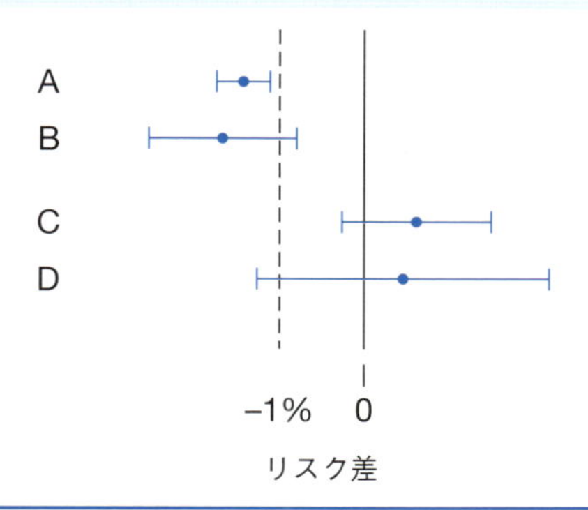

タアナリシス B は肯定的な結果（すなわち, CI が効果 0 を排除している）を明らかにするが, サンプルサイズが不十分で, 結果には依然として, 患者にとって重要な最小の差を下回るリスク減少に合致する結果が含まれている.

真の治療効果 0 を排除できなかった否定的研究については, CI のもう一方の側, すなわち試験データに一致する最大の治療効果を表す側に注目すべきである. CI の上限が, 患者が重要かもしれないと考える最小の差を下回ってないかを考慮すべきである. もし下回っている場合, サンプルサイズは十分であり, メタアナリシスは確定的である. つまり, 治療効果は望ましくない帰結に値するものではない（図 10-1, メタアナリシス C). もし, この上限が, 患者にとって重要な最小の差を上回る場合, メタアナリシスは確定的ではなく, より大きなサンプルサイズを使用したさらなる試験が必要である（図 10-1, 試験 D）[7].

われわれが解説したロジックを適用すると, 驚くべき推論が得られることがある. 血管疾患患者の盲検試験では, 19,185 人の患者がクロピドグレルまたはアスピリンにランダム割り付けされた（図 10-2）[11]. クロピドグレルを投与された患者は, 虚血性脳卒中, 心筋梗塞, または血管死の年間リスクが 5.32%, アスピリンでは 5.83%であり, クロピドグレルを支持する RRR は 8.7%（95%CI: 0.3–16.5%, P=0.04）であった. クロピドグレルはアスピリンよりはるかに高価である. 翌年に 10%の主要血管イベントリスクを有する患者（10,000 人あたり 1,000 人）を考えてみよう. 試験の点推定値 RRR 8.7%を使うと, このような患者は, 0.87%（10%の 8.7%）の絶対減少, または 10,000 人の治療患者におけるイベント 87 件の減少を期待できる. 血管イベントを嫌う人は, クロピドグレルを好んで選択し, 真の効果が CI の上限(RRR 16.5%, または 10,000 で 1,000 のベースラインリスクと仮定すると, 10,000 人で 165 件のイベントが少なくなる）にあると考える可能性が高い. もし CI の下限が真実を表していれば, 10,000 人の患者で 3 件のイベントだけの絶対減少で, あるとしても, より高価な薬剤を選択するものはほとんどいないだろう. さまざまな CI の限界で選択肢が異なることから, ほぼ 20,000 人の患者というサンプルサイズが決定的な回答を提供するには不十分であると結論づけることができる.

図 10-2
血管イベントの脅威についてのクロピドグレルとアセチルサリチル酸

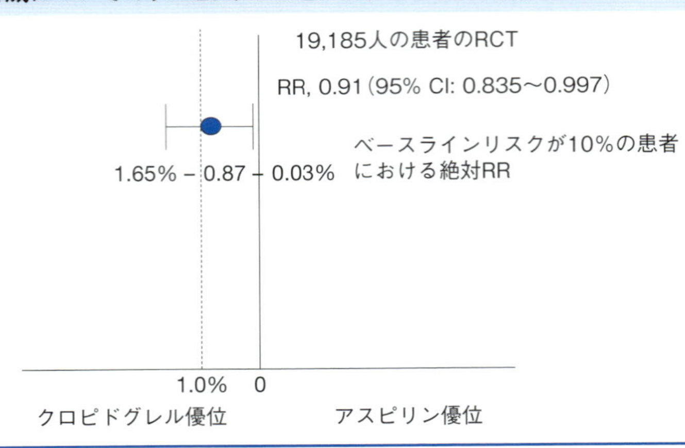

われわれの論理は，毒性，費用，および治療の負担を考えて，利益がそれ以下であれば患者がその介入を選択する可能性が低い閾値利益を特定することに依存している．研究者は，閾値についてほとんど議論することがない．しかし，患者の**価値観や意向 values and preferences** を取り入れながら，患者に限界利益とかなりの不利益がある治療を受けさせることを避けたいのであれば，あなたと患者はそうするべきである．

より費用がかからず，治療がより容易で，または既存治療よりも毒性が低い治療法を代替すべきかどうかを判断するための研究の出現により，研究者は閾値を明白にするようになった．このような**非劣性試験 noninferiority trial** では，実験的治療が標準治療よりも実質的に効果が劣っていないと確信できる場合にのみ，置換を行う準備ができるだろう．非劣性試験の論理については，第 8 章「非劣性試験の使い方」で詳しく扱っている．

結論

結果への確信を判断するには，治療効果が 0 より大きいという肯定的試験またはメタアナリシスにおいては，CI の下限を調べて，サンプルサイズが十分だったかどうかを判断するために CI の下限をみるとよい．もしこの下限，すなわちデータに合致する範囲でのありうる最小の治療効果が，あなたが重要と考える最小の差を上回る場合，サンプルサイズは十分で，試験またはメタアナリシスは確定的である．もしその下限が最小の重要な差を下回る場合，結果は不確定で，さらなる試験が必要である．

否定的試験またはメタアナリシスにおいては，サンプルサイズが十分だったかどうかを判断するために CI の上限をみるとよい．もしこの上限，すなわちデータに合致する範囲でのありうる最大の治療効果が，あなたが重要と考える最小の差を下回る場合，サンプルサイズは十分で，結果は確実に否定的である．もし CI の上限が最小の重要な差を上回る場合，重要な肯定的治療効果がまだありえることから，試験は不確定で，さらなる試験が必要である．

謝辞

本章の一部は Montori ら[7]により公表されている．

参考文献

1. Simon R. Confidence intervals for reporting results of clinical trials. Ann Intern Med. 1986; 105(3): 429-435.
2. Gardner M. Statistics With Confidence: Confidence Intervals and Statistical Guidelines. London, England: BMJ Publishing Group; 1989.
3. Bulpitt CJ. Confidence intervals. Lancet. 1987; 1(8531): 494-497.
4. Pocock SJ, Hughes MD. Estimation issues in clinical trials and overviews. Stat Med. 1990; 9(6): 657-671.
5. Braitman LE. Confidence intervals assess both clinical significance and statistical significance. Ann Intern Med. 1991; 114(6): 515-517.
6. Cohn JN, Johnson G, Ziesche S, et al. A comparison of enalapril with hydralazine-isosorbide dinitrate in the treatment of chronic congestive heart failure. N Engl J Med. 1991; 325(5): 303-310.
7. Montori VM, Kleinbart J, Newman TB, et al; Evidence-Based Medicine Teaching Tips Working Group. Tips for learners of evidence-based medicine, 2: measures of precision (confidence intervals). CMAJ. 2004; 171(6): 611-615.
8. Garg R, Yusuf S; Collaborative Group on ACE Inhibitor Trials. Overview of randomized trials of angiotensin-converting enzyme inhibitors on mortality and morbidity in patients with heart failure. JAMA. 1995; 273(18): 1450-1456.
9. Taylor AL, Ziesche S, Yancy C, et al; African-American Heart Failure Trial Investigators. Combination of isosorbide dinitrate and hydralazine in blacks with heart failure. N Engl J Med. 2004; 351(20): 2049-2057.
10. Brower RG, Lanken PN, MacIntyre N, et al; National Heart, Lung, and Blood Institute ARDS Clinical Trials Network. Higher versus lower positive end-expiratory pressures in patients with the acute respiratory distress syndrome. N Engl J Med. 2004; 351(4): 327-336.
11. CAPRIE Steering Committee. A randomised, blinded, trial of clopidogrel versus aspirin in patients at risk of ischaemic events (CAPRIE). Lancet. 1996; 348(9038): 1329-1339.

第 11.1 章

上級編: 治療試験のバイアスのリスク
バイアスとランダム誤差の説明

Advanced Topics in the Risk of Bias of Therapy Trials
An Illustration of Bias and Random Error

Toshi A. Furukawa and Gordon Guyatt

あらゆる知的作業についていえることだが，**エビデンスに基づく医療 evidence-based medicine** の学習者は，**概念 concept** を理解すること，専門用語を熟知すること，という 2 つの課題に直面する．何が研究の**バイアスのリスク risk of bias** を決めるのかと尋ねられると，学習者はたいてい，「大きなサンプルサイズ（large sample size）」と答える．サンプルサイズが小さい研究では**バイアス bias** は生じないが，**ランダム誤差 random error** によって誤解を招く結果が示される可能性が高くなることがある．

誤差とは，真実からの逸脱のことである．それは，偶然に起こるランダムなものでも，系統的なものでも，特定の方向に向くものであってもよい．技術的な言葉では，「バイアス（bias）」は**系統誤差 systematic error** の同義語である．以下の例題は，これらの概念を明確に区別するのに役立つであろう．

まったく同じデザインとサンプルサイズを持つ複数の研究があるとしよう．各研究が，同じ患者集団の中から参加者を募る．まったく同じタイプの患者と，まったく同じ研究デザインを持つこれらの研究からは，同じ結果が得られるだろうか．答えは，no である．コイン投げを 10 回行う実験で，必ず表と裏が 5 回ずつ出るわけではないのと同様，偶然のいたずらにより，デザインがまったく同じ研究でも，それぞれの研究から得られる結果は異なったものとなる．

このような研究が 4 セットあるとしよう．各セット内では，個々の試験のデザインとサンプルサイズは同じである．4 セットのうちの 2 セットはサンプルサイズが小さく，もう 2 セットはサンプルサイズが大きい．

また 2 セットに関しては，患者，介護者，アウトカム評価者の全員が**盲検化 blinded** された**ランダム化臨床試験 randomized clinical trial**（RCT）のみが含まれている．盲検化や**完全な追跡 complete follow-up** のようなデザイン特性は，バイアスを減少させる．残りの 2 セットは，バイアスの影響をはるかに受けやすい**観察研究デザイン observational study design**（たとえば，患者自身の選択または臨床医の選択により，治療群または**対照群 control group** に加わる）を用いており，このデザインでは，よりバイアスがかかりやすくなる．この例題では，われわれは特別に真の**治療効果 treatment effect** を知っている特別の立場にあるものとする．図 11.1-1 の 4 つの構成成分の中心にある青点はそれぞれ真実を表す．さらに小さい各点は，患者個人ではなく，研究を繰り返して行った場合のそれぞれの結果を表している．小さな点が中央の青点から離れるほど，研究結果と真の治療効果の差は大きくなる．

各研究のセットは，RCT または観察研究，大きいサンプルサイズまたは小さいサンプルサイズの組み合わせから得られた研究結果を表している．読み進める前に，まず図 11.1-1 をみて，4 つ（A から D）のコンポーネントそれぞれにおける研究デザインや患者数について各自で結論を導いてみよう．

図 11.1-1A は，サンプルサイズの大きいランダム化試験群の結果を表している．結果が妥当であることから，中央の青点によって示される真の効果の周りに均一に分布しており，研究デザインの頑健さを示している．結果が正に青点に重なっていないのは，偶然やランダム誤差の作用のためである．しかしながら，ランダム誤差を最小限に抑えられる大きなサンプルサイズにより，個々の研究の結果が，比較的，真実に近似している．

図 11.1-1

さまざまな程度のバイアスやランダム誤差を示す同一条件で実施された 4 つの研究セット

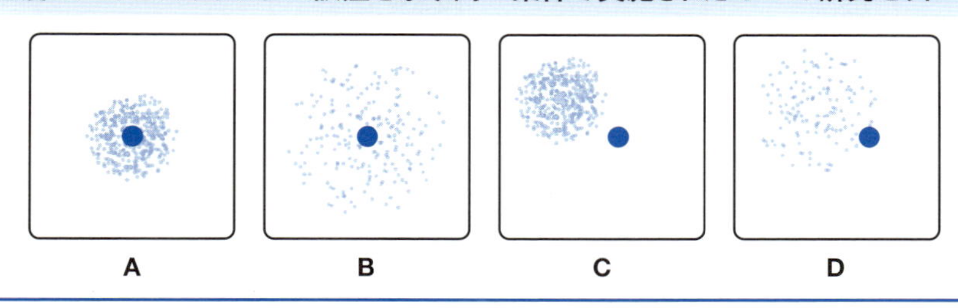

A，B はランダム化試験を示す．C，D は観察研究を示す．各パートに含まれる研究群は，まったく同じサンプルサイズと研究デザインを持つ．

この結果のセットを，図 11.1-1B に描かれた試験の結果セットと比較してみよう．この場合も同様に，研究デザインが強固であることから，個々の研究結果が真実の周りに均一に分布している．しかしながら，サンプルサイズが小さく，ランダム誤差が大きいため，個々の研究の結果は真実からより離れている．

第 6 章のコイン投げの実験（なぜ研究結果が誤解を招くのか: バイアスとランダム誤差）を思い返してみると，図 11.1-1A の研究と 11.1-1B の研究の違いが明らかになる．真のコインを 10 回投げる実験を複数回繰り返した場合，個々の実験結果は真実からかけ離れたものとなることがあり，表や裏が 7：3（70%），あるいは 8：2（80%）になることさえも珍しくない．この状況は，図 11.1-1B に似ている．われわれの実験において，図 11.1-1A のように各実験で 1,000 回のコイン投げが行われるのだとしたら，たとえば 540：460 で，表または裏がでる確率が 54%よりも極端な分布を目にすることはまれであろう．サンプルサイズが小さいと各結果は真実から遠ざかり，サンプルサイズが大きいとすべての結果が真実に近くなるのである．

図 11.1-1C では，小さな点の集合の中心は，真実からかけ離れてしまっていて，これは研究が観察デザインである場合は，たとえ大規模研究でも，バイアスの影響を受けやすいためである．結果は精確で，ランダム誤差も非常に少ないが，それらは間違った結果である．

この現象の 1 例をあげてみると，ビタミン E は冠動脈疾患の死亡減少に明らかな効果があるという結果が数多くの大規模観察研究によって示された．それに反して，その後の非常に大規模で適切に実行された RCT[1]，ならびに入手可能なすべてのランダム化試験を対象としたメタアナリシス[2]では，冠動脈疾患による死亡や全死亡におけるビタミン E の有益な効果は証明されなかった．この現象を示す例はほかにもたくさんある（第 11.2 章「ランダム化試験の驚くべき結果」を参照）．

図 11.1-1C に示される状況は特に危険である．なぜなら，研究の規模が大きいために，結果が正確であるという印象を臨床医に与えてしまうためである．第 11.2 章「ランダム化試験の驚くべき結果」には，観察研究の誤解を招く結果に関する多くの例があり，そのなかには一時的であれば臨床診療に大きな影響を及ぼすものがある．その後の RCT が実施されなかったならば，その誤解を招く結果が君臨し続けたであろう．

図 11.1-1C と同様，図 11.1-1D も，真実からかけ離れたバイアスのある結果を導いている，一連

の観察研究を示している．しかし，サンプルサイズがどれも小さいため，研究間で結果に大きなばらつきがみられる．これらのデータを対象としたメタアナリシスを実行しようとする臨床医がいるかもしれないが，これは危険な試みである．なぜならば，ランダム誤差が大きく不精確な推定値を，ランダム誤差が小さく精確な推定値に置き換えてしまう危険がある．しかし，いずれもバイアスがあるため，真の効果の誤った推定値が導かれてしまう．

最後に，図 11.1–1B はもちろんのこと，図 11.1–1A のような状況であっても，どの研究も図 11.1–1C や 11.1–1D の研究のように根底にある真実から遠く離れている可能性があることに注意してほしい．別の言い方をすると，いかなる研究でも，ランダム誤差は真実から系統誤差のと同じほどの大きさの差異につながる可能性がある．これは，あなたが常に，すべての入手可能な研究の系統的な要約を探索し，そしてそれらに注意を払うべき重要な理由の 1 つである．

参考文献

1. Yusuf S, Dagenais G, Pogue J, et al; The Heart Outcomes Prevention Evaluation Study Investigators. Vitamin E supplementation and cardiovascular events in high-risk patients. N Engl J Med. 2000; 342(3): 154-160.
2. Miller ER Ⅲ, Pastor-Barriuso R, Dalal D, et al. Meta-analysis: high-dosage vitamin E supplementation may increase all-cause mortality. Ann Intern Med. 2005; 142(1): 37-46.

第 11.2 章

上級編: 治療試験のバイアスのリスク
ランダム化試験の驚くべき結果

Advanced Topics in the Risk of Bias of Therapy Trials
Surprising Results of Randomized Trials

Romina Brignardello-Petersen, John P. A. Ioannidis, George Tomlinson, and Gordon Guyatt

この章の内容

介入の有効性を示唆する基礎科学的情報と前臨床知見のほとんどは，臨床試験で覆される

診断的，予防的，治療的介入の有効性を示す**エビデンス evidence** は，脳卒中，心筋梗塞，死亡のような**患者にとって重要なアウトカム patient-important outcome** への影響を測定した厳格な**ランダム化臨床試験 randomized clinical trial**（RCT）に由来するのが理想的である．患者にとって重要なアウトカムに有効かどうかを調べるために介入を検証する場合，必ずといっていいほど，量と質ともに変化に富んだその他のエビデンスがすでに存在しているものである．それは，基礎科学の所見，前臨床試験の結果，**観察研究 observational study**，**第 1 相 phase 1**，または**第 2 相臨床試験 phase 2 clinical trial** などを組み合わせたエビデンスである．

臨床医が採用する介入のなかには，ときに患者にとって重要なアウトカムへの影響を検証するためのランダム化試験が実施されていないものがある．この傾向は，緊急的外科手術において非常によくみられ，待機的外科手術やメンタルヘルス介入でもよくみられるが，内科的治療ではそれほど多くはみられない[1]．しかし，内科的治療の場合も，なんらかの重要な初期決断が下された後，専門的決断が必要と考えられる介入については，ランダム化試験によるエビデンスが利用できないことが多い．たとえば，血液学–腫瘍学分野では，再発性疾患の治療に関するランダム化試験からのエビデンスはほとんどない[2]．このような介入に関しては，診療におけるそれらの介入の採用および継続的利用が，基礎科学，前臨床研究，観察研究などのさまざまなエビデンスの組み合わせに基づいて行われてきた．

さらに，医学の世界の多くには，一般疾患を対象とした介入の採用のために，**代理エンドポイント surrogate end point** の使用を支持する根強い底流が存在する．代理エンドポイントを使用した試験は，患者にとって重要な**エンドポイント end point** を使用した試験よりもサンプルサイズが小さく，**追跡 follow-up** 期間も短くて済むことから，薬剤およびその他の介入を迅速に検証し，臨床使用に向けた承認を得ることができる[3]．

このようにむらのある不揃いなエビデンスの利用により，有望視されていた介入や，比較的質の高いエビデンスに基づき実証されていた介入が，大規模ランダム化試験において否定されるという驚くべき事態が起こることが多い．概して，基礎的な科学実験の時点で有望視されていた介入であっても，患者にとって重要なアウトカムを示す RCT に至った場合に，有効性が真実だとする主張を維持できるものは少ない．1979 年から 1983 年の間に主要な基礎科学誌に掲載された 101 件の主要所見を対象とした経験的評価[4]が実施され，いずれの論文でも，研究者は当該研究が重要な治療的または予防的介入につながるであろうと確信をもって宣言していた．しかしこのなかで 2002 年までに，実際にランダム化試験が実施されるに至ったものは 27 件のみであり，なんらかのエンドポイントを取り上げた少なくとも 1 件のランダム化試験において肯定的な結果が示されたのはわずか 19 件であった．その時点で臨床使用の許可が下りたのは 5 件の介入のみであり，そのうち治療法として大きな効果があったのは 1 件のみで，それ以外の 4 件については，一般的でない，もしくは不確かな臨床適応であった．基礎科学や前臨床試験の主張，あるいは観察研究の発見は，それがどん

なに興味深いものであったとしても，たいていは信頼性が低い[5].

質の低いエビデンスの種類

低い確信性が正当化されるエビデンスにはいくつかの理由があるが[6]，ここでは，3 つのカテゴリに着目する．

第 1 に，研究の方法は純粋だとしても，参加者が，関心のある対象とは大きく異なる場合がある．たとえば，ある種の治療がネズミにおいて実験的に誘発された腎不全の回復を早めるという証明は非常に興味深いが，この治療をヒトに対して実施するためのエビデンスとしては非常に弱い．

第 2 に，たとえ興味深いアウトカムであっても，患者にとって重要ではない場合がある．たとえば，ある介入が心拍出量や肺毛細血管楔入圧に対して有効であることが実証されれば，それは心不全患者に有効な薬剤であることを先駆けて示唆するものかもしれないが，臨床医が自信を持ってこの薬物治療を患者に提供するためには，日常機能，入院頻度，または死亡を調べた試験が必要不可欠である（第 13.4 章「代理アウトカム」を参照）．

第 3 に，ある薬剤，装置，処置，または治療プログラムが，脳卒中，心筋梗塞，死亡のような患者にとって重要なアウトカムに与える明確な作用について調べる研究において，適切な集団とアウトカムが選択されたものの，**治療効果 treatment effect** にバイアスのある推定値をもたらす弱い研究デザイン（たとえば，観察研究）を使っている場合がある．

エビデンスは，これらの限界を複合的に抱える場合もある．たとえば，研究者は介入の効果を調べるために，ヒト以外の生物種に対して代理アウトカムを使用して，観察研究デザインを採用しているかもしれない．

われわれは，低い確信性のエビデンスを却下することを勧めているわけではない．時折，**バイアスのリスク risk of bias** が高い研究でも，介入の臨床使用を強く支持する非常に説得力のある結果が得られることがある．また，そのような研究があるおかげで，患者，臨床医，研究者は，倫理的な制約を認識して，患者にとって重要なアウトカムを取り上げた大規模な臨床試験の実施を思いとどまる場合すらある．エビデンスに基づく意思決定は，たとえそのエビデンスの質が低い場合でも，利用可能な最良エビデンスに依拠する必要がある．さらに，ときとして，患者にとって重要なアウトカムを取り上げた RCT でもバイアスの影響を強く受けている場合があり，その一方で，同じ疑問を取り上げた，観察研究がより厳格で，より真実に近い結果を示す場合がある．

これらの注意事項を考慮すると，臨床医は，質の低いエビデンスに依拠する際は，無益な介入，または場合によっては有害な介入を実行する危険性があることを認識すべきである[7]．この懸念は，臨床医が非ヒト研究，代替エンドポイント，または観察研究に基づいて下した結論が，その後の RCT によって覆されるという例からも，経験的に確かめることができる．ほとんどの場合，治療を実施すべきと示唆した質の低いエビデンスは，後に誤解を招くことが判明した．少数例ではあるが，これとは反対に，質の低いエビデンスによって無益または有害であるとみなされた介入が，より質の高いエビデンスによって，結局は有効だとわかった場合もある．

以下のセクションでは，患者にとって重要なエンドポイントを取り上げたRCTの結果により，過去のより質の低い研究結果が覆された事例を示す．反証される前の質の低いエビデンスの種類別に事例を分類している．これらの例はいずれも，臨床医に注意を喚起することをねらったものである．

ランダム化臨床試験の結果が，非ヒト研究と矛盾したとき

表 11.2-1 は，動物または組織を用いた研究から得られた知見が，誤った推論につながった例を示している．よくある展開として，近年の実証研究に見られるように，非ヒト研究から得られた興味を引く有望な結果は，ヒトで検証した場合には実現されないままである[25-28]．非ヒト実験で否定的結果が示された後で，ヒトでの研究において有効性が実証される例を目にすることはまれである．これはおそらく，基礎科学や動物実験のレベルで有望ではなかった介入が，ヒトを対象にした実験で取り上げられる見込みがないためだと考えられる．

表 11.2-1

動物または組織からのエビデンスがその後の RCT によって覆されたもの[a]

疑問	動物または組織からのエビデンス	ヒトでの RCT エビデンス
心房性ナトリウム利尿ペプチド（アナリチド）は腎機能にどのような効果があるか	実験では，正常な腎臓を持つラットにおける腎動脈閉塞によって実験的に誘発された虚血性腎不全に対するα型ヒト心房性ナトリウム利尿ペプチドを評価した．虚血後 4 時間におよぶ腎臓への灌流により，14C−イヌリンクリアランスが回復した（$P<0.001$）．髄質充血が徐々に解消し，管内細胞脱落と顆粒球の血管内皮への付着が減少した．24〜48 時間後の細胞組織構造は基本的に正常であった[8]．	ある多施設共同 RCT にて，急性尿細管壊死の重症患者 504 人を対象としたアナリチド投与試験が実施された．乏尿の患者 120 人における無透析生存率は，プラセボ群で 8%，アナリチド群で 27%であった（$P=0.008$）．一方，乏尿を伴わない患者 378 人における無透析生存率は，プラセボ群で 59%，アナリチド群で 48%であった（$P=0.03$）[9]．
アセチルシステインはドキソルビシン誘発性の急性の心筋の形態的損傷を予防するか	実験では，マウスを対象に，ドキソルビシン毒性におけるアセチルシステイン投与の効果を調べた．その結果，ドキソルビシン投与の 1 時間前にアセチルシステインによる前治療を施すことで，致死性，長期死亡，全体重と心臓重量の減少を大幅に軽減できることが示唆された．さらに，アセチルシステインによる前治療により，ドキソルビシン誘発性心筋症の電子顕微鏡的な証拠は小さくなった[10]．	正常な心血管機能を持つ 20 人の患者が 2 つのグループにランダム割り付けされた．グループ 1 ではプラセボが，グループ 2 ではアセチルシステイン（Nac）が，いずれもドキソルビシン投与の 1 時間前に投与された．心筋生検が行われ，電子顕微鏡と立体視技術による確認が行われた．管状部分の変化とミトコンドリア膨張は両群で類似しており，細胞全域にわたっていた．この研究で，ドキソルビシン誘発性の急性心筋障害はびまん性で，Nac によって阻止されないことが実証された[11]．
ナロキソン（オピエート拮抗薬）による治療は，脊髄損傷患	オピエート拮抗薬であるナロキソンが，頸髄外傷を負ったネコの治療に使用された．生理的食塩水による治療を受けた対照群と比較し，ナロキソン療法は頸髄外傷後にみられた低血	盲検化された多施設共同ランダム化試験において，急性脊髄損傷患者におけるナロキソン（および他の薬剤）の有効性と安全性の評価が実施された．ナロキソンは 154 人の患者に，プ

(*Continued*)

表 11.2-1

動物または組織からのエビデンスがその後の RCT によって覆されたもの[a]　(*Continued*)

疑問	動物または組織からのエビデンス	ヒトでの RCT エビデンス
者における神経学的アウトカムを改善させるか	圧の改善に大きな効果を示した．さらに重要な点として，ナロキソン療法は神経学的回復に大きな効果があった[12]．	ラセボは 171 人の患者に投与された．系統的な神経学的検査により，運動機能と感覚機能の評価が実施された．その結果，ナロキソン療法群とプラセボ群との間に神経学的アウトカムの差がないことが示された．死亡や重大疾患の罹患も両群で類似していた．研究者らは，ナロキソン療法について，本研究で使用された投与量では急性脊髄損傷後の神経学的回復を促進しないと結論した[13]．
子宮頸管熟化剤としての遺伝子組み換えヒトリラキシン（rhRlx）の有効性はどうか	妊娠中に卵巣の黄体で合成されるペプチドホルモンであるリラキシンは，出産前に血流に放出される．合成リラキシンは，標準的な子宮収縮バイオアッセイにより，リラキシン様の生物活性を示した．研究結果は，「合成ヒトリラキシンは…出産時に直面するいくつかの問題を緩和するための臨床治療の開発に寄与するかもしれない」[14]と示唆していた．	盲検化された多施設共同プラセボ対照試験により，子宮頸部に異常のある女性に，分娩誘発前に子宮頸管熟化剤として投与する rhRlx の有効性と安全性の評価が実施された．妊娠 37〜42 週間目の 96 人の女性が，0，1，2，4 mg のいずれかの投与量で rhRlx 療法を受けた．その結果，4 つの治療群において修正ビショップスコアの変化に有意差はなく，分娩第 1 期と分娩第 2 期の長さも，4 群で類似していた．研究者らは，1〜4 mg の rhRlx には，満期における分娩誘発前の子宮頸管熟化剤としての効果はないと結論した[15]．
ビタミン D_3代謝物は，白血病患者においてどのような治療効果を発揮するか	前骨髄球性白血病患者から採取された HL-60 細胞は，生理的濃度に近いビタミン D_3に反応し，単球細胞の特徴を有するようになる．このような表現型の変化の前に，c-myc がん遺伝子（がんの発達プロセスに関係する遺伝子）の発現が著しく減少する．また，成熟変化の開始と共にビタミン D_3を除去すると，再び myc mRNA レベルの上昇がみられた．著者らは，「この研究で，外因性誘発剤の投与，myc mRNA レベルの減少，そして正常な細胞成熟と関連する特徴の出現との間の経時的関連性が初めて実証された」[16]と結論している．	骨髄異形成症候群（MDS）の患者 63 人と，急性骨髄性白血病（AML）の患者 15 人を評価した RCT が実施された．患者は，低用量シトシンアラビノシドによる単独療法（ara-C）（A 群）と，ara-C と 13-シス-レチノイン酸（13-CRA）とビタミン D_3の併用療法（B 群）にランダム割り付けされた．その結果，13-CRA とビタミン D_3の追加によって，患者の生存，寛解率，寛解期間に好ましい影響がもたらされることはないことが明らかになった[17]．
帯状疱疹患者におけるシトシンアラビノシド（CA）療法の有効性はどうか	試験管内で CA の抗ウイルス作用を調べた複数の研究から，CA は細胞培養にて，ヘルペスを含む DNA ウイルスに対する抗ウイルス活性を有することが明らかになった．さらに，活発な細胞増殖を促す培地における CA の存在が，複製に必要な細胞機能の一部を抑制していたことも示唆された[18]．	CA による播種性帯状疱疹の治療について調べた盲検化されたランダム化試験で，プラセボ群よりも治療群の方で播種期間が長いことが明らかになった（P=0.03）．著者らは，CA はこの疾患に対し，24 時間あたり 100 mg/m^{2}の投与量では有益な効果を発揮しないと結論した[19]．

(*Continued*)

表 11.2-1

動物または組織からのエビデンスがその後の RCT によって覆されたもの[a] (*Continued*)

疑問	動物または組織からのエビデンス	ヒトでの RCT エビデンス
敗血症ショックの患者における TNF Fc 融合蛋白質受容体の効果はどうか	グラム陽性およびグラム陰性菌敗血症の動物モデルは，融合蛋白質受容体が TNF-α に対して阻害効果を有し，動物の死亡を防御することを明らかにした[20-23].	3 つの異なる用量の TNF Fc 受容体の効果を評価する多施設ランダム化盲検プラセボ対照試験では，受容体を投与する際の死亡の低下は見られず，高用量では死亡が増加する可能性が示唆された（プラセボ群 30%に対して，低用量，中用量，高用量群でそれぞれ 30%，48%，53%の死亡）[24].

略語，1-α-D_3: 1α-ヒドロキシ-ビタミン D_3，ara-C: シタラビン，CA: シトシンアラビノシド，13-CRA: 13-シス-レチノイン酸，mRNA: 伝令リボ核酸，Nac: アセチルシステイン，RCT: ランダム化臨床試験，rhRlx: 遺伝子組み換えヒトリラキシン，TNF: 腫瘍壊死因子

a: データは，原著文献において報告されているとおりのものである.

ランダム化臨床試験の結果が，代理エンドポイントを用いたヒト研究と矛盾したとき

表 11.2-2 は，患者にとって重要なアウトカムを取り上げた RCT によって，生理学的または代理エンドポイントを使った研究結果が覆された例を示している．代理エンドポイントを使用した研究のデザインは，観察研究またはランダム化研究であった．ほとんどの場合，代理エンドポイントを使った研究は過度に楽観的な結果を示すのに対して，時折，代理エンドポイントでは何の利益（benefit）も示さなかったのにもかかわらず（場合によっては**害 harm** が示されたのに），患者にとって重要なアウトカムにおいては利益が示されたこともある．

代理エンドポイントは，介入の有効性と害の両方について誤った推論を生む可能性がある．介入によって最終的にもたらされる臨床上の利益や害を十分に捉えることができる代理アウトカムというものは，その妥当性の検証が困難であるばかりか，それを設定することすら困難である[3,7,74]．このなかの例の一部には，研究デザインばかりでなく，代理エンドポイントの信頼性にも問題があるケースが含まれる（その RCT はバイアスのリスクが高い研究で実証された代理エンドポイントに対する見かけ上の効果を特定できず，関連する患者にとって重要なアウトカムへの影響を明らかにすることもできなかった）．経験的評価では，影響の大きい雑誌で発表された試験においては，患者にとって重要なエンドポイントよりも，代理エンドポイントのほうが平均して効果の大きさがはるかに大きくなる傾向があることが判明した[75].

表 11.2-2

生理学的または代理エンドポイントを取り上げた研究からのエビデンスが覆されたもの

疑問	代理エンドポイントからのエビデンス	患者にとって重要なエンドポイントに関する RCT エビデンス
慢性心不全患者において，β 遮断薬は死亡率にどのような影響を与えるか	冠動脈疾患が進行し，過去に心筋梗塞を発症したことのある 4 人の患者において，前後比較研究で，プロプラノロール静注により，駆出率の低下（範囲: 0.05～0.22）と拡張末期容積の増加（範囲: 30～35 mL）が示された．プロプラノロール投与後に，2 人の患者において，壁運動の異常が発生した．研究者らは，「この結果は，β遮断薬によって代償性の交感神経機構が抑制される場合があるとする見解と一致している」と述べている[29].	心不全患者におけるβ遮断薬について調べた 18 件の RCTs のメタアナリシスにより，β 遮断薬によって死亡の RR が 32%減少し（95%CI: 12～47%，P=0.003），心不全による入院の RR が 41%減少すること（95% CI: 26～52%，P<0.001）が明らかになった．New York Heart Association の心機能分類においても有意な改善を認めた[30].
クロフィブラートは，明らかな虚血性心疾患の臨床症状を呈さない男性の死亡率にどう影響するか	クロフィブラートが総コレステロール値およびβコレステロール値に与える影響について調べた前後比較研究から，4 週間におよぶ 750～1,500 mg のクロフィブラート療法によって 86%（30/35）の患者において総コレステロール値が有意に減少し，91%（21/23）の患者においてβコレステロール値が有意に減少することが明らかになった．さらに，いずれの症例もクロフィブラートへの忍容性が非常に優れており，有害作用は確認されなかった[31].	虚血性心疾患の臨床症状を呈さない男性を対象とした RCT で，コレステロール分布の上位 1/3 の参加者が，クロフィブラートまたはプラセボにランダム割り付けされた．平均 9.6 年間の観察期間を経たとき，クロフィブラート群では，高コレステロール対照群と比べ，虚血性心疾患の発生率が 20%少なかったが（P<0.05），死亡が 25%多かった（P<0.01）[32].
抗不整脈薬であるエンカイニドとフレカイニドは，心筋梗塞後の心室性不整脈による死亡にどのような影響があるか	症候性，再発性かつ薬剤抵抗性であった心室頻拍患者を対象とした前後比較研究により，6 カ月間のエンカイニド療法後に 54%の患者，そして 18～30 カ月間の治療後に 29%の患者において，心室頻拍の再発が完全に回避できることが示された．研究者は，「エンカイニドは安全かつ忍容性の良好な抗不整脈薬である」と結論した[33].	心室期外収縮を伴った急性心筋梗塞の既往を持つ患者におけるエンカイニドとフレカイニドの効果を評価した RCT によると，プラセボ群と比較し，実薬群の患者では，心臓死と心停止の RR が 2.64（95%CI: 1.60～4.36）であることが明らかになった[34].
ミルリノン療法によって，慢性心不全患者における死亡が変化するか	うっ血性心不全患者 12 人を対象とした前後比較研究によると，ミルリノン療法は運動中の左室機能を改善し，心係数，1 回拍出量係数，肺毛細血管楔入圧において有意な変化をもたらした（P<0.001）．全身性酸素消費量にも（P<0.05）最大運動耐容能にも（P<0.001）増加がみられた．運動中の血行動態と運動耐容能への有益な効果は，4 週間の治療期間中継続した．薬物関連副作用は一切発生しなかった[35].	重症慢性心不全で進行性の左室機能不全を持つ患者 1,088 人を対象とした RCT によると，ミルリノンはプラセボと比較し，全死亡における 28%の相対的増加（95%CI: 1～61%，P=0.04）と，心血管系死亡における 34%の増加（95%CI: 6～69%，P=0.02）に関連していた．ミルリノンは，左室駆出分画，心不全の原因，機能分類，血清ナトリウムとクレアチニン濃度，年齢，性別，狭心症，心胸郭比，および心室頻拍に基づき，あらかじめ定義されていたすべてのサブグループにおいて有害作用を示した[36].

(*Continued*)

表 11.2-2

生理学的または代理エンドポイントを取り上げた研究からのエビデンスが覆されたもの　(*Continued*)

疑問	代理エンドポイントからのエビデンス	患者にとって重要なエンドポイントに関するRCTエビデンス
ベスナリノン療法は心不全患者における罹患と死亡にどのような影響を与えるか	OPC-8212（ベスナリノン）の投与を受ける中等度のうっ血性心不全患者 11 人を対象とした前後比較研究によると，8 時間後で心係数に 11%の増加（*P*<0.01），そして一回仕事係数に 20%の増加（*P*<0.005）が認められ，それと同時に，拡張期肺動脈圧の減少(25%, *P*<0.005）と右心房圧の減少（33%，*P*<0.01）が認められた．機能曲線の変化により，変力効果が確認された．研究者は，「OPC-8212 は安静状態の血行動態に明らかな改善をもたらし，軽度から中等度の心不全の治療には特に有効であると考えられる」と主張した[37].	1 日 60 mg または 30 mg のベスナリノンが罹患と死亡に与える影響をプラセボと比較して調査するための RCT が実施された．その結果，プラセボ群では 18.9%，30 mg のベスナリノン群では 21.0%，60 mg のベスナリノン群では 22.9%の死亡率が確認された．プラセボ群と比較した場合の突然死の HR は 60 mg 群では 1.35（95%CI: 1.08～1.69），30 mg 群では 1.15（95%CI: 0.91～1.17）であった．ベスナリノン療法における死亡率増加は，おそらく不整脈が原因と考えられる突然死の増加によるものだった[38].
心停止患者における ACD CPR の死亡減少効果は，標準的 CPR と比べてどうか	心停止患者は，2 分間の標準的 CPR 後，2 分間の ACD CPR を受けるグループと，2 分間の ACD CPR 後，2 分間の標準的 CPR を受けるグループに割り付けられた．呼気終末二酸化炭素の平均値（SD）は，それぞれ 4.3（3.8）mmHg，9.0（0.9）mmHg であった（*P*<0.001）．動脈収縮期圧は，それぞれ 52.5（14.0）mmHg, 88.9（24.7）mmHg であった（*P*<0.003）．速度時間積分値は 7.3(2.6)cm から 17.5（5.6）cm に増加し（*P*<0.001），拡張期充満時間は 0.23（0.09）秒から 0.37（0.12）秒に増加した（*P*<0.004）[39].	ある RCT で，1,784 人の成人心停止患者が，蘇生の始めから終わりまで CPR のみ，または ACD CPR のみを受けるグループに割り付けられた．その結果，病院で心停止を起こした患者においては，1 時間の生存（35.1% vs 34.6%，*P*=0.89）または退院までの生存（11.4% vs 10.4%，*P*=0.64）において，標準 CPR 群と ACD CPR 群との間で有意差はなかった．病院以外で倒れた患者の場合，1 時間の生存（16.5% vs 18.2%，*P*=0.48），または退院までの生存（3.7% vs 4.6%，*P*=0.49）において，標準 CPR 群と ACD CPR 群とで有意差はなかった[40].
免疫抑制療法は，心筋炎患者における死亡にどのような影響を与えるか	標準的療法に加え，アザチオプリンとプレドニゾロンの投与を受けた心筋炎患者 16 人を対象とした前後比較研究では，6 カ月の治療後，心胸郭比[62.3%（4.7%）から 50.6%（1.5%）に減少，*P*<0.001]，平均肺動脈圧［34.3（13.05）から 20.0（2.75）mm に減少，*P*<0.01]，平均肺動脈楔入圧［26.0（9.1）から 13.2（4.6）mm に減少，*P*<0.001］に有意な減少がみられた．左室駆出分画は 24.3%（8.4%）から 49.8%（18.2%）に改善した（*P*<0.001）[41].	ある RCT にて，111 人の心筋炎患者が標準的治療のみ，または標準的治療と 24 週間の免疫抑制療法（プレドニゾロン＋シクロスポリンまたはアザチオプリン）の併用療法に割り付けられた．比較対照となったグループ間で，28 週間後の左室駆出分画の変化に有意差は認められなかった．2 群間で生存率に有意差はなかった（RR 0.98, 95%CI: 0.52～1.87, *P*=0.96）[42].
人工呼吸器につながれた早期産新生児におけるモルヒネは安全かつ有	換気補助を必要とする肺硝子膜症の早期産児 26 人が，モルヒネ療法またはプラセボ療法にランダム割り付けされた．その結果，総換気時間のうち，人工呼吸器と同期して呼吸していた時間の割合が，モルヒネ療法群の幼児の	人工呼吸器につながれた早期産新生児が，マスキングされたプラセボ（n=449）またはモルヒネ（n=449）にランダム割り付けされた．モルヒネは，臨床医の判断により，非盲検で投与することができた．新生児死亡（11% vs

(*Continued*)

表 11.2-2

生理学的または代理エンドポイントを取り上げた研究からのエビデンスが覆されたもの　(*Continued*)

疑問	代理エンドポイントからのエビデンス	患者にとって重要なエンドポイントに関する RCT エビデンス
効か	方で有意に高かった [中央値 (IQR)=72% (58% ~87%) vs 31% (17% ~51%), *P*=0.001]. モルヒネ療法群の幼児においては, 心拍数と呼吸数の減少が認められた. 酸素療法の期間が短縮された [中央値 (IQR)=4.5 日 (3~7 日) vs 8 日 (4.75~12.5 日), *P*=0.046][43].	13%), 重症な脳室内出血 (11% vs 13%), 脳室周囲白質軟化症 (9% vs 7%) の発生率は, プラセボ群とモルヒネ療法群とで類似していた[44].
5-FU とロイコボリン (LV) の併用療法は, 進行性結腸直腸がん患者の生存率にどのような効果があるか	過去に未治療の測定可能な転移性結腸直腸がん患者, 計 343 人を対象に, LV によって修飾された 5-FU が, 毒性, 奏効, 生存にどう影響するかについての研究が行われた. 5-FU 単独の最大耐量での静脈内ボーラス負荷コースレジメンが, 高用量 LV レジメンと, 同様の低用量 LV レジメンと比較された結果, 奏効率に有意な改善が認められた. すなわち, 高用量 LV レジメンでは 30.3% (対照群と比較して *P*<0.01), 5-FU 対照群では 12.1%, 低用量 LV レジメンでは 18.8%の奏効率であった. 著者らは, 「ロイコボリンは, 転移性結腸直腸がんにおける 5-FU の治療効果を有意に増強することが示された」 と結論した[45].	進行性結腸直腸がん治療のための 5-FU の単独療法と, 5-FU と静注 LV の併用療法を比較した 9 件の RCT のメタアナリシスが実施された. 調査対象となったエンドポイントは腫瘍縮小効果と全生存期間であった. その結果, 5-FU と LV の併用療法には, 腫瘍縮小効果において, 5-FU の単独療法よりも有意に高い利益が認められた (23% vs 11%, 奏効 OR 0.45, *P*<0.001). しかし, この腫瘍縮小効果の改善は, 全生存期間における明確な改善にはつながらなかった (生存 OR 0.97, *P*=0.57). 著者らは, 「今後の試験を計画する場合, 腫瘍縮小効果を, 進行性結腸直腸がん患者における生存の妥当な代理エンドポイントとしてみなすべきではない」と結論している[46].
ネオアジュバント療法は, 乳がん患者の死亡にどのような影響を与えるか	閉経前と閉経後の手術可能な乳がん患者 196 人を対象とした RCT で, 化学療法のネオアジュバント療法とアジュバント療法が比較された. 化学療法には, 放射線療法が併用され, 手術はありとなしの場合があった. ネオアジュバント化学療法を 2 クール実施後に評価された腫瘍縮小効果では, 投与量との有意な関連性が明らかになった (*P*=0.003)[47].	複数の RCT を対象にしたメタアナリシスにおいて, 手術前の全身療法 (ネオアジュバント療法) を受けた乳がん患者の臨床エンドポイントと, 手術後の同一療法 (アジュバント療法) を受けた乳がん患者の臨床エンドポイントの比較が行われた. 9 件のランダム化研究において, ネオアジュバント療法とアジュバント療法の比較が行われた. 死亡 (RR 1.00, 95%CI: 0.90~1.12), 病気の進行 (RR 0.99, 95% CI: 0.91~1.07), 遠隔再発 (RR 0.94, 95%CI: 0.83~1.06) の点で, ネオアジュバント療法群とアジュバント療法群との間に統計的, あるいは臨床的に有意な差は認められなかった. しかし, ネオアジュバント療法は, アジュバント療法と比較し, 局所領域での再発リスク増加と統計的に有意に関連していた (RR 1.22, 95%CI: 1.04~1.43). 手術を伴わないで放射線療法を受けた患者数がアジュバント療法群よりもネオアジュバント療法群の方で多かった試験では, 特にこの傾向が強かった (RR 1.53, 95%CI: 1.11~2.10)[48].

(*Continued*)

表 11.2-2

生理学的または代理エンドポイントを取り上げた研究からのエビデンスが覆されたもの (*Continued*)

疑問	代理エンドポイントからのエビデンス	患者にとって重要なエンドポイントに関する RCT エビデンス
インターフェロンγ療法は慢性肉芽腫症の感染にどのような影響を与えるか	盲検化された研究において，128 人の慢性肉芽腫症患者が，インターフェロンγ療法群またはプラセボ療法群にランダム割り付けされ，最長で 1 年間にわたって週 3 回の皮下投与が行われた．2 次的指標として，貪食細胞機能のモニタリングが行われた．その結果，貪食細胞によるスーパーオキシド産生の指標に有意な変化はみられなかった[49]．	同じく，128 人の慢性肉芽腫症を対象に，ランダム化と二重盲検化が施されたプラセボ対照試験が実施され，主要アウトカムとして，最初の重度な感染までの時間（入院や抗菌薬の静脈投与を必要とするようなイベントと定義される）が考慮された．その結果，プラセボ療法と比較し，インターフェロンγ療法には，最初の重度な感染までの時間において明らかな利益があることがわかった（P=0.001）．重度な感染が生じたのは，インターフェロンγ療法では 63 人中 14 人だったのに対し，プラセボ療法群では 65 人中 30 人であった（P=0.002）．重度な感染の合計件数も，インターフェロンγ療法群では 20 人，プラセボ群では 56 人と，インターフェロンγ療法群の方が少なかった（P<0.001）[49]．
高用量エピネフリンは，心停止を起こした成人における死亡にどのような影響を与えるか	32 人の患者を対象に，標準用量と高用量のエピネフリンが冠動脈灌流圧に与える影響が調査された．1 mg のエピネフリンを繰り返し投与しても心停止状態のままであった患者に対しては，0.2 mg/kg の高用量投与が行われた．標準用量投与後の冠動脈灌流圧の増加は統計的に有意でなかった．高用量投与後の冠動脈灌流圧の増加は，投与前と比較して統計的に差があり，なおかつ標準用量投与後よりも大きかった．高用量エピネフリンは，冠動脈灌流圧を，15 mmHg という従来示されてきた臨界値以上に上昇させる可能性がより高かった．著者らは，冠動脈灌流圧は心停止におけるアウトカムの良好な予測因子であるとし，高用量投与後の冠動脈灌流圧増加は，心拍再開率を高めるだろうと結論した[50]．	ある RCT において 650 人の心停止患者が，高用量エピネフリン群（7 mg）または標準用量エピネフリン群（1 mg）にランダム割り付けされ，2 次救命処置の標準プロトコルに従い，5 分おきに最高 5 回まで投与を受けた．その結果，高用量群と標準用量群との間で，1 時間生存（18% vs 23%），または退院まで生存（3% vs 5%）した患者の割合に有意な差はみられなかった．生存患者のなかで，脳機能の最高カテゴリを維持した患者の割合（90% vs 94%）に統計的に有意な差はなく，ミニメンタルステートのスコアの中央値（36 vs 37）にも有意差は認められなかった．院外心停止や院内心停止を起こした患者を含むサブグループを調べたところ，高用量エピネフリンから利益を享受していると考えられる患者は 1 人として確認されず，高用量エピネフリンを投与された一部の患者では，アウトカムの悪化が生じている可能性すら示唆された[51]．
一酸化窒素(NO)吸入療法は，急性肺障害または急性呼吸窮迫症候群患者の死亡に	連続した 10 人の重症成人呼吸窮迫症候群患者のうちの 9 人に，NO ガス吸入が，換気された肺領域の選択的血管拡張を引き起こし，それによって肺高血圧を軽減し，ガス交換機能を向上させることができるかどうかを確認するために，2 種類の濃度の NO をそれぞれ 40 分	急性肺障害患者による低用量 NO 吸入の臨床的有効性を評価するために，米国の 46 病院の集中治療室を対象に，多施設共同ランダム化プラセボ対照研究が実施された．患者（n=385）はプラセボ（窒素ガス）または 5 ppm の吸入 NO にランダム割り付けされ，治

(*Continued*)

表 11.2-2

生理学的または代理エンドポイントを取り上げた研究からのエビデンスが覆されたもの　(*Continued*)

疑問	代理エンドポイントからのエビデンス	患者にとって重要なエンドポイントに関する RCT エビデンス
どのような影響を与えるか	ずつ吸入してもらった．その結果，18 ppm 濃度の NO 吸入は，平均肺動脈圧の低下（*P*=0.008）と，肺内シャントの減少（*P*=0.03）をもたらした．NO 投与中，動脈酸素分圧と吸入酸素濃度の比率（PaO_2/FiO_2）が増加した（*P*=0.03）．著者らは，重症成人呼吸窮迫症候群患者による NO 吸入は，全身の血管拡張を起こさずに肺動脈圧を低下させ，換気と血流を協調させることで動脈酸素化を増加させることができると結論している[52]．	療は 25 日間，または補助呼吸の中断，または死亡まで継続された．ITT 解析によると，5 ppm の NO 吸入療法によって，患者の生存日数や補助呼吸が不要な日数に増加は認められなかった（*P*=0.97）．両群で死亡率は類似していた（プラセボ群で 20%，NO 群で 23%，*P*=0.54）．補助換気なしでの 2 時間の呼吸試験が成功した後の患者の生存日数の平均値（SD）は，プラセボ群で 11.9（9.9），NO 群で 11.4（9.8）だった（*P*=0.54）[53]．
心不全患者におけるモキソニジンの有効性と安全性はどうか	標準的治療を受けて症状が安定化した 25 人の症候性心不全患者を対象に，中枢での交感神経抑制がうっ血性心不全患者の臨床状態や神経液性に与える影響を調べる RCT が実施された．患者は，盲検化により用量設定され，11 週間の経口プラセボ薬（n=9）または徐放性（SR）モキソニジン（n=16）による治療を受けた．PNE は，6 週間後，最大投与量にてプラセボと比較して 50%の大幅な減少が確認された（*P*<0.001）．24 時間平均心拍数の減少（*P*<0.01）は PNE の減少と相関していた（r=0.70，*P*<0.05）．長期治療を突然中止すると，PNE，血圧，心拍数が大幅に増加した[54]．	SR モキソニジンと，合致するプラセボ薬とを比較した RCT により，SR モキソニジン群において初期の死亡率や有害事象件数が上昇することが明らかになった．そのため，1,934 人の患者が組み込まれたものの，安全性の理由から試験は早期中止となった．最終解析から，治療中の死亡人数が SR モキソニジン群で 54 人（5.5%），プラセボ群で 32 人（3.4%）であることが明らかになった．生存曲線は，SR モキソニジン群の方が有意にアウトカム不良（*P*=0.012）となることを示していた．心不全，急性心筋梗塞，有害事象による入院頻度は，SR モキソニジン群の方で高かった[55]．
腹臥位療法は，低酸素性 ARF 患者における死亡にどのような影響を与えるか	外傷，敗血症，誤嚥，熱傷によって引き起こされた重症急性肺機能障害の患者 13 人を対象とした臨床観察研究が，集中治療室において実施された．患者は腹臥位療法を受け，飽和度が上昇した場合に吸入酸素濃度を変更したほかは，他の換気セッティングの変更は行われなかった．その結果，13 人中 12 人の患者が腹臥位療法に対する反応を示した．体外膜型人工肺を必要とする患者はいなかった．腹臥位では，酸素化指標（oxygenation index）が増加し（*P*<0.001），肺胞気・動脈血酸素分圧較差が有意に低下した（*P*<0.001）．著者らは，腹臥位は，急性肺機能障害によって引き起こされたガス交換障害を大幅に改善すると結論し，複雑な方式の治療法を実施する前にまずこの治療を行うことを提案している[56]．	腹臥位が ARF 患者における死亡率を低下させるかどうかを調べるために，791 人の ARF 患者を対象とした多施設共同 RCT が実施された．患者は，腹臥位療法群（n=413）（できるだけ早い時期に開始．通常のベッドで少なくとも 1 日 8 時間）と，仰臥位療法群（n=378）とにランダム割り付けされた．28 日間死亡率は仰臥位療法群で 31.5%，腹臥位療法群で 32.4%であった（RR 0.97，95%CI: 0.79～1.19，*P*=0.77）．90 日間死亡率は仰臥位療法群で 42.2%，腹臥位療法群で 43.3%であった（RR 0.98，95%CI: 0.84～1.13，*P*=0.74）．著者らは，この試験からは腹臥位療法による有益なアウトカムは認められないことが実証され，腹臥位療法には安全面でいくつか問題があると結論した[57]．

(*Continued*)

表 11.2-2

生理学的または代理エンドポイントを取り上げた研究からのエビデンスが覆されたもの (*Continued*)

疑問	代理エンドポイントからのエビデンス	患者にとって重要なエンドポイントに関するRCTエビデンス
LVRSは，重症肺気腫患者の死亡にどのような影響を与えるか	両側LVRSを受けた順に連続した重症肺気腫患者89人を対象に，最長3年間にわたる前向き観察研究が実施された．患者らは術前の肺機能検査，6分間歩行，胸部コンピュータ断層撮影を受け，ベースライン時の呼吸困難に関する質問票に回答した．気腫の程度や分布を調べるために，患者65人のCTスキャンが実施され，肺内の気腫の割合，正常な下肺野の割合，CT気腫比に基づき，解析が行われた．その結果，ベースライン時と比較し，手術後最長で36カ月間 FEV_1 が有意に増加した（*P*<0.008）．6分間歩行距離は，ベースライン時の871フィートから，手術後は1,326フィート（12カ月），1,342フィート（18カ月），1,371フィート（24カ月），1,390フィート（36カ月）と増加した．経時的に FEV_1 の低下がみられたものの，6分間歩行距離は維持された．呼吸困難は，手術から3カ月後，6カ月後，12カ月後，18カ月後，24カ月後，36カ月後と改善した．著者らは，多くの重症肺気腫患者においてLVRSは，肺機能の改善，呼吸困難の緩和，運動能力の向上に有効であると結論した[58]．	多施設共同RCTにおいて1,033人の患者がLVRS群または薬物療法群にランダム割り付けされた．その結果，FEV_1 が予測値の20%以下で，なおかつCT上で肺気腫が均一に分布しているか，もしくは一酸化炭素肺拡散能力が予測値の20%以下であった69人の患者における，術後30日以内の死亡率は16%であったのに対し（95%CI: 8.2〜26.7%），薬物療法を受けた70人の患者では死亡率は0%であった（*P*<0.001）．これらの高リスク患者における総死亡率は，薬物療法群よりも手術群の方で高かった（手術群では1人年あたり0.43人死亡，薬物療法群では1人年あたり0.11人死亡，RR 3.9, 95%CI: 1.9〜9.0）．著者らは，肺気腫を持ち，FEV_1 が低く，均一に分布した気腫，または一酸化炭素肺拡散能が非常に低い患者におけるLVRSの使用は，術後に死亡リスクが高くなり，このような患者はこの手術から利益を得られる可能性が低いと注意を促している[59]．
低出生体重児におけるインドメタシン療法の有効性はどうか	症候性PDAの新生児37人を経年比較として，39人の新生児が出生後6〜12時間，PDA閉鎖を確認するまで低用量インドメタシンを持続して投与された．低用量の持続的インドメタシン療法では，既存対照群と比べ，生後5日時点での症候性PDAの発病率に有意な低下がみられた（*P*<0.01）．インドメタシン療法群では，尿量の低下や壊死性腸炎の発生はなかった．著者らは，低用量の持続的インドメタシン療法は，重大な有害作用を伴わずして症候性PDAの発病率を減少させると結論した[60]．	あるRCTにて，出生時体重500〜999 gの新生児1,202人が，インドメタシン群またはプラセボ群に割り付けられ，1日1回の投与を3日間にわたって受けた．その結果，インドメタシン群に割り付けられた，主要アウトカムに関するデータが揃っていた574人の新生児のうちの271人（47%）が死亡したか，もしくは障害を負ったのに対し，プラセボ群に割り付けられた新生児では，これが569人中261人（46%）であった（OR 1.1, 95%CI: 0.8〜1.4, *P*=0.61）．インドメタシン療法はPDAの発病率（インドメタシン療法群では24%，プラセボ群では50%，OR 0.3, *P*<0.001）や，重症な脳室周囲性出血や脳室内出血の発病率（インドメタシン群では9%，プラセボ群では13%，OR 0.6, *P*=0.02）を低下させた．著者らは，超低出生体重児におけるインドメタシンによる予防療法は，PDAや重症な脳室周囲性出血や脳室内出血の頻度を減少させるにもかかわらず，生後18カ月のときに感覚神経の障害を伴わない生存率を改善しないと結論した[61]．

(*Continued*)

表 11.2-2

生理学的または代理エンドポイントを取り上げた研究からのエビデンスが覆されたもの (*Continued*)

疑問	代理エンドポイントからのエビデンス	患者にとって重要なエンドポイントに関する RCT エビデンス
急性呼吸窮迫症候群の患者におけるサルブタモールの効果はどうか	人工呼吸器が装着された 40 人の患者を，サルブタモール静脈内投与（15 μg/kg/h）またはプラセボ投与（7 日間）に割り当てた RCT において，熱希釈による血管外肺水分量が主要エンドポイントとして測定された．サルブタモール群の患者は肺水分が低かった（平均差，4 mL/kg，95%CI，0.2〜8.3 mL/kg）．プラトー気道内圧もサルブタモール群で低かった[62]．	多施設 RCT では，挿管され人工呼吸器が装着された 326 人の患者が，静脈内サルブタモール（15 μg/kg/h）またはプラセボ投与（7 日間）に割りあてられた．サルブタモール群ではより高い死亡率があった（プラセボ群では 23%に対して 35%，RR 1.47，95%CI: 1.03〜2.08）．サルブタモール治療は，急性呼吸窮迫症候群の初期段階では，頻脈，不整脈，乳酸アシドーシスのため，耐容性に乏しかった．試験は安全上の懸念から早期に中止された[63]．
心不全で入院した患者におけるアリスキレンの効果はどうか	ある RCT では，クラスII-IV心不全と高血圧の病歴を有する 302 人の患者が，アリスキレン 150 mg/日，またはプラセボによる治療に割り付けられた．アリスキレン群の患者は，平均（SD）脳性ナトリウム利尿ペプチド血漿レベル［244（2025）pg/mL］を減少させたが，プラセボ群の患者はそれらのレベル［762（6123）pg/mL］を増加させた．アルドステロンもまた，治療群で減少した[64]．	ある RCT では，血行力学的に安定した心不全の入院患者 1,639 人がアリスキレン 150 mg/日またはプラセボに割り付けられた．死亡または再入院の主要アウトカムは，入院後 6 カ月時点（HR 0.92，95%CI: 0.76〜1.12，*P*=0.41）と 12 カ月時点（HR 0.93，95%CI: 0.79〜1.09，*P*=0.36）で差がなかった．著者らは，アリスキレンは心血管死および心不全による再入院に影響を及ぼさないと結論した[65]．
敗血症性ショックを有する患者における NOS 阻害の効果はどうか	小規模で対照のない研究において，敗血症性ショックを有する患者における NOS 阻害の効果を評価した．11 人の患者が登録された研究では，平均動脈圧［65（3）〜93（4）mmHg］，血管抵抗［426（54）〜700（75）ダイン秒/cm^5］，肺動脈圧［31（2）〜36（2）mmHg），肺血管抵抗［146（13）〜210（23）ダイン秒/cm^5］の上昇が報告された[66]．36 人の患者が登録された別の試験では，血管緊張と心係数の上昇が報告された[67]．	多施設，盲検化，プラセボ対照 RCT では，敗血症性ショックを有する 797 人の患者が標準療法に加えて NOS 阻害薬 546C88 またはプラセボのいずれかを摂取するように割り付けられた．28 日死亡率は，NOS 阻害薬群で 59%，プラセボ群で 49%であった（*P*<0.001）．心血管死は介入群で高率であった（プラセボ群 6%に対して 14%）[68]．
心腎症候群を伴う非代償性心不全患者における限外濾過の効果はどうか	中程度うっ血性心不全の 24 人の患者によるランダム化試験では，限外濾過または対照のいずれかに割り付けられた．限外濾過は，血管外肺水分の放射線スコアと心室充満圧を低下させ，酸素消費量を増加させた[69]．これらの知見は，対照のない臨床研究と同様であった[70,71]．別の研究では，右心房圧，肺動脈圧，肺毛細血管楔入圧において有益効果がみつかった[72]．	ある RCT では，急性非代償性心不全患者 188 人が限外濾過と，薬理学的治療に割り付けられた．群間での体重減少に差はなかった［薬理学的治療群では 12.6（8.5）ポンド，限外濾過群では 12.1（11.3）ポンド，*P*=0.58］．限外濾過群では，腎不全，出血合併症，静脈カテーテル関連合併症のような有害事象の発生率が高かった（薬理学的治療群 57%に対して 72%，*P*=0.03）[73]．

略語，ACD: 能動的圧迫と減圧（active compression-decompression），ARF: 急性呼吸不全，CA: シトシンアラビノシド，CI: 信頼区間，CPR: 心肺蘇生法，CT: コンピュータ断層撮影，5-FU: フルオロウラシル，FEV_1: 1 秒間努力呼気容量（1 秒量），HR: ハザード比，IQR: 四分位範囲，LV: ロイコボリン，LVRS: 肺容量減少術，NO: 一酸化窒素，OR: オッズ比，PDA: 動脈管開存症，PNE: 血漿ノルエピネフリン，RCT: ランダム化臨床試験，RR: 相対リスク，SD: 標準偏差，SR: 徐放性

ランダム化臨床試験の結果が，患者にとって重要なエンドポイントを取り上げた観察研究と矛盾したとき

表 11.2-3 は，観察研究による結果が，たとえそれが患者にとって重要なアウトカムに関連している場合でも，治療上の決断を下すための手引きとしては不十分であることが多いことを示唆している．ある研究者は，ランダム化試験と観察研究によるエビデンスは，通常，類似のエビデンスとみなすことができると述べている[124-126]．しかし，同じ臨床上の疑問を取り上げ，同じアウトカムを用いた RCT と観察研究の双方が入手可能な 45 件のトピックの経験的評価を行ったところ，観察研究は平均してより大きな利益を示し，そのうち 7 つの疑問においては，両研究デザインから得られた結果に，偶然とは考えられない相違があった[127]．概して言えば，観察研究の推定値は同じサンプルサイズのランダム化試験の推定値と比較し，研究デザインの制御されない側面によって導入されたノイズの影響を受けやすいと考えられる[128]．一部の観察研究は，サンプルサイズが非常に大きく（ランダム化試験では達成できないほど大きく），そのために一見非常に狭い**信頼区間 confidence interval** を示す．Young と Karr[129]は，観測研究によってもたらされた重要な影響についての 52 件の主張を記載しており，そのいずれも後続の RCT で検証されていない．

表 11.2-3

観察研究からのエビデンスが覆されたもの[a]

疑問	同一エンドポイントからのエビデンス	RCT エビデンス
デキサメタゾンは脳性マラリア患者における罹患と死亡にどのような影響を与えるか	24 時間昏睡状態の 40 歳の脳性マラリア男性患者の症例報告では，デキサメタゾンが高い救命効果を示したことから，「脳性マラリア患者には，抗マラリア療法と併用してデキサメタゾンを常に投与すべきである」と提案された[76]．	100 人の昏睡状態の患者を対象とした，盲検化されたプラセボ対照試験では，デキサメタゾン群とプラセボ群との間で総死亡件数に有意差が示されなかったが，生存者における昏睡時間は，デキサメタゾン群の方が長かった（P=0.02）．肺炎や消化管出血を含む合併症の発生率は，デキサメタゾン群では 52% だったのに対し，プラセボ群では 22%であった（P=0.004）[77]．
症候性徐脈の治療のためにペースメーカーを必要とする患者における生理的（AAI）ペーシングと心室（VVI）ペーシングは，心血管疾患の罹患や心血管死にどのような影響を与えるか	心血管疾患の罹患と心血管死に関する AAI ペーシングと VVI ペーシングの効果を調べたコホート研究において，168 人の患者を平均 4 年間追跡した結果，永続性心房細動の発生率が，AAI ペーシング群の患者よりも（6.7%），VVI ペーシング群の患者（47%）において有意に高いことが明らかになった（RR 7.0, P<0.001）．うっ血性心不全の発生率も，VVI 群ではAAI 群より有意に高かった（37% vs 15%, RR 2.5, P<0.005）．生存データを解析したところ，総死亡は AAI 群（8%）よりも VVI 群（23%）において高かった（RR 2.9, P<0.05）[78]．	2,568 人の患者が AAI ペースメーカー群または VVI ペースメーカー群にランダム割り付けされたが，ペースメーカーの種類は，実質的に年間死亡率に何の影響も与えなかった（AAI 群で 6.3%，VVI 群で 6.6%，RRR 4%，95% CI: −29〜29%）．うっ血性心不全による入院の発生率にも，2 群間で有意な差はなかった（3.1% vs 3.5%, RRR 12%, 95%CI: −35〜42%）．年間脳卒中発生率も，それぞれ 1.0%，1.1%であった．手術前後の合併症件数は，AAI ペーシング群の方が VVI ペーシング群よりも有意に高かった（9.0% vs 3.8%, P<0.001）[79]．

(*Continued*)

表 11.2-3

観察研究からのエビデンスが覆されたもの[a]　(*Continued*)

疑問	同一エンドポイントからのエビデンス	RCT エビデンス
皮膚筋炎と多発性筋炎の患者における血漿交換の有効性はどうか	1980～1986年の間に血漿交換を受けた38人の患者を対象とした前後比較研究が実施された．その結果，筋力の変化から，24人の患者（63%）に改善がみられ（そのうち10人は明らかに改善し，14人はやや改善した），14人の患者には変化がなかった．23人の患者が，血漿交換に対し，良好な忍容性を示した[80]．	あるRCTで，多発性筋炎と皮膚筋炎の診断を受けた39人の患者が血漿交換，白血球アフェレーシス，偽アフェレーシスに割り付けられたが，最終的な筋力や日常生活遂行能力において3グループ間に有意な差はみられなかった．研究者らは，血漿交換と白血球アフェレーシスには偽アフェレーシスよりも優れた効果がないと結論した[81]．
椎体骨折におけるフッ化ナトリウムの効果はどうか	18人の骨粗鬆症女性患者の腰椎椎体海綿骨密度（TVBD）を定量的コンピュータ断層撮影で測定した前後比較研究によると，治療群のTVBDは，年齢を対応させた未治療の骨粗鬆症女性患者群の平均TVBDに比べ，有意に高かった（$P<0.001$）．フッ化物治療群患者18人のうち，治療中に脊椎骨折を起こしたのは1人のみであった．骨折の発病率（87.2患者人年の観察中に4件の骨折）は，出版済みの文献において発表されている骨折の発病率未治療群にて，91患者人年につき76件に比べ，有意に低かった（$P<0.001$）[82]．	日常的なカルシウムの補給に加え，フッ化ナトリウムまたはプラセボの投与を受けた患者についてRCTが実施された．プラセボ群と比べ，治療群では，骨塩密度の中央値が，腰椎で35%（$P<0.001$），大腿骨頸部で12%（$P<0.001$），大腿骨転子部で10%（$P<0.001$）増加した．しかし，新たな椎体骨折件数は2群間で類似しており（それぞれ163件，136件，$P=0.32$），一方で，フッ化物治療群ではプラセボ投与群と比べ，非椎体骨折の頻度が3.2倍高かった（95%CI: 1.8～5.6，$P<0.01$）[83]．
ERTによって，閉経後の女性における脳卒中リスクが変わるか	55～74歳の，その時点で脳卒中の既往が報告されていなかった，閉経後の白人女性の全国サンプル1,910人（2,371人の適格者の中から選択）を対象に調査が実施された．その結果，脳卒中の発症が250件報告された．これには，死亡原因は脳卒中であると記録されていた64件の死亡も含まれた．閉経後ホルモン補充療法を受けたことのある女性における年齢調整脳卒中発病率は，1万女性人年の追跡期間中につき82人であったのに対し，この治療を受けたことのない女性では1万女性人年につき124人であった．閉経後のホルモン補充療法には，ベースライン時の危険因子の調整後もなお，脳卒中の発症（RR 0.69, 95%CI: 0.74～1.00）や脳卒中による死亡（RR 0.37，95%CI: 0.14～0.92）に対する防護効果が認められた[84]．	50～79歳の女性16,608人を対象とした多施設共同の，盲検化されたプラセボ対照RCTでは，患者が結合型ウマエストロゲンとメドロキシプロゲステロン酢酸エステルの併用療法群（n=8,506），またはプラセボ群（n=8,102）に割り付けられた．その結果，エストロゲンと黄体ホルモン作用物質の併用療法群の1.8%，プラセボ群の1.3%で脳卒中が発症したことが明らかになった．プラセボ療法と比べた場合に，エストロゲンと黄体ホルモン作用物質の併用療法における虚血性と出血性を併せた脳卒中のITTによるHRは1.31（95%CI: 1.02～1.68）であった．虚血性脳卒中のHRは1.44（95%CI: 1.09～1.90），出血性脳卒中のHRは0.82（95%CI: 0.43～1.56）であった[85]．
ERTによって，閉経後の女性における認知症のリスクが変わるか	閉経後または閉経期の女性472人を対象に16年間の追跡調査を行った前向き継続研究で，そのコホートに属する女性の約45%がERTを受け，追跡期間中にアルツハイマー病（AD）の発病が34件診断され（National	65歳以上の閉経後の女性で，ベースライン時にて認知症の可能性がなかった4,532人の適格者が，ランダム化，盲検化されたプラセボ対照臨床試験に組み込まれた．参加者らは，結合型ウマエストロゲンとメドロキシプロゲ

(*Continued*)

表 11.2-3

観察研究からのエビデンスが覆されたもの[a]		(*Continued*)
疑問	同一エンドポイントからのエビデンス	RCT エビデンス
	Institute of Neurological and Communicative Disorders and Stroke and the Alzheimer's Disease and Related Disorders Association の基準による)，そのうちの 9 人はエストロゲン使用者であったことが明らかになった．学歴による調整後，ERT 非利用者と比べた場合の ERT 利用者の AD の RR は 0.46（95%CI: 0.21～1.00）であり，エストロゲンの使用歴を報告した女性においては AD リスクが低かったことを示している[84].	ステロン酢酸エステルの併用療法(n=2,145)，またはこれに合わせたプラセボ療法（n=2,236）を受けた．エストロゲンと黄体ホルモン作用物質の併用療法群においては，プラセボ群よりも，修正ミニメンタルステート検査の合計スコアに著しい，そして臨床的に重要な減少（>2 SD）がみられた女性が多かった（併用療法群では 6.7%，プラセボ群では 4.8%）（P=0.008）[85].
利尿薬を基本とした降圧療法は，孤立性収縮期高血圧（ISH）を有する糖尿病患者の死亡にどのような影響を与えるか	血清クレアチニン濃度が正常な 35～69 歳の患者 759 人を対象としたコホート解析研究において，糖尿病患者における心血管系死亡は，危険因子の差を調整した後も，未治療の高血圧患者よりも利尿薬の単独療法を受けていた患者において 3.8 倍高かった（P<0.001）．研究者は，「この集団における薬剤の継続使用を考え直すことが急務である」と結論している[86].	ISH を有する 60 歳以上の患者 4,736 人を対象とした利尿薬治療とプラセボを比較した RCT の著者らは，糖尿病患者では（95%CI: 6～54%），糖尿病のない患者（95%CI: 21～45%）と比較して，対プラセボの実薬治療は，重大な心血管イベントによる 5 年間死亡率の RRR が 34%であることをみつけた．プラセボ群と比較した場合の実薬治療による絶対リスク減少は，糖尿病患者においては糖尿病のない患者の 2 倍であった（5 年後の時点で，糖尿病患者では 101/1000，糖尿病のない患者では 51/1000）[87].
成長ホルモン療法は，重症患者の死亡にどのような影響を与えるか	通常の人工呼吸器離脱プロトコルが失敗に終わり，その後ヒト成長ホルモン（HGH）療法を受けた 53 人の患者を対象とした前後比較研究によると，以前は離脱不能であった患者の 81%が，最終的には人工呼吸器離脱に成功し，総生存率も76%であったことが明らかになった．研究群において予期されていた死亡は，実際の死亡よりも有意に多かった（P<0.05）．研究者は，「この研究によって，外科 ICU 患者という特定集団において自力呼吸を促す上での HGH の安全性と有効性を支持する臨床的エビデンスが示された」と結論した[88].	集中治療室（ICU）の患者を対象とした 2 件の多施設共同 RCT が実施された．患者は集中治療室をでるまで，あるいは最長で 21 日間，HGH またはプラセボを投与された．HGH 群の方が院内死亡率は高かった（いずれの研究でも P<0.001）．死亡の RR はフィンランドの研究で 1.9（95%CI: 1.3～2.9），多国間研究で 2.4（95%CI: 1.6～3.5）であった．生存者における ICU 滞在期間や入院期間，そして人工呼吸器装着期間は，HGH 群が長かった[89].
DVT 患者において，下大静脈フィルタは（フィルタなしと比較した場合），肺塞栓症と DVT 再発にどのような影響を与えるか	前後比較研究において，DVT 患者における 61 本の下大静脈フィルタ留置（47 本は永久留置型，14 本は一時留置型）の追跡調査が行われ，下大静脈フィルタが留置された患者においては，死亡や，臨床的に明らかな肺塞栓症は記録されなかった．研究者らは，「下大静脈フィルタは薬物療法や手術療法と並び，効果的な肺塞栓症予防策である」と結論した[90].	肺塞栓症リスクを持つ近位 DVT 患者 400 人が下大静脈フィルタを留置される群とフィルタなしの群グループにランダム割り付けされた．その結果，12 日後の肺塞栓症の OR は 0.22（95%CI: 0.05～0.90）であった．しかしこの利益は，2 年後の時点で DVT 再発件数が過多になることで相殺された（OR 1.87，95% CI: 1.10～3.20）．ただし，死亡率における有意差はなかった[91].

(*Continued*)

表 11.2-3

観察研究からのエビデンスが覆されたもの[a]　(*Continued*)

疑問	同一エンドポイントからのエビデンス	RCT エビデンス
教育的な介入と地域介入によって思春期妊娠リスクを変えることができるか	複数の観察研究を対象としたメタアナリシスから，教育的な介入と地域介入によって性交の開始時期を遅らせたり（OR 0.64, 95%CI: 0.44～0.93），妊娠を減らしたり（OR 0.74, 95%CI: 0.56～0.98）できることを示す統計的に有意な結果が示された[92].	複数のランダム化試験を対象としたメタアナリシスからは，教育的な介入や地域介入による性交の開始時期（OR 1.09, 95%CI: 0.90～1.32）や妊娠（OR 1.08, 95%CI: 0.91～1.27）への効果を支持する結果は得られなかった[92].
膝の関節鏡下手術の疼痛緩和と機能改善における有効性はどうか	変形性関節症患者 40 人の 43 膝に関する診療記録と手術を撮影したビデオテープの後ろ向きレビュー，ならびに追跡評価が実施された．平均追跡期間は 24 カ月で，72.1%の患者が追跡時に結果良好であり，16.3%がまずまずの結果で，11.6%が治療失敗であった．術前の臨床状態，退行性変化の重症度，手術時に確認された病変部位の個数は，治療結果と相関していた．著者らは，関節鏡下デブリードマンは，保存的処置が失敗した後の軽度から中等度の変形性関節症に対する有効な治療手段であると結論した[93].	膝の変形性関節症を持つ患者 180 人を対象とした，ランダム化，盲検化の施されたプラセボ対照試験において，患者は関節鏡下デブリードマンを受ける群，関節鏡下洗浄を受ける群，プラセボ手術を受ける群にランダム割り付けされた．プラセボ群の患者は，皮膚切開後，関節鏡の挿入を伴わない模擬的なデブリードマンを受けた．その結果，研究のどの時点においても両介入群においてプラセボ群より優れた疼痛の緩和や機能改善は認められなかった．プラセボ群と 2 つの介入群との間の差異の 95%CI には，患者にとって重要などんな差異も含まれていない[94].
スタチンに，がんの発症や死亡にどのような影響を与えるか	管理用の医療データベースを使い，ケベックの公的健康管理プランの受益者で，コホート参入時点で少なくとも 1 年間がんの有病歴がなく，年齢が 65 歳以上で，脂質異常症治療薬による治療を受けていた患者からなるコホート集団を対象に，コホート内症例対照研究が実施された．このコホートから初発悪性腫瘍症例が 542 件特定され，5,420 人の対照が無作為に選択された．HMG-CoA 還元酵素阻害薬の使用者と胆汁酸結合樹脂の使用者におけるがんのリスクの比較が行われた．特定されたがんの部位も考慮された．その結果，HMG-CoA 還元酵素阻害薬の使用者は，胆汁酸結合樹脂の使用者と比較し，あらゆるがんの診断を受ける確率が 28%低かった（RR 0.72, 95%CI: 0.57～0.92）．研究で特定されたすべての部位におけるがんのリスクは，HMG-CoA 還元酵素阻害薬の使用と関連性がないか，もしくは逆向きの関連であった[95].	26 件の RCT を対象としたメタアナリシスにおいて，スタチン療法ががんの発症や死亡に与える影響についての調査が行われた．がんの発症 6,662 症例とがんによる死亡 2,407 症例を対象とした解析により，スタチンによってがんの発症や（OR 1.02, 95%CI: 0.97～1.07），がんによる死亡（OR 1.01, 95%CI: 0.93～1.09）が減少しないことが明らかになった．がんの種類を問わず，発症，死亡の減少は確認されなかった．著者らは，複数の RCT において，スタチンはがん，およびがんによる死亡リスクへの効果は何の変化ももたらさない中立的なものであると結論した．また，どの種類のがんについてもスタチン服用の効果はみられず，スタチン剤のどのサブタイプもがんのリスクを左右しないことが明らかになった[96].

(*Continued*)

表 11.2-3

観察研究からのエビデンスが覆されたもの[a] **(*Continued*)**

疑問	同一エンドポイントからのエビデンス	RCT エビデンス
十二指腸潰瘍における胃凍結療法の効果はどうか	十二指腸潰瘍患者 24 人を対象とした臨床観察から，−17℃から−20℃の流入冷却液を使った短時間の胃凍結療法への忍容性が良好であることが示された．患者は症状の緩和を自覚し，十二指腸の陥凹性病変が消失し，胃酸分泌反応も顕著に減少した[97].	十二指腸潰瘍を治療するための胃凍結療法についての盲検化されたランダム化試験において，患者らは−10℃の冷却液を使った真の凍結療法，または 37℃の冷却液を使った偽手法に割り付けられた．その結果，疼痛の緩和，分泌抑制，再発の件数と重症度，穿孔の発生，入院，通過障害，出血，手術，反復する低体温症，胃 X 線治療において，2 群間に有意差はみられなかった[98].
密封性のハイドロコロイド創傷被覆材は，単純な（NA）被覆材よりも静脈性下肢潰瘍の治癒を早めるか	18 人の患者で，他の保存的治療への反応がなかった，さまざまな原因による合計 24 カ所の皮膚潰瘍に対して，新たなハイドロコロイド被覆材による治療が実施された．症例報告によると，すべての病変が，他の治療方法を使用した場合よりも早く治癒した．著者らは，ハイドロコロイド被覆材は，感染のない皮膚潰瘍に対して，現在入手可能な他の治療法と比べて治療効果が高いと結論した[99].	平均 2.4 年間にわたって顕在している慢性静脈性潰瘍を有する患者 56 人を対象にした RCT において，患者らは新しい密封性のハイドロコロイド被覆材による治療または多孔性 NA 被覆材による治療にランダム割り付けされた．すべての患者が，通常の段階的圧迫包帯の下に被覆材を適用された．2 群間に差はなく，12 週間で密封性の被覆材を使用した患者では 28 人中 21 人が（75%），NA 被覆材を使用した患者では 28 人中 22 人が（78%）完全に治癒していた．いわゆる難治性慢性静脈性潰瘍においても，ほとんどの場合，段階的圧迫包帯を慎重に巻くことにより治癒が達成されている．密封性の被覆材の使用は費用がかさむ傾向があるものの，追加的利益にはつながらなかった[100].
心血管疾患のリスクが高い女性において葉酸とビタミン B の影響はどうか	30 件の観察研究のシステマティックレビューにより，ホモシステインレベルと心血管疾患の関連性が評価された．潜在的な交絡因子を調整した後，著者らは，ホモシステインレベルの 25%低下が，虚血性心疾患リスクの 11%低下，脳卒中リスクの 19%低下と関連すると特定した．この効果は，女性においてより強かった（女性の虚血性心疾患の OR 0.68, 95% CI: 0.55〜0.85，男性の虚血性心疾患の OR 0.85, 95%CI: 0.79〜0.92）．著者らは，公衆衛生においてホモシステインレベルを低下させる潜在的な影響について議論した[101].	ある RCT では，心血管疾患のリスクが高い女性を，葉酸（2.5 mg）およびビタミン B_6（50 mg）および B_{12}（1 mg）の併用またはプラセボの投与に割り付けて，ホモシステインレベルを低下させる効果を評価した．7 年間の追跡後，脳卒中，心筋梗塞，冠動脈の再建，死亡の複合アウトカムが両群で同じ割合だったことが観察された（RR 1.03, 95%CI: 0.90〜1.19）．介入群の患者で血漿ホモシステインレベルの低下がより高かったにもかかわらず，各アウトカムにおいて群間に差異はなかった[102].
心血管疾患の患者におけるホモシステインレベルの低下の影響は何か	あるシステマティックレビューには，ホモシステインと虚血性心疾患，DVT，肺塞栓症，脳卒中との関連性を評価した 20 件の観察研究が含まれていた．著者らは統計的に有意な関連性を見出し，ホモシステイン 5 μmol/L の上	12 件の RCT が含まれたシステマティックレビューでは，心血管疾患の有無にかかわらずホモシステインレベル低下の影響が評価された．47,429 人の参加者からの情報では，アウトカムである心筋梗塞（RR 1.02, 95%CI:

(*Continued*)

表 11.2-3

観察研究からのエビデンスが覆されたもの[a] **(*Continued*)**

疑問	同一エンドポイントからのエビデンス	RCT エビデンス
	昇により虚血性心疾患の OR は 1.32（95% CI: 1.19～1.45），脳卒中の OR は 1.59（95%CI: 1.29～1.76）であった[103].	0.95～1.10），脳卒中（RR 0.91, 95%CI: 0.82～1.00），および死亡（RR 1.01, 95% CI: 0.96～1.07）に対する介入群とプラセボ群の間に差異がないことが確認された．著者らは，ホモシステインレベルを低下させる介入は，心血管イベントの予防に効果的ではないと結論付けている[104].
心原性ショックを伴う心筋梗塞の患者における大動脈内バルーンサポートの効果はどうか	9 件のコホート研究のシステマティックレビューでは，30 日死亡が，大動脈内バルーンサポートを受けなかった患者に比べ大動脈内バルーンサポートを受けた患者でより低くかった（RD 0.11, 95%CI: 0.09～0.13）．著者らは，この証拠が，血栓溶解療法に付随した大動脈内バルーンサポートの使用を支持していると結論している[105].	同じシステマティックレビューでは，7 件の RCT（n=1,009 人の患者）のメタアナリシスを実施し，大動脈内バルーンサポートの有無による差はなかった（RD 0.01, 95% CI: −0.03～0.04）．このシステマティックレビューが公開された後に，オープンラベル，多施設 RCT が実施され（n=600 人の患者），研究者は 30 日死亡の差を見出すことはできなかった（RR 0.96, 95%CI: 0.79～1.17）[106].
糖尿病性腎症患者の疾患の進行に対するビタミン B 療法の効果はどうか	ある前向きのコホート研究で，ホモシステインレベルと腎症や網膜症のような微小血管合併症との関連性があるかどうかを判断するために，396 人の 2 型糖尿病患者が追跡調査された．性別，年齢，糖尿病の期間を調整した後，ホモシステインの 5 μmol/L（95%CI: 1.09～1.84）ごとに発生率は 1.42 であった．著者らは，より高いホモシステイン濃度が腎症の発生に関連していると結論している[107].	多施設，盲検 RCT は，1 型および 2 型糖尿病患者 238 人の腎症に対するホモシステイン濃度を低下させるビタミン B の影響を評価した．著者らは，腎機能の変化を測定することによって腎症の進行を評価した．ビタミン B を服用した患者では，糸球体濾過率の大幅な低下（−5.8 mL/分/1.73 m^2, 95%CI: −10.6～−1.1）が観察された．著者らは，ビタミン B が有害な作用を示し，ホモシステインレベルを低下させるためのビタミン B の使用が推奨されるべきでないと結論付けた[108].
抗酸化物質は，慢性疾患に起因する死亡の一次および二次予防に影響を及ぼすか	ビタミン C やビタミン E，カロチノイド，その他の栄養素のような抗酸化物質は，死亡の重要な要因を占める慢性疾患を予防すると考えられている[109,110]．疫学研究のデータから，これらの抗酸化物質が豊富な食事を摂取する人々は，がんや心血管疾患を発症するリスクが低いことが明らかになった[109].	78 件の RCT が含まれたあるシステマティックレビューでは，死亡に対する抗酸化サプリメントの効果が評価された．296,707 人の患者からの情報では，抗酸化物質の消費と死亡の間には関連性が見られなかった（RR 1.02, 95% CI: 0.98～1.05）[111].
男性の心血管疾患の予防におけるビタミン E とビタミン C の効果はどうか	293,172 人の患者を 10 年間追跡した 9 件のコホート研究のメタアナリシスでは，ビタミン E の消費が高いほど CHD の発症が最も低いことがわかった（P=0.01）．1 日 700 mg 以上の補充ビタミン C を摂取している人は，CHD のリスクが低い（RR, 0.75; 95%CI, 0.60～0.93）ことも報告されていた[112].	ある RCT で，ビタミン E とビタミン C を長期間摂取した男性が心血管イベントのリスクが低いかどうかが評価された．その要因試験では 14,641 人の男性医師が登録され，10 年間追跡調査された．ビタミン E 対プラセボ（HR 1.01, 95%CI: 0.90～1.13）またはビタミン C 対プラセボ（HR 0.99, 95%CI: 0.89～1.11）

(*Continued*)

表 11.2-3

観察研究からのエビデンスが覆されたもの[a] (*Continued*)

疑問	同一エンドポイントからのエビデンス	RCT エビデンス
		を比較しても差はなかった．著者らは，男性における心血管疾患を予防するためのビタミン E とビタミン C の使用を支持できないと結論付けた[113]．
最近の虚血性発作または脳卒中を有する患者における PTAS の効果はどうか	8 人[114]，61 人[115]，100 人[116]の患者を含む症例シリーズでは，PTAS が再発性脳卒中の予防に有用であり，患者の有害事象発生率が低く，良好なアウトカムの高い確率を有することが示唆された．	頭蓋内動脈の狭窄に起因する最近の虚血性発作または脳卒中を有する 451 人の患者が登録されたある RCT では，積極的な薬物治療に加えて PTCA を受けるかまたは積極的な薬物治療だけを受けるかが比較された．30 日間の脳卒中発生率は PTAS 群で高く（非 PTAS 群の 5.8%に対して 14.7%），害のため早期に試験が中止された[117]．
治療を受けているアテローム性動脈硬化性腎血管疾患患者における血管再生の効果はどうか	ある後ろ向き研究で，腎動脈血管形成術の臨床アウトカムが評価された．著者らは，平均動脈圧の統計的に有意な低下と降圧薬の必要性を報告した．アテローム性動脈硬化性腎疾患の患者のうち，70%が血管形成術の恩恵を受けていた[118]．	あるオープンラベルの RCT では，アテローム性動脈硬化性腎血管疾患の患者 806 人が登録され，薬物治療のみまたは薬物治療と血行再建術を受けるように割り付けられた．グループを比較すると，研究者は収縮期血圧に差がないことを見出した（P=0.63）．腎血管イベントのリスク（HR 0.97，95%CI: 0.67～1.40），主要心血管イベント（HR 0.94，95%CI: 0.75～1.19），および死亡（HR 0.90，95%CI: 0.69～1.18）にも差はなかった．さらに，血行再建術に伴う重症合併症が試験で観察された．著者らは，この利益が治療の実質的なリスクを正当化するものではないと結論付けた[119]．
前立腺がんリスクに対するビタミン E とセレンの効果はどうか	観察研究からのエビデンスでは，セレンの血漿中レベルの上昇が前立腺がんリスクの低下と関連していることを示唆していた．コホート内症例対照研究では，セレンの血漿レベルの 5 分位最高群と 5 分位最低群を比較した際の OR は 0.39（95%CI: 0.16～0.97）であった[120]．ビタミン E と前立腺がんリスクの関連は見られなかった[121,122]．	ある多施設試験では，前立腺がんリスクに及ぼすビタミン E とセレンの長期的な影響が評価された．35,533 人の男性が追跡されたあとで，2,279 例の前立腺がん患者を観察したところ，ビタミン E 群の患者はプラセボ群に比べて前立腺がん発症リスクが高かった（HR 1.17，99%CI: 1.004～1.36）．セレン群患者とプラセボ群患者の比較で差は認められなかった（HR 1.09，99%CI: 0.93～1.27）[123]．

略語，AD: アルツハイマー病，CABG: 冠動脈バイパス術，CHD: 冠動脈性心疾患，CR: 冠動脈血行再建術，DVT: 深部静脈血栓症，ERT: エストロゲン補充療法，HGH: ヒト成長ホルモン，HMG-CoA: 3-ヒドロキシ-3-メチルグルタリル補酵素 A，HR: ハザード比，ICU: 集中治療室，ISH: 孤立性収縮期高血圧，NA＝非固着性，OR: オッズ比，PTAS: 経皮的冠動脈形成術およびステント術，PTCA: 経皮的冠動脈形成術，PTS: 術前タリウムスキャン，RCT: ランダム化臨床試験，RR: 相対リスク，RRR: 相対リスク減少，TVBD: 椎体海綿骨密度
a: このデータは，原著文献において報告されているとおりのものである．

ランダム化臨床試験は，これまでの他のランダム化臨床試験とも矛盾するかもしれない

患者にとって重要なアウトカムを取り上げて適切にデザインされた RCT（およびそれらの試験の**メタアナリシス meta-analysis**）は，治療上の決断を下す上での**参照基準 reference standard** となるが，このような参照基準でも，必ずしも完璧とはかぎらない．このような RCT が，より大規模かつ**バイアス bias** の影響を慎重に免れた，より**一般化可能性 generalizable** の高い適切なデザインの試験によって，後から覆される例が増えつつある[5]．明らかなバイアスがほとんどなく，統計的に有意な結果（$P<0.05$）を示すような大規模で確証的なランダム化試験ですら，最終的には誤ったものであることが判明する場合がある．小規模で検出力の弱い，重大なバイアスを含むランダム化試験において，統計的に有意な結果がでたとしても，それは正確な結果ではなく誤りである可能性が高い[5,130]．小さなサンプルサイズ，小さいか取るに足らないほど真の効果，バイアスのリスク，そして統計的有意性の執拗な追求などが互いに影響しあって，たとえ患者にとって重要なアウトカムを取り上げた試験でも，信頼できない文献が生じうる．たとえば，ヒト免疫不全ウイルスに関する初期の数多くの小規模試験で，真に効果のある治療が登場する前に実施された研究は，生存率において大きな差異を示していたが，その後のエビデンスによれば，説明困難かつ信じがたく，おそらく誤りであったと思われる[131]．

小規模で，デザインに不備のある試験結果は覆される可能性が非常に高いが，非常に著名で，引用頻度が非常に高いランダム化試験の結果でも誤りであるとわかる場合がある．1990 年から 2003 年の間に出版され，それぞれ 1,000 回以上引用されたことのある 39 件のランダム化試験のうちの 9 件が，その後のより優れた大規模な研究により，2004 年までに完全に覆されたか，もしくは過大評価の可能性が高い結果を提示していたことが明らかになっている[132]．当初は高い頻度で引用されたが，最終的には誤解を招く結果であることが判明した RCT の典型例が，グラム陰性菌敗血症の治療のための内毒素に対するモノクローナル抗体に関する RCT である．この介入は，200 人の患者を対象とした試験において死亡率を半減させることが明らかになった[133]．しかし，この 10 倍の規模の試験で[134]，実際にはこの抗体に，これらの患者における死亡には効果がないことが明らかになった．

ビタミン E が心血管系死亡を減少させるという複数の観察研究[135]やランダム化試験[136]さえ，最終的にはその後の大規模なランダム化試験によって否定された．その後のメタアナリシスおよび**メタ回帰 meta-regression** における試験の要約[137]は，ビタミン E が死亡を減少させないばかりか，高用量で投与された場合には死亡を増やす可能性があることを示唆している．

エビデンスの進化

臨床医は，あらゆる治療上の疑問についてのエビデンスを，時間や研究デザインを超えて進化す

る1つの連続体として捉えるべきである．より多くの研究成果が入手できるようになるにつれて，複合エビデンスが時間とともにほとんど変化しない場合もあれば，大きく変化する場合もある．上述してきた驚くべき結果は，これらの絶え間のない変動における連続体の末端を構成している．理想としては，ある一定の質のエビデンスが一定量にいったん達したとすれば，その後さらに研究が実施されたとしても結果に大きな影響力を持つ変更はないと考えたいところである．しかし残念ながら，実際には多くの重要な医療上の疑問が，まだこの時点に達してはいない[138,139]．

ランダム化研究であっても，非常に小規模の研究からの非常に大きな治療効果には特に懐疑的になるべきである．RCT の 85,000 件以上のメタアナリシスを評価した結果では，小規模試験で 5 を超える**オッズ比 odds ratio** を目にすることが一般的であるが，同じ疑問について追加の試験が行われると，ほとんど常にその影響は小さくなり，消失してしまうこともある[140]．インパクトファクターが高い雑誌に掲載されている大きな効果を示唆する結果を伴う小規模試験は，このような平均への回帰を特に受けやすい可能性がある（第 11.3 章「利益を理由に早期中止されたランダム化試験」，および第 13.3 章「臨床試験結果の誤解を招く提示」を参照）[141]．エビデンスを調べるための **Grading of Recommendations Assessment, Development and Evaluation（GRADE）** アプローチは，高い確信性を保証するための十分なエビデンスがいつ蓄積されたかに関する指針[142]を含めて，結果の信頼性の指針[6]を提供している（第 23 章「システマティックレビューとメタアナリシスの結果の理解と適用」を参照）．

結論

生理学的および病態生理学的論拠，または観察研究は，RCT の結果を正確に予測する場合がある．しかし，これがいつもそうであるとはかぎらない．残念ながら，ある特定の先行データが RCT の結果を予測できるのか，それとも誤解を招くものなのかを，決して前もって把握できない．したがって，RCT の結果を待たなければならないのが通常である．それでもなお，エビデンスが最終的なものであるとはかぎらない．臨床医は，エビデンスを 1 つの進化する連続体として捉え，そのなかではたとえ古典的名著でも時の試練には耐えきれない場合がある点を認識すべきである．

参考文献

1. Gray JAM. Evidence-Based Healthcare. London, England: Churchill Livingstone; 1997.
2. Djulbegovic B, Loughran TP Jr, Hornung CA, et al. The quality of medical evidence in hematology-oncology. Am J Med. 1999; 106(2): 198-205.
3. Fleming TR. Surrogate endpoints and FDA's accelerated approval process. Health Aff (Millwood). 2005; 24(1): 67-78.
4. Contopoulos-Ioannidis DG, Ntzani E, Ioannidis JP. Translation of highly promising basic science research into clinical applications. Am J Med. 2003; 114(6): 477-484.
5. Ioannidis JP. Why most published research findings are false. PLoS Med. 2005; 2(8): e124.
6. Guyatt GH, Oxman AD, Kunz R, et al; GRADE Working Group. What is "quality of evidence" and why

is it important to clinicians? BMJ. 2008; 336(7651): 995-998.

7. Fleming TR, DeMets DL. Surrogate end points in clinical trials: are we being misled? Ann Intern Med. 1996; 125(7): 605-613.
8. Shaw SG, Weidmann P, Hodler J, et al. Atrial natriuretic peptide protects against acute ischemic renal failure in the rat. J Clin Invest. 1987; 80(5): 1232-1237.
9. Allgren RL, Marbury TC, Rahman SN, et al; Auriculin Anaritide Acute Renal Failure Study Group. Anaritide in acute tubular necrosis. N Engl J Med. 1997; 336(12): 828-834.
10. Doroshow JH, Locker GY, Ifrim I, et al. Prevention of doxorubicin cardiac toxicity in the mouse by N-acetylcysteine. J Clin Invest. 1981; 68(4): 1053-1064.
11. Unverferth DV, Jagadeesh JM, Unverferth BJ, et al. Attempt to prevent doxorubicininduced acute human myocardial morphologic damage with acetylcysteine. J Natl Cancer Inst. 1983; 71(5): 917-920.
12. Faden AI, Jacobs TP, Holaday JW. Opiate antagonist improves neurologic recovery after spinal injury. Science. 1981; 211(4481): 493-494.
13. Bracken MB, Shepard MJ, Collins WF, et al. A randomized, controlled trial of methylprednisolone or naloxone in the treatment of acute spinal-cord injury: results of the Second National Acute Spinal Cord Injury Study. N Engl J Med. 1990; 322(20): 1405-1411.
14. Hudson P, Haley J, John M, et al. Structure of a genomic clone encoding biologically active human relaxin. Nature. 1983; 301(5901): 628-631.
15. Brennand JE, Calder AA, Leitch CR, et al. Recombinant human relaxin as a cervical ripening agent. Br J Obstet Gynaecol. 1997; 104(7): 775-780.
16. Reitsma PH, Rothberg PG, Astrin SM, et al. Regulation of myc gene expression in HL-60 leukaemia cells by a vitamin D metabolite. Nature. 1983; 306(5942): 492-494.
17. Hellström E, Robèrt KH, Samuelsson J, et al; The Scandinavian Myelodysplasia Group(SMG). Treatment of myelodysplastic syndromes with retinoic acid and 1 alpha-hydroxy-vitamin D3 in combination with low-dose ara-C is not superior to ara-C alone: results from a randomized study. Eur J Haematol. 1990; 45(5): 255-261.
18. Buthala DA. Cell culture studies on antiviral agents, I: action of cytosine arabinoside and some comparisons with 5-iodo-2-deoxyuridine. Proc Soc Exp Biol Med. 1964; 115: 69-77.
19. Stevens DA, Jordan GW, Waddell TF, et al. Adverse effect of cytosine arabinoside on disseminated zoster in a controlled trial. N Engl J Med. 1973; 289(17): 873-878.
20. Mohler KM, Torrance DS, Smith CA, et al. Soluble tumor necrosis factor (TNF) receptors are effective therapeutic agents in lethal endotoxemia and function simultaneously as both TNF carriers and TNF antagonists. J Immunol. 1993; 151(3): 1548-1561.
21. Opal SM, Palardy JE, Romulo RLC, et al. Tumor necrosis factor receptor-Fc fusion protein (sTNFR: Fc) in the treatment of experimental *Pseudomonas* sepsis. Paper presented at: 33rd Interscience Conference on Antimicrobial Agents and Chemotherapy; October 17-20, 1993; New Orleans, Louisiana.
22. Evans T, Carpenter A, Martin R, et al. Protective effect of soluble tumor necrosis factor receptor in experimental gram-negative sepsis. Paper presented at: 33rd Interscience Conference on Antimicrobial Agents and Chemotherapy; October 17-20, 1993; New Orleans, Louisiana.
23. MacVittie T, Kittell C, Kirschner K, et al. Effect of soluble rhu IL-1 and TNF receptors on hemodynamics, metabolism, hematology and circulating levels of inflammatory cytokines in a nonhuman primate model of endotoxin shock. Paper presented at: Second Conference of the International Endotoxin

Society; August 17-20, 1992; Vienna, Austria.

24. Fisher CJ Jr, Agosti JM, Opal SM, et al; The Soluble TNF Receptor Sepsis Study Group. Treatment of septic shock with the tumor necrosis factor receptor: Fc fusion protein. N Engl J Med. 1996; 334 (26): 1697-1702.
25. Tsilidis KK, Panagiotou OA, Sena ES, et al. Evaluation of excess significance bias in animal studies of neurological diseases. PLoS Biol. 2013; 11(7): e1001609.
26. Landis SC, Amara SG, Asadullah K, et al. A call for transparent reporting to optimize the predictive value of preclinical research. Nature. 2012; 490(7419): 187-191.
27. O'Collins VE, Macleod MR, Donnan GA, et al. 1,026 experimental treatments in acute stroke. Ann Neurol. 2006; 59(3): 467-477.
28. Begley CG, Ellis LM. Drug development: raise standards for preclinical cancer research. Nature. 2012; 483(7391) 531-533.
29. Coltart J, Alderman EL, Robison SC, et al. Effect of propranolol on left ventricular function, segmental wall motion, and diastolic pressure-volume relation in man. Br Heart J. 1975; 37(4): 357-364.
30. Lechat P, Packer M, Chalon S, et al. Clinical effects of beta-adrenergic blockade in chronic heart failure: a meta-analysis of double-blind, placebo-controlled, randomized trials. Circulation. 1998; 98 (12): 1184-1191.
31. Delcourt R, Vastesaeger M. Action of Atromid on total and beta-cholesterol. J Atheroscler Res. 1963; 3: 533-537.
32. Report from the Committee of Principal Investigators. A co-operative trial in the primary prevention of ischaemic heart disease using clofibrate. Br Heart J. 1978; 40(10): 1069-1118.
33. Mason JW, Peters FA. Antiarrhythmic efficacy of encainide in patients with refractory recurrent ventricular tachycardia. Circulation. 1981; 63(3): 670-675.
34. Echt DS, Liebson PR, Mitchell LB, et al. Mortality and morbidity in patients receiving encainide, flecainide, or placebo: The Cardiac Arrhythmia Suppression Trial. N Engl J Med. 1991; 324(12): 781-788.
35. Timmis AD, Smyth P, Jewitt DE. Milrinone in heart failure. Effects on exercise haemodynamics during short term treatment. Br Heart J. 1985; 54(1): 42-47.
36. Packer M, Carver JR, Rodeheffer RJ, et al; The PROMISE Study Research Group. Effect of oral milrinone on mortality in severe chronic heart failure. N Engl J Med. 1991; 325(21): 1468-1475.
37. Asanoi H, Sasayama S, Iuchi K, et al. Acute hemodynamic effects of a new inotropic agent (OPC-8212) in patients with congestive heart failure. J Am Coll Cardiol. 1987; 9(4): 865-871.
38. Cohn JN, Goldstein SO, Greenberg BH, et al; Vesnarinone Trial Investigators. A dose-dependent increase in mortality with vesnarinone among patients with severe heart failure. N Engl J Med. 1998; 339(25): 1810-1816.
39. Cohen TJ, Tucker KJ, Lurie KG, et al; Cardiopulmonary Resuscitation Working Group. Active compression-decompression: a new method of cardiopulmonary resuscitation. JAMA. 1992; 267(21): 2916-2923.
40. Stiell IG, Hébert PC, Wells GA, et al. The Ontario trial of active compression-decompression cardiopulmonary resuscitation for in-hospital and prehospital cardiac arrest. JAMA. 1996; 275(18): 1417-1423.
41. Talwar KK, Goswami KC, Chopra P, et al. Immunosuppressive therapy in inflammatory myocarditis: long-term follow-up. Int J Cardiol. 1992; 34(2): 157-166.
42. Mason JW, O'Connell JB, Herskowitz A, et al; The Myocarditis Treatment Trial Investigators. A clini-

ca trial of immunosuppressive therapy for myocarditis. N Engl J Med. 1995; 333(5): 269-275.
43. Dyke MP, Kohan R, Evans S. Morphine increases synchronous ventilation in preterm infants. J Paediatr Child Health. 1995; 31(3): 176-179.
44. Anand KJ, Hall RW, Desai N, et al; NEOPAIN Trial Investigators Group. Effects of morphine analgesia in ventilated preterm neonates: primary outcomes from the NEOPAIN randomized trial. Lancet. 2004; 363(9422): 1673-1682.
45. Petrelli N, Douglass HO Jr, Herrera L, et al; Gastrointestinal Tumor Study Group. The modulation of fluorouracil with leucovorin in metastatic colorectal carcinoma: a prospective randomized phase Ⅲ trial. J Clin Oncol. 1989; 7(10): 1419-1426.
46. Advanced Colorectal Cancer Meta-Analysis Project. Modulation of fluorouracil by leucovorin in patients with advanced colorectal cancer: evidence in terms of response rate. J Clin Oncol. 1992; 10(6): 896-903.
47. Scholl SM, Asselain B, Palangie T, et al. Neoadjuvant chemotherapy in operable breast cancer. Eur J Cancer. 1991; 27(12): 1668-1671.
48. Mauri D, Pavlidis N, Ioannidis JP. Neoadjuvant versus adjuvant systemic treatment in breast cancer: a meta-analysis. J Natl Cancer Inst. 2005; 97(3): 188-194.
49. The International Chronic Granulomatous Disease Cooperative Study Group. A controlled trial of interferon gamma to prevent infection in chronic granulomatous disease. N Engl J Med. 1991; 324(8): 509-516.
50. Paradis NA, Martin GB, Rosenberg J, et al. The effect of standard-and high-dose epinephrine on coronary perfusion pressure during prolonged cardiopulmonary resuscitation. JAMA. 1991; 265(9): 1139-1144.
51. Stiell IG, Hebert PC, Weitzman BN, et al. High-dose epinephrine in adult cardiac arrest. N Engl J Med. 1992; 327(15): 1045-1050.
52. Rossaint R, Falke KJ, López F, et al. Inhaled nitric oxide for the adult respiratory distress syndrome. N Engl J Med. 1993; 328(6): 399-405.
53. Taylor RW, Zimmerman JL, Dellinger RP, et al; Inhaled Nitric Oxide in ARDS Study Group. Low-dose inhaled nitric oxide in patients with acute lung injury: a randomized controlled trial. JAMA. 2004; 291(13): 1603-1609.
54. Dickstein K, Manhenke C, Aarsland T, et al. The effects of chronic, sustained-release moxonidine therapy on clinical and neurohumoral status in patients with heart failure. Int J Cardiol. 2000; 75(2-3): 167-177.
55. Cohn JN, Pfeffer MA, Rouleau J, et al; MOXCON Investigators. Adverse mortality effect of central sympathetic inhibition with sustained-release moxonidine in patients with heart failure (MOXCON). Eur J Heart Fail. 2003; 5(5): 659-667.
56. Mure M, Martling CR, Lindahl SG. Dramatic effect on oxygenation in patients with severe acute lung insufficiency treated in the prone position. Crit Care Med. 1997; 25(9): 1539-1544.
57. Guerin C, Gaillard S, Lemasson S, et al. Effects of systematic prone positioning in hypoxemic acute respiratory failure: a randomized controlled trial. JAMA. 2004; 292(19): 2379-2387.
58. Flaherty KR, Kazerooni EA, Curtis JL, et al. Short-term and long-term outcomes after bilateral lung volume reduction surgery: prediction by quantitative CT. Chest. 2001; 119(5): 1337-1346.
59. National Emphysema Treatment Trial Research Group. Patients at high risk of death after lung-volume-reduction surgery. N Engl J Med. 2001; 345(15): 1075-1083.
60. Nakamura T, Tamura M, Kadowaki S, et al. Low-dose continuous indomethacin in early days of age

reduce the incidence of symptomatic patent ductus arteriosus without adverse effects. Am J Perinatol. 2000; 17(5): 271-275.

61. Schmidt B, Davis P, Moddemann D, et al; Trial of Indomethacin Prophylaxis in Preterms Investigators. Long-term effects of indomethacin prophylaxis in extremely-low-birth-weight infants. N Engl J Med. 2001; 344(26): 1966-1972.
62. Perkins GD, McAuley DF, Thickett DR, et al. The beta-agonist lung injury trial(BALTI): a randomized placebo-controlled clinical trial. Am J Respir Crit Care Med. 2006; 173(3): 281-287.
63. Gao Smith F, Perkins GD, Gates S, et al; BALTI-2 study investigators. Effect of intravenous β-2 agonist treatment on clinical outcomes in acute respiratory distress syndrome (BALTI-2): a multicentre, randomised controlled trial. Lancet. 2012; 379(9812): 229-235.
64. McMurray JJ, Pitt B, Latini R, et al; Aliskiren Observation of Heart Failure Treatment (ALOFT) Investigators. Effects of the oral direct renin inhibitor aliskiren in patients with symptomatic heart failure. Circ Heart Fail. 2008; 1(1): 17-24.
65. Gheorghiade M, Böhm M, Greene SJ, et al; ASTRONAUT Investigators and Coordinators. Effect of aliskiren on postdischarge mortality and heart failure readmissions among patients hospitalized for heart failure: the ASTRONAUT randomized trial. JAMA. 2013; 309(11): 1125-1135.
66. Avontuur JA, Tutein Nolthenius RP, van Bodegom JW, et al. Prolonged inhibition of nitric oxide synthesis in severe septic shock: a clinical study. Crit Care Med. 1998; 26(4): 660-667.
67. Grover R, Zaccardelli D, Colice G, et al; Glaxo Wellcome International Septic Shock Study Group. An open-label dose escalation study of the nitric oxide synthase inhibitor, N(G)-methyl-L-arginine hydrochloride (546C88), in patients with septic shock. Crit Care Med. 1999; 27(5): 913-922.
68. López A, Lorente JA, Steingrub J, et al. Multiple-center, randomized, placebo-controlled, double-blind study of the nitric oxide synthase inhibitor 546C88: effect on survival in patients with septic shock. Crit Care Med. 2004; 32(1): 21-30.
69. Pepi M, Marenzi GC, Agostoni PG, et al. Sustained cardiac diastolic changes elicited by ultrafiltration in patients with moderate congestive heart failure: pathophysiological correlates. Br Heart J. 1993; 70(2): 135-140.
70. Rimondini A, Cipolla CM, Della Bella P, et al. Hemofiltration as short-term treatment for refractory congestive heart failure. Am J Med. 1987; 83(1): 43-48.
71. Agostoni PG, Marenzi GC, Pepi M, et al. Isolated ultrafiltration in moderate congestive heart failure. J Am Coll Cardiol. 1993; 21(2): 424-431.
72. Marenzi G, Lauri G, Grazi M, et al. Circulatory response to fluid overload removal by extracorporeal ultrafiltration in refractory congestive heart failure. J Am Coll Cardiol. 2001; 38(4): 963-968.
73. Bart BA, Goldsmith SR, Lee KL, et al; Heart Failure Clinical Research Network. Ultrafiltration in decompensated heart failure with cardiorenal syndrome. N Engl J Med. 2012; 367(24): 2296-2304.
74. Albert JM, Ioannidis JP, Reichelderfer P, et al. Statistical issues for HIV surrogate endpoints: point/counterpoint: an NIAID workshop. Stat Med. 1998; 17(21): 2435-2462.
75. Ciani O, Buyse M, Garside R, et al. Comparison of treatment effect sizes associated with surrogate and final patient relevant outcomes in randomised controlled trials: meta-epidemiological study. BMJ. 2013; 346: f457.
76. Woodruff AW, Dickinson CJ. Use of dexamethasone in cerebral malaria. Br Med J. 1968; 3(5609): 31-32.
77. Warrell DA, Looareesuwan S, Warrell MJ, et al. Dexamethasone proves deleterious in cerebral

malaria: a double-blind trial in 100 comatose patients. N Engl J Med. 1982; 306(6): 313-319.
78. Rosenqvist M, Brandt J, Schüller H. Long-term pacing in sinus node disease: effects of stimulation mode on cardiovascular morbidity and mortality. Am Heart J. 1988; 116(1, pt 1): 16-22.
79. Connolly SJ, Kerr CR, Gent M, et al; Canadian Trial of Physiologic Pacing Investigators. Effects of physiologic pacing versus ventricular pacing on the risk of stroke and death due to cardiovascular causes. N Engl J Med. 2000; 342(19): 1385-1391.
80. Herson S, Lok C, Roujeau JC, et al. Echanges plasmatiques au cours des dermatomyosites et polymyosites: etude retrospective de 38 séries d'échanges [Plasma exchange in dermatomyositis and polymyositis: retrospective study of 38 cases of plasma exchange]. Ann Med Interne (Paris). 1989; 140(6): 453-455.
81. Miller FW, Leitman SF, Cronin ME, et al. Controlled trial of plasma exchange and leukapheresis in polymyositis and dermatomyositis. N Engl J Med. 1992; 326(21): 1380-1384.
82. Farley SM, Libanati CR, Odvina CV, et al. Efficacy of longterm fluoride and calcium therapy in correcting the deficit of spinal bone density in osteoporosis. J Clin Epidemiol. 1989; 42(11): 1067-1074.
83. Riggs BL, Hodgson SF, O'Fallon WM, et al. Effect of fluoride treatment on the fracture rate in postmenopausal women with osteoporosis. N Engl J Med. 1990; 322(12): 802-809.
84. Finucane FF, Madans JH, Bush TL, et al. Decreased risk of stroke among postmenopausal hormone users: results from a national cohort. Arch Intern Med. 1993; 153(1): 73-79.
85. Wassertheil-Smoller S, Hendrix SL, Limacher M, et al; WHI Investigators. Effect of estrogen plus progestin on stroke in postmenopausal women: the Women's Health Initiative: a randomized trial. JAMA. 2003; 289(20): 2673-2684.
86. Warram JH, Laffel LM, Valsania P, et al. Excess mortality associated with diuretic therapy in diabetes mellitus. Arch Intern Med. 1991; 151(7): 1350-1356.
87. Curb JD, Pressel SL, Cutler JA, et al; Systolic Hypertension in the Elderly Program Cooperative Research Group. Effect of diuretic-based antihypertensive treatment on cardiovascular disease risk in older diabetic patients with isolated systolic hypertension. JAMA. 1996; 276(23): 1886-1892.
88. Knox JB, Wilmore DW, Demling RH, et al. Use of growth hormone for postoperative respiratory failure. Am J Surg. 1996; 171(6): 576-580.
89. Takala J, Ruokonen E, Webster NR, et al. Increased mortality associated with growth hormone treatment in critically ill adults. N Engl J Med. 1999; 341(11): 785-792.
90. Cotroneo AR, Di Stasi C, Cina A, et al. Venous interruption as prophylaxis of pulmonary embolism: vena cava filters. Rays. 1996; 21(3): 461-480.
91. Decousus H, Leizorovicz A, Parent F, et al; Prévention du Risque d'Embolie Pulmonaire par Interruption Cave Study Group. A clinical trial of vena caval filters in the prevention of pulmonary embolism in patients with proximal deep-vein thrombosis. N Engl J Med. 1998; 338(7): 409-415.
92. Guyatt GH, DiCenso A, Farewell V, et al. Randomized trials versus observational studies in adolescent pregnancy prevention. J Clin Epidemiol. 2000; 53(2): 167-174.
93. Gross DE, Brenner SL, Esformes I, et al. Arthroscopic treatment of degenerative joint disease of the knee. Orthopedics. 1991; 14(12): 1317-1321.
94. Moseley JB, O'Malley K, Petersen NJ, et al. A controlled trial of arthroscopic surgery for osteoarthritis of the knee. N Engl J Med. 2002; 347(2): 81-88.
95. Blais L, Desgagné A, LeLorier J. 3-Hydroxy-3-methylglutaryl coenzyme A reductase inhibitors and the risk of cancer: a nested case-control study. Arch Intern Med. 2000; 160(15): 2363-2368.
96. Dale KM, Coleman CI, Henyan NN, et al. Statins and cancer risk: a meta-analysis. JAMA. 2006; 295

(1): 74-80.

97. Wangensteen OH, Peter ET, Nicoloff DM, et al. Achieving "physiological gastrectomy" by gastric freezing. A preliminary report of an experimental and clinical study. JAMA. 1962; 180: 439-444.
98. Ruffin JM, Grizzle JE, Hightower NC, et al. A co-operative double-blind evaluation of gastric "freezing" in the treatment of duodenal ulcer. N Engl J Med. 1969; 281(1): 16-19.
99. Mulder GD, Albert SF, Grimwood RE. Clinical evaluation of a new occlusive hydrocolloid dressing. Cutis. 1985; 35(4): 396-397, 400.
100. Backhouse CM, Blair SD, Savage AP, et al. Controlled trial of occlusive dressings in healing chronic venous ulcers. Br J Surg. 1987; 74(7): 626-627.
101. Homocysteine Studies Collaboration. Homocysteine and risk of ischemic heart disease and stroke: a meta-analysis. JAMA. 2002; 288(16): 2015-2022.
102. Albert CM, Cook NR, Gaziano JM, et al. Effect of folic acid and B vitamins on risk of cardiovascular events and total mortality among women at high risk for cardiovascular disease: a randomized trial. JAMA. 2008; 299(17): 2027-2036.
103. Wald DS, Law M, Morris JK. Homocysteine and cardiovascular disease: evidence on causality from a meta-analysis. BMJ. 2002; 325(7374): 1202.
104. Martí-Carvajal AJ, Solà I, Lathyris D, et al. Homocysteine-lowering interventions for preventing cardiovascular events. Cochrane Database Syst Rev. 2013; 1: CD006612.
105. Sjauw KD, Engström AE, Vis MM, et al. A systematic review and meta-analysis of intra-aortic balloon pump therapy in ST-elevation myocardial infarction: should we change the guidelines? Eur Heart J. 2009; 30(4): 459-468.
106. Thiele H, Zeymer U, Neumann FJ, et al; IABP-SHOCK II Trial Investigators. Intraaortic balloon support for myocardial infarction with cardiogenic shock. N Engl J Med. 2012; 367(14): 1287-1296.
107. Looker HC, Fagot-Campagna A, Gunter EW, et al. Homocysteine as a risk factor for nephropathy and retinopathy in Type 2 diabetes. Diabetologia. 2003; 46(6): 766-772.
108. House AA, Eliasziw M, Cattran DC, et al. Effect of B-vitamin therapy on progression of diabetic nephropathy: a randomized controlled trial. JAMA. 2010; 303(16): 1603-1609.
109. Stanner SA, Hughes J, Kelly CN, et al. A review of the epidemiological evidence for the 'antioxidant hypothesis'. Public Health Nutr. 2004; 7(3): 407-422.
110. Willcox JK, Ash SL, Catignani GL. Antioxidants and prevention of chronic disease. Crit Rev Food Sci Nutr. 2004; 44(4): 275-295.
111. Bjelakovic G, Nikolova D, Gluud LL, et al. Antioxidant supplements for prevention of mortality in healthy participants and patients with various diseases. Cochrane Database Syst Rev. 2012; 3: CD007176.
112. Knekt P, Ritz J, Pereira MA, et al. Antioxidant vitamins and coronary heart disease risk: a pooled analysis of 9 cohorts. Am J Clin Nutr. 2004; 80(6): 1508-1520.
113. Sesso HD, Buring JE, Christen WG, et al. Vitamins E and C in the prevention of cardiovascular disease in men: the Physicians' Health Study II randomized controlled trial. JAMA. 2008; 300(18): 2123-2133.
114. Rasmussen PA, Perl J II, Barr JD, et al. Stent-assisted angioplasty of intracranial vertebrobasilar atherosclerosis: an initial experience. J Neurosurg. 2000; 92(5): 771-778.
115. SSYLVIA Study Investigators. Stenting of Symptomatic Atherosclerotic Lesions in the Vertebral or Intracranial Arteries (SSYLVIA): study results. Stroke. 2004; 35(6): 1388-1392.
116. Suh DC, Kim JK, Choi JW, et al. Intracranial stenting of severe symptomatic intracranial stenosis:

results of 100 consecutive patients. AJNR Am J Neuroradiol. 2008; 29(4): 781-785.
117. Chimowitz MI, Lynn MJ, Derdeyn CP, et al; SAMMPRIS Trial Investigators. Stenting versus aggressive medical therapy for intracranial arterial stenosis. N Engl J Med. 2011; 365(11): 993-1003.
118. Bonelli FS, McKusick MA, Textor SC, et al. Renal artery angioplasty: technical results and clinical outcome in 320 patients. Mayo Clin Proc. 1995; 70(11): 1041-1052.
119. Wheatley K, Ives N, Gray R, et al; ASTRAL Investigators. Revascularization versus medical therapy for renal-artery stenosis. N Engl J Med. 2009; 361(20): 1953-1962.
120. Li H, Stampfer MJ, Giovannucci EL, et al. A prospective study of plasma selenium levels and prostate cancer risk. J Natl Cancer Inst. 2004; 96(9): 696-703.
121. Gilbert R, Metcalfe C, Fraser WD, et al. Associations of circulating retinol, vitamin E, and 1,25-dihydroxyvitamin D with prostate cancer diagnosis, stage, and grade. Cancer Causes Control. 2012; 23(11): 1865-1873.
122. Gill JK, Franke AA, Steven Morris J, et al. Association of selenium, tocopherols, carotenoids, retinol, and 15-isoprostane F (2t) in serum or urine with prostate cancer risk: the multiethnic cohort. Cancer Causes Control. 2009; 20(7): 1161-1171.
123. Klein EA, Thompson IM Jr, Tangen CM, et al. Vitamin E and the risk of prostate cancer: the Selenium and Vitamin E Cancer Prevention Trial (SELECT). JAMA. 2011; 306(14): 1549-1556.
124. Benson K, Hartz AJ. A comparison of observational studies and randomized, controlled trials. N Engl J Med. 2000; 342(25): 1878-1886.
125. Concato J, Shah N, Horwitz RI. Randomized, controlled trials, observational studies, and the hierarchy of research designs. N Engl J Med. 2000; 342(25): 1887-1892.
126. Ioannidis JP, Haidich AB, Lau J. Any casualties in the clash of randomised and observational evidence? BMJ. 2001; 322(7291): 879-880.
127. Ioannidis JP, Haidich AB, Pappa M, et al. Comparison of evidence of treatment effects in randomized and nonrandomized studies. JAMA. 2001; 286(7): 821-830.
128. Deeks JJ, Dinnes J, D'Amico R, et al; International Stroke Trial Collaborative Group; European Carotid Surgery Trial Collaborative Group. Evaluating non-randomised intervention studies. Health Technol Assess. 2003; 7(27): iii-x, 1-173.
129. Young S, Karr A. Deming, data and observational studies. Significance. 2011; 8(3): 116-120.
130. Ioannidis JP, Cappelleri JC, Sacks HS, et al. The relationship between study design, results, and reporting of randomized clinical trials of HIV infection. Control Clin Trials. 1997; 18(5): 431-444.
131. Ioannidis JP, Lau J. The impact of high-risk patients on the results of clinical trials. J Clin Epidemiol. 1997; 50(10): 1089-1098.
132. Ioannidis JP. Contradicted and initially stronger effects in highly cited clinical research. JAMA. 2005; 294(2): 218-228.
133. Ziegler EJ, Fisher CJ Jr, Sprung CL, et al. Treatment of gramnegative bacteremia and septic shock with HA-1A human monoclonal antibody against endotoxin. A randomized, doubleblind, placebo-controlled trial. The HA-1A Sepsis Study Group. N Engl J Med. 1991; 324(7): 429-436.
134. McCloskey RV, Straube RC, Sanders C, et al; CHESS Trial Study Group. Treatment of septic shock with human monoclonal antibody HA-1A. A randomized, doubleblind, placebo-controlled trial. Ann Intern Med. 1994; 121(1): 1-5.
135. Yusuf S, Dagenais G, Pogue J, et al; The Heart Outcomes Prevention Evaluation Study Investigators. Vitamin E supplementation and cardiovascular events in high-risk patients. N Engl J Med. 2000; 342(3): 154-160.

136. Stephens NG, Parsons A, Schofield PM, et al. Randomised controlled trial of vitamin E in patients with coronary disease: Cambridge Heart Antioxidant Study (CHAOS). Lancet. 1996; 347(9004): 781-786.
137. Miller ER Ⅲ, Pastor-Barriuso R, Dalal D, et al. Meta-analysis: high-dosage vitamin E supplementation may increase all-cause mortality. Ann Intern Med. 2005; 142(1): 37-46.
138. Ioannidis J, Lau J. Evolution of treatment effects over time: empirical insight from recursive cumulative metaanalyses. Proc Natl Acad Sci U S A. 2001; 98(3): 831-836.
139. Trikalinos TA, Churchill R, Ferri M, et al; EU-PSI project. Effect sizes in cumulative meta-analyses of mental health randomized trials evolved over time. J Clin Epidemiol. 2004; 57(11): 1124-1130.
140. Pereira TV, Horwitz RI, Ioannidis JP. Empirical evaluation of very large treatment effects of medical interventions. JAMA. 2012; 308(16): 1676-1684.
141. Siontis KC, Evangelou E, Ioannidis JP. Magnitude of effects in clinical trials published in high-impact general medical journals. Int J Epidemiol. 2011; 40(5): 1280-1291.
142. Guyatt GH, Oxman AD, Kunz R, et al. GRADE guidelines 6: rating the quality of evidence-imprecision. J Clin Epidemiol. 2011; 64(12): 1283-1293.

第11.3章

上級編: 治療試験のバイアスのリスク
利益を理由に早期中止されたランダム化試験

Advanced Topics in the Risk of Bias of Therapy Trials
Randomized Trials Stopped Early for Benefit

Dirk Bassler, Victor M. Montori, PJ Devereaux, Holger J. Schünemann, Maureen O. Meade, Deborah J. Cook, and Gordon Guyatt

この章の内容

利益を理由に早期中止されたランダム化臨床試験は，医学文献の中で大きな役割を担う

ランダム化臨床試験 randomized clinical trial（RCT）は**実験的介入 experimental intervention** に害があることがわかったために，予定よりも早く中止される場合があるが，その理由として肯定的な結果を達成できる見込みがない，スポンサーが経費節減を図る，などが考えられる[1]．しかし，診療に最も影響を及ぼす可能性のある早期中止の理由としては，研究者が偶然ではなさそうなくらい大きいことが多い，そして実験的介入が有益であると納得させるような**治療効果 treatment effect** に気づくことによる．見かけ上の利益（benefit）を理由に早期中止された試験〔ここではこのような試験のことを**早期中止された RCT truncated RCT**（tRCT）という〕は，人々の注目を集めることが多い．それらは，きわめて著名な雑誌や大衆紙に掲載され[2,3]，広範囲に普及し引用される可能性も高くなる．また，これらの試験は，**診療ガイドライン practice guideline** の基礎や医療の質の基準を形作るものとして，異例の早さで取り上げられる可能性があり，そのような推奨は，その後の試験が tRCT の結果を覆した後も存続する可能性がある．たとえば，このようなことは，集中治療室患者におけるインスリンによる厳格な血糖管理，血管手術を受けようとする患者における β 遮断薬，敗血症における活性型プロテイン C の効果を取り上げた早期中止された RCT の運命であった[4]．

中止で短縮されたランダム化臨床試験は，治療効果を過大評価するリスクがある

中止で短縮された RCT は，平均して治療効果が過大評価され，特に，tRCT のアウトカムイベントが少ない場合は，この過大評価が大きくなる可能性がある．この過大評価を理解するために，真実が小さな治療効果である特定の研究課題に対処するいくつかの同様の RCT を想像してみよう．試験の**バイアスのリスク risk of bias** が低い場合，その結果は偶然のみにより変化する．いくつかの試練は真実の近くで始まり，そのまま継続する．しかし，サンプルサイズがまだ小さいときには不精確さのため，早期に見かけ上の害が見られるものもあれば，大きな過大評価となるものもある．後者の 2 つのカテゴリは，データが蓄積するにつれて真理に近づく（図 11.3-1）．

中止で短縮された RCT は，結果のランダム分布の上端にあるため，過大評価する試験のグループに属している．それに対応して，非 tRCT はわずかに過小評価される傾向がある．したがって，tRCT からの過大評価は主にランダム誤差の結果である．もしそのような研究が計画されたサンプルサイズに至るまで続けられたならば，依然として効果の過大評価を生み出すとしても，Pocock と White[5]が記述した「真実への回帰（regression to the truth）」のために，早期中止で見られたものよりも過大評価の大きさは小さくなるだろう．

図 11.3-1 が示唆するように，真の効果とのランダムな大きな差は，サンプルサイズが小さい試験の早期に起こる可能性がより高い[5,6]．したがって，極端な中止境界により試験が早期に中止されると，真実よりもはるかに大きい効果推定値を生む．データの中間解析時のサンプルサイズが小さく，

図 11.3-1

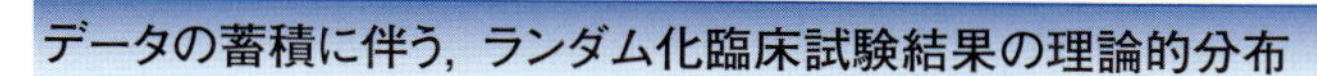

データの蓄積に伴う，ランダム化臨床試験結果の理論的分布

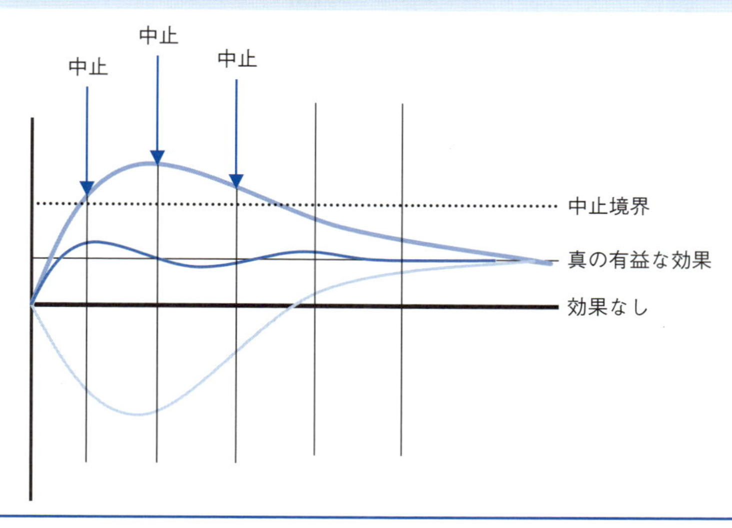

特にアウトカムイベントの数が少ないほど（第 12.3 章「何が信頼区間の幅を決めるか」を参照），標準的な**中止規則 stopping rule** に適合したものより効果推定値が大きくなり，したがって効果の過大評価がより大きくなる可能性がある．

統計シミュレーションにより，tRCT によって治療効果がどの程度過大評価されるのかを簡単に明らかにできるが[5]，研究者がデータの蓄積過程でデータの確認を行い，なおかつ早期中止を行わなかった試験に注目することで，さらに有力なエビデンスを得ることができる．たとえば，ある試験で，急性骨髄性白血病のための化学療法を 5 クール実施する場合と 4 クール実施する場合の比較が行われた[7]．その RCT の早期段階で，非常に高い治療効果が確認された（図 11.3-2）．試験結果は事前に設定されていた中止境界を超えていた．にもかかわらず，研究者らはあまりにもできすぎた効果であると正しく判断し，患者の組み入れと追跡調査を続行した．最終的には，見かけ上の有益な効果は消失し，最終結果は害に向かう弱い傾向が明らかになった．もし研究者らが十分に大きな効果を確認できた時点で試験を早期中止する，という初期の計画に従い誤った結果を発表していたら，その後の白血病患者は何の利益も得られないのに有毒な化学療法を追加的に受けているところであった．

中止で短縮されたランダム化臨床試験は，できすぎた治療効果を示すことが多い

tRCT からの治療効果を，同じ研究疑問に対処したが早期に中止されていない RCT のメタアナリシスと比較した**システマティックレビュー systematic review** と**メタアナリシス meta-analysis** では，

図 11.3-2

白血病の化学療法の試験におけるニアミス

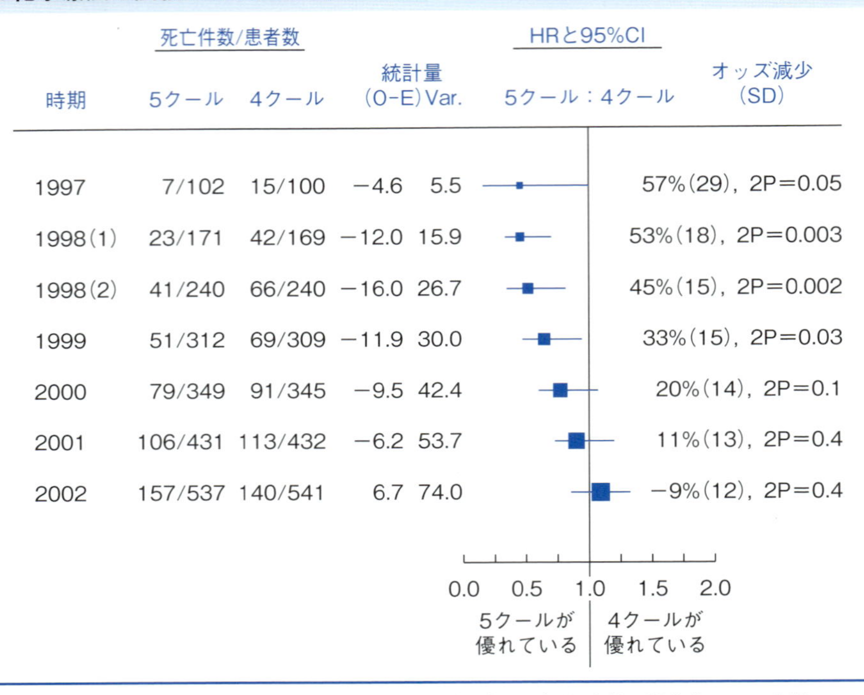

略語, CI: 信頼区間, HR: ハザード比, P: *P* 値, SD: 標準偏差, (O−E): 観察値−期待値, Var: 分散
Elsevier の許可を得て Wheatley K, et al. Control Clin Trials. 2003; 24(1): 66-70[7]より転載. 著作権 © 2003.

マッチングされた非 tRCT に対する tRCT の**相対リスク relative risk**（RR）の統合比が 0.71〔95% **信頼区間 confidence interval**（CI): 0.65〜0.77〕であることを見出した[3].

たとえば，これは，非 tRCT からの RR が 0.8〔**相対リスク減少 relative risk reduction**（RRR）20%〕であった場合，tRCT からの RR は平均して，約 0.57（43%の RRR で，明らかな利益の 2 倍以上）であることを意味している．利益のエビデンスがない非 tRCT（すなわち，RR 1.0）は，平均して，同じ研究疑問に対処した tRCT の 29%RRR と関連している．この過大評価は，方法論的質の差異（**割り付けの隠蔽 allocation concealment** と**盲検化 blinding**）や統計的中止規則の存在によって説明できないが，アウトカムイベントの総数に関係していた[3]．後で説明するように，メタアナリシスの結果が大きな過大評価にならないようにするためのイベント数に関する指針を提供する.

中止で短縮されたランダム化臨床試験は，治療効果の包括的評価を阻むかもしれない

別のシステマティックレビューに含まれる 143 件の tRCT のうち 32 件において，**複合エンドポイント composite end point**（さまざまな重要性のエンドポイントの集まり）に基づいて中止の決断を下していた[2]．複合エンドポイントの使用によって，誤解を招く結果が示される**リスク risk** はさらに

高まる．複合エンドポイントを構成する**患者にとって重要なアウトカム patient important outcome** のなかでも最も重要性の低いもの（たとえば，死亡，心筋梗塞，狭心症の複合における狭心症）（第 12.4 章「複合エンドポイント」を参照）がきっかけとなって，早期中止の決断が下される場合がある．そのために，患者にとって最も重要性の高いイベントがほとんど発生しないままに終わることが考えられる．

研究者らが複合エンドポイントを使用していない場合ですら，利益のために早期中止の決断を促さないエンドポイントにおいてはほとんどイベントが発生しないだろう．そのようなエンドポイントの一例としては，患者にとって重要性の高い有益なイベント（たとえば，無増悪生存ではなく全生存[8]），または有害事象があげられる．試験が早期中止された結果として，安全性に関するデータが十分に収集されなかった場合は，診療において介入を実行する際に予期されるリスク–利益比と実際のリスク–利益比（すなわち，利益の過大評価とリスクの過小評価など）に影響が及ぶ可能性がある[9]．

倫理的配慮

ここまで読んだ時点で，読者は 1 つのジレンマを感じるかもしれない．研究者が早期中止の危険性（治療効果が過大評価され，患者にとって重要なあらゆる利益と害への影響についての精確な推定値が得られないなど）[10]について認識していたとしても，倫理的に考えて，結果が明らかに大きな治療効果を示しているにもかかわらず，50％の確率で**プラセボ placebo** 群に割り付けられるかもしれない患者を組み入れ続けることができるのだろうか．この疑問に答えるには，今後，誤った情報に基づいて治療の決断を下さなければならないかもしれない数多くの患者に対する倫理的責任について考えてみるとよい[11]．たとえば，白血病患者が，追加的利益がないにもかかわらず毒性のある化学療法を受けるという見通しは，倫理的に引きつけるものがない．患者には，自らが検討している治療の効果の頑健かつ正確な推定値を得る資格がある．

計画された中止規則はあったか

研究者が定期的にデータを確認し，見かけ上大きな治療効果が確認されたと同時に試験を中止した場合，治療効果が過大評価される危険性はかなり高い（図 11.3–1）．データの確認は定期的にのみ行い（たとえば，1,000 人の患者を組み込むことが計画されている試験において，250 人，500 人，750 人の患者が試験を終了した時点でのデータ確認），結果が一定の基準(たとえば，$P<0.001$)を満たした場合にのみ試験を中止するという事前計画を立てることで，早期中止の可能性は大幅に減少する．

しかし，正式な中止規則には 3 つの深刻な限界がある．

第 1 に，研究者によって選択された中止基準に不備がある場合がある．ある試験では，28 人の患者が試験を終了した時点で，明らかに治療を支持する傾向が確認されたことから，研究者らは，その後 5 人の患者が試験を終了する都度データを見直し，*P* 値が 0.001 になった時点で試験を中止することに決めた（さらに 25 人の患者が試験を終了し，合計 53 人の患者が組み込まれた時点で *P* 値に到達したが，組み込まれた患者のうち 28 人が死亡した）[12].

第 2 に，正式な中止規則なくして早期中止された試験の報告には，試験が早期中止された旨の記載がないことが多い．これは，大きな効果を示す小さな試験を疑問視すべき理由の 1 つである．このような試験は，再三データの確認を行い，大きな治療効果が確認されたことを受けて試験が中止された一例かもしれないからだ（第 13.3 章「臨床試験結果の誤解を招く提示」を参照）.

第 3 に，早期段階で事前策定された中止境界に達した研究でも，数件のイベント発生後に，治療効果が大幅に過大評価されていたことが明らかになる可能性は依然として残る．より多くのイベントを有する者でさえ，平均して治療効果が過大評価される．しかし，われわれが指摘したように，サンプルサイズが非常に大きい場合は，過大評価は控えめである．しかし，事前の規則がなければ，効果をかなり過大評価するリスクは非常に高い．

その計画された中止規則はわずかな中間調査を含み，試験には計画されたサンプルサイズの大部分が登録されたか

上述の 5 人の患者ごとに調査を行うという基準のような，短い間隔で複数回の調査を行う中止規則が設けられた試験は，偶然のいたずらや，治療効果推定値が誇張される危険性に対する防御策がないに等しい．これよりいくぶん厳格な基準でも，過剰に寛大な *P* 値が設定されていれば（たとえば 0.02），これもまた問題である[13,14]．*P* 値 0.001 以下を要求する厳格な基準を設けることで，より優れた防御が可能となる．

しかし，*P* 値が厳格であってもやはり大きな危険をまぬがれない．早期中止の可能性は減るが，この境界を超過したことが確認されたとしても，それが単に偶然による超過であり，大きく誇張された治療効果を示している可能性があるという点では，やはり大きな危険をまぬがれない．*P* 値が厳しくなればなるほど，境界を横切る場合には，治療効果の過大評価が大きくなる可能性が高くなるだろう．換言すると，厳格な *P* 値は，早期中止の可能性を減少させるが，境界を超えた場合における効果の過大評価の保護としては何もできない．他の保護策としては，試験におけるまれなところや後半（予期されるイベントのほとんどが発生している）を見ることや中止基準が満たされても引き続き参加者を組み込んで追加の調査を行うことを併用しながら登録を継続することである．これは，次の基準が示唆しているように，試験に大多数の患者が含まれ，その大部分が関心のアウトカムを経験したときに特にあてはまる．

多くのイベント数があったか

イベントが蓄積されることで，偶然によって大幅に誇張された効果が示される可能性は低くなる

（図 11.3–1）．tRCT からの治療効果を，同じ研究疑問に取り組んだが早期に中止しなかった RCT のメタアナリシスによる治療効果と比較したシステマティックレビューとメタアナリシスでは，tRCT における効果の実質的な過大評価が見つかった[3]．イベントの合計数が 100 未満の場合は非常に大きな過大評価が，200 件のイベントまでは過大評価が，200〜500 件のイベントでは小さいが重要な過大評価が一般的で，500 件以上のイベントを伴う試験では過大評価が少なかった．したがって，通常の場合のように，根底にある真の治療効果が控えめである場合，少ない（200 件未満）アウトカムイベントで早期中止された小規模試験では，大きな過大評価となる．より大きな試験でも平均して効果が過大評価され，これらの過大評価は重要な誤った推論につながる可能性がある．このように，早期中止試験には疑いの目を向け，特にイベント数が少ない場合には懐疑的になる必要がある．

同じ疑問を提起した他の研究結果はどうか

エビデンスに基づく医療の第 1 原則は，患者の治療はすべての最良エビデンスの系統的な要約に基づくべきということである（第 2 章「エビデンスに基づく医療とは何か」を参照）．この原則がどこより必要なのは tRCT である．シミュレーションでは，平均して，適切な中止規則を有する tRCT が 1 つ以上ある相当数の RCT で，多数のイベントを含むメタアナリシスが治療効果を過大評価する程度はわずかであることが明らかである．したがって，これらの仕様を満たすメタアナリシスは，早期中止による潜在的過大評価の問題を解決すべきである．

しかし，特定の状況下では，tRCT はメタアナリシスの推定値に不均衡に寄与し，やはり効果を大幅に過大評価するリスクを負う．これは，tRCT が一連の試験の早い段階で発生し，その後の研究が少なく，非 tRCT の発表が遅れるか，または**出版バイアス publication bias** がある場合にあてはまる．より深刻な問題として，tRCT は将来の試験の実施を妨げるかもしれない[15]．以下の 3 つの条件が存在する場合，過大評価の危険性は特に高くなる．①tRCT のアウトカムイベント件数が比較的少ない（たとえば，200 未満），②tRCT と非 tRCT との間の RR には実質的な差がある（たとえば，RR ＜0.7），③メタアナリシスにおける tRCTs の重みがかなりある（20％超）．これらの 3 つの条件が存在せず，RCTs が**バイアス bias** に対する防護策を講じ，試験を通じて一貫した精確な推定値を得ている場合[16,17]，システマティックレビューとメタアナリシスの読者は，tRCT の有無にかかわらず，その結果に高い確信性を持てる．

結論: 臨床医への手引き

臨床医は，早期中止された試験に対してどう対応すればよいのか．これまでに提示してきたバイアスのリスク基準が満たされ，tRCT に非常に多くのイベントがある場合（＞500 件），その試験は患者にとっての真の利益に関する正確な推定値を示していると考えられ，臨床医は確信を持って業務を遂行できる．そうでない場合，臨床医は，バイアスのリスクが高い試験に基づいて決断を下すのと似たような状況に直面する．つまり，結果は効果を過大評価している可能性が高く，特にイベント数が比較的少ない場合（<200 件）は過大評価の度合いも高いと考えられる．

臨床医は，個々の臨床試験と同様に，疑問を取り上げたすべての試験，またはそれを超えて既存のエビデンスを要約する情報源（システマティックレビューの様式ではないが）を系統的に検討する必要がある．もし，そのエビデンス総体（body of evidence）が tRCT によって支配されているならば，根底にある患者の**価値観や意向 values and preferences**（利益が定かでなく，いくぶんの不便さ，リスク，そしておそらくコストを伴う治療を受けることについて患者がどう感じるか）が意思決定において特に重要な役割を果たす（第 27 章「意思決定と目の前の患者」を参照）．

参考文献

1. Psaty BM, Rennie D. Stopping medical research to save money: a broken pact with researchers and patients. JAMA. 2003; 289(16): 2128-2131.
2. Montori VM, Devereaux PJ, Adhikari NK, et al. Randomized trials stopped early for benefit: a systematic review. JAMA. 2005; 294(17): 2203-2209.
3. Bassler D, Briel M, Montori VM, et al; STOPIT-2 Study Group. Stopping randomized trials early for benefit and estimation of treatment effects: systematic review and meta-regression analysis. JAMA. 2010; 303(12): 1180-1187.
4. Guyatt GH, Briel M, Glasziou P, et al. Problems of stopping trials early. BMJ. 2012; 344: e3863. doi: 10.1136/bmj.e3863.
5. Pocock S, White I. Trials stopped early: too good to be true?　Lancet. 1999; 353(9157): 943-944.
6. Schulz KF, Grimes DA. Multiplicity in randomised trials Ⅱ: subgroup and interim analyses. Lancet. 2005; 365(9471): 1657-1661.
7. Wheatley K, Clayton D. Be skeptical about unexpected large apparent treatment effects: the case of an MRC AML12 randomization. Control Clin Trials. 2003; 24(1): 66-70.
8. Cannistra SA. The ethics of early stopping rules: who is protecting whom?　J Clin Oncol. 2004; 22(9): 1542-1545.
9. Juurlink DN, Mamdani MM, Lee DS, et al. Rates of hyperkalemia after publication of the Randomized Aldactone Evaluation Study. N Engl J Med. 2004; 351(6): 543-551.
10. Guyatt G, Montori V, Devereaux PJ, et al. Patients at the center: in our practice, and in our use of language. ACP J Club. 2004; 140(1): A11-A12.
11. Bernard GR, Vincent JL, Laterre PF, et al; Recombinant human protein C Worldwide Evaluation in Severe Sepsis (PROWESS) study group. Efficacy and safety of recombinant human activated protein C for severe sepsis. N Engl J Med. 2001; 344(10): 699-709.
12. Amato MB, Barbas CS, Medeiros DM, et al. Effect of a protective-ventilation strategy on mortality in the acute respiratory distress syndrome. N Engl J Med. 1998; 338(6): 347-354.
13. Pocock SJ. When (not) to stop a clinical trial for benefit. JAMA. 2005; 294(17): 2228-2230.
14. DAMOCLES Study Group, NHS Health Technology Assessment Programme. A proposed charter for clinical trial data monitoring committees: helping them to do their job well. Lancet. 2005; 365(9460): 711-722.
15. Bassler D, Montori VM, Briel M, et al. Reflections on metaanalyses involving trials stopped early for benefit: is there a problem and if so, what is it? Stat Methods Med Res. 2013; 22(2): 159-168.

16. Guyatt GH, Oxman AD, Vist G, et al; GRADE Working Group. GRADE: an emerging consensus on rating quality of evidence and strength of recommendations. BMJ. 2008; 336(7650): 924-926.
17. Guyatt GH, Oxman AD, Kunz R, et al.; GRADE Working Group. What is "quality of evidence" and why is it important to clinicians? BMJ. 2008; 336(7651): 995-998.

第 11.4 章

上級編: 治療試験のバイアスのリスク
ITT（治療企図）原則と曖昧な脱落

Advanced Topics in the Risk of Bias of Therapy Trials
The Principle of Intention to Treat and Ambiguous Dropouts

Matthias Briel, Victor M. Montori, Pierre Durieux, PJ Devereaux, and Gordon Guyatt

この章の内容

曖昧な脱落とこの章の目標

ランダム化臨床試験 randomized clinical trial（RCT）の報告では，研究からの「脱落（dropout）」に言及することが多い．残念ながら，RCT の著者は 2 つの異なる現象の 1 つに言及しているかもしれない．第 1 の現象には，もはや介入（典型的には実験的治療および典型的には薬物治療）に従わないが，関心のあるアウトカムイベントの追跡継続を望む研究参加者が含まれる．第 2 の現象には，いくつかの理由（たとえば，退却したとか，またはさらに参加を拒否した）のために，もはや利用できず，追跡からの脱落となる研究参加者が含まれる．研究の分析段階でこれらの 2 つのグループの患者に対処する方法は，数十年間臨床試験者の注目を集めている．これらの分析の決定が意味することは，RCT の結果を理解するために重要である．この章では，**ノンアドヒアランス nonadherence** と**追跡からの脱落 loss to follow-up** の問題，RCT 作成者がそのデータを分析する際にどのようにそのような試験参加者に対処すべきであるかどうかについて説明する．

ランダム化試験は，治療を受けない治療群の患者をどのように扱うべきか

患者は，薬物を服用しないことには薬物治療から利益（benefit）が得られない．また，この利益の欠如を実証するのに，RCT（あるいはあらゆる試験）は不要である．そのため，RCT では，実験群で実際に治療を受けた患者と，**対照群 control group** で治療を受けなかった患者とを比較すべきであるとする考えがあるかもしれない．しかし結果的には，このやり方は通常は間違っている．われわれは，実験群で治療を遵守しなかった患者や，治療を完了しなかった患者を含め，すべての患者について把握する必要がある[1]．

治療を遵守しなかった患者を含め，すべての患者を最終解析に組み入れるべきであるとする主張の 1 つは，その治療が処方されるコミュニティの構成員における治療効果に関係している．ある集団における薬物効果について知りたいのであれば，その集団の構成員全員を組み入れなければならない．特に有害作用が原因で患者がレジメンを遵守しない場合，投薬を受けたコミュニティへの影響について，疑念が浮上することになる．これは政策立案者や他の研究者にとって重要な情報であるが，臨床医にとってはそれほど重要ではない．

臨床医としてのわれわれは，一般的には，集団ではなく，個々の患者に対する介入効果の方が気になる．たとえば，治療レジメンを遵守しようと心に決め，遵守に成功する可能性も非常に高い患者の立場になって考えてみよう．試験の治療群における患者の 50%が治療レジメンを遵守しなかったとしよう．積極的に治療を受けようとしている患者が，50%のノンアドヒアランスが含まれる集団における平均的な治療効果を知りたいと思うだろうか．否，患者が知りたいのは，その薬剤を服用した場合の効果の最良推定量である．その情報は，治療レジメンの遵守に成功した患者の部分母集団から得られるものである．

手術に関する仮想ランダム化試験

脳血管疾患患者を対象としたある RCT を想定してみよう．この試験では，アスピリンの投与について，実験的外科手術の併用療法ありなしの比較を行う．試験を実行している研究者らは知らないことだが，外科手術の真の効果は 0 で，手術群の患者の経過は，アスピリン単独療法群の患者と比較して良くも悪くもないとしよう．

手術群にランダム割り付けされた 100 人の患者のうち 10 人が，術前の 1 カ月間で試験の主要アウトカムである脳卒中を経験し，手術がキャンセルとなる．手術を受けた患者 90 人中 10 人が，その後 1 年間で脳卒中を起こす（図 11.4-1）．対照群の患者はどうなるだろうか．ランダム割り付けにより，サンプルサイズが大きい場合，平均的に同じような運命を持つ人たちからなる 2 集団が生成され，外科手術にアウトカムへの効果がないことはすでに立証されていることから，ランダム割り付け後 1 カ月間で対照群の患者 10 人が脳卒中を起こし，その後 1 年間でさらに 10 人が脳卒中を起こすと予想される．意図される介入を実際に受けたかどうかにかかわらず，ランダム割り付けされたすべての患者に発生したイベントを計算に入れるべきであるとする原則を，**ITT（治療企図）の原則 intention-to-treat principle** という．脳卒中患者に対する脳血管手術に関する研究に，ITT（治療企図）原則を適用した場合，イベントは各群で 20 件ずつ発生することから，肯定的な**治療効果 treatment effect** を示すエビデンスは得られない．しかし，手術群の患者にもかかわらず，手術を受けなかった患者に発生したイベントは計算に入れないとする論理を適用した場合，治療群におけるイベント発生率は 90 人中 10 人（または 11%）となり，対照群のイベント発生率 20%と比較した場合の**相対リスク relative risk** の減少率は 45%となるが，真の**相対リスク減少 relative risk reduction**（RRR）は 0 である．これらのデータは，割り付けられた治療を遵守した患者に限定した解析〔**プロトコル準拠解析 per-protocol analysis**，**有効性解析 efficacy analysis**，または説明的解析（explanatory analyses）ともいう〕から，手術療法の効果に関する誤った推定値が導かれる可能性を示唆している．

薬物療法に関するランダム化試験の実例

プロトコル準拠解析がどの程度誤解を招きやすいかを示す顕著な例が，何年も前に実施された，心筋梗塞を発症したことのある 30 歳から 64 歳の男性における死亡減少に対する高脂血症治療薬クロフィブラートの有効性について調べた**プラセボ placebo** 比較試験においてみられる[2]．5 年間の**追跡 follow-up** を経て，クロフィブラートにランダム割り付けされた患者の方が（1,103 人中 20%），プラセボ群にランダム割り付けされた患者よりも（2,789 人中 20.9%）やや死亡が少なかったが，**統計的有意な statistically significant** 差はなかった（両群の差の P 値=0.55）．しかし，処方された薬剤の 80%未満しか服用しなかったクロフィブラート療法群の患者 357 人における死亡率は 24.6%で，薬剤を 80%以上服用していた患者では 15.0%で

図 11.4-1

脳血管疾患患者における手術療法に関する仮想試験の結果

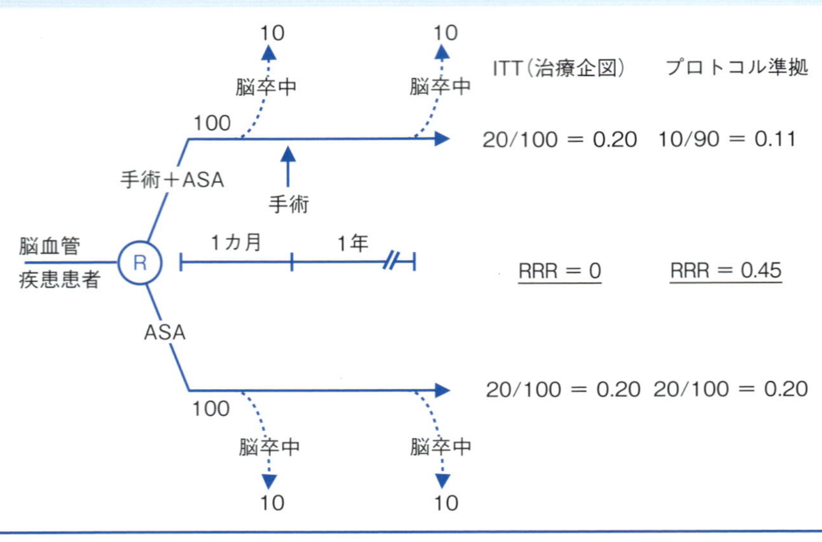

略語，ASA: アセチルサリチル酸，R: ランダム割り付け，RRR: 相対リスク減少

出版社の許可を得て Montori VM, et al. CMAJ. 2001; 165（10）: 1339-1341[1]より転載.

あった（両者の差の *P* 値<0.001）．この研究では，これと似たような結果がプラセボ治療群でもみられた．すなわち，死亡率が，遵守不良の患者では 28.2%，遵守良好の患者では 15.1%であった(*P* 値<0.001)．実験群でも対照群でも，遵守良好の患者は明らかに予後良好であった．薬物療法への良好遵守が，肯定的な**健康アウトカム health outcome** に関連しているという事実は，薬物療法への遵守が全体的な健康行動の代理指標であるという，「良好な服薬遵守による健康（healthy adherer)」効果の存在を裏付けている[3]．介入群と対照群への遵守に違いがある場合には，プロトコル準拠解析に基づいて治療効果についての推論を下せば，非常に誤った結果が導かれるだろう．

ITT（治療企図）原則は，介入（手術，投薬，または行動療法）に関係なく，アウトカム（死亡，罹患，または禁煙のような行動アウトカム）に関係なく適用される．ランダム割り付け後に患者を除外することは，比較できないグループを作ることによる**バイアスのリスク risk of bias** を常にもたらす．

ITT（治療企図）原則への遵守は，ランダム割り付けされたすべての患者を解析に含めなくてはならないという意味ではない

ITT（治療企図）原則は，解析対象となった治療群と対照群の患者間における予後の違いによって発生する**バイアス bias** を阻止することを目標とする．ランダム割り付けされた患者を除外し，なおかつ**予後因子 prognostic factor** の不均衡を回避することによって効率化を達成できるような状況がある[4]．それには，2 つの条件が満たされている必要がある．①治療群，対照群への割り付けが，ランダム割り付けされたある特定患者のランダム割り付け後の除外基準への適合に影響を及ぼさないこと．②ランダム割り付け後の除外に関する決断に，バイアスの可能性がないこと（これは，割り付け状況が**盲検化 blinded** されたレビューによって達成可能である）．

たとえば，脛骨骨折髄内釘固定の異なる方法について調べた RCT では，患肢に骨髄炎の既往を持つ患者においては髄内釘固定がアウトカムを決定づける重要な因子ではなさそうであることから，研究者らはそのような患者を除外することを計画した[5]．しかし，研究スタッフがこの除外基準を特定できなかった場合は，時折，このような患者を誤って組み込んでしまうだろう．研究者らは，このようなケースについてはランダム割り付け後に除外することにした．割り付け状況が盲検化されたレビュアチームにより，ランダム割り付け時に入手可能な情報が定期的にレビューされ，患肢に骨髄炎の証拠があった場合には，当該患者を解析から除外する決断が下された．

ITT（治療企図）原則の限界

ITT（治療企図）原則の論理を理解した場合でも，臨床医は，治療群に対して行われた実験的治療を受けなかった数多くの患者において発生した有害な**標的イベント target event** を計算に入れることには抵抗を感じるかもしれない．結局，ある特定の患者が興味を持っていたのは，薬剤をきちんと服用した場合の特定の薬剤による効果である．このような効果の最良推定量は，介入を受けた患者と受けなかった患者が混在する集団からではなく，患者全員が**実験的介入 experimental intervention** を受けた集団から得られるものである．残念ながら，ITT（治療企図）原則に従った場合，このような最良推定量は得られず，ITT（治療企図）原則を固守する解析は，ノンアドヒアランスの度合いが大きければ大きいほど，最良推定量からはかけ離れたものとなる．不運にも，先述のように，考えられる解決策（たとえば，プロトコル準拠解析）は，バイアスの影響を受けやすい．

たとえ遵守にかかわらずランダム割り付けされたグループの患者を研究者が分析したとしても，ノンアドヒアランスに差がある場合は誤解を招く結果を生じる可能性がある．プラセボまたは標準的な治療コントロールに対する効果的な治療の試験においてノンアドヒアランスの割合が高いと，治療効果の過小評価につながるだろう．

この状況は，2 つの実薬治療（たとえば，治療 A）が他のもの（治療 B）よりも優れている 2 つの実薬治療の試験においてさらに問題となる．そのような試験で，治療法 A のノンアドヒアランス

が治療 B よりも大きい場合，治療 A の明らかな利益は失われる可能性がある．遵守の差がかなり大きい場合，優れた治療は劣って見えることさえある．

残念ながら，治療遵守の効果と，ベースライン時の**予後 prognosis** の差によって生じたバイアスを区別することはできないため，プロトコル準拠解析では解消不可能な問題である．相当なノンアドヒアランスがある場合の選択肢は，プロトコル準拠解析から得られた治療効果に関するバイアスのかかった推定値，または，すべての患者で発生したイベントを患者らが割り付けられていた群で発生したものとしてみなす解析から得られた，（意図されたというより）実施された治療の効果に関する，バイアスのない推定値の，どちらかを選ぶことになる．ノンアドヒアランスの手法を「修正（correct）」するための統計的手法はあるが，そのような手法は適用可能性に限界があるか，複雑で普及率が低いかのどちらかである[6]．

見かけ上は治療効果が実証されているものの，著しいノンアドヒアランスのあった対プラセボまたは標準治療の実薬治療の試験に直面した場合に臨床医が取ることのできる最善の安全策は，その見かけ上の治療効果はおそらく真の治療効果を過小評価したものである可能性が高いとみなすことである．たとえば，Heart Protection Study では，シンバスタチン治療への全体のアドヒアランスは約 85％で，対照群におけるスタチンの全体の使用率は約 17％であった[7]．したがって，シンバスタチン療法群における血管死の見かけ上の RRR 17％は，アドヒアランスが完全である患者が，薬剤を服用しなかった場合と比べて服用した場合に予期する利益を過小評価していると考えることができる．次項では，2 つの実薬治療を使って，ノンアドヒアランスが異なる状況を扱う．

ITT（治療企図）と毒性，非劣性試験，ノンアドヒアランスの差

研究者らは，治療の利益の可能性を反映する**エンドポイント end point** の評価に際しては ITT（治療企図）原則に従うこともあるが，プロトコル準拠解析を実施する毒性に関するアウトカムの場合，話は別である．介入に曝露した患者にのみ有害アウトカムが発生するのだとすれば（創傷離開は外科手術を受けた患者にのみ発生しうる），介入に曝露した患者のみを対象とするのが適切である．

それ以外の場合で，介入の毒性についてバイアスのない評価を行うには，できるだけ利益の評価の場合と同様に，ランダム割り付けされた群の患者を分析することが必要である．その理由は，実験群と対照群におけるノンアドヒアランスの患者は，治療が予防するように設計された有害アウトカムについて異なるリスクを有しているのと同じく，遵守した患者とは異なる有害作用や毒性作用のリスクを有している可能性があるからである．

われわれは，実質的なノンアドヒアランスに直面すると，ITT（治療企図）解析が利益を過小評価する可能性があることを指摘してきた．同じことが毒性にもあてはまる．しかし，利益よりも毒性を過小評価する見通しにはより不快になる可能性がある．そうであれば，ITT（治療企図）解析からの効果推定値に関して安心するために，毒性のパラレルプロトコル準拠解析を論じることができる．つまり，ノンアドヒアランスに違いがある 2 つの実薬治療の試験で，研究の目的は，毒性や負担に

ついて利点がある新しい治療が有効性においてはわずかな喪失しか示さないことを実証することである（第 8 章「非劣性試験の使い方」を参照）.

追跡からの脱落と「ITT（治療企図）」の誤解を招く使い方

残念なことに，RCT の分析において追跡からの脱落患者に対処するための方法の問題として作成された「ITT（治療企図）解析（intention-to-treat analysis）」という用語には相当な曖昧さがある．本項では，曖昧さの理由を強調し，追跡からの脱落患者に対処する問題を明らかにする．

追跡からの脱落患者は，研究者らが首尾よく追跡したノンアドヒアランスの患者において ITT（治療企図）原則に従わないことと同じようなバイアスを引き起こす可能性がある．たとえば，治療群の 20％と対照群の 20％が薬物の服用を中止し，その時点で研究者らが追跡の中止を選択した仮想試験を思い浮かべてみよう．試験の終了時，研究者らは，状態を把握できていた患者については，すべてのイベントを患者らが割り付けられていた集団で数えあげた．理論的には，把握できていたイベントをすべて患者の割り付け先に数えあげたという意味では，研究者らは，ITT（治療企図）解析を実施したといえる．もちろん，ITT（治療企図）解析は，治療を中止した患者におけるアウトカムイベントが除外されたことで生じるバイアスの可能性をまぬがれない．研究者らが，治療へのアドヒアランスにかかわらずすべての患者を追跡していれば，この問題を回避することができていた．

RCT の評価を行う臨床医は，研究者らが ITT（治療企図）原則に従っていたかどうかを把握する必要がある．そのための簡単な方法としては，RCT の方法セクションに目を通し，「ITT（治療企図）解析」という用語を探してみることである．ほとんどの RCT はこの用語について言及しているが〔確かに，ITT（治療企図）原則の重要性に関するキャンペーン効果〕，それらを誤用したり間違って適用したりすることがよくある[8-11]．そのため，読者は，「ITT（治療企図）」という用語を探すだけでなく，試験の研究者らが実際に何をしたのかを，慎重に読み取らなければならない．2010 年に改訂された CONSORT 声明では，「ITT（治療企図）解析は，広く誤用されている用語であるため，元の割り付け群の参加者を保持しているかについての明確な情報が必要である」[12]に，置き換えられている．

追跡からの脱落に対処する

「ITT（治療企図）解析」が報告されている RCT においては，アウトカムデータの欠損を引き起こす追跡からの脱落がよくある[8,11]．追跡からの脱落が大きい場合，プロトコル準拠解析と同様のバイアスが生じる可能性がある．特に，追跡から脱落した患者は，研究者らが追跡に成功した患者と比べてアウトカム不良の傾向が強いことから，そのように考える必要がある[13]．

臨床医は，ITT（治療企図）と追跡からの脱落の問題を分けて考えることが有用であることに気づいた[14]．前の項で述べたように，追跡からの脱落患者を仮定し（たとえば，全例に関心のあるイベントがあった，またはいずれにも関心のあるイベントがなかった），そして「ITT（治療企図）解析」としての解析結果を記述することは，追跡から脱落した患者の予後が介入群または対照群で異なる場合，または追跡からの脱落の規模が2群で異なる場合に生じるバイアスを最小限に抑えることは決してない．

たとえば，Silverstein ら[15]は，慢性関節リウマチのための非ステロイド性抗炎症薬を服用し，治療内容がマスクされたアウトカム評価者によって判断される胃十二指腸病変の予防のためにミソプロストール療法群（4,404人）またはプラセボ群（4,439人）にランダム割り付けされた患者8,843人を対象としたRCTの結果を報告した．胃十二指腸病変は，治療の割り付けを知らないアウトカム評価者によって判断された．著者らは，ITT（治療企図）解析を行ったと説明していた．しかし，著者らは，解析で使用されたイベント発生率の分母に，追跡から脱落した患者を含めていた．これらの患者を分母に加え，これらの患者に発生したアウトカムを分子に加えないということは，追跡から脱落した患者は誰一人として胃十二指腸潰瘍にならないことを前提にしている．脱落した集団の大きさ（ミソプロストール療法群の1,851人，プラセボ療法群の1,617人）は，各群で主要エンドポイントを経験した患者の数（ミソプロストール療法群では25件，プラセボ群では42件）の意味をなくさせ，読者からすると，治療効果の真の大きさが定かでなくなる．この場合もまた，研究者らがすべての患者を厳格に追跡していれば，問題を回避できていたか，少なくとも追跡から脱落した患者について異なる仮定の感度分析を実施することによって制御可能にできたかもしれない[16,17]．

研究者らは，どのように追跡からの脱落に対処したかを報告の分析セクションで明確に説明する必要がある．おそらく，この状況を処理する最良の方法は，完全なデータを持つ患者〔完全ケース分析（complete case analysis）とよばれる〕のみを分析することから始めることである．その後に研究者らは，その結果の堅牢性を評価するために，欠損アウトカムについて異なる仮定を使用して1つ以上の**感度分析 sensitivity analysis** を実施すべきである．これはRCTの個々の試験および**システマティックレビュー systematic review** および**メタアナリシス meta-analysis** にあてはまる[16,17]．明示的なアプローチがない場合，臨床医は，実質的な追跡からの脱落に直面した，いわゆるITT（治療企図）解析を報告する研究に留意すべきである．

結論

RCTが治療の有効性についてバイアスのない評価を示すためには，研究者らがITT（治療企図）原則を順守し，すべての患者がランダム割り付けされた群に含まれるという解析を提示すべきである．RCT報告を批判的に吟味する場合，方法セクションで“ITT（治療企図）解析”という用語を調べることは不十分である．読者は，プロトコルに従わなかった患者および追跡から脱落した患者という妥当性に関する2つの重大な脅威について，解析において実際に何が行われたかを確認する必要がある．

異常な状況（毒性，2つの実薬治療の試験におけるアドヒアランスの違い，および**非劣性試験 noninferiority trial**）では，追加的なのプロトコル準拠解析が，安心感を与える（または，あまり安心できない）情報を提供する可能性がある.

参考文献

1. Montori VM, Guyatt GH. Intention-to-treat principle. CMAJ. 2001; 165(10): 1339-1341.
2. The Coronary Drug Project Research Group. Influence of adherence to treatment and response of cholesterol on mortality in the coronary drug project. N Engl J Med. 1980; 303(18): 1038-1041.
3. Simpson SH, Eurich DT, Majumdar SR, et al. A meta-analysis of the association between adherence to drug therapy and mortality. BMJ. 2006; 333(7557): 15.
4. Fergusson D, Aaron SD, Guyatt G, et al. Post-randomisation exclusions: the intention to treat principle and excluding patients from analysis. BMJ. 2002; 325(7365): 652-654.
5. Bhandari M, Guyatt G, Tornetta P Ⅲ, et al; Study to Prospectively Evaluate Reamed Intramedullary Nails in Patients with Tibial Fractures Investigators. Randomized trial of reamed and unreamed intramedullary nailing of tibial shaft fractures. J Bone Joint Surg Am. 2008; 90(12): 2567-2578.
6. Dunn G, Maracy M, Tomenson B. Estimating treatment effects from randomized clinical trials with noncompliance and loss to follow-up: the role of instrumental variable methods. Stat Methods Med Res. 2005; 14(4): 369-395.
7. Heart Protection Study Collaborative Group. MRC/BHF Heart Protection Study of cholesterol lowering with simvastatin in 20,536 high-risk individuals: a randomised placebo-controlled trial. Lancet. 2002; 360(9326): 7-22.
8. Hollis S, Campbell F. What is meant by intention to treat analysis? survey of published randomised controlled trials. BMJ. 1999; 319(7211): 670-674.
9. Ruiz-Canela M, Martínez-González MA, de Irala-Estévez J. Intention to treat analysis is related to methodological quality. BMJ. 2000; 320(7240): 1007-1008.
10. Kruse RL, Alper BS, Reust C, et al. Intention-to-treat analysis: who is in? who is out? J Fam Pract. 2002; 51(11): 969-971.
11. Gravel J, Opatrny L, Shapiro S. The intention-to-treat approach in randomized controlled trials: are authors saying what they do and doing what they say? Clin Trials. 2007; 4(4): 350-356.
12. Schulz KF, Altman DG, Moher D; CONSORT Group. CONSORT 2010 statement: updated guidelines for reporting parallel group randomised trials. BMJ. 2010; 340: c332.
13. Ioannidis JP, Bassett R, Hughes MD, et al. Predictors and impact of patients lost to follow-up in a long-term randomized trial of immediate versus deferred antiretroviral treatment. J Acquir Immune Defic Syndr Hum Retrovirol. 1997; 16(1): 22-30.
14. Alshurafa M, Briel M, Akl EA, et al. Inconsistent definitions for intention-to-treat in relation to missing outcome data: systematic review of the methods literature. PLoS One. 2012; 7(11): e49163.
15. Silverstein FE, Graham DY, Senior JR, et al. Misoprostol reduces serious gastrointestinal complications in patients with rheumatoid arthritis receiving nonsteroidal anti-inflammatory drugs: a randomized, double-blind, placebo-controlled trial. Ann Intern Med. 1995; 123(4): 241-249.
16. Akl EA, Johnston BC, Alonso-Coello P, et al. Addressing dichotomous data for participants excluded from trial analysis: a guide for systematic reviewers. PLoS One. 2013; 8(2): e57132.
17. Akl EA, Briel M, You JJ, et al. Potential impact on estimated treatment effects of information lost to follow-up in randomized controlled trials (LOST-IT): systematic review. BMJ. 2012; 344: e2809.

第11.5章

上級編: 治療試験のバイアスのリスク
N-of-1 ランダム化臨床試験

Advanced Topics in the Risk of Bias of Therapy Trials
N-of-1 Randomized Clinical Trials

Gordon Guyatt, Yuqing Zhang, Roman Jaeschke, and Thomas McGinn

この章の内容

はじめに

臨床医は，複数の患者集団を対象とした**ランダム化臨床試験 randomized clinical trial**（RCT）から得られた結果を活用し，診療の手引きとすべきである．しかし，患者個人にとって最良の治療アプローチを決定する場合，臨床医は必ずしも RCT の結果に依拠できるわけではない．ある特定の問題を取り上げた RCT が存在しない場合があるかもしれない．たとえば，非常にまれな疾患の場合，ランダム化試験の実施は不可能である．さらに，関連する RCT によって明確な解決策が示されたとしても，その結果が患者個人には当てはまらないかもしれない．第 1 に，その患者が試験の参加者と非常に異なり，試験結果を患者に適用できないかもしれない（第 13.1 章「個々の患者に結果を適用する」を参照）．第 2 に，全体としての試験の結果がどうであれ，類似した患者の一部は当該治療から利益（benefit）を得るが，利益を得ない患者もいる．試験結果によって示される**治療効果 treatment effect** が小さく，その重要性が疑われる場合，臨床医はそのような RCT の結果を個々の患者に適用することに特に強いためらいを感じるかもしれない．

以上に配慮した結果，臨床医は**治療の試行 trial of therapy** を行うことになり，その場合，患者の治療を開始し，その後の臨床経過によって治療の継続の可否が決定される．しかし，医師が従来式の治療の試行を行う場合，これが誤った方向に導かれかねない要因が数多く存在する．薬物療法を実施しなくても患者は回復に向かっていたかもしれない．医師や患者が楽観的すぎて，治療試験の結果が誤って解釈されるかもしれない．最後に，たとえ病気に対する特定の作用が伴わない場合でも，新たな薬物を服用することだけで，人は気分が良くなるものである（**プラセボ効果 placebo effect**）．これもまた，新しい治療の価値について誤った解釈が導かれかねない要因である．

これらの落とし穴を回避するためには，臨床医は上記の**バイアス bias** を最小限にするような安全策を講じた上で治療の試行を行わなければならない．取り得る安全策としては，標的治療の実施と中止を何度も繰り返したり，**標的アウトカム target outcome** の定量的測定を行ったり，実施されている治療がわからないように患者と臨床医の双方を**盲検化 blind** することが考えられる．これらの安全策は，数多くの患者が組み込まれた RCT においてはごく普通に使用されている．

臨床医は，個々の患者にとって最良の治療を決定するために，単一の患者を対象とした RCT（N-of-1 RCT）を行うことができる．医学文献の使用に関する手引きを提供する本書の他の章とは対照的に，この章では，あなた自身の診療で N-of-1 RCT を実施する際に**エビデンスに基づく医療 evidence-based medicine** の原則を適用するアプローチについて説明する．

N-of-1 ランダム化臨床試験: 研究デザイン

N-of-1 RCT を実施する方法はいくらでもあるが，われわれが最も広く適用可能であると考える手法が以下である．

1. ある治療（**実験的治療 experimental therapy**）が，患者の疾患の**症状 symptom** や**徴候 sign**,

図 11.5-1

N-of-1 ランダム化臨床試験の基本的デザイン

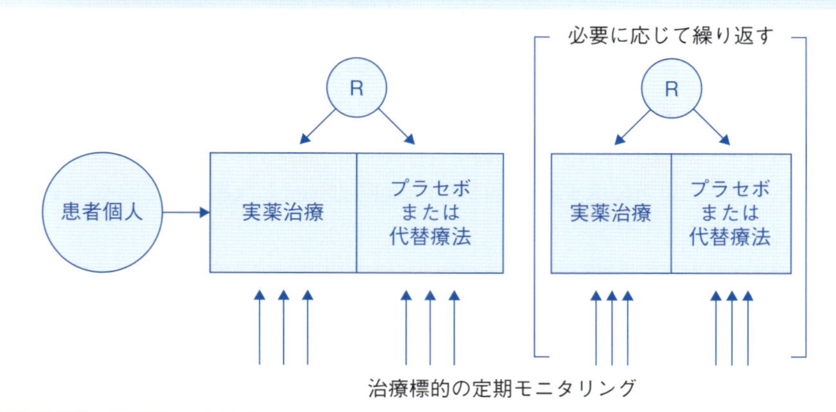

丸で囲まれた R は，比較の各回におけるプラセボ期間と実薬期間がランダム割り付けによって決定されたことを示している．角カッコで囲まれ，「必要に応じて繰り返す」となっている 2 治療期間の比較は，初回の比較以降は，試験対象となっている薬物療法の有効性（または有効性がないこと）について患者と医師が確信するまで，必要に応じて何度でも繰り返されることを示している．

McGraw-Hill Companies より許可を得て，Carruthers SG, et al. eds. Melmon and Morelli's Clinical Pharmacology: Basic Principles in Therapeutics. 4th ed. New York, NY: McGraw-Hill; 2000[1] より転載．著作権 © 2000.

またはその他の徴候（**治療標的 treatment target**）を改善またはコントロールできるかどうかを検証することに，臨床医と患者が同意する．

2. 次に，患者は，2 つの治療期間の比較を繰り返す．比較の各回において，一方の期間は実験的治療を適用し，もう一方の期間は代替療法またはプラセボ療法を適用する（図 11.5-1）．比較の各回における 2 期間の順序は，患者が実験的治療を受けるか対照療法を受けるかの確率がいずれの治療期間においても必ず等しくなるように，コイン投げなどの方法によって**ランダム割り付け randomized** される．
3. 可能なかぎり，患者が治療と代替療法のいずれを受けているのかが臨床医にも患者にもわからないように，薬剤師が単独で調剤を行う（「協力してくれそうな薬剤師はいるか」のセクション，188 頁を参照）．
4. 臨床医は，たいていの場合，患者日誌を通じて治療標的のモニタリングを行い，現在適用されている治療の効果を記録する．
5. 2 つの治療期間の比較は，実験的治療が治療標的に対して効果があること，**害 harm** があること，または何の効果もないことを，臨床医と患者が確信するまで何回も繰り返される．通常は，2 つの治療期間の比較を少なくとも 3 回繰り返す必要がある．

ここからは，N-of-1 RCT の詳細について説明する．説明をわかりやすくするために，欄 11.5-1 に概略されるとおり，各ステップにおいて，次のステップに進む前に解決しなければならない疑問を取り上げる[1]．

N–of–1 ランダム化臨床試験はこの患者に適応されるか

N–of–1 RCT は,（自然治癒疾患のような）病気によっては不要であったり,（急性疾患や急速に進行する疾患, 外科手術, または死亡, 脳卒中, 心筋梗塞のような発生率の低い有害アウトカムの**予防 prevention** のような）治療によっては適していなかったりする. そのため, はじめに, 当該患者と関心のある治療に N–of–1 RCT が本当に適応されるかどうかを判断することが重要である. N–of–1 RCT が適切であれば, 以下に示す各疑問に対する回答が yes となるはずである（欄 11.5–1）[1].

欄 11.5–1
N–of–1 ランダム化臨床試験のためのガイドライン
N–of–1 ランダム化臨床試験はこの患者に適応されるか
治療の影響は本当に疑わしいのか
有効性がある場合, 治療は長期的に実施されるのか
N–of–1 ランダム化臨床試験はこの患者を対象に実行可能か
患者は, N–of–1 RCT のデザインと実行への協力に積極的か
治療には, 急激な作用の発現と消失があるか
最適な治療期間は実行可能なものか
患者にとって重要な治療標的の中に, 測定可能なものはあるか
N–of–1 RCT の終了基準は特定可能か
協力してくれそうな薬剤師はいるか
データを解釈するための戦略があるか

略語, RCT: ランダム化臨床試験
McGraw–Hill Companies より許可を得て, Carruthers SG, et al., eds. Melmon and Morelli's Clinical Pharmacology: Basic Principles in Therapeutics. 4th ed. New York, NY: McGraw–Hill; 2000.[1] より転載. 著作権©2000.

治療の影響は本当に疑わしいのか

1 件または複数の RCT によって, 関心のある治療が非常に有効であることが示されるかもしれない. しかし, そのような試験の対象となった患者の 50%以上に反応がみられなかった場合は, やはり N–of–1 RCT が適切かもしれない. **治療必要数 number needed to treat**（NNT）を計算してみると, その治療が主要有害事象を予防する目的のものであれ, 健康関連 QOL の改善を目的とするものであれ, ほとんどの治療がこのケースに当てはまる[2].

たとえば, 更年期障害の女性におけるのぼせの頻度を抑えるための選択的セロトニン再取り込み阻害薬（selective serotonin reuptake inhibitor: SSRI）のランダム化試験では, 研究対象となった 60%以上の女性において, 症状が半減した[3]. これは注目すべき結果ではあるが, それでもなお, かなりの割合の女性が, 効果的な治療を受けながらも相当の症状を経験する. SSRI への反応が曖昧な女性に対しては, 治療効果を確認するための N–of–1 試験の実施が適切であるかもしれない.

一方, 患者が治療に対して著しい反応を示し, 臨床医と患者の双方がその効果を確信することもあるだろう. N–of–1 RCT は, 欄 11.5–2 に示される状況にて使用するのが最も適している.

欄 11.5-2

N-of-1 ランダム化臨床試験を実施する条件

1. 臨床医がまだ開始されていない治療がある特定の患者に対して機能するか，確信がない．
2. 患者が薬剤の服用を開始したが，患者も臨床医も治療が本当に功を奏しているのか確信がない．
3. 臨床医も患者も，患者が服用している，あるいは服用すべき薬剤の最適投与量に確信がない．
4. 患者の薬剤の有害作用による症状を，臨床医も患者も疑っているが，確信がない．
5. 臨床医が無益，あるいは有害であると考える治療を，患者があくまでも受けたいと主張し，論理的に構築された説得には患者が納得しなかったものの，N-of-1 RCT から否定的な結果がでることで患者が納得するかもしれない．

略語，RCT: ランダム化臨床試験

McGraw-Hill Companies より許可を得て，Carruthers SG, et al., eds. Melmon and Morelli's Clinical Pharmacology: Basic Principles in Therapeutics. 4th ed. New York, NY: McGraw-Hill; 2000.[1] より転載. 著作権©2000.

有効性がある場合，治療は長期的に実施されるのか

根本的な状態が自然治癒的であり，治療が短期間の継続に限定される場合，N-of-1 RCT は価値があるとは考えにくい．N-of-1 RCT は，症状が慢性的で，維持療法が長引きそうな場合に最も適している．

N-of-1 ランダム化臨床試験はこの患者において実施可能か

臨床医は，個々の患者について治療効果を判断したいと考えるかもしれないが，患者，病気，あるいは治療が N-of-1 アプローチに適していない場合がある．

患者は，N-of-1 RCT のデザインと実行への協力に積極的か

N-of-1 RCT は，患者が実験のありのままの特質を完全に理解し，参加に積極的である場合にのみ適応される．N-of-1 RCT は，臨床医と患者の共同作業である．

治療には，急激な作用の発現と消失があるか

肯定的な治療効果が本当にあって，それらが数日以内に顕在化するならば，N-of-1 RCT は非常に容易に実施できる．有効性の徴候が現れるまでの時間が比較的長い薬剤（関節リウマチ患者における寛解効果のある治療や，うつ病患者における抗うつ薬の使用など）でも，N-of-1 RCT の実施は可能かもしれないが，治療の評価が可能となるまでに非常に長期的な治療が必要である，ということが大きな足枷になることがある．

逆に，中止と同時に効果が急激に消失する治療も，N-of-1 RCT には適している．中止後も長期間にわたって作用が持続する治療であれば，**休薬期間 washout period** の延長が必要かもしれない．この休薬期間が数日以上継続する場合，試験の実行可能性が損なわれてしまう．同様に，根底にある疾患を治癒する可能性のある治療，あるいは治療標的の永久的変化につながる可能性のある治療

は，N-of-1 RCT には適していない．

最適な治療期間は実行可能なものか

治療期間が短期であれば，N-of-1 RCT の実行可能性は高まるが，その試験が有用であるためには長くする必要があるかもしれない．たとえば，実薬治療が完全に効果を発揮するのに数日かかり，中止後効果が消失するまでにさらに数日かかるのだとすれば，効果のピークの遅れによって生じる誤解の回避と休薬期間のために，比較的長期に及ぶ治療期間を必要とする．したがって，慢性的な気流制限や喘息患者を対象としたテオフィリン[4,5]についての N-of-1 RCT の治療期間は最短でも10 日間となっている．薬剤が定常状態になるまで，あるいは効果が消失するまでに 3 日間，そしてその後 7 日間にわたって，患者の治療への反応がモニタリングされる．

さらに，たいていの N-of-1 RCT は，治療によっていかに発病や悪化（偏頭痛や発作のような）を予防または緩和できるかを検証するため，各治療は発病や悪化が含まれるくらいに長期にわたって実施されなければならない．**3 の逆法則 inverse rule of 3s** と称される，大まかな経験則によると，イベントが平均して x 日に 1 度の頻度で発生する場合，95%の確信を持ってして少なくとも 1 件のイベントを観測するには，われわれは 3x 日間にわたって観察を行う必要がある．たとえば，平均して 2 週間に 1 度の頻度で発作を起こす家族性地中海熱の患者にこの規則を適用した場合，少なくとも 6 週間の治療期間を選択することになる．

患者にとって重要な治療標的の中に，測定可能なものはあるか

N-of-1 RCT は，患者の症状や健康感（あるいは健康感の欠如）を評価することが可能である．臨床医は，簡単な方法で，QOL 測定の原則を N-of-1 RCT に適用できる（第 12.5 章「患者の経験を測定する」を参照）．まず，患者に対し，今一番困っている症状や問題について尋ね，そのいずれが実験的治療に反応する可能性が高いか判断しよう．この，治療への反応が期待される一連の症状や問題のサブセットが，自記式の患者日誌または質問票の基礎となる．

たとえば，慢性的な気流制限を持つ患者は，階段の昇降時，体を曲げた時，掃除機をかけている時の息切れの問題をあげている[4]．結合組織炎の患者によって特定された疲労，うずきや痛み，朝のこわばり，睡眠障害などの問題は，疾患の治療標的となっている[6]．

患者の症状を記録するために使用可能な質問票形式はいくらでもある．図 11.5-2 は，レイノー症状におけるケタンセリンの有効性について調べた N-of-1 RCT のデータシートを示したものである．患者によって，毎日症状の評価を行うのがベストである場合と，週単位でまとめて評価を行った方が良い場合とがある．患者に回答選択肢を提示する場合は，「なし」から「重症」に及ぶ症状の等級（rating）を使用するのが最善である．そのような等級の一例として，「息切れなし」，「若干の息切れあり」，「中程度の息切れあり」，「非常に息切れあり」などがある．症状に関する簡単な質問票を構築することで，患者と臨床医が協力して，N-of-1 RCT の解析の根拠となる患者の症状の定量化を行うことができる．

患者日誌や質問票を活用することで，1 次症状の徴候を含め，悪心，胃腸障害，めまい，その他の有害作用を測定することができる．患者の症状が薬剤の有害作用によるものかどうか(たとえば，

図 11.5-2

N-of-1 ランダム化臨床試験のデータシートの例

医師:

患者:

性別: 男性　　女性　　生年月日

診断:

職業:

現在服用している薬:

試験薬: ケタンセリン **投与量:**

検討期間: 2 週間

アウトカム: 症状の評価

インフォームドコンセントの取得（署名）:

症状に関する質問への回答，第 1 回組み合わせ，期間 1

1. この 1 週間でレイノー症状が何回起こりましたか．

第 1 週（　　月　　日を記入）
第 2 週（　　月　　日を記入）

2. いつもの発作と比べて，今週の発作の長さは平均的にどうでしたか．

1. 非常に長かった．これまでの最長と同じくらい，あるいはそれよりも長かった
2. 非常に長かった．これまでと同じくらい長かった
3. 通常より長かった
4. 通常と同じくらい長かった
5. 通常ほどは長くなかった
6. 通常よりはるかに短かった
7. 非常に短かった．これまでの最短と同じくらい，あるいはそれよりも短かった

各週について，あなたの状態に最も近い番号を記入してください．
第 1 週（　　月　　日を記入）
第 2 週（　　月　　日を記入）

3. いつもの発作と比べて，今週の発作の重症度は平均的にどうでしたか．

1. 非常に悪かった．これまでの最悪と同じくらい，あるいはそれよりも悪かった
2. 非常に悪かった．これまでの最悪と同じくらい悪かった
3. 通常よりも悪かった
4. 通常と同じくらい悪かった
5. 通常ほどは悪くなかった
6. 通常よりもはるかに良かった
7. 非常に軽症だった．これまでの最も軽症の時と同じ，あるいはそれよりも軽症だった

(Continued)

図 11.5-2

N-of-1 ランダム化臨床試験のデータシートの例　**(*Continued*)**

各週について，あなたの状態に最も近い番号を記入してください.
第 1 週（　　月　　日を記入）
第 2 週（　　月　　日を記入）

McGraw-Hill Companiesより許可を得て, Carruthers SG, et al. eds. Melmon and Morelli's Clinical Pharmacology: Basic Principles in Therapeutics. 4th ed. New York, NY: McGraw-Hill; 2000[1]より転載. 著作権 © 2000.

患者の疲労が降圧薬によるものかどうか）の確認を行う N-of-1 RCT では，有害作用が主要な治療標的となる.

N-of-1 ランダム化臨床試験の終了基準は特定可能か

臨床医と患者が，1 対の治療期間の比較の実施回数を事前に指定しないことにした場合，実験的治療を中止すべきこと，もしくはいつまで続けても決着がつかないことが確認された時点で，いつでも試験を終了することができる．つまり，2 つの治療期間の第 1 回目の組で，治療標的における著しい改善が認められた場合には，臨床医も患者も即座に試験を中止し，投与されていた薬剤の順序を知りたいと考えるだろう．一方，各組における 2 つの期間の比較で何の差も認められなかった場合，またはほんのわずかな差しか認められなかった場合，臨床医も患者も，治療の有効性の有無を確認するまでに 3 回また 4 回，場合によっては 5 回の比較を必要とするかもしれない.

しかし，N-of-1 RCT からのデータを使った正式な統計的解析を行いたい場合は，比較の組み合わせ数を事前に指定することで，解析を強化することができる．治療期間の組み合わせ数を事前に指定するかどうかにかかわらず，臨床医は，研究を終了するしっかりとした確信がないかぎりは，どんなにそうしたくても割り付けの隠蔽を解くことは控えるべきであろう.

協力してくれそうな薬剤師はいるか

ほとんどの場合，N-of-1 RCT の実施に際し，上述のバイアスおよび誤解への対策をすべて実行するには，臨床医は，外見，味，質感において実薬とまったく同じプラセボを調剤する薬剤師と連携する必要がある．製薬会社がそのようなプラセボを供給できる場合もある．しかし，たいていの場合は，現場の薬剤師による実薬の剤形変更が望ましいだろう．錠剤であれば，薬剤師は，吸収特性が変わってしまうような徐放製剤でないかぎりは，砕いてカプセルに入れることができる．したがって，徐放製剤の効果に関心のある臨床医は，薬剤作用の持続時間が決定的問題である場合には，盲検化を断念しなければならないかもしれない.

プラセボが必要であれば，薬剤師に見た目がまったく同じプラセボ用のカプセルに乳糖を入れてもらえる．プラセボの調剤は時間がかかるが技術的に困難な作業ではない．われわれの実施した N-of-1 研究で，製薬会社からプラセボが入手できなかった場合に調剤にかかったコストは平均して $200（カナダドル）であった．コストについて考慮した場合，N-of-1 RCT が実施されていなければ無期限に継続されていたかもしれない無益かつ有害な治療を排除することによる大きなコスト節減があることや，長期治療の有効性について確信を得られることを考えると，N−of−1 RCT に要する薬剤費は些細なものにすぎないということが明らかになる．

ランダム割り付けのスケジュール作成も薬剤師の任務である（比較の各回につき，コイン投げを必要とする程度の作業である）．こうすることにより，臨床医にも患者にも割り付けがわからないようにすることができる．薬剤師からは，作用の発現および消失までに予期される時間についての情報が得られ，研究期間を決定する参考になることから，試験のデザインを企画する際にも助けになるであろう．

試験データを解釈するための戦略があるか

N−of−1 試験を実施し，治療標的に関するデータを慎重に収集した後には，そのデータをどう解釈したらよいだろうか．1 つのアプローチとして，単にデータを図表化し，結果を視覚的に確認する方法がある．従来，目視確認による結果の評価は，単一被験者デザインに関する心理学の文献においては優れた手法として確立されている[7,8]．目視確認は単純かつ容易だが，その大きなデメリットは，目視者，すなわち**観察者バイアス observer bias** の影響を受けやすいことである．

N−of−1 RCT のデータを解析するためのもう 1 つのアプローチとして，**統計的有意性 statistical significance** を検証する方法がある．最も簡単な検定方法としては，2 組の治療期間の比較において患者が実薬の方を偶然に好む可能性を求める方法があげられる．これは，連続してコイン投げを行った場合に何度も表がでる可能性に類似した状況である．たとえば，治療が無効で患者にとってどちらが実薬か不明な場合に，3 回連続して比較を行い，そのなかで患者がプラセボよりも実薬を選ぶ可能性は，$(1/2)\times(1/2)\times(1/2)=1/8$，つまり 0.125 となる．このアプローチ（**符号検定 sign test** と称される）には，**検出力 power** に欠けるというデメリットがある．少なくとも 5 回の比較を行わないかぎりは，通常の統計的有意性に到達できる見込みはない．

もう 1 つの統計的手法としては，***t* 検定　*t* test** を使用する方法がある．*t* 検定では，比較の各組における治療効果の方向性だけでなく，強さも考慮されることから，検出力が高くなる．

偶然治療効果が高くなった，あるいは低くなった状態に基づいて誤った結果を導かないようにするためには，統計的検定を計画するのであれば，研究開始前にまず治療期間を繰り返す回数を指定しておくべきである．

対応のある *t* 検定を行うには，比較の回ごとに実薬投与期間の平均スコアからプラセボ投与期間の平均スコアを差し引いて単一のスコアを導く．こうして算出されたスコアの差が，対応のある *t* 検定のためのデータとなる．**自由度 degrees of freedom** の数は，単に比較の数から 1 を引くだけで求めることができる．即座に *P* 値を算出できる統計的ソフトウェアも入手可能である．

表 11.5−1 は N−of−1 RCT の結果を示したものである．この試験では，線維筋痛症患者における就寝時 10 mg のアミトリプチリンの有効性について検証した[8]．毎週，患者は疲労，うずき，痛み，睡眠障害を含めた数多くの症状の重症度を，それぞれ個別に 7 段階の尺度（高得点ほど機能良好を意味する）で評価した．各治療期間は 4 週間で，比較は 3 回にわたって実施された．24 週間にわたって行われた研究の平均スコアを表 11.5−1 に示す．研究結果を解析する際の第 1 ステップとして，各期間の平均スコアを算出する（表 11.5−1 の右端の列に提示）．各比較において，スコアは実薬が優

表 11.5-1

線維筋痛症患者を対象としたN-of-1ランダム化臨床試験の結果[a]

治療		重症度スコア				
		第1週	第2週	第3週	第4週	平均スコア
比較1	実薬	4.43	4.86	4.71	4.71	4.68
	プラセボ	4.43	4.00	4.14	4.29	4.22
比較2	実薬	4.57	4.89	5.29	5.29	5.01
	プラセボ	3.86	4.00	4.29	4.14	4.07
比較3	実薬	4.29	5.00	5.43	5.43	5.04
	プラセボ	3.71	4.14	4.43	4.43	4.18

a: 実薬はアミトリプチリン塩酸塩であった．スコアが高いほど機能良好である．
McGraw-Hill Companiesより許可を得て，Carruthers SG, et al. eds. Melmon and Morelli's Clinical Pharmacology: Basic Principles in Therapeutics. 4th ed. New York, NY: McGraw-Hill; 2000[1]より転載．著作権 © 2000.

れていることを示している．

符号検定によると，治療が無効だった場合に，この結果が偶然で起こる**確率 probability**は，(1/2)×(1/2)×(1/2)=1/8（つまり，0.125）である．しかしこの解析は，実薬とプラセボの差の大きさや一貫性については考慮しない．複数の異なる期間から得られた，同一患者に関するデータが対応付けられる対応のある t 検定では，これらの要因が考慮される．われわれは，それぞれ対応のある結果から得られたデータ（4.68 と 4.22，5.01 と 4.07，5.04 と 4.18）を使いやすい統計的プログラムに入力して t 検定を実施した．そのプログラムによると，t 値は 5.07 で，自由度は 2 である．関連する P 値は 0.04 である．この解析により，実薬が優れていることを示す一貫した差が偶然によって生じた可能性は低いとより確信できる．臨床医は，この分析を行うためにウェブ上で容易に入手可能な単純な統計プログラムを使用することができる．

他の解析選択肢は**ベイジアン Bayesian**階層モデルであり，治療効果についての利用可能なエビデンスがある場合，または患者固有所見と統合された所見の両方が必要なときに特に適している[9,10]．この方法は，合理的なパラメータ推定値と間隔を考慮に入れることができる事前情報を収集し，患者間の共変量およびサブグループ構造をモデルに追加する．さらに，この方法は，個々の患者および患者群全体の確率的結果を全体として提供するという利点を有する．しかし，このアプローチを使用するには，特定の方法に精通した統計学者との共同作業が必要である[11,12]．

患者の治療を改善するための N-of-1 RCT は，結果を統計的に解析するときのみに有用となるわけではない．試験の解釈のために統計的解析が活用されていない場合でも，ランダム割り付け，盲検化，反復実験，アウトカムの定量化などの手法を用いた上で，慎重にデータの視覚的確認を行えば，通常の診療よりもはるかに厳格に治療の有効性を評価することができる．

N-of-1 ランダム化臨床試験の倫理

N-of-1 RCT は，診療業務として行うのか，それとも研究事業として行うのか．前者の場合，それは，書面のインフォームドコンセントを必要とするような，侵襲的診断検査に類似した種類の臨床処置であろうか．われわれは，N-of-1 RCT は通常の診療の一環として行うことができる（行うべきである）と考える．

とはいえ，考慮すべき重要な倫理的問題がいくつか存在する．患者は，自らが参加することになる研究の内容について詳細に知らされるべきであり，研究の一環としてのプラセボの使用に誤認の要素があってはならない．臨床医は，書面のインフォームドコンセントを取得すべきである．同意書の例については図 11.5-3 を参照すること．患者は，たとえ試験を中止したとしても，それが治療や医師との関係に悪影響を与えることはないことを認識すべきである．最後に，治療の開始と中止による重要な有害帰結を阻止するためには，迅速な追跡を行うべきである．N-of-1 RCT の理論的論拠と価値について施設内審査委員会の代表者と話し合いを行うことで，現場の方針を明確にすることができる．

図 11.5-3

N-of-1 ランダム化臨床試験のための同意書

われわれは，[医薬品名] の治療試験に参加することがあなたにとって役立つのではないかと考えています．試験は，いくつかの，対となる期間で実施します．各期間は［実施期間］となります．対となる各期間では，一方の期間では実薬を服用し，もう一方の期間ではプラセボを使用します．プラセボは，実薬とまったく同じように見える錠剤ですが，有効成分は含みません．試験期間中に気分が悪くなったらいつでも，その治療期間の終了を検討し，次の治療へと進むことができます．そのため，気分が悪くなった場合には私の診察室まで（[電話番号を挿入]）お電話いただければご連絡します．

あなたが，この新たな治療試験の方法があなたにとって得策だと思わない場合は，通常の方法で新薬を試します．あなたの決断によって，治療に支障をきたすことはいずれにしてもありません．あなたはいつでも試験を中止する決断をできますし，そのことがあなたの治療に支障をきたすことはありません．試験中に収集するすべての情報は機密として保持されます．

患者の署名 ____________________

立会人署名 ____________________

医師の署名 ____________________

日付 ____________________

McGraw-Hill Companies より許可を得て，Carruthers SG, et al. eds. Melmon and Morelli's Clinical Pharmacology: Basic Principles in Therapeutics. 4th ed. New York, NY: McGraw-Hill; 2000[1] より転載．著作権 © 2000.

N–of–1 ランダム化臨床試験の診療への影響

われわれは，個々の患者に提供される治療を改善することを目的とした，50 件以上にも上る一連の N–of–1 RCT について報告してきた[5]．そのなかには，慢性的な気流制限，喘息，線維筋痛症，関節炎，失神，不安，不眠症，狭心症など，さまざまな症状を持つ患者がいた．一般に，これらの試験により，治療が有効かどうかを区別することができた．一連の試験のおよそ 1/3 において，最終的な結果として実施された治療は，試験が行われていなかった場合に実施されていたであろう治療とは異なっていた．試験が行われていなかった場合に実施されていたと考えられる治療とは，異なる治療が行われたほとんどの試験において，本来であれば長期にわたって実施されていたはずの薬剤の使用が中断されていた．N–of–1 RCT についてはその他の臨床グループによる報告もあり，総じて N–of–1 アプローチの実行可能性と有用性を裏付けている[13-15]．1986 年から 2010 年までに 2,154 人の参加者を含む 108 件の N–of–1 試験プロトコールを特定したシステマティックレビューがある．これらの試験のうち，調査された最も一般的な状態（27%）は，精神神経学（そのうち 36% は注意欠陥/多動性障害），肺（13%），および筋骨格（12%，これらの 21%は変形性関節症）であった[16]．

表 11.5–2 に，N–of–1 RCT の実施が非常に適していると考えられる一連の症状や治療選択肢を示す．

表 11.5–2

N–of–1 ランダム化臨床試験の例

疾患の種類	考えられるアウトカム指標	介入例
慢性的頭痛	頭痛の持続期間，重症度，頻度	三環系抗うつ薬またはβ遮断薬
腰痛	痛みまたは機能	シクロベンザプリンまたは鍼治療[a]
再発性の失神	失神エピソード	β 遮断薬
慢性気道閉塞	呼吸困難，最大呼気流量	吸入式のβ刺激薬，イプラトロピウム，ステロイド薬
線維筋痛症	うずきや痛み，疲労，睡眠障害	低用量の三環系抗うつ薬
疲労	疲労	高麗人参錠剤[a]
不眠症	睡眠障害，満足感	低用量の三環系抗うつ薬
不安症	不安，Beck のような不安に関する標準化された質問票	ブラックコホシュ[a]
更年期障害におけるのぼせ	のぼせの頻度と重症度	クロニジンまたは豆乳[a]

a: 有効性を裏付ける根拠が限られているものの，患者がよく利用する代替療法．ときには高額となる．
McGraw–Hill Companiesより許可を得て，Carruthers SG, et al. eds. Melmon and Morelli's Clinical Pharmacology: Basic Principles in Therapeutics. 4th ed. New York, NY: McGraw–Hill; 2000[1]より転載．著作権 © 2000.

これらの報告は，N-of-1 RCT に参加した患者の経過が，従来の方法で治療計画が決定された患者よりも良好かどうかという疑問に対する確定的な解答を提供してはいない．N-of-1 RCT の有用性を検証する最も厳格な手法が，ランダム化試験の実施である．そのような試験が 3 件存在し，研究者らは患者を，従来の治療または N-of-1 RCT にランダム割り付けし，N-of-1 RCT の効果を取り上げていた．

同じ研究者グループが 3 件の研究のうち 2 件を実施し[17,18]，そのいずれもが，慢性気道閉塞を持つ患者におけるテオフィリンの使用について調べたものであった．その結果，N-of-1 RCT を活用することで，当初テオフィリンを投与されていた患者における QOL や機能状態には変化がみられなかったが，N-of-1 RCT 群の患者の方が，長期的にテオフィリンの投与を受け続けた数が少ないことが明らかになった．つまり，N-of-1 RCT の実施により，患者は，有用性のないテオフィリン療法を長期にわたって受けることで生じていたはずの出費，不便さ，潜在的毒性を免れたことになる．

3 件目の試験では，通常の治療に非ステロイド性抗炎症薬を追加することにより痛みが緩和するかどうかが定かでない状態の変形性関節炎患者 27 人，そしてさらに同様の患者 24 人が，ジクロフェナクとミソプロストールの併用療法（後者の薬剤は消化管の有害作用を予防するものである）とプラセボの比較を行う N-of-1 ランダム化試験にランダム割り付けされた[19]．その結果，2 群間の差は限られたものであったが（最終的にジクロフェナクを服用することになった患者の両群における割合は同様で，QOL の程度も同様であった），QOL 指標全体をみると，N-of-1 群の方が優位である傾向がみられた．コストは，N-of-1 群の方が高かった．これらの結果は，N-of-1 RCT が従来の試験と比べて一様に優れているとは考えにくいことを示唆している．N-of-1 RCT がどのような場合に患者にとって有益となるかを理解するには，さらなる研究の実施が必要である．

結論

まとめると，N-of-1 アプローチが医療の質を改善し，慢性疾患患者における賢明な薬剤使用を促す可能性を秘めているのは明らかである．本章のガイドラインを活用することで，臨床医は N-of-1 RCT の実践が実現可能なもので，かつ非常に教えられるところの大きい，励みになるものであることに気づくだろう．

参考文献

1. Carruthers SG, Hoffman BB, Melmon KL, et al., eds. Melmon and Morelli's Clinical Pharmacology: Basic Principles in Therapeutics. 4th ed. New York, NY: McGraw-Hill; 2000.
2. Guyatt GH, Juniper EF, Walter SD, et al. Interpreting treatment effects in randomised trials. BMJ. 1998; 316(7132): 690-693.
3. Stearns V, Beebe KL, Iyengar M, et al. Paroxetine controlled release in the treatment of menopausal hot flashes: a randomized controlled trial. JAMA. 2003; 289(21): 2827-2834.
4. Patel A, Jaeschke R, Guyatt GH, et al. Clinical usefulness of n-of-1 randomized controlled trials in patients with nonreversible chronic airflow limitation. Am Rev Respir Dis. 1991; 144(4): 962-964.

5. Guyatt GH, Keller JL, Jaeschke R, et al. The n-of-1 randomized controlled trial: clinical usefulness: our three-year experience. Ann Intern Med. 1990; 112(4): 293-299.
6. Jaeschke R, Adachi J, Guyatt G, et al. Clinical usefulness of amitriptyline in fibromyalgia: the results of 23 N-of-1 randomized controlled trials. J Rheumatol. 1991; 18(3): 447-451.
7. Kratchowill T. Single Subject Research: Strategies for Evaluating Change. New York, NY: Academic Press; 1978.
8. Kazdin A. Single-case Research Designs: Methods for Clinical and Applied Settings. New York, NY: Oxford University Press; 1982.
9. Zucker DR, Schmid CH, McIntosh MW, et al. Combining single patient (N-of-1) trials to estimate population treatment effects and to evaluate individual patient responses to treatment. J Clin Epidemiol. 1997; 50(4): 401-410.
10. Schluter PJ, Ware RS. Single patient (n-of-1) trials with binary treatment preference. Stat Med. 2005; 24(17): 2625-2636.
11. Berger JO. Statistical Decision Theory and Bayesian Analysis. 2nd ed. New York, NY: Springer; 1985.
12. Oleson JJ. Bayesian credible intervals for binomial proportions in a single patient trial. Stat Methods Med Res. 2010; 19(6): 559-574.
13. Ménard J, Serrurier D, Bautier P, et al. Crossover design to test antihypertensive drugs with self-recorded blood pressure. Hypertension. 1988; 11(2): 153-159.
14. Johannessen T. Controlled trials in single subjects, 1: value in clinical medicine. BMJ. 1991; 303(6795): 173-174.
15. Larson EB, Ellsworth AJ, Oas J. Randomized clinical trials in single patients during a 2-year period. JAMA. 1993; 270(22): 2708-2712.
16. Gabler NB, Duan N, Vohra S, et al. N-of-1 trials in the medical literature: a systematic review. Med Care. 2011; 49(8): 761-768.
17. Mahon J, Laupacis A, Donner A, et al. Randomised study of n of 1 trials versus standard practice. BMJ. 1996; 312(7038): 1069-1074.
18. Mahon JL, Laupacis A, Hodder RV, et al. Theophylline for irreversible chronic airflow limitation: a randomized study comparing n of 1 trials to standard practice. Chest. 1999; 115(1): 38-48.
19. Pope JE, Prashker M, Anderson J. The efficacy and cost effectiveness of N of 1 studies with diclofenac compared to standard treatment with nonsteroidal antiinflammatory drugs in osteoarthritis. J Rheumatol. 2004; 31(1): 140-149.

第 11.6 章

上級編: 治療試験のバイアスのリスク
臨床決断支援システム

Advanced Topics in the Risk of Bias of Therapy Trials
Clinical Decision Support Systems

Anne M. Holbrook, Adrienne G. Randolph, Linn Brandt, Amit X. Garg,
R. Brian Haynes, Deborah J. Cook, and Gordon Guyatt

この章の内容

臨床シナリオ

あなたが先輩主治医である卒前研修の外来診療の往診で，ある上級研修医が，今日診察した患者のほぼ半数が糖尿病で，これらの患者の多くは，既往としての心筋梗塞，脳卒中，神経障害，および腎症を含む糖尿病の合併症を有しているとコメントする．一部の患者は，30 歳代または 40 歳代にすぎない者もいる．これは，慢性疾患とその障害，生活の質，死亡，ならびにこれらのアウトカムを改善する治療のエビデンスについての議論につながる．以前ソフトウェア開発者として働いていた医学生の 1 人は，医師と患者のコンピュータによる決断支援が糖尿病診療を改善する方法に違いないと確信している．心理学を背景にしたある初期臨床研修医は，糖尿病のような複雑な慢性疾患では，死亡や罹患を低下させる可能性のある介入に対する意識だけでなく，すべての要素に対処するための学習，時間，および費用の相当な患者投資が必要であると指摘する．あなたはグループに対して，糖尿病治療は複数のガイドラインの推奨事項とともに**臨床決断支援システム clinical decision support system** の恩恵を受けることができるが，そのシステムが患者のアウトカムを改善するかどうかを尋ねるべきであることについて念を押す．その上級研修医は，議論に興味を持ち，すべての研修医や主治医のための翌朝の報告会で，糖尿病治療に及ぼすコンピュータ決断支援システムの影響を扱い，適切に実施された**ランダム化臨床試験 randomized clinical trial**（RCT）を発表することを約束する．あなたは，この分野では非常に多くの研究が行われており，適切に実施された**システマティックレビュー systematic review** を探す方が効率的かもしれないと上級研修医に伝える．

エビデンスを探す

最終の午後の回診の後，あなたは数分時間をとって文献を検索する．あなたは，長年にわたる技術進歩を考えると，最近の研究だけが現在の臨床診療に適用できる可能性が高いと確信している．病棟のコンピュータでは PubMed にアクセスできるため，Clinical Queries 検索フィールド（http: //www.ncbi.nlm.nih.gov/pubmed/clinical，第 5 章「最新の最良エビデンスを探す」も参照）に，「computerized decision support AND diabetes」と入力する．その検索では，あなたの疑問に対処する 4 つのシステマティックレビュー含む 16 件の出版物が見つかる．抄録をスクリーニングしたところ，2 番目のシステマティックレビューと**メタアナリシス meta-analysis** が，直接的に関連するものとして目を引く[1]（第 22 章「システマティックレビューとメタアナリシスのプロセス」を参照）．

このシステマティックレビューでは，著者らは，糖尿病患者を含む外来診療に基づくランダム化試験をすべて検索し，コンピュータ臨床決断支援システムを，通常診療に対して追加的教材ありなしとして比較した．試験のアウトカムには，診療プロセスまたは**患者にとって重要なアウトカム patient-important outcome** の測定が含まれていた．

臨床決断支援システムとは何か

臨床医はコンピュータとデジタル技術に依存している．診断イメージング，検査室データ，投薬記録，臨床オーダーリングと記録は，コンピュータを介して日常的に保存，アクセス，提示される．

医薬品のバーコード，患者識別バンド，診断検査，人工呼吸器，輸液ポンプ，透析装置のような技術は，病院や外来患者の状況に不可欠な多くの種類のコンピュータ化システムの1つである．

多くの臨床医や患者は，**臨床予測規則 clinical prediction rule** の使用，薬物相互作用の確認，または遠隔医療による電子相談のための送付画像記録のために，モバイルデバイス上のアプリケーションを使用している．これらの装置やシステムによって，臨床上の意思決定に用いられるデータが捕捉，変換，表示，解析される．臨床決断支援システム（clinical decision support system: CDSS）という用語は，「診療情報と患者情報を統合し，患者の診療における意思決定を支援するためのコンピュータベースの情報システム」[2]と定義されている．

CDSSでは，電子カルテ（electronic medical record: EMR）を介して入力された，または（好ましくは）電子カルテを介して利用可能な個々の患者データが一連のアルゴリズムによって処理され，臨床医に対する患者固有の評価または推奨が生成される[3]．一般的なCDSSのタイプを，欄 11.6-1に機能別に示す．

コンピュータ支援に投資する主な理由は，患者アウトカムを改善することである．患者記録の索引付きの読みやすい記憶，研究の大量の参考文献，または研究統合に基づく患者に特異的なアドバイスでも，**健康アウトカム health outcome** を改善しない場合，限りある資源の浪費にすぎない．CDSSにも，その他の医療介入と同様の評価基準を適用すべきである．

欄 11.6-1

臨床決断支援システムの機能

機能	例
注意喚起（Alerts）	範囲外の（高すぎるか低すぎる）検査値を強調表示
想起（Reminders）	マンモグラフィーを予約するよう臨床医に想起
規制（Regulators）	静脈内ポンプの必要薬物の不適切な高用量を避ける「ガードレール」
解釈（Interpreting）	心電図の解析
計算（Calculators）	疾患重症度スコアに基づく死亡リスクの計算
診断（Diagnosis aids）	胸痛を訴える患者に対する鑑別診断の列挙
支援（Suggestions）	人工呼吸器の調整の提案
指針（Guidance）	敗血症の入院と早期治療のためのオーダーセット

この章では，CDSSの影響を評価する論文をどのように活用するかについて，本書の他の章と一貫した方法で説明する．われわれは，研究方法の**バイアスのリスク risk of bias**，結果，および結果の臨床適用に関連する3つの主要な疑問を検討する（欄 11.6-2）．また，CDSSが糖尿病のアウトカムに及ぼす影響を扱った，われわれのシナリオで特定されたシステマティックレビューを定期的に参照する[1]．

欄 11.6-2

臨床決断支援システム（CDSS）について記述した論文の活用

バイアスのリスクはどれほど深刻か
研究参加者はランダム割り付けされていたか
ランダム割り付けされていない場合，研究者はすべての既知の予後決定因子が似ていることを見出したか，または解析の差を調整したか
介入が主として臨床医を対象としたものである場合，その臨床医または臨床医集団（クラスター）が解析単位となっているか
研究参加者は，ランダム割り付けされたグループにおいて解析されたか
対照群は CDSS による影響を受けなかったか
実験的介入を除いては，両群は平等に扱われたか
アウトカムは実験群と対照群で一様に評価されたか
結果は何か
CDSS の効果はどれほどか
効果推定値はどれくらい精確か
結果を患者の治療にどのように適用できるか
CDSS の何の要素が必要か
CDSS は新たな施設で応用可能か
あなたのセッティングにいる臨床医は CDSS を受け入れそうか
CDSS の利益は，その害とコストを正当化するか

バイアスのリスクはどれほど深刻か

臨床医は，CDSS が患者の治療またはアウトカムに与える影響について調べる場合には介入を評価するための通常の基準を用いるべきである．CDSS の影響に関する論文を評価するためのアプローチを概略した欄 11.6-2 には，治療に関するユーザーズガイド（第 7 章「治療（ランダム化試験）」を参照）からの基準の一部と，**害 harm** に関する論文のユーザーズガイド（第 14 章「害（観察研究）」を参照）からの基準の一部が含まれている．CDSS はランダム化試験で研究されているが，CDSS の害を評価するほとんどの研究は非ランダム化試験である．ここでは，CDSS の評価に特に重要である問題にのみ議論を限定する[4]．これらの問題の多くは，医療の質に関する研究（第 11.7 章「質改善に関する論文の使い方」を参照）に関連する問題と重複しており，補足的な議論については，その章を参照していただきたい．

この章の例題論文はシステマティックレビューとメタアナリシス[1]であるが，CDSS の評価基準（欄 11.6-2）は個々の研究の評価に重点を置いており，システマティックレビューとメタアナリシスを評価するための基準は含んでいない（第 22 章「システマティックレビューとメタアナリシスのプロセス」，第 23 章「システマティックレビューとメタアナリシスの結果の理解と適用」を参照）．結局のところ，例題のシステマティックレビュー[1]は，明白で適切な適格基準を提示し，系統的な検索が実施され，メタアナリシスが含まれ，**バイアス bias** についてのデータが二重で独立して評価され，したがって，信用できる結果が得られるための信頼できるプロセスの基準を満たしている（第 22 章

「システマティックレビューとメタアナリシスのプロセス」を参照).

研究参加者はランダム割り付けされていたか

ランダム割り付けされていない場合，研究者はすべての既知の予後決定因子が似ていることを見出したか，または解析の差を調整したか

CDSSを評価するためにしばしば用いられる観察研究におけるバイアスのリスクは問題である. 観察デザインの 1 種である前後比較デザイン（before–after design）では，システム実行前後のアウトカムの比較が行われる. このアプローチの妥当性には問題があり，それは，患者集団や，他の医療提供に関わる側面における経時的変化（**長期的傾向 secular trend**，または時間的傾向 temporal trend という）を，臨床医が CDSS によってもたらされたものであると誤解する可能性があるためである.

1980 年代後半に米国で実行され，その後 5 年間にわたって抗菌薬の指示における費用対効果の改善との関連性が示された，抗菌薬治療管理の CDSS について考えてみよう[5]. この前後比較研究は一見説得力のあるものに見えるかもしれないが，この研究期間中，同時に，マネジドケアの登場を含む医療システムの変化があった. 研究者らは，長期的傾向に関わる調整を行うために，研究期間中，研究対象となった病院における抗菌薬処方慣行を，米国のその他の救急病院と比較した. もちろん，これらの病院には CDSS の使用以外にもさまざまな相違点があったことから，この比較の妥当性には限界がある. とはいえ，同時**対照群 control group** の追加によって研究デザインは強化される.

ほかにも，前後比較デザインを強化する方法として，介入の中止と再開を複数回繰り返す，一種の分割**時系列デザイン interrupted time series design** がある. たとえば，研究者らは，このデザインを用い，手術患者における静脈血栓塞栓症予防に関する推奨を提供する CDSS によって，血栓予防の活用率が改善したかどうかを評価している[6]. 10 週間に及ぶ介入期間 3 回が，10 週間に及ぶ対照期間 4 回と交互に実施され，各期間の間に 4 週間の休薬期間が設けられた. 各介入期間中，診療ガイドラインへのアドヒアランスは大幅に改善し，対照期間中はベースライン時の状態に逆戻りした.

介入期間と対象期間を交互に設定することで前後比較デザインが強化されるものの，治療介入や予防介入の評価のための最も有力なデザインは，やはり同時対照群への患者の**ランダム割り付け random allocation** である. ランダム割り付けの一環として，研究に関与する者からグループ割り付けを隠蔽すべきである. 幸いにも，ランダム割り付けは CDSS を評価するための重要な方法として認識されている[7].

介入が主として臨床医を対象としたものである場合，その臨床医または臨床医集団（クラスター）が解析単位となっているか

解析単位 unit of analysis は，CDSS の評価に特有の事項である. ほとんどの RCT において，割り付けの単位は患者である. CDSS 評価の多くは，臨床医の行動を標的とする. したがって，個々の臨

床医，または医療チーム，病棟，外来診療などの臨床医集団がランダム割り付けされる[8]．残念ながら，このようなデザインを使用した研究者は，患者のランダム割り付けを行った場合と同様にデータの解析を行うことが多い[9,10]．このような，**解析単位エラー unit of analysis error** と称される錯誤は頻繁に発生し，見せかけの（すなわち，有意な）低い *P* 値が算出される可能性がある[11]．CDSS に関する研究において試験の各群における臨床医の数と特徴（たとえば，臨床経験，専門性，性別，EMR 使用の期間）についての説明がない場合は，解析単位エラーを疑うべきである[9-11]．

この問題の理解を深めるために，仮想例を考えてみよう．2 つのチームの臨床医集団が CDSS にランダム割り付けされ，さらに 2 つのチームの臨床医が標準的診療にランダム割り付けされた研究を想定してみよう．研究過程で，各チームが 5,000 人の患者を診察する．研究者らが，患者らが個別にランダム割り付けされた場合と同様にデータの解析を行った場合，サンプルサイズが非常に大きく見えてしまう．しかし，チーム間で根底にある患者特性の相違がある場合，または患者の治療の仕方によっては，介入よりもむしろそのような違いがアウトカムの差異を説明できる可能性がある．この場合，患者の特性や治療スタイルについてグループ間でバランスを取る前に，多くのチームをランダム割り付けする必要があるだろう．1 つの極端な場合，4 つのチームのそれぞれが非常に異なっているとしよう．このような状況では，あたかもわれわれが 4 人だけをランダム割り付けしているかのようであり，サンプルサイズは実際上 4 である．他の極端な場合，チームは介入以外のすべての特性において同じであるとしよう．その場合，状況はあたかもわれわれが 20,000 人を，各グループに 10,000 人をランダム割り付けしたようになる．

クラス内相関係数 intraclass correlation coefficient と称される統計量は，クラスター内の観測（この場合，患者の観察）の相関性について教えてくれる．たとえば，あるチームでは一様に不良なアウトカムを持つ高齢脳卒中患者の割合が非常に高く，他のチームでは一様に良好なアウトカムを持つ若年肺炎患者の割合が高い場合，クラス内相関は高く（1.0 に近い），われわれは，アウトカムにおける差異が介入によるものとすることには消極的になるだろう．一方，両方のチームが似たような幅広い範囲の患者で幅広く変化するアウトカムを扱っている場合，クラス内相関は低く（0 に近い），差異が介入によるものとすることにより快適になるだろう．したがって，クラス内相関が高い場合，推論はわれわれがわずか 4 人（1 群につき 2 人）しかランダム割り付けしなかった場合に可能な推論とほとんど違いがなく，2 群のベースラインにおける予後の類似性を保証できるかに関しては疑問を生じさせる．クラス内相関が低い場合，ベースライン時の予後バランスが確保されていることの可能性ははるかに大きく，その推論は 10,000 人の患者を各グループにランダム割り付けした場合に可能な推論と類似している．

したがって，十分なサンプルサイズとグループ間の重要な**予後因子 prognostic factor** のバランスを得ることは，医師や医療チームをランダム割り付けするときには困難となる場合がある．医療チームが少数しか存在しない場合，研究者らは，多くの要因の類似性に応じてチームをペアにし，各ペア内で介入のランダム割り付けを行う[12-15]．CDSS の効果を評価した 88 件の RCT のシステマティックレビューによると，88 件中 43 件が**クラスターランダム化試験 cluster randomized trial** を使用していたが，88 件中 53 件は解析単位としてクラスターを使用することや，または解析の中でクラスター化に関わる調整を行うことができなかった[7]．

研究参加者は，ランダム割り付けされたグループにおいて解析されたか

臨床医はランダム割り付けに関わる問題に特に注目すべきである．コンピュータを使う能力は人それぞれで違い，一部の臨床医は CDSS 群に割り付けられ，支援が可能であっても CDSS を使用しない，または CDSS にアクセスすることが技術的に困難な場合がよくある．次の状況を考えてみよう．仮に，CDSS 群に割り付けられた臨床医の一部が介入を受けなかった，あるいは介入を拒否した場合，このような臨床医についても解析に加えるべきだろうか．直感に反するかもしれないが，この疑問への答えは yes である（第 11.4 章「ITT（治療企図）原則と曖昧な脱落」を参照）．

アウトカムを決定づける既知および未知の因子を考慮しながら，ランダム割り付けによってグループ間の均衡を保つという目標を達成するには，ランダム割り付けされた集団に従って患者（または臨床医）を解析することが最良である．これを，ITT（治療企図）の原則（intention-to-treat principle）という．ランダム割り付け後に患者を除外または移動した場合，ランダム割り付けによって達成されるはずの均衡が損なわれるか，もしくは崩れてしまう（第 11.4 章「ITT（治療企図）原則と曖昧な脱落」を参照）．

対照群は臨床決断支援システムによる影響を受けなかったか

対照群の臨床医または患者がすべてまたは一部の CDSS 介入にどの程度のアクセスを有するかが，潜在的な混入（contamination）の問題を発生させる．対照群が介入による影響を受けた場合，CDSS の効果が薄れてしまう可能性がある．混入は，真の介入効果を減少させ，場合によっては排除してしまう可能性がある．

たとえば，ある臨床試験の研究者らは，コンピュータプロトコルまたは臨床決断に基づき，人工呼吸器による換気補助レベルを変更させる介入に，患者らをランダム割り付けした[16]．コンピュータプロトコルを使用していた同じ医師や呼吸療法士は，プロトコルに割り付けられていない患者の治療も管理していたことから，プロトコルの経験が，臨床医による対照群の治療に影響を与えた可能性があり，したがって，異なるグループの臨床医が各群の患者を治療していた場合に観察者が観察したかもしれない介入の影響を軽減する可能性がある．

クラスターランダム化試験（すなわち，医師グループをランダム割り付けする）は，クラスターに交互作用がない限り，対照群へ介入が混入する機会を少なくできる．交互作用の欠如を確実にすることは難しいかもしれない．たとえば，多くのシステムの研修生がいくつかの病院で研修しているため，クラスターとしての病院全体であっても，医療研修生を含む臨床試験は管理が難しい．

最近のランダム化試験では，臨床決断支援が臨床医と患者の双方に利用できるようにすることで，共通の意思決定を促す CDSS 介入を試みた．冒頭の臨床シナリオで説明したシステマティックレビュー[1]に含まれていたそのような試験の 1 つは，臨床医または臨床医グループではなく患者をランダム割り付けした[17]．そのための理論的根拠は，共用介入が，糖尿病患者に各自の疾患の進行を管理し，家庭医の診察の間に 13 個の**危険因子 risk factor** に関する個別アド

バイスを受けることを奨励することであった[17]. この場合, 混入は依然として発生している可能性があり, 群間の差異が減少しているであろう.

混入に対処するため, 次のような架空の研究デザインが役立つかもしれない. たとえば, あるクラスターランダム化試験で, 一方の医師集団が喘息の管理のための電子ガイドラインを使用するグループに, そしてもう一方の医師集団が狭心症の管理のためのガイドラインを使用するグループに割り付けられた[18]. 両グループは, 介入の一部であるが, 異なる疾病のために, それらが対照として役立つ他の管理領域に注意を払う可能性は低くなるかもしれない.

実験的介入を除いては, 両群は平等に扱われたか

すべてのCDSS介入は複雑な介入である[4]. CDSSは予期せぬ理由からプラス効果を発揮する場合がある. たとえば, 構造化データ収集フォーム (**チェックリスト効果 checklist effect**) やパフォーマンス評価 (**監査とフィードバック audit and feedback** 効果) の使用に基づくものもある[19,20]. さらに, CDSSには, 研究者が記述すべき要素がたくさんある. たとえば, 特別で固有な, ローカルに開発されたシステムは, 介入要素が記述されていないならば評価することは特に困難である. CDSSの解析結果には, CDSSのスクリーンショット, CDSSの特徴と機能, CDSSのアルゴリズムとソースコードの記述が含まれていなければならないと示唆しているものもいる[21]. これは, 再現性と**一般化可能性 generalizability**, および**共介入 cointervention** (すなわち, CDSSと関連しているがCDSSとは別個の介入) の可能性に対して有用かもしれない. たとえば, 超音波検査報告が陽性の場合は常に血栓症専門医との電話相談を受けることを読者に知らせない静脈血栓症のCDSSの仮想報告を考えてみよう. 共介入に関するこの重要な情報は, 介入に関連する他の側面ではなく, CDSSそのものの効果を理解するのに役立っただろう.

患者, 介護者, そして研究スタッフが治療に対して**盲検化 blind** されている場合, 治療や予防のための介入を評価した研究結果はより信頼性の高いものとなる (第7章「治療 (ランダム化試験)」を参照). さらに, 盲検化は**プラセボ効果 placebo effect** を減少させるが, CDSSの場合のプラセボ効果には, 臨床医や患者が, 肯定的または否定的な結果をコンピュータ機器の使用による成果と考える傾向が含まれる. 臨床医と患者を盲検化することは不可能かもしれないが, アウトカム情報を収集する研究スタッフはたいてい, 結果を分析する研究者は常に, グループ割り付けを盲検化できる可能性がある. ある集団を別の集団よりも過度に有利にするかもしれないように収集されたデータの主観的解釈を防ぐためには, アウトカム評価を盲検化することが重要である[20]. 特に臨床医が自らの裁量で研究に組み込まなかった効果的治療を使用することを許可されていて, 精査している介入以外の介入が治療群と対照群に違って適用され, 効果的治療が研究に含まれない場合, 盲検化の欠如はバイアスのある結果をもたらす. 研究者らは, 介入および共介入の詳細を報告することで, 盲検化の欠如に関する懸念を改善できる.

臨床医と患者が混合されなかったクラスターランダム化試験では, **追跡からの脱落 loss to follow-up** が異なるリスクがある. 臨床医と患者が対照群の一部であることを知ると, たとえ対照群が

介入へのアクセスを遅らせるように配置されたとしても，関心の喪失とその後の参加意欲の低下が起こり，いかなる研究結果にもバイアスがかかることになる[22].

アウトカムは実験群と対照群で一様に評価されたか

一部の研究では，CDSS 群におけるアウトカムを評価する際のデータ収集ツールとしてコンピュータシステムが活用されることがある．エピソードの記録に際し，CDSS 群では情報システムを用い，非 CDSS 群ではマニュアルシステムを用いた場合，データ完全性バイアス（data completeness bias）が生じる可能性がある[19]．記録されるエピソードの数がマニュアルシステムよりもコンピュータの方が多い場合，CDSS 群でよりイベント発生数が多いように見えてしまうため，アウトカムには，CDSS 群に有利または不利となる方向のバイアスが生じてしまう．このバイアスを回避するためには，研究者らが，両群にて同じような方法でアウトカムを収集し，記録すべきである．

ユーザーズガイドの適用

上記で概説したように，CDSS が糖尿病患者のアウトカムを改善することができるかどうかを説明するシステマティックレビューとメタアナリシスは，信頼できるものと判断された[1]（第 22 章「システマティックレビューとメタアナリシスのプロセス」，および第 23 章「システマティックレビューとメタアナリシスの結果の理解と適用」を参照）．これには，あらゆる種類，あらゆる重症度の糖尿病患者 35,555 人を対象とした 15 件の試験が組み込まれていた．評価された試験のほとんどは，CDSS を標準治療と比較し，10 件の試験ではクラスターランダム割り付けを用い，ほとんどが割り付けは隠蔽されたが，盲検化と追跡は様々だった．このうち 4 件は 2000 年以前に実施されたため，最新情報の技術標準には一般化できない可能性がある．臨床アウトカムに関して，2 件の研究で入院率が，3 件の研究で生活の質が調査された．プロセスアウトカム〔ヘモグロビン A1c（HbA1c），血圧，またはコレステロールの検査〕は，**異質性 heterogeneity** のために統合できなかった．システマティックレビューの著者は，バイアスのリスクが低いと判断されたのは 1 件のみであるという点で，この分野での質の高い試験が全体的に欠如していると指摘している[1].

システマティックレビューにおける最新の試験の 1 つは，4 群を比較したクラスターランダム化試験だった[23]．この試験における介入群の 1 つには，モバイル CDSS ソフトウェア，Web ポータル，患者のための糖尿病教育者への電話アクセスを使用した患者指導，および患者提供データをガイドラインにリンクさせたプライマリケア臨床医の決断支援が含まれていた[23]．主要アウトカムは，通常治療グループと比較した 12 カ月後の HbA1c の変化だった．報告書には，最終アウトカムの収集または評価についての盲検化に関する文書は提供されていなかった．研究者らは，分析における診療内クラスタリングを説明するために混合効果モデリング（mixed-effects modeling）を使用した．また，著者らはデータ欠損の影響を調べるための追加的な**感度解析 sensitivity analysis** も検討している．介入パッケージはテキストで詳しく説明されているが，スクリーンショットは補足ファイルでのみ利用でき，アルゴリズムやコードは提供されていない．さらに，情報通信技術を含む複雑な介入を展開することは，しばしば予期しない重大な問題を抱えているが，著者はこの重要な問題については議論していない．

医師による 71 件の診療のうち，26 件が登録された．これらの 26 件の診療のなかで 2,602 人の患者が適格であったが，そのうち 213 人が登録され，分析に 163 人が含まれた．介入群の 62 人の患者および対照群の 56 人の患者である．研究者らは，相当量のデータが欠落している場合の補完（imputation）技術について言及しているが，結果にどのような影響があったかについては議論していない．同様に，12 カ月エンドポイントでの HbA1c 測定の想起にもかかわらず，より密接にモニターされた介入群の患者は，通常の介護群よりも有用な HbA1c 検査結果を有する可能性が高い．

結果は何か

臨床決断支援システムの効果はどれほどか

ユーザーズガイドの第7章「治療（ランダム化試験）」と第9章「治療はリスクを減らすか．結果を理解する」では，治療効果の大きさを知るための**相対リスク relative risk**（RR）や**相対リスク減少 relative risk reduction**（RRR），**リスク差 risk difference**（RD），**絶対リスク減少 absolute risk reduction**（ARR）について説明している．前述のとおり，患者が利益（benefit）を享受するには，CDSSによって標的（たとえば，臨床医，患者，または双方）の行動が変容しなければならず，またその行動変容が健康アウトカムを改善すべきである．診療プロセスの変化においては介入が行動を変えたが臨床アウトカムに影響を与えないエビデンスがあったように，臨床診療に統合された電子システムが行動を変えるかを見つけることに対処することが健康研究では今や一般的である[7,24,25]．患者にとって重要なアウトカムに改善がないならば，作業，ドキュメントの実践，知識の更新，トレーニングに必要な変更は価値がない[26]．

さらに，CDSS研究では，介入に関連して起こる害，深刻な帰結を招く可能性のある問題が報告されることはほとんどない[24,27,28]．たとえば，オランダにおける薬物療法に関連した有害事象の最近のレビューでは，12カ月間で報告された4,161件のイベントの16.2%が，情報システム自体の欠陥，つまり，ソフトウェアによる過ちか，人間/コンピュータ・インターフェースのエラーのいずれかであり，病院で起きた人の9.3%が死亡または重大な一時的な害をもたらした[27]．

効果推定値はどれくらい精確か

バイアスのリスクが低い研究であれば，**信頼区間 confidence interval**（CI）はCDSSの真の効果が本当に存在する範囲を反映する〔第7章「治療（ランダム化試験）」，第10章「信頼区間: 単一研究またはメタアナリシスは十分大きいか」を参照〕．

ユーザーズガイドの適用

システマティックレビュー[1]において9件の研究の統合結果に基づくHbA1c変化の結果は，有意差がないことが明らかになった．同様に，入院を報告した2件の研究と生活の質を報告した3件の研究では，それぞれのCDSS介入から有意な利益は見出されなかった．死亡や心血管イベントのような患者にとって重要なアウトカムは報告されていなかった．

吟味した試験において，通常診療群と比較した介入群の12カ月時点のHbA1cは12%（95%CI: 0.5～1.9%，*P*=0.001）の大きな減少があった[23]．うつ病や糖尿病症状の一覧，入院，救急部受診を含めた副次アウトカムには改善がなかった．

大部分の試験でバイアスのリスクが高いことから，システマティックレビューの要約結果が正確ではないことを認識しながら，糖尿病管理のCDSSが患者のアウトカムを改善するというエビデンスが一貫して欠如していることは興味深い．臨床医のパフォーマンスのいくつかの側面は改善されたと言われていたが，メタアナリシスでは統合できなかった．糖尿病の過度の集中治療による重症低血糖エピソードの増加を含む，介入に関連する害は議論されていないが，十分に発生している可能性がある．

結果を患者の治療にどのように適用できるか

CDSS 固有の問題の多くは，その適用に際して発生する．自身の環境内で CDSS を実行する場合，さまざまな課題に直面することになるだろう．

臨床決断支援システムの何の要素が必要か

CDSS は，CDSS に組み込まれた論理と，論理を提示するためのインタフェースという 2 つの主要要素によって構成される．異なるロジックやプレゼンテーション要素を RCT で具体的に比較しない限り，成功に不可欠であるか，または一般に失敗につながるかを判断する信頼できる方法はない．CDSS の開発と導入は時間とリソースの面でコストがかかる傾向にあり，成功へとつながる要因を決定することは重要な研究努力であるが，今のところ信頼性の高い結果が得られていない[25,29]．

CDSS の介入が十分に記述されていない場合，臨床医は，その介入が独自の技術サポート，臨床ケアコーディネーター，または一定の「ヘルプライン（helpline）」の注意を必要としているのか，またはローカルな EMR とインターフェース接続していないのかを認識できない可能性がある．同様に，EMR と CDSS との親和性があなた自身のセッティングとはかなり異なる特定の施設で，長い年月をかけてその介入が開発されたことが明らかでないかもしれない．

臨床決断支援システムは新たな施設で応用可能か

CDSS を新たな施設で応用するには，既存の情報システムやソフトウェアとの統合が可能でなければならない．さらに，新たな施設の利用者にはシステムを維持する能力が求められ，そのシステムを受け入れ，最新の状態に保つことを確実にしなければならない．二重記録を必要とするシステムの場合，記録に要する時間が長くなり，利用者の苛立ちを招き，患者の治療のために費やせるはずの時間が奪われてしまうため，一般的には失敗に終わる．正常に機能するシステムは，業務の流れのなかに容易に組み込むことが可能で，臨床ニーズの高い優先順位の領域に対応し，臨床医にとって時間の節約につながるか，もしくは時間的な支障をきたさないものである．そのため，既存のデータ生成システムへの自動電子インタフェースを経由して入力されるのが理想的であるが，決断支援を行うために必要な情報がどのような形でシステムに入力されるのかを評価する必要がある．残念ながら，多種多様なコンピュータシステムへのインタフェースの構築には往々として困難が伴い，不可能な場合もある．

独自の EMR システムの上に構築された CDSS のアプリケーションは，他の設定では応用できないことが多い．CDSS 開発の複雑さは増加するかもしれないが，知識アルゴリズムは，インタフェースエンジンとは別に構築されて，CDSSの応用性がますます可能となる．技術的な統合に加えて，CDSSの関連性，品質，使いやすさの面での現地臨床環境への一般化可能性を検討することは重要である．これらの項目のそれぞれは，CDSS開発の成功を改善するために現地の状況で徹底的にテストされることが理想だが，医療における意思決定の迅速なペースは，これを整理することを困難にしている．シミュレーションラボ，パイロットサイト，または段階的な実装は，本格的な実行前に問題を特定するのに役立つ．

あなたのセッティングにいる臨床医は臨床決断支援システムを受け入れそうか

研究対象となった臨床医と重要な点で意見が異なる臨床医は，CDSSを受け入れないかもしれない．ある研究が，新しい技術を使用して楽しむ医者または患者（早期順応者）を主に募集した場合，通常の臨床診療への移行は失敗する可能性がある．

メタ回帰や事例的エビデンスに基づく臨床医に受け入れられるかどうかは，システムの信頼性（故障が少なく，定期的な更新がある），迅速な応答時間，正確なデータ，明確に提示された有用情報に依存している[29]．ユーザーインタフェースは，CDSSの有効性を左右する重要な要素である．CDSSインタフェースは潜在的利用者の能力や限界，利用者の業務，そしてその業務が遂行される環境に応じて開発されるべきである[30]．

警告システム alerting systemにおける主要な問題点の1つとして，潜在的問題（異常な検査値など）が存在するという情報を，適切な速さで意思決定能力をもつ人々に伝達することがあげられる．たとえば，ある研究者集団は，コンピュータ画面上のアイコンの強調表示，コンピュータの上部に設置された黄色い照明の点滅など，複数の異なる警告手法を試してみた[31]．その後，研究者らは看護師にポケットベルを渡し，検査値に異常があった場合には知らせるようにと指示を出した[32]．ただし，警告の速度と方法が警告内容の臨床的重要性によってフィルタリングされるまでは，この解決策はうまく機能しない可能性がある．

さらに，CDSSは，専門知識の内容，正確で明確な表現，優れた一般化可能性，日々の診療や生活への容易な組み込みを目的としているため，これらのステップの故障は失敗につながる可能性がある．

患者中心のCDSSは一般化可能性に関しても問題がある．なぜなら，臨床試験は，コンピュータ情報に精通した，通常は若くて健全な個人を採用する傾向がある[33]．高齢の人や社会的に恵まれていない人々は代表になることは少ないが，それにもかかわらず多くの病気に対して高リスク群を構成している．

臨床決断支援システムの利益は，その害とコストを正当化するか

CDSSのコストは，ハードウェア，ソフトウェア，インターフェイス，およびトレーニングを含めると高くなる可能性がある[34]．追加的な，システムの保守やアップグレードに必要なスタッフのコスト

は明らかではない．費用だけではなく費用対効果が決定要因になるはずであるが，ときには CDSS の予算効果が非常に高く，それが禁止されることがある．これは，EMR システムと保守，アップグレード，およびアプリケーションに資金を提供しているコミュニティベースの医師にとって特にあてはまる．

数十年にわたる CDSS 開発もかかわらず，研究の質と患者のアウトカムへのプラス効果については失望していることがシステマティックレビューで記録されている[35,36]．CDSS の有効性と安全性を検討した RCT の一連のシステマティックレビュー更新では，処方，診断検査の指示，プライマリケア予防慣行，慢性疾患治療，および急性期診療は，罹患，死亡，または生活の質などの患者アウトカムに有意な影響を示さず，診療プロセスについては一貫性のない効果で，CDSS の潜在的な害については注意を払う必要がないことが記録された[37-42]．有効性と安全性の合理的なエビデンスがなければ，費用対効果の概念は意味がない（第 28.2 章「経済分析」を参照）．しかし，糖尿病診療のランダム化試験に付随する**経済分析 economic analysis** が，ときには HbA1c やコレステロールのような代理マーカーの改善に基づいて実施されている．今後の研究では，患者にとって重要なアウトカムに基づく経済分析が最重要課題となるだろう[34]．

臨床シナリオの解決

あなたの上級研修医は，翌朝の報告会で，糖尿病管理のための CDSS のシステマティックレビューとメタアナリシス[1]を要約する．彼女は，CDSS が糖尿病患者のアウトカムを改善するというエビデンスはほとんどないと報告する．バイアスのリスクに関する懸念をレビューした後，そのほとんどは CDSS の潜在的効果を過大評価する傾向があるという彼女の評価に，あなたは同意する．コンピュータベースの治療中断（たとえば，臨床的に無関係な薬物と検査室内検査との相互作用に関する不必要なポップアップ）の除去から，深夜に書き込み指示をする睡眠不足の研修医による潜在的な誤りを置換できるコンピュータシステムの開発までの範囲で議論される．介入とその構成要素の複雑さについては誰もが認識しているが，成功につながる可能性のある具体的な側面については不確実である．

最終的には，あなたは，糖尿病追跡システムは患者データの整理という面でかなりの臨床上の魅力を持っているが，安価な「糖尿病ダッシュボード」が購入できるか，またはクリニック用に開発できるかどうかを判断するためには病院の情報技術部門と協力しなければならないと結論する．あなたは，糖尿病の質基準に関する診療所のパフォーマンスを調べる監査と，臨床医と患者がこれらの基準を満たすことを妨げる障壁の調査を最初に完了する必要があることに同意する．

参考文献

1. Jeffery R, Iserman E, Haynes RB; CDSS Systematic Review Team. Can computerized clinical decision support systems improve diabetes management?　a systematic review and meta-analysis. Diabet Med. 2013; 30(6): 739-745.
2. Medical Subject Headings (MeSH) Database. Bethesda, MD: National Center for Biotechnology Information; 1998, http: //www.ncbi.nlm.nih.gov/mesh/68020000. Accessed February 26, 2014.
3. Johnston ME, Langton KB, Haynes RB, et al. Effects of computer-based clinical decision support systems on clinician performance and patient outcome: a critical appraisal of research. Ann Intern Med. 1994; 120(2): 135-142.
4. Shcherbatykh I, Holbrook A, Thabane L, et al; COMPETE Ⅲ investigators. Methodologic issues in

health informatics trials: the complexities of complex interventions. J Am Med Inform Assoc. 2008; 15(5): 575-580.

5. Evans RS, Pestotnik SL, Classen DC, et al. A computerassisted management program for antibiotics and other antiinfective agents. N Engl J Med. 1998; 338(4): 232-238.
6. Durieux P, Nizard R, Ravaud P, et al. A clinical decision support system for prevention of venous thromboembolism: effect on physician behavior. JAMA. 2000; 283(21): 2816-2821.
7. Garg AX, Adhikari NK, McDonald H, et al. Effects of computerized clinical decision support systems on practitioner performance and patient outcomes: a systematic review. JAMA. 2005; 293(10): 1223-1238.
8. Cornfield J. Randomization by group: a formal analysis. Am J Epidemiol. 1978; 108(2): 100-102.
9. Whiting-O'Keefe QE, Henke C, Simborg DW. Choosing the correct unit of analysis in Medical Care experiments. Med Care. 1984; 22(12): 1101-1114.
10. Divine GW, Brown JT, Frazier LM. The unit of analysis error in studies about physicians' patient care behavior. J Gen Intern Med. 1992; 7(6): 623-629.
11. Calhoun AW, Guyatt GH, Cabana MD, et al. Addressing the unit of analysis in medical care studies: a systematic review. Med Care. 2008; 46(6): 635-643.
12. Klar N, Donner A. The merits of matching in community intervention trials: a cautionary tale. Stat Med. 1997; 16(15): 1753-1764.
13. Thompson SG, Pyke SD, Hardy RJ. The design and analysis of paired cluster randomized trials: an application of metaanalysis techniques. Stat Med. 1997; 16(18): 2063-2079.
14. Campbell MK, Mollison J, Steen N, et al. Analysis of cluster randomized trials in primary care: a practical approach. Fam Pract. 2000; 17(2): 192-196.
15. Mollison J, Simpson J, Campbell M, et al. Comparison of analytical methods for cluster randomised trials: an example from a primary care setting. J Epidemiol Biostat. 2000; 5(6): 339-348.
16. Strickland JH Jr, Hasson JH. A computer-controlled ventilator weaning system: a clinical trial. Chest. 1993; 103(4): 1220-1226.
17. Holbrook A, Thabane L, Keshavjee K, et al; COMPETE II Investigators. Individualized electronic decision support and reminders to improve diabetes care in the community: COMPETE II randomized trial. CMAJ. 2009; 181(1-2): 37-44.
18. Eccles M, McColl E, Steen N, et al. Effect of computerised evidence based guidelines on management of asthma and angina in adults in primary care: cluster randomised controlled trial. BMJ. 2002; 325(7370): 941.
19. Friedman C, Wyatt J. The design of demonstration studies. In: Friedman C, Wyatt J, eds. Evaluation Methods in Biomedical Informatics. New York, NY: Springer Science and Business Media; 2006: 188-223.
20. Guyatt GH, Pugsley SO, Sullivan MJ, et al. Effect of encouragement on walking test performance. Thorax. 1984; 39(11): 818-822.
21. Eysenbach G. CONSORT-EHEALTH: implementation of a checklist for authors and editors to improve reporting of webbased and mobile randomized controlled trials. Stud Health Technol Inform. 2013; 192: 657-661.
22. Hahn S, Puffer S, Torgerson DJ, et al. Methodological bias in cluster randomised trials. BMC Med Res Methodol. 2005; 5(1): 10.
23. Quinn CC, Shardell MD, Terrin ML, et al. Cluster-randomized trial of a mobile phone personalized behavioral intervention for blood glucose control. Diabetes Care. 2011; 34(9): 1934-1942.

24. McKibbon KA, Lokker C, Handler SM, et al. The effectiveness of integrated health information technologies across the phases of medication management: a systematic review of randomized controlled trials. J Am Med Inform Assoc. 2012; 19(1): 22-30.
25. Mollon B, Chong J Jr, Holbrook AM, et al. Features predicting the success of computerized decision support for prescribing: a systematic review of randomized controlled trials. BMC Med Inform Decis Mak. 2009; 9(1): 11.
26. O'Reilly D, Tarride JE, Goeree R, et al. The economics of health information technology in medication management: a systematic review of economic evaluations. J Am Med Inform Assoc. 2012; 19(3): 423-438.
27. Cheung KC, van der Veen W, Bouvy ML, et al. Classification of medication incidents associated with information technology. J Am Med Inform Assoc. 2014; 21(e1): e63-e70.
28. Top 10 health technology hazards for 2013. Health Devices. 2012; 41(11): 342-365.
29. Roshanov PS, Fernandes N, Wilczynski JM, et al. Features of effective computerised clinical decision support systems: meta-regression of 162 randomised trials. BMJ. 2013; 346: f657.
30. Adams ID, Chan M, Clifford PC, et al. Computer aided diagnosis of acute abdominal pain: a multicentre study. Br Med J(Clin Res Ed). 1986; 293(6550): 800-804.
31. Bradshaw KE, Gardner RM, Pryor TA. Development of a computerized laboratory alerting system. Comput Biomed Res. 1989; 22(6): 575-587.
32. Tate KE, Gardner RM, Scherting K. Nurses, pagers, and patientspecific criteria: three keys to improved critical value reporting. Proc Annu Symp Comput Appl Med Care. 1995; 164-168.
33. Brann M, Mattson M. Toward a typology of confidentiality breaches in health care communication: an ethic of care analysis of provider practices and patient perceptions. Health Commun. 2004; 16(2): 231-251.
34. O'Reilly D, Holbrook A, Blackhouse G, et al. Cost-effectiveness of a shared computerized decision support system for diabetes linked to electronic medical records. J Am Med Inform Assoc. 2012; 19(3): 341-345.
35. Black AD, Car J, Pagliari C, et al. The impact of eHealth on the quality and safety of health care: a systematic overview. PLoS Med. 2011; 8(1): e1000387.
36. Bright TJ, Wong A, Dhurjati R, et al. Effect of clinical decision-support systems: a systematic review. Ann Intern Med. 2012; 157(1): 29-43.
37. Roshanov PS, Misra S, Gerstein HC, et al; CCDSS Systematic Review Team. Computerized clinical decision support systems for chronic disease management: a decision-maker-researcher partnership systematic review. Implement Sci. 2011; 6(1): 92.
38. Sahota N, Lloyd R, Ramakrishna A, et al; CCDSS Systematic Review Team. Computerized clinical decision support systems for acute care management: a decision-maker-researcher partnership systematic review of effects on process of care and patient outcomes. Implement Sci. 2011; 6: 91.
39. Hemens BJ, Holbrook A, Tonkin M, et al; CCDSS Systematic Review Team. Computerized clinical decision support systems for drug prescribing and management: a decision-maker researcher partnership systematic review. Implement Sci. 2011; 6: 89.
40. Roshanov PS, You JJ, Dhaliwal J, et al; CCDSS Systematic Review Team. Can computerized clinical decision support systems improve practitioners' diagnostic test ordering behavior? a decision-maker-researcher partnership systematic review. Implement Sci. 2011; 6: 88.
41. Souza NM, Sebaldt RJ, Mackay JA, et al; CCDSS Systematic Review Team. Computerized clinical decision support systems for primary preventive care: a decision-maker-researcher partnership sys-

tematic review of effects on process of care and patient outcomes. Implement Sci. 2011; 6(1): 87.

42. Nieuwlaat R, Connolly SJ, Mackay JA, et al; CCDSS Systematic Review Team. Computerized clinical decision support systems for therapeutic drug monitoring and dosing: a decision-maker researcher partnership systematic review. Implement Sci. 2011; 6(1): 90.

第 11.7 章

上級編: 治療試験のバイアスのリスク
質改善に関する論文の使い方

Advanced Topics in the Risk of Bias of Therapy Trials
How to Use an Article About Quality Improvement

Eddy Fan, Andreas Laupacis, Peter J. Pronovost, Gordon Guyatt, and
Dale M. Needham

この章の内容

臨床シナリオ

集中治療室（intensive care unit: ICU）部長のあなたは，敗血症患者の死亡が増えていることに気付く．そこであなたは，患者の治療とアウトカムを改善するための**質改善 quality improvement**（QI）イニシアチブを検討している．しかし，QI研究の多くはデザインが脆弱で，データの質が低く，考えられる利益（benefit）が過大評価されるケースが多いことが気にかかる．そこであなたはまず既存のQI介入を特定して評価することを決断する．

その検索

あなたはPubMedを使用した文献検索により，スペインの内科系および外科系ICU59施設における敗血症のための教育的QIプログラムを評価した**前後比較研究 before-after study**を特定する[1]．このプログラムは，Surviving Sepsis Campaignのエビデンスに基づくガイドライン[2]に基づいて重症敗血症を特定して治療するための訓練を臨床医に提供していた．プログラムでは，2つのガイドラインに基づく治療パッケージが実施された．そのうちの1つが蘇生パッケージ（resuscitation bundle）（すなわち，同時に実施しなければならない至適治療を構成する一連の介入で，このケースでは，敗血症特定時に6つのタスクが開始され，6時間以内に完了）で，もう1つが管理パッケージ（management bundle）（4つのタスクを24時間以内に完了）であった．このプログラムは，その研究の状況下では非常に有望に見えることから，あなたはこのアプローチを自身の施設で導入できないものかと考えている．そこで，次のステップとして報告の批判的吟味を行うことにする．

質改善: 概要

QIのきっかけは共通している[3,4]．エビデンスに基づく治療を受けていない患者は多く[5]，入院患者の9%以上が有害事象による害を被っている[6]．質改善の介入は，臨床医の行動を変えることにより，確立された臨床介入をより一貫的，適切，かつ効率的に適用し，患者の治療と患者アウトカムの改善を図ろうとするものである[7]．QI研究における介入の標的は，介入の有効性を確認することではなくて，介入が行動変化に及ぼす影響を確認することにあり，これは一般的に治療の至適プロセスに**遵守（アドヒアランス）adherence**しているかどうかで判断できる．

従来の評価ベースの臨床研究（たとえば，治療の有効性の推定）では，一般的に，たとえば臨床試験などのセッティングの状況下で，患者が介入を確実に受けられるように適切に管理された環境下で実施された介入を評価する[3,4]．これとは対照的に，QI介入では，すでに確立されている治療の実施状況を改善することを目的とするものであり，使用するデータも診療の一環として日常的に収集されているものである．したがって，QIの取り組みは必ずしも研究とみなされるわけではない[8]．その場合，研究によって患者に及ぶ，標準的な診療に伴う以上のリスクは最小限であることから，施設内審査委員会が**インフォームドコンセント informed consent** と詳細審査の免除を許可する場合がある[9].

多くの場合，質改善介入は状況依存性かつ複雑で反復的であり，QI への障壁と推進因子を突き止めようとするものである[10]. 質の高い**エビデンス evidence** により，既存の治療に大きな正味の利益（net benefit）があることが実証済みの場合，治療プロセス（すなわち治療の漸進的実施）を測定するだけで十分に QI 介入の利益を実証できるだろう. 治療による正味の利益が十分に実証されたものでない状況で QI 介入の利益を実証する場合には，**患者にとって重要なアウトカム patient-important outcome** の改善を測定する必要がある.

科学としての質改善

ランダム化臨床試験 randomized clinical trial（RCT）は，群間の**予後因子 prognostic factor** の違いによって生じる**バイアス bias** や，経時的に変化するアウトカム決定因子に関わるバイアスを低減するための最適な手段を提供する（第 6 章「なぜ研究結果が誤解を招くのか: バイアスとランダム誤差」を参照）. QI 分野の出版物は，多種多様な文献の寄せ集めであり[11]，現場の実績報告には高い**バイアスのリスク risk of bias** が伴い，その発生率は厳格にデザインされた実験による報告よりもはるかに高い[12]. おそらく厳格な RCT は，バイアスのリスクが比較的低いがために，**観察研究 observational study** よりも有意な改善が報告される確率は低い[13].

QI の事例報告は新たな仮説を生み出し，革新的変化を加速し，臨床医に行動変化の動機付けを与える可能性を秘めている[14]. 現場の QI 介入を他のセッティングに普及させるのでなければ，エビデンスの質は低くても構わない. しかし，介入の見かけ上の利益が広く公表されてしまった場合，見かけ上の結果による**害 harm** の発生，または限りある資源の浪費，あるいはその両方をきたしかねない. したがって，QI 研究のデザイン，実施，評価は厳格に行われなければならない[14-16].

QI イニシアチブのなかには，重要な限界のあるランダム化試験に基づいて時期尚早に介入を展開している例もみられる. たとえば，QI の取り組み目標として非心臓手術に対する β 遮断薬の使用が採用されたが，その後，この介入により全死亡や脳卒中が増加しうることを示すエビデンスが出現した[17-19]. QI 介入を広く展開する場合は，まずバイアスのリスクが低く，元の研究セッティング以外での高いレベルの適用可能性を持つ研究が必要となる[12,16].

他のユーザーズガイドへのリンク

この章では，介入の効果について取り上げた既存の本書ユーザーズガイド〔第 7 章「治療（ランダム化試験）」，第 11.6 章「臨床決断支援システム」，第 14 章「害（観察研究）」，および「エビデンスの要約」〕の内容を補足および強化しつつ，QI 研究固有の問題（欄 11.7-1）に焦点をあてる. さらに，このガイドでは，関連する質の高いエビデンスと照らし合わせて解釈されるべき個々の**1 次研究 primary study** にも着目し（第 2 章「エビデンスに基づく医療とは何か」を参照），Standard for Quality Improvement Reporting Excellence（SQUIRE）ガイドラインについても補足する[20,21].

欄 11.7-1

質改善（QI）を評価した論文に関するユーザーズガイド

バイアスのリスクはどれほど深刻か
- 介入群と対照群は同じ予後で開始したか
- 患者はランダム割り付けされていたか．ランダム割り付けされていなかった場合，研究者らはバイアスのリスクを最小限にするような研究デザインを使用していたか
- ランダム割り付けは隠蔽化されていたか
- 治療群と対照群の患者で，既知の予後因子は似ていたか
- QI 介入が主として臨床医を対象としたものである場合，その臨床医または臨床医集団が分析単位となっているか
- データの質は許容可能か
- 研究の進行とともに，予後のバランスが維持されたか
- 研究ではどの程度が盲検化されたか
- 実験的介入以外において，両群は平等な扱いを受けていたか
- 研究完了時点で，初期の予後のバランスがとれていたか
- 患者は，ランダム割り付けまたは割り当てられた集団において解析されたか
- 試験は早期に中止されたか
- 追跡は完了しているか

結果は何か
- 治療効果の大きさはどれくらいか
- 治療の効果推定値はどれほど精確か

結果を患者の治療にどのように適用できるか
- QI 研究が治療プロセスに着目したものである場合，そのプロセスによって患者にとって重要なアウトカムが改善されたことを示すエビデンスの質はどうか
- 追跡は十分長期間だったか
- その QI 介入は自身の現場にも応用可能か
- 患者にとって重要なアウトカムはすべて考慮されたか
- 見込まれる利益は考えられる手間，害，コストに見合ったものか

バイアスのリスクはどれほど深刻か

患者はランダム割り付けされていたか．ランダム割り付けされていなかった場合，研究者らはバイアスのリスクを最小限にするような研究デザインを使用していたか

多くの QI 研究の観察デザインでは，研究者らのコントロールの範囲外で起こるイベント（たとえば，新しい方針により導入された変更）が関係している場合や，**ランダム割り付け randomization** の実施が現実的でない場合（たとえば，**対照群 control group** に参加したがらないなど）がある[13]．このような観察デザインでは観測された変化が QI 介入によるものなのかどうかの判断が難しいことから，アウトカムに及ぼす介入効果に関するエビデンスが生成されても，その確信性は低い[22]．

QI 研究でよく使用される非ランダム化デザインとしては，前後比較研究（同時対照群ありまたはなし），**時系列デザイン time series design**（分割または非分割），**ステップウェッジデザイン stepped**

wedge design がある[23]．患者集団における経時的変化や QI 介入とは無関係な診療上の変更は，対照群がない前後比較研究においてバイアスのリスクを招き[23]，利益の大きさが過大評価されてしまうことが多い[23]．たとえば，研究者らは，病院や外科医の成績を公表したことが，ニューヨーク州で冠動脈バイパス手術を受けた患者における外科手術アウトカムの改善につながったと報告した[24]．しかし，その後の研究で，そのような介入が全く行われなくても全米各地で同様の改善がみられたことが明らかになった[25]．

対照群を有する前後比較デザインは，適切な対照群の特定が難しいことからあまり使用されない．しかし，ベースライン時に十分にマッチングしているように見える参加者ら（たとえば，人口統計学的特徴が類似した参加者）も，未測定の重要な因子（たとえば，研究の介入への遵守）においては異なっている場合がある．

同じく，あまり使用されてはいないものの，より有力なデザインとして，異なるタイミングと異なるセッティングで介入を適用することにより，単一の介入の状況で一連の前後比較研究を効果的に実施するというものがある．これを，**分割時系列デザイン interrupted time series design** といい，これによって介入とアウトカムとの間の因果関係に対する確信性が強化される場合もあれば，因果関係に関する過去の誤った結論が払拭される場合もある．

たとえば，ある胸部手術に関する研究では，クリニカルパスが術後治療に及ぼす影響について取り上げていた．著者らはベースライン時と介入後の期間でアウトカムを比較し，有意な改善を報告していた[26]．しかし，再解析の結果，統計的に有意な介入前の傾向が明らかになり，時系列回帰分析法では介入後に有意な差が認められなかった[27]．

しかし，分割時系列デザインは，研究の介入と同時に起こる他の重要なイベントの影響に対する防御策を提供するわけではない．このデザインでは研究期間を明確に定義しなければならず，**治療効果 treatment effect** の過大評価を回避するには，自己相関についての説明（すなわち，隣接する複数の時点で収集された同種のデータは，大きく時間間隔を空けて収集されたデータよりも類似性が高いと考えられること）を提供するための統計的手法が必要となる場合がある[23]．**統計的プロセス管理 statistical process control** もまた，プロセスのパフォーマンスの経時的変動を分析するためによく使用される方法である．このような変動には，QI 介入によるパフォーマンスの改善（このような改善は，時間が経てば，改善後の新たな水準に落ち着く）が含まれる場合もある[28]．

ステップウェッジデザインを使用した研究では，QI 介入を参加者に順次適用し，研究完了時までにはすべての参加者が介入に曝露しているようにする[29]．介入の導入順序がランダム化される場合もあり，そうすることでさらにバイアスのリスクは低くなる．

たとえば，ある病院では，救命救急支援チーム（critical care outreach team: CCOT）の普及を推進する英国の国家推奨に応じ，院内死亡および入院期間への影響を評価するステップウェッジ試験が実施された[30]．CCOT は 32 週間にわたって適用され，重要な患者特性を対応付けさせるために病棟のペアリングが行われた．各ペアのうち 1 つの病棟は，早期 CCOT 導入にランダム割り付けされ，ペアのもう一方の病棟では，後日CCOTが適用されるまでは通常の治療が行われ，これにより，8ペアの病棟でマッチングした比較が可能となった．全病棟ペアへのCCOT適用のタイミングは無作為に決定され，段階的，すなわち4カ月おきに各病棟ペアに適用された．この研究では，CCOT介入は通常の治療よりも院内死亡を減少させることが明らかになった〔**オッズ比 odds ratio** 0.52，95%**信頼区間 confidence interval**（CI）: 0.32〜0.85〕.

非ランダム化試験でも，適切にデザイン，実施，分析されたものであれば，頑健な結果が得られるかもしれない[16,31,32]．**交絡変数 confounding variable**（すなわち，QI介入やアウトカムの双方に関連しているために結果にバイアスを生じさせる予後因子）を説明する統計的手法（たとえば，**回帰分析 regression analysis**）により，観察研究は強化される[32]．RCTがQIに使用される場合，それは，実際のセッティングで治療を受ける幅広く定義された患者集団において当該QI介入が効果的かどうかを評価する実用的デザインである場合が多い[23,33].

たとえば，2型糖尿病を持つ成人プライマリケア患者を対象とした研究では，糖尿病治療改善のための臨床アドバイスの提供に加え，46人の臨床医が担当する患者511人が通常治療または13個の指標〔たとえば，血圧，グリコヘモグロビン（HbA1c）値〕を監視するウェブベースの電子糖尿病追跡システムへの共有(患者と臨床医)アクセスにランダム割り付けされた[34]．この実用的RCTは，大多数の糖尿病患者が治療を受けるセッティングにおける介入の有効性を評価するために，地域に拠点を置く臨床医を対象に実施された．6カ月時点で，介入群の糖尿病指標チェック回数は通常治療群と比べて有意に多く（差: チェック回数1.27回増，95% CI: 0.79〜1.75），血圧やHbA1c値にも有意な改善がみられた．しかし，HbA1cは患者にとって重要なアウトカムの代理としては不十分な可能性がある（すなわち，低HbA1c値目標を達成することを目的とした強化治療のランダム化試験では，脳卒中や心血管死の減少はみられなかった[35]）．血圧改善は，代理アウトカムとしてはより信頼性が高いが，いくつかのアウトカムについてはやはり減少がみられないかもしれない[36].

質改善介入が主として臨床医を対象としたものである場合，その臨床医または臨床医集団が分析単位となっているか

同じ診療所，病棟，あるいは病院で勤務する臨床医は，診療やアウトカムに影響を及ぼす共通の環境を共有している．質改善の研究者は，分析においてこの問題を検討しなければならない．たとえば，臨床医の診療行為を改善する介入に病院をランダム割り付けした場合，個々の臨床医に関わる結果がクラスター化すること（すなわち，ある特定の病院で勤務する医師らの間では，別の病院で勤務する医師らと比べて診療行為が類似している可能性が高いこと）を考慮せずに個々の臨床医の診療に関わるデータを分析することで有意な結果が導かれてしまう場合がある[19]．QI研究ではこのような**解析単位 unit of analysis**，すなわちクラスター化の問題が適切に考慮されていない場合が多い[37].

たとえば，末期腎不全患者に対する腹膜透析の使用を推奨する臨床報告の影響を評価したRCT では，152 人の患者を担当する 10 人の医師が，それぞれ介入群または対照群にランダム割り付けされた[38]．著者らは，介入群にランダム割り付けされた医師らの間では，腹膜透析が開始される患者が有意に多かったと報告している（P=0.04）．しかし，正しい分析単位（すなわち，患者 152 人ではなく医師 10 人）を使った場合，あるいは患者アウトカムが医師ごとにクラスター化していることを考慮するための特別な統計的手法を使った場合は，結果が統計的有意水準に達していなかっただろう[37]．

これに対する一般的な解決策としてあげられるのが，臨床医をグループ化して介入と対照に割り付ける，いわゆる**クラスターランダム化試験 cluster randomized trial** である．

データの質は許容可能か

臨床研究では，データの質を管理する方法の重要性は十分認識されているが，QI 研究の多くでは，日常の診療業務の一環としてデータが収集されることが多く，追加的資源もなく，研究方法に関わる教育訓練が提供されないため，まだその認識は不十分である[32,39]．データの質に不備があれば，高いバイアスのリスクをもたらすことから，QI 研究の使用者としては，すべての研究段階におけるデータの質を検討する必要がある（欄 11.7-2）．

たとえば，患者の合併症に関する外科手術チェックリストの適用を評価した前向き多施設共同研究（患者 7,688 人）では[40]，8 つの国際拠点（資源に制約のあるセッティングを含む）のデータ収集担当者が，治療プロセス（process-of-care）指標と合併症の特定，分類，記録について，米国外科学会（American College of Surgeons）の手術の質改善プログラム（National Surgical Quality Improvement Program: NSQIP）に基づき，地元の研究者から教育訓練と監督指導を受けた．しかし，NSQIP の標準的な教育訓練期間は 1 年間であるのに対し，この QI 研究では，教育訓練が行われたのは研究開始当初のみであったことから，データ収集担当者の教育訓練に限界があった可能性が示唆される．また，評価された合併症（たとえば，深部静脈血栓症）の多くは，正確な診断に詳細な診断検査を必要とするものだったが，ルーチンケアの一環として合併症を調べるための系統的評価が行われていた患者の割合は報告されていなかった．したがって，データの質に関わる問題が，外科手術安全チェックリストとその後の合併症との間の関連に影響していた可能性がある．

欄 11.7-2

質改善（QI）のためのデータ質管理手法

プロジェクトデザイン

QI プロジェクトの目標は明確に示されているか
すべての重要なデータについて，適切な定義と測定方法が報告されているか
データ収集
スタッフはデータ収集について，適切な質保証審査を伴う教育訓練を受けているか
データ管理
欠損値および外れ値/エラー値が適切に審査され，報告されているか
データ解析
研究全体を通しての参加者（たとえば，患者，臨床医，病院）の流れが明確に報告されているか（すなわち，募集人数，参加者数，脱落数）

追跡は完了しているか

多くの QI 研究は，その実施において資源の制約に直面することから，欠損値（missing data）もよくある．欠損値は研究結果にバイアスを生じさせる可能性があることから，明確に報告されるべきである．アウトカムイベント数に対する欠損値の程度やバイアスの可能性がいずれも低いのであれば[19]，解析においてこれらのデータについて明確に取り上げず，欠損値の程度を報告するだけでも構わないかもしれない[32]．しかしそれ以外の場合，研究者らは**追跡からの脱落 loss to follow-up** の潜在的影響を確認するための**感度分析 sensitivity analysis** を実施するとよい．研究結果が感度分析の結果と大きく変わらなければ，確信性は高まる[32]．

ユーザーズガイドの適用

対照群がない前後比較デザインの使用は，高いバイアスのリスクを示唆する．分割時系列またはステップウェッジ（ランダム割り付けあり）研究デザインの方が，バイアスの可能性は低いだろう．しかし，データ収集に対する質保証は明確に報告されており，欠損値もほとんどなかった．さらに，著者らは回帰手法を使用し，2 つの期間の既知のアンバランスを考慮していた[1]．

結果は何か

質改善介入の効果の大きさと精確さはどうか

これまでの本書ユーザーズガイドでは（第 9 章「治療はリスクを減らすか．結果を理解する」を参照），介入の効果（たとえば，**相対リスク relative risk** や**リスク差 risk difference**）を表し，CI を介してその精確さを評価する（第 10 章「信頼区間: 単一研究またはメタアナリシスは十分大きいか」を参照）ための共通の方法について説明してきた[19]．

ユーザーズガイドの適用

2 カ月間の介入前期間と比較すると，介入実施後の 4 カ月間の肺塞栓症患者におけるガイドラインへの遵守は，蘇生パッケージ（5.3%対 10.0%，P<0.001），管理パッケージ（10.9%対 15.7%，P=0.001）ともに改善していた．院内死亡は低下していた（44.0%対 39.7%，P=0.04）[1]．参加 ICU のサブセットに対して行った 1 年目の追跡調査では，蘇生パッケージへの遵守がベースライン時の状態に戻ったことが明らかになったが，管理パッケージへの遵守や院内死亡は介入後期間に測定されたものとほぼ変わらなかった．

結果を適用できるか

質改善研究が治療プロセスに着目したものである場合，そのプロセスによって患者にとって重要なアウトカムが改善されたことを示すエビデンスの質はどうか

質改善介入では，プロセスを正確かつ現実的に測定できる場合は治療プロセス指標に焦点をあてるのが適切であり，過去のランダム化試験により，治療プロセスは患者が価値を置くアウトカムを改善することが示されている．たとえば，アスピリンによる死亡低下は RCT により明らかにされており[41]，急性心筋梗塞患者へのアスピリンの使用を推進する QI 介入では，患者の状態が良くなることは確実であるため，QI 研究者らは死亡率を測定する必要はない[19]．QI 介入により奨励されている各介入の利益が RCT により実証されていない場合，QI 研究者は，QI 研究内で，患者にとって重要なアウトカムが改善するかを確認しなければならないだろう．患者にとって重要なアウトカムに影響を及ぼすことがないままで効率的または安価な治療につながる質改善介入もまた有益である．十分なエビデンスによる裏付けのない介入を広く普及させることには危険が伴う場合がある[16]．

たとえば，ある前向き研究では，内科系 ICU における高血糖の敗血症患者を対象に，インスリン注射を使用した血糖コントロールプロトコル〔目標血糖値 80〜120 mg/dL（mmol/L へ変換するには 0.0555 を乗じる）〕の実施と改善を評価した．プロトコルの適用を受けた患者 70 人における低血糖イベント件数の合計は 86 件と記録されているが，研究期間中にプロトコルが段階的に改善されるにつれ，低血糖の発生率は 7.6%（初版プロトコル）から 0.3%（プロトコルの第 4 草案）へと減少した[42]．しかし，その後実施されたメタアナリシスでは，低血糖リスクの有意な増加が明らかになった（**リスク比 risk ratio** 6.0，95%CI: 4.5〜8.0）[43]．重要なのは，中等度低血糖〔**ハザード比 hazard ratio**（HR）1.41，95%CI: 1.21〜1.62〕または重度低血糖〔HR 2.10，95%CI: 1.59〜2.77〕は死亡リスクの有意な増加に関連しているという点である[44]．

追跡は十分長期間だったか

新しい介入の目新しさがなくなった時点で，臨床医や組織の多くは過去に打ち立てられていたルーチンに戻ってしまい（すなわち，臨床医の行動の流動性），診療行為の変化が短期間で終わる

場合がある[13]．さらに，グループや組織が複雑な**多面的介入 multifaceted intervention** の全面適用を図るには多大な時間を要することが多い．ほとんどの研究で，QI 介入のアウトカムを評価するための追跡期間の中央値は 1 年未満であり[13]，介入の持続可能性を確認するには十分とは言えないだろう．持続可能性の確認のためには，成功裏に終わった QI 介入の追跡研究が実施されるべきである．介入後の追跡期間が 1 年未満の場合は，QI 介入を大々的に採用することは賢明ではないだろう．

たとえば，成功裏に終わった，カテーテル関連血流感染を減らすための介入の持続可能性を調べた**コホート研究 cohort study** では，介入後 36 カ月の時点でも感染率は低いままだったことが明らかになっている[45]．これとは対照的に，オーストラリアにおける糖尿病治療とアウトカムを改善するための多面的 QI 介入（たとえば，電子登録，リマインダシステム，スタッフ教育，ならびに**監査とフィードバック audit and feedback** とセットになった診療ガイドラインの作成と普及）の実施を評価した研究では，1 年目の時点で診療内容（たとえば，診察と臨床検査）に有意な改善がみられたが（40％から 49％に改善），その後の 2 年目，3 年目の時点ではこのアウトカムに減少（それぞれ 44％）がみられた[46]．

質改善介入は自身の現場にも応用可能か

QI 研究が行われた拠点以外への適用可能性を評価する際の要となるのが，QI 研究の背景情報である．研究の背景情報には，拠点環境，プロセス，資源，リーダーシップ，文化，伝統が含まれる[7]．質改善研究には，実際の集団とは特徴が異なる臨床医や参加者が組み入れられている場合がある．QI 研究の一般化可能性を判断するには，現場における QI への障壁と推進因子を把握する必要がある[10,47]．

たとえば，麻酔リスクの低い患者に対する日常的な術前検査の使用には慎重になるように求める専門家協会や国家ガイドラインの推奨にも関わらず，フランスの大学病院ではこの検査が多数実施されている[48]．過去の研究からも，病院の麻酔専門医の多くがこの推奨を知りながらも遵守していないことが明らかになっている．臨床医らは，ある特定の組織的障壁（たとえば，術前の麻酔説明がないこと）に対応するための戦略を盛り込むことにより，国家ガイドラインを修正して使用した．このように現場の状況に合わせた修正が行われ，さらにはそれらの実践についての活発なフィードバックや，組織的変更に関する議論が行われたことにより，その病院では低リスク患者に対して指示される術前検査の数に大幅な減少がみられた（80％対 48％，$P<0.05$）．

異なるセッティングでも介入が受け入れられるかどうかや，介入が成功する確率について検討する上でも，QI 研究の背景情報は重要となる．障壁（たとえば，別の治療プロトコルの存在）や推進因子（たとえば，協力的な**オピニオンリーダー opinion leader**）は現場によって異なるかもしれない．たとえば，急性心筋梗塞を発症したことのある高齢患者を対象とした通常治療と現場のオピニオンリーダーによる臨床医教育とパフォーマンスフィードバックの組み合わせを比較した RCT では，QI 介入によってアスピリン（13%対−3%，$P=0.04$）およびβ遮断薬（31%対 18%，$P=0.02$）の使用が有意に増加した[47]．ベースライン時におけるエビデンスに基づく診療 **evidence-based practice** への遵守が低いほど，監査とフィードバック介入の有効性は高いと考えられることから，さらにベースライン時の現場の診療も監査する必要があるだろう[49]．最後に，QI 介入の成功および評価実績を複数のセッティングで積み上げる（すなわち，再現する）ことにより，QI 介入の**一般化可能性 generalizability** の確信性は高まるだろう．以上から，QI 介入を現場の診療に応用できるか，そしてそれが現場で受け入れられるかどうかを判断するには，背景情報に関する問題を明確に理解する必要がある．

患者にとって重要なアウトカムがすべて考慮されているか

QI研究の結果を審査する際は，その介入によって生じうる重要な影響が測定されていないかを検討する必要がある[50]．質改善介入は意図せぬ帰結を招くことがある．たとえば，多くの患者が（自身の**価値観や意向 values and preferences** を理由に）**スクリーニング screening** を拒否した病院で，大腸がんスクリーニングガイドラインへの遵守を高めようとした取り組みでは，患者と臨床医の満足度が低下した[51]．意図せぬ帰結には，必要資源量や臨床医の診療行為への影響などが含まれる場合もある（表 11.7-1）[52]．

重要な意図せぬ帰結としてあげられるのが，ある領域での質改善により他の領域が犠牲になる，いわゆる「クラウディングアウト（crowding out）」行動である[52]．

たとえば，うつ病の薬物療法治療のための教育および資源の増進効果を評価した QI 研究では，当初はメンタルヘルスの改善がみられたが，時間の経過とともに，おそらく心理的対処法を行わなくなったことが原因でストレスへの対処能力が低下したことにより，メンタルヘルスの低下となった[53]．薬物療法治療に新たに重点を置くことで心理的対処法が「クラウディングアウト」されていなければ，利益の維持が実現されていたかもしれない．

見込まれる利益は考えられる手間，害，コストに見合ったものか

介入実施の閾値は，QI 介入の利益，害，金銭コスト，および**機会コスト opportunity cost** の確率によって異なる（表 11.7-2）．QI 介入のコスト（診療行為を変えようと取り組むスタッフの時間と労力を含む）は，特にその介入がわずかな利益しかもたらさない場合は重要となる．さらに，QI 介入を実施せず，改善できるはずの患者にとって重要なアウトカムが改善されないままに終わることによって生じると考えられる害とコストについて考えることも重要である．組織が介入への投資を決断するには，多くの場合，まずこれらのコストの問題について把握する必要があり，このような情報がなければ，効果的な QI 介入の実施に遅れが生じる可能性がある．しかし，QI 研究で**経済分析**

表 11.7-1

質改善の意図せぬ帰結（QI）

意図せぬ帰結	考えられる問題	考えられる解決策
資源	・追加的介入の直接費用増加による医療システムの増分費用 ・QI 実施中および実施後におけるデータ収集および情報管理の増分費用 ・他の活動に割り当てられる資源の減少	・QI 研究の一環として介入の費用や費用対効果を評価する ・QI プロセスによる増分費用の可能性の予測と監視，重要なデータや情報を収集する
臨床医	・QI 介入において測定対象となっていない領域への関心の低下（すなわち「クラウディングアウト」行動） ・イニシアチブの大々的成功を狙い，不適格な患者に対し，QI 介入を不適切に適用	・負の影響が及んでいないかを確認するために，測定対象外のアウトカムおよび診療行為を監視する ・最も改善が必要な臨床領域を QI 介入の適用先として選択する
患者および政策決定者	・バイアスのある，または不精確な QI 結果にアクセスすることによる，適切な意思決定の阻害 ・患者にとって重要なアウトカムに変化がなくても QI プロセス指標には改善がみられる可能性 ・QI 指標や目標と患者の意向との不一致	・QI 介入の適切なデザイン，分析，報告 ・質指標が，望ましいアウトカムと大枠で一致していること（あるいは望ましいアウトカムの代理として適切であること）を確認する ・QI 実行の一環として満足度を評価する

economic analysis が提示されることは少ない（12%）[13]．

介入のリスクやコストが高い場合には，より大きく，より精確な（すなわち，CI の狭い）治療効果，ならびに厳格に実施された研究を求めるのが賢明だろう．この場合，相当な大きさの効果に高い確信性がある場合にのみ，介入は正当化されるだろう[54]．比較的低コスト，低リスクの QI 介入の場合は，QI 研究によって示される利益が小さく，その裏付けとなるエビデンスの確信性が低くても，介入に踏み切ることに問題はないだろう[54]．このような QI 介入においては大きな影響はまず考えられないためである．

比較的低コストで低リスクの QI 介入の一例として，ミシガンの ICU 103 施設を対象とし，比較的単純な介入（たとえば，カテーテル挿入チェックリスト，およびクロルヘキシジンとその他備品を中央カートにまとめて収納）を使用し，エビデンスに基づく診療の活用を促すことで，カテーテル関連血流感染を減らそうとした観察研究がある．この研究では，感染率の平均値と中央値が，ベースライン時ではカテーテル留置期間 1,000 日あたりでそれぞれ 7.7 と 2.7 であったところ，介入実施後 15〜18 カ月の期間にはカテーテル留置期間 1,000 日あたりでそれぞれ 1.4 と 0 へと有意に減少した（いずれの比較でも $P \leqq 0.002$）[46]．

表 11.7-2

質改善（QI）研究の例，および QI 介入実行における意思決定の閾値

	QI 研究の例			
意思決定の閾値	来院前に ST 上昇型急性心筋梗塞を発症した患者に対し 90 分以内に行われる緊急心臓カテーテル処置および血行再建を効率化するための多面的プロトコル	救急科を対象とした，市中肺炎が疑われる患者に対する抗生物質の早期経験的投与を促すための教育およびコンピュータによる注意喚起	カテーテル関連血流感染を回避することを目的とした，中心静脈カテーテル挿入に関するエビデンスに基づく診療パッケージへの遵守を改善するための多面的プロトコル	人為的ミスを回避するために ICU 薬品棚からの高濃度カリウム注射製剤の撤去
QI 研究における基本的介入の有効性に関するエビデンス	利益を示唆する「高」の質のエビデンス[56]	利益を示唆する「高」の質のエビデンス[57]	利益を示唆する，「中」～「高」の質のエビデンス[57]	入手可能な直接エビデンスなし
QI 介入の実行に予測されるコストと害	高コストまたは害の可能性，あるいはその両方	低～中コストまたは害の可能性，あるいはその両方	低コスト，および害の可能性	低コスト，および害の可能性
QI エビデンスに求められる質	「中」以上の質の QI エビデンスが必要	「中」以上の質の QI エビデンスが必要	「低」以上の質の QI エビデンスが必要	QI 研究不要
介入の幅広い実行に関する GRADE の推奨[a]	弱い	強い	強い	特に推奨なし

略語, GRADE: Grading of Recommendations Assessment, Development and Evaluation, ICU: 集中治療室, MI: 心筋梗塞

a: GRADE システムに基づき，望ましい効果と望ましくない効果のバランス，エビデンスの質，患者の価値観や意向，コスト（資源配分）を評価[19].

臨床シナリオの解決

ICU 部長として，あなたは 2 つの重要かつ関連する疑問に直面している．その QI 介入は，当初それが実施されたセッティングにおいて本当に改善をもたらしたのか．もたらしたのであれば，その介入はあなたのセッティングでも同じ効果を発揮するだろうか．検索では，この研究の QI 介入のベースとなった Surviving Sepsis Campaign ガイドライン[2]の最新版（2008）は，**Grading of Recommendations Assessment, Development and Evaluation（GRADE）**アプローチを使用して作成されたことがわかっている[55]．介入パッケージの中には，弱い推奨を提示されたものもあるが（たとえば，輸液反応性のない敗血性ショックに対するヒドロコルチゾン），研究では，強い推奨を提示された介入（たとえば，平均動脈圧≧65 mmHg を目標とした蘇生時輸液療法および昇圧薬療法）の一貫した増加が示された．研究は統計的に有意な院内死亡の減少（4％の**絶対リスク減少 absolute risk reduction**）を示しており，その減少は QI プログラムの実施後 1 年目でも維持されていたが，研究デザインが弱いことから，QI 介入と観測されたアウトカムとの間の因果関係の確信性は弱まる．さらに，コストや意図せぬ帰結に関するデータは報告されていなかった．しかし，院内死亡の大幅減少が，もし本当に介入によるものだとすれば，どのような意図せぬ帰結があったにしろ，それらはこの利益に比べれば大したことはないだろう．

このユーザーズガイドを参考に研究を吟味したあなたは，確信性は低いものの，この介入は実際に死亡を減少させたほか，比較的低コストで害の可能性も低いと判断する．この教育的介入はあなたの病院のセッティングでも問題なく適用できるものと考えられることから，あなたは病院管理者と協力して病院でこの介入に関連する治療プロセスや院内死亡率に関するデータを収集することにする．

結論

臨床医はしばしば正味の利益が実証されている介入を実施しないことがある．QI介入の有効性を評価した研究のバイアスのリスクは高い傾向がある．QI介入は幅広く実行される可能性があることから，QI研究では他の研究と同様，研究方法の頑健性が重要となる．QI介入の実行を検討している臨床医やその他医療関係者は，QI研究におけるバイアスのリスクに注意し，研究者らが適切なアウトカムを測定しているかを検討し，結果が再現されていない場合には慎重になり，自身の診療セッティングにおけるQI介入の成功の可能性を検討し，介入実施のコストと意図せぬ影響の可能性を検討すべきである．

参考文献

1. Ferrer R, Artigas A, Levy MM, et al; Edusepsis Study Group. Improvement in process of care and outcome after a multicenter severe sepsis educational program in Spain. JAMA. 2008; 299(19): 2294-2303.
2. Dellinger RP, Levy MM, Carlet JM, et al; International Surviving Sepsis Campaign Guidelines Committee; American Association of Critical-Care Nurses; American College of Chest Physicians; American College of Emergency Physicians; Canadian Critical Care Society; European Society of Clinical Microbiology and Infectious Diseases; European Society of Intensive Care Medicine; European Respiratory Society; International Sepsis Forum; Japanese Association for Acute Medicine; Japanese Society of Intensive Care Medicine; Society of Critical Care Medicine; Society of Hospital Medicine; Surgical Infection Society; World Federation of Societies of Intensive and Critical Care Medicine. Surviving Sepsis Campaign: international guidelines for management of severe sepsis and septic shock: 2008. Crit Care Med. 2008; 36(1): 296-327.
3. Institute of Medicine. Crossing the Quality Chasm: A New Health System for the 21st Century. Washington, DC: National Academies Press; 2001.
4. Institute of Medicine. To Err Is Human: Building a Safer Health System. Washington, DC: National Academies Press; 2000.
5. McGlynn EA, Asch SM, Adams J, et al. The quality of health care delivered to adults in the United States. N Engl J Med. 2003; 348(26): 2635-2645.
6. de Vries EN, Ramrattan MA, Smorenburg SM, et al. The incidence and nature of in-hospital adverse events: a systematic review. Qual Saf Health Care. 2008; 17(3): 216-223.
7. Batalden PB, Davidoff F. What is "quality improvement" and how can it transform healthcare?　Qual Saf Health Care. 2007; 16(1): 2-3.
8. Lynn J, Baily MA, Bottrell M, et al. The ethics of using quality improvement methods in health care. Ann Intern Med. 2007; 146(9): 666-673.

9. Miller FG, Emanuel EJ. Quality-improvement research and informed consent. N Engl J Med. 2008; 358(8): 765-767.
10. Davidoff F, Batalden P, Stevens D, et al; SQUIRE Development Group. Publication guidelines for quality improvement in health care: evolution of the SQUIRE project. Qual Saf Health Care. 2008; 17(suppl 1): i3-i9.
11. Rubenstein LV, Hempel S, Farmer MM, et al. Finding order in heterogeneity: types of quality-improvement intervention publications. Qual Saf Health Care. 2008; 17(6): 403-408.
12. Thomson RG, Moss FM. QIR and SQUIRE: continuum of reporting guidelines for scholarly reports in healthcare improvement. Qual Saf Health Care. 2008; 17(suppl 1): i10-i12.
13. Alexander JA, Hearld LR. What can we learn from quality improvement research? a critical review of research methods. Med Care Res Rev. 2009; 66(3): 235-271.
14. Pronovost P, Wachter R. Proposed standards for quality improvement research and publication: one step forward and two steps back. Qual Saf Health Care. 2006; 15(3): 152-153.
15. Landefeld CS, Shojania KG, Auerbach AD. Should we use large scale healthcare interventions without clear evidence that benefits outweigh costs and harms? no. BMJ. 2008; 336(7656): 1277.
16. Auerbach AD, Landefeld CS, Shojania KG. The tension between needing to improve care and knowing how to do it. N Engl J Med. 2007; 357(6): 608-613.
17. Bangalore S, Wetterslev J, Pranesh S, et al. Perioperative beta blockers in patients having non-cardiac surgery: a meta-analysis. Lancet. 2008; 372(9654): 1962-1976.
18. Devereaux PJ, Yang H, Yusuf S, et al; POISE Study Group. Effects of extended-release metoprolol succinate in patients undergoing non-cardiac surgery (POISE trial): a randomized controlled trial. Lancet. 2008; 371(9627): 1839-1847.
19. Guyatt GH, Briel M, Glasziou P, et al. Problems of stopping trials early. BMJ. 2012; 344: e3863.
20. Ogrinc G, Mooney SE, Estrada C, et al. The SQUIRE (Standards for QUality Improvement Reporting Excellence) guidelines for quality improvement reporting: explanation and elaboration. Qual Saf Health Care. 2008; 17(suppl 1): i13-i32.
21. Davidoff F, Batalden P, Stevens D, et al; SQUIRE development group. Publication guidelines for quality improvement studies in health care: evolution of the SQUIRE project. BMJ. 2009; 338: a3152.
22. Li LC, Moja L, Romero A, et al. Nonrandomized quality improvement intervention trials might overstate the strength of causal inference of their findings. J Clin Epidemiol. 2009; 62(9): 959-966.
23. Eccles M, Grimshaw J, Campbell M, et al. Research designs for studies evaluating the effectiveness of change and improvement strategies. Qual Saf Health Care. 2003; 12(1): 47-52.
24. Hannan EL, Kilburn H Jr, Racz M, et al. Improving the outcomes of coronary artery bypass surgery in New York State. JAMA. 1994; 271(10): 761-766.
25. Ghali WA, Ash AS, Hall RE, et al. Statewide quality improvement initiatives and mortality after cardiac surgery. JAMA. 1997; 277(5): 379-382.
26. Zehr KJ, Dawson PB, Yang SC, et al. Standardized clinical care pathways for major thoracic cases reduce hospital costs. Ann Thorac Surg. 1998; 66(3): 914-919.
27. Ramsay CR, Matowe L, Grilli R, et al. Interrupted time series designs in health technology assessment: lessons from two systematic reviews of behavior change strategies. Int J Technol Assess Health Care. 2003; 19(4): 613-623.
28. Thor J, Lundberg J, Ask J, et al. Application of statistical process control in healthcare improvement: systematic review. Qual Saf Health Care. 2007; 16(5): 387-399.
29. Brown C, Lilford R. Evaluating service delivery interventions to enhance patient safety. BMJ. 2008;

337: a2764.

30. Priestley G, Watson W, Rashidian A, et al. Introducing Critical Care Outreach: a ward-randomised trial of phased introduction in a general hospital. Intensive Care Med. 2004; 30(7): 1398-1404.
31. Glasziou P, Chalmers I, Rawlins M, et al. When are randomized trials unnecessary? picking signal from noise. BMJ. 2007; 334(7589): 349-351.
32. Needham DM, Sinopoli DJ, Dinglas VD, et al. Improving data quality control in quality improvement projects. Int J Qual Health Care. 2009; 21(2): 145-150.
33. Treweek S, Zwarenstein M. Making trials matter: pragmatic and explanatory trials and the problem of applicability. Trials. 2009; 10: 37.
34. Holbrook A, Thabane L, Keshavjee K, et al; COMPETE II Investigators. Individualized electronic decision support and reminders to improve diabetes care in the community: COMPETE II randomized trial. CMAJ. 2009; 181(1-2): 37-44.
35. Ray KK, Seshasai SR, Wijesuriya S, et al. Effect of intensive control of glucose on cardiovascular outcomes and death in patients with diabetes mellitus: a meta-analysis of randomized controlled trials. Lancet. 2009; 373(9677): 1765-1772.
36. Chew EY, Ambrosius WT, Davis MD, et al; ACCORD Study Group; ACCORD Eye Study Group. Effects of medical therapies on retinopathy progression in type 2 diabetes. N Engl J Med. 2010; 363(3): 233-244.
37. Calhoun AW, Guyatt GH, Cabana MD, et al. Addressing the unit of analysis in medical care studies: a systematic review. Med Care. 2008; 46(6): 635-643.
38. Balas EA, Boren SA, Hicks LL, et al. Effect of linking practice data to published evidence: a randomized controlled trial of clinical direct reports. Med Care. 1998; 36(1): 79-87.
39. Solberg LI, Mosser G, McDonald S. The three faces of performance measurement: improvement, accountability, and research. Jt Comm J Qual Improv. 1997; 23(3): 135-147.
40. Haynes AB, Weiser TG, Berry WR, et al; Safe Surgery Saves Lives Study Group. A surgical safety checklist to reduce morbidity and mortality in a global population. N Engl J Med. 2009; 360(5): 491-499.
41. Baigent C, Blackwell L, Collins R, et al; Antithrombotic Trialists'(ATT) Collaboration. Aspirin in the primary and secondary prevention of vascular disease: collaborative meta-analysis of individual participant data from randomised trials. Lancet. 2009; 373(9678): 1849-1860.
42. Clayton SB, Mazur JE, Condren S, et al. Evaluation of an intensive insulin protocol for septic patients in a medical intensive care unit. Crit Care Med. 2006; 34(12): 2974-2978.
43. Griesdale DE, de Souza RJ, van Dam RM, et al. Intensive insulin therapy and mortality among critically ill patients: a meta-analysis including NICE-SUGAR study data. CMAJ. 2009; 180(8): 821-827.
44. Finfer S, Liu B, Chittock DR, et al; NICE-SUGAR Study Investigators. Hypoglycemia and risk of death in critically ill patients. N Engl J Med. 2012; 367(12): 1108-1118.
45. Pronovost PJ, Goeschel CA, Colantuoni E, et al. Sustaining reductions in catheter related bloodstream infections in Michigan intensive care units: observational study. BMJ. 2010; 340: c309.
46. Bailie RS, Si D, Robinson GW, et al. A multifaceted health-service intervention in remote Aboriginal communities: 3-year follow-up of the impact on diabetes care. Med J Aust. 2004; 181(4): 195-200.
47. Soumerai SB, McLaughlin TJ, Gurwitz JH, et al. Effect of local medical opinion leaders on quality of care for acute myocardial infarction: a randomized controlled trial. JAMA. 1998; 279(17): 1358-

1363.

48. Capdenat Saint-Martin E, Michel P, Raymond JM, et al. Description of local adaptation of national guidelines and of active feedback for rationalising preoperative screening in patients at low risk from anaesthetics in a French university hospital. Qual Health Care. 1998; 7(1): 5-11.
49. Jamtvedt G, Young JM, Kristoffersen DT, et al. Does telling people what they have been doing change what they do? A systematic review of the effects of audit and feedback. Qual Saf Health Care. 2006; 15(6): 433-436.
50. Guyatt G, Montori V, Devereaux PJ, et al. Patients at the center: in our practice, and in our use of language. ACP J Club. 2004; 140(1): A11-A12.
51. Walter LC, Davidowitz NP, Heineken PA, et al. Pitfalls of converting practice guidelines into quality measures: lessons learned from a VA performance measure. JAMA. 2004; 291(20): 2466-2470.
52. Bardach NS, Cabana MD. The unintended consequences of quality improvement. Curr Opin Pediatr. 2009; 21(6): 777-782.
53. Wells KB, Tang L, Miranda J, et al. The effects of quality improvement for depression in primary care at nine years: results from a randomized, controlled group-level trial. Health Serv Res. 2008; 43(6): 1952-1974.
54. Berwick DM. The science of improvement. JAMA. 2008; 299(10): 1182-1184.
55. Jaeschke R, Guyatt GH, Dellinger P, et al; GRADE Working Group. Use of GRADE grid to reach decisions on clinical practice guidelines when consensus is elusive. BMJ. 2008; 337: a744.
56. Le May MR, So DY, Dionne R, et al. A citywide protocol for primary PCI in ST-segment elevation myocardial infarction. N Engl J Med. 2008; 358(3): 231-240.
57. Houck PM, Bratzler DW, Nsa W, et al. Timing of antibiotic administration and outcomes for Medicare patients hospitalized with community-acquired pneumonia. Arch Intern Med. 2004; 164(6): 637-644.

第 12.1 章

上級編: 治療試験の結果
仮説検定

Advanced Topics in the Results of Therapy Trials
Hypothesis Testing

Romina Brignardello-Petersen, Gordon Guyatt,
Kameshwar Prasad, Roman Jaeschke, Deborah J. Cook,
Stephen D. Walter, and George Tomlinson

この章の内容

すべての治療には，いずれの個々の実験による推定しかできない真の効果がある（第 6 章「なぜ研究結果が誤解を招くのか: バイアスとランダム誤差」を参照）．研究者らは，この真の効果への自らの理解を深めるため，統計的手法を用いる．この章では，統計的調査への 1 つのアプローチの基礎となる理論，すなわち，仮説検定について説明する．本章でレビューしてきた**概念 concepts** を学習者向けに指導することに関心のある読者のためには，双方向形式の指導用台本が提供されている[1]．

仮説検定アプローチは，まず**帰無仮説 null hypothesis** とよばれる仮説を立て，これを棄却しようとすることから始める．典型的には，帰無仮説は，比較されている介入間には差がないことを提案する．議論を始めるにあたっては，死亡または生存，入院ありまたは入院なしのような，**2 値 dichotomous**（yes/no）**アウトカム outcome** に焦点をあてる．

たとえば，心不全のある男性 804 人を対象とした血管拡張薬療法の比較では，研究者らはエナラプリルで治療された死亡者の割合と，ヒドララジン・硝酸薬併用を受けた死亡者の割合を比較した[2]．われわれは，まず，両治療効果は同等であると仮定し，研究結果で論証できない限り，仮説を支持する．血管拡張薬の試験における帰無仮説をより正式に表現すると，次のようになる．エナラプリルで治療を受けた患者と，ヒドララジン・硝酸薬で治療を受けた患者の間で，生存患者の割合の真の差はゼロである．

この仮説検定の枠組みでは，観察されたデータが帰無仮説と一致するか否かという疑問を解明するための統計的解析が実施される．実際，仮に治療がアウトカムに対して何の肯定的または否定的効果を持たない（つまり，**効果サイズ effect size** が 0 である）としても，観察された結果が帰無仮説と正確に一致することはめったにない．たとえば，ある治療が死亡に対して真の影響を及ぼさないとしても，治療群と**対照群 control group** においてまったく同数の死亡割合が観察されることはまずない．しかし，結果が「差がない（no difference）」という結果からどんどん遠く離れるにつれ，治療間に真の差はないという帰無仮説は次第に信頼できなくなる．治療群と対照群の結果が十分大きくなれば，帰無仮説への信頼を断念する．臨床研究における偶然のいたずらについて説明することで，その根底にある理論をさらに発展させていこう．

偶然のいたずら

第 6 章「なぜ研究結果が誤解を招くのか: バイアスとランダム誤差」では，いつ投げても毎回表または裏がでる真の**確率 probability** が 0.5 であるバランスがとれたコインについて検討した．このようなコインを 10 回投げた場合，正確に裏表が 5 回ずつでなかったとしても，われわれは驚かないだろう．ときには，8：2 や 9：1 のような，5：5 からはかけ離れた結果を得るだろう．

さらにいえば，非常にまれに，コインを 10 回投げて表または裏が連続して 10 回という結果になることもある．結果のこのような変動は，偶然による．娯楽ゲームの中には，偶然が働く方法を示したものもある．ときとして，2 つのバイアスのないサイコロ（1 から 6 までの出目の確率がすべて等しい）が，偶然 2 個とも 1 や 6 になることがある．また偶然に（カードを配られた人にとっては非常に喜ばしいことだが)，ポーカーゲームのディーラーが，クラブ，ダイヤ，ハート，スペードのいずれかだけで構成された 5 枚のカードを持ち札として配ることがある．さらにまれではあるが，5 枚のカードが同じ種類であるだけでなく，連続した数字であることもある．

偶然は，コイン投げ，サイコロ，カードゲームの世界に限らない．ある地域から患者標本をとる場合に，偶然により，高血圧や糖尿病などの慢性疾患の分布が異常で潜在的に誤解を生じさせるかもしれない．また，偶然が，実際には同等に効果がある異なる治療を受けた 2 つの患者群における**イベント発生率 event rate** における大きな不均衡の原因かもしれない．多くの統計的探求は，不均衡な分布がどの程度偶然に起因しうるもので，どの程度が偶然以外の別の説明（たとえば**治療効果 treatment effect** の違い）を行使すべきなのかを判断することを対象としている．この章で議論するように，統計的調査の結論の大部分は，研究の規模（次には，イベント数の決定）に依存する．

P 値

研究者が判断を間違える 1 つのタイプとして，実際にはそのような差がないときに，治療群と対照群との間でアウトカムの差があると結論付けてしまうことがある．統計的用語では，実際には治療と対照との間に差がないのに差があると結論付ける間違いは**第 1 種の過誤 type I error** とよばれ，そのような過ちを犯す確率を**α 水準 α level** とよぶ．

コインにバイアスがあるかどうかわれわれが定かでない状況を想像してみよう．表と裏がでる真の割合が等しいという帰無仮説（すなわち，コインにバイアスがない）を立てられる．このシナリオでは，任意のコイン投げで表がでる確率は，任意のコイン投げで裏がでる確率と同様，50％である．われわれは，連続してコイン投げをする実験によって，この仮説を確かめることができた．実験結果の統計的解析は，観察された結果が偶然のいたずらと一致したかどうかという疑問に取り組んだだろう．

疑わしいコインを 10 回投げ，その 10 回すべてにおいて表がでるという仮想実験をしてみよう．実際にはコインにバイアスがなかったら，このようなことはどれくらい起こりやすいのだろうか．ほとんどの人が，この極端な起こりそうもない結果を偶然で説明できる可能性はきわめて低いと結論付けるだろう．よってわれわれは，コインにバイアスがないとする仮説（帰無仮説）を棄却する準備が整い，コインには表がでるようなバイアスがあると結論できる．

統計的手法により，帰無仮説が真であった場合に，そのようなまれな結果が，どれくらい起こりやすいかを突きとめることによって，より精確に判断することができるようになる．（あるイベントが他のイベントに決して影響しないという）独立したイベントにおける**確率の掛け算の法則 law of multiplicative probability** によると，10 回連続して表がでる確率は，1 回の表がでる確率（1/2）を 10 回掛け合わせることで求められる．つまり，(1/2)×(1/2)×(1/2) …というように続けていくとその結果は，1,000 分の 1 をわずかに下回る．10 回連続して裏がでることも同じようにまれであり，コインが偏っていないことを疑う原因にもなる．表 10 回または裏 10 回がでる確率は，2/1000 未満である．

図 12.1-1

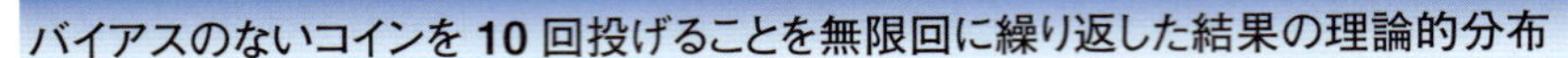
バイアスのないコインを 10 回投げることを無限回に繰り返した結果の理論的分布

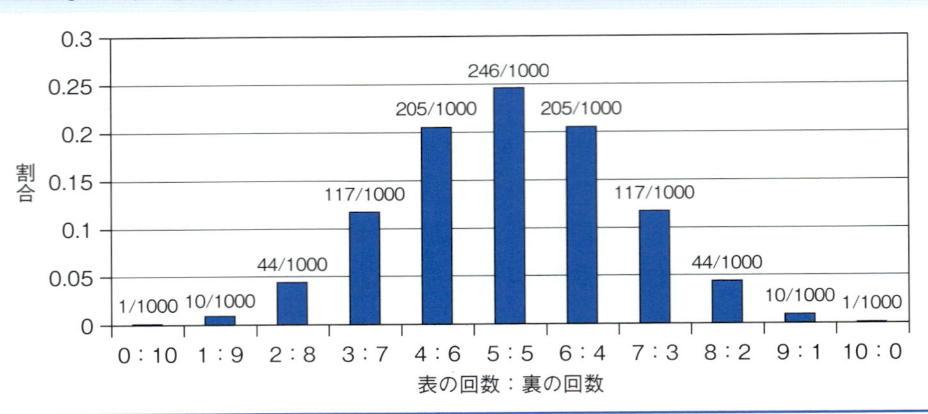

学術論文では，P=0.002（もし小数点第 3 位で四捨五入すると）のような P 値で表現された確率を目にする．ではこの P 値の精確な意味は何だろうか．もしコインにバイアスがない（つまり，帰無仮説が真である）場合で 10 回コインを投げるという実験を何回も繰り返したら，偶然のみによって，10 回連続して表または裏がでることは，1,000 回の繰り返しのうち，約 2 回で起こると予想される．

仮説検定の枠組みは，yes か no の決断を伴う．われわれは帰無仮説を棄却するのに前向きだろうか．この選択は，どの程度の第 1 種の過誤を犯すリスクや可能性をすすんで受け入れるかという決断に影響する．その論拠は，ある境界を示す閾値を意味する．この境界の一方では，われわれには帰無仮説を棄却することに気が進まない．もう一方の側では，偶然が結果に対してもっともらしい説明に，もはやならないと結論できる．選択される閾値は，上記の α 水準である．

10 回連続してコインの表または裏がでる例に戻ると，観察された結果が 1,000 回に 2 回未満の偶然のみによって起こるときは，ほとんどの人が帰無仮説を棄却するだろう．では，もしこの思考実験を繰り返し，今度は 9 回裏がでて 1 回表がでたらどうだろうか．先ほどと同様に，これが偶然のいたずらのみによる結果である可能性は低い．この場合，図 12.1-1 に示すように（第 6 章と同じ図で，コインにバイアスがないときにコインを 10 回投げる実験を無限回に繰り返した結果分布の理論的分布），P 値は 0.02，すなわち 100 回中 2 回である．つまり，もしコインにバイアスがなくて帰無仮説が真であったなら，観察された結果（すなわち，10 回表または 10 回裏，9 回表と 1 回裏，または 9 回裏と 1 回表）が，100 回の実験を繰り返して 2 回起こるという偶然のみによって起こるよりも同じくらい極端な，またはもっと極端な結果をわれわれは予想するだろう．

この閾値または限界をどこに設定するかは個人の判断に委ねられる．従来，統計学の慣例では，100 回中 5 回，α 水準 0.05 で表される．閾値（たとえば，α=0.05）を選択すると，この境界を越える結果（つまり，結果は $P<0.05$）を，**統計的に有意 statistically significant** とよぶことができる．つまり，統計的に有意とは，「帰無仮説を棄却することが，偶然のみによる可能性が十分低い」ことを意味する．

統計的に有意な所見は時折偶然に起こり，0.05 の閾値を神聖なものとするのは慣習に過ぎない．$\alpha=0.01$ とすると，$P<0.01$ であれば帰無仮説を棄却できる．帰無仮説が真であれば $P<0.01$ の結果は，偶然にのみ，つまり 1%の確率で起こる．これは 1%の確率で真の帰無仮説を棄却することを意味する．より保守的であることを望む場合（観察された差異を偶然では説明できないという帰無仮説を棄却する際，より確からしい），われわれは 1%の閾値を選択するかもしれない．

先ほどの実験をもう 2 回，2 回とも新たなコインを使って繰り返してみよう．最初は，8 回裏がでて 2 回表がでた．8：2 に関連する P 値の計算では，コインにバイアスがなかった場合，8/2（または 2/8）と同じまたはより極端な結果は，偶然のいたずらのみで起こるのは 100 回中 11 回だろう（$P=0.11$）（図 12.1–1）．われわれは，従来のもっともらしさの有無の間にある慣例的な境界をもう一方へ越えた．もしこの慣例を受け入れるなら，結果は統計的に有意ではなく，われわれは帰無仮説を棄却しないだろう．

最後の実験では，7 回裏がでて 3 回表がでた．経験から，最も一般的ではないが，コインにバイアスがなかったとしてもこのような結果はおかしくないことを，われわれはわかる．P 値により，われわれの直感を裏付けられる．この 7：3 と同じか，またはより極端な結果は，この帰無仮説の下で 100 回中 34 回起こるだろう（$P=0.34$）（図 12.1–1）．よって，この場合も，われわれは帰無仮説を棄却しないだろう．

研究者が 2 つの治療を比較するとき，彼らがする質問は，「観察された差，またはより大きな差が偶然のみによる可能性はどれくらいか」である．慣例的な境界または閾値（$P<0.05$）を受け入れる場合，この疑問への回答が「実験の反復が，われわれが観察した差と同じ，あるいはより極端な差を生じるのは 5%未満である」というときは，われわれは帰無仮説を棄却し，治療になんらかの効果があると結論するだろう．5%は，観察された差異と，反対方向の差が同じであることの両方を意味するが，これは両方の結果が同じではないことを意味する(すなわち，これは両側有意検定である)．研究者らは時には片側有意差検定を行うが，この場合は差を 1 方向のみで考慮する．

ここで，心不全のある男性 804 人を対象としたエナラプリル単独療法とヒドララジン・硝酸薬併用療法を比較したランダム化試験の例に戻ろう．この研究の結果は，yes または no の 2 値アウトカム，ここでは死亡を使った仮説検定を示す良い例である[2]．1.6 カ月から 5.7 年におよぶ**追跡 follow-up** 期間中，エナラプリルを受ける群に割り付けられた患者 403 人中 132 人（33%）が死亡し，ヒドララジン・硝酸薬を受ける群に割り付けられた患者 401 人中 153 人（38%）が死亡した．割合を比較する統計的検定（**カイ 2 乗検定 χ^2 test**）の適用により，両集団間で実際には根底にある死亡率に差がなかった場合，実際に観察されたのと同じ，あるいはより大きい差は 100 回中 11 回（$P=0.11$）と予測されることが明らかになる．仮説検定の枠組みと慣例による $P<0.05$ の従来の閾値を用いることで，われわれは帰無仮説を棄却できず，観察された差は偶然として矛盾がないと結論するだろう．

図 12.1-2

妊娠検査に考えられる 4 通りの結果

	妊娠の有無 あり	妊娠の有無 なし
検査陽性	*a* 真陽性	*b* 偽陽性
検査陰性	*c* 偽陰性	*d* 真陰性

図 12.1-3

実験的介入のランダム化試験でありうる 4 通りの結果

	治療効果の有無 あり	治療効果の有無 なし
肯定的研究結果	*a* 真陽性	*b* 偽陽性 第1種の過誤
否定的研究結果	*c* 偽陰性 第2種の過誤	*d* 真陰性

第 1 種の過誤と第 2 種の過誤

妊娠を疑い，妊娠検査を受けようとしている女性を想像してみよう．この検査は誤った結果を出す可能性がある．図 12.1-2 は，可能性のある 4 通りの結果を示す．すなわち，女性は妊娠しているか，または妊娠していないか，そして検査結果が陽性か，陰性かである．女性が妊娠している場合，検査は陽性（**真陽性 true positive**，マス *a*）または陰性（**偽陰性 false negative**，マス *c*）である．女性が妊娠していない場合，検査は陽性（**偽陽性 false positive**，マス *b*）または陰性（**真陰性 true negative**，マス *d*）である．

われわれは，同じ論理を，ある治療の効果を調べる実験結果にあてはめられる．その治療が効果ありか，なしかのいずれかである．実験結果は肯定的（$P<0.05$）か，否定的（$P>0.05$）かのいずれかである（図 12.1-3）．この場合，実際に治療効果があり，なおかつ研究結果によって $P<0.05$ が得られた場合に真陽性の結果となり（マス *a*），治療効果がなく，なおかつ研究の $P>0.05$ が得られた場合に真陰性の結果となる．偽陽性の結果（真の治療効果なし，$P<0.05$，マス *b*）を，第 1 種の過誤という．α の閾値を 0.05 に設定した場合，第 1 種の過誤の確率は 5%に固定される．つまり，20 回に 1 回は誤解され，真の帰無仮説が否定されるだろう．

研究者らが起こす別のタイプの過誤は，効果的な治療を役に立たないと結論付けることである．このような偽陰性の結果（本当に有効な治療，$P>0.05$，マス *c*）を**第 2 種の過誤 type II error** とよぶ．第 2 種の過誤は，実際の治療効果または潜在的に有用な治療を間違って棄却した場合に発生する．第 2 種の過誤を起こす可能性は β 水準とよばれる．この論理については，以下の考察のなかで具体的に述べていく．

偽陰性結果のリスク

エナラプリル単独療法とヒドララジン・硝酸薬併用療法を比較した試験結果について，臨床医は次のようにコメントするかもしれない．「5%の閾値については納得するし，それゆえ帰無仮説を棄却できないのには同意するが，それでもなお，エナラプリルがヒドララジン・硝酸薬併用よりも死亡率が低くなるというのは疑わしく思われる．実験でもまだどうも納得しきれない」．これは，臨床医が仮説検定における第 2 の間違い，第 2 種の過誤の可能性を認識していることを意味する．

エナラプリルとヒドララジン・硝酸塩との比較において，帰無仮説を棄却できなかった場合（$P>0.05$），これは真陰性の結果（マス *d*）か偽陰性の結果，第 2 種の過誤（マス *c*）のいずれかという疑問がでてくる．研究者らは，代替的な血管拡張薬代替療法を受けた患者よりもエナラプリルを受けた患者の死亡が 5%少ないことを見つけた．もし死亡における真の差が本当に 5%ならば，われわれがエナラプリルを処方すれば患者が重要な利益を得られるとためらわずに結論するだろう．にもかかわらず，われわれは帰無仮説を棄却できなかった．研究者たちが両死亡率間に重要な差を観察しながらも，エナラプリルがヒドララジン・硝酸薬併用よりも優れていると結論できないのはなぜか．

治療群と対照群との間に大きな差を観察しながらも帰無仮説を棄却できないときはいつでも，問題は十分な患者数を組み入れていないことである可能性を考えるべきである．重要な差を見逃す可能性（つまり，それゆえに第 2 種の過誤を犯す可能性）は，サンプルサイズとそれに伴うイベント発生数が多くなるにつれ，下がる．われわれは，第 2 種の過誤を回避する可能性を考える場合がある．この可能性を**検出力 power** という．ある研究が第 2 種の過誤のリスクが高いときは，われわれは検出力が不十分であると言う．サンプルサイズが大きいほど，第 2 種の過誤のリスクは低くなり，検出力は高くなる．

血管拡張薬試験を実施している研究者により組み込まれた 804 人の患者というのは相当な患者数に聞こえるが，死亡のような 2 値アウトカムのためには，小さな治療効果を検出するためにさらに大きなサンプルサイズが必要とされることが多い．たとえば，血栓溶解薬による急性心筋梗塞の最適治療を確立した試験を実施した研究者らは，治療群と対照群の死亡の**絶対差 absolute difference** を 5%未満と予想し，実際にそのとおりだった．このような治療群と対照群との間の小さな絶対差のため，研究者らは，十分な検出力を確保するために何千人もの患者を必要とし，組み込んだ．

試験において帰無仮説を棄却できなかったとき（すなわち $P>0.05$ のとき）はいつでも，研究者らが真の治療効果を見逃したかもしれないため，試験の検出力が十分だったかを検討すべきである．このような否定的研究においては，実験的治療を支持する効果の差が大きいほど，研究者らが真の治療効果を見逃した可能性が高い[3]．本書の別の章で，研究の規模が臨床決定のための安全な基礎を提供するのに十分大きいかどうかをどのように判断するかを説明する（第 10 章「信頼区間:

単一研究またはメタアナリシスは十分大きいか」を参照).

したがって，試験が帰無仮説を棄却できない場合，これは単に比較されている介入群に差があるというエビデンスがないことを意味することに留意することが重要である．これは，2つの介入の効果が同じであるという結論とは異なる[4].

非劣性試験と同等性試験

研究によっては，新治療が現行の治療よりも優れているかどうかを判断するよりも，むしろ，より安価かどうか，実施しやすいかどうか，また，毒性がより少ないながらも標準的な治療と同程度か劣っていてもわずかな治療効果をもたらすかどうかを決めるためにデザインされる．そのような研究は，しばしば，**同等性試験 equivalence trial** や，より一般的には**非劣性試験 noninferiority trial** とよばれる（第8章「非劣性試験の使い方」を参照）[5].

仮説検定では，帰無仮説を否定することを目指している．同等性および非劣性試験では，帰無仮説は優位性試験とは異なる．同等性試験の帰無仮説は，2つの治療法の間に真の差異があると述べているが，非劣性試験の帰無仮説では，一方の治療法は他方の治療法より優れていると述べている．結果として，第1種の過誤と第2種の過誤の解釈が変わる．

実際には標準よりも悪くない新しい治療法の非劣性試験を検討してみよう．さらに，研究のサンプルサイズ（したがって，検出力）が不十分であると考えてみる．この場合，研究者は帰無仮説を棄却できず，新しい治療法がこれまでの基準治療よりも悪くないことを示さない，第2種の過誤のリスクを負う．このような状況では，標準的な治療を受け続ける患者は，劣っていない，投与が容易で，費用が安く，毒性の少ない代替治療による重要な利益を逃す可能性がある．

連続アウトカム指標

ここまでのわれわれの例はいずれも，yes か no，表か裏，死亡か死亡でないかなど，割合として要約できるアウトカムを用いた．しばしば，研究者らは，入院日数，QOL（quality-of-life）質問票スコアのような変数を用いて，2つ以上の治療の効果を比較する．そのような変数を**連続変数 continuous variable** とよび，その変数の中で，結果が，値と値の違いが小さいさまざまな値をとりうる．連続アウトカムを用いて群間の差を比較するときは，典型的には，平均値の差を説明するものとして偶然を除外できるかという疑問が起きる．

前述の心不全患者においてエナラプリルとヒドララジン・硝酸薬併用を比較した研究は[2]，仮説検定において連続変数をアウトカムとして用いた例である．研究者らは，2つの治療が運動能力に与える影響を比較した．死亡への効果はエナラプリルが優れたのとは対照的に，運動能力はヒドララジン・硝酸薬併用で改善したが，エナラプリルでは改善しなかった．連続変数に適した検定（たとえば，t 検定）を用い，研究者たちは，ベースラインから6カ月間のヒドララジン・硝酸薬を受けている患者における運動能力の変化と，同期間のエナラプリル群における運動能力の変化を比較した．ヒドララジン群の運動能力の改善がより大きく，2 群間の差は偶然によって起こった可能性が低かった（P=0.02）．

多重検定

5 種類のカナダのコインセット（5 セント，10 セント，25 セント，1 ドル，2 ドル）をあつめ，これら 5 つのコインが偏っていないという仮説を検証したいと想像してみよう．前の例と同様に，各コインを 10 回投げ，各コインの表がでたのが 4 回，7 回，5 回，9 回，および 4 回とする．また，1 つのコインを 10 回連続投げた結果を使って，コインにバイアスがないならば，1 ドルコインについて 9 回表がでることはきわめてまれであると気づき，その 1 ドルコインにバイアスがあると結論づける（これまでのように，P=0.02）．その 1 ドルコインだけに集中し，他のコインの結果を無視するように指定した場合，この実験は単一のコイン投げの実験と同じだったであろう．

しかし，5 枚のコインを投げ，いずれかのコインについて表が 9 回以上，あるいは裏が 9 回以上でた場合，これは極端ではないと考えるだろう．1 つのコインが 9 回表であったという観測の P 値を計算するには，5 つのコインすべてがバイアスのかかっていない場合，少なくとも 1 つのコインについて 9 回以上の表または 9 回以上の裏を得ることがどれほどありそうにないかを分析する必要がある．5 つのコインを投げたときに 9 回の表がでることは 1 枚のコインを投げる場合よりも起こる可能性が高いことは直観的にわかる．確率論では，それがどれほど正確であるかを教えてくれる．

1 つのバイアスのないコインで 9 回以上の同一結果が得られる可能性は，0.021 または 2.1%である．これは，同じ結果が 9 回未満になる可能性は，1−0.021=0.979 であることを意味する．5 つのコインすべてが同じ結果を 9 回未満になる確率は，0.979×0.979×0.979×0.979×0.979=0.90 である．したがって，5 つのコインすべてにバイアスがない場合，少なくとも 1 つのコインが 9 回以上の同一結果を有する確率は，1−0.90=0.1，つまり 10%である．

上記の例は，単一の実験ではアウトカムが極端にまれであることを示しているが，同じアウトカムは繰り返しの実験の文脈ではそれほどまれであるとは考えられない．6 つのアウトカムに対する治療効果を調べた研究を考えてみよう．計算を簡単にするために，それらは独立していると仮定し，つまり，ある患者におけるあるアウトカムは，他のアウトカムに決して依存しない．

それぞれのアウトカムを α=0.05 水準で検定することにしたとしよう．いずれのアウトカムについても，治療が完全に無効である場合，その有意水準を超えて帰無仮説を棄却する確率は 5%に過ぎない．すなわち，われわれがそれを棄却できる可能性は 95%である．6 つのアウトカムを検討するとどうか．最初の 2 つのアウトカムが閾値を超えない可能性は，0.95 に 0.95 を掛けたものである．すべての 6 つのアウトカムについて，1 つのアウトカムが 5%の閾値を超えない確率は，0.95 の 6 乗の値，すなわち 0.74 である．したがって，少なくとも 1 つのアウトカムが有意な閾値をまたぐ確率は 1/20 ではなく，1.0−0.74=26%，または約 1/4 である．全体として第 1 種の過誤 0.05 を維持したい場合，閾値 α を 6 で割ることができるので，6 つの試験のそれぞれは約 0.05/6=0.0083

の境界値を使用する[6].

1つ以上の仮説を同時に検討している場合，仮説が検証している検定の正しいα水準を特定することは，かなり複雑になる．たとえば，上記のコイン投げの例では，結果がほとんどありそうにない測定として9回表がでるコインを1個使用することを選択した．同じアウトカムのセットに直面して，他の誰かが7回表がでるコインと9回表がでるコインを選んで，いかにそれがまれだったかを検討したのかもしれない．そして，他の誰かが，表がでたのが4回，7回，5回，9回，および4回だった全体のセットがどれほど極端だったのか疑問に思うかもしれない．また，関連する1つまたは複数の仮説を決定する必要がある．各コインの特徴にバイアスがないという仮説を検証し，各コインのP値を計算することに興味があるのか．それとも，すべてのコインにはバイアスがないという単一の全体帰無仮説に興味があるのか．もしそれがわれわれの帰無仮説で，それを棄却できれば，どのコインがそれとは言えないが，少なくとも1枚のコインにはバイアスがあると単純に結論づけできる．

複数のアウトカムを使用することの危険性を示す例として，心筋梗塞後の生活の質に対するリハビリテーションの効果を調べるランダム化試験において，研究者らは患者を標準治療，運動プログラム，またはカウンセリングプログラムを受けるようにランダム割り付けをした．研究者らは，仕事，趣味，仕事と趣味の質，性生活，アドバイスへのアドヒアランス，心臓の症状，精神症状，一般健康状態，アウトカムへの満足度という，10個のアウトカムについて患者から報告を得た[7]．これらの変数のほぼすべてにおいて，3群にわたって差はなかった．しかし，18カ月の追跡の後で，運動処方を受けた患者群で他の2群よりも満足度が高く，カウンセリング群の家族は他群の家族よりも過保護ではなく，またカウンセリング群に参加した患者は勤務時間が長く，より高頻度で性交渉をもっていた．

これは，好ましい方向に変化した少数のアウトカムの存在を理由として，運動プログラムとリハビリテーションプログラムの両方を実施されるべきであることを意味するのか．それとも，ほとんどのアウトカムが差を示さなかったという理由でこれらの治療を拒否されるべきだろうか．著者ら自身は，研究結果は生活の質の改善におけるリハビリテーションの有効性を支持しなかったと結論した．しかし，プログラムの支持者は，評価の一部でも治療を好ましかったのであれば，その介入は価値があると論じるかもしれない．多くのツールを使用すると，このような議論の可能性の機会が増える．

われわれは多重仮説検定が誤った結果をもたらす可能性があることを知っておくべきである．同一のデータセットを対象に多重仮説検定を扱うために，たくさんの統計的戦略が存在する．前述の例において，臨床医にとって有用な1つの戦略である，P値を検定の数で割る方法を説明した．さらに，研究開始前に，研究の重要な結論を左右する単一の主要アウトカムを特定することもできる．研究を実施する際の別のアプローチは，複数のアウトカムを事実上単一の指標に統合した，単一の全体検定統計量を導く方法である．

最後に，状況によっては，多重比較調整をせずに複数の仮説検定を実施できると主張するかもしれない．検定される仮説の1つ1つが明確な科学的疑問を反映するときは，各仮説の解釈は，検定される他の仮説によって影響されるべきではないかもしれない[6].

複数のアウトカムに対処するための戦略の詳細はこの医学文献ユーザーズガイドの範囲を超えるが，興味のある読者は適切な詳解を他書で見つけられるだろう[8].

仮説検定の限界

この時点で，あなたは不安が残るたくさんの疑問を抱いているかもしれない．帰無仮説を棄却するカットポイントの選択はやや恣意的なのに，なぜ単一のカットポイントを使うのか．治療の効果は連続体〔たとえば，「効果のある可能性は非常に低い（very unlikely to be effective）」から，「ほぼ確実に効果がある（almost certainly effective）」までの連続体〕として捉えるほうがより適切かもしれないのに，なぜ治療が効果的かどうかという疑問を，yes/no という決着にするのか．このような疑問を持つ臨床医を，なぜ仮説検定への代替的アプローチがより優れているとわれわれが考えるかの説明のために，本書の別の章へと案内したい（第 10 章「信頼区間: 単一研究またはメタアナリシスは十分大きいか」を参照）．

参考文献

1. Montori VM, Kleinbart J, Newman TB, et al. Tips for learners of evidence-based medicine, 2: measures of precision (confidence intervals). CMAJ. 2004; 171: online-1 to online-12. http: //www.cmaj.ca/cgi/data/171/6/611/DC1/1. Accessed February 10, 2014.
2. Cohn JN, Johnson G, Ziesche S, et al. A comparison of enalapril with hydralazine-isosorbide dinitrate in the treatment of chronic congestive heart failure. N Engl J Med. 1991; 325(5): 303-310.
3. Detsky AS, Sackett DL. When was a “negative” clinical trial big enough? how many patients you needed depends on what you found. Arch Intern Med. 1985; 145(4): 709-712.
4. Altman DG, Bland JM. Absence of evidence is not evidence of absence. BMJ. 1995; 311(7003): 485.
5. Kirshner B. Methodological standards for assessing therapeutic equivalence. J Clin Epidemiol. 1991; 44(8): 839-849.
6. Cook R, Dunnett C. Multiple comparisons. In: Armitage P, Colton T, eds. Encyclopedia of Biostatistics. New York, NY: Wiley; 1999: 2736-2746.
7. Mayou R, MacMahon D, Sleight P, et al. Early rehabilitation after myocardial infarction. Lancet. 1981; 2(8260-61): 1399-1402.
8. Pocock SJ, Geller NL, Tsiatis AA. The analysis of multiple endpoints in clinical trials. Biometrics. 1987; 43(3): 487-498.

第 12.2 章

上級編: 治療試験の結果

結果を理解する: オッズ比についてもっと詳しく

Advanced Topics in the Results of Therapy Trials Understanding the Results: More About Odds Ratios

Bram Rochwerg, Mahmoud Elbarbary, Roman Jaeschke,
Stephen D. Walter, and Gordon Guyatt

この章の内容

日常生活におけるオッズ

オッズ odds は，スポーツイベントなどにおいて，賭け屋や新聞解説者が，特定のイベントの，馬，ボクサー，またはテニス選手の勝敗についての掛け金を言うときに最もなじみが深いだろう．ゲームのなかで，6 面の典型的なサイコロを持っていると想定しよう．1 回のサイコロ投げで，4 の目がでる可能性と，それ以外の目がでる**確率 probability**（尤度または偶然）はどうだろうか．答えは 1/6 である．4 以外の数字がでる確率はどうだろうか．答えは 5/6 である．

ギャンブラーは一般にオッズについて考える．オッズは，特定のイベントが発生しない確率に対する特定のイベントが発生する確率の比をいう．1 回のサイコロ投げで，4 の目がでるオッズはいくらだろうか．答えは(1/6)/(5/6)，つまり 1：5 である．4 以外の数字がでるオッズはどうだろうか．答えは（5/6)/(1/6）で，5：1 である．

2×2 テーブル

臨床医として，われわれは，サイコロを転がすことよりも患者を治療することに関心がある．また，オッズよりも確率の観点から考えることに慣れている．しかし，オッズは確率に対して統計的解析において一定の利点を提供するため，医学雑誌の記事を読むと頻繁にオッズに遭遇する．したがって，われわれは，特定の介入後のアウトカムを回避することに対するアウトカムを経験するオッズを読んで知る場合がある．

あるいは，**症例対照研究 case-control study** の文脈において，以前に**曝露 exposure** を経験しているかどうかのオッズを知ることに興味があるかもしれない．2 群のオッズを比較すると，文字どおり，**オッズ比 odds ratio**（OR）とよばれる 2 つのオッズの比が得られる．第 9 章「治療はリスクを減らすか．結果を理解する」の，**相対リスク relative risk**（RR）のような**治療効果 treatment effect** の大きさを表す方法について議論したなかで，OR の概念を紹介した．OR は，曝露群のすべてにわたってイベントのリスク（確率または尤度）に焦点をあてる RR と比較して，OR はイベントのオッズの推定値（イベントあり/イベントなしの比率）に基づいている．この概念の理解を助けるために，2×2 テーブル（表 12.2-1）と，第 9 章の例である，出血性食道静脈瘤の結紮 vs 硬化療法の結果（表 12.2-2）をもう一度示す[1]．

この章で提示するこの例およびその他の例の中で，われわれは有害事象の可能性を減らす（減らしたい）介入に焦点をあてている．したがって，1.0 未満の OR は，起こっているイベントのオッズの減少〔典型的には治療の利益（benefit)〕を表し，1 より大きい OR は，起こっているイベントのオッズの増加（典型的には**害 harm**）を表し，OR＝1 は効果がないことを示す．

われわれの例では，結紮群において死亡するオッズは 18（死亡）対 46（生存），つまり 46 に対して 18，18/46（a/b）であり，硬化療法群において死亡するオッズは 36 に対して 29（c/d）である．これらのオッズの比のための計算式は（a/c)/(b/d）である（表 12.2-1）．われわれの例では，

表 12.2-1

2×2 テーブル

曝露[a]	アウトカム あり	アウトカム なし
あり	*a*	*b*
なし	*c*	*d*

オッズ比$=\dfrac{a/b}{c/d}=\dfrac{ad}{cb}$

相対リスク$=\dfrac{a/(a+b)}{c/(c+d)}$

相対リスク減少$=1-\mathrm{RR}=\dfrac{c/(c+d)-a/(a+b)}{c/(c+d)}$

リスク差（RD）$=\dfrac{c}{c+d}-\dfrac{a}{a+b}$

治療必要数（NNT）=100/（RD×100%）

a: 曝露は，推論上利益のある治療かもしれないし，有害な可能性のある薬剤かもしれない．

表 12.2-2

出血性食道静脈瘤に対する内視鏡的硬化療法と内視鏡的結紮術を比較検討したランダム化試験の結果[a]

曝露	アウトカム		合計
	死亡	生存	
結紮術	18	46	64
硬化療法	29	36	65

オッズ比=(18/46)/(29/36)=0.39/0.81=0.49
相対リスク=(18/64)/(29/65)=0.63
相対リスク減少=1−0.63=0.37
リスク差=0.455−0.28=0.165
治療必要数（NNT）=100%/16.5%=7[b]

a: データは Stiegmann GV, et al. N Engl J Med. 1992; 326（23）: 1527-1532[1] より転載.
b: 実際の数は 6.06 であるが，治療必要数は最も近い整数で示されている.

オッズ比は（18/46)/(29/36)，つまり 0.49 である．もしリスクに対して同等の用語（リスクの比を RR とよぶように）を作り出すならば，オッズの比を**相対オッズ relative odds** とよぶだろう．疫学者らはリスクの比に対しては RR，オッズの比に対しては OR を選択してきた．

表 12.2-3

リスクとオッズ[a]

リスク	オッズ
0.05	0.05/0.95=0.053
0.1	0.1/0.9=0.11
0.2	0.2/0.8=0.25
0.25	0.25/0.75=0.33
0.33	0.33/0.66=0.5
0.4	0.4/0.6=0.67
0.5	0.5/0.5=1.0
0.6	0.6/0.4=1.5
0.8	0.8/0.2=4.0

a: リスクは［オッズ/(1+オッズ)］に等しい．オッズは［リスク/(1−リスク)］に等しい．

オッズ対リスク

研究者らがRRを提示している研究を読むこともあれば，ORを提示する研究を読むこともあることを考えると，それらの間の関係を知ることが有益な場合がある（表 12.2-3）．オッズは常にリスクよりも大きいものの，リスクが高い場合はオッズとリスクに大きな違いがあることに注意すべきである．しかし，リスクが低い場合，その差は小さい．リスクが非常に低い場合，その差はほとんどなくなってしまう．オッズ比は，治療効果の**ランダム化臨床試験 randomized clinical trial**（RCT），あるいは有益な，またはより典型的には有害な曝露の影響を評価するためにデザインされた**観察研究 observational study** に現れる可能性がある．

治療効果研究におけるオッズ比

臨床医として，ORというわれわれが理解できないものを，直感的に理解可能なRRに置き換えられるようにしたい．このような置き換えは，オッズとリスクが似ていて，リスクが低い場合に適切なものとなる（表 12.2-3）．リスクとオッズが異なる場合にはRRとORが異なり，これは，リスクが高い場合に発生する（表 12.2-3）．

医療調査のほとんどにおいて，われわれが予防したいと思っている有害なアウトカムは，幸いにもまれである．たとえば，心筋梗塞を経験した患者，慢性閉塞性肺疾患を悪化させた患者，または心臓以外の手術を受けた患者の大半は生き残る．リスクは低いので，RRとORは非常に似ており，正確ではないものの，置換しても誤解を招くことはない．悪いアウトカムのリスクが高い一部の地域（重症患者または転移性がん患者）では，この置換が誤解を招く可能性がある．

イベント発生率が低い場合（ORとRRが近い値をとる）も高い場合（ORとRRの値が離れてい

表 12.2-4

相対リスクとオッズ比の比較

対照群のリスク	曝露群のリスク	対照群のオッズ	曝露群のオッズ	RR	OR
望ましくないイベント					
4%	3%	0.042	0.031	0.75	0.74
40%	30%	0.67	0.43	0.75	0.65
望ましいイベント					
10%	15%	0.11	0.18	1.5	1.59
30%	45%	0.43	0.82	1.5	1.91

略語, RR: 相対リスク, OR: オッズ比

る）も, 常に, OR は RR よりも治療がより効果があるように見せる（すなわち, 同じ効果に対して, OR は RR よりも 1 から離れた値をとるだろう）（表 12.2-4）.

イベント発生率が高く治療効果が大きい場合, OR を RR に変換する手段が複数ある[2,3]. 幸いにも, 臨床医がそのようなことをする必要はめったにない. なぜそうなのかを理解するために, 硬化治療に伴う 0.47 の（高い）再出血率を示した, 食道静脈瘤に対する結紮と硬化療法の比較を行った**メタアナリシス meta-analysis** について考えてみるとよい[4]. 結紮治療に関する OR は印象的で, 0.52 だった. 結紮治療に関連した RR もまた印象的であった（0.67）が, OR とはかなり異なっていた. イベント発生率が高く, 効果が大きいにもかかわらず, 実際の結果の差はごくわずかである. 2 つは十分に近い（これは重大な点である）ため, RR と OR のどちらを選ぶかが治療決断に重要な影響を与える可能性は低い.

リスクが高い場合であっても, RR と OR の相違は, 治療効果が大きい場合にのみ発生する. 有益でも有害でもない治療を考えてみよう. RR は 1.0 で, OR も 1.0 である. 効果が 1.0 に近いとき, RR と OR 間のいかなる相違も小さくなる. これは, リスクが高く効果が大きい場合に限って OR が RR として解釈されると, 誤解を招く原因である.

研究者らが RR の代わりに OR を報告しているときは, **治療必要数 number needed to treat**（NNT）と**害必要数 number needed to harm**（NNH）の計算は, 別の問題をもたらす. 前述のように, イベント発生率が低いときに RR が OR に非常に近いと仮定することは合理的である. リスクが高いほど, その推測は確実でなくなる. もっと正確な情報が必要と思われる人には, 表 12.2-5 と表 12.2-6 は, 患考の**ベースラインリスク baseline risk**（**対照群イベント発生率 control event rate**）を推定するときに研究者が OR のみを提供している場合の, NNT と NNH の正確な推定をするための指針を提供する.

患者曝露の症例対照研究におけるオッズ比

ここまでは, われわれの例は RCTs からのものだった. これらの試験では, まずある患者群を介入

表 12.2-5

オッズ比（OR）から治療必要数（NNT）を導く[a]

CER	治療介入（OR）								
	0.5	**0.55**	**0.6**	**0.65**	**0.7**	**0.75**	**0.8**	**0.85**	**0.9**
0.05	41	46	52	59	69	83	104	139	209
0.1	21	24	27	31	36	43	54	73	110
0.2	11	13	14	17	20	24	30	40	61
0.3	8	9	10	12	14	18	22	30	46
0.4	7	8	9	10	12	15	19	26	40
0.5	6	7	8	9	11	14	18	25	38
0.7	6	7	9	10	13	16	20	28	44
0.9	12	15	18	22	27	34	46	64	101

略語，CER: 対照群イベント発生率，NNT: 治療必要数，OR: オッズ比

[a]NNT を決定するための計算式

$$NNT=\frac{1-CER(1-OR)}{CER(1-CER)(1-OR)}$$

表 12.2-6

オッズ比（OR）から害必要数（NNH）を導く[a]

CER	治療介入（OR）								
	1.1	**1.2**	**1.3**	**1.4**	**1.5**	**2**	**2.5**	**3**	**3.5**
0.05	212	106	71	54	43	22	15	12	9
0.1	112	57	38	29	23	12	9	7	6
0.2	64	33	22	17	14	8	5	4	4
0.3	49	25	17	13	11	6	5	4	3
0.4	43	23	16	12	10	6	4	4	3
0.5	42	22	15	12	10	6	5	4	4
0.7	51	27	19	15	13	8	7	6	5
0.9	121	66	47	38	32	21	17	16	14

略語，CER: 対照群イベント発生率，NNH: 害必要数，OR: オッズ比

a: NNH を決定するための計算式

$$NNT=\frac{CER(OR-1)+1}{CER(OR-1)(1-CER)}$$

に**ランダム割り付け randomly allocated** し，別の患者群を対照介入に割り付けることから始める．研究者らは患者を一定期間にわたって追跡し，イベントの頻度を記録する．このプロセスは**コホート研究 cohort study** とよばれる観察研究と似ているが，この場合は，研究者らは曝露または治療を制御しない．ランダム化試験とコホート研究では，リスク，オッズ，**リスク差 risk difference**，RR，OR，さらにはオッズ減少も計算できる．

表 12.2-7

皮膚黒色腫と日焼け用ベッドや日焼け用ランプの使用の関連性について調べた症例対照研究から得られた結果[a]

日焼け用ベッドや日焼け用ランプへの曝露	症例の数	シナリオ 1 における対照の数[b]	シナリオ 2 における対照の数[c]
あり	67	41	82
なし	210	242	484

略語，OR: オッズ比，RR: 相対リスク

a: Walter SD, et al. Am J Epidemiol. 1990; 131（2）: 232-243[5]のデータ

b: シナリオ 1: 見かけ上の RR=(67/108)/(210/452)=1.35, OR=(67/210)/(41/242)=1.88.

c: シナリオ 2: 見かけ上の RR=(67/149)/(210/694)=1.49, OR=(67/210)/(82/484)=1.88.

症例対照研究では，研究者らは，治療または**危険因子 risk factor** へ曝露されたかどうかによってではなく，**標的アウトカム target outcome** をすでに経験したかどうかによって，参加者を選択する．研究の開始時に，研究者らは，曝露または介入の有無に関わらず，それらの患者を追跡するのではなく，アウトカムを経験した参加者とそうでない者を特定する．研究者らは，次に，関心のある曝露（たとえば，放射線，日光，毒性化学物質）を経験した症例患者（たとえば，脳卒中，心筋梗塞，またはがんを持つ患者）の割合と，その曝露を経験していない対照患者（たとえば，脳卒中，心筋梗塞，またはがんを持たない患者）の割合を比較する．

対照に対する症例の相対的な数は，研究者らによって決定され，症例患者ごとに 1 人または複数の対照患者を調べることを選択できることに留意されたい．したがって，症例対照研究は，疾患の**有病率 prevalence** に関する情報を提供しない．一例は表 12.2-7 に示された症例対照研究である．この研究において，研究者らは，日焼け用ベッドや日焼け用ランプが皮膚黒色腫のリスクを増やすかどうかという疑問を検討した[5]．曝露群と非曝露群の対照の数は比較的恣意的である（シナリオ 1）．シナリオ 2 では，対照群の数を 2 倍にした（したがって，この集団において明らかな有病率の減少が見られた）．明らかなように，見かけ上の RR は有病率に依存し，症例に対する対照の数の選択によって変化するが，OR は一定のままである．したがって，RR ではなく OR は，症例対照研究について関連の大きさを調べるための許容可能な尺度である[6]．

オッズ比の長所

歴史的には，OR は，いくつかの好ましい点を持っており（欄 12.2-1），卓越した関連性の指標となっている[2]．しかし，現代のコンピュータ使用では，OR の統計的利点はあまり顕著ではなくなった．

欄 12.2-1

オッズ比の長所

1. 症例対照研究における見かけ上のアウトカムの有病率は，研究者が決める，症例群と対照群のサンプリング比に依存する．このような研究における曝露とアウトカムとの間の関連性については，RR ではなくオッズ比が適切な尺度である．
2. イベント発生率が大きく異なる試験のメタアナリシスを実施する場合には，オッズ比が望ましい場合がある．
3. 解析するアウトカムを逆にして，悪いアウトカム（死亡）ではなく良いアウトカム（生存）に注目する場合，後者の関係は，OR の逆数になるだろう（RR の場合は必ずしもあてはまらない）．
4. ベースラインのイベント発生率が何であれ，OR は適切である（イベント発生率が高い場合，RR は問題がある．たとえばリスクが 0.5 よりも大きい場合は，2 を超える RR を得られない）．
5. オッズ比は，ロジスティック回帰で好んで使用される関連または効果の尺度である（第 15.1 章「相関と回帰」を参照）．
6. 重回帰分析を用いて交絡要因を調整する必要がある場合は，OR が好ましい場合がある．
7. オッズ比は 0 から無限大の間の値をとることができる（RR はできない）．

略語，OR: オッズ比，RR: リスク比

結論

OR は，曝露とアウトカムとの関係を表すことができる．コホート研究または RCT では，群間における特定のアウトカム発生のオッズに対する非発生のオッズの比率を調べる．イベント発生率が低い状況では，OR と RR は数値的には似ているが，イベント発生率が高い場合はそうではない．症例対照研究では，疾患の有無にかかわらず，曝露前と曝露後のオッズの比を調べる．（RR ではなく）OR は，このような研究において使用できる．特定の統計モデルでは，OR が関連性の分析指標として好まれる．しかし，OR の利点にもかかわらず，RR で比較的容易な直観的理解が実質的に不可能であることは，後者の統計値が好まれる．

参考文献

1. Stiegmann GV, Goff JS, Michaletz-Onody PA, et al. Endoscopic sclerotherapy as compared with endoscopic ligation for bleeding esophageal varices. N Engl J Med. 1992; 326(23): 1527-1532.
2. Davies HT, Crombie IK, Tavakoli M. When can odds ratios mislead? BMJ. 1998; 316(7136): 989-991.
3. Zhang J, Yu KF. What's the relative risk? A method of correcting the odds ratio in cohort studies of common outcomes. JAMA. 1998; 280(19): 1690-1691.
4. Laine L, Cook D. Endoscopic ligation compared with sclerotherapy for treatment of esophageal variceal bleeding. A meta-analysis. Ann Intern Med. 1995; 123(4): 280-287.
5. Walter SD, Marrett LD, From L, et al. The association of cutaneous malignant melanoma with the use of sunbeds and sunlamps. Am J Epidemiol. 1990; 131(2): 232-243.
6. Elbarbary M. Understanding and expressing "Risk". J Saudi Heart Assoc. 2010; 22(3): 159-164.

第 12.3 章

上級編: 治療試験の結果
何が信頼区間の幅を決めるか

Advanced Topics in the Results of Therapy Trials What Determines the Width of the Confidence Interval?

Jan Brożek and Maicon Falavigna

この章の内容

サンプルサイズは信頼区間の幅を決めない

臨床医らは，研究の規模，または研究の参加者数を，**信頼区間 confidence interval**（CI）の幅，すなわち，試験の精確さ（precision）と同一視することがある．この章は，死亡，脳卒中，心筋梗塞のような**2 値 dichotomous**（yes/no）**アウトカム outcome** に対する**治療効果 treatment effect** の精確さ，結果としての CI の問題をとりあげる．結局，**効果サイズ effect size** の相対指標〔たとえば，**相対リスク relative risk**（RR）または**相対リスク減少 relative risk reduction**（RRR）〕に関しては，研究における患者数は CI の幅の二次的決定要因であり，主要決定因子はイベントの絶対数である．

小さなサンプルサイズは大きなサンプルサイズより狭い信頼区間を提供できる

2 つの仮想研究を考えてみよう．両研究とも，対照に対して，介入 A は一部の有害アウトカムの RRR 33％を示した．研究 1 は，治療群と**対照群 control group** それぞれに 100 人の患者を組み入れ，研究 2 は各群に 1,000 人ずつ組み入れていた．2 つの研究のどちらが，狭い CI によって示されるより精確な推定治療効果をもたらすだろうか．見かけ上明らかな答えは研究 2 で，研究 1 よりも 1 桁大きいサンプルサイズを持つからだ．

しかし，サンプルサイズがより大きい研究 2 において，対照群では 1,000 人中 3 件のアウトカムなのに対し，介入 A を受けた患者では 1,000 人中 2 件のアウトカムだったことをもとにして，33％の RRR を生成したとしよう．研究 1 は，有害アウトカムのある患者が対照群では 100 人中 30 件なのに対し，介入 A を受けた患者では 100 人中 20 件であることから，33％の RRR を示した．

あなたは，どちらの RRR をより信頼するか．どちらがより精確か．どちらが関連する CI がより狭いか．表 12.3-1 に示すように，研究 1 のほうが CI は狭い．なぜなら，一番重要なのは，患者数ではなくアウトカムイベント数だからだ．

表 12.3-1

サンプルサイズ，イベント発生率，信頼区間の幅

研究	対照群におけるイベント発生数	対照群の総数	治療群におけるイベント発生数	治療群の総数	RRR（95%CI）
1	30	100	20	100	33%（−8～59%）
2	3	1000	2	1000	33%（−233～87%）

略語，CI: 信頼区間，RRR: 相対リスク減少

図 12.3-1

サンプルサイズと信頼区間の幅（イベント発生率を一定とした場合）

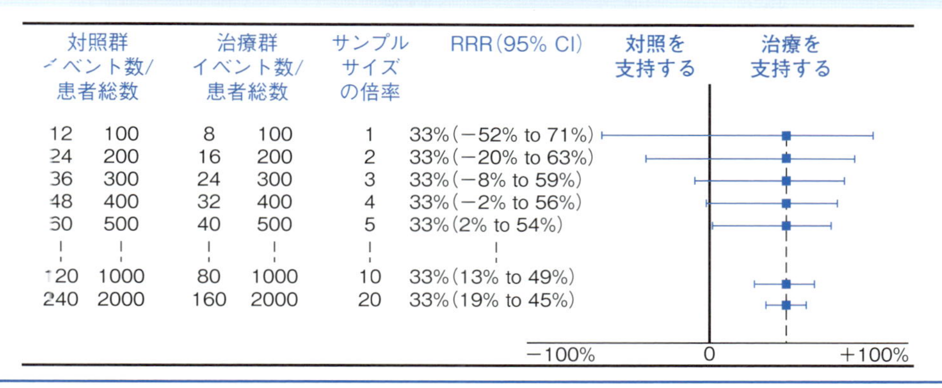

対照群 イベント数/	患者総数	治療群 イベント数/	患者総数	サンプルサイズの倍率	RRR (95% CI)
12	100	8	100	1	33% (−52% to 71%)
24	200	16	200	2	33% (−20% to 63%)
36	300	24	300	3	33% (−8% to 59%)
48	400	32	400	4	33% (−2% to 56%)
60	500	40	500	5	33% (2% to 54%)
¦	¦	¦	¦	¦	¦
120	1000	80	1000	10	33% (13% to 49%)
240	2000	160	2000	20	33% (19% to 45%)

略語，CI: 信頼区間，RRR: 相対リスク減少

図 12.3-2

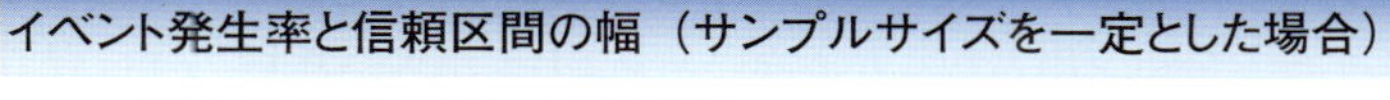

イベント発生率と信頼区間の幅（サンプルサイズを一定とした場合）

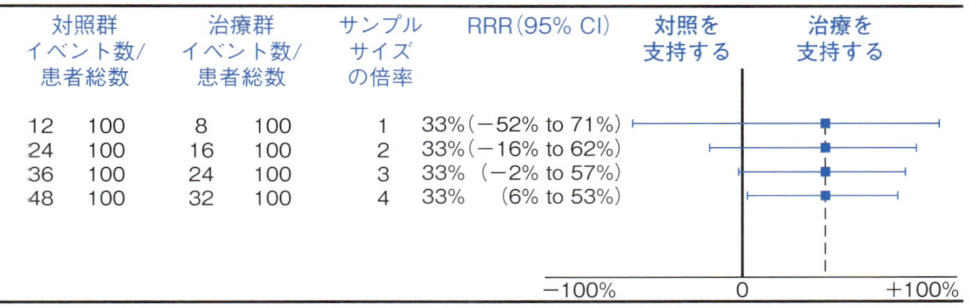

対照群 イベント数/	患者総数	治療群 イベント数/	患者総数	サンプルサイズの倍率	RRR (95% CI)
12	100	8	100	1	33% (−52% to 71%)
24	100	16	100	2	33% (−16% to 62%)
36	100	24	100	3	33% (−2% to 57%)
48	100	32	100	4	33% (6% to 53%)

略語，CI: 信頼区間，RRR: 相対リスク減少

イベント数の増加につれて信頼区間が狭くなる

図 12.3-1，2 に，一連の仮想研究から RRR を取りまく CI を計算することにより，サンプルサイズとイベント数と研究結果の精確さのそれぞれの関係を示す．開始時点は，各群に 100 人の患者がおり，対照群において 12 人の患者が，治療 A を受けた群において 8 人の患者が，イベントを有している．RRR は 33%で，対応する 95%CI は−52%から 71%で，この CI は，対照治療と比べて，治療 A はイベントのリスクを最高で 71%減らし，最高で 52%増やすと言っている（あまり役に立たない情報である）．

図 12.3-1 は，両群におけるイベント発生率を一定のままサンプルサイズを増やすにつれ，CI の幅は減少し，やがて**統計的に有意 statistically significant** に十分なほど狭くなり，さらに狭くなると，非常に精確な効果推定値を示すことを表す．図 12.3-2 は，サンプルサイズを一定にしてイベント

発生率を上げるとどうなるかを示す．研究者らは，前者についてはより多くの患者を登録し，後者については，研究期間の延長，アウトカムの高リスク患者の登録，複合アウトカムの使用，またはより高いイベント発生率の代理アウトカムの使用を含む多くのアプローチによって達成したかもしれない．しかし，**複合アウトカム composite outcome** や**代理アウトカム surrogate outcome** の使用は問題があり，複合アウトカムはしばしば解釈が難しく治療効果を実際よりも重要に見えるようにすることが多く，患者にとっての代理エンドポイントの価値は不確実である（第 12.4 章「複合エンドポイント」，第 13.4 章「代理アウトカム」を参照）[1]．

これら 2 つの図をより詳しくみてみると，さらに 2 つの所見が得られる．第 1 に，CI の幅はサンプルサイズやイベント発生数の増加につれて直線的には狭まらない．事実，CI の幅は，それらの平方根に比例して狭まる．よって，たとえば，サンプルサイズを 100 人から 200 人に増やす方が，200 から 300 人に増やすよりも影響が大きく，200 人から 300 人に増やす方が，300 人から 400 人に増やすよりも影響が大きい．

第 2 に，サンプルサイズを一定のまま，イベント発生率を増やす（たとえば，より重症で，したがってアウトカムの発生リスクが高い参加者を登録する）ことによりイベント数を倍増させると，参加者数を増やすことによりイベント数を倍増させるよりも CI の幅を狭める．この現象を示す別の方法には，一定のイベント数に対しては，分母（患者数）が大きいときよりも小さいときに CI は狭くなるというものがある．たとえば，各群に約 20,000 人の女性を組み入れた心血管疾患の一次予防における**ランダム化臨床試験 randomized clinical trial** である Women's Health Study[1] からの最近の報告は，脳卒中減少において，低用量アスピリンは**プラセボ placebo** と比べて，10 年間観察後にかろうじて有意な利益を示した（RRR 17%，95%CI: 1〜31%）．非常に大きなサンプルサイズにもかかわらず，その効果推定値は，CI の幅が広く，相対的な脳卒中の減少は最大で 31%，最小で 1%の値であるように，不精確だった．精確さに欠けたのは，プラセボ群において脳卒中イベント発生率は 19,942 人中 266 人（1.3%）と低かったのに対し，アスピリン群では（その差はわずかであったが），さらにイベント発生率が低く，19,934 人中 221 人（1.1%）だったからである．

対照的に，心血管疾患の二次予防においてシンバスタチンを評価した小規模の試験であり，各群あたり約 2,200 人を組み入れた（Women's Health Study の約 1/10），Scandinavian Simvastatin Survival Study（4S）[2] では，中央値観察期間 5.4 年では，主要冠動脈イベントの RRR 34%（95%CI: 50〜25%）であることがわかった．

相対効果ではなく絶対効果を考えるとどうなるか

この章の冒頭の例を考えてみよう．1,000 人の治療患者のうち 2 人が死亡した研究，1,000 人の対照患者の 3 人が死亡したという研究である．このような研究では，標本サイズが大きいにもかかわらず，見かけの 33%RRR については非常に不確実であることがわかる．実際，その CI には 2 倍以上の RR 増加と 87%の RRR が含まれている．

しかし，別の疑問をすればどうなるだろうか．介入の絶対効果について何と言うだろうか．それは小さく見えるだけでなく，1/1,000 にすぎないが，大きな分母により，絶対リスク減少が小さいという確信をもたらす．実際，CI の上限は 5.4/1000 の差である．したがって，このエビデンスに対応する死亡における最大の減少は，1,000 人あたり 6 人未満の死亡減少といえる．つまり，RRR は依然として 87%と大きいかもしれないが，このデータからは介入の絶対効果が小さいと断言できる．

イベント発生数が少なすぎるランダム化臨床試験に注意する

イベント発生率と絶対差が大きい場合に，イベント数が少ない研究では統計的に有意な結果を示す CI が生成されることがある．しかしながら，少数のイベントが結果を脆弱にし（すなわち，実験群または対照群においてイベントを少数追加するだけで統計的有意性が失われる），結果の信頼性を低下させる可能性がある．本書では，何度も繰り返して，イベント数があまりに少ない試験に対して読者が注意するよう警告し，患者の治療に際しては，治療効果について読者が強い推論を導く前に，まず，より大きなイベント数を要求するよう提案する（第 11.3 章「利益を理由に早期中止されたランダム化試験」，第 13.3 章「臨床試験結果の誤解を招く提示」を参照）[3]．

参考文献

1. Ridker PM, Cook NR, Lee IM, et al. A randomized trial of low-dose aspirin in the primary prevention of cardiovascular disease in women. N Engl J Med. 2005; 352(13): 1293-1304.
2. Scandinavian Simvastatin Survival Study Group. Randomised trial of cholesterol lowering in 4444 patients with coronary heart disease: the Scandinavian Simvastatin Survival Study (4S). Lancet. 1994; 344(8934): 1383-1389.
3. Guyatt GH, Oxman AD, Kunz R, et al. GRADE guidelines 6. Rating the quality of evidence—imprecision. J Clin Epidemiol. 2011; 64(12): 1283-1293.

第12.4章

上級編: 治療試験の結果
複合エンドポイント

Advanced Topics in the Results of Therapy Trials
Composite End Points

Ignacio Ferreira-González, Victor M. Montori, Jason W. Busse, Holger J. Schünemann, Roman Jaeschke, PJ Deveraux, Gaietà Permanyer-Miralda, and Gordon Guyatt

この章の内容

臨床シナリオ

内科医のあなたは，慎重に調整された複数のβ遮断薬，複数の硝酸薬，アスピリン，アンジオテンシン変換酵素（angiotensin-converting enzyme: ACE）阻害薬，スタチンを服用しているにもかかわらず，活動が著しく制限されている65歳の男性患者を診察している．あなたは，冠動脈バイパス術（coronary artery bypass grafting: CABG）による外科的血行再建術の可能性を患者に提案する．患者はそのような侵襲的処置を受けるのに気が進まないと述べ，同じように効果的でより侵襲的ではないアプローチがないか尋ねる．あなたは，経皮的冠動脈インターベンション（percutaneous coronary intervention: PCI）の可能性を代替として考える．

エビデンスを探す

あなたは，この患者のジレンマに最近の**エビデンス evidence**がどのように影響するかを知りたい．あなたは患者にコンピュータの前にくるように呼びかけ，図書館購読を経由してアクセス可能なACP Journal Club（http: //acpjc.acponline.org/gsa-search）にアクセスする．あなたは，検索の指針となる疑問をPICO（patient，intervention，comparison，outcome）形式ですぐに走り書きする．PICO形式の臨床上の疑問は，「3本の冠動脈疾患を有する患者において，狭心症，主要心血管イベント，および全死亡に対するPCI対CABGの影響は何か」である（第4章「疑問は何か」を参照）．ACP Journal Clubは臨床的に関連のある研究の一部を選択するだけなので，幅広い検索から始めることにする（第5章「最新の最良エビデンスを探す」を参照）．したがって，患者集団のみを記述した検索用語として，「multivessel coronary artery disease」を入力する．この検索からは16件の引用が得られ，そのうちの2つ目は，「Synergy between PCI with Taxus and Cardiac Surgery（SYNTAX）」[1]とよばれるPCIとCABGを比較した**ランダム化臨床試験 randomized clinical trial**（RCT）である．あなたは，この研究を自身で慎重にレビューするので，1週間後にその結果について話し合いましょうと患者に伝える．

SYNTAX試験では，3冠または左主冠動脈疾患を有する1,800人の患者が**ランダム割り付け randomized**されてCABGまたはPCIを受けたことがわかった．この研究では，**複合エンドポイント composite end point**〔全死亡，心筋梗塞（MI），後続の血行改善〕が，PCI群（17.8%）に比べてCABG群（12.4%）において，有意に低かった〔**相対リスク relative risk**（RR）0.69，95%**信頼区間 confidence interval**（CI）: 0.55～0.87，*P*=0.002〕．著者らは，CABGは重症の冠動脈疾患患者に対する標準治療のままでなければならないと結論付けていた．

これらの結果を患者の決断に最善の情報とするためにどのように解釈すればよいだろうか．複合エンドポイントに対する治療効果は，その構成要素（死亡，脳卒中，MI，後続の血行改善）への効果を正しく捉えると想定すべきだろうか．あるいはむしろ，それぞれの構成要素への治療効果を注意深く観察して，自身の患者に配慮した個々の効果を引き出すべきだろうか．

この章では，臨床シナリオのSYNTAX試験[1]の場合のように，研究者らがさまざまな重要度のエンドポイントの集合体に対する治療効果を測定するときの臨床試験結果を解釈するための戦略を，臨床医たちに提供する.

複合エンドポイント

過去 20 年間，医療が改善するにつれ，MI のような日常的な状態の患者が，死亡，再発性 MI または脳卒中を含む後続の有害アウトカムを経験する頻度は減少してきた．これは，患者にとっては歓迎すべきニュースであるが，新しい治療の増分利益を検証するために非常に大きなサンプルサイズと長期間にわたる**追跡 follow-up** を必要とする臨床研究者らにとって，結果としてのイベント発生率の低下は課題となる.

臨床試験者らは，研究の 1 次エンドポイントとして，複数の有害事象（たとえば，死亡，MI，入院など）のいずれか 1 つでも経験している患者数を捉える複合エンドポイントを活用して，これらの課題に答えることが増えてきた[2]．そのような複合エンドポイントは，イベント数を増やすことにより，必要なサンプルサイズを減少させ，また，追跡の期間を短縮する可能性がある．個別の構成要素においてイベント数が不足し，かつ複数の構成要素にわたって治療が多かれ少なかれ同じく作用するだろうとする生物学の理解は，現代の臨床試験における複合エンドポイントの標準的な理論的根拠を提供する[2].

複合エンドポイントの使用を正当化するもう 1 つの利点は，アウトカムの評価において競合(competing)**リスク risk** を回避できることである[3]．たとえば，脳卒中を**予防 prevent** する 1 つの方法は，そうしないと脳卒中を有するかもしれない患者の死亡を増加させる治療法を実施することである．このセッティングでは，非致死的脳卒中と死亡の複合アウトカムは，脳卒中の個別アウトカムに焦点をあてた 1 次アウトカムについて誤解を招く可能性のある結果を回避できるかもしれない.

最後に，試験者は，介入に伴う潜在的なリスク（risk）と利益（benefit）の要約指標を提供することによって，解釈の複雑さを避けるために複合エンドポイントを使用することがある．たとえば，心房細動患者におけるワルファリン対アセチルサリチル酸の効果を評価した RCT はすべて，虚血性脳卒中と出血性脳卒中の複合効果を評価している[4]．これらの試験では，ワルファリン療法による虚血性脳卒中の有意な減少が見られた〔**ハザード比 hazard ratio**（HR）0.48，95%CI: 0.37～0.63〕．しかし，フルファリン療法では出血性脳卒中が過剰になるという統計的に有意ではない傾向があった（HR 1.84，95%CI: 0.87～3.87）．この所見は，臨床医と患者の最適な行動過程を困惑させる可能性がある．医師と患者が出血性脳卒中と虚血性脳卒中を回避することの重要性に関して同じ重みをおく限りは，虚血性または出血性の全脳卒中に対する効果（HR 0.55，95%CI: 0.43～0.71）を考慮することが，この問題の解決に役立つ可能性がある.

競合リスクに対処するために複合エンドポイントが必要な状況は，ごくわずかである．前項に記した単純化は魅力的であるが，事実上同じ重要性のアウトカムを必要とし，それはまれな状況といえる．間違いなく複合エンドポイントの最も一般的な使用は，サンプルサイズを減らすためである．実際に，心血管領域における約 50%の試験では複合エンドポイントが使用されている[5]．残念ながら，次に述べるように，サンプルサイズを小さくするために複合エンドポイントを選択すると，結果を解釈しようとする人にとって課題を生じることになる.

複合エンドポイントの解釈: 臨床医が持つ選択肢は何か

潜在的には，臨床医は，複合エンドポイントに対する介入の相対的効果が，複合エンドポイントの各構成要素にあてはまると仮定することができる．この推論をSYNTAX試験[1]に適用すると，**相対リスク減少 relative risk reduction**（RRR）0.69は，死亡，脳卒中，MI，および血行再建術のアウトカムに及ぼすCABGの影響を表すと考えられる．PCI群のイベント発症率にこれらのRRRを適用すると，この効果は患者1,000人あたり死亡が約12人少なく，脳卒中が2人少なく，MIが13人少なく，血行再建術が37人少なくなることを意味する．結果をより注意深く見てみるとわかるだろうが，このような前提は正当化するのが難しいだろう．

あるいは，臨床医は，組み合わせとして，死亡，脳卒中，MI，および後続の血管再生に対する**治療効果 treatment effect**を考慮し，各構成エンドポイント（component end point）に対する治療効果についての推論を避けるかもしれない．この解釈を取り入れて，臨床医は，CABG戦略の利益に関する患者の疑問に，「重大な心イベントのリスクを，相対的には31%程度，絶対的には5.4%程度減らすだろう」と答えるだろう．言い換えると，あなたのような患者1,000人のうち，PCIでの重大な心イベントがありCABGではそのようなイベントがない患者が54人いるでしょう．

重要性の異なる複数のエンドポイントへのRRRと**絶対リスク減少 absolute risk reduction**（ARR）または**リスク差 risk difference**（RD）の大きさについて具体的な情報を知りたい臨床医と患者にとって，この解釈は有用性が限られる．たとえば，冒頭のシナリオの患者は，「先生，先生のおっしゃる重大な心臓イベントとは何のことですか」，と尋ね，続けて，「私はMIよりも死亡，そして，後続の血行再建術よりも重大なMIをPCIで回避することにはるかに高い関心があるので，死亡，脳卒中，MIのリスクについてと，後続の血行再建術におけるCABGとPCIの違いを教えていただけますか」と尋ねるかもしれない．

そのデータは，複合エンドポイントの各構成要素に対する治療の影響について何もいえないという解釈に従うと，その臨床医は31%のRRは，最も重大な構成要素である死亡や脳卒中に適用することは保証できない．そのため，このアプローチを取っている臨床医は，患者に「申し訳ありませんが，私は個々の構成要素についてなにも言えません，全体的効果だけです」と伝えるだろう．

第3のアプローチは，SYNTAX試験の構成エンドポイントに焦点をあてている（表12.4-1と図12.4-1）[1]．最初の2つのアプローチのそれぞれとはまったく異なる画像を目にする．CABG群の死亡患者は少ないが（0.9%少ない），その結果は偶然の可能性がある（すなわち，CIは1.0を超え，CABGでの1.0%の死亡増加を除外していない）（第10章「信頼区間: 単一研究またはメタアナリシスは十分大きいか」を参照）．同様に，MIについては，MIの患者が1.5%少ないが，しかしその結果はCABGを用いた患者でMIが約3/1000増加の可能性がある．血行再建術の結果ははるかに確定的であり，後続の血行再建術を受ける必要がある患者は7.6%少なく，最小でも4.8%少ない（CIの境界が4.8%であるため，ほとんどの患者はそれを重要な減少と考えるだろう）．しかし，残念な

表 12.4-1

SYNTAX 試験の結果

エンドポイント	PCI, 患者数（%）(n=891)	CABG, 患者数（%）(n=849)	リスク差,（%）(95%CI)	相対リスク[a] (95%CI)
複合エンドポイントの患者[b]	159（17.8）	105（12.4）	5.4（2.13～8.83）	0.69（0.55～0.87）
死亡	39（4.4）	30（3.5）	0.9（−0.98～2.6）	0.8（0.5～1.3）
脳卒中	5（0.6）	19（2.2）	−1.6（−2.8～−0.57）	4（1.5～10.6）
心筋梗塞	43（4.8）	28（3.3）	1.5（−0.32～3.38）	0.68（0.43～1.09）
後続の血行再建術	120（13.5）	50（5.9）	7.6（4.83～10.32）	0.44（0.32～0.6）

略語，CABG: 冠状動脈バイパス術，CI: 信頼区間，PCI: 経皮的冠動脈インターベンション，
SYNTAX: Synergy between PCI with Taxus and Cardiac Surgery
a: この表では，CABG が参照カテゴリである．最初の刊行物[1]では，参照カテゴリは PCI であった．
b: 複合エンドポイントには，死亡，心筋梗塞，脳卒中，および後続の血行再建術が含まれる．
(Serruys PW, et al. N Engl J Med. 2009; 360(10): 961-972)[1]

図 12.4-1

SYNTAX 試験におけるリスク差

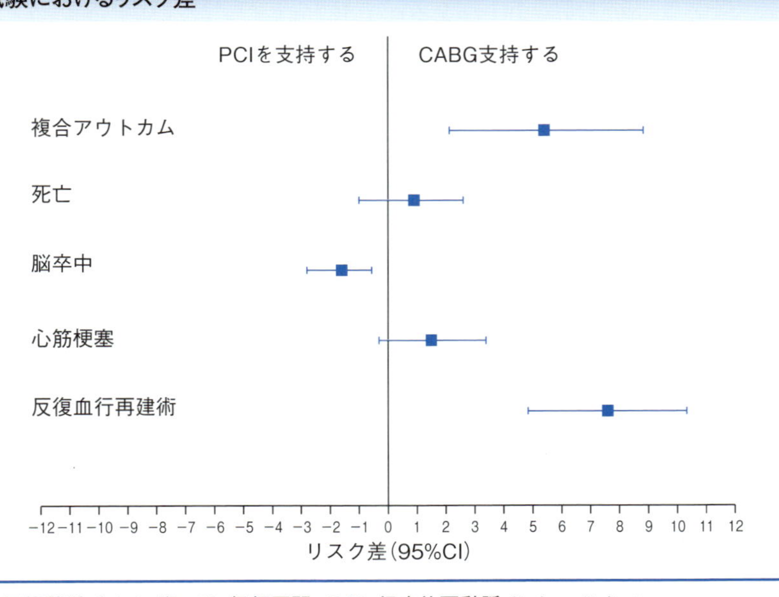

略語，CAEG: 冠状動脈バイパス術，CI: 信頼区間，PCI: 経皮的冠動脈インターベンション，
SYNTAX: Synergy between PCI with Taxus and Cardiac Surgery
(Serruys PW, et al. N Engl J Med. 2009; 360(10): 961-972)[1]

ことに，CABG 群の患者では脳卒中が 1.6％多く，CI はその増加が少なくとも 6/1000 であることを示唆している．最も重要でないエンドポイントについて実験的治療を支持する最大の差異を示す構成エンドポイントの絶対的減少における相当なばらつきの結果は，複合エンドポイントを含む試験ではよくあることである[5]．

研究者らも製薬会社も，臨床医が構成エンドポイントではなく複合エンドポイントに注目することをしばしば好むだろう．結局のところ，PCI に比べて CABG が，死亡，脳卒中，MI，後続の血行再建術による複合エンドポイントのリスクを減らすという見解は，4 つすべてのエンドポイントに当該介入の肯定的効果があるという印象をわれわれに与えるので，説得力がある．その一方で，われわれは CABG が後続の血行再建術を減らし，脳卒中のリスクを増加させることには確信できるが，死亡と MI への効果については不確かであるというのは，かなり異なるメッセージである．

欄 12.4-1 では，1 つの複合エンドポイントまたは複数の構成エンドポイントへの治療効果に基づいて臨床決断をするかどうか思案する臨床医をガイドするような一連の疑問を示す．次に，これらの基準をどのように適用するかについて説明する．

欄 12.4-1

複合エンドポイントを解釈するためのユーザーズガイド

- 複合エンドポイントの構成エンドポイントは，患者にとってどれも同じくらい重要か
- ほぼ同等の重要性を持つどのエンドポイントも同じような頻度で生じたか
- どの構成エンドポイントも同じような相対リスク減少だと確信できるか
- 複数の構成エンドポイントの根底にある生物学的仕組みは，同じような相対リスク減少と予想するのに十分か
- 相対リスク減少の点推定値は同じくらいで，信頼区間は十分に狭いか

これらの疑問に対して yes と答えられる範囲で，複合エンドポイントに対する治療効果を意思決定のための根拠として用いることに，確信を持てる．
これらの疑問に対して no と答えられる範囲で，各構成エンドポイントへの治療効果を，意思決定のための根拠として別々にみるべきである．

構成エンドポイントは，患者にとって同じくらい重要か

複合エンドポイントのすべての構成要素が患者にとってどれも同じくらい重要であるならば，その複合体は治療の正味効果を正確に描写するだろう．もし，患者が，死亡，脳卒中，MI，血行再建術を同じくらい重要だと考えるなら，複合エンドポイントにおける 5％の ARR が，これら 4 つの構成要素を含む複合エンドポイントにわたりどのように分布しているかは，たいしたことではない．たとえ治療効果が実際に大きく異なるとしても，複数の構成要素にわたる治療効果が同じくらいであると仮定することは，意思決定に悪く影響しないだろう．しかし，患者は，ほとんどいつも，異なる**健康アウトカム health outcome** に対してさまざまな程度の重要性を割り当てる．結果として，同一の患者の重要性が共有されていると仮定して，異なる構成エンドポイントに対する治療影響の違い

の可能性を無視することは，まれにしか正当化されないだろう．それゆえ，複数のエンドポイント間における重要性の較差の大きさが問題となる．

特発性肺線維症の治療についてワルファリンの RCT を考えてみよう[6]．研究者らは，全死亡，入院，および機能的肺活量の絶対的低下が 10%以上の複合エンドポイントを選択した．患者は，入院の必要性や死亡アウトカムと比較して，些細な重要性の他の有害帰結なしに，機能的肺活量の低下を考慮する可能性が高い．重要性における大きな較差は，複合エンドポイントに対するわれわれの疑念を深める．

一方，非弁膜性心房細動患者において，新規経口抗血栓薬と従来のビタミン K 拮抗薬とを比較した，主要複合エンドポイントが脳卒中および全身塞栓症である試験を考えてみよう[7-9]．ほとんどの患者は，脳卒中を重大と考えるだろうが，重要性の較差ははるかに小さくなる．この較差が小さいほど複合エンドポイントの信用性が高くなる．

どの構成エンドポイントも同じような頻度で生じたか

もし，患者にとって重要な構成エンドポイントが，患者にとってそれほど重要ではない構成エンドポイントよりもはるかに低い頻度で起こるなら，あからさまに誤解を導くとまではいかなくても，その複合エンドポイントはあまり参考にならない．臨床医は，複合エンドポイントを提示する研究の結果を解釈するために，各構成要素の具体的な結果を慎重に考察しなければならない．

以下の文章を考えてみよう．「CABG のステント内狭窄がある患者において，γ 線照射は，心臓を原因とする死亡，Q 波 MI，標的血管の血行再建術からなる複合エンドポイントを減らした」．この結果は，すばらしくみえる．なぜなら，γ 線照射は，血行再建術の必要性と同様，死亡と MI の発生率を減らすことが示唆されるからだ．われわれがこの結果を引き出した試験は，伏在静脈グラフトのステント内狭窄がある 120 人の患者を，γ 線照射（イリジウム-192）または**プラセボ placebo** に，ランダム割り付けした[10]．イリジウム-192 群の患者のうち 32%が，12 カ月後の時点で，心臓を原因とする死亡，Q 波 MIs，または標的血管の血行再建術の 3 つからなる主要複合エンドポイントを経験し，同様に，プラセボ群では 63%が経験した（RRR 50%，95%CI: 25〜68%）．

この結果は説得力があるようにみえるが，MI となったのはプラセボ群でわずか 2 人（3.3%），イリジウム-192 群では 1 人（1.7%）だった（RD 1.7%，95%CI: −5.9〜9.9%）．これは心臓死でも同様で，各群で 4 人（7%）ずつだった（RD 0%，95%CI: −10.3〜10.3%）．血行再建術がイベントのほとんどを占め，プラセボ群でイベントを経験した患者 38 人中 32 人は血行再建術のみを経験した．同様に，照射群でイベントを経験した 19 人中 14 人は血行再建術のみを経験した．この試験においてより重要なエンドポイントとあまり重要でないエンドポイントの頻度に非常に大きな開きがあったため，最も合理的な結論は，介入は標的血管の血行再建術のRRを54%（95%CI: 29〜71%），RDを33%（95%CI: 16〜49%）まで減らした，ということだ．しかしながら，この試験は，介入がMIや死亡に与える影響についての情報を本質的には何も提供しない．

この結果を，心臓病イベントのハイリスク患者9,297人をラミプリルまたはプラセボにランダム割り付けしたHeart Outcomes Prevention Evaluation（HOPE）試験[11]の結果と比較しよう．ラミプリルは，心血管系死亡を8.1%から6.1%に（RRR 26%，95%CI: 13〜36%），MIを12.3%から9.9%に（RRR 20%，95%CI: 10〜30%），脳卒中を4.9%から3.4%（RRR 32%，95%CI: 16〜44%）に減らした．ここでは，**対照群 control group**における死亡，MI，脳卒中の発生率の差（それぞれ，8.1%，12.3%，4.9%）は比較的小さい．治療群と対照群との間のイベント数の差（死亡が2.0%，MIが2.4%，脳卒中が1.5%）は，むしろ，より似ている．この，より重要なエンドポイントとあまり重要でないエンドポイントの発生頻度が似ていることは，臨床決断において複合エンドポイントに頼ることを支持する．

どの構成エンドポイントも同じような相対リスク減少を共有すると確信できるか

複数の構成エンドポイントの根底にある生物学的仕組みは，同じような相対リスク減少を予想するのに十分なくらい似ているか

臨床決断の根拠として複合エンドポイントを活用する心地よさは，ある程度，同じようなRRRを，より重要だったりそれほど重要でなかったりする複数の構成要素に適用することへの確信による．それゆえ，研究者らは，生物学的に複数の構成要素にわたって同様の効果を予想されるように導くような複合エンドポイントを構成すべきである．

たとえば，イルベサルタン糖尿病性腎症試験(Irbesartan Diabetic Nephropathy Trial)[12]は，腎症と2型糖尿病を持つ高血圧患者1,715人を，イルベサルタン，アムロジピン，またはプラセボにランダム割り付けした．主要エンドポイントは，ベースライン時の血清クレアチニン濃度の倍増，末期腎不全の発症（血清クレアチニン値>6.0 mg/dL，透析開始，または移植），全死亡からなる複合エンドポイントであった．これら3つの構成要素のうちの2つ，クレアチニン値の倍増とクレアチニン値の閾値である6.0 mg/dLとは，どんな治療効果も似るだろうということが非常にもっともらしく，実際，もし結果がそうでなければ人は驚くだろう．一方で，全死亡は腎不全以外にも（たとえば心疾患を含むような）多くの要因があり，治療がこれらの要因に与えるさまざまな影響があるかもしれない．したがって，治療が3つすべての構成要素に同様の効果があるという生物学的論拠は弱い．比較的弱い生物学的論拠により，治療判断を各構成要素ではなく複合エンドポイントに基づかせることへの躊躇が増す．事実，この例では，イルベサルタンはクレアチニン値の倍増と末期腎不全の両方の発生を減らしたが，全死亡に対

図 12.4-2

Irbesartan Diabetic Nephropathy Study

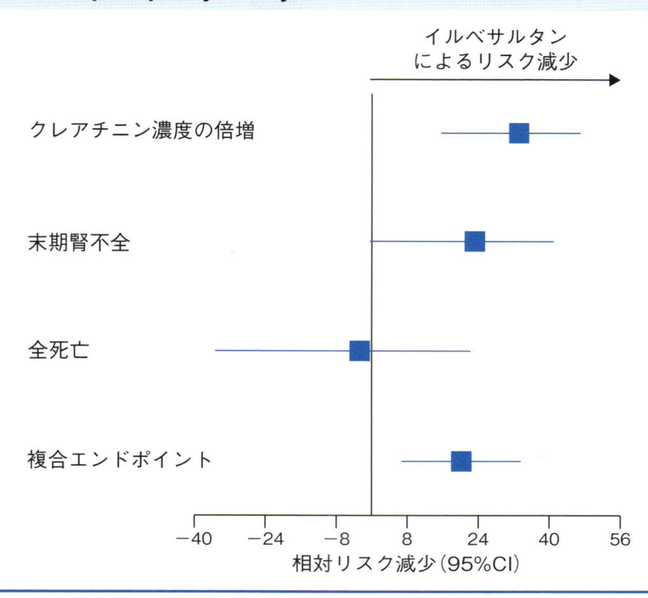

略語，CI: 信頼区間，RRR: 相対リスク減少
（Lewis EJ, et al. N Engl J Med. 2001; 345(12): 851-860）[12]

する明らかな効果はなかった（図 12.4-2）.

対照的に，アテローム性動脈硬化症のさまざまな徴候のある患者におけるアスピリンとクロピドグレルを比較したRCTであるClopidogrel Versus Aspirin in Patients at Risk of Ischaemic Events（CAPRIE）研究の著者らは，それらの複合エンドポイントの生物学的論拠をはっきりと主張した[13]. 抗血小板薬とプラセボを比較した以前の試験結果を引用し，著者らは，虚血性脳卒中，MI，血管死の生物学的決定因子が似ていると述べる.「142 件の試験を対象としたメタアナリシスは，抗血小板薬が，虚血性脳卒中，心筋梗塞，血管死からなる CEP（複合エンドポイント）の発生率を減らし，そのオッズ減少は 27%で，幅広い臨床徴候にわたって一貫することを明らかに示す」[13]. 彼らの主張は，エビデンスがそうでないことを示唆するまで，RRR が試験の複合エンドポイントを構成する各構成要素にわたり一貫しているという想定のための状況を強める.

相対リスク減少の点推定値は同じくらいで，信頼区間は十分に狭いか

研究者らの生物学的論拠がどんなに説得力があっても，同じくらいの RRR の実証のみが，複合エンドポイントに対するわれわれの心地よさを強く増す.

図 12.4-3

TRITON-TIMI 38 試験

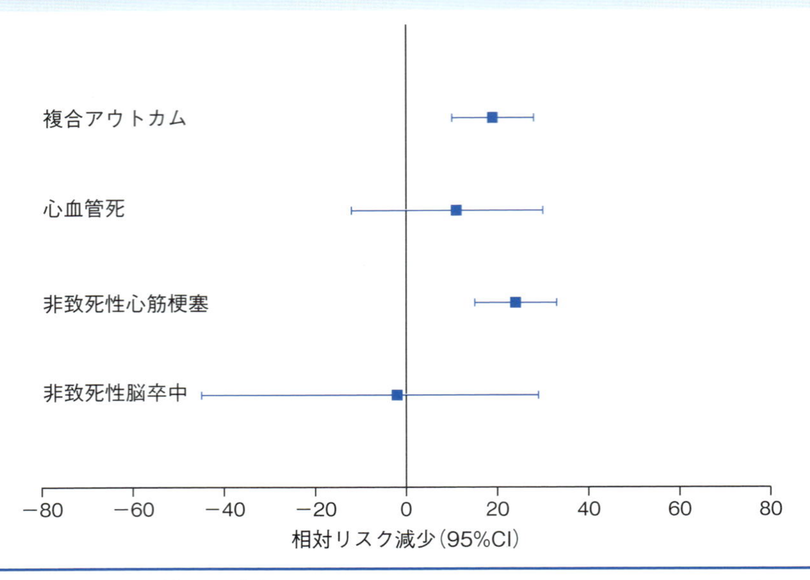

略語，CI: 信頼区間，RRR: 相対リスク減少，TRITON-TIMI: Trial to Assess Improvement in Therapeutic Outcomes by Optimizing Platelet Inhibition with Prasugrel-Thrombolysis in Myocardial Infarction.
（Wiviott SD, et al. N Engl J Med. 2007; 357（20）: 2001-2015）[14]

たとえば，Trial to Assess Improvement in Therapeutic Outcomes by Optimizing Platelet Inhibition with Prasugrel-Thrombolysis in Myocardial Infarction（TRITON-TIMI）38 試験[14]では，研究者らは適度に高リスクの急性冠症候群で PCI が予定されている患者 13,608 人を，プラスグレルまたはクロピドグレルのいずれかを 6〜15 カ月間服用するように割り付けて，心血管死，MI および脳卒中の主要複合エンドポイントに対するこれらの薬物の効果を記録した．合理的な生物学的根拠は，これらの 2 つの抗血小板薬間に差がある場合，その差が 3 つのアウトカムにわたって同様であるべきであることを示唆している．しかし，図 12.4-3 は，そうではないことを示している．複合エンドポイントの RRR 19%（95%CI: 10〜27%）は，個々の構成要素には適用できない．すなわち，RRR は脳卒中で−2%，MI で 24%，心血管死で 11%である．このばらつきは，臨床医が個々のエンドポイントに焦点を当てるべきであることを示唆している．TRITON-TIMI 38 試験では，プラスグレルをベースとしたレジメンは，クロピドグレルをベースとしたレジメンと比較して MI のリスクを低下させる可能性があるが，急性冠症候群および PCI 予定の患者の心血管死および脳卒中には不確定な影響を及ぼすことが示唆される[14]．

2 型糖尿病患者における強化血糖コントロールと従来の血糖コントロールを比較した UK Prospective Diabetes Study（UKPDS）試験は，もう 1 つの例を提供する[15]．この研究は，試験の主要エンドポイントは，最初の糖尿病関連エンドポイント（突然死，高血糖症または低血糖症による死亡，致死性または非致死性 MI，狭心症，心不全，脳卒中，腎不全，切断術，硝子体出血，網膜光凝固，片眼の失明，白内障摘出）までの時間，糖尿病関連死（MI，脳卒中，末梢血管疾患，腎臓病，高血糖症または低血糖症，突然死），または全死亡だと報告した．研究者らは複合エンドポイントの RR 12%の有意な減少（95%CI: 1〜21%）を報告したが，この結果は糖尿病関連死（RR 0.90，95%CI: 0.73〜1.11）や全死亡（RR 0.94，95%CI: 0.80〜1.10）の有害な作用を除外していない[15]．さらに，研究者らは，見かけ上の効果の大部分（3.2%のうち 2.7%，つまり微小血管合併症の絶対リスク減少の 80%）は網膜光凝固の減少だと確認した[15,16]．レビュアらは，この結果を，強化血糖コントロールによって 21 種類の糖尿病関連エンドポイントのいずれかの減少を示しながらまとめるのが典型的で，UKPDS 結果のレビュー 35 件のうち，光凝固の全体的なリスク減少効果の優位性を強調したものは 1 件だけだった[17]．

これらの結果は，前述の血管イベントのハイリスク患者を対象としたラミプリルとプラセボを比較した HOPE 試験の結果とは対照をなす[11]．HOPE 試験では，同じ 3 つのエンドポイントの RRR は，心血管死で 26%（95%CI: 13〜36%），MI で 20%（95%CI: 10〜30%），脳卒中で 32%（95%CI: 16〜44%）だった．臨床医は，複合エンドポイントの 3 つの各構成要素に対する治療効果が望ましいことに確信を持てる．

最後に，Clopidogrel in Unstable Angina to Prevent Recurrent Events（CURE）試験の結果を考えてみよう．この試験において研究者らは，急性冠症候群の患者 12,562 人をクロピドグレルまたはプラセボにランダム割り付けし，われわれの冒頭のシナリオにおいてレビューされた試験において報告されたものと同じ，心血管死，MI，脳卒中からなる複合エンドポイントへの影響を検討した[18]．この試験では，複合アウトカムの RR が 20%低下し，MI，心血管死，脳卒中の RR がそれぞれ 23%，7%，14%低下した．RRR の**点推定値 point estimate** はお互いに，また複合アウトカムとも一貫していると解釈できるが，CI の範囲にわれわれは躊躇させられるはずだ．RRR の点推定値と 95%CI は，MI に対する重要な治療効果（23%，95%CI: 11〜33%）の適度な確信を残すが，同じことは，心血管死（7%，95%CI: −8〜21%）や脳卒中（14%，95%CI: −18〜37%）のどちらにもいえない．その結果，クロピドグレルが，心血管死，MI，脳卒中からなる複合エンドポイントを 20%減らすという記述は誤解を招く可能性があり，複合エンドポイントを臨床決断の元に使うことは問題がある．

これまでに提示してきた例の多くは，典型的状況を強調している．イベント数や効果の大きさは，より重要なエンドポイントよりもあまり重要でないエンドポイントの方が一般的に大きい（かなり大きいことが多い）．われわれは，心血管インターベンションにおけるランダム化試験において，患者にとってより重要な構成要素が，あまり重要ではない構成要素よりも治療効果が小さい（RRR は死亡が 8%，患者にとって重要性の低い構成要素では 33%）ことを見つけた[5]．個々の試験において，幅広い CI であれば，より重要なエンドポイントとあまり重要ではないエンドポイントへの介入の相対効果を不確実なものにする可能性がある．しかしながら，時々，多数の試験からデータを蓄積すると，たとえ比較的重要度の低いアウトカムに対する効果の説得力のあるエビデンスが存在する場合でも，最も重要なアウトカムに対する治療効果についての疑念は当然のものであることが明らかになる．

例えば，薬物溶出ステントがベアメタルステントと比較して複合エンドポイントである〔主要有害心イベント major adverse cardiac events（MACE）─死亡，MI，標的病変血行再建の複合〕を低下させることを決定的に示す，薬剤溶出ステントとベアメタルステントを比較する試験を考えてみよう．薬物溶出ステントの最初の RCT では，最も重要なエンドポイントの 1 年後の死亡（RRR 2%，95%CI: −680〜76%）および MI（RRR 51%，95%CI: −530〜96%）に対して決定的ではない効果がみられたが，薬物溶出ステントは血行再建減少に大きな効果（RRR 97%，95%CI: 75〜99%）があった[19]．これらの初期の結果は，より重要なエンドポイントとあまり重要ではないエンドポイントへの影響に大きな違いがあることを示唆しているが，前者を取り巻く幅広い CI からは疑問を残している．その後のシステマティックレビューでは，薬物溶出ステントは生存または Q 波 MI（実際に Q 波 MI の望ましくない傾向がある）には有益ではないが，血行再建の必要性を低減することに大きな利益があることがわかった[20]．

臨床シナリオの解決

患者が予後を改善し狭心症をコントロールするための心臓手術を受けるのに気が進まないという，議論を始めたシナリオにもどろう．決断のガイドとして，SYNTAX 試験[1]からの死亡，MI，脳卒中，後続の血管再建術の複合エンドポイントを使用するのは適当か，それとも 3 つの構成要素それぞれの結果に注目すべきであろうか．

この問題に対処するためには，ユーザーズガイドの 3 つの疑問を尋ねてみることである（欄 12.4-1）．ほとんどの患者は，死亡，脳卒中，後遺症のある大きな MI を，新たな血行再建術よりも，はるかに重要だと気付くだろう．後続の血行再建術は，これら 3 つの重要なイベントよりも，はるかに高い頻度で生じた（表 12.4-1）．生物学的論拠は，手術戦略が心臓エンドポイントに同様の影響を及ぼすという仮説を支持するかもしれない．しかし，反対に論じることもでき，MI と新しい冠動脈血行再建術の必要性に対する肯定的な効果があっても脳卒中ではそうでないという可能性がある．3 つのアウトカムに対する相対効果は非常に異なっていた（表 12.4-1）．SYNTAX 試験では，複合エンドポイントが 3 つの基準のいずれも満たさず，試験では構成エンドポイントに焦点をあてる必要がある．この場合，患者は非常に脳卒中を嫌うことが判明した．「先生，PCI はとても簡単なので，繰り返しが必要かもしれないという可能性は，私にとっては大したことではありません．CABG は死に至るか MI を受けるリスクを減らすかもしれませんが，先生は確信が持てないとおっしゃる．でも，CABG が脳卒中リスクを高める可能性は非常に高いです．私にとって，脳卒中はとても恐ろしいものです．私は PCI に同意したいです．」

結論

RCT における複合エンドポイントの使用が広がっていることは，イベント発生率の低下の問題，競合リスクの存在下における効果のより良い評価，介入による正味の利益の獲得に対する解決策としてのその有用性を反映している．残念ながら，主要エンドポイントとしての複合エンドポイントの活用は，RCT の結果の解釈を困難にしている．

極端な例を 1 つあげると，あなたは，次のような試験を見つけるかもしれない．①各構成エンドポイントが似ているものの重要性がまったく同じではない，②より重要なエンドポイントが，それほど重要でないエンドポイントと同じような頻度で起こる，③説得力のある生物学的論拠が，各構成エンドポイントにわたり同じような RRR と最小効果を除外する CI を示す結果を支持する．そのような状況下では，臨床医は，確信を持って，複合エンドポイントを決断の第 1 根拠として活用できる．

もう 1 つの極端な例をあげると，あなたは，次のような試験を見つけるかもしれない．①各構成エンドポイントが，患者にとって非常に異なるレベルの重要性を持つ，②より重要なエンドポイントが，それほど重要でないエンドポイントよりも非常に低い頻度で起こる，③生物学的論拠が弱く，RRR が大きく異なり，より重要なエンドポイントの CI が害の可能性を含む，ということがある．これらのような状況下では，個々の構成エンドポイントの点推定値と CI を，臨床決断の根拠とすべきだろう．これらの極端な例の中間的状況下では，理性ある人々は，結果の最も適切な解釈について意見が分かれるかもしれないが，これらのユーザーガイドは，臨床医が臨床決断において，複合エンドポイントを提示する研究結果を適切に解釈し適用するのに役立つだろう．

参考文献

1. Serruys PW, Morice MC, Kappetein AP, et al; SYNTAX Investigators. Percutaneous coronary intervention versus coronary-artery bypass grafting for severe coronary artery disease. N Engl J Med. 2009; 360(10): 961-972.
2. Freemantle N, Calvert M, Wood J, et al. Composite outcomes in randomized trials: greater precision but with greater uncertainty?　JAMA. 2003; 289(19): 2554-2559.
3. Ferreira-González I, Alonso-Coello P, Solà I, et al. Composite endpoints in clinical trials[in Spanish]. Rev Esp Cardiol. 2008; 61(3): 283-290.
4. van Walraven C, Hart RG, Singer DE, et al. Oral anticoagulants vs aspirin in nonvalvular atrial fibrillation: an individual patient meta-analysis. JAMA. 2002; 288(19): 2441-2448.
5. Ferreira-González I, Busse JW, Heels-Ansdell D, et al. Problems with use of composite end points in cardiovascular trials: systematic review of randomised controlled trials. BMJ. 2007; 334(7597): 786.
6. Noth I, Anstrom KJ, Calvert SB, et al; Idiopathic Pulmonary Fibrosis Clinical Research Network (IPFnet). A placebocontrolled randomized trial of warfarin in idiopathic pulmonary fibrosis. Am J Respir Crit Care Med. 2012; 186(1): 88-95.
7. Patel MR, Mahaffey KW, Garg J, et al; ROCKET AF Investigators. Rivaroxaban versus warfarin in nonvalvular atrial fibrillation. N Engl J Med. 2011; 365(10): 883-891.
8. Connolly SJ, Ezekowitz MD, Yusuf S, et al; RE-LY Steering Committee and Investigators. Dabigatran versus warfarin in patients with atrial fibrillation. N Engl J Med. 2009; 361(12): 1139-1151.
9. Granger CB, Alexander JH, McMurray JJ, et al; ARISTOTLE Committees and Investigators. Apixaban versus warfarin in patients with atrial fibrillation. N Engl J Med. 2011; 365(11): 981-992.
10. Waksman R, Ajani AE, White RL, et al. Intravascular gamma radiation for in-stent restenosis in saphenous-vein bypass grafts. N Engl J Med. 2002; 346(16): 1194-1199.
11. Yusuf S, Sleight P, Pogue J, et al; The Heart Outcomes Prevention Evaluation Study Investigators. Effects of an angiotensin-converting-enzyme inhibitor, ramipril, on cardiovascular events in high-risk patients. N Engl J Med. 2000; 342(3): 145-153.

12. Lewis EJ, Hunsicker LG, Clarke WR, et al; Collaborative Study Group. Renoprotective effect of the angiotensin-receptor antagonist irbesartan in patients with nephropathy due to type 2 diabetes. N Engl J Med. 2001; 345(12): 851-860.
13. CAPRIE Steering Committee. A randomised, blinded, trial of clopidogrel versus aspirin in patients at risk of ischaemic events (CAPRIE). Lancet. 1996; 348(9038): 1329-1339.
14. Wiviott SD, Braunwald E, McCabe CH, et al; TRITON-TIMI 38 Investigators. Prasugrel versus clopidogrel in patients with acute coronary syndromes. N Engl J Med. 2007; 357(20): 2001-2015.
15. UK Prospective Diabetes Study (UKPDS) Group. Intensive blood-glucose control with sulphonylureas or insulin compared with conventional treatment and risk of complications in patients with type 2 diabetes (UKPDS 33). Lancet. 1998; 352(9131): 837-853.
16. McCormack J, Greenhalgh T. Seeing what you want to see in randomised controlled trials: versions and perversions of UKPDS data. United Kingdom prospective diabetes study. BMJ. 2000; 320 (7251): 1720-1723.
17. Shaughnessy AF, Slawson DC. What happened to the valid POEMs? A survey of review articles on the treatment of type 2 diabetes. BMJ. 2003; 327(7409): 266.
18. Yusuf S, Zhao F, Mehta SR, et al; Clopidogrel in Unstable Angina to Prevent Recurrent Events Trial Investigators. Effects of clopidogrel in addition to aspirin in patients with acute coronary syndromes without ST-segment elevation. N Engl J Med. 2001; 345(7): 494-502.
19. Morice MC, Serruys PW, Sousa JE, et al; RAVEL Study Group. Randomized Study with the Sirolimus-Coated Bx Velocity Balloon-Expandable Stent in the Treatment of Patients with de Novo Native Coronary Artery Lesions: a randomized comparison of a sirolimus-eluting stent with a standard stent for coronary revascularization. N Engl J Med. 2002; 346(23): 1773-1780.
20. Garg S, Serruys PW. Coronary stents: current status. J Am Coll Cardiol. 2010; 56(10) (suppl): S1-S42.

第 12.5 章

上級編: 治療試験の結果
患者の経験を測定する

Advanced Topics in the Results of Therapy Trials
Measuring Patients' Experience

Toshi A. Furukawa, Ian A. Scott, and Gordon Guyatt

この章の内容

臨床シナリオ

あなたは精神科医で，統合失調症を 20 年以上患ってきた 49 歳の男性患者を経過観察している．患者は 20 歳代半ばに急性精神病性エピソードを経験し，精神病院に 3 週間入院した．患者は順調に回復し，小さな工場での仕事も継続することができた．患者は 1 日 200 mg のクロルプロマジンを長年服用しており，まだたまに幻聴が聞こえる．1 ブロック先に住む妹の家族以外には親しい友人はいない．半年前，仕事のストレスが増し，患者は不規則にしか服薬しなくなり始め，すると，患者は中等度の増悪を経験し，怯えるようになり，不眠症になり，より頻繁に声が聞こえるようになった．患者のクロルプロマジン投与量を 1 日 300 mg に増やすと，患者の興奮は静まってきたが，まだ中等度の症状を呈していた．クロルプロマジンを増量した後，患者は手の震えに悩むようになり，動作がぎこちない．患者はぎこちなさについては気にしてないが，患者の家族は，「様子が奇妙で，超然としていて，病気のようにみえる」と心配している．患者と家族は，参加している統合失調症支援グループの会合で宣伝されていた新しい抗精神病薬を試すべきか迷っている．

あなたは，国が資金提供した，1,500 人の慢性統合失調症患者を対象に，4 種の新しい抗精神病薬と 1 種の旧世代薬（クロルプロマジンは後者に相当）を比較した最近の大規模試験報告に感銘を受ける[1]．著者らは，どのグループも大部分の患者は服薬を中止したが，全体的な中止率や**症状 symptom** の緩和の点でオランザピンが最も有効であると証明できる，と結論した．しかし，患者らはオランザピンへの忍容性はあまりよくなかったうえ，オランザピンによる体重増加と血糖や血中脂質の上昇を起こしうる．

治療選択肢を聞いたあと，患者は言う．「先生，これらの薬を飲んでいる間，実際にどれくらい具合が良くなるのかと，同時にどんな副作用を受けるかもしれないのか教えてください．私にとってはそのことの方が，1 つの薬剤を他と比べてより長期に服用を継続できるかということよりも大事です」．あなたは懸案の論文にざっと目を通しながら，現時点ではこの患者の疑問に答える実力がないと感じている．あなたは患者と家族に，1 週間後にはもっと多くの情報をわかりやすい形で改めて説明することを約束し，それまではクロルプロマジンを服用継続するよう勧める．

医学におけるツールと検査の種類

われわれはなぜ患者に治療を提供するのだろうか．それには 3 つの理由がある．われわれは，自分たちの介入が，寿命を永らえ，症状を緩和し，将来の罹患を予防すると信じている．症状の緩和や体調の改善には，不快感（たとえば，痛み，吐き気，息切れ），苦悩（精神的苦痛），障害（機能喪失）の回避を含む[2]．

測定の困難さが少なくとも一因となり，長い間，臨床医は生理学的検査や臨床検査をこれらの**エンドポイント end point** の直接測定の代わりにするのをいとわず，これらのエンドポイント全部を無視する傾向すらあった．しかし，過去 20 年の間に，慢性疾患の**有病率 prevalence** の増加により，臨床医は，人々がどのように感じているかや，日常生活において患者がどの程度機能しているかを直接測定することの重要性を認識するようになってきた．

先進工業国における疾病**負担 burden** の半分以上が障害に関連し[3]，ライセンス機関への医薬品提出の 1/3 が症状や機能の改善を主張しているとの報告がなされた後[4,5]，研究者らは，人々の経験を測定するための洗練された手法を開発してきた．臨床医としてのわれわれは，金銭的な支払い能力や環境の質のような問題よりもむしろ健康に直接関連する生活の側面に最も関心があることから，われわれはよく，人々がどのように感じるかの指標を**健康関連 QOL health-related quality of life**（HRQL）とよぶ．最近では，情報がどこから来るのかが強調されており，**患者報告アウトカム patient** reported outcome（PRO）という言葉が人気である[6]．この章では，一般名である HRQL を，患者の不快感，苦痛，障害の自己評価または観察者による評価のすべてを言及するのに用いる．

研究者は，患者がどのように感じているかやどんな経験しているか尋ねる自己報告式質問票を用いて HRQL を測定する．そのような質問票は yes/no のような **2 値 dichotomous** の回答選択肢や，**リッカート尺度 Likert scale**（たとえば，気分が最高，良い，まあまあ，悪い，最悪），または**視覚的アナログ尺度 visual analogue scale** を用いるかもしれない．研究者は，これらの質問に対する回答を，HRQL の各側面に対する単一スコアを算出するような領域や次元別に統合する．たとえば，慢性呼吸器疾患質問票（Chronic Respiratory Questionnaire: CRQ）[7]では，5 つの質問から呼吸困難スコアを，7 つの異なる質問から情緒機能のスコアを算出する．

臨床医は，患者の経験を測定する方法についてあまり詳しくないことが多い．その一方で彼らは，患者の健康への影響に基づいてその治療を実施すべきか差し控えるべきかを推奨する論文を読む．臨床試験での患者経験に関する貧弱な設計や報告調査は，臨床的意思決定を誤解させる可能性がある[8,9]．この章は，「この治療は患者の体調を改善するだろうか」という臨床医が尋ねる疑問に答えることを意図している．このユーザーズガイドは，患者がどのように感じるかの測定に関する懸念，方法の**妥当性 validity**（たとえば，**バイアスのリスク risk of bias** の程度やその他の懸念の程度），結果の解釈，および結果の患者への適用に関わるべきかどうか，という 4 つの問題に取り組んでいる（欄 12.5-1）．

欄 12.5-1

患者報告アウトカム（patient-reported outcome）についての論文を活用するためのガイドライン

健康関連 QOL の測定は重要か

結果は妥当か[a]

主な指針

研究者は，患者が重要と考える患者の生活の側面を測定しているか

ツールは信頼できるか（重症度を測定するとき），もしくは敏感か（変化を測定するとき）

ツールは，他の測定結果と，あるべき形で関連しているか

2 次的な指針

健康関連 QOL の，省略された重要な側面はあるか

結果は何か

どのようにスコアを解釈できるか

結果を患者の治療にどのように適用できるか

研究からの情報は，あなたの患者が重要と考える生活側面に対処しているか

----

a: 患者の経験を測定する研究デザインには，バイアスのリスクを超える問題が含まれている．したがって，この章では，バイアスのリスクとこれらの補足的な問題の双方に対処するために，引き続き「妥当性（validity）」という用語を使用する．

健康関連 QOL の測定は重要か

患者はしばしば，ほとんどの状況下で，延命は一連の治療を受け入れるのに十分な理由であると同意するだろう．このような状況下では，HRQL の測定はほとんど意味がない．

たとえば，数年前，研究者らは，重症慢性閉塞性肺疾患患者への 24 時間酸素投与が死亡を減らすことを見出した[10]．原著論文からの HRQL データの記載漏れは，最終的に重要なものとは考えられなかった．なぜなら，その介入は延命をもたらすことから，より強化した酸素療法は HRQL への影響がほとんどあるいはまったくないと示唆するその後の報告によって，持続酸素投与に対するわれわれの熱意は消失しない[11]．

HRQL の測定は，3 つの状況下で重要になる．

第 1 に，延命治療のほとんどが，HRQL に対して無視できるほどの影響だが，実際に HRQL の悪化につながるときは，患者は，余命における小さな利益への代償が負担に値しないかもしれないと懸念する可能性がある．たとえば患者は，寿命をわずかに延長する毒性の強いがんの化学療法を受け入れないかもしれない．極端な例をあげると，人工呼吸器のような介入は，植物状態の患者の命を永らえるかもしれないが，本当に本人がそれを望むかどうか疑問に思うかもしれない．

第 2 に，治療の目標が，（延命ではなく）どのように人々が感じるかを改善することと患者の経験の信頼できる生理学的関連要因が欠けているときは，PRO の測定は必須である．たとえば，患者の気分を測定しなかった抗うつ薬の研究や，痛みを測定しなかった偏頭痛の試験に対しては，われわれはほとんど関心を払わないだろう．

第 3 に，生理学的測定または臨床検査測定と，PRO との関連が不確かなときは，より難しい判断が求められる．歴史的に，臨床医は，**代替エンドポイント substitute end point** に依存する傾向があったが，これは，患者の具合がよくなることに関心がないからではなく，生理学的測定結果と患者の健康状態が強く結び付いていると想定していたためである．本書の別の章で議論するように（第 13.4 章「代理アウトカム」を参照），骨折の代わりに骨密度，冠動脈疾患死の代わりにコレステロール値，日常生活の遂行能力の代わりに運動能力検査といった代替エンドポイントや**代理アウトカム surrogate outcome** は，しばしば誤解を招くことが証明されてきた．これらの臨床状態の従来型測定における変化は，しばしば PRO における変化と低～中程度の相関しか示さず[12]，PRO における患者にとって重要な変化を検出できない[12]．生理学的エンドポイントと PRO の両方を測定する**ランダム化試験 randomized trial** は，一方への効果を示しても，もう一方への効果を示さないかもしれない．たとえば，慢性肺疾患患者における試験は，PRO の改善なしにピークフロー率への効果を示した[13]．それゆえ，われわれは代理アウトカムに依存する際は細心の注意を提唱する．

ユーザーズガイドの適用

冒頭のシナリオを参照しながら, Clinical Antipsychotic Trials of Intervention Effectiveness（CATIE）[1]とよばれる抗精神病薬のこの画期的な研究では，米国の 57 カ所の臨床現場で慢性統合失調症の 1,493 人の成人患者が，オランザピン，クエチアピン，リスペリドン，ジプラシドン（いずれも新規，あるいは第 2 世代，または非定型の抗精神病薬），またはペルフェナジン（第 1 世代抗精神病薬）のいずれかの薬剤にランダム割り付けされた．患者の平均年齢は 41 歳で，平均 24 年間の精神病歴があった．

耐え難い錐体外路有害作用を理由とした中断率は，新規抗精神病薬を服用した群よりペルフェナジン群でより高かった．そのためあなたは，新規抗精神病薬同士の比較，特にオランザピンとリスペリドンに調査の的を絞ることにしたが，それは，他の 2 つの新規抗精神病薬（クエチアピンとジプラシドン）は，どの点においてもこの 2 剤に劣ることが判明したからだ．オランザピンに割り当てられた患者の半数は，3 カ月間服用を継続したのに対し，リスペリドンに割り当てられた患者の半数は，わずか 1 カ月で服用を中断した．18 カ月後までに，オランザピンに割り当てられた患者の 64%，リスペリドンに割り当てられた患者の 74%が，実験薬を中断した（$P=0.002$）〔残念ながら，著者らは信頼区間 confidence interval（CI）を報告しなかった[1]〕.

1〜3 カ月目にかけて，オランザピンは，統合失調症の症状を評価するための標準尺度で，スコアのとりうる範囲は 30〜10 点である陽性・陰性症状評価尺度 (Positive and Negative Syndrome Scale: PANSS)[13]で 5〜7 点以上の改善をもたらしたのに対し，リスペリドンは約 3 点または 4 点の改善に終わった（$P=0.002$）．あなたは，これが患者の精神症状の改善程度における重要な差を意味するのかどうか，またもしそうなら，有害作用がこの差を上回るかもしれないかどうかと思った．この論文そのものには，前者の疑問への手がかりはなく，あなたは答えを探すことにする．

エビデンスを探す

ユーザーズガイドの適用

測定ツールの有用性を確実に立証するには，複数の研究を必要とする．その結果，PRO 測定を批判的に吟味するには，複数の論文を読む必要がある．われわれのシナリオにおけるツールを取り扱ううえでよい最初のステップは，まずそのツールの原著論文を特定することで，通常，そのツールの詳細な説明，ならびに測定特性についての初期データが見つかるだろう．PubMed で「PANSS」と入力すると，2,441 論文がヒットする．検索された論文リストの最終ページへジャンプすると，PANSS に関する最初の報告を特定できる[14,15]．いくつかのより確立されたツールを探すには，そしてそれらが自身の患者の大部分にとって非常に重要なツールならば，出版されているマニュアルを購入したいと思うこともあるかもしれない．PANSS のマニュアルは Multi-Health Systems Inc（http: //www.mhs.com/product.aspx?gr=cli&id=overview&prod=panss）から入手可能である

ときには，複数の初期研究が，批判的吟味に十分なデータを提供するかもしれない．もしそうでない場合は（PANSS の場合では，初期の報告には，これから説明するその**反応性 responsiveness** について，明らかでなかった），さらに研究を探す必要がある．反応性，または変化への感度について取り上げた論文を特定するには，任意の単語として「response OR sensitivity」を入力し，タイトル欄に「PANSS」と入力して検索すると，23 件の引用が得られる．そのなかの 1 件の論文でタイトルが「What Does the PANSS Mean?」[16]は，あなたが必要とするデータをもたらすように見える．

結果は妥当か

患者の経験を測定する研究デザインには，バイアスのリスクを超える問題が含まれている．したがって，この章では，バイアスのリスクとこれらの補足的な問題の双方に対処するために，引き続き「妥当性（validity）」という用語を使用する．

研究者は，患者が重要と考える患者の生活の側面を測定しているか

ここまで，研究者が，どのようにして自身にとって直感的に理解できるエンドポイントで患者が価値を置くものを代替することが多いかを述べてきた．臨床医は，以下を自問することでその状況を認識することができる．もし研究者により測定されたエンドポイントが変化のあった唯一のエンドポイントの場合，患者はその治療をよろこんで受けただろうか．さらに，臨床的，生理学的変数の変化に加え，患者は気分の改善や延命を必要とするだろう．たとえば，骨粗鬆症の治療が，腰痛，身長低下，骨折を予防することなしに骨密度を増すとしたら，患者は治療の有害作用のリスクにさらされることや，または治療のコストや不便さを負うことに興味を示さないだろう．患者にとって重要な健康状態のすべての関連概念または次元がHRQLツールによって包括的にサンプリングされる程度は，その**内容の妥当性 content validity** を反映する．

患者が重視する生活の側面を研究者が測定したかを，臨床医はどうやって確信できるか．自身が測定したアウトカムが患者にとって重要であることを，研究者が患者に直接尋ねることで示すかもしれない．

たとえば，2次医療呼吸器クリニックから組み込まれた慢性気流制限患者におけるPROを調べたある研究では，研究者は，文献レビューや，臨床医と患者との面接を用いて，患者の病気が彼らの生活の質にするかもしれない可能性を反映している123項目を特定した[7]．次に，彼らは，100人の患者に，自身にとって関連のある項目を特定するよう頼み，それらの項目がどれくらい重要かを尋ねた．研究者らは，患者にとって最も重要な問題領域は，日々の活動時の呼吸困難と慢性疲労感だと発見した．さらに，困難な領域はフラストレーションや焦燥感を含めた情緒機能にもあった．

著者らは当該アウトカム指標が患者にとって重要な直接**エビデンス evidence** を提示しないで，自身の過去の研究を引用するかもしれない．たとえば，慢性肺疾患患者における呼吸リハビリテーションのランダム化試験を実施した研究者らは，上述の研究のなかで使われている患者の回答に基づいたPRO指標を用いたうえ，その研究を参照した[17]．一般に，その報告は，その質問票について，以前の報告を審査する必要がないほど十分な情報を含めるだろう．

もう1つの選択肢は，アウトカム指標の内容を詳細に説明することである．質問票の内容の十分な説明は，臨床医が自身の経験を活用して，測定されようとしているものが患者にとって重要かどう

かを判断できる．

たとえば，良性前立腺過形成に対して，手術と監視的待機を比較したランダム化試験について記載する論文の著者らは，排尿困難がどの程度患者を悩ませ，日常生活活動，性機能，社会活動，一般健康状態にどの程度支障をきたしているのかを評価した[18]．これらの項目の重要性が疑われることは少なく，それらを試験結果に加えることの重要性にもほとんど問題はない．

ユーザーズガイドの適用

慢性統合失調症のための抗精神病薬の研究で使用された PANSS は，統合失調症患者が経験するかもしれない幅広い精神病理学的症状を網羅しており，いわゆる陽性症状（妄想や幻覚など 7 項目）やいわゆる陰性症状（感情鈍麻，離脱症状など 7 項目），そして一般精神病理（不安やうつなど 16 項目）を含む[14]．これらの項目は，患者の症状の全体像をよく捉えられるが，幸福感や人生への満足感のような，HRQL のより一般的な側面を見過ごすかもしれない．

ツールは信頼できるか（重症度を測定する時），もしくは敏感か（変化を測定する時）

研究者が PRO を使用する方法には，2 つがある．研究者は，臨床医が HRQL 水準の高い人と低い人を区別するのを支援したい，もしくは時間とともに人々が具合が良くなるか悪くなるかを測定したいと思うだろう[19]．

たとえば，心不全患者のための新薬の試験において，その新薬が，New York Heart Association（NYHA）機能分類でクラスⅢおよびクラスⅣの症状を呈する患者において最も効果があることを示したと仮定しよう．われわれは，NYHA 分類を 2 つの目的に活用できるだろう．第 1 に，治療決断のため，治療を必要とする患者と必要としない患者を識別するために用いるツールとして使用してもよい．また，われわれは，この薬が，個々の患者の機能状態を改善するのに有効かどうかも判断したいと思うかもしれず，その場合，NYHA 機能分類における変化を評価することになるだろう．

重症度を測定する時

ある時点で疾患の重症度が異なる人々を識別しようとするときに，もし全員が同じスコアならば，重症の人と軽症の人を区別できないだろう．われわれが検出しようとしている疾患の重症度の差〔シグナル（signal）〕は，ある時点における患者間のスコアの差に起因する．この差が大きいほど，疾患の重症度が異なる患者の識別能が良くなるだろう（すなわち，より良い性能）．同時に，もし反復測定における安定した患者のスコアが幅広く変動するなら〔この変動をノイズ（noise）とよぶ〕，相対的な健康状態を確実に判断できない[20]．患者内のばらつきに起因するノイズが大きいほど，シグナルの検出はより困難になる．

患者間のばらつき（シグナル）と全体のばらつき（シグナル＋ノイズ）の比を表現するのに，専門用語ではよく**信頼性 reliability** という．もし患者のスコアが時間とともにほとんど変化しないが(実際に患者の状態が変化していない)，各患者の疾患重症度の違いに応じて患者ごとに非常に異なる場合，信頼性は高くなる．もし患者内のスコアの変化が患者間のスコアの違いと比べて大きいなら，信頼性は低くなる．

信頼性の数式は，患者間の**分散 variance**〔または，ばらつき（variability)〕を，患者間の分散と患者内の分散の和で割ったものである．信頼性の 1 つの指標は，質問項目で記録されたスコアの**均質性 homogeneity** または内的整合性（internal consistency）を測定するもので，**クローンバックのα係数 Cronbach α coefficient** とよばれる尺度である．クローンバックのαは 0 から 1 の値をとり，少なくとも 0.7 の値が望ましい．より有用な指標は，テスト–再テスト信頼性（test–retest reliability）と称されるもので，安定した同じ患者に同じツールを適用したときの測定結果の再現性を意味する．この種の信頼性に好まれる数式は，2 値またはカテゴリ尺度のときはカッパ（κ）（第 19.3 章「偶然以上の一致を測定する」を参照)，連続尺度のときは**クラス内相関係数 intraclass correlation coefficient**（ICC）である．両指標とも，−1 から 1 の値をとる．非常におおざっぱな経験則として，κまたは ICC の値は 0.7 を超えるべきである．

変化を測定する時

慢性心不全の例に戻り，今度は，新しい薬物が患者の機能状態の改善に有効だったかどうかを判断したいと思い，そのために，患者の NYHA 機能分類における変化をモニターする．われわれがツールを使用して経時的な変化を評価する際には，そのツールは，患者が感じるような重要などんな変化でも，たとえそれらが小さくても，検出できなければならない．この場合，シグナルは，状態が改善または悪化した患者のスコアの違いに起因するものであり，ノイズは，状態が変化していない患者におけるスコアのばらつきに起因する．**シグナル–ノイズ比 signal–to–noise ratio** における経時的な変化を検出する能力を専門用語で，反応性（responsiveness）とよぶ．これは，変化への感度（sensitivity to change）ともよばれることがある．

反応不良なツールは，介入は患者がどのように感じるかを改善するにもかかわらず，ツールがその改善を検出しないという，偽陰性結果につながる可能性がある．この問題は，HRQL のすべての関連する領域をカバーしているという長所と，各領域が表面的にしかカバーされていないような質問票において，特に顕著かもしれない．NYHA 機能分類のような 4 段階の分類しかないおおざっぱなツールは傷害のレベルに従って患者を層別化するのに役立つかもしれないが，治療から生じる，小さいが重要な健康状態の改善を検出できる可能性は低い．

反応性に対する，一般的に許容された数式は存在しない．いくつかの研究は，ある尺度が既知の有効性を持つ介入後に**統計的に有意な statistically significant** 変化を見つけられたときに，反応性があると判断する．たとえば，慢性呼吸器疾患質問票(Chronic Respiratory Disease Questionnaire: CRQ）は，治療の開始または変更後に，肺活量値の改善はわずかにもかかわらず，CRQ のすべての領域スコアが大幅に改善したことから，反応良好だとわかった[7]．この高い反応性にもかかわらず，CRQ の下位尺度の 1 つは，その後，あまり信頼性が高くないことが明らかになった（内的整合性＝

0.53，テスト-再テスト信頼性＝0.73)[21]．

患者が治療群と**対照群 control group** の比較で PRO の変化に差がないことを見出した研究においては，臨床医は，そのツールが過去の調査において，小さいが重要な効果を検出してきたエビデンスを探すべきである．このエビデンスがない場合，ツールの反応不良が，治療群と対照群間の PRO の差を検出できないもっともらしい理由になる．

たとえば，糖尿病教育プログラムのランダム化試験を実施した研究者は，健康であることを示す 2 つの指標に変化がないことと，その原因のなかでは特に，プログラムと標準治療の統合が欠如していたと報告した[22]．しかし，教育プログラムに組み込まれた患者は，プログラムを受けなかった対照群の患者に比べ，医師への依存心の減少とともに，知識とセルフケアの改善を示した．これらの変化を考えると，否定的結果（治療に健康上の差なし）に対するもう 1 つの解釈は，研究者が使用した 2 つの健康指標の不十分な反応性である．

ユーザーズガイドの適用

CATIE 試験[1]の報告においては，著者らは PANSS の反応性を検討していない．しかし，PANSS と変化の独立全般評価の比較は，PANSS をその反応性を説得力のある形で立証した[16]．

ツールは，他の測定結果と，あるべき形で関連しているか

妥当性は，そのツールが測定しようとするものを測定しているかどうかに関係する．HRQL 用の**参照基準 reference standard** が存在しないことは，患者の経験を測定することを望む誰にとっても，問題となる．もしその項目が測定しようとするものを測定しているようにみえるのなら（ツールの**表面的妥当性 face validity**），表面的妥当性だけではあまり役に立つことはないが，われわれはツールがしっかり仕事をしているともっと確信できるだろう．ツールが当該ドメインを測定するという経験的なエビデンスは，より強い推論を可能にする．

このようなエビデンスを提供するために，研究者は，妥当性検証のための方策を心理学者から取り入れてきたが，その心理学者は長年，知能や態度を評価するための質問票が測定しようとするものを本当に測定しているかどうかを最良に判断する方法について慎重に考えてきた．

妥当性の立証は，評価指標間に存在すべき論理的関係を調べることを含む．たとえば，われわれは，トレッドミルで測定した運動能力が低い患者は運動能力が高い患者よりも，日常生活でより多くの呼吸困難を通常経験するだろうと予期し，情緒機能を測定するための新たな指標と，既存の情緒機能質問票との間にはかなりの相関があるものと期待するだろう．

われわれが経時的変化の評価に関心があるときは，スコアの変化間の相関を調べる．たとえば，トレッドミルの運動能力が悪化する患者は，一般的に，呼吸困難が増え，運動能力が改善する患者は経験する呼吸困難は減るはずであるし，新しい情緒機能指標は，既存の情緒機能指標で改善する患者において，改善を示すはずである．このプロセスを，専門用語で，ツールの**構成概念妥当性**

construct validity の検証という．

臨床医は，臨床研究で使用されるPRO指標の妥当性のエビデンスを探すべきである．PRO指標を使ったランダム化試験報告の報告は，用いたツールの妥当性のエビデンスをレビューすることはまれだが，臨床医は，その質問票が以前に妥当性検証がされていることを（引用で裏付けした）記載からいくらか安心できる．明らかな表面妥当性や構成概念妥当性の経験的エビデンスが存在しない場合，臨床医は，その研究のHRQL測定について疑念をもつ資格がある[23]．

最後の懸念は，もしその測定ツールが，開発された環境とは文化的にも言語的にも異なる環境で使用される場合に浮上し，典型的には，英語で作成された質問票の翻訳版の使用である．理想的には，これらの翻訳版は，質問票の新版が，言語学的・文化的検証とよばれる，その地域住民の方言や考え方を反映するのを保証する翻訳プロセスを経ていることである[24]．最低限，ツールの翻訳はバックトランスレーションとして知られる手順に従うべきで，それは，第1研究者集団が元のツールを別の言語に翻訳し，第2研究者集団が予備知識なしでそれを英語に逆翻訳し，第3集団が原版と逆翻訳版の同等性を確認し，いかなる乖離も解消することを確認することである．もし研究者が適切な言語学的妥当性検証を実施した確証を提供しないなら，臨床医は，その結果に関して注意するもう1つの理由を得るだろう．異文化適応の方法にかかわらず，26個の異なる言語・文化を代表する44個の異なるバージョンのMcGill Pain Questionnaireのレビューでは，適応された質問票の臨床的評価は一般的に実施されておらず，バックトランスレーションがわずかに9回実施されていただけである．18個の改訂版については，評価は一切実施されていない[25]．

ユーザーズガイドの適用

抗精神病薬の研究において，研究者らは，PANSSの妥当性を支持する引用を提供していない．上述のように，PubMedを素早く検索（制限なしで「PANSS」と入力）すると，2,441件の論文を特定し，精神医学で広く使用されている指標であることを示した．2件の報告は，PANSSツールの詳細な妥当性検証を説明している[14,15]．

健康関連QOLの，省略された重要な側面はあるか

研究者らは，HRQL問題を取り上げてきたかもしれないが，あまり包括的ではなかったかもしれない．患者の不快感，苦悩，障害を測定するとき，症状から始め，その症状の機能的帰結へと進み，最終的には情緒機能のようなより複雑な要素で終わる階層を想像してみるとよい．状況によって，系統的な測定の重要性が高い場合と低い場合とがある．

もし，臨床医として，患者の唯一の関心事が治療によって主要症状や最重要な機能制限が和らぐかどうかであると信じるならば，限られた範囲の評価で満足するだろう．片頭痛患者[26]やヘルペス後神経痛患者[27]におけるランダム化試験は，主に疼痛測定に限定していたし，関節リウマチ患者[28]や腰痛患者[29]の研究は，疼痛や身体機能を測定したが，情緒機能や社会的機能は測定しなかった．疼痛に対する効果の大きさ，薬物治療の有害作用，そして患者の状況（痛みの程度，毒性への懸念，機能障害の程度，精神的苦痛）により，アウトカム指標が包括的でないことが重要かもしれないし

重要でないかもしれない．

したがって，臨床医としてのあなたは，そのような省略があなたにとって，あるいは，もっと重要なのは，患者にとって重要かどうかを判断できる．その省略がある患者にとっては重要ではなくても，他の患者にとっては重大な意味を持つ場合があることを考慮すべきである（第 27 章「意思決定と目の前の患者」を参照）．それゆえ，疾患が患者の生活に与える幅広い影響を心に留めておくことを勧める．

患者が抱える問題や経験の全容をとりあげる**疾患特異的 HRQL disease-specific HRQL** 指標は，われわれが忘れがちな領域を思い出させてくれる．もしこれらの指標の開発者が，病気や疾患のある患者の詳細な調査を実施していたなら，指標を包括的であると信頼できる．

たとえば，米国リウマチ学会（American College of Rheumatology）は，主要 7 項目からなる関節リウマチの疾患活動性指標セットを開発したが，そのうちの 3 項目は，患者自身による痛み，全般的疾患活動性，身体機能の報告を示す[30]．主要 7 項目の大規模かつ徹底した開発プロセスにもかかわらず，患者に提示してみたら，このデータセットは疾患活動性の 1 つの重要な側面である疲労を含んでいなかった[31]．もしあなたが，ある特定の疾患の枠組みを超えて疾患や病気に横断的な PRO への治療の影響を比較することに関心があるのなら，より包括的な評価を探すだろう．このような比較は，あらゆる種類の根底にある健康問題を持つ（またはまったく問題がない）人々への実施のために考案された，HRQL のすべての関連領域を網羅する**包括的 HRQL generic HRQL** 指標を必要とする．

包括的指標の 1 種類である**ヘルスプロファイル health profile** は，HRQL の全領域（たとえば，可動性，セルフケア，身体機能，情緒機能，社会的機能を含む）のためのスコアを算出する．最も人気のあるヘルスプロファイルは，Medical Outcomes Study で使用されたツールの簡略版である[32,33]．必然的に，このようなツールは，各領域を表面的に取り扱うため，その反応性は限定されるかもしれない．事実，包括的ツールは，特異的ツールよりも治療効果の検出力は劣る[34]．皮肉なことに，包括的ツールも包括性が十分でないかもしれなく，そのような場合には，患者の主要症状が完全に割愛されるかもしれない．研究者らが，疾患特異的指標と包括的指標の両方を使用するときでさえ，それでもなお治療の有害作用や毒性を十分に把握できないかもしれない．

たとえば，炎症性腸疾患患者におけるあるメトトレキサートの研究[35]で，患者は，腸機能，情緒機能，全身症状，社会的機能に対応する炎症性腸疾患質問票（Inflammatory Bowel Disease Questionnaire: IBDQ）のすべての項目に記入する．同時に，この質問票は，吐き気や倦怠感を含むメトトレキサートの有害作用も測定する．これは，それらがメトトレキサートを服用していない炎症性腸疾患患者にも起こるためであるが，発疹や口腔潰瘍のような他の有害作用を測定できない．

研究者は，包括的ツールを使用して，炎症性腸疾患とは無関係な患者の健康状態の側面を引き出すこともできたが，上述のように，そのようなツールは，発疹や口腔潰瘍のような問題に直接取り組むことはできないだろう．研究者は，有害作用を把握するためにチェックリストを使用したアプローチを選択し，治療中止を正当化するのに十分なほど重症なものもそうでないものも含めて有害事象の発生頻度を記録したが，そのようなアプローチは，有害作用の患者生活への影響については限られた情報しか提供しない．

ユーザーズガイドの適用

CATIE 試験[1]では，研究者らは，PANSS の実施だけでなく系統的な質問を通じて有害事象のモニターも実施し，3 つの錐体外路徴候の評価尺度を実施し，体重，心電図，臨床検査解析の変化を測定した[1]．評価は十分に包括的に見える．

結果は何か

どのようにスコアを解釈できるか

PRO を扱う試験の結果を理解するのは特別な困難を伴う．急性腰痛の治療に関する臨床試験では，患者は疾患特異的機能状態に重点を置く指標である Owestry Back-Disability Index（より低いスコアがより低い障害を表す）は，ベースライン平均スコアが 34.6 であった[29]．安静にランダム割り付けされた患者の平均スコアは 16.0 に低下したが，対照患者の平均スコアより 3.9 ポイント高かかった（すなわち悪化した）[29]．別の試験では，慢性心不全患者の運動訓練の効果について検討した．心不全患者の疾患特異的健康状態尺度である Kansas City Cardiomyopathy Questionnaire の要約スコアは，介入群ではベースラインスコア 65.9 から 71.1（5.2 の改善），対照群では 66.5 から 69.8（3.7 の改善）であった[36]．介入群と対照群間のこれらの差は取るに足らないものなのか，小さいが重要なのか，それとも，中等度の大きさなのか，あるいは治療間の有効性における大きくかつきわめて重要な差を反映しているのか．

これらの例は，ほとんどの PRO 指標の解釈可能性は自明でないことを示している．PRO を解釈しようとする際には，臨床医は，患者によって身体的または情緒的機能において同じレベルの改善または悪化に対して異なる価値が置かれるだろうことを考慮しなくてはならない．これは，臨床医と患者に，協議による意思決定（shared decision making）として説明しているプロセスにおいて利益（benefit）と**害 harm** を天秤にかけることを余儀なくさせることが多い．たとえば，ある患者は，PRO のある特定領域における小さな改善のために必死かもしれないし，その改善を達成するためにかなりの有害作用を伴う薬物を喜んで服用するかもしれない．しかし，別の患者は，小さな改善には無関心かもしれなく，小さいが重要な毒性リスクですら我慢したがらない．このような意向を引き出すことは，**エビデンスに基づく医療 evidence-based medicine** の効果的かつきめ細やかな実践に欠くことはできない部分である〔第 1 章「医学文献（と本書）の使い方—自身の患者の治療の改善のために」，第 2 章「エビデンスに基づく医療とは何か」，第 27 章「意思決定と目の前の患者」を参照〕．

患者にアドバイスする際，臨床医は，患者が PRO で期待するかもしれない**介入効果 intervention effect**（もしあれば）の大きさに関する推定値を必要とする．これには，Oswestry Back-Disability

Index や Kansas City Cardiomyopathy Questionnaire のような PRO における変化の重要性を理解する必要があり，この理解を，ツールの解釈可能性（interpretability）とよぶ．PRO 指標の解釈可能性を確立するための方法を，**アンカーベースに基づく anchor based** もの，または**分布に基づく distribution based** ものに分類できる．これらの戦略は，個々の患者または患者集団のどちらかに対しての，極小，小，中，大の治療効果からなる PRO 指標における変化推定値へと導く．限界のないアプローチはないが，これらのすべては重要な情報をもたらす．

PRO 指標の解釈可能性を確立するためのアンカーに基づくアプローチ

アンカーに基づく方法は独立した基準であるアンカーを必要とする．アンカーは，それ自体が解釈可能で，調査対象になるツールと少なくとも中程度の相関がある．典型的には，アンカーは，PRO ツールにおける**最小重要差 minimum important difference**（MID）を定義できるよう支援する．MID は，当該領域のスコアにおける，患者が有益であると受け止め，かつ厄介な有害作用や過剰なコストがない場合は患者の薬物治療の変更を義務付けるだろう，当該領域におけるスコアの最小差である[30]．この概念は，「臨床的最小重要差（minimum clinically important difference）」または「最小重要変化（minimum important change）」ともよばれる．

このアプローチで用いられる典型的な単一アンカーは，変化の全般評価であり，「変化なし（no change）」，「小さいが重要な変化（small but important change）」，「中程度の変化（moderate change）」，「大きな変化（large change）」に対応する．「小さいが重要な変化」に対応する問題の PRO ツールのスコアは，当該ツールの MID とみなされる．たとえば，研究者らが慢性呼吸器疾患または心不全の患者に，呼吸困難，疲労感，情緒機能が時間とともにどの程度変化してきたかを尋ねた．MID を確立するために，彼らは全般評価で，小さいが重要な変化を経験したと示唆される患者に注目した．研究者らは，その結果，1〜7 ポイントの尺度において（1 ポイントは非常に障害・苦痛・症状がある，7 ポイントは障害も苦痛も症状もなし，を意味する），3 領域のすべてで MID が約 0.5 ポイントであった．慢性気流制限，喘息，または鼻結膜炎における他の研究は，MID はしばしば 1〜7 の尺度を使って，1 質問あたり約 0.5 ポイントであることを示唆してきた[30,31,37]．中程度の差は，1 質問あたり約 1.0 ポイントの変化に対応するかもしれなく，1.5 ポイントを超える変化は大きいと考えられる[38]．

ユーザーズガイドの適用

Leucht ら[16]は，PANSS を，患者を 7 段階に分類する（1 は「非常に改善」，7 は「非常に悪化」）全般推移評価である臨床医が等級付けする臨床全般印象改善（Clinical Global Impression of Improvement）尺度と比較することで，PANSS の解釈についての理解を深めた．彼らは，最小限の改善として評価されるためには，PANSS スコアが 19〜28%減らされる必要があった．データセットにおけるベースライン時の PANSS スコアは 94（スコア範囲，30〜210）だったため，これは約 18〜26 の PANSS スコアに言い換えられる．PANSS は，各項目が 1（症状なし）から 7（極度）の 7 段階リッカート尺度で評価される，精神病理学的統合失調症に対する 30 項目から成ることから，この MID は，呼吸器や心不全ツールにおいて指摘された 1 質問あたり 0.5 というガイドラインに概ね合致している．

解釈可能性を確立するための分布に基づくアプローチ

分布に基づく方法は，観察された効果の大きさとツールのスコアにおけるばらつきの指標との関係という観点から結果を解釈する．効果の大きさとは，治療前後の患者におけるスコアの差，またはエンドポイントにおけるスコアの差のようなものである．ばらつきの指標として，研究者は，患者間のばらつき〔たとえば，ベースライン時の患者において測定されたスコアの標準偏差（standard deviation: SD）〕，または患者内のばらつき（たとえば，研究期間中に患者が経験したスコアの変化の SD）を選ぶかもしれない．

1 つの**効果サイズ effect size** は，変化スコアの平均をベースラインスコアの SD で割ったものを比較する．いくつかの研究では，このようにして計算された 0.5 の効果サイズは，アンカーに基づくアプローチによって決定される MID におおよそ対応することが示唆されている[39,40]．他の研究者らは，このルールはあまり単純すぎる可能性があり，その有用性を判断するためにはさらなる研究が必要であると示唆している．しかし，もしこの知見を信じるならば，ベースライン SD が 16 である Oswestry Back-Disability Index[29]については，MID は 16×0.5＝8 となるだろう．

PRO スコアを報告する試験をどのように解釈できるか

研究者らは，アンカーに基づいた結果と分布に基づいた結果を検討し，Oswestry Back-Disability Index の 10 ポイントの変化が MID を意味することを立証した[41]．MID は患者の状態の変化を意味するため，MID を知ることは，臨床試験におけるグループ間の相違をどのように解釈するかに問題を残す．前述の例において，安静に割り当てられた群よりも通常活動を継続した群が Oswestry Back-Disability Index で 3.9 ポイント以上改善したと考えてみよう．3.9 という差は，MID よりもかなり少ないが，その治療が患者にとって重要ではないと，われわれは推論できるだろうか．必ずしもそうである必要はない，なぜなら試験における患者全員がその平均効果を享受できるわけではない．一部の患者は治療からまったく利益を得ていなかったかもしれないが，治療は他の人に重要な改善をもたらしていたかもしれない．

研究者らは，個々の患者における PRO の変化の分布を調べることで，また応答者の割合を算出することで，この問題を見抜いてきた（すなわち，介入群と対照群で MID 以上に改善した者）．2 つの群における反応があった者の割合差は，その利益の割合で，**リスク差 risk difference** ともよばれる（第 9 章「治療はリスクを減らすか．結果を理解する」を参照）[41]．利益を受ける参加者の割合の逆数（100/利益を受ける割合）が，**治療必要数 number needed to treat**（NNT）である．特定の利益を達成する患者割合と，それに対応する 1 人の患者がその利益を得るための NNT は，もし試験の研究者が PRO を使った報告しているならば，有用な情報を提供する．

研究者が治療群と対照群との間の経時的な反応があった割合とそれに対応する NNT の違いを報告していない場合，関心のある PRO 測定値の治療群と対照群の平均差を MID と比較することができる．そうすることで，群間の差が MID よりも小さいときに必ずしもその効果を無視しないように注意する必要がある．

たとえば，喘息治療の試験では，MID が 0.5 である 1〜7 ポイントのスケールで，奏効率はおよそ 30%，30%，20%，5%における，治療群間の平均差 0.9，0.5，0.3，0.2 は，対応する NNT としてそれぞれ，3，3，5，20 である[42]．最後の 2 つの平均差は，MID よりも小さいが，ただし NNT はかなりの量である．最後の 2 つの例では，平均差は MID よりも小さいが，患者は治療による重要な改善の可能性がほぼ確実に 20%の価値，場合によっては 5%の価値があるかもしれない．経験則として，群間の平均差が MID の 20%未満であれば，それらの間の応答率の差はごくわずかである可能性が高い．

慢性心不全の運動訓練の試験を行った研究者は，PRO 結果について有用な報告を示している[36]．運動群および対照群における Kansas City Cardiomyopathy Questionnaire（KCCQ）の平均改善はそれぞれ 5.2 ポイントと 3.3 ポイントであり，群間で 1.9 ポイント（95%CI: 0.8〜3.0，$P<0.001$）の差があった．著者らは，KCCQ が 0〜100 ポイントの 23 項目による自記式疾患特異的質問票であり，高い健康状態を示すスコアが高く，アンカーに基づいた方法を適用して適切に実施された研究によれば，その MID は約 5 ポイントであると説明した[43]．平均差は MID の半分よりも小さいので，臨床医と患者は直感的にこの変化が重要ではないと考えるかもしれない．しかし，研究者らは，KCCQ の 5 ポイント以上の改善を有する参加者の割合を，運動群で 54%，通常治療群で 29%と明示的に報告し，奏効率の差が 25%，NNT 4 と報告した．

MID が未知の場合はどうすべきか

著者が反応者の数，または MID 以上の変化を達成した患者の数を報告しなかった場合，どうすべきか．多くの PRO 指標には十分に確立された MID がなく，使われたとしても，試験の報告で MID を参照しないことがよくある．たとえば，腫瘍学における PRO 指標を使用した試験の 75%では，その効果の大きさまたはその患者にとっての重大性を議論していない[44]．

1 つの可能なアプローチは，観測されたグループ間の差異を，そのツールのスコアの全範囲と比較することである．差が 5%未満の場合（たとえば，1 ポイントから 100 ポイントのスケールで 5 ポイント以下，0 から 60 ポイントのスケールで 3 ポイント以下）は重要である可能性は低い．その差が 10%より大きい場合，それは重要である可能性が高い．もう 1 つの方法は，報告されている場合は効果サイズに注意を払い，または報告されていない場合は効果サイズを自分で計算することである．効果サイズは，平均エンドポイントスコア（または平均変化）におけるグループ間の差を対照群の SD（または治療群と対照群の統合 SD）で割ったものである．この指標は**標準化平均差 standardized mean difference**（SMD）ともよばれる．SMD は，0.2 の範囲では小さい効果，0.5 の範囲では中程度の効果，0.8 の範囲では大きな効果を表す[45]．

より洗練されたアプローチは，効果サイズを NNT にさらに変換することである．表 12.5-1 に，対照群または治療群のおおよその効果サイズと奏効率に対する，効果サイズから NNT への変換表を示す[46]．研究で報告されている効果サイズと，われわれの臨床知識に基づいた対照群または治療群の奏効率を使うことができる．いくつかの実例では，この変換が 20%から 80%の奏効率で比較的うまく機能することが示されている[47-49]．表 12.5-1 には典型的な効果サイズと典型的な奏効率だけの NNT を示しているが，効果サイズと奏効率の NNT を計算できる Excel スプレッドシートがある（http://ebmh.med.kyoto-u.ac.jp/toolbox.html の NNT Calculator2 を参照）．

表 12.5-1

効果サイズから治療必要数へ							
対照群の奏効率（%）	20	30	40	50	60	70	80
治療群の奏効率（%）	80	70	60	50	40	30	20
ES=0.2	16.5	13.7	12.7	12.6	13.4	15.2	19.5
ES=0.5	6.0	5.3	5.1	5.2	5.7	6.8	9.1
ES=0.8	3.5	3.2	3.3	3.5	3.9	4.8	6.7
ES=1.0	2.8	2.6	2.7	2.9	3.4	4.2	6.0

略語，ES: 効果サイズ

関節リウマチの試験を行った研究者は，臨床医が PRO の差の大きさを解釈するのを助けるものではなかった[50]．彼らは，治療群と対照群の障害スコアにおける平均差が－0.28（95% CI: －0.43～－0.13，$P<0.001$）と報告した．われわれは，この障害指標の MID を知らない．ではどのように結果を解釈できるか．第 1 に，この 0.28 の差を，その指標でのスコアの可能な範囲，すなわち 0～3 と比較することができる．したがって，その差は合計スコアの約 10%に相当し，重要である可能性が高い．

第 2 に，われわれは SMD として，0.28（治療群と対照群の差）/0.50（対照群の SD），すなわち 0.56 を計算することができる．コーエン（Cohen）の基準を適用すると，これを中程度の効果と解釈できる．また，われわれは，対照群の奏効率を仮定することにより，さらに一歩前進できるかもしれない．この論文では，対照群患者の 16%が症状と機能の両方に関して全体的な改善を示したと記載されている．障害領域のおおよその応答率を 20%と仮定すると，0.56 の効果サイズに対応する NNT は 3.5 と 6 の間になる（表 12.5-1）．

これらの計算は，研究者が MID を報告し，MID を得るための介入群と対照群の割合を計算した場合よりも，かなり確信が低くなる．腫瘍学の試験における PRO 指標の報告ではいくつかの改善があるが[51]，使用方法[52]，報告方法，解釈方法についてはまだ改善の余地がある[9]．そのような基準が医学文献で達成されるまで，臨床医は，結果を自身および患者に解釈可能にするために，ここに示唆された戦略に頼る必要がある．

ユーザーズガイドの適用

この CATIE 試験は，3 カ月時点までに，リスペリドンは PANSS において約 3 ポイントの減少に終わったのに対し，オランザピンは約 7 ポイントの減少をもたらし，グループ間の差は 4 ポイントであった（これらの数字はグラフから導かれていて，全体的な差は $P=0.002$ で，統計的に有意である）[1]．PANSS の MID は約 18〜26 であることから，明らかな変化をもたらしうる抗精神病薬はないと結論したいところだが，これまで議論してきたように，これは誤解を招く結論になりえる．試験の報告では，回復した患者，変化がないままの患者，悪化した患者の割合の記載がなく，よってわれわれは他の基準を使う．差は MID の約 25%であるが，合計スコア範囲である 180 の 5%未満であり，その差は重要ではなく，些細かもしれないという印象を強めている．オランザピンとリスペリドンの間の PANSS スコアの差は，平均して 3 カ月後で 4 ポイント，PANSS の SD はベースラインで 18 であり，したがって，グループ間の効果サイズは 4/18=0.22 である．これらのグループ間効果サイズは，コーエンの基準によると，小さいとして特徴づけられ，いかなる差異も重要ではないという印象をさらに強める．重要な改善を達成する患者の絶対的割合は小さくてはならず，慢性統合失調症患者のこの群の間では，おそらく約 20%でなければならない．したがって，表 12.5-1 のセルでは，3 カ月目の効果サイズ 0.2 と治療群における奏効率 20%に対応する NNT が，小さいけれども重要ではない変化を経験する患者を 1 人生み出すのには 19.5 人であることを示す．または，http: //ebmh.med.kyoto-u.ac.jp/toolbox.html（NNT Calculator2 を参照）で利用できる付随エクセル計算表に，3 カ月時点の効果サイズ=0.22，奏効率=20%を入力すると，約 18 という NNT が得られる．

結果を患者の治療にどのように適用できるか

研究からの情報は，あなたの患者が重要と考える生活側面に対処しているか

治療が患者の生活にどのように影響するかについての疑問に答える前に，臨床医は，患者が経験している問題，患者がそれらの問題にもたせる重要性，そして問題を改善させることに患者が置く価値を認識しなくてはならない（第 27 章「意思決定と目の前の患者」を参照）．患者の機能や症状の特定の側面に注目する PRO を測定するツールは，全体指標や，単に患者の満足度や健康についてわれわれに教えてくれる指標よりも，有用性が高いと考えられる．たとえば，慢性肺疾患患者は，治療を受け入れた他の患者が日常活動における呼吸困難や疲労が緩和したことを知る方が，単に自分たちの生活の質が改善されると彼らが判断したことを知るよりも，より参考になるだろう．PRO 指標は，結果が，読者や読者の診療患者が活用するのを促進するときに，最も役立つだろう．

ユーザーズガイドの適用

患者は，以下の 2 つの具体的な質問をあなたに尋ねた．自分が経験するかもしれない有害作用の本質は何か．そして代替薬を服用している間どれくらい具合が良いのだろうか．振戦を除いては，患者は現在の錐体外路有害作用はあまりひどく心配していないものの，患者の家族は心配している．CATIE 研究では，オランザピンとリスペリドンの神経学的効果は非常に似ており，約 8%の患者がなんらかの錐体外路徴候を経験していることがわかった[1]．この研究では，さらなる有害作用，すなわち，オランザピンはさらなる体重増加（7%を上回る体重増加がオランザピン群では 30%，リスペリドン群では 14%で観察された．$P<0.001$）とグリコヘモグロビン上昇があったことを知らせてくれたが，しかし，血糖値上昇のなんらかの患者にとって重要な帰結があるかどうかは教えてくれなかった．その研究は，リスペリドン服用患者では，他の薬剤を服用している患者よりも，血漿プロラクチンの大きな増加（$P<0.001$）も報告したが，繰り返しになるが，それが患者にとって重要な帰結を導いたかどうかは教えてくれなかった．患者は，不眠，恐怖，幻聴の現症状について心配している．その研究は，それ

らの特定症状の変化を個別に報告しないが，PANSS における変化を考慮すると，人は，リスペリドンに対して，オランザピンで小さな平均的な効果と，重要な改善がある可能性が低いことを予想するだろう．

臨床シナリオの解決

冒頭の臨床シナリオに戻って，入手可能な情報を踏まえ，あなたはこの患者に対し，患者が新規抗精神病薬によって耐え難い錐体外路有害作用を経験する可能性は低いこと，患者が振戦を心配していること，患者家族は患者の具合が悪くみえることを心配していることを考えると，新薬に切り替えることを推奨する．患者は同意する．新規抗精神病薬の中でもオランザピンはより大きな症状緩和を示したが，あなたの患者が利益を得る可能性は低い．20 人に 1 人の患者は，リスペリドンを服用していたら経験しなかっただろう小さいけれども重要な症状の変化を，オランザピンを服用したときに経験する．それゆえ，オランザピンによる症状緩和という利益を得る小さな見込みと，意義が不確かな体重増加と血糖上昇の確率とを天秤にかけて考えると，患者は，まずオランザピンを試し，（高血糖の結果としてのかなりの体重増加，多飲症，多尿症のような）深刻な有害作用が発生したら直ちにリスペリドンに切り替えられるようにすることを決断する．

結論

われわれは，臨床医が自身の治療が患者の HRQL に与える治療の効果を考慮し，臨床試験におけるこのような影響に関する情報を探すことを奨励する．多くの患者にとって重要な経験を測定する，反応性が高く，妥当で，かつ解釈可能なツールは，われわれの臨床決断をガイドするのにますます役立つはずである．

参考文献

1. Lieberman JA, Stroup TS, McEvoy JP, et al; Clinical Antipsychotic Trials of Intervention Effectiveness (CATIE) Investigators. Effectiveness of antipsychotic drugs in patients with chronic schizophrenia. N Engl J Med. 2005; 353(12): 1209-1223.
2. Fletcher RH, Fletcher SW, Wagner EH. Clinical Epidemiology. Baltimore, MD: Williams & Wilkins; 1996.
3. Murray CJ, Vos T, Lozano R, et al. Disability-adjusted life years (DALYs) for 291 diseases and injuries in 21 regions, 1990-2010: a systematic analysis for the Global Burden of Disease Study 2010. Lancet. 2012; 380(9859): 2197-2223.
4. Szende A, Leidy NK, Revicki D. Health-related quality of life and other patient-reported outcomes in the European centralized drug regulatory process: a review of guidance documents and performed authorizations of medicinal products 1995 to 2003. Value Health. 2005; 8(5): 534-548.
5. Willke RJ, Burke LB, Erickson P. Measuring treatment impact: a review of patient-reported outcomes and other efficacy endpoints in approved product labels. Control Clin Trials. 2004; 25(6): 535-552.
6. Patrick DL, Guyatt GH, Acquadro C. Patient-reported outcomes. In: Higgins JPT, Green S, eds. Cochrane Handbook for Systematic Reviews of Interventions. Version 5.0.1. Oxford, England: The Cochrane Collaboration; 2008. http: //handbook.cochrane.org/. Accessed January 15, 2014.
7. Guyatt GH, Berman LB, Townsend M, et al. A measure of quality of life for clinical trials in chronic lung disease. Thorax. 1987; 42(10): 773-778.

8. Kvam AK, Fayers P, Hjermstad M, et al. Health-related quality of life assessment in randomized controlled trials in multiple myeloma: a critical review of methodology and impact on treatment recommendations. Eur J Haematol. 2009; 83(4): 279-289.
9. Scott IA. Cautionary tales in the clinical interpretation of trials assessing therapy-induced changes in health status. Int J Clin Pract. 2011; 65(5): 536-546.
10. Nocturnal Oxygen Therapy Trial Group. Continuous or nocturnal oxygen therapy in hypoxemic chronic obstructive lung disease: a clinical trial. Ann Intern Med. 1980; 93(3): 391-398.
11. Heaton RK, Grant I, McSweeny AJ, et al. Psychologic effects of continuous and nocturnal oxygen therapy in hypoxemic chronic obstructive pulmonary disease. Arch Intern Med. 1983; 143(10): 1941-1947.
12. Juniper EF, Svensson K, O'Byrne PM, et al. Asthma quality of life during 1 year of treatment with budesonide with or without formoterol. Eur Respir J. 1999; 14(5): 1038-1043.
13. Jaeschke R, Guyatt GH, Willan A, et al. Effect of increasing doses of beta agonists on spirometric parameters, exercise capacity, and quality of life in patients with chronic airflow limitation. Thorax. 1994; 49(5): 479-484.
14. Kay SR, Fiszbein A, Opler LA. The positive and negative syndrome scale (PANSS) for schizophrenia. Schizophr Bull. 1987; 13(2): 261-276.
15. Kay SR, Opler LA, Lindenmayer JP. Reliability and validity of the positive and negative syndrome scale for schizophrenics. Psychiatry Res. 1988; 23(1): 99-110.
16. Leucht S, Kane JM, Kissling W, et al. What does the PANSS mean? Schizophr Res. 2005; 79(2-3): 231-238.
17. Goldstein RS, Gort EH, Stubbing D, et al. Randomised controlled trial of respiratory rehabilitation. Lancet. 1994; 344(8934): 1394-1397.
18. Wasson JH, Reda DJ, Bruskewitz RC, et al; The Veterans Affairs Cooperative Study Group on Transurethral Resection of the Prostate. A comparison of transurethral surgery with watchful waiting for moderate symptoms of benign prostatic hyperplasia. N Engl J Med. 1995; 332(2): 75-79.
19. Kirshner B, Guyatt G. A methodological framework for assessing health indices. J Chronic Dis. 1985; 38(1): 27-36.
20. Guyatt GH, Kirshner B, Jaeschke R. Measuring health status: what are the necessary measurement properties?　J Clin Epidemiol. 1992; 45(12): 1341-1345.
21. Wijkstra PJ, TenVergert EM, Van Altena R, et al. Reliability and validity of the chronic respiratory questionnaire (CRQ). Thorax. 1994; 49(5): 465-467.
22. de Weerdt I, Visser AP, Kok GJ, et al. Randomized controlled multicentre evaluation of an education programme for insulin-treated diabetic patients: effects on metabolic control, quality of life, and costs of therapy. Diabet Med. 1991; 8(4): 338-345.
23. Marshall M, Lockwood A, Bradley C, et al. Unpublished rating scales: a major source of bias in randomised controlled trials of treatments for schizophrenia. Br J Psychiatry. 2000; 176: 249-252.
24. Guillemin F, Bombardier C, Beaton D. Cross-cultural adaptation of health-related quality of life measures: literature review and proposed guidelines. J Clin Epidemiol. 1993; 46(12): 1417-1432.
25. Menezes Costa LdaC, Maher CG, McAuley JH, et al. Systematic review of cross-cultural adaptations of McGill Pain Questionnaire reveals a paucity of clinimetric testing. J Clin Epidemiol. 2009; 62(9): 934-943.
26. Mathew NT, Saper JR, Silberstein SD, et al. Migraine prophylaxis with divalproex. Arch Neurol. 1995; 52(3): 281-286.

27. Tyring S, Barbarash RA, Nahlik JE, et al; Collaborative Famciclovir Herpes Zoster Study Group. Famciclovir for the treatment of acute herpes zoster: effects on acute disease and postherpetic neuralgia: a randomized, double-blind, placebocontrolled trial. Ann Intern Med. 1995; 123(2): 89-96.
28. Kirwan JR; The Arthritis and Rheumatism Council Low-Dose Glucocorticoid Study Group. The effect of glucocorticoids on joint destruction in rheumatoid arthritis. N Engl J Med. 1995; 333(3): 142-146.
29. Malmivaara A, Häkkinen U, Aro T, et al. The treatmet of acute low back pain-bed rest, exercises, or ordinary activity? N Engl J Med. 1995; 332(6): 351-355.
30. Jaeschke R, Singer J, Guyatt GH. Measurement of health status: ascertaining the minimal clinically important difference. Control Clin Trials. 1989; 10(4): 407-415.
31. Juniper EF, Guyatt GH, Griffith LE, et al. Interpretation of rhinoconjunctivitis quality of life questionnaire data. J Allergy Clin Immunol. 1996; 98(4): 843-845.
32. Tarlov AR, Ware JE Jr, Greenfield S, et al. The Medical Outcomes Study: an application of methods for monitoring the results of medical care. JAMA. 1989; 262(7): 925-930.
33. Ware JE Jr, Kosinski M, Bayliss MS, et al. Comparison of methods for the scoring and statistical analysis of SF-36 health profile and summary measures: summary of results from the Medical Outcomes Study. Med Care. 1995; 33(4)(suppl): AS264-AS279.
34. Wiebe S, Guyatt G, Weaver B, et al. Comparative responsiveness of generic and specific qualityof-life instruments. J Clin Epidemiol. 2003; 56(1): 52-60.
35. Feagan BG, Rochon J, Fedorak RN, et al; The North American Crohn's Study Group Investigators. Methotrexate for the treatment of Crohn's disease. N Engl J Med. 1995; 332(5): 292-297.
36. Flynn KE, Piña IL, Whellan DJ, et al; HF-ACTION Investigators. Effects of exercise training on health status in patients with chronic heart failure: HF-ACTION randomized controlled trial. JAMA. 2009; 301(14): 1451-1459.
37. Juniper EF, Guyatt GH, Willan A, et al. Determining a minimal important change in a disease-specific Quality of Life Questionnaire. J Clin Epidemiol. 1994; 47(1): 81-87.
38. Guyatt GH, Juniper EF, Walter SD, et al. Interpreting treatment effects in randomised trials. BMJ. 1998; 316(7132): 690-693.
39. Norman GR, Sloan JA, Wyrwich KW. Interpretation of changes in health-related quality of life: the remarkable universality of half a standard deviation. Med Care. 2003; 41(5): 582-592.
40. Sloan JA. Assessing the minimally clinically significant difference: scientific considerations, challenges and solutions. COPD. 2005; 2(1): 57-62.
41. Ostelo RW, de Vet HC. Clinically important outcomes in low back pain. Best Pract Res Clin Rheumatol. 2005; 19(4): 593-607.
42. Samsa G, Edelman D, Rothman ML, et al. Determining clinically important differences in health status measures: a general approach with illustration to the Health Utilities Index Mark Ⅱ. Pharmacoeconomics. 1999; 15(2): 141-155.
43. Spertus J, Peterson E, Conard MW, et al; Cardiovascular Outcomes Research Consortium. Monitoring clinical changes in patients with heart failure: a comparison of methods. Am Heart J. 2005; 150(4): 707-715.
44. Bridoux V, Moutel G, Lefebure B, et al. Reporting on quality of life in randomised controlled trials in gastrointestinal surgery. J Gastrointest Surg. 2010; 14(1): 156-165.
45. Cohen J. Statistical Power Analysis in the Behavioral Sciences. Hillsdale, NJ: Erlbaum; 1988.
46. Furukawa TA. From effect size into number needed to treat. Lancet. 1999; 353(9165): 1680.

47. Furukawa TA, Leucht S. How to obtain NNT from Cohen's d: comparison of two methods. PLoS One. 2011; 6(4): e19070.
48. da Costa BR, Rutjes AW, Johnston BC, et al. Methods to convert continuous outcomes into odds ratios of treatment response and numbers needed to treat: meta-epidemiological study. Int J Epidemiol. 2012; 41(5): 1445-1459.
49. Samara MT, Spineli LM, Furukawa TA, et al. Imputation of response rates from means and standard deviations in schizophrenia. Schizophr Res. 2013; 151(1-3): 209-214.
50. Tugwell P, Pincus T, Yocum D, et al; The Methotrexate-Cyclosporine Combination Study Group. Combination therapy with cyclosporine and methotrexate in severe rheumatoid arthritis. N Engl J Med. 1995; 333(3): 137-141.
51. Efficace F, Osoba D, Gotay C, et al. Has the quality of health-related quality of life reporting in cancer clinical trials improved over time? towards bridging the gap with clinical decision making. Ann Oncol. 2007; 18(4): 775-781.
52. Hayes JA, Black NA, Jenkinson C, et al. Outcome measures for adult critical care: a systematic review. Health Technol Assess. 2000; 4(24): 1-111.

第 13.1 章

上級編: 治療試験の結果の適用
個々の患者に結果を適用する

Advanced Topics in Applying the Results of Therapy Trials
Applying Results to Individual Patients

Antonio L. Dans, Leonila F. Dans, Thomas Agoritsas, and Gordon Guyatt

この章の内容

臨床シナリオ

66 歳の中国人男性が定期健康診断のためにあなたの診療所を訪れる．彼は地元の大学を退任した教授で，地元のチェスクラブで定期的にゲームに勝ち，よく体を動かしている．しかし，彼の病歴によれば 2 年前に軽度の脳卒中を経験している．彼はいまだ左腕と下肢に何らかの重苦しさを感じているが，会話は正常に戻り，日々の活動において独立している．彼は毎日 2 km をゆっくりペースでジョギングすることさえできている．喫煙したことはない．彼は毎日 2〜3 杯のワインを飲む．さらなる調査で，彼は原発性高血圧症と 2 型糖尿病を有し，脳卒中の 1 年前に心房細動（atrial fibrillation: AF）を有していると診断されたことが明らかになる．

身体診察の所見では，血圧 130/90 mmHg と不規則な心拍数 64/分を除いて，目立ったものはない．心電図により，実際に AF があることが確認される．

患者は糖尿病のためにメトホルミン 500 mg を 1 日 2 回，高血圧のためにラミプリル 10 mg を 1 日 1 回服用している．糖尿病と高血圧のいずれも，過去 1 年間よくコントロールされている．脳卒中予防のための唯一の薬物は 1 日 1 回のアスピリン 325 mg である．

患者は再発性の塞栓性脳卒中のリスクが高いため，あなたは経口抗凝固薬を処方することを検討する．あなたは診療においてほとんどワルファリンを使用していたが，昨年，一部の患者とともに，AF における脳卒中予防のために米国食品医薬品局（US Food and Drug Administration）によって最近承認された新規抗凝固薬であるダビガトランエテキシラートについて議論してきた．最近，アジア人におけるワルファリンの安全性についての懸念を耳にしたので，ダビガトランがこの患者にとってより良い選択になるのか疑問に思う．

エビデンスを探す

あなたは患者をいくつかの血液検査のために送り，戻ったならば脳卒中予防のための治療選択肢を議論しようと約束する．その夜，あなたは AF 患者のアジア人患者にダビガトランエテキシラートを使用する最新の最良エビデンスの概要を手に入れることにする．**エビデンスに基づく医療 evidence-based medicine** 情報源ピラミッドのすべてのレベルから入手可能な**エビデンス evidence** を取得できる連合検索エンジンの ACCESSSS（http: //plus.mcmaster.ca/accessss）を使って，2 つの検索用語「dabigatran」と「Asia」を入力する（第 5 章「最新の最良エビデンスを探す」を参照）．上部のサマリーから始めると，Best Practice と UpToDate で一般的な章が見つかったが，アジア人患者へのエビデンスの適用性には納得できない．事前評価済み研究のレベルにおいては，検索された情報源（たとえば，ACP ジャーナルクラブ，DARE，Cochrane，MacPLUS）で，堅固な**システマティックレビュー systematic review** がないことに気づく．次に，ピラミッドの底部を見ると，PubMed からの非事前評価研究が表示されている．レビューのフィルタを選択すると，2012 年に International Angiology に発表された，「アジアの静脈血栓塞栓性ガイドライン: 静脈血栓塞栓症の予防（Asian Venous Thromboembolism Guidelines: Prevention of Venous Thromboembolism）」のタイトルのガイドラインを見つけるが，残念ながらあなたの施設を通じて入手することはできない．PubMed セクションの治療フィルタ下には，3 件の研究が見つかり，そのうちの 1 つは，2013 年 7 月に Stroke 誌に発表された，「Dabigatran Versus Warfarin: Effects on Ischemic and Hemorrhagic Strokes and Bleeding in Asians and Non-Asians With Atrial Fibrillation」[1] というタイトルの研究で，関連性がありそうである．PubMed により，これが 2009 年 2 月に，New England Journal of Medicine に掲載された「Dabigatran Versus Warfarin in Patients with Atrial Fibrillation」[2]というタイトルの試験の副次解析であることがわかる．あなたは両方の論文を取得する．

はじめに

医療上の決断の手引きとして**ランダム化臨床試験 randomized clinical trial**（RCT）を参考にする臨床医は，個々の患者にどのように結果を適用するかを判断しなければならない．第 7 章「治療（ランダム化試験）」では，適用可能性を判断するための 2 つの基準が示唆されている．①研究結果を目の前の患者に適用できるか．②利益（benefit）は，**リスク risk** やコストに見合ったものか．この章では，これらの指針についてさらに詳細に説明する．

一般的に臨床研究者は，**ランダム割り付け randomization**，**盲検化 blinding**，**ITT（治療企図）解析 intention-to-treat analysis** のような手法を通じて治療群と**対照群 control group** の比較可能性を確保するためにはかなりの努力を払う．しかし，集団サンプリングなどといった手法を通じた，地域社会の典型的な患者に対する治験患者の代表性の確保にはそれほどの努力を払わない[3]．というのも，試験が主に注目しているのは，「それは地域社会の典型的な患者に適用されるか」という疑問に答えるものではなく，「その薬物はコントロールされた研究セッティングで効くのか」という疑問に答えることだからである．

とはいえ，発表済みの試験からは，個々の患者に対する結果の適用可能性を判断するための情報が得られる．たとえば，**組み入れ基準 inclusion criteria** や**除外基準 exclusion criteria** は，自身の患者が試験に参加できていたかどうかを判断する参考になる．同様に，**サブグループ解析 subgroup analysis** に，われわれが結果を適用する際に参考になるような，関心のある特定集団における治療効果を明確にしているかもしれない（第 25.2 章「サブグループ解析の使い方」を参照）．しかし，われわれは実際の状況では無数の患者サブタイプに直面するが，試験は一般的にサブグループ仮説を取り上げるほどの十分な検出力を備えていない．

そのため，臨床医は結果を個々の患者に適用するには相応のスキルが必要となる．欄 13.1-1 に要約される基準は，早まった一般化と，試験結果の適用への無意味な躊躇との間でバランスをとるのに役立つだろう．これらのユーザーズガイドによって，結果の適用の是非に関する明確な判断が促されることがある．たとえそうでないにしても，少なくとも結果を適用することへの確信が強まるか，あるいは弱まることになるだろう．たとえば，介入効果の推定値の確信性を評価する Grading of Recommendations Assessment, Development and Evaluation（GRADE）アプローチでは，適用性の問題の一部は**非直接性 indirectness** として対処されている（第 23 章「システマティックレビューとメタアナリシスの結果の理解と適用」を参照）．直接性は，研究の疑問全体と特定の状況との関連性に取り組んでいるが，この章では主に異なる集団間の適用可能性に焦点をあてる．

試験で推定されている**相対リスク減少 relative risk reduction**（RRR）は，治療に対する集団の平均的な反応を反映している．個々の患者の生物学的，社会経済学的特徴によって**治療効果 treatment effect** が左右される場合があるため，平均的な反応が，異なる患者サブグループで同じである

JCOPY 498-04866

とはかぎらない．ここでは，治療への反応を修飾する可能性がある生物学的，社会経済学的特性を吟味する．

効果を修飾する要因を見直す上で，明らかなサブグループ効果の例を提示する．しかし，そのような明らかな効果は，真の差異を反映するのではなく，偶然のいたずらによる結果である可能性がある．いずれの場合も，サブグループ解析をいつ信じるかの基準が適用される（第 25.2 章「サブグループ解析の使い方」を参照）．サブグループ解析の**信用性 credibility** は，確かに実際にあるものから，明らかに誤っているものまでの連続性でさまざまである．ここでは，それぞれのサブグループ例についてこの基準を見直すことはしないが，関連する推測の強さに適した例を記述する．

欄 13.1-1

個々の患者に試験結果を適用するためのユーザーズガイド

結果を自身の患者に適用できるか

1. 治療反応を修飾するかもしれない生物学的要因は除外されていたか
2. 患者は治療要件を遵守できるか
3. 臨床医者は治療要件を遵守できるか

利益は，リスクやコストに見合うか

研究結果を自身の患者に適用できるか

治療反応を修飾するかもしれない生物学的要因は除外されていたか

表 13.1-1 は，ときとしてある特定の患者に対する結果の適用を断念することにつながるような 5 つの生物学的要因をあげている．これら 5 つの因子は，患者の sex（性別），comorbidity（併存症）の存在，race（人種）や民族性，age（年齢），疾患の pathology（病理）の頭文字をとり，「SCRAP」の略称を覚えておくと便利である．以下の例は，これらの因子によって個々の患者における治療効果がどう左右されるかを示したものである．

性別

研究者らは男女間での心血管疾患予防のための介入に対する明らかな違いを明らかにしている[4]．たとえば，一次予防のためのアスピリン療法の**メタアナリシス meta-analysis** では，健康な女性にアスピリンを投与しても，男性において確認されたような心筋梗塞の発生率を低下させないことが示唆された[5,16]（図 13.1-1）．これとは対照的に，アスピリンは女性の脳卒中発生率を低下させたが，男性では減少させなかった．

治療反応が異なるもう 1 つの例として，冠動脈疾患および同様の太さの冠動脈を有する男女における薬剤溶出ステント対ベアメタルステントの使用があげられる．Hansen ら[6]の研究では，

表 13.1-1

個別の治療反応を修飾するかもしれない生物学的因子

生物学的要因	例
性別（sex）	アテローム性動脈硬化症予防のためのアスピリン: 男性よりも女性の方が，脳卒中と冠動脈疾患の相対リスク減少率が高い[4].
	血管形成術後のステントの使用: 女性の方がバイパス手術のリスク減少率が低い[5,6].
併存症（comorbidity）	麻疹予防: 栄養失調者においてはワクチンへの抗体応答がより低くなることが確認された[7,8].
	高血圧治療: 80 mmHg 以下という目標拡張期血圧値は，糖尿病患者においてはイベント発生率が低下するが，一般集団においては低下しない[9].
人種（race）	高血圧治療のための利尿薬: 白人よりも黒人の方が反応良好である[10].
	消化性潰瘍の治療のためのプロトンポンプ阻害薬: アジア人種は，他の人種よりも高い効果を得られる[11].
年齢（age）	インフルエンザ予防のためのインフルエンザワクチン: 高齢患者においては免疫反応が低くなる[12].
	消化性潰瘍のための 2 剤併用療法: 高齢者の方がヘリコバクター・ピロリの除菌率が高い[13].
病理（pathology）	インフルエンザ予防のためのインフルエンザワクチン: 使用されたウイルス株によって有効性が決まる[14].
	乳がん化学療法: ある特定の遺伝子発現によって反応が決まる[15].

ベアメタルステントと比較して，薬物溶出ステントが男性と女性の双方において主要な有害心イベントを有意に減少させることがわかった．しかし，治療効果は男性よりも女性でより大きかった〔**ハザード比 hazard ratio**（HR）0.60，95%**信頼区間 confidence interval**（CI): 0.42～0.84〕.

併存症

いくつかの併存症は，介入の安全性プロファイルを修飾することがある．たとえば，消化管出血を起こしたばかりの患者にワルファリンを投与しようとする医師はいないだろう．しかし，併存症はまた，治療効果の大きさを減らすか増やすこともある．麻疹予防の場合，予防の有効性を低下させる例である．コホート研究は，栄養失調，マラリア，またはヒト免疫不全ウイルス感染のような併存症が，免疫原性によって測定されるワクチン接種に対する治療反応を低下させる可能性があることを見出した[7].

表 13.1-2 は，併存症が明らかに治療の有効性を増強した例を示す．Hypertension Optimal Treatment（HOT）研究[8]では，目標拡張期血圧値を 80 mmHg 未満とすると，糖尿病患者では心血管イベントが低下したが，一般集団では低下しなかった．これらの結果を受け，ほとん

図 13.1-1

男女における心筋梗塞や脳卒中の一次予防のためのアスピリン療法に関するメタアナリシス

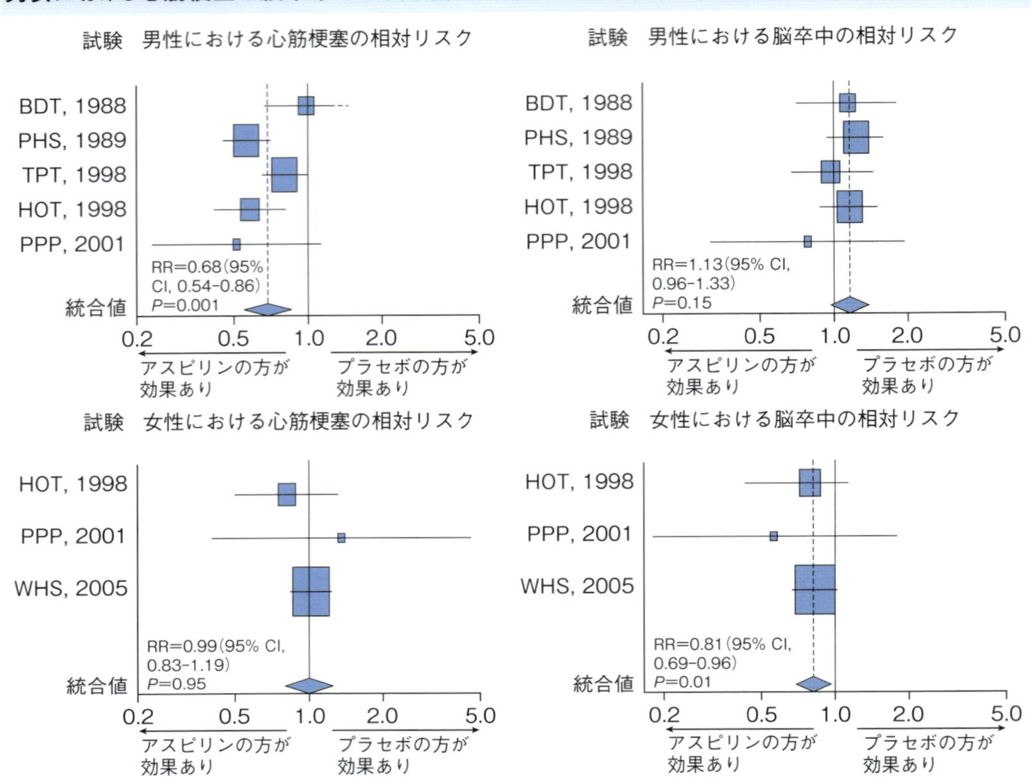

略語, BDT: British Doctor's Trial, CI: 信頼区間, HOT: Hypertension Optimal Treatment 研究, PHS: Physician's Health Study, PPP: Primary Prevention Project, RR: 相対リスク, TPT: Thrombosis Prevention Trial, WHS: Women's Health Study

どの高血圧ガイドラインでは，糖尿病患者に対して目標血圧値をより低く設定することを推奨している.

人種

人種や民族的違いが，治療への反応を修飾する場合がある．たとえば，高血圧の治療においては，黒人は，白人と比較し，利尿薬への反応が良好で，β遮断薬への反応が不良であることが証明されている[9]．消化性潰瘍の場合，急性消化管出血を起こした患者を対象に実施された最近のメタアナリシスによると，プロトンポンプ阻害薬（proton pump inhibitor: PPI）による死亡低下や追加的出血と外科的介入の回避効果は，白人よりもアジア人の方で優れていた（表 13.1-3）[11]．この違いは，アジア人は壁細胞の数が少なく，ヘリコバクター・ピロリ感染率が高

表 13.1-2

さまざまな目標血圧値が主要心血管イベントの発生率に与える影響（糖尿病患者と一般集団の比較）

目標 DBP (mmHg)	イベント数	イベント/1000 患者人年	トレンド検定の *P* 値	比較	RR（95%CI）
糖尿病患者					
≦90	45	24.4		≦90 vs ≦85	1.32（0.84～2.06）
≦85	34	18.6		≦85 vs ≦80	1.56（0.91～2.67）
≦80	22	11.9	0.005	≦90 vs ≦80	2.06（1.24～3.44）
一般集団					
≦90	232	9.9		≦90 vs ≦85	0.99（0.83～1.19）
≦85	234	10.0		≦85 vs ≦80	1.08（0.89～1.29）
≦80	217	9.3	0.5	≦90 vs ≦80	1.07（0.89～1.28）

略語，CI: 信頼区間，DBP: 拡張期血圧，RR: 相対リスク
(Falkner B, et al. Hypertension. 1990; 15(1): 36-43)[9]

表 13.1-3

潰瘍出血のための PPI のメタアナリシス（アジア人と非アジア人を対象とした RCT の比較）

	PPI 群での発生率（%）	対照群での発生率（%）	OR（95%CI）	NNT（95%CI）
死亡				
アジア人	1.5	4.7	0.35 (0.16～0.74)	31（10～100）
非アジア人	4.8	3.6	1.36 (0.94～1.96)	計算不能
追加的出血				
アジア人	6.8	22.5	0.24 (0.16～0.36)	6（5～8）
非アジア人	11.9	15.5	0.72 (0.58～0.89)	27（17～100）
手術				
アジア人	2.9	9.2	0.29 (0.16～0.53)	16（11～33）
非アジア人	7.5	9.8	0.74 (0.56～0.97)	43（20～100）

略語，CI: 信頼区間，NNT: 治療必要数，OR: オッズ比，PPI: プロトンポンプ阻害薬，RCT: ランダム化臨床試験
Wiley-Blackwell の許可を得て，Leontiadis GI, et al. Aliment Pharmacol Ther. 2005; 21 (9): 1055-1061[11] より転載．著作権 © 2005.

く，PPI の薬物代謝が遅いことに起因していると考えられる．

年齢

年齢は，一部の治療への反応に影響を与えることがある．たとえば，若年成人と比較して，インフルエンザの予防接種を受けた高齢患者は，インフルエンザ発生率の相対減少がより低く[12]，これはおそらく抗原刺激に対する免疫応答の低下のためである（表 13.1-4）．年齢によって治療への反応が高まる場合がある．ある研究によって，PPI と抗菌薬によるヘリコバクター・

表 13.1-4
健康成人におけるインフルエンザ予防接種の効果を評価した試験において，年齢が効果サイズの推定値に与える影響

患者の年齢の中央値（歳）	臨床的に確認された症例		検査で確認された症例	
	試験の件数	RR（95%CI）[a]	試験の件数	RR（95%CI）[a]
＜33	15	0.54（0.44～0.67）	5	0.22（0.13～0.37）
≧33	23	0.89（0.85～0.94）	16	0.43（0.33～0.57）

略語，CI: 信頼区間，RR: 相対リスク
a: RR は統合推定値である（ランダム効果モデルと DerSimonian and Laird 法）．
Belshe RB. Virus Res. 2004; 103（1-2）: 177-185[15]より許可を得て転載．

ピロリ除菌率は，50 歳未満の若年患者よりも，50 歳以上の患者では 2.5 倍高いことが示されている（63.6%対 24%）[13]．この差が生じる機序は明らかになっていないが，研究者らは，高齢患者ではヘリコバクター・ピロリ菌感染歴が長いため，胃粘膜の機能や構造の経時的変化がより効果的な局所的薬剤作用に貢献しているのかもしれないと理論付けしている．加齢による腎機能低下もまた，治療効果を調節する薬物動態の変化につながる可能性がある[14]．

病理

最後に，同じ名称で呼ばれる病気でも，根底にある病理が異なり，その結果として，治療への反応が変わってくる場合がある．たとえばインフルエンザの予防接種の場合，その有効性は，翌年のインフルエンザ株がワクチンに含まれるものと同じかどうかによって決まる[15]．疾患病理の違いが治療効果を修飾するもう 1 つの例として，乳がんがあり，この場合は特定の遺伝子発現によって化学療法への反応が決まる[17]．

慎重になりすぎないこと

どのような場合に研究結果を個々の患者に適用できるのかを決断するのは難しい．われわれの例は，生物学的要因によって治療効果が変わってしまう例を示してきたが，読者は，治療を評価する試験やシステマティックレビューから得られた結果の適用を過度に制限しないよう注意しなければならない．一般に，生物学的相違が治療反応を有意に増強または減弱するという強いエビデンスがない限り，個人への結果の適用可能性があると仮定することを提案する．適用可能性に影響を与える生物学的問題が考えられるという理由で，治療が不要に留保された例は数多くある．多くの見かけ上のサブグループ効果が偽りであることが判明しており，著者らは信用性基準[18]（第 25.2 章「サブグループ解析の使い方」を参照）を満たしていないにもかかわらずサブグループ効果を主張し続けている．

たとえば，心血管疾患の治療と予防療法において，女性は一般的に男性よりは劣った対応を受けてきた[4]．最近の研究結果は，性別による治療への反応の違いを示唆しているものの，そのほとんどは，治療を留保するほどの差異ではない．前述のように，脳卒中の予防においては，女性はアスピリン療法によって男性よりもさらに大きな利益を得る傾向がある．

不当な治療の留保に関わるもう 1 つの例として，糖尿病患者を対象とした，高血圧治療のための利尿薬の利用があげられる．利尿薬は，一般集団における心血管イベントを減少させることを示す確信性の高いエビデンスがあったにもかかわらず，血糖値を上昇させるという理由から，ほとんどの専門学会は糖尿病患者における第 1 選択療法としては利尿薬を推奨しなかった[19]．長期的研究では，利尿薬は代謝効果にかかわらず，糖尿病患者における重大な罹患および死亡イベントを減少させることを示している[20]．

同様にスタチンは，一般集団においては心血管イベントを減少させることを示す決定的な証拠があったが，その脂質プロファイルの特性から当初は糖尿病と脂質異常症を有する患者に対する第 1 選択治療としては推奨されていなかった．スタチンが糖尿病患者においても他の患者と同様の効果を発揮することがシステマティックレビューによって示されるまでは，フィブラート薬が糖尿病と高脂血症を有する患者における選択薬として推奨されていた[21]．

どのような場合に研究結果を個々の患者に適用できるのかを判断するのは難しい．一般的に，生物学的要因によって治療への反応が大幅に弱まるか，もしくは害が生じることを示す強いエビデンスがないかぎりは，研究結果を個人に適用することを推奨する．このようなエビデンスは，ランダム化試験におけるサブグループから得られる場合がある（第 20.4 章「いつサブグループ解析を信頼するか」を参照）．あるいは，性別，併存症，人種，年齢，病理の影響に関する理論を支持する疫学的研究や，患者と医療提供者のアドヒアランスに関する研究から得られる場合もあるだろう．

ユーザーズガイドの適用

AF を有するアジア人と非アジア人を比較したわれわれの例では，脳卒中発症の有効性アウトカムに関する主な研究結果は，ダビガトラン 150 mg の 1 日 2 回服用がワルファリンに対して優れていた（相対リスク 0.64, 95%CI: 0.51〜0.81）[2]．サブグループ解析では，性行為，併存症（既往としての脳卒中，心筋梗塞，糖尿病，高血圧，心不全，または付随する抗血小板薬の必要性），人種，年齢にかかわらず，治療上の利点が維持されていることがわかった．アジア人と非アジア人において虚血性脳卒中と出血性脳卒中の割合が同じであったため，この集団における脳卒中の病理学的相違を疑う余地はないように見える．しかし，大出血の主要安全性アウトカムに関して，Hori ら[1]の論文は，民族性に基づく潜在的な中等度の信用性のサブグループ効果を報告している．アジア人（HR 0.57, 95%CI: 0.38〜0.84）では，非アジア人（HR 1.00, 95%CI: 0.87〜1.16）では見られなかった大出血の減少が観察された．

患者は治療要件を遵守できるか

生物学的要因によって治療の適用可能性が損なわれないことに納得できたら，次に臨床医は，治療の有効性と安全性を左右するかもしれない社会的環境に関わる制約について検討しなければならない．この問題は，恵まれない人たちの場合のみでなく，特権患者の状況でも重要である．

試験では通常，特にアドヒアランス adherence が良好な患者を組み入れるため，試験患者は，一般集団の患者とは系統的に異なる傾向がある．高血圧[22]や喘息[23]の治療に関する研究では，このような差異が記録されている．集団により，治療へのアドヒアランスの程度が異なる場合，治療の有効性にばらつきが生じることが予測されるだろう．異なる集団間におけるアドヒアランスのばらつきは，明らかな医療資源の制約，またはそれほど明らかではない態度や行動特性に起因すると考えられる．臨床試験で報告された服薬率より低い服薬率を報告しているコミュニティ対照の研究では，具体的な態度や信念などの追加因子が服薬遵守に影響を与える可能性があるという疑いが喚起されるべきである（第 13.5 章「質的研究」参照）．

たとえばフィリピンでは，「bahala na」と称される態度は，自身の運命を統制する能力や意志の欠如を意味する[24]．英語でこれに相当するステートメントは，（Let's wait and see; there's really nothing much we can do about the situation「何もしないで様子をみよう．この状況で私たちにできることはほとんどない」）となるだろう．このような外的統制に帰属させる認知傾向が[25]，患者のアドヒアランスに悪影響を及ぼすことがある．

ユーザーズガイドの適用

アドヒアランスは，患者人生の残りの部分で長期間服用されるべき経口抗凝固薬に関して重要な問題である．これはワルファリンではさらに大きな問題で，ワルファリンは毎月の血液検査を実施し，国際標準化比（international normalized ratio: INR）を 2.0 と 3.0 の間に維持するために用量を調整する必要がある．調整ができているかの主要指標は，治療域内時間割合（time in therapeutic range: TTR）の時間，すなわち患者の INR が 2.0～3.0 の範囲にある時間の割合であり，ワルファリンについて十分な治療可能性を達成するためには 65%以上でなければならない[26]．

Hori ら[1]の研究では，ワルファリンを服用したアジア人患者は平均 TTR が 54.5%であったのに対し，非アジア人患者は 66.2%の TTR を達成した．この知見は，ワルファリンを使用することを決断したアジア人患者の間でアドヒアランスの問題を示唆している．別の説明としては，ワルファリンの用量を調整する医師の専門知識が限られている可能性がある．次のセクションでは,臨床医のアドヒアランスの問題に取り組む．

臨床医は治療要件を遵守できるか

臨床医のアドヒアランスには，治療を安全かつ有効に実施するために必要な多数の診断検査，モニタリング装置，介入実行能力，スキル，および他の技術仕様が含まれる．臨床医がこれらの要件に準拠できるかどうかが，治療効果に影響を与えることがある．侵襲的な介入に関する試験では特にそうであり，臨床医のスキルが臨床試験への参加のために重要な基準となる．一般集団の臨床医が，研究に参加した臨床医ほどのスキルを備えていない場合は，研究の適用可能性を大いに疑問視すべきである．

たとえば，無症候性頸動脈狭窄症に対する頸動脈内膜剝離術のランダム化試験のメタアナリシスによると，脳卒中のリスクが比較的低い患者において，手術による利益が示された[27]．しかし，試験に参加した外科施設の医師の経験や技術が高度であったことが，手術に関連した脳卒中の発生率を低くしていた可能性がある．そのコミュニティにおける他の施設では，有害アウトカムの増加という正味の影響がみられるかもしれない[28]．頸動脈内膜剥離術のほとんどは，試験参加資格が認められないような合併症発生率を持つ施設や執刀数を持つ外科チームによって行われることから，このことは特に懸念される[29]．

患者のアドヒアランスにおける制約と同様，臨床医のアドヒアランスの限界も，有効性と安全性の重要なバランスに影響を与え，そのために，試験が妥当であるにもかかわらず，その結果が適用されないことがある．

ユーザーズガイドの適用

前のセクションで説明したように，TTR は患者のアドヒアランスだけでなく，ワルファリンの用量調整における医師のアドヒアランスまたは技術的専門知識も反映することがある．これはワルファリン投与の有効性に影響を与える．安全性は INR 上昇の可能性の影響を受けるが，出血時の緊急事態に対処する能力によっても影響を受ける．したがって，出血イベントの帰結に関するエビデンスの適用可能性は，緊急施設へのアクセスと，それらの施設利用における専門性の利用可能性の検討を伴う．致命的な出血率がアジア人と非アジア人で似ているという事実は，この点で大きな違いはないことを示唆している．

見込まれる利益は考えられるリスクやコストに見合うか

試験で推定されたリスクや利益の適用可能性が，生物学的，社会経済学的な差異によって損なわれないことに納得できたら，結果適用における次のステップは，患者固有の絶対的利益を推定することである．これは，たとえば**絶対リスク減少 absolute risk reduction**（ARR），または算術的逆数である**治療必要数 number needed to treat**（NNT）に反映される．表 13.1-5 は，脳卒中の発生率を 25%（RRR）減少させる仮想薬剤 A を例に用い，その計算のための 5 つのステップを示している．個人の**ベースラインリスク baseline risk** が変動すると，結果としてのリスク差または ARR は変動する可能性がある．その結果，NNT は患者ごとに異なってくる可能性がある．

臨床医は，さまざまな情報源から患者のベースラインリスクについての推定値を導き出すことができる．第 1 に，直感に頼ることができ，少なくとも試験の中の典型的な患者においてリスクがどの程度増減するかといった点では，直感が当たる場合がある[30]．第 2 に，ランダム化試験またはメタアナリシスによって複数の患者サブグループのリスクが報告されている場合，臨床医は，自身の患者に最も当てはまるサブグループを選択するとよい．たとえば，非弁膜性 AF における抗血栓療法について検証したすべてのランダム化試験から得られた個別患者データを統合して，かなりのリスクの違いがある患者サブグループについて予後の推定値を提供することができた[31]．しかし残念なことに，ほとんどの試験およびメタアナリシスが，すべての患者サブグループにおいてベースラインリスクの推定値を報告していない．第 3 に，臨床医は，予後に関する研究から，複数の患者サブグループのベースラインリスクに関する情報を得ることができる（第 20 章「予後」を参照）．研究者

表 13.1-5

イベントを 25% 減少できる仮想治療 A を用いた, ARR と NNT に対する脳卒中リスクのベースラインリスクの影響[a]

治療なしの脳卒中ベースラインリスク（**Rc**）（%）	**RRR**（%）	治療ありの脳卒中リスク（**Rt**）（%）	**ARR**（%）	**NNT**
20	25	15	5	20
16	25	12	4	25
12	25	9	3	33
8	25	6	2	50
4	25	3	1	100

略語, ARR: 絶対リスク減少, NNT: 治療必要数, RRR: 相対リスク減少

a: NNT の推定には, 簡単な 5 つのステップが必要である. (1) イベントについて自身の患者のベースラインリスクを推定する (Rc). (2) 試験結果を用いて RRR を推定する. (3) Rc を 25% (治療による RRR) 減少させることにより, 治療によるイベントの新たなリスクを計算する (Rt). (4) Rc と Rt の差を求めることによって ARR を計算する. (5) 患者固有の NNT を推定するために, 100 を ARR (パーセンテージとして表される) で割る.

らは, 診療の参考となるリスク階層を考案するために, 予後の研究データに基づき, 数多くの変数を含むモデルを構築する場合がある（第 19.4 章「臨床予測規則」を参照). このようなリスク階層システムを, 新たな集団で前向きに検証していくことで, 予後に関する患者固有の正確な推定値が得られるようになる. そのようなシステムとしてよく知られているのが, Framingham risk calculator で, 年齢, 性別, 血清脂質値, 血圧, BMI, 喫煙, 血糖値に応じて, 患者個々の冠動脈イベントのリスクを推定する[32]. 似たような計算機で, 骨質量密度に基づく骨折[33]や AF 患者の脳卒中[34]のような, さまざまなアウトカムのリスクを推定できる[34].

患者固有の治療必要数を推定する: 例

次に, 股関節骨密度 T スコアが−2.5 であるフィリピンの 64 歳の無症候性女性に, 股関節骨折予防のためのアレンドロネートを提供するかどうかの決断に関する例を考えてみよう. 股関節骨折のベースラインリスクを推定するには(ステップ 1), FORE 10-year Fracture Risk Calculator[33]を使用する. これによると, このような患者が年間約 0.20%のリスクに直面していることを示している（62 歳, 体重 113 ポンド, 股関節の骨密度 T スコア−2.5, アジア人種, 喫煙, アルコール消費, コルチコステロイド摂取, 骨折既往, 骨折の家族歴の他の**危険因子 risk factor** の欠如).

RRR の推定値に関しては（ステップ 2), 閉経後女性の股関節部骨折を予防するためのアレンドロネートの使用に関する Cochrane メタアナリシスの結果を使用する[35]. この研究では, アレンドロネートが股関節骨折のリスクを約 40%減らすことがわかった.

治療による股関節骨折の絶対リスクを推定するには（ステップ 3），患者のベースラインリスク 0.20%を 40%削減する．これは，治療による股関節骨折の絶対リスク 0.12%となる．ステップ 4 では，ベースラインリスクと治療リスクとの差として ARR を推定し，0.20%−0.12%，つまり 0.08%となる．最後にステップ 5 では，ARR の算術的逆数を得て，患者固有の NNT を推定する．この場合は，100/0.08，つまり患者 1,250 人となる．

最終ステップの計算をしたくない場合は，**ノモグラム nomogram** を使用することで，物差し（またはその他の直定規）しか持っていない臨床医でも，患者のベースラインリスクから，RRR（または RR の増加）を経由し，NNT または**害必要数 number needed to harm** に到達することができる[36]．

どの手法を選択した場合でも，治療の利益は，診療が行われる環境だけでなく，患者のリスクのばらつきによって左右される．あなたが勤務する環境が，研究者らがオリジナルの研究を実施したのと同じ西洋諸国の 3 次医療環境であったとしても，高リスクの患者と低リスクの患者に直面することになる．高リスク群と低リスク群では，リスクと利益の重要なトレードオフが異なってくると考えられることから，別個に治療の決断を下す必要がある（第 26 章「患者の治療に関する推奨の使い方: 診療ガイドラインと決断分析」を参照）．

ユーザーズガイドの適用

AF と脳卒中既往を有するわれわれの患者にワルファリンの代わりにダビガトラン 150 mg を 1 日 2 回投与するという決断に戻り，同じ 5 つのステップを使用して患者固有の NNT を算出してみよう．

ステップ 1: ベースラインリスクを推定する．治療を受けていない脳卒中のベースラインリスクを推定するために，CHADSVASC スコア[31]を使用した．これは，うっ血性心不全，高血圧，75 歳以上または 65～74 歳の年齢，糖尿病，脳卒中既往，一過性脳虚血発作の既往，血栓塞栓症，血管疾患，性別からなる．糖尿病，高血圧，脳卒中既往，および 66 歳の年齢から，患者の CHADSVASC スコアは 5 である．これは脳卒中リスクが，治療なしでは年間約 6.7%であることを意味する．ワルファリン調整による INR が 2.0～3.0 の場合，リスクは 68%[1]減少して約 2.1%になる．しかし，この推定値には最終的な調整を行う必要がある．Hori ら[1]の研究では，アジア人の脳卒中リスクは，非アジア人の脳卒中リスクの約 2 倍であることがわかった．この所見を中国人であるこの患者に適用すると，ベースラインリスクは 2.1%から 4.2%に増加する．

ワルファリンの大出血のベースラインリスクを推定するために，われわれは HAS-BLED スコア[37]を用いた．このスコアリングシステムでは，コントロール不良の高血圧，肝機能異常，腎機能異常，脳卒中，出血，不安定 INR，高齢者（65 歳以上），および薬物およびアルコール摂取が考慮される．脳卒中既往，65 歳以上の年齢，アルコール摂取歴のため，患者の HAS-BLED スコアは 2 である．これは，ワルファリン摂取した際の出血リスクが年間約 1.9%であることを意味する．

ステップ 2: 治療効果を推定する．Randomized Evaluation of Long-Term Anticoagulation Therapy 試験[2]によると，ワルファリンの代わりにダビガトラン 150 mg を 1 日 2 回投与することで，ワルファリンによるリスク低減に加えて，脳卒中リスクを約 36%低減することができる．患者はアジア人であるため，大出血のリスクは 43%減少すると予想される．

ステップ 3: 治療後のリスクを計算する．治療後のリスクは，脳卒中のベースラインリスクを 36%減少，出血のベースラインリスクを 43%減少することによって得られる．したがって，治療により，脳卒中リスクは 4.2%から 2.7%に低下し，大出血は 1.88%から 1.07%に減少するだろう．

ステップ 4: ARR を計算する．ARR は，ベースラインリスク（ステップ 1）から治療後リスク（ステップ 3）を差し引くことで計算される．脳卒中については，これは 4.2%−2.7%，つまり 1.5%の ARR を意味する．大出血については，1.88%－1.07%，つまり 0.81%の ARR を意味する．これらはすべて 1 年間の期間に適用される．

ステップ 5: このシナリオで患者固有の NNT を計算する．最後の個別化 NNT は，ARR の算術的逆数である．脳卒中の場合，NNT は 100/1.5，つまり 67 となる．大出血の場合，NNT は 100/0.81 で，つまり 124 となる．

臨床シナリオの解決

AF と虚血性脳卒中の病歴を持つ 66 歳の中国人男性に，ダビガトラン 150 mg を 1 日 2 回使用することに関して，われわれは何を推奨すべきだろうか．

試験結果の適用可能性に影響を及ぼす可能性のある生物学的要因の分析において，人種または民族性が薬物のリスクと利益のバランスに影響を与える可能性があることを示唆する研究が見つかった．ワルファリンと比較して，ダビガトラン 150 mg の 1 日 2 回服用は，アジア人でも非アジア人でも同様の程度で脳卒中のリスクを低下させた．しかし，大出血の減少はアジア人でしか見られなかった．われわれは，ワルファリンを服用しているアジア人患者は TTR がより低いことにも気づいたが，これはワルファリン用量を調整するためのレジメンへの患者または臨床医の遵守における問題による可能性がある．

最後に，われわれは，脳卒中のベースラインリスクが非アジア人よりもアジア人で約 2 倍高いことに留意した．これにより，脳卒中および NNT における ARR の推定値が調整された．

この患者に対してワルファリンよりのダビガトラン 150 mg 1 日 2 回を推奨すべきだろうか．この薬物は，アジア人でも非アジア人でもワルファリンに比べて脳卒中を軽減するようである．アジア人のさらなる利点は，大出血の減少である．いずれの患者においても，ワルファリンよりも治療が簡単で，それは INR をモニタする必要がないためである．主な欠点は治療費であり，非常に高い．ダビガトランの利点は相当なものに見える．フィリピンでは，この患者は投薬に対して自己負担となり，そのコストが個々の**価値観や意向 values and preferences** に基づいて利益に見合っているかどうかを判断する必要がある．

結論

この章のインスピレーションはアジア人患者の臨床シナリオに由来しているが，このガイドは臨床医が適用可能性について決断する必要があるすべての状況に関連している．われわれは，問題を分割して複数の具体的な疑問を明らかにすることで，**一般化可能性 generalizability** についての不当に大ざっぱな決断と過剰に保守的な結論との間で日々公正な妥協点を見出そうと模索する臨床医のための手引きを示してきた．

このガイドは，試験結果を特定患者に適用する是非についての絶対的ルールとして捉えるべきではない．一般集団における利益を示す決定的証拠が存在する場合，臨床医は，エビデンスを適用しないことを決定する前に，異なる反応に対する強いエビデンスを主張すべきである．しかし，利益に関するエビデンスが不確実なものである場合は，上述の生物学的要因の検討から浮上した疑念が，治療の推奨を思いとどまらせる十分なものとなる場合もあるだろう．

適用可能性の限界が疑われる場合，臨床医はどうすればよいのか．これは，予期される差異が重要なものかどうか，また重要である場合，それが修正可能かどうかに依存する．生物学的差異の多くは，治療の手法を変えることで対処可能である（たとえば，投与量の調整）．一方，患者と臨床医のアドヒアランスに関する問題は，教育，訓練，必要なリマインダーや機器の提供などの対策を通じて改善できる．

最後に，われわれが指摘したように，臨床医は，ARR（または害の文脈における増加）について患者に特異的な推定値を生成するためのベースラインリスクの差異を推定できる．彼らは，利益，リスク，コストのトレードオフの推定値を患者に提供するために，これらの推定値を協議による意思決定に使用できる（第 27 章「意思決定と目の前の患者」を参照）．

参考文献

1. Hori M, Connolly SJ, Zhu J, et al; RE-LY Investigators. Dabigatran versus warfarin: effects on ischemic and hemorrhagic strokes and bleeding in Asians and non-Asians with atrial fibrillation. Stroke. 2013; 44(7): 1891-1896.
2. Connolly SJ, Ezekowitz MD, Yusuf S, et al; RE-LY Steering Committee and Investigators. Dabigatran versus warfarin in patients with atrial fibrillation. N Engl J Med. 2009; 361(12): 1139-1151.
3. Rothwell PM. External validity of randomised controlled trials: “to whom do the results of this trial apply?” Lancet. 2005; 365(9453): 82-93.
4. Crawford BM, Meana M, Stewart D, et al. Treatment decision making in mature adults: gender differences. Health Care Women Int. 2000; 21(2): 91-104.
5. Berger JS, Roncaglioni MC, Avanzini F, et al. Aspirin for the primary prevention of cardiovascular events in women and men: a sex-specific meta-analysis of randomized controlled trials. JAMA. 2006; 295(3): 306-313.
6. Hansen KW, Kaiser C, Hvelplund A, et al; BASKET PROVE Investigators. Improved two-year outcomes after drug-eluting versus bare-metal stent implantation in women and men with large coronary arteries: importance of vessel size. Int J Cardiol. 2013; 169(1): 29-34.
7. Kizito D, Tweyongyere R, Namatovu A, et al. Factors affecting the infant antibody response to measles immunization in Entebbe-Uganda. BMC Public Health. 2013; 13: 619. doi: 10.1186/1471-2458-13-619.
8. Hansson L, Zanchetti A, Carruthers SG, et al; HOT Study Group. Effects of intensive blood-pressure lowering and lowdose aspirin in patients with hypertension: principal results of the Hypertension Optimal Treatment（HOT）randomised trial. Lancet. 1998; 351(9118): 1755-1762.
9. Falkner B, Kushner H. Effect of chronic sodium loading on cardiovascular response in young blacks and whites. Hypertension. 1990; 15(1): 36-43.
10. Wilson TW. History of salt supplies in West Africa and blood pressures today. Lancet. 1986; 1(8484): 784-786.
11. Leontiadis GI, Sharma VK, Howden CW. Systematic review and meta-analysis: enhanced efficacy of proton-pump inhibitor therapy for peptic ulcer bleeding in Asia: a post hoc analysis from the Cochrane Collaboration. Aliment Pharmacol Ther. 2005; 21(9): 1055-1061.
12. Villari P, Manzoli L, Boccia A. Methodological quality of studies and patient age as major sources of variation in efficacy estimates of influenza vaccination in healthy adults: a metaanalysis. Vaccine. 2004; 22(25-26): 3475-3486.
13. Treiber G, Ammon S, Klotz U. Age-dependent eradication of Helicobacter pylori with dual therapy. Aliment Pharmacol Ther. 1997; 11(4): 711-718.
14. Ammon S, Treiber G, Kees F, et al. Influence of age on the steady state disposition of drugs commonly used for the eradication of Helicobacter pylori. Aliment Pharmacol Ther. 2000; 14(6): 759-766.

15. Belshe RB. Current status of live attenuated influenza virus vaccine in the US. Virus Res. 2004; 103 (1-2): 177-185.
16. Ridker PM, Cook NR, Lee IM, et al. A randomized trial of low-dose aspirin in the primary prevention of cardiovascular disease in women. N Engl J Med. 2005; 352(13): 1293-1304.
17. Trock BJ, Leonessa F, Clarke R. Multidrug resistance in breast cancer: a meta-analysis of MDR1/gp170 expression and its possible functional significance. J Natl Cancer Inst. 1997; 89(13): 917-931.
18. Sun X, Briel M, Busse JW, et al. Credibility of claims of subgroup effects in randomised controlled trials: systematic review. BMJ. 2012; 344: e1553. doi: 10.1136/bmj.e1553.
19. Staessen JA, Wang JG, Thijs L. Cardiovascular prevention and blood pressure reduction: a quantitative overview updated until 1 March 2003. J Hypertens. 2003; 21(6): 1055-1076.
20. Kostis JB, Wilson AC, Freudenberger RS, et al; SHEP Collaborative Research Group. Long-term effect of diuretic-based therapy on fatal outcomes in subjects with isolated systolic hypertension with and without diabetes. Am J Cardiol. 2005; 95(1): 29-35.
21. Vijan S, Hayward RA; American College of Physicians. Pharmacologic lipid-lowering therapy in type 2 diabetes mellitus: background paper for the American College of Physicians. Ann Intern Med. 2004; 140(8): 650-658.
22. Cardinal H, Monfared AA, Dorais M, et al. A comparison between persistence to therapy in ALLHAT and in everyday clinical practice: a generalizability issue. Can J Cardiol. 2004; 20(4): 417-421.
23. Kennedy WA, Laurier C, Malo JL, et al. Does clinical trial subject selection restrict the ability to generalize use and cost of health services to "real life" subjects? Int J Technol Assess Health Care. 2003; 19(1): 8-16.
24. Bulatao J. Split-Level Christianity. Manila, Philippines: University of St. Tomas Press; 1966.
25. Raja SN, Williams S, McGee R. Multidimensional health locus of control beliefs and psychological health for a sample of mothers. Soc Sci Med. 1994; 39(2): 213-220.
26. Connolly SJ, Pogue J, Eikelboom J, et al; ACTIVE W Investigators. Benefit of oral anticoagulant over antiplatelet therapy in atrial fibrillation depends on the quality of international normalized ratio control achieved by centers and countries as measured by time in therapeutic range. Circulation. 2008; 118 (20): 2029-2037.
27. Chambers BR, You RX, Donnan GA. Carotid endarterectomy for asymptomatic carotid stenosis. Cochrane Database Syst Rev. 2000; (2): CD001923.
28. Barnett HJ, Eliasziw M, Meldrum HE, et al. Do the facts and figures warrant a 10-fold increase in the performance of carotid endarterectomy on asymptomatic patients? Neurology. 1996; 46(3): 603-608.
29. Tu JV, Hannan EL, Anderson GM, et al. The fall and rise of carotid endarterectomy in the United States and Canada. N Engl J Med. 1998; 339(20): 1441-1447.
30. Grover SA, Lowensteyn I, Esrey KL, et al. Do doctors accurately assess coronary risk in their patients? preliminary results of the coronary health assessment study. BMJ. 1995; 310(6985): 975-978.
31. Atrial Fibrillation Investigators. Risk factors for stroke and efficacy of antithrombotic therapy in atrial fibrillation: analysis of pooled data from five randomized controlled trials. Arch Intern Med. 1994; 154(13): 1449-1457.
32. Sheridan S, Pignone M, Mulrow C. Framingham-based tools to calculate the global risk of coronary heart disease: a systematic review of tools for clinicians. J Gen Intern Med. 2003; 18(12): 1039-1052.

33. Ettinger B, Hillier TA, Pressman A, et al. Simple computer model for calculating and reporting 5-year osteoporotic fracture risk in postmenopausal women. J Womens Health (Larchmt). 2005; 14(2): 159-171.
34. Van Staa TP, Setakis E, Di Tanna GL, et al. A comparison of risk stratification schemes for stroke in 79 884 atrial fibrillation patients in general practice. J Thromb Haemost. 2011; 9(1): 39-48.
35. Wells GA, Cranney A, Peterson J, et al. Alendronate for the primary and secondary prevention of osteoporotic fractures in postmenopausal women. Cochrane Database Syst Rev. 2008; (1): CD001155.
36. Chatellier G, Zapletal E, Lemaitre D, et al. The number needed to treat: a clinically useful nomogram in its proper context. BMJ. 1996; 312(7028): 426-429.
37. Pisters R, Lane DA, Nieuwlaat R, et al. A novel user-friendly score (HAS-BLED) to assess 1-year risk of major bleeding in patients with atrial fibrillation: the Euro Heart Survey. Chest. 2010; 138(5): 1093-1100.

第 13.2 章

上級編: 治療試験の結果の適用
治療必要数

Advanced Topics in Applying the Results of Therapy Trials
Numbers Needed to Treat

Gerard Urrutia, Ignacio Ferreira-González, Gordon Guyatt, and PJ Devereaux

この章の内容

利益とリスクをどのように要約できるか

臨床医が，**エビデンスに基づく診療 evidence-based practice**（EBP）を行うには，患者の治療に関する利益（benefit）と**リスク risks** を要約する必要がある．また，臨床医は，どの治療戦略が患者の最善の利益であるかを決定するために，これらの競合する利益とリスクに関連した患者の**価値観や意向 values and preferences** を検討しなければならない（第 27 章「意思決定と目の前の患者」を参照）.

このような作業を行うためには，**治療効果 treatment effect** の大きさについての明快かつ明瞭な要約が必要である．治療効果を要約するための手段としては，**相対リスク減少 relative risk reduction**（RRR，**対照群イベント発生率 control event rate** から治療群イベント発生率を引き，対照群イベント発生率で割ったもの），**絶対リスク減少 absolute risk reduction**（ARR，対照群イベント発生率から治療群イベント発生率を引いたもの），**治療必要数 number needed to treat**（NNT）があげられる（第 9 章「治療はリスクを減らすか．結果を理解する」を参照）．この章では，NNT を報告した試験の例を提供し，この指標を最もよく解釈し，それを臨床意思決定に適用する方法について議論する.

利益と害を重みづけする際の治療必要数（NNT）

NNT は，1 件の有害な**標的イベント target event**（脳卒中のような）を**予防 prevent**，または 1 件の良い方向のアウトカムを創生する（消化不良症のない患者を 1 人増やす）のに，臨床医がある一定期間にわたって治療しなければならない患者数であるので，最も魅力的な単一の指標である．計算上は，NNT は ARR の逆数である．したがって臨床医は，**ランダム化臨床試験 randomized clinical trial**（RCT）で報告されている ARR の逆数を計算し，自身の患者に当てはまる NNT を算出できる．しかし，患者はしばしば有害アウトカムのリスクが非常に異なるため，このようなアプローチは大きな誤解を招く可能性がある.

たとえば，Global Utilization of Streptokinase and Tissue Plasminogen Activator for Occluded Coronary Arteries（GUSTO）試験[1]を考えてみよう．この試験は，ストレプトキナーゼを投与された約 2 万人の患者と組織プラスミノゲン活性化因子(tissue plasminogen activator: tPA）を投与された約 1 万人の患者における，入院後 30 日間の死亡を報告している．死亡リスクは，tPA 群では 6.3%，ストレプトキナーゼ群では 7.3%であった．したがって，tPA の死亡の相対リスクは 6.3/7.3（86%），RRR は 1−0.86（14%），ARR は 7.3−6.3（1%），NNT は 100/1（100）となる．すなわち，個々の患者が tPA を必要とするかどうかの判断では，1 件の死亡を回避するのに 100 人の患者を治療することになると想定できる.

しかしこのアプローチでは，ST 上昇型急性心筋梗塞患者の場合では，死亡リスクが大きく異

表 13.2-1

ランダム化臨床試験とメタアナリシスの報告から生成された治療必要数の例

状態または疾患	介入と対照	1 年間のアウトカム[a]	リスク群，(%)[a]	RRR（95%CI）[a]	ARR（%）	NNT
ST 上昇型急性心筋梗塞[b]	TPA とストレプトキナーゼによる血栓溶解療法	1 カ月後の総死亡	低=0.8～4.4% 中=4.5～16% 高=16.1～36%	14%（5.9～21.3%）[1]	0.1～0.6% 0.6～2.2% 2.25～5%	1000～166 166～44 44～20
ST 上昇型急性心筋梗塞[b]	初回血管形成術と血栓溶解療法	1 カ月後の総死亡または心筋梗塞，または脳卒中	低=0.8～4.4% 中=4.5～16% 高=16.1～−36%	42%（22～59%）[3]	0.34～1.8% 1.8～6.7% 6.7～15%	294～55 55～15 15～7
心筋梗塞の生存患者[c,d]	ACE 阻害薬療法とプラセボ	総死亡	低=4% 中=19.8% 高=28.8%	17%（3～29%）[4]	0.68% 3.3% 4.8%	147 30 20
心血管疾患の診断を受けていない患者[e,f]	スタチン療法とプラセボ	主要心血管イベント[g]	低≦2% 中=6.5% 高=12.5% 非常に高=20%	10%（4～15%）[5]	0.2% 0.65% 1.25% 2%	500 154 80 50
心血管疾患の診断を受けていない患者[e,f]	アスピリンとプラセボ	5 年間で発生したなんらかの重要な血管イベント[h]	低≦2% 中=6.5% 高=12.5% 非常に高=20%	15（0～28%）[6]	0.3% 1% 1.9% 2.25%	333 100 53 44
心血管疾患の診断を受けていない患者[e]	アスピリンとプラセボ	大出血（致死的，非致死的なものを含む）	なし	RRI=75%（31～130%）[7]	0.21%	NNH=476
うっ血性心不全[i]	スピロノラクトンとプラセボ	総死亡	低=8% 中=21% 高=33%	30%（18～40%）[8]	2.40% 6.30% 9.90%	42 16 10

（*Continued*）

表 13.2-1

ランダム化臨床試験とメタアナリシスの報告から生成された治療必要数の例 (*Continued*)

状態または疾患	介入と対照	1 年間のアウトカム[a]	リスク群,(%)[a]	RRR(95%CI)[a]	ARR(%)	NNT
うっ血性心不全[i]	ACE 阻害薬療法とプラセボ	総死亡	低=8%	23%(12〜33%)[9]	1.84%	54
			中=21%		4.83%	21
			高=33%		7.59%	13
うっ血性心不全[i]	ACE 阻害薬療法とプラセボ	総死亡	低=8%	35%(20〜47%)[10]	2.8%	36
			中=21%		7.35%	14
			高=33%		11.55%	9
うっ血性心不全[i]	再同期療法+最適な薬物療法と最適な薬物療法単独	総死亡	低=8%	27%(15〜38%)[10]	2.2%	45
			中=21%		6.7%	15
			高=33%		9%	11
冠動脈イベントの既往のある患者[j]	植え込み型除細動器	突然心臓死のリスク	低=5%	53%(48〜74%)[11]	2.65%	38
			中=20%		10.6%	9
			高=27%		14.3%	7
			非常に高=35%		18.5%	5
非弁膜症性心房細動[k]	ワルファリンとプラセボ	脳卒中	低=1.9%	62%(48〜72%)[12]	1.1%	85
			低〜中=2.8%		1.7%	58
			中=3.6%		2.2%	45
			中〜高=6.4%		4%	25
			高=8%		5%	20
			非常に高=44%		27%	4
非弁膜症性心房細動[k]	経口抗凝固薬とアスピリン	脳卒中	低=1.9%	45%(29〜57%)[13]	0.85%	117
			低〜中=2.8%		1.26%	79
			中=3.6%		1.62%	62
			中〜高=6.4%		2.9%	35
			高=8%		3.6%	28
			非常に高=44%		19.8%	5

(*Continued*)

表 13.2-1

ランダム化臨床試験とメタアナリシスの報告から生成された治療必要数の例 （*Continued*）

状態または疾患	介入と対照	1 年間のアウトカム[a]	リスク群，（%）[a]	RRR （95%CI）[a]	ARR （%）	NNT
非弁膜症性心房細動[k]	新規経口抗凝固薬（リバロキサバン，ダビガトラン，アピキサバン）とワルファリン	脳卒中または全身性塞栓症	低=1.9%	22% （8～33%）[14]	0.42%	238
			低～中=2.8%		0.6%	166
			中=3.6%		0.8%	125
			中～高=6.4%		1.4%	71
			高=8%		1.8%	55
			非常に高=44%		9.7%	10
高血圧[l]	ACE 阻害薬とプラセボ	致死性/非致死性脳卒中，または致死性/非致死性心筋梗塞	低リスク≦1.5%	22% （17～27%）[15]	0.33%	303
			高リスク≧3%		0.66%	151
高血圧[l]	カルシウム拮抗薬とプラセボ	致死性/非致死性脳卒中，または致死性/非致死性心筋梗塞	低リスク≦1.5%	18% （5～29%）[15]	0.27%	370
			高リスク≧3%		0.54%	185
HIV 感染症[m]	リトナビルとプラセボ	AIDS 指標疾患	低=0.7%	42% （29～52%）[16]	0.29%	340
			中=2.1%		0.9%	113
HIV 感染症[m]	3 剤併用抗レトロウイルスレジメンと 2 剤併用レジメン	AIDS 指標疾患	低=0.7%	25% （19～48%）[17]	0.17%	571
			中=2.1%		0.52%	190
結腸直腸がんの治癒的切除を受けた生存者[n]	集中的追跡と通常の治療	総死亡	低=2%	19% （6～30%）[18]	0.38%	263
			中=6%		1.1%	88
			高=11%		2.1%	48
結腸直腸がんの治癒的切除を受けた生存者[n]	フルオロウラシルと葉酸を併用したアジュバント化学療法と通常ケア	総死亡	低=2%	16% （4～28%）[19]	0.32%	312
			中=6%		1.9%	53
			高=11%		3.8%	26

（*Continued*）

表 13.2-1

ランダム化臨床試験とメタアナリシスの報告から生成された治療必要数の例 (*Continued*)

状態または疾患	介入と対照	1 年間のアウトカム[a]	リスク群,(%)[a]	RRR(95%CI)[a]	ARR(%)	NNT
症候性頸動脈狭窄症[o]	頸動脈内膜剝離術と最適薬物療法(抗血小板療法を含む)	総死亡	低=3.5%	[p]RRI=20%(範囲: 0～44%)	ARI=3.7%	NNH=27
			高=6%	RRR=27%(範囲: 5～44%)	ARR=1.6%	NNT=62
				RRR=48%(範囲: 27～73%)	ARR=2.9%	NNT=35
非ステロイド性抗炎症薬による治療を受けた関節リウマチ[q]	ミソプロストールの併用投与とプラセボ	重篤な上部消化管合併症の発症	低=0.8% 中=2.0 高=18%	40%(1.8～64%)[20]	0.32% 0.80% 7.20%	312 125 14
1 回または複数回の無熱性発作[r]	抗てんかん薬による迅速な治療と,再発発作時のみの治療	再発発作	低=13.5% 中=30% 高=34%	60%(40～70%)[21]	8.1% 18.3% 20.1%	12 6 4
乳がん[s]	放射線療法とタモキシフェン併用療法とタモキシフェン単独療法	再発	低=4.3% 高=7.8%	22%(13～29%)[22]	0.94% 1.7%	106 59
乳がん[s]	タモキシフェン 19 年間とタモキシフェン 5 年間	再発	低=4.3% 高=7.8%	13%(4～22%)[23]	0.56% 1%	178 100

略語,ACE: アンジオテンシン変換酵素,ARI: 絶対リスク増加,ARR: 絶対リスク減少,CI: 信頼区間,HIV: ヒト免疫不全ウイルス,NNH: 害必要数,NNT: 治療必要数,RRI: 相対リスク増加,RRR: 相対リスク減少,TPA: 組織プラスミノゲン活性化因子

a: 特に規定しないかぎり,すべての計算は,1 年間にわたっての標準化とし,各研究期間全体を通してベースラインリスク,ならびにリスク減少が一定していたと想定している.

b: Thrombolysis In Myocardial Infarction リスク尺度に基づく ST 上昇型心筋梗塞のリスク.リスク階層は次のように定義されている.低リスク: 4 ポイント未満,中リスク: 4～6 ポイント,高リスク: 7 ポイント以上.イベントの急性期に,次に示す 30 日死亡の予測因子のいずれかが確認された場合にポイントを計上した.年齢(65 歳未満=1 ポイント,65～74 歳=2 ポイント,77 歳以上=3 ポイント),収縮期血圧(SBP)100 mmHg 未満(3 ポイント),100/分を上回る心拍数(2 ポイント),Killip Ⅱ～Ⅳ(2 ポイント),前壁 ST 上昇または左脚ブロック(1 ポイント),糖尿病(1 ポイント),体重 67 kg 未満(1 ポイント),治療までの時間が 4 時間未満(1 ポイント)[2].

c: 指標エピソードの発生から 1 週間経過後.

d: 低: 心室性期外収縮（PVB）が 1 時間あたり（/h）1～10 回で，うっ血性心不全（CHF）の所見なし，中: PVB が 1～10 回/h で，CHF の所見あり，高: PVB が 10 回/h を上回り，CHF の所見あり．PVB は，指標エピソード後，1 週間から 1 カ月目にかけてのホルター心電図記録により解析された[24].

e: 90%を超える研究参加者が，心血管疾患の診断を受けていなかった．

f: 1 年以内に致死的な心血管疾患が発生するリスク．患者の性別，コレステロール値，喫煙状態，年齢によってリスクは異なる．たとえば，低リスクとは，年齢が 40～49 歳，収縮期血圧（systolic blood pressure: SBP）が 120～140 mmHg, 非喫煙者で，総コレステロール値が 200 mg/dL 以下の患者を指し，中リスクとは，年齢が 50 歳以上で，SBP が 140～160 mmHg，総コレステロール値が 300 mg/dL を上回ると考えられる非喫煙患者，高リスクとは，年齢が 60 歳以上で，SBP が 160～180 mmHg で，総コレステロール値が 250 mg/dL を上回ると考えられる非喫煙患者，非常に高リスクとは，年齢が 70 歳以上で，SBP が 180 mmHg で，総コレステロール値が 300 mg/dL を上回ると考えられる非喫煙患者を指す．Conroy RM, et al. Eur Heart J. 2003; 24(11): 987-1003[25]より修正後転載．患者のリスクカテゴリを決定するさまざまな因子の組み合わせを特定したい場合は Conroy ら[25]の論文を参照すること．

g:「主要心血管イベント」とは，主要冠動脈イベント（非致死性心筋梗塞，または冠動脈疾患に関連した死亡），非致死性または致死性脳卒中，冠動脈血行再建術と定義される．

h: なんらかの重要な血管イベントとは，血管死，非致死性心筋梗塞，非致死性脳卒中の組み合わせのことを指す[6].

i: 低リスク: New York Heart Association（NYHA）の機能分類のⅡ度，中リスク: NYHA 機能分類のⅢ度，高リスク: NYHA 機能分類のⅣ度[26].

j: 次のリスク群に基づく突然心臓死のリスク．低リスク群: 冠動脈イベントの既往あり，中リスク群: 冠動脈イベントの既往と左心室駆動率 30%未満，高リスク群: 急性冠動脈イベント後の院外心停止の生存者，非常に高リスク群: 冠動脈イベント後の回復期の持続性心室頻拍または心室細動エピソード（通常，指標エピソード発現の 48 時間後以降に発現）．Myerburg RJ, et al. Heart Disease: A Textbook of Cardiovascular Medicine. Philadelphia, PA: Saunders; 1997; 742-779[27]より修正後転載．

k: 調整済み脳卒中発生率．各リスク階層は，スコアで示されたリスクによって定義され，次のいずれかに該当する場合，1 ポイントが加算される．最近のうっ血性心不全，高血圧，年齢が最低 75 歳以上，糖尿病．脳卒中や一過性脳虚血発作の既往は 2 ポイントを加算．本スコアにより，次の各リスク階層が定義される．低リスク（0 ポイント），低～中リスク（1 ポイント），中リスク（2 ポイント），中～高リスク（3 ポイント），高リスク（4 ポイント），非常に高リスク（6 ポイント）[28].

l: 低リスク: SBP 140～159 mmHg, または拡張期血圧（diastolic blood pressure: DBP）90～99 mmHg で，その他の心血管危険因子なし．中リスク: SBP 140～159 mmHg, または DBP 90～99 mmHg で，そのほかにも 1 つか 2 つの危険因子あり．SBP 160～179 mmHg，または DBP 100～109 mmHg で，追加的な危険因子が 0，1，または 2 件である．高リスク: SBP 140～159 mmHg，または DBP 90～99 mmHg で，3 つ以上の危険因子あり．SBP 160～179 mmHg，または DBP 100～109 mmHg で，3 つ以上の危険因子あり．SBP が 180 mmHg を超過，または DBP が 110 mmHg を超過．Whitworth JA. J Hypertens. 2003; 21（11）: 1983-1992[29]より改変．

m: ベースライン時のヒト免疫不全ウイルス 1RNA. 低: 501～3,000 コピー/mL, 中: 3,001～10,000 コピー/mL, 高: 10,001～30,000 コピー/mL, 非常に高: 30,001 コピー/mL 以上[30].

n: Duke ステージによる結腸直腸がんの 1.5 年死亡率．

o: 低: 狭窄 50%未満，中: 狭窄 50～69%，高: 狭窄 70%以上[31].

p: 頸動脈内膜剝離術の効果は狭窄の程度によって異なるため，手術の利益またはリスクが 3 段階で示されている．

q: 低リスク: 75 歳以上，消化性潰瘍の既往，消化管出血の既往，心血管疾患の既往，の危険因子のいずれにも該当しない患者，中リスク: いずれか 1 つの危険因子をもつ患者，高リスク: 4 つの危険因子すべてを持つ患者[20].

r: 低リスク: 最初の発作，中リスク: 2 度目の発作，高リスク: 3 度目の発作[21].

s: 低: リンパ節への転移なし，中: リンパ節への転移が 1～3 カ所あり，高: リンパ節への転移が 3 カ所を超える[22].

なるという事実が考慮されていない．ST 上昇型心筋梗塞後 1 カ月以内の死亡を予測する Thrombolysis in Myocardial Infarction リスクスコアによると，高リスク患者（すなわち，高齢患者で，Killip Ⅲ–Ⅳ前壁心筋梗塞を有する患者）の 36%が死亡するのに対し，低リスク患者（すなわち，より若年で，合併症を伴わない Killip Ⅰの下壁心筋梗塞で，その他の有害な**予後因子 prognostic factor** がない）で死亡する確率は 4.4%である[2]．したがって，NNT によって評価された tPA の影響は，ベースラインリスクに応じて幅広く変化するだろう（表 13.2-1）．

治療必要数の適用

表 13.2-1 は，利益と害を重み付けする際に NNT を使用するさまざまなシナリオを示している．すべてのシナリオで NNT を適切に評価するには，時間枠（time frame）を考慮する必要がある．たとえば，主要心血管イベントに対する異なる降圧療法の効果が，システマティックレビューで評価されている[15]．低リスクと高リスクの高血圧患者におけるアンジオテンシン変換酵素阻害薬による脳卒中または心筋梗塞の予防のための NNT は，それぞれ 1 年間に 303 人および 151 人である（表 13.2-1）．しかし，20 年の時間枠が考慮されている場合，対応する NNT は 27 と 13 となる．これらの数字は，NNT データの提示様式が臨床医と患者に対する情報の影響をどのように決定するかを示している．

結論

臨床医は，患者の治療決断にテーブルのデータを使用できる．さらに重要なことは，健康問題の最適な治療について患者にアドバイスする前に，個々の患者のベースラインリスクと治療に関連する RRR を考慮することが重要であることを示していることである．

参考文献

1. The GUSTO investigators. An international randomized trial comparing four thrombolytic strategies for acute myocardial infarction. N Engl J Med. 1993; 329(10): 673-682.
2. Morrow DA, Antman EM, Charlesworth A, et al. TIMI risk score for ST-elevation myocardial infarction: a convenient, bedside, clinical score for risk assessment at presentation: an intravenous nPA for treatment of infarcting myocardium early Ⅱ trial substudy. Circulation. 2000; 102(17): 2031-2037.
3. Andersen HR, Nielsen TT, Rasmussen K, et al; DANAMI-2 Investigators. A comparison of coronary angioplasty with fibrinolytic therapy in acute myocardial infarction. N Engl J Med. 2003; 349(8): 733-742.
4. Domanski MJ, Exner DV, Borkowf CB, et al. Effect of angiotensin converting enzyme inhibition on sudden cardiac death in patients following acute myocardial infarction: a meta-analysis of randomized clinical trials. J Am Coll Cardiol. 1999; 33(3): 598-604.
5. Baigent C, Keech A, Kearney PM, et al; Cholesterol Treatment Trialists'（CTT）Collaborators. Effi-

cacy and safety of cholesterol-lowering treatment: prospective meta-analysis of data from 90,056 participants in 14 randomised trials of statins. Lancet. 2005; 366(9493): 1267-1278.

6. Eidelman RS, Hebert PR, Weisman SM, et al. An update on aspirin in the primary prevention of cardiovascular disease. Arch Intern Med. 2003; 163(17): 2006-2010.
7. Hansson L, Zanchetti A, Carruthers SG, et al; HOT Study Group. Effects of intensive blood-pressure lowering and lowdose aspirin in patients with hypertension: principal results of the Hypertension Optimal Treatment (HOT) randomised trial. Lancet. 1998; 351(9118): 1755-1762.
8. Pitt B, Zannad F, Remme WJ, et al; Randomized Aldactone Evaluation Study Investigators. The effect of spironolactone on morbidity and mortality in patients with severe heart failure. N Engl J Med. 1999; 341(10): 709-717.
9. Garg R, Yusuf S; Collaborative Group on ACE Inhibitor Trials. Overview of randomized trials of angiotensin-converting enzyme inhibitors on mortality and morbidity in patients with heart failure. JAMA. 1995; 273(18): 1450-1456.
10. Brophy JM, Joseph L, Rouleau JL. Beta-blockers in congestive heart failure: a Bayesian meta-analysis. Ann Intern Med. 2001; 134(7): 550-560.
11. Ezekowitz JA, Armstrong PW, McAlister FA. Implantable cardioverter defibrillators in primary and secondary prevention: a systematic review of randomized, controlled trials. Ann Intern Med. 2003; 138(6): 445-452.
12. Hart RG, Benavente O, McBride R, et al. Antithrombotic therapy to prevent stroke in patients with atrial fibrillation: a meta-analysis. Ann Intern Med. 1999; 131(7): 492-501.
13. van Walraven C, Hart RG, Singer DE, et al. Oral anticoagulants vs aspirin in nonvalvular atrial fibrillation: an individual patient meta-analysis. JAMA. 2002; 288(19): 2441-2448.
14. M ller CS, Grandi SM, Shimony A, Filion KB, Eisenberg MJ. Meta-analysis of efficacy and safety of new oral anticoagulants (dabigatran, rivaroxaban, apixaban) versus warfarin in patients with atrial fibrillation. Am J Cardiol. 2012; 110(3): 453-460.
15. Turnbull F; Blood Pressure Lowering Treatment Trialists' Collaboration. Effects of different blood-pressure-lowering regimens on major cardiovascular events: results of prospectively-designed overviews of randomised trials. Lancet. 2003; 362(9395): 1527-1535.
16. Cameron DW, Heath-Chiozzi M, Danner S, et al; The Advanced HIV Disease Ritonavir Study Group. Randomised placebocontrolled trial of ritonavir in advanced HIV-1 disease. Lancet. 1998; 351(9102): 543-549.
17. Yazdanpanah Y, Sissoko D, Egger M, et al. Clinical efficacy of antiretroviral combination therapy based on protease inhibitors or non-nucleoside analogue reverse transcriptase inhibitors: indirect comparison of controlled trials. BMJ. 2004; 328(7434): 249.
18. Renehan AG, Egger M, Saunders MP, et al. Impact on survival of intensive follow up after curative resection for colorectal cancer: systematic review and meta-analysis of randomised trials. BMJ. 2002; 324(7341): 813.
19. Gray R, Barnwell J, McConkey C, et al; Quasar Collaborative Group. Adjuvant chemotherapy versus observation in patients with colorectal cancer: a randomised study. Lancet. 2007; 370(9604): 2020-2029.
20. Silverstein FE, Graham DY, Senior JR, et al. Misoprostol reduces serious gastrointestinal complications in patients with rheumatoid arthritis receiving nonsteroidal anti-inflammatory drugs: a randomized, double-blind, placebo-controlled trial. Ann Intern Med. 1995; 123(4): 241-249.
21. Hauser WA, Rich SS, Lee JR, et al. Risk of recurrent seizures after two unprovoked seizures. N Engl

J Med. 1998; 338(7): 429-434.

22. Overgaard M, Jensen MB, Overgaard J, et al. Postoperative radiotherapy in high-risk postmenopausal breast-cancer patients given adjuvant tamoxifen: Danish Breast Cancer Cooperative Group DBCG 82c randomised trial. Lancet. 1999; 353(9165): 1641-1648.
23. Davies C, Pan H, Godwin J, et al; Adjuvant Tamoxifen: Longer Against Shorter (ATLAS) Collaborative Group. Long-term effects of continuing adjuvant tamoxifen to 10 years versus stopping at 5 years after diagnosis of oestrogen receptorpositive breast cancer: ATLAS, a randomised trial. Lancet. 2013; 381(9869): 805-816.
24. Maggioni AP, Zuanetti G, Franzosi MG, et al. Prevalence and prognostic significance of ventricular arrhythmias after acute myocardial infarction in the fibrinolytic era. GISSI-2 results. Circulation. 1993; 87(2): 312-322.
25. Conroy RM, Pyörälä K, Fitzgerald AP, et al; SCORE project group. Estimation of ten-year risk of fatal cardiovascular disease in Europe: the SCORE project. Eur Heart J. 2003; 24(11): 987-1003.
26. Matoba M, Matsui S, Hirakawa T, et al. Long-term prognosis of patients with congestive heart failure. Jpn Circ J. 1990; 54(1): 57-61.
27. Myerburg RJ, Castellanos A. Cardiac arrest and sudden death. In: Saunders WB, ed. Heart Disease: A Textbook of Cardiovascular Medicine. Philadelphia, PA: Saunders; 1997: 742-779.
28. Gage BF, Waterman AD, Shannon W, et al. Validation of clinical classification schemes for predicting stroke: results from the National Registry of Atrial Fibrillation. JAMA. 2001; 285(22): 2864-2870.
29. Whitworth JA; World Health Organization, International Society of Hypertension Writing Group. 2003 World Health Organization (WHO)/International Society of Hypertension (ISH) statement on management of hypertension. J Hypertens. 2003; 21(11): 1983-1992.
30. Mellors JW, Muñoz A, Giorgi JV, et al. Plasma viral load and CD4+ lymphocytes as prognostic markers of HIV-1 infection. Ann Intern Med. 1997; 126(12): 946-954.
31. Barnett HJ, Taylor DW, Eliasziw M, et al; North American Symptomatic Carotid Endarterectomy Trial Collaborators. Benefit of carotid endarterectomy in patients with symptomatic moderate or severe stenosis. N Engl J Med. 1998; 339(20): 1415-1425.

第 13.3 章

上級編: 治療試験の結果の適用
臨床試験結果の誤解を招く提示

Advanced Topics in Applying the Results of Therapy Trials
Misleading Presentations of Clinical Trial Results

Alonso Carrasco-Labra, Victor M. Montori, John P. A. Ioannidis, Roman Jaeschke, PJ Devereaux, Michael Walsh, Holger J. Schünemann, Mohit Bhandari, and Gordon Guyatt

この章の内容

はじめに

科学は，しばしば客観性に欠ける[1]．研究疑問の選択，データの収集や解析の方法，結果の解釈は，すべて研究者の視点を反映する[2]．研究者の自身の見解に対する感情的な思い入れや，学界における成功や出世といった個人的利害は，科学的客観性をさらに損なうことになる．この章の著者らの著作物を綿密に審査すると，われわれがこれらの過誤の影響をまぬがれないことがわかる．

ほかにも，機器，バイオテクノロジー，製薬会社のような営利組織が研究，コンサルティング，学会への出席のための資金提供を行う場合にも深刻な**利益相反 conflict of interest** が発生する．近年，著者らが企業の関与を宣言している試験の件数は大きく増加している[3]．研究者らは，資金の提供を受けることで，利益相反を持つ可能性がある．さらに深刻な問題として，研究者らが，データ収集を直接監督する権利，データ解析への参加や監督の権利，自身の氏名が掲載された研究報告を執筆する権利を譲渡してしまう場合がある[4-6]．最後に，営利企業が資金を提供している臨床研究は，非営利団体の資金調達による試験よりも，評価されている介入に有利な結果と結論を報告する可能性が高い[7-9]．

これらの問題は大々的に取り上げられてきたため，多くの臨床医の関心を集め，**ランダム化臨床試験 randomized clinical trial**（RCT）の結果がバイアスのかかった誤解を招く形で提示される危険性についてよく認識されている．本書では，**バイアス bias** をもたらす可能性がある方法論的な弱みを察知するためのガイドを詳細に説明する．しかしこれらの基準に従ったからといって，一見して方法論的に堅固に見える研究によって示される誤った解釈に左右されないとはかぎらない．事実，この章で例として取り上げる研究はいずれも最低限の**バイアスのリスク risk of bias** 基準を満たし，その大半はきわめて強固なものである．この章では，バイアスのリスクの問題という枠組みにとらわれず，バイアスがかかったデータの提示と解釈についての一連のユーザーズガイドを示すことにより，臨床医が研究結果を最も望ましい形で適用することを目的とする（欄 13.3-1）．これらのガイドは実例を用いて示すが，それは研究者らに不利な批判をするのではなく，無防備な臨床医が今日の医学文献の危険性について認識を高めることを目的としている．

研究結果を誤って解釈しないためのユーザーズガイドで，少なくともこの章で提示するユーザーズガイドと同程度の重要性を持つものに関しては，その重要性も踏まえ，章を分けて説明している（第 8 章「非劣性試験の使い方」，第 11.3 章「利益を理由に早期中止されたランダム化試験」，第 12.4 章「複合エンドポイント」，第 13.4 章「代理アウトカム」，第 25.2 章「エビデンスをまとめる」を参照）．これらの問題や，以下に示す 7 つのガイドに注目することで，患者以外の利益に供する巧妙な臨床試験報告に惑わされる危険性を回避することができるだろう．

欄 13.3-1

バイアスがかかったデータの提示や解釈に惑わされないためのユーザーズガイド

1. 方法と結果のみを読む: 考察を読み飛ばす
2. エビデンスに基づく 2 次出版物に掲載されている要約の構造化抄録を読む（事前評価済み情報源）
3. わずか数件のイベントの試験における大きな治療効果に注意する
4. 不適切な比較対照に注意する
5. 小さな治療効果と非常に低いリスクの患者への結果適用に注意する
6. 利益や害についての偏った強調に注意する
7. 全体的な結果を待つ: あわてない

Montori VM, et al. Users' guide to detecting misleading claims in clinical research reports. BMJ. 2004; 329: 1093. BMJ Publishing Group の許可を得て転載.

惑わされないための 7 つのガイド

1. 方法と結果のみを読む: 考察を読み飛ばす

考察のセクション（出版された研究論文の序文や結論のセクションについてもある程度いえる）にはしばしば，そのような論文の方法と結果セクションから公正な読者が導く推論とは異なる推論が記載されている[10].

たとえば，蘇生時輸液療法でのアルブミン使用の効果を評価したランダム化試験を要約した，2001 年出版の 2 件の**メタアナリシス meta-analysis** を伴う**システマティックレビュー systematic review** について考えてみよう．このうち，血漿蛋白製剤協会（Plasma Proteins Therapeutic Association）からの資金提供を受けて実施されたレビューは，死亡を報告した 42 件の短期試験を統合しているが，全患者群〔**相対リスク relative risk**（RR）1.11，95%**信頼区間 confidence interval**（CI）: 0.95～1.28〕，および火傷患者（RR 1.76，95%CI: 0.97～3.17）において，アルブミンとクリスタロイド溶液とで死亡の差は認められなかった[11]．もう一方のレビューは，英国国民医療制度（UK National Health Service）からの資金提供を受け，死亡を報告した 31 件の短期試験を統合しているが，全患者群（RR 1.52，95%CI: 1.17～1.99），および火傷患者（RR 2.40，95%CI: 1.11～5.19）において，アルブミンによる有意に高い死亡率が確認された[12].

これら 2 件のレビューに含まれていた一連の試験には若干の差があったが（たとえば，前者は，火傷患者を対象とした試験が 1 件多かった），いずれのレビューでも，**点推定値 point estimate** はアルブミンによる死亡増加の可能性を示唆し，CI は死亡の大幅増加の可能性を含んでいた．試験はいずれも小規模で，その多くがバイアスのリスクが高く，結果は**異質的 heterogeneous** であった．第 1 のレビューの著者らは，考察でレビューの結果について，「アルブミンの安全性に関する懸念が緩和されるだろう」と結論している．これとは対照的に，第 2 のレビューの考察では，厳格に実施された RCT の状況から外れるアルブミンの使用を禁止すべきと推奨している.

第1のシステマティックレビューに付随する編集論説の著者ら[13]は，解釈の違いが少なくとも部分的には資金提供機関の影響によるものではないかと示唆している．当時は，Plasma Proteins Therapeutic Association は，高額な介入であるアルブミンの利用機会やアルブミン使用に対する還付を促す機関であったのに対し，National Health Service は英国でアルブミン使用に対する支払いを行っていた機関である．

潜在的な利益相反が明らかに結論に影響を与えている例は数多く存在する．資金提供と結論との関連性についての系統的調査から，研究者らが非営利業者よりも営利業者からの資金提供を受けている場合の方が**実験的治療 experimental treatment** に対してより好意的であることが明らかになっている[14-17]．**治療効果 treatment effect** や有害アウトカムの大きさの調整後もなお，営利組織からの資金提供を受けている場合は，非営利組織からの資金提供を受けている場合と比べ，治療の選択における実験薬推奨のオッズが5倍高かった〔**オッズ比 odds ratio**(OR)5.3, 95%CI: 2.0〜14.4〕[14]．

これらの問題は，RCT のシステマティックレビューにも及ぶ．同じ治療効果を報告していても，薬物治療を取り上げた企業が支援するシステマティックレビューでは，同じ疑問に対処するコクランレビューと比較してより好ましい結論が提供される[18]．企業の影響力は，**費用対効果分析 cost effectiveness analysis** や**診療ガイドライン clinical practice guideline** にも及んでいる[19]．

この第1のユーザーズガイドを適用し，それによって研究報告の考察セクションを読み飛ばす場合，臨床医は方法と結果の内容を理解できなければならない．

2. エビデンスに基づく2次出版物に掲載されている要約の構造化抄録を読む（事前評価済み情報源）

ACP Journal Club，Evidence-Based Medicine，Evidence-Based Mental Health のような **2次雑誌 secondary journal** には，別の場所で発表された研究論文を要約した**構造化抄録 structured abstract** と解説が発表される．これらの資料は，複数の臨床医や方法論的専門家からなるチームによってしばしば原著論文の著者らと協力して作成される．抄録にはしばしば，原著論文では省略されている，研究実施に関わる重要な情報（たとえば，**割り付けの隠蔽化 allocation concealment**，患者，臨床医，データ収集者，データ解析者，およびアウトカム評価者の**盲検化 blinding**，完全な**追跡 follow-up**）が含まれる[20]．それらはまた，原著出版物の抄録内容を歪ませる「都合のよい解釈〔スピン（spin)〕」の一部を減らすかもしれない[21]．構造化抄録には，原著論文の序文や考察のセクションや，当該研究の結論は含まれない．このような2次抄録のタイトルや結論は，典型的には，金銭的，個人的利益の競合がほとんどの状況下で最小限もしくは皆無であると考えられる人々による批判的吟味から設定される．

たとえば，脳卒中予防に対処した重要な試験[22]のフルテキスト論文と，ACP Journal Club の抄録と解説を比較してみよう[23]．原著論文のタイトルは，この研究が，「ペリンドプリルによる降圧療法」について調査したものであることを示しており，ペリンドプリルを含むレジメンでは，再発性脳卒中のリスクにおいて28%の**相対リスク減少 relative risk reduction**（RRR）が認められたとその論文は報告している（95%CI: 17〜38%)[23]．

ACP Journal Club の抄録と付随する解説は，同論文について，脳卒中または一過性脳虚血発作の既往を持つ約 6,100 人の患者が組み込まれた，並行して実施されたが別個の 2 つのランダム化**プラセボ placebo** 比較試験を記載したものであるとしている．1 つ目の試験では，患者がペリンドプリルまたはプラセボにランダム割り付けされたが，実薬には脳卒中に対する明らかな効果が認められなかった（RRR 5%，95%CI: −19〜23%）．2 つ目の試験では，患者がペリンドプリルとインダパミドの併用療法または二重プラセボに割り付けられた．併用療法では，再発性脳卒中の RRR が 43% であった（95%CI: 30〜54%）．ACP Journal Club の解説では，著者らが編集者とのやり取りの中で当該論文を 2 つの別個の RCT 報告として解釈することに対して異議を唱えたことが言及されている（これが，見識のある読者でも原著論文から研究デザインを明確に把握するのを困難にしている要因である）．

独立した立場から構造化抄録を作成する人々の客観性と方法論的見識は，臨床医に付加価値を提供するかもしれない．質の高い事前評価済みの 2 次出版物において構造化抄録が発表されているのであれば，それをレビューすべきである．このような方法論的レビューが完璧なものであるとは限らず，隠れたバイアスや紛らわしい記述が方法論的専門家によって見逃される可能性がある．それにもかかわらず，このような情報源はときとして有用なものとなることは確実である．

3. わずか数件のイベントの試験における大きな治療効果に注意する

イベント数が少ない，早期中止された試験によって大きな治療効果が示された場合には臨床医は注意すべきである（第 11.3 章「利益を理由に早期中止されたランダム化試験」を参照）．加えて，イベント数がわずかな（たとえば，100 件未満）研究からの異常に大きな効果（たとえば，RRR 50% 超）があるときは，慎重になるべきである．というのも，研究者らが**早期中止された試験 stopped early trial** に適用される正式な**中止規則 stopping rule** を設けず，データを繰り返し解析し，大きな効果が確認された時点で試験を中止していた可能性があるためである．このような場合は，単純な計算上の *P* 値や CI はいずれも妥当性に欠けたものとなる．

ほとんどの疾患には多数の機序があり，治療で対処できるのはそのうちの 1 つまたは 2 つに限られていることから，非常に大きな効果には説得力がない[24]．心筋梗塞（myocardial infarction: MI）患者における心イベントを減少させる上でのアンジオテンシン変換酵素（angiotensin-converting enzyme: ACE）阻害薬，抗血小板薬，脂質低下薬，β遮断薬の補完的効果は，疾患発症機序の多様性を物語っている．各薬剤単独でのリスク減少はそれほど大きくない（20%から 33%）と予測される．

3,082 件のシステマティックレビューにおける 85,000 件以上のメタアナリシスによる**フォレストプロット forest plot** の経験的評価では，分析のほぼ 10%において，最初の試験は**統計的に有意な statistically significant** 結果と非常に大きな効果を示したが，その後の研究の実施では，ほとんど常に治療効果がより小さくなることが明らかになった[25]．

たとえば，心不全患者において ACE 阻害薬と比較して，アンジオテンシンⅡ受容体遮断薬（angiotensinⅡ receptor blocker: ARB）の有効性と安全性を判定することを目的として 1997 年にある研究が実施された[26]．この試験では 772 人の患者がランダム割り付けされ，ARB 治療を受けた群で死亡の RRR が 46%であることが判明した（P=0.03）．しかし，観察されたイベントは 49 件だけであった．その後，3,152 人の参加者が登録された大規模な RCT では，同じ比較対照でも死亡に対して何の利益も見いだせなかった[27]．うっ血性心不全患者 5,477 人のより大規模な試験では，ARB 治療による統計的に有意な死亡増加を見出すことができなかった（RR 1.13，95%CI: 0.99〜1.28，P=0.07）[28]．最後に，22 件の研究と 17,000 人以上の患者を含む Cochrane システマティックレビューでは，ACE と比較して ARB が死亡に対して同じ効果を有することが判明した（RR 1.05，95%CI: 0.91〜1.22，P=0.48）[29]．したがって，小規模 RCT またはそれほど小規模でない RCT でさえ，有望な大きな治療効果のエビデンスは，慎重に扱うべきである．さらなるより大規模試験やメタアナリシスが早期の結果を否定する可能性は否定できない[24]．

末梢血管疾患の手術を受けた 112 人の参加者において β 遮断薬の影響を評価した研究で，早期に中止された別の RCT を考えてみよう[30]．標準治療を受けた患者では 58 人中 18 人と比較して，介入を受けた患者では 59 人中 2 人に主要イベント（周術期死亡または非致死性 MI）があった（RR 0.10，95%CI: 0.02〜0.41）．全体でわずか 20 件のイベント数であるが，この研究結果は RRR 90%という大きな治療効果を示唆した．

CI が精確であるにもかかわらず，小さなサンプルサイズでわずか 20 件のイベントで早期に中止された試験で推定されたこの非常に大きな治療効果から導き出された結論は，最も注意しなければならない（第 11.3 章「利益を理由に早期中止されたランダム化試験」を参照）．この試験が研究上の不正行為の可能性のあるケースとして特定されたため，試験結果に疑問を呈する別の理由が続いた[30]．欄 13.3-2 は，その後の研究上の不正行為発見の可能性を含めて，初期の有望な結果に基づいて新たな治療法を採用することに慎重でなければならない 6 つの理由を提示する．

比較的少数のイベントに基づいて誤解を招く可能性がある大きな効果推定値を提供することがあるのは個々の試験だけではなく，システマティックレビューやメタアナリシスにもあてはまる．好中球減少症患者における抗菌薬の予防を評価し，フルオロキノロンによる予防が感染関連死亡リスクを 62%（RR 0.38，95%CI: 0.21〜0.69，P=0.001）の著しい低下をもたらすと結論付けた RCT のシステマティックレビューを考えてみよう[31]．このメタアナリシスには合計で 1,022 人の患者が組み込まれたが，イベント数はわずか 47 件であった．試験者が同じ臨床上の疑問に答えるために RCT の実施を計画していたならば，感染関連死亡における RRR 25%を検出するために必要な最小サンプルサイズは 6,400 人であろう（RRR=25%，α=0.05，β=0.20，**対照群イベント発生率 control event rate** 7%）．わずかな治療効果が期待される単一の試験に必要なサンプルサイズは，**最適情報量 optimal information size**（OIS）とよばれる．このメタアナリシス（n=1,022）における総サンプルサイズが OIS（n=6,400）よりも相当少なく，死亡における 62%という顕著な RRR，比較的少ないイベント数（n=47）という事実はすべて，この結果に関して疑念を持つべきことを示唆している．

欄 13.3-2

新たな介入を採用することに慎重になるべき理由

1. 初期の研究が，隠蔽化，盲検化，追跡からの脱落，試験の早期中止などの不備によってバイアスがかかっている可能性がある
2. 初期の研究は特に報告バイアスの影響を受けやすい
3. 初期の研究は特に普及バイアスの影響を受けやすい．著しく肯定的な結果を示す研究が過度に注目される傾向がある
4. 初期の研究では，偶然に効果を過大評価していることがある（特に効果が大きく，イベント件数が少ない場合）
5. 今後深刻な有害作用が明らかになる確率がかなり高い（20%）（最近ではシクロオキシゲナーゼ-2 阻害薬がその顕著な例である）
6. まれではあるが，研究結果の提示における誤った記載が明らかになることがある

最後の検討項目は，脆弱性という概念であり，これはほんの数件のイベントをイベントなしに変更した場合，またはその逆の場合に臨床試験の推論がどのように異なるかを指す．急性心筋梗塞の疑いのある 2,316 人の参加者において静注マグネシウムの効果を評価した second Leicester Intravenous Magnesium Intervention Trial（LIMIT–2）に脆弱性の概念を適用できる[32]．プラセボ群での 1,157 人中 118 人に比べて，介入を受けた 1,159 人の患者のうち 90 人が死亡した（RRR 24%, 95%CI: 1～43%）．この試験では，治療効果は比較的少数のイベント（すなわち，100 件を超すイベント）で比較的小さいが，その後の試験（Fourth International Study of Infarct Survival）で示されたように，結果はそれでも誤解を招く可能性がある[33]．

たとえば，介入群においてわずか数件のイベントが見逃された場合（たとえば，追跡からの脱落，評価者バイアス，または偶然のために），LIMIT–2 の結果がどのように変わるかを考えてみると，その CI はすぐに差なしに向かうだろう．LIMIT–2 では，介入群でイベントがわずか 2 件見逃された場合，その結果は統計的有意性を失うことになる．したがって，わずかなイベント数によって統計的有意性のための P 値が従来の閾値を超えて移動させられるような場合，治療効果が本当に存在すると信じることに慎重でなければならない．

その意味は明らかであり，結果が誤解を招く可能性があるため，少ないイベントで大きな効果がある場合には注意する必要がある．より大きなイベントと適度なサンプルサイズでも調査結果が依然として脆弱である可能性があるため，注意すべきである．統計的シミュレーションは，実質的な有害作用，負担，コストに直面すると，診療の変更は，利用可能な研究にわたって少なくとも 300 件のイベントが少なくとも 1 回反復報告されるまで待つべきであることを示唆している（この章のガイド 7 も参照）[34]．

4. 不適切な比較対照に注意する

企業からの資金提供を受けた研究は一般的に，非営利業者を資金源とする研究と比べ，より大きな治療効果を示す[3,16,17,35,36]．その主な要因は，選択される比較対照にある[37]．RCT が実薬治療の

有効性を確立している場合でも，プラセボや治療なしを比較として使うことが一般的である[38].

効果的な治療法が利用可能な場合にプラセボや治療なしの比較対照を頻繁に使用することにより，本来ならば第1選択治療とみなされるものとの1対1比較の利用性が非常に制限される結果となる[39]. 偏った比較対照を選択することは，特定の薬剤を順序立てて促進しようとすることに焦点をあてる可能性があるランダム化試験のメタアナリシスまで及んでいる[40]. 欄13.3-3には，臨床医が注意すべき不適切な比較対照のタイプを列挙している.

欄 13.3-3

不適切な比較対照

- 有効な薬剤がある場合のプラセボとの比較
- より高い有効性の薬剤がある場合のより低い有効性の薬剤との比較
- より毒性の低い薬剤がある場合のより毒性の高い薬剤との比較
- 本来は有効な比較対照を過度に低い投与量（または不十分な用量設定）で比較し，有効性があることを示す誤った主張につながる
- 本来は安全な比較対照を過度に高い（したがって毒性を示す）投与量（または不適切な用量設定）で比較し，毒性が低いことを示す誤った主張につながる

多発性骨髄腫の新しい治療法に関する136件の試験を検討した結果，比較の選択において企業バイアスがある可能性があることが示されている. 新しい治療をプラセボまたは治療なしと比較していたケースが営利組織による資金提供を受けていた研究では60%であったのに対し，非営利組織による資金提供を受けていた研究ではわずか21%であった[35].

糖尿病性腎症の患者でのARBに関する3件の重要な試験では，対照群の治療戦略として，有効性が実証されたACE阻害薬ではなくプラセボを使用していた[41-43]. これらの論文に付随する編集論説では，スポンサーの経済的利害が比較対照の選択に影響した可能性を示唆している.「これら2クラスの薬剤の有効性がほぼ同等であることが実証された場合，ACE阻害薬の売り上げが低くなる」という理由から，スポンサーが対照群でのACE阻害薬の使用を回避したと考えられる[44].

用量や投薬レジメンの選択も，誤解を招く比較につながる可能性があり[45]，その典型的な例として，入手可能な薬剤の中から最適なものではなく，有効性がより低い，または毒性がより強い薬剤を選択する場合や，入手可能な最適な薬剤の投薬量を極端に少なく，または多くして投与する場合がある.

たとえばSafer[45]は，新たな第2世代神経遮断薬を，高用量かつ一定量のハロペリドール(20 mg/日で投与，最適投与量は12 mg/日未満[46]）と比較した，3つの製薬会社をスポンサーとする8件の試験を特定した. 当然のことながら，これらの試験では，新薬を服用していた患者における錐体外路系有害作用の発生率が少なかった. さらにSafer[45]は，もう1つの例として，パロキセチンと鎮静作用のある三環系抗うつ薬であるアミトリプチリンを比較した研究を取り上げている. この試験では，1日2回のアミトリプチリン投与によって著しい日中の傾眠が引き起こされていたと考えられる[47]. 別の例として，JohansenとGotzsche[48]は，がん患者で好中球減少を持つ者を対象とした抗真

菌薬の有効性に関する RCT で，比較対照として効果のない薬剤（ナイスタチン）や，不適切で通常は用いられない投与経路（消化管吸収性の低いアムホテリシン B の経口投与）が使用されていることを明らかにした.

実薬を比較対照とする RCT 報告を読む際，臨床医はその比較対照がプラセボ以外の別の実薬であるべきではなかったかと自問すべきである．もしその比較対照が実薬としても，投与量，投与剤形，投与レジメンが最適であったかを自問すべきである.

5. 小さな治療効果と非常に低いリスクの患者への結果適用に注意する

製薬会社は，小さな治療効果が偶然によるものでないことを示すために，非常に大規模な RCT を実施している．点推定値が効果なしに非常に近い場合（RRR，または**絶対リスク減少 absolute risk reduction**［ARR］が 0 に近く，RR や OR が 1 に近い），または CI が効果なしに近い値を含む場合，その結果は小さな治療効果と考えてよい.

たとえば，ある非常に大規模な降圧療法で，6,000 人を超える人が ACE 阻害薬または利尿薬にランダム割り付けされ，「高齢者では，ACE 阻害薬による降圧療法の開始は利尿薬よりも良好なアウトカムにつながる傾向がある」という結論が示された[49]．しかし，絶対的指標を用いた場合の両レジメン間の差は小さく，ACE 阻害薬と利尿薬における 100 患者人年あたりのイベント数はそれぞれ，4.2 件と 4.6 件であった．この絶対差に対応する RRR は 11%，95%CI は−1%から 21%であった.

この場合，両治療群間における見かけ上の差の重要性を疑う理由は 2 つある．第 1 に，点推定値は小さな**絶対差 absolute difference** を示し（100 患者人年あたり 0.4 件），第 2 に，CI はその差がさらに小さい可能性を示唆している．事実，真の差がまったくない可能性すらある.

研究者やスポンサーは，あらゆる方法を使って治療効果を大きく見せようとする（欄 13.3-4）．未治療患者での有害事象の絶対リスク，つまり**ベースラインリスク baseline risk** が低い場合，ARR を軽視または無視して，RRR を強調するような形で結果が提示される可能性が高い．RRR の強調は，結果が重要性の高いものであるという誤った印象を与える.

たとえば，ペリンドプリルが MI 既往の生存患者における MI を減少させることを見つけた European Trial on the Reduction of Cardiac Events with Perindopril in Stable Coronary Artery Disease（EUROPA）は画期的な発見であると称賛されたが，MI における 22%の RRR（95%CI: 10〜33%）は，4 年間で 1.4%の ARR に相当するものであった．したがって，臨床医は 1 件の MI を予防するのに 4 年間にわたって約 70 人の患者を治療しなければならない．特に，これらの患者の大半は，MI リスクを減少させるためにすでにアスピリン，ワルファリン，スタチン，β遮断薬を服用していると考えられることから，上記の増分利益を画期的発見といえるかどうかは疑わしい.

RRR の使用に加え，さらに治療効果を大きく見せる手法がある．図が提示されている場合，x 軸と y 軸が 0 水準よりもずっと上で交差する**生存曲線 survival curve** は，視覚的に効果を大きく見せることから，注意が必要である[50]．ほかにも，治療効果を提示するための期間の選択に関わる手法がある．研究者やスポンサーが効果を大きく見せたい場合には長い期間が設定され，効果を小さく見せたい場合には短い期間が設定される.

たとえば，McCormack と Greenhalgh[51]は，UK Prospective Diabetes Study trial の第 33 報告書[52]で，重症低血糖の発症リスクが，1 年あたりの参加者での割合（たとえば，インスリン投与を受けている患者で 1 年あたり 2.3%）として示されていると指摘している．その一方で，治療の利益（benefit）は 10 年あたりの参加者での割合（たとえば，あらゆる糖尿病関連**エンドポイント end point** における 3,2%の絶対リスク減少）として示されている．短期間（年間）にわたる害と長期間（10 年）にわたる利益を表現することを選択することにより，このような結果提示方法は，強化血糖コントロールに伴う低血糖症の発生頻度の絶対増加が，糖尿病合併症の絶対減少の約 7 倍であるという事実を曖昧にしている．

標的研究集団に非常に低リスクの患者が含まれているならば，当該薬剤の市場規模が大幅に拡大される可能性があり，その結果として，健康上小さな，あるいは場合によってはわずかな利益しか得られないことで，医療費用に大きな影響が及ぶ可能性がある．過去数年間で複数の専門学会によって，高血圧，糖尿病，高脂血症の診断と治療のための閾値が下げられたことで，治療適格患者の割合が大幅に増加した[53,54]．RCT によって，このような非常に低リスクの患者を含む集団における利益が示されたとしても，非常に低リスクの患者におけるイベント発生数は一般的に非常に少ないため，このような試験の結果は少数の非常に高リスクの患者のみを反映したものとなる[55]．

相対利益や絶対利益が小さく，CI の下限が効果なしに近いときはいかなる場合でも，治療には，良く見積もっても，考えられる**害 harm**，不便さ，コストと拮抗する程度の利益しかない．このような状況下で新薬を日常投与ではなく適切な判断に基づいて投与したとしても，それによって患者の要望への最適な対応や医療資源の慎重な配分が実現される可能性は低い．

欄 13.3-4

治療効果を実際よりも大きく見せる戦略

- 絶対リスクではなく相対リスクを使用．50%の相対リスク減少は，リスクが 1%から 0.5%に減少することを意味する場合がある．
- 長期間におけるリスクを示す．1%から 0.5%へのリスク減少が 10 年間で発生したものである場合がある．
- 図を提示する場合に，x 軸と y 軸が 0 よりもずっと上で交差するようにする．x 軸と y 軸が 60%のところで交差している場合，生存率における 70%から 75%への改善を，33%の改善があったかのように見せることができる．
- 大半が低リスクの患者で占められる試験に少数の高リスク患者を含める．ほとんどのイベントは高リスク患者で発生しているのに，一般集団における大多数の低リスク患者に重要な利益があることを主張する．
- 信頼区間の下限を無視する．相対リスク減少を取りまく信頼区間（CI）の下限が 0 に近い場合に，有意性を宣言した上で点推定値のみを取り上げる．
- 統計的有意性のみを取り上げる．結果が統計的有意性を達成しているが，相対効果と絶対効果の双方が小さい場合に，統計的有意性を強調し，効果の大きさを軽視または無視する．

6. 利益や害についての偏った強調に注意する

臨床決断では，あらゆる介入に関連する利益（benefit）と害（harm）について均衡のとれた解釈を行う必要がある．残念ながら，多くの臨床試験は，害についての最小限の報告すら怠っている[56,57]．7 つの地域で実施された複数の試験を対象とした解析からは，結果のセクションで害のために費やされているスペースは，著者の氏名や所属の記載に費やされているスペースよりもやや少ないことが明らかになっている[56]．害に関し，なんらかの情報が報告されている場合でも，治療群と対照群におけるイベント発生率が報告されていなかったり，イベントの重症度が省略されていたり，異なるイベントが不適切に統合されていたりした場合は，賢明な解釈が損なわれてしまう．いくつかの領域では長い時間をかけて害の報告がある程度改善したにもかかわらず，ほとんどの分野では，介入の害には十分な注意が払われていないままである[58]．

たとえば，進行したヒト免疫不全ウイルス感染患者における静注免疫グロブリン投与の試験は，有効性を理由に早期中止され，一切の有害事象が報告されていなかった[59]．この試験の場合，害に関するデータの省略が，試験の早期中止に関わる問題をさらに深刻化させている（第 11.3 章「利益を理由に早期中止されたランダム化試験」を参照）．もう 1 つの例として，関節リウマチ患者におけるナブメトンについて調べたあるプラセボ対照試験では，「いずれの治療群でも患者が経験した有害作用のプロファイルは類似していた」という報告以外に有害作用に関する具体的情報が提供されていなかった[60]．

7. 全体的な結果を待つ: あわてない

多くの臨床専門分野は，治療，診断法，その他の介入の新たな導入でめまぐるしい進展を遂げている．これは大いに期待すべき状況であり，往々として患者のアウトカム改善につながると考えられるが，臨床医による性急な介入の採用には問題がある．最も一般的な問題としては，有効性や効率に関する初期の主張は誇張されたものであるということがいえる．臨床研究が蓄積されるにつれ，効果は増加することよりも減少していくことの方が多い[25,61-63]．

初期の研究によって非常に大きな効果が明らかになり，その次に実施された研究によってわずかな効果，あるいは場合によっては否定的な効果が明らかにされた場合には，論争が起こる．このような状況が最も多く見受けられるのが分子医学の研究であり，情報の変化がめまぐるしく，提案された仮説が即座に棄却されてしまうことがある．同じ疑問を取り上げたその後の研究からは，これらの両極端な結果の中間をとった結果が明らかにされるかもしれない[64,65]．

たとえば，1994 年に発表されたある論文は，骨塩密度低下（すなわち，骨折しやすい弱い骨）の集団リスクの大部分はビタミン D 受容体遺伝子の異型によるものであると報告している[66]．この結果は，「骨粗鬆症遺伝子」の発見として Nature 誌の表紙を飾った．しかしその後実施された他の複数の研究によって同じ異型に正反対の効果があり，骨を強くする傾向があることが示された．Nature 誌に掲載された原著研究の 100 倍の患者が組み込まれた大規模な解析からは，この異型に何の効果もないことが示された[67]．

より多くのエビデンスを待つもう 1 つの理由として，RCT では比較的まれで深刻な有害事象を検出するのに十分な患者数や追跡期間が確保されないことがあげられ，このような有害事象が介入不在の状況下でたびたび発生する場合には特にそうである（シクロオキシゲナーゼ-2 阻害薬を服用していない患者に発生する MI のような)[68]．米国食品医薬品局（US Food and Drug Administration: FDA）によって承認された医薬品の約 20%は，市場から撤去されるか，または最初の許諾取得から 5 年以内に医薬品ラベルに重要な安全警告が表示されている[69]．

2006 年に，Diabetes Reduction Assessment with Ramipril and Rosiglitazone Medication（DREAM）研究で，プラセボと比較してロシグリタゾン 8 mg/日を 3 年間使用すると，「2 型糖尿病の発症を減らし（HR 0.38，95%CI: 0.33〜0.44），空腹時血糖異常や耐糖能異常のある成人における正常血糖への回帰の可能性が高まる」と報告された．しかし，この研究では，有意ではないものの MI のリスクが高くなることも報告された〔**ハザード比 hazard ratio**（HR）1.66，95%CI: 0.73〜3.80〕[70]．35,000 人以上の患者を含めたその後の 2 つのシステマティックレビューでは[70,71]，ロシグリタゾンが MI イベントのリスクを増加させることが示された（OR 1.43，95%CI: 1.03〜1.98，P＝0.03[72]，OR 1.28，95%CI: 1.02〜1.63，P＝0.04[73]）．

慎重を期すべき最後の理由として，結果の提示に重大な過ちがあったことを示すエビデンスが出現する可能性があげられる．たとえば，抗炎症薬の毒性について調べた試験の発表済み原著報告には 6 カ月間のデータが含まれ，セレコキシブはジクロフェナクやイブプロフェンと比べ，症候性潰瘍や潰瘍合併症の発生数が少ないことを示していた[74]．しかし，FDA が両方の試験を統合した 12 カ月間のデータをレビューしたところ，結果は決定的なものではなく，セレコキシブ療法群とイブプロフェンまたはジクロフェナク療法群との潰瘍合併症の RR は 0.83（95%CI: 0.46〜1.50）であった[75]．著者らはこの情報を省略していた理由として，6 カ月後の時点で追跡からの脱落に大きな差があり，特にジクロフェナク療法群の高リスク患者において脱落が多かったことをあげている[76]．幸いにも，エビデンスの提示においてこれほどまでに著しく誤解を与える記載があることはまれである．

欄 13.3-2 は，新たな介入の採用に慎重を期すべき数多くの理由をあげている．期待が持てそうな新たな介入がある場合，臨床医は，すでに確立された介入を使用することによって最適な治療を提供できないかもしれないリスクと，新たな介入を性急に提供するリスクとを天秤に掛けて考慮すべきである．新たな介入は，宣伝されているほどの効果がないかもしれない，または未開示もしくは未知の毒性があるかもしれない．特に臨床医は，マーケティング担当者からの圧力，そして最近の学会や医学雑誌に登場する最新情報に遅れてはならないという同僚からの圧力の両方に直面することから，決断を下すのは容易ではない．事実，臨床医の多くは，最近発表された RCT で検証されていた最新の治療を採用することが，**エビデンスに基づく医療 evidence-based medicine** を実践することであると理解しているかもしれない．

結論

この章では，医学文献におけるデータの提示や解釈に誤解を招く記載があった場合に，臨床医が自分自身と患者を守るための 7 つのガイドを示してきた．しかし，これらの戦略は，臨床医がうっかり誤った解釈をしたときに，被害を防ぐようなものではない．研究活動や規制機関における企業の資金提供への依存度を減らし，臨床試験の完全登録と結果開示の遵守を改善し，ピアレビューや研究報告のためのより構造化されたアプローチを制定することで[77,78]，臨床医が注意しなければならないような，誤解を招く報告の度合いを軽減できるかもしれない．一方，誤解を招く報告は常に存在するため，用心深い臨床医は，この章で概略した 7 つのガイドを含め，批判的吟味のためのツールを常に装備しておく必要がある．

参考文献

1. Horton R. The rhetoric of research. BMJ. 1995; 310(6985): 985-987.
2. Trotter G. Why were the benefits of tPA exaggerated? West J Med. 2002; 176(3): 194-197.
3. Buchkowsky SS, Jewesson PJ. Industry sponsorship and authorship of clinical trials over 20 years. Ann Pharmacother. 2004; 38(4): 579-585.
4. LaRosa SP. Conflict of interest: authorship issues predominate. Arch Intern Med. 2002; 162(14): 1646.
5. Davidoff F, DeAngelis CD, Drazen JM, et al. Sponsorship, authorship, and accountability. N Engl J Med. 2001; 345(11): 825-827.
6. Bodenheimer T. Uneasy alliance: clinical investigators and the pharmaceutical industry. N Engl J Med. 2000; 342(20): 1539-1544.
7. Yank V, Rennie D, Bero LA. Financial ties and concordance between results and conclusions in meta-analyses: retrospective cohort study. BMJ. 2007; 335(7631): 1202-1205.
8. Brignardello-Petersen R, Carrasco-Labra A, Yanine N, et al. Positive association between conflicts of interest and reporting of positive results in randomized clinical trials in dentistry. J Am Dent Assoc. 2013; 144(10): 1165-1170.
9. Safer DJ. Design and reporting modifications in industrysponsored comparative psychopharmacology trials. J Nerv Ment Dis. 2002; 190(9): 583-592.
10. Bero LA, Rennie D. Influences on the quality of published drug studies. Int J Technol Assess Health Care. 1996; 12(2): 209-237.
11. Wilkes MM, Navickis RJ. Patient survival after human albumin administration: a meta-analysis of randomized, controlled trials. Ann Intern Med. 2001; 135(3): 149-164.
12. Alderson P, Bunn F, Lefebvre C, et al. Human albumin solution for resuscitation and volume expansion in critically ill patients. Cochrane Database Syst Rev. 2002; (1): CD001208.
13. Cook D, Guyatt G. Colloid use for fluid resuscitation: evidence and spin. Ann Intern Med. 2001; 135(3): 205-208.
14. Als-Nielsen B, Chen W, Gluud C, et al. Association of funding and conclusions in randomized drug trials: a reflection of treatment effect or adverse events? JAMA. 2003; 290(7): 921-928.
15. Bhandari M, Busse JW, Jackowski D, et al. Association between industry funding and statistically significant proindustry findings in medical and surgical randomized trials. CMAJ. 2004; 170(4): 477-480.
16. Lexchin J, Bero LA, Djulbegovic B, et al. Pharmaceutical industry sponsorship and research outcome and quality: systematic review. BMJ. 2003; 326(7400): 1167-1170.
17. Bekelman JE, Li Y, Gross CP. Scope and impact of financial conflicts of interest in biomedical research: a systematic review. JAMA. 2003; 289(4): 454-465.
18. Jørgensen AW, Hilden J, Gøtzsche PC. Cochrane reviews compared with industry supported meta-analyses and other meta-analyses of the same drugs: systematic review. BMJ. 2006; 333(7572): 782.

19. Stamatakis E, Weiler R, Ioannidis JP. Undue industry influences that distort healthcare research, strategy, expenditure and practice: a review. Eur J Clin Invest. 2013; 43(5): 469-475.
20. Devereaux PJ, Manns BJ, Ghali WA, et al. Reviewing the reviewers: the quality of reporting in three secondary journals. CMAJ. 2001; 164(11): 1573-1576.
21. Boutron I, Dutton S, Ravaud P, et al. Reporting and interpretation of randomized controlled trials with statistically nonsignificant results for primary outcomes. JAMA. 2010; 303(20): 2058-2064.
22. Tirschwell D. Combined therapy with indapamide and perindopril but not perindopril alone reduced the risk for recurrent stroke. ACP J Club. 2002; 136(2): 51.
23. PROGRESS Collaborative Group. Randomised trial of a perindopril-based blood-pressure-lowering regimen among 6,105 individuals with previous stroke or transient ischaemic attack. Lancet. 2001; 358(9287): 1033-1041.
24. Devereaux PJ, Yusuf S. The evolution of the randomized controlled trial and its role in evidence-based decision making. J Intern Med. 2003; 254(2): 105-113.
25. Pereira TV, Horwitz RI, Ioannidis JP. Empirical evaluation of very large treatment effects of medical interventions. JAMA. 2012; 308(16): 1676-1684.
26. Pitt B, Segal R, Martinez FA, et al. Randomised trial of losartan versus captopril in patients over 65 with heart failure (Evaluation of Losartan in the Elderly Study, ELITE). Lancet. 1997; 349(9054): 747-752.
27. Pitt B, Poole-Wilson PA, Segal R, et al. Effect of losartan compared with captopril on mortality in patients with symptomatic heart failure: randomised trial: the Losartan Heart Failure Survival Study ELITE Ⅱ. Lancet. 2000; 355(9215): 1582-1587.
28. Dickstein K, Kjekshus J; OPTIMAAL Steering Committee of the OPTIMAAL Study Group. Effects of losartan and captopril on mortality and morbidity in high-risk patients after acute myocardial infarction: the OPTIMAAL randomised trial. Optimal Trial in Myocardial Infarction with Angiotensin Ⅱ Antagonist Losartan. Lancet. 2002; 360(9335): 752-760.
29. Heran BS, Musini VM, Bassett K, et al. Angiotensin receptor blockers for heart failure. Cochrane Database Syst Rev. 2012; 4(4): CD003040. doi: 10.1002/14651858.CD003040.pub2.
30. Poldermans D, Boersma E, Bax JJ, et al; Dutch Echocardiographic Cardiac Risk Evaluation Applying Stress Echocardiography Study Group. The effect of bisoprolol on perioperative mortality and myocardial infarction in high-risk patients undergoing vascular surgery. N Engl J Med. 1999; 341(24): 1789-1794.
31. Gafter-Gvili A, Fraser A, Paul M, et al. Meta-analysis: antibiotic prophylaxis reduces mortality in neutropenic patients. Ann Intern Med. 2005; 142(12, pt 1): 979-995.
32. Woods KL, Fletcher S, Roffe C, et al. Intravenous magnesium sulphate in suspected acute myocardial infarction: results of the second Leicester Intravenous Magnesium Intervention Trial (LIMIT-2). Lancet. 1992; 339(8809): 1553-1558.
33. ISIS-4 (Fourth International Study of Infarct Survival) Collaborative Group. ISIS-4: a randomised factorial trial assessing early oral captopril, oral mononitrate, and intravenous magnesium sulphate in 58,050 patients with suspected acute myocardial infarction. Lancet. 1995; 345(8951): 669-685.
34. Guyatt GH, Oxman AD, Kunz R, et al. GRADE guidelines 6: rating the quality of evidence-imprecision. J Clin Epidemiol. 2011; 64(12): 1283-1293.
35. Djulbegovic B, Lacevic M, Cantor A, et al. The uncertainty principle and industry-sponsored research. Lancet. 2000; 356(9230): 635-638.
36. Bero L, Oostvogel F, Bacchetti P, et al. Factors associated with findings of published trials of drug-

drug comparisons: why some statins appear more efficacious than others. PLoS Med. 2007; 4(6): e184.
37. Mann H, Djulbegovic B. Biases Due to Differences in the Treatments Selected for Comparison(Comparator Bias). Oxford, UK: James Lind Library: Library and Information Services Department of the Royal College of Physicians of Edinburgh; 2003.
38. Tonelli AR, Zein J, Ioannidis JP. Geometry of the randomized evidence for treatments of pulmonary hypertension. Cardiovasc Ther. 2013; 31(6): e138-e146.
39. Kappagoda S, Ioannidis JP. Neglected tropical diseases: survey and geometry of randomised evidence. BMJ. 2012; 345: e6512. doi: 10.1136/bmj.e6512.
40. Haidich AB, Pilalas D, Contopoulos-Ioannidis DG, et al. Most meta-analyses of drug interventions have narrow scopes and many focus on specific agents. J Clin Epidemiol. 2013; 66(4): 371-378.
41. Parving H-H, Lehnert H, Bröchner-Mortensen J, et al; Irbesartan in Patients with Type 2 Diabetes and Microalbuminuria Study Group. The effect of irbesartan on the development of diabetic nephropathy in patients with type 2 diabetes. N Engl J Med. 2001; 345(12): 870-878.
42. Brenner BM, Cooper ME, de Zeeuw D, et al; RENAAL Study Investigators. Effects of losartan on renal and cardiovascular outcomes in patients with type 2 diabetes and nephropathy. N Engl J Med. 2001; 345(12): 861-869.
43. Lewis EJ, Hunsicker LG, Clarke WR, et al; Collaborative Study Group. Renoprotective effect of the angiotensin-receptor antagonist irbesartan in patients with nephropathy due to type 2 diabetes. N Engl J Med. 2001; 345(12): 851-860.
44. Hostetter TH. Prevention of end-stage renal disease due to type 2 diabetes. N Engl J Med. 2001; 345(12): 910-912.
45. Safer DJ. Design and reporting modifications in industry sponsored comparative psychopharmacology trials. J Nerv Ment Dis. 2002; 190(9): 583-592.
46. Geddes J, Freemantle N, Harrison P, et al. Atypical antipsychotics in the treatment of schizophrenia: systematic overview and meta-regression analysis. BMJ. 2000; 321(7273): 1371-1376.
47. Christiansen PE, Behnke K, Black CH, et al. Paroxetine and amitriptyline in the treatment of depression in general practice. Acta Psychiatr Scand. 1996; 93(3): 158-163.
48. Johansen HK, Gotzsche PC. Problems in the design and reporting of trials of antifungal agents encountered during meta-analysis. JAMA. 1999; 282(18): 1752-1759.
49. Wing LM, Reid CM, Ryan P, et al; Second Australian National Blood Pressure Study Group. A comparison of outcomes with angiotensin-converting-enzyme inhibitors and diuretics for hypertension in the elderly. N Engl J Med. 2003; 348(7): 583-592.
50. Pocock SJ, Clayton TC, Altman DG. Survival plots of time-toevent outcomes in clinical trials: good practice and pitfalls. Lancet. 2002; 359(9318): 1686-1689.
51. McCormack J, Greenhalgh T. Seeing what you want to see in randomised controlled trials: versions and perversions of UKPDS data. United Kingdom prospective diabetes study. BMJ. 2000; 320(7251): 1720-1723.
52. UK Prospective Diabetes Study(UKPDS)Group. Intensive blood-glucose control with sulphonylureas or insulin compared with conventional treatment and risk of complications in patients with type 2 diabetes (UKPDS 33). Lancet. 1998; 352(9131): 837-853.
53. Thorpe KE. The rise in health care spending and what to do about it. Health Aff (Millwood). 2005; 24(6): 1436-1445.
54. Thorpe KE, Florence CS, Howard DH, et al. The rising prevalence of treated disease: effects on pri-

vate health insurance spending. Health affairs (Project Hope). Jan-Jun 2005; Suppl Web Exclusives: W5-317-w315-325.

55. Ioannidis JP, Lau J. The impact of high-risk patients on the results of clinical trials. J Clin Epidemiol. 1997; 50(10): 1089-1098.
56. Ioannidis JP, Lau J. Completeness of safety reporting in randomized trials: an evaluation of 7 medical areas. JAMA. 2001; 285(4): 437-443.
57. Ioannidis JP, Evans SJ, Gøtzsche PC, et al; CONSORT Group. Better reporting of harms in randomized trials: an extension of the CONSORT statement. Ann Intern Med. 2004; 141(10): 781-788.
58. Ioannidis JP. Adverse events in randomized trials: neglected, restricted, distorted, and silenced. Arch Intern Med. 2009; 169(19): 1737-1739.
59. Kiehl MG, Stoll R, Broder M, et al. A controlled trial of intravenous immune globulin for the prevention of serious infections in adults with advanced human immunodeficiency virus infection. Arch Intern Med. 1996; 156(22): 2545-2550.
60. Lanier BG, Turner RA Jr, Collins RL, et al. Evaluation of nabumetone in the treatment of active adult rheumatoid arthritis. Am J Med. 1987; 83(4B): 40-43.
61. Ioannidis JP. Contradicted and initially stronger effects in highly cited clinical research. JAMA. 2005; 294(2): 218-228.
62. Pereira TV, Ioannidis JP. Statistically significant meta-analyses of clinical trials have modest credibility and inflated effects. J Clin Epidemiol. 2011; 64(10): 1060-1069.
63. Trikalinos TA, Churchill R, Ferri M, et al; EU-PSI project. Effect sizes in cumulative meta-analyses of mental health randomized trials evolved over time. J Clin Epidemiol. 2004; 57(11): 1124-1130.
64. Ioannidis JP, Trikalinos TA. Early extreme contradictory estimates may appear in published research: the Proteus phenomenon in molecular genetics research and randomized trials. J Clin Epidemiol. 2005; 58(6): 543-549.
65. Ioannidis J, Lau J. Evolution of treatment effects over time: empirical insight from recursive cumulative metaanalyses. Proc Natl Acad Sci U S A. 2001; 98(3): 831-836.
66. Morrison NA, Qi JC, Tokita A, et al. Prediction of bone density from vitamin D receptor alleles. Nature. 1994; 367(6460): 284-287.
67. Uitterlinden AG, Weel AE, Burger H, et al. Interaction between the vitamin D receptor gene and collagen type Ialpha1 gene in susceptibility for fracture. J Bone Miner Res. 2001; 16(2): 379-385.
68. Hippisley-Cox J, Coupland C. Risk of myocardial infarction in patients taking cyclo-oxygenase-2 inhibitors or conventional non-steroidal anti-inflammatory drugs: population based nested case-control analysis. BMJ. 2005; 330(7504): 1366.
69. Lasser KE, Allen PD, Woolhandler SJ, et al. Timing of new black box warnings and withdrawals for prescription medications. JAMA. 2002; 287(17): 2215-2220.
70. Gerstein HC, Yusuf S, Bosch J, et al; DREAM(Diabetes REduction Assessment with ramipril and rosiglitazone Medication) Trial Investigators. Effect of rosiglitazone on the frequency of diabetes in patients with impaired glucose tolerance or impaired fasting glucose: a randomised controlled trial. Lancet. 2006; 368(9541): 1096-1105.
71. Psaty BM, Furberg CD. The record on rosiglitazone and the risk of myocardial infarction. N Engl J Med. 2007; 357(1): 67-69.
72. Nissen SE, Wolski K. Effect of rosiglitazone on the risk of myocardial infarction and death from cardiovascular causes. N Engl J Med. 2007; 356(24): 2457-2471.
73. Nissen SE, Wolski K. Rosiglitazone revisited: an updated meta-analysis of risk for myocardial infarc-

tion and cardiovascular mortality. Arch Intern Med. 2010; 170(14): 1191-1201.

74. Silverstein FE, Faich G, Goldstein JL, et al. Gastrointestinal toxicity with celecoxib vs nonsteroidal anti-inflammatory drugs for osteoarthritis and rheumatoid arthritis: the CLASS study: a randomized controlled trial. Celecoxib Long-term Arthritis Safety Study. JAMA. 2000; 284(10): 1247-1255.
75. Hrachovec JB, Mora M. Reporting of 6-month vs 12-month data in a clinical trial of celecoxib. JAMA. 2001; 286(19): 2398-2400.
76. Silverstein F, Simon LS, Faich G. Reporting of 6-month vs 12-month data in a clinical trial of celecoxib. JAMA. 2001; 286(19): 2399-2400.
77. Docherty M, Smith R. The case for structuring the discussion of scientific papers. BMJ. 1999; 318(7193): 1224-1225.
78. Moher D, Schulz KF, Altman DG. The CONSORT statement: revised recommendations for improving the quality of reports of parallel-group randomised trials. Lancet. 2001; 357(9263): 1191-1194.

第13.4章

上級編: 治療試験の結果の適用
代理アウトカム

Advanced Topics in Applying the Results of Therapy Trials
Surrogate Outcomes

Heiner C. Bucher, Deborah J. Cook, Anne M. Holbrook, and Gordon Guyatt

この章の内容

臨床シナリオ

あなたは，8 年前に 2 型糖尿病と診断された 56 歳の肥満女性を治療する内科医である．患者のグリコヘモグロビン（glycosylated hemoglobin: HbA1c）レベルは，メトホルミン療法を受けているにもかかわらず，過去 12 カ月間にわたって十分にコントロールされておらず（通常 8.3%），体重と運動に関する繰り返しカウンセリングを提供してきた．低比重リポ蛋白（LDL）コレステロール（low-density lipoprotein cholesterol: LDL-C）と血圧（それぞれ，99 mg/dL と 135/80 mmHg 未満）は，スタチン療法とサイアザイド利尿薬を併用したアンジオテンシン変換酵素（angiotensin-converting enzyme: ACE）阻害薬で管理されている．あなたは，患者の血糖値が高すぎることを承知しているが，これまでの議論を踏まえて，患者が多くの薬を服用したくなく，インスリンに反対しており，それが体重との闘いを増やす可能性があることも知っている．患者は非常に鋭敏で，脳卒中や心筋梗塞などの糖尿病に関連する合併症に対する投薬効果についてあなたに尋ねた．

同僚はずっとあなたに，週 1 回注射可能なグルカゴン様ペプチド 1 レセプター拮抗薬（glucagon-like peptide 1 receptor agonist）であるエクセナチドについて，2 型糖尿病の管理が不十分な患者において HbA1c がより良くコントロールされると賞賛して話していた．この薬物は本質的に低血糖の**リスク risk** がなく，ジペプチジルペプチダーゼ 4（dipeptidyl peptidase-4: DPP-4）阻害薬，スルホニルウレア，チアゾリジンジオン，インスリンと比較して，体重に有益な効果があると彼は述べている．予想される利点に照らして患者が注射可能な薬に同意するかどうかわかっていれば，エクセナチドによる改善された血糖コントロールもまた糖尿病の大血管合併症の減少と関連しているならば，協議による意思決定により彼女はこの薬物を試すことができると楽観的になれる．したがって，あなたはこの問題に対処するためにどのような**エビデンス evidence** が利用可能かを判断するために文献検索を行う．

エビデンスを探す

研究者らが多くの治療法，用量，治療法の組み合わせを調査しているため，糖尿病治療に取り組む研究は膨大かつ複雑であることをあなたは承知している．すばやく概要を確認するために，既存のエビデンスをトピックレベルで要約した情報源から始める（第 5 章「最新の最良エビデンスを探す」を参照）．あなたは UpToDate を選択して「エクセナチド（exenatide）」と入力し，「Glucagon-like peptide-1（GLP-1）based therapies for the treatment of type 2 diabetes mellitus.」のタイトルの章を見つける．この章は，異なるレジメンを比較する 17 件の**ランダム化臨床試験 randomized clinical trial**（RCT）を組み込んだ GLP-1 に関する Cochrane **システマティックレビュー systematic review** を引用している[1]．レビューフルテキストにアクセスして，心血管イベントのような**患者にとって重要なアウトカム patient-important outcome** を報告した，エクセナチドとメトホルミンの併用とメトホルミン単独との 1 対 1 比較に関して組み込まれた研究がないかざっと目を通す．しかし，そのような試験を見つけられないため，**バイアスのリスク risk of bias** が低いと評価され，HbA1c を関心のある**エンドポイント end point** とし，メトホルミンに追加したエクセナチドの対タグリプチン/ピオグリタゾンの血糖低下効果を比較した別の研究を特定する[2]．

代理アウトカムとは何か

理想をいえば，治療の決断を下す臨床医は，脳卒中，心筋梗塞，**健康関連 QOL health-related quality of life**（HRQL），死亡のような，患者にとって重要なアウトカムへの治療効果を評価した方法論的に強固な RCT を参照すべきである．しかし，このような試験の実施には非常に大きなサンプルサイズや長期間にわたる患者の**追跡 follow-up** を必要とすることが多いため，研究者や製薬会社は代替的措置を模索する．患者にとって重要なアウトカムの代わりに検査測定値や生理学的指標（**代理エンドポイント surrogate end point**）を使用することで，研究者は研究期間と規模を短縮できるため，一見上記のジレンマが解消されたかのようにみえる[3]．

代理エンドポイント，すなわち患者の体調，機能，生存に関する直接的指標に取って代わるアウトカムには[4]，生理学的または機能的変数（たとえば，心血管疾患のような 2 型糖尿病に関連したアウトカムの代理エンドポイントとしての HbA1c，脳卒中の代理エンドポイントとしての血圧，HRQL の代理エンドポイントとしての検査室運動能力）や無症候性疾患の指標（将来的な心筋梗塞や心臓死の代理エンドポイントとしての冠動脈造影でのアテローム性動脈硬化の程度のような）が含まれる．

競合するリスクやその他の治療による交絡を伴わずして，より迅速，容易，頻繁に，なおかつ高い精確さで代理エンドポイントの測定が可能である場合は，患者にとって重要なアウトカムの代わりに代理エンドポイントを使用することの魅力は大きい．しかし，患者にとって重要なことについて信頼できる推論を可能にするためには，そのマーカーが，関連する患者にとって重要なアウトカムとの統計的相関を有し，なおかつそれらのアウトカムに対して介入が与える正味の効果を最大限に反映していなければならない[3]．

代理アウトカムの使用: 良いか，悪いか，それとも中立か

代理エンドポイントへの信頼は有益なことも有害なこともあるだろう．一方では，代理エンドポイントの使用が，新治療への迅速かつ適切なアクセスにつながるかもしれない．たとえば，代理エンドポイントを使った試験から得られた情報に基づいた新たな抗レトロウイルス薬の承認という米国食品医薬品局（US Food and Drug Administration）の決断と実践は，ヒト免疫不全ウイルス（human immunodeficiency virus: HIV）感染症患者のための有効な治療に対する需要を認識したものである．第 1 世代のプロテアーゼ阻害薬は，患者にとって重要なアウトカムに焦点をあてた RCT によって有効性が実証された[5]．より最近の試験ではさまざまな薬剤クラスに属する抗レトロウイルス薬の効果が HIV 感染の代理マーカーによって実証されているが，それに伴う AIDS や AIDS 関連死亡の減少が複数のコホート研究によって示唆されている[6]．

またもう一方では，代理エンドポイントをあてにすると誤った結論を導き，その結果として罹患や死亡が上昇する場合もある．たとえば，フロセキナン，ミルリノン，イボパミン，ベスナリノン，キ

サモテロールはいずれも外来通院中の心不全患者における血行動態機能の代理アウトカムを改善するが，複数の RCT により，これらの薬剤すべてが死亡の上昇をきたすものであることがわかった（第 11.2 章「ランダム化試験の驚くべき結果」を参照）．代理アウトカムを使用することの根本的動機は，患者にとって重要なアウトカムを測定する場合に必要となるサンプルサイズや追跡期間を縮小することであるが，代理アウトカムを使用することで毒性の推定が甘くなることがあり，そのため，代理アウトカムの妥当性についての高い確信性が必要となる．

臨床医は，治療による代理マーカーの改善が患者にとって重要なアウトカムの改善を一貫して予測できる妥当な代理マーカーと**妥当性 validity** に疑問があるものとをどう区別したらよいのだろうか．代理エンドポイントを使用した研究を批判的に吟味するためのこの章で説明されているアプローチは，臨床医が代理エンドポイントを使用する研究結果を個々の患者の治療に適用するのに役立つ．

この決定にとって重要なのは，臨床医は代理エンドポイントの適切性を判断するために複数の調査を評価する必要があるということである．評価においては，代理エンドポイントと**標的エンドポイント target end point** の関係を調べた**観察研究 observational study** の，好ましくはメタアナリシスを伴うシステマティックレビューが必要であり，両方のエンドポイントへの治療効果を調べた RCT の一部あるいはすべてを対象としたレビューが必要となるかもしれない．ほとんどの臨床医にはこのような調査を行う時間はないが，われわれのガイドラインに従うことで，代理エンドポイントへの効果に基づいた治療を主張する専門家，あるいは製薬会社の見解を評価することができる．欄 13.4-1 に示されるように，われわれのガイドは，代理エンドポイントに焦点をあてた試験結果が信頼できるかどうかを臨床医が判断するのに役立つ基準に直接基づいている．

欄 13.4-1

代理エンドポイントを使った試験のためのユーザーズガイド

その代理アウトカムは妥当か

- 代理アウトカムと患者にとって重要なアウトカムとの間に，強い，独立した，一貫する関連性はあるか
- 同じ薬剤クラスについてのランダム化試験は，代理エンドポイントの改善が標的アウトカムの改善を一貫して導くことを示しているか[a]
- 異なる薬剤クラスのランダム化試験は，代理エンドポイントの改善が標的アウトカムの改善を一貫して導くことを示しているか[a]

結果は何か

- 治療効果の大きさ，精確さ，持続性はどれくらいだったか

結果を患者の治療にどのように適用できるか

- 見込まれる治療の利益は，考えられる害やコストに見合うか

a: 代理アウトカムを使用した試験が臨床措置のための適切なガイドであるためには，これらの質問のうちの 1 つまたは両方への答えが，状況に応じて，「Yes」でなければならない．

代理アウトカムと患者にとって重要なアウトカムとの間に，強い，独立した，一貫する関連性はあるか

重要な標的アウトカムの妥当的な代理アウトカムとして機能するためには，代理エンドポイントがその標的アウトカムと関連していなければならない．たいていの場合，研究者らは，複数の観察研究において代理アウトカムと標的アウトカムに**相関 correlation** が確認されたことを理由に代理エンドポイントを選択する．研究者らは，生物学的特性を理解することで代理アウトカムの変化が必然的に重要なアウトカムの変化につながるという確信を持つことができる．この関連性（association）が強いほど，代理アウトカムと標的アウトカムとの間に結び付きが存在する可能性が高い．関連の強さは，**相対リスク relative risk**（RR）や**オッズ比 odds ratio** のような統計的指標に反映される（第 9 章「治療はリスクを減らすか．結果を理解する」を参照）．

生物学的に信頼できそうな代理アウトカムの多くは，患者にとって重要なアウトカムと弱い関連性しかない．たとえば，慢性肺疾患患者における呼吸機能，あるいは心疾患と肺疾患を持つ患者における従来の運動負荷試験は，日常生活動作を行う能力との間に弱い相関しかない[7,8]．相関が低い場合，代理アウトカムは標的アウトカムの適切な代理を果たせない可能性が高い．

関連性の強さに加え，関連性の妥当性をどの程度確信できるかは，異なる複数の研究で，そして既知の**交絡変数 confounding variable** の調整後も，一貫した関連性が示されるかどうかに依存する．たとえば，Seven Countries Study[9]のような生態学的調査によって，血清コレステロール値と冠動脈性心疾患による死亡との間に，年齢，喫煙，収縮期血圧のような他の予測因子（predictors）の調整後も，強い関連性が示された．多種類の他の潜在的**予後因子 prognostic factor** の調整後も代理アウトカムと標的アウトカムとの間に関連がある場合，それは**独立した関連 independent association** であるが，必ずしもそれが原因であることを意味するわけではない（第 15.1 章「相関と回帰」を参照）．その後実施された大規模な観察研究により，すべての国の人々においてこの関連が確認された[10]．

同様に，複数のコホート研究により，血漿ウイルス量の単回測定から HIV 感染者患者におけるその後の AIDS 発症や死亡のリスクを予測できることが一貫して明らかにされた[11-17]．たとえば，ある研究では，ウイルス量の下位 1/4 から上位 1/4 までの患者で，5 年後の AIDS 発症患者の割合は，8%，26%，49%，62%であった[17]．さらに，この関連性は，CD4 細胞数のような他の潜在的予測因子の調整後も予測力を維持した[11-16]．このような強固で一貫した独立した関連は，指標が潜在的に有用な代理アウトカムであることを証明できる．

ユーザーズガイドの適用

2 型糖尿病患者の場合，患者にとって重要な心血管イベントのアウトカム（致死的または非致死的な心筋梗塞または脳卒中）に HbA1c を代用できるかどうかが問題である．理想的には，HbA1c と 2 型糖尿病における心血管イベントとの関連性を証明するには，2 型糖尿病患者を糖尿病の発症から，一部の患者では，心血管イベントの発症まで追跡する大規模コホートが必要であろう．大規模コホート研究は，血糖コントロールの程度と大血管合併症の関連性を明らかにする[18,19]．コホート研究 13 件のメタアナリシス **meta-analysis** で

は，HbA1c 1%の絶対的増加は，心血管イベントリスクの 18%の増加と一貫して関連していた（RR 1.18, 95%CI: 1.10〜1.26）[20]. したがって，HbA1c の増加と好ましくない心血管アウトカムとの間には，独立かつ一貫した関連性についての良好なエビデンスが存在する.

同じ薬剤クラスのランダム化試験は，代理エンドポイントの改善が標的アウトカムの改善を一貫して導くことを示しているか

最初の基準（代理アウトカムと患者にとって重要なアウトカムとの間に，強い，独立した，一貫する関連性）を満たすことは必要であるが，代理アウトカムが信頼できるかは十分ではない. 代理アウトカムは疾患の過程の因果経路に存在するだけでなく，われわれは，治療による代理アウトカムのいかなる変化も患者にとって重要なアウトカムに対する重大な影響をすべて取り込むと確信できなければならない[3]. 代理アウトカムの理解が限られている場合（たとえば，その関係がある状況では因果関係があり，考慮中の治療の状況では因果関係がない），または治療が代理アウトカムへの影響とは無関係に，罹患または死亡に肯定的影響または否定的影響のいずれかの場合，この条件は役立たない. 臨床試験の歴史には，代理アウトカムが患者にとって重要なアウトカムに強く独立して関わっているものの，RCT で調査した際にはそのアウトカムを改善できなかった，または実際にアウトカムが悪化したという，魅力的で一見有益な効果をもたらした薬剤や外科的治療の例がたくさんある（第 11.2 章「ランダム化試験の驚くべき結果」を参照）.

代理アウトカムはとても魅力的なので，2 つの追加の印象的な例を概説する.

高密度リポ蛋白質コレステロール（high-density lipoprotein cholesterol: HDL-C）の高値は，強く，独立して，一貫して，心筋梗塞や心血管死の低下と関連している. 論理的には，HDL-C を増加させる薬物が心血管イベントを減少させることになる. トルセトラピブは，HDL-C に対して望ましい効果を達成したが，代理アウトカムに対する満足のいく効果にもかかわらず，死亡数を増加させた[21].

クラスⅠ抗不整脈薬[22]は，心筋梗塞患者の**予後 prognosis** 不良と強く関連する心室異所性拍動を効果的に防止した[23]. この場合では，臨床社会は RCT を待つことをせず，そして臨床現場で広く使われることになった. 最終的にはかなりの遅れで，罹患と死亡に対する薬物の効果を評価するための RCT が開始されたが，その試験では薬物は死亡を増加させた[24]. 非致死性不整脈の抑制の代理エンドポイントを不適切に信用すると，何千人もの患者が死亡する可能性がある.

代理アウトカムへの効果に立脚して介入を推奨する前に，まず RCT において代理アウトカムと患者にとって重要なアウトカムとの一貫した関連性を確認すべきである. RCT によって代理エンドポイントと標的アウトカムとの強い関連性が確認された薬剤と同じクラスに属する新薬であれば，臨床医は代理エンドポイントを信頼できる状況にあるといえる. たとえば，スタチンによる冠動脈性心疾患の一次予防と二次予防に関する複数の大規模試験により，スタチンによって心血管系有害アウ

トカムが減少することが確認されている（ここでも結果は完全に一貫していない．第28.4章「クラス効果を理解する」を参照）[25,26]．だからこそ，**クラス効果 class effect** を想定する可能性がある．したがって，同程度，あるいはより強力なLDLコレステロール低下効果を持つロスバスタチンなどの新しいスタチンであれば，患者にとって重要なアウトカムの減少にも寄与すると想定することができる．とはいえ，関連の一貫性については保留したとしても，脂質低下作用のみに基づき承認された別のスタチンであるセリバスタチンが重症の横紋筋融解症の10倍増加に関連していたという最近の観察研究の例を考えた場合[27]，薬剤の利益を確認する上で代理アウトカムへの依存は，やはり毒性の問題においては深刻な疑問が残ることをわれわれに思い出させる．

これらの結果を安易に別のクラスの脂質低下薬に一般化することが躊躇される理由が2つある．第1に，ある薬剤クラスにおける代理アウトカムと患者にとって重要なアウトカムとの生物学的関連性が，別の薬剤クラスには存在しないことがある．たとえば，骨密度は骨折減少と一貫して独立して関連している．さらに，骨密度増加は，抗骨粗鬆症薬の1つのクラスである，ビスホスホネートによる骨折減少の重要なメカニズムであるように見える．しかし，フッ化ナトリウム療法は，治療によって誘発された骨密度増加をもたらしたが，骨折は減少せず増加した[28,29]．この例のように，ビスホスホネートによる骨密度と骨折との関係を他の種類の薬剤に一般化することは重大な間違いになるだろう[30]．

1つのクラスの薬剤における代理アウトカムの変化と患者にとって重要なアウトカムの変化の関連性を第2のクラスに一般化することを躊躇する第2の理由がある．代理アウトカムによって媒介されるものと無関係の作用物質が，患者にとって重要なアウトカムに影響を及ぼす可能性がある．たとえば，ある種の抗コレステロール薬（フィブラート）が心筋梗塞の有意な減少をもたらしたが，この恩恵を受ける他の原因（胃腸疾患）による死亡リスクの増加をもたらし，全死亡に何の効果ももたらさなかったことを見出した試験を考えてみよう[25]．

「薬剤クラス（drug class）」という用語にさまざまな解釈があることが，この基準を複雑にしている．当然ながら製薬会社は，自社の薬剤が，代理エンドポイントと標的エンドポイントとの間に一貫した肯定的関連性が示されている薬剤クラスに合致する場合は，広義の「クラス（class）」を支持するだろう（心筋梗塞を起こした患者におけるβ遮断薬，または蛋白尿性腎疾患の進行予防のためのACE阻害薬など）．一方，標的イベントへの有害作用が確認されている，あるいはそれが疑われる薬剤（たとえば，クロフィブラートやシクロオキシゲナーゼ-2阻害薬）に関連する薬物の場合，製薬会社は，その新薬を有害な薬剤と同クラスに分類するには化学的，生理学的関連性が不十分であると主張する可能性が高い（第28.4章「クラス効果を理解する」を参照）．

いずれにしても，新しいクラスの他の薬物に由来すると思われる関連エビデンスがない場合，臨床医はクラス間比較に由来する代理エンドポイントと標的アウトカムの関連性に関するエビデンスに依存しなければならない．そのようなエビデンスからの推論は，クラス内エビデンスよりも実質的に弱い．保守的で賢明な実践としては，患者にとって重要なアウトカムへの影響が認められるまで，新薬の使用を遅らせることだろう．

ユーザーズガイドの適用

冒頭のシナリオに戻り，われわれは，HbA1c が心血管イベントのための潜在的に信頼できる代理マーカーの特性を保持することを観察研究から確立できた．しかし，GLT-1 刺激薬および他の抗糖尿病薬をメトホルミンの補助薬として比較する RCT において患者にとって重要なアウトカムへの影響を扱ったエビデンスはない．メトホルミンへの追加療法を扱った RCT のメタアナリシスでは，HbA1c のコントロールが不良な 2 型糖尿病患者において，長期間作用のエクセナチドおよびリラグルチドは，シタグリプチン，DPP-4 阻害薬，またはピオグリタゾンの追加療法よりも，HbA1c と体重の減少につながっていた[1,31]．したがって，次のステップとして，他の状況における HbA1c と心血管エンドポイントに対するクラス効果についてのエビデンスの一貫性を調べなければならない．

異なる薬剤クラスのランダム化試験は，代理エンドポイントの改善が標的アウトカムの改善を一貫して導くことを示しているか

われわれの GLP-1 拮抗薬の例のように，新しいクラスの薬剤の中で患者にとって重要なアウトカムに関するエビデンスが不足している場合，薬剤クラス間の代理アウトカムと患者にとって重要なエンドポイントの変化の一貫性を検討しなければならない．

われわれはすでに，ビスホスホネートとフッ化ナトリウムを比較した骨粗鬆症において骨密度の変化と骨折減少との間に一貫性のない関連性の例を提示した[28]．心不全の治療は，第 2 の教訓的な例と言える．心不全患者における ACE 阻害薬の試験では，運動能力の向上[32-35]と同時に死亡の減少[36]が認められ，臨床医が運動能力を妥当な代理アウトカムとして使用できる可能性が示唆された．ミルリノン（ホスホジエステラーゼ阻害薬[37]）とエポプロステノール（プロスタグランジン[38]）には，症候性心不全患者における運動耐容能の改善効果が認められた．しかし，これらの薬剤を RCTs で評価したところ，いずれの薬剤にも心血管死の増加が確認されたが，第 1 のケースでは統計的に有意であり[39]，第 2 のケースでは**早期中止 stopping early** の試験となった[40]．したがって，運動不耐容能は死亡改善の予測において一貫しておらず，妥当な代理アウトカムとはいえない．

上記以外にも，心不全患者における代理エンドポイントとして，駆出率，心拍変動，自律神経機能マーカーが提案されている[41]．ドパミン作用薬であるイボパミンは 3 つのいずれの代理エンドポイントにも肯定的な影響を与えるが，ある RCT では，この薬剤が主にイボパミン誘発性頻脈性不整脈のために心不全患者における死亡を増加させることが示された[42]．このエビデンスは，駆出率，心拍変動，自律神経機能マーカーを信頼できる代理エンドポイントとしてあてにできないことを示している．

しかし，代理アウトカムと患者にとって重要なアウトカムについて，クラス内およびクラス間の変化の一貫した効果をもたらす適切な代理アウトカムの例が少なくとも 1 つ存在する．たとえば，HIV 患者を対象とした治療試験は，CD4 細胞数の変化や血漿ウイルス HIV-1RNA 量の完全抑制が，患者にとって重要なアウトカムの改善と関連していることを一貫して判明している（表 13.4-1）．異なるクラスの抗レトロウイルス療法を比較した試験により，より効力の強い薬剤レジメンにランダム割り付けされた患者は，CD4 細胞数がより多く，HIV-1 ウイルス量の抑制率が高く，AIDS または死亡に進展する可能性が低いことが示された[5,43]．その後実施された，さまざまな新規抗レトロウイル

表 13.4-1

代理エンドポイントを使用した研究の批判的評価に向けた，賛否両論のある厳選された例への妥当性基準の適用

介入の種類	代理エンドポイント	標的エンドポイント	基準 1	基準 2	基準 3
			代理アウトカムと患者にとって重要なアウトカムとの間に，強い，独立した，一貫する関連性はあるか	同じ薬剤クラスについてのランダム化試験は，代理エンドポイントの改善が標的アウトカムの改善を一貫して導くことを示しているか	異なる薬剤クラスのランダム化試験は，代理エンドポイントの改善が標的アウトカムの改善を一貫して導くことを示しているか
グルカゴン様ペプチド 1 受容体拮抗薬であるエクセナチド[2]	HbA1C	心血管イベント	はい[18,9]	いいえ[1,31]	いいえ[50-53]
抗脂血症薬ダルセタピブ[57]	HDL-C	心血管イベント	はい[58,59]	いいえ[57]	いいえ[60,61]
抗脂血症薬ロスバスタチン[62,63]	コレステロール低下または LDL-C 低下	心筋梗塞または心筋梗塞起因死	はい[9,64]	はい[25]	いいえ[25]
葉酸＋ビタミン B_6 と B_{12}[65]	ホモシスチン	心血管イベント[b]	はい[66-69]	いいえ[65,70,71]	いいえ[72,c]
プロテアーゼインヒビター[a]のアタザナビル[73]	血漿中 HIV-1 ウイルス量	AIDS または死亡	はい[11-16]	はい[5,43]	はい[74]
プロテアーゼインヒビター[a]のアタザナビル[73]またはダルナビル[75]	CD4 細胞数	AIDS または死亡	はい[11-16]	はい[5,43]	はい[74]

略語，HbA1c: グリコヘモグロビン，HDL-C: 高密度リポ蛋白質コレステロール，HIV: ヒト免疫不全ウイルス，LDL-C: 低密度リポ蛋白質コレステロール

a: 逆転写阻害薬 2 剤との併用療法

b: 冠動脈性心疾患，非致死的心筋梗塞，虚血性脳卒中，不安定狭心症，または心停止による蘇生

c: 関心のある比較対照介入: ビタミン B_6 と B_{12}

ス薬を調査した大規模なコホート研究により，AIDS や AIDS 関連死亡率の大幅な減少が確認されている[44]．異なる薬剤クラスを使った今後の試験によって同様の結果が示されるという保証はないが，これらの結果から，たとえば，HIV 感染症に対して，CD4 細胞数を上昇させ，HIV-1 ウイルス量を

効果的に抑制するアタザナビルのような新規プロテアーゼ阻害薬が，AIDS 関連の罹患や死亡の減少をもたらすだろうという確信は大いに強まる．

しかしその一方で，代理アウトカムの妥当性を示す説得力のあるエビデンスは，初期段階では顕在化しない長期の薬剤毒性の懸念を払拭するものではないことに留意しなければならない．たとえば，第 1 世代のプロテアーゼ阻害薬ロピナビルおよびインジナビルは，非ヌクレオシド逆転写酵素阻害剤の使用では見出されない関連性である心筋梗塞のリスク増加と関連しているようである[45]．

ユーザーズガイドの適用

冒頭の臨床シナリオに戻って，われわれはインスリンによる観察とは別に，HbA1c レベルを低下させることが知られている 2 型糖尿病の治療に利用可能な 6 つの異なるクラスの薬物が現在存在している[46]．患者にとって重要なエンドポイントに焦点をあてた RCT の結果としては，メトホルミン，チアゾリジンジオンロシグリタゾン，ピオグリタゾン，サクサグリプチン，アログリプチン，2 つの DPP-4 阻害薬について利用可能である[47,48]．これらの薬物は，異なる対照群と比較されている．システマティックレビューでは，メトホルミン単独療法は，糖尿病関連と心筋梗塞関連死の減少および全死亡の減少と関連していることが判明した[49]．UK Prospective Diabetes Study では，メトホルミンのスルホニルウレアへの早期追加療法は，糖尿病関連死亡率の 96%の相対的増加と関連していた[50]．インスリン単独投与と比較して，メトホルミンをインスリンに追加した RCT のシステマティックレビューでは，2 型糖尿病において心血管アウトカムの改善は見られなかった[51]．RCT の別のシステマティックレビューでは，ロシグリタゾンは対照と比較して HbA1c 低下が優れていたが，心筋梗塞とうっ血性心不全のリスク増加と関連していた[52]．異なる選択基準を用いたさらに別のシステマティックレビューでは，ロシグリタゾンとピオグリタゾンの両方がうっ血性心不全のリスク増加と関連し，体液保持の増加によるクラス効果を示唆していた[53]．2 つの大きなプラセボ対照 RCT では，サクサグリプチンとアログリプチンは，心血管死，心筋梗塞，虚血性脳卒中の複合アウトカムを減少させず，サクサグリプチンは，うっ血性心不全による入院の高リスクと関連していた[47,48]．特定の薬物によるこれらの研究の結果を裏付ける，厳格なコントロールを達成するための異なる戦略を使用した 2 型糖尿病患者のより厳格な血糖コントロールとより厳格でない血糖コントロールのいくつかの試験では，厳格なコントロールで微小アルブミン尿が保持され，HbA1c レベルを低下させるが，死亡，心血管死，または脳卒中に対しては認識可能な効果はなく，心筋梗塞におけるわずかな**相対リスク減少 relative risk reduction** があるだけのことが判明した．したがって，HbA1c の変化が，様々な抗糖尿病薬クラスにわたって心血管イベントの一貫した減少をもたらすという一貫したエビデンスは存在しない．確かに，潜在的に信頼できるエビデンスの特徴としては，それとは反対のことを示唆している．

表 13.4-1 は，GLP-1 拮抗薬例とより最近の賛否両論のあるいくつかの代理エンドポイントの使用例に本書の妥当性基準を適用したものである．

結果は何か

治療効果の大きさ，精確さ，持続性はどれくらいだったか

介入研究の結果を検討する際，われわれは介入によって代理エンドポイントが変化するかどうかということに加え，その効果の大きさ，精確さ（precision），期間にも関心がある．介入によって代理エンドポイントに大きな減少があり，その大きな減少を取りまく 95%CI が狭く，その効果が十分

な期間にわたって持続する場合，標的アウトカムに良い影響が及ぶ確信は強まる．一方，肯定的な効果でも，その規模が小さく，CI が広く，追跡期間が短いと，われわれの確信はより弱いものとなる．

前項で，CD4 細胞数が HIV 感染症患者の死亡の許容可能な代理エンドポイントとなりうると示唆するエビデンスを引用した[11-16]．有効な抗レトロウイルス療法が成功裏に導入されるのに先立って，無症候性の HIV 感染症患者におけるジドブジンの即時療法と遅延療法を比較した RCT では，中央値 1.7 年の追跡で CD4 細胞数が 350/mL を上回る患者の割合が高かったことを主な理由として，即時療法における肯定的結果を報告していた[54]．その後実施された Concorde 研究では，中央値 3.3 年の追跡の RCT で同じ疑問が取り上げられた[55]．Concorde 研究者らは，治療群と対照群の双方で CD4 細胞数の継続的減少を確認したが，研究終了時点における細胞数の差の中央値 30 個/mL は統計的に有意で，治療の有効性を示していた．しかしながら，この研究では，AIDS への進展や死亡の減少という点においてはジドブジンの効果が確認されなかった．CD4 細胞数の差の中央値は，患者にとって重要なアウトカムに影響を与えるには不十分であった．Concorde の著者らは，2 群間の CD4 数の差は小さいながらも有意性と持続性が高かったが，有意な臨床的利益につながっていなかったことから，「代理エンドポイントとして安易に CD4 細胞数を使用することは疑問視される」と結論した[55]．したがって，代理エンドポイントが有効であると判断されるまれなケースでは，介入が代理エンドポイントに与える影響が大きく，頑健で，十分な期間にわたって持続して初めて，患者にとって重要な効果についての推論が信用できるものとなる．

ユーザーズガイドの適用

われわれのシナリオと収集した RCT に戻ると，ベースラインの HbA1c が 8.5%であり，メトホルミンで治療されていた 2 型糖尿病患者 170 人が，さらに 26 週間の，週 1 回注射のエクセナチド（2 mg）にプラセボ追加とプラセボ注射を伴う経口シタグリプチン（100 mg）またはピオグリタゾン（45 mg）にランダム割り付けされた[2]．シタグリプチン（0.9%, 95%CI 0.7〜1.1%）またはピオグリタゾン（1.2%, 95%CI: 1.0〜1.4%）に比べ，エクセナチド治療は HbA1c レベルを 1.5%（95%CI: 1.4〜1.7%）低下した．治療効果の差は，エクセナチド対シタグリプチンで−0.6%（95%CI: −0.9〜−0.4%, $P<0.0001$）およびエクセナチド対ピオグリタゾンで−0.3%（95%CI: −0.6〜−0.1%, $P=0.0165$）であった．われわれはすでに，患者にとって重要なアウトカムの代理として HbA1c の使用について深刻な疑念を抱いている．そのような懸念がなくても，代理アウトカムに対するエクセナチドと他の薬剤とのわずかな効果は，患者にとって重要なアウトカムに関しての優越性について留保することになるだろう．

見込まれる治療の利益は，考えられる害やコストに見合うか

代理アウトカムによる研究結果の適用において臨床医が自問すべき 3 つの疑問は，治療や予防に関するあらゆる問題でこれまでにわれわれが提示してきたものと共通している（第 7 章「治療（ランダム化試験）」を参照）．研究対象となった患者は自身の患者に類似しているか．患者にとって重要なアウトカムがすべて考慮されているか．見込まれる利益（benefit）は，考えられる害やコストに見合うか．第 3 の基準は，治療の利益と害を比較するものだが，研究者が代理エンドポイントに

のみ焦点をあてた場合は特定の課題を提起する．

患者に治療を推奨する前に，臨床医はまず見込まれる利益の大きさを把握する必要がある．介入の利益に関する知識が，代理エンドポイントへの効果に限られている場合，利益の大きさを推定するには困難が伴う．1つのアプローチとして，同様の患者集団を対象とし，代理エンドポイントと標的エンドポイントの両方を用いて関連する介入を評価した1つ以上のRCTを探し，そのデータを基に推定を行うことである．このアプローチを使えない場合は，代理マーカーを標的臨床アウトカムに関連づける予後予測モデルから外挿することになる．しかし，経験的なエビデンスでは，代理エンドポイントの有効性データからのそのような外挿にはバイアスがあり，患者にとって重要なエンドポイントに頼っているときに見られる**治療効果 treatment effect** のおよそ50%を過大評価する可能性が高いことが示されている[56]．

臨床シナリオの解決

知りえるのがHbA1cに対する効果だけである場合，すでにメトホルミンを服用している2型糖尿病患者における心血管イベントに対する長時間作用型GLP-1拮抗薬エクセナチドの競合薬と比較したリスク減少をどのように確認できるだろうか．簡単な答えは，確認できないということである．HbA1cのより大きな減少が大血管有害事象の減少につながるという確信がないことを考えると，効果の大きさを推定するモデリング演習においてまったく確信できない．

2型糖尿病におけるHbA1cと心血管イベントとの間に強い，多かれ少なかれ一貫性のある，独立した，および生物学的に妥当な関連があることを見出した．HbA1cを一貫して低下させる様々な抗糖尿病化合物が2型糖尿病の心血管イベントを一貫して減少させるというエビデンスは不十分であるとしか言えない．したがって，これまでのHbA1cレベルと心血管イベント数を低下させる効果についての唯一のエビデンスである，メトホルミン単独療法による2型糖尿病の肥満患者におけるHbA1c低下作用からの他の抗糖尿病薬またはメトホルミンをベースとした併用治療への外挿は適切ではない．

臨床医や患者はまた，治療の決断を行う際に潜在的な害や有害作用を考慮しなければならない．ほとんどの患者はエクセナチドによく耐えられる．しかし，悪心（24%），下痢（18%），嘔吐（11%）の発症率は，関心のある試験では比較薬物よりもかなり高かった[2]．さらに，いかなる新薬も多数の患者の治療後にまれではあるが重篤な有害作用の出現のリスクを抱えている．

患者には何と伝えるべきだろうか．心血管イベントのリスクをさらに最小限に抑えたい場合，高い確信性のRCTエビデンスは，患者がスタチンと血圧の治療を継続すべきであることを示唆している．患者は，GLP-1拮抗薬に関連する悪心の相対的な高率と薬剤の注射の必要性に懸念があり，特に患者が拒絶した他の薬剤ではなくエクセナチドの追加により彼女の糖尿病の大血管合併症の可能性が減少するという保証はないということに衝撃を受けた．そのため患者は，エクセナチドの使用を拒否する．

結論

代理エンドポイントを用いて予期される治療の利益について推論するということは，その代理エンドポイントが患者にとって重要なアウトカムに関連すると想定していることになる．この章では，このような想定の適切性を判断するのに役立つ基準について概説する．代理エンドポイントが本書で示唆する基準のすべてを満たすことはめったになく，実際，HIVのウイルス量はわれわれが認識している唯一の例である．基準が満たされていても，患者にとって重要な利益に確信を持てるようにするためには，代理エンドポイントに対する効果の大きさは，実質的で一貫性があり，長期に続くものでなければならない．

以上から，代理アウトカムに関わるジレンマを最終的に解消するには，患者にとって絶対的に重要なアウトカムへの介入効果を調査した RCT からの結果を待つよりほかないことは明らかである．これは保守的なアプローチではあるが，代理エンドポイントへの信頼によって臨床医が惑わされた，あるいは惑わされたと考えられる数多くの事例が，このアプローチの妥当性を物語っている（第 11.2 章「ランダム化試験の驚くべき結果」を参照）．その一方で，患者における重度の罹患や死亡のリスクが高い場合，このように静観視する姿勢にたつことは多くの患者や医師にとって問題となるだろう．特定の**負担 burden**，毒性作用，コストに直面して不確実な利益を得るために患者が賭ける準備ができているかどうかは，協議による意思決定の問題である（第 27 章「意思決定と目の前の患者」を参照）．

有効性を示す唯一のエビデンスが代理エンドポイントに基づくデータから得られたものである場合，臨床医はその治療的介入を批判的に吟味すべきである．代理エンドポイントがわれわれの妥当性基準をすべて満たし，代理エンドポイントへの介入効果が大きく，患者における標的アウトカムのリスクが高く，患者がその標的アウトカムの回避に高い価値をおき，満足のいく代替治療が存在しない場合であれば，臨床医は代理エンドポイントのみを評価した RCT に基づいた治療の推奨を選択してもよいだろう．いずれにしても，代理エンドポイントのみに基づいて介入を推奨するのに先だって，治療の既知，または潜在的有害作用，コストについて慎重に検討しなければならない．

参考文献

1. Shyangdan DS, Royle P, Clar C, et al. Glucagon-like peptide analogues for type 2 diabetes mellitus. Cochrane Database Syst Rev. 2011; (10): CD006423.doi: 10.1002/14651858.CD006423.pub2.
2. Bergenstal RM, Wysham C, Macconell L, et al; DURATION-2 Study Group. Efficacy and safety of exenatide once weekly versus sitagliptin or pioglitazone as an adjunct to metformin for treatment of type 2 diabetes (DURATION-2): a randomised trial. Lancet. 2010; 376(9739): 431-439.
3. Biomarkers Definitions Working Group. Biomarkers and surrogate endpoints: preferred definitions and conceptual framework. Clin Pharmacol Ther. 2001; 69(3): 89-95.
4. Temple RJ. A regulatory authority's opinion about surrogate endpoints. In: Nimmo WS, Tucker GT, eds. Clinical Measurement in Drug Evaluation. New York, NY: J Wiley; 1995: 3-22.
5. Hammer SM, Squires KE, Hughes MD, et al. A controlled trial of two nucleoside analogues plus indinavir in persons with human immunodeficiency virus infection and CD4 cell counts of 200 per cubic millimeter or less. AIDS Clinical Trials Group 320 Study Team. N Engl J Med. 1997; 337(11): 725-733.
6. Olsen CH, Gatell J, Ledergerber B, et al; EuroSIDA Study Group. Risk of AIDS and death at given HIV-RNA and CD4 cell count, in relation to specific antiretroviral drugs in the regimen. AIDS. 2005; 19(3): 319-330.
7. Guyatt GH, Thompson PJ, Berman LB, et al. How should we measure function in patients with chronic heart and lung disease?　J Chronic Dis. 1985; 38(6): 517-524.
8. Mahler DA, Weinberg DH, Wells CK, et al. The measurement of dyspnea: contents, interobserver agreement, and physiologic correlates of two new clinical indexes. Chest. 1984; 85(6): 751-758.

9. Verschuren WM, Jacobs DR, Bloemberg BP, et al. Serum total cholesterol and long-term coronary heart disease mortality in different cultures: twenty-five-year follow-up of the seven countries study. JAMA. 1995; 274(2): 131-136.
10. Yusuf S, Hawken S, Ounpuu S, et al; INTERHEART Study Investigators. Effect of potentially modifiable risk factors associated with myocardial infarction in 52 countries (the INTERHEART study): case-control study. Lancet. 2004; 364(9438): 937-952.
11. Mellors JW, Rinaldo CR Jr, Gupta P, et al. Prognosis in HIV-1 infection predicted by the quantity of virus in plasma. Science. 1996; 272(5265): 1167-1170.
12. Mellors JW, Kingsley LA, Rinaldo CR Jr, et al. Quantitation of HIV-1 RNA in plasma predicts outcome after seroconversion. Ann Intern Med. 1995; 122(8): 573-579.
13. Ruiz L, Romeu J, Clotet B, et al. Quantitative HIV-1 RNA as a marker of clinical stability and survival in a cohort of 302 patients with a mean CD4 cell count of 300 x 10(6)/l. AIDS. 1996; 10(11): F39-F44.
14. O'Brien TR, Blattner WA, Waters D, et al. Serum HIV-1 RNA levels and time to development of AIDS in the Multicenter Hemophilia Cohort Study. JAMA. 1996; 276(2): 105-110.
15. Hammer SM, Katzenstein DA, Hughes MD, et al; AIDS Clinical Trials Group Study 175 Study Team. A trial comparing nucleoside monotherapy with combination therapy in HIV-infected adults with CD4 cell counts from 200 to 500 per cubic millimeter. N Engl J Med. 1996; 335(15): 1081-1090.
16. Yerly S, Perneger TV, Hirschel B, et al. A critical assessment of the prognostic value of HIV-1 RNA levels and CD4+ cell counts in HIV-infected patients: The Swiss HIV Cohort Study. Arch Intern Med. 1998; 158(3): 247-252.
17. Ho DD. Viral counts count in HIV infection. Science. 1996; 272(5265): 1124-1125.
18. Khaw KT, Wareham N, Bingham S, et al. Association of hemoglobin A1c with cardiovascular disease and mortality in adults: the European prospective investigation into cancer in Norfolk. Ann Intern Med. 2004; 141(6): 413-420.
19. Kuusisto J, Mykkänen L, Pyörälä K, et al. NIDDM and its metabolic control predict coronary heart disease in elderly subjects. Diabetes. 1994; 43(8): 960-967.
20. Selvin E, Marinopoulos S, Berkenblit G, et al. Meta-analysis: glycosylated hemoglobin and cardiovascular disease in diabetes mellitus. Ann Intern Med. 2004; 141(6): 421-431.
21. Barter PJ, Caulfield M, Eriksson M, et al; ILLUMINATE Investigators. Effects of torcetrapib in patients at high risk for coronary events. N Engl J Med. 2007; 357(21): 2109-2122.
22. McAlister FA, Teo KK. Antiarrhythmic therapies for the prevention of sudden cardiac death. Drugs. 1997; 54(2): 235-252.
23. Bigger JT Jr, Fleiss JL, Kleiger R, et al. The relationships among ventricular arrhythmias, left ventricular dysfunction, and mortality in the 2 years after myocardial infarction. Circulation. 1984; 69(2): 250-258.
24. Echt DS, Liebson PR, Mitchell LB, et al. Mortality and morbidity in patients receiving encainide, flecainide, or placebo. The Cardiac Arrhythmia Suppression Trial. N Engl J Med. 1991; 324(12): 781-788.
25. Studer M, Briel M, Leimenstoll B, et al. Effect of different antilipidemic agents and diets on mortality: a systematic review. Arch Intern Med. 2005; 165(7): 725-730.
26. Mihaylova B, Emberson J, Blackwell L, et al; Cholesterol Treatment Trialists' (CTT) Collaborators. The effects of lowering LDL cholesterol with statin therapy in people at low risk of vascular disease: meta-analysis of individual data from 27 randomised trials. Lancet. 2012; 380(9841): 581-590.

27. Furberg CD, Pitt B. Withdrawal of cerivastatin from the world market. Curr Control Trials Cardiovasc Med. 2001; 2(5): 205-207.
28. Riggs BL, Hodgson SF, O'Fallon WM, et al. Effect of fluoride treatment on the fracture rate in postmenopausal women with osteoporosis. N Engl J Med. 1990; 322(12): 802-809.
29. Haguenauer D, Welch V, Shea B, et al. Fluoride for the treatment of postmenopausal osteoporotic fractures: a meta-analysis. Osteoporos Int. 2000; 11(9): 727-738.
30. Guyatt GH, Cranney A, Griffith L, et al. Summary of metaanalyses of therapies for postmenopausal osteoporosis and the relationship between bone density and fractures. Endocrinol Metab Clin North Am. 2002; 31(3): 659-679, xii.
31. Deacon CF, Mannucci E, Ahrén B. Glycaemic efficacy of glucagon-like peptide-1 receptor agonists and dipeptidyl peptidase-4 inhibitors as add-on therapy to metformin in subjects with type 2 diabetes: a review and meta analysis. Diabetes Obes Metab. 2012; 14(8): 762-767.
32. Drexler H, Banhardt U, Meinertz T, et al. Contrasting peripheral short-term and long-term effects of converting enzyme inhibition in patients with congestive heart failure: a double-blind, placebo-controlled trial. Circulation. 1989; 79(3): 491-502.
33. Lewis GR. Comparison of lisinopril versus placebo for congestive heart failure. Am J Cardiol. 1989; 63(8): 12D-16D.
34. Giles TD, Fisher MB, Rush JE. Lisinopril and captopril in the treatment of heart failure in older patients: comparison of a long- and short-acting angiotensin-converting enzyme inhibitor. Am J Med. 1988; 85(3B): 44-47.
35. Riegger GA. Effects of quinapril on exercise tolerance in patients with mild to moderate heart failure. Eur Heart J. 1991; 12(6): 705-711.
36. Garg R, Yusuf S; Collaborative Group on ACE Inhibitor Trials. Overview of randomized trials of angiotensin-converting enzyme inhibitors on mortality and morbidity in patients with heart failure. JAMA. 1995; 273(18): 1450-1456.
37. DiBianco R, Shabetai R, Kostuk W, Moran J, Schlant RC, Wright R. A comparison of oral milrinone, digoxin, and their combination in the treatment of patients with chronic heart failure. N Engl J Med. 1989; 320(11): 677-683.
38. Sueta CA, Gheorghiade M, Adams KF Jr, et al; Epoprostenol Multicenter Research Group. Safety and efficacy of epoprostenol in patients with severe congestive heart failure. Am J Cardiol. 1995; 75(3): 34A-43A.
39. Packer M, Carver JR, Rodeheffer RJ, et al; The PROMISE Study Research Group. Effect of oral milrinone on mortality in severe chronic heart failure. N Engl J Med. 1991; 325(21): 1468-1475.
40. Califf RM, Adams KF, McKenna WJ, et al. A randomized controlled trial of epoprostenol therapy for severe congestive heart failure: The Flolan International Randomized Survival Trial (FIRST). Am Heart J. 1997; 134(1): 44-54.
41. Yee KM, Struthers AD. Can drug effects on mortality in heart failure be predicted by any surrogate measure? Eur Heart J. 1997; 18(12): 1860-1864.
42. Hampton JR, van Veldhuisen DJ, Kleber FX, et al; Second Prospective Randomised Study of Ibopamine on Mortality and Efficacy (PRIME Ⅱ) Investigators. Randomised study of effect of ibopamine on survival in patients with advanced severe heart failure. Lancet. 1997; 349(9057): 971-977.
43. Cameron DW, Heath-Chiozzi M, Danner S, et al; The Advanced HIV Disease Ritonavir Study Group. Randomised placebocontrolled trial of ritonavir in advanced HIV-1 disease. Lancet. 1998; 351(9102): 543-549.

44. Sterne JA, Hernán MA, Ledergerber B, et al; Swiss HIV Cohort Study. Long-term effectiveness of potent antiretroviral therapy in preventing AIDS and death: a prospective cohort study. Lancet. 2005; 366(9483): 378-384.
45. Worm SW, Sabin C, Weber R, et al. Risk of myocardial infarction in patients with HIV infection exposed to specific individual antiretroviral drugs from the 3 major drug classes: the data collection on adverse events of anti-HIV drugs (D: A: D) study. J Infect Dis. 2010; 201(3): 318-330.
46. Nathan DM. Finding new treatments for diabetes-how many, how fast... how good? N Engl J Med. 2007; 356(5): 437-440.
47. Scirica BM, Bhatt DL, Braunwald E, et al; SAVOR-TIMI 53 Steering Committee and Investigators. Saxagliptin and cardiovascular outcomes in patients with type 2 diabetes mellitus. N Engl J Med. 2013; 369(14): 1317-1326.
48. White WB, Cannon CP, Heller SR, et al; EXAMINE Investigators. Alogliptin after acute coronary syndrome in patients with type 2 diabetes. N Engl J Med. 2013; 369(14): 1327-1335.
49. Saenz A, Fernandez-Esteban I, Mataix A, et al. Metformin monotherapy for type 2 diabetes mellitus. Cochrane Database Syst Rev. 2005; (3): CD002966.
50. UK Prospective Diabetes Study (UKPDS) Group. Effect of intensive blood-glucose control with metformin on complications in overweight patients with type 2 diabetes (UKPDS 34). Lancet. 1998; 352(9131): 854-865.
51. Hemmingsen B, Christensen LL, Wetterslev J, et al. Comparison of metformin and insulin versus insulin alone for type 2 diabetes: systematic review of randomised clinical trials with metaanalyses and trial sequential analyses. BMJ. 2012; 344: e1771. doi: 10.1136/bmj.e1771.
52. Singh S, Loke YK, Furberg CD. Long-term risk of cardiovascular events with rosiglitazone: a meta-analysis. JAMA. 2007; 298(10): 1189-1195.
53. Lago RM, Singh PP, Nesto RW. Congestive heart failure and cardiovascular death in patients with prediabetes and type 2 diabetes given thiazolidinediones: a meta-analysis of randomized clinical trials. Lancet. 2007; 370(9593): 1129-1136.
54. Cooper DA, Gatell JM, Kroon S, et al; The European-Australian Collaborative Group. Zidovudine in persons with asymptomatic HIV infection and CD4+ cell counts greater than 400 per cubic millimeter. N Engl J Med. 1993; 329(5): 297-303.
55. Concorde Coordinating Committee. Concorde: MRC/ANRS randomised double-blind controlled trial of immediate and deferred zidovudine in symptom-free HIV infection. Lancet. 1994; 343(8902): 871-881.
56. Ciani O, Buyse M, Garside R, et al. Comparison of treatment effect sizes associated with surrogate and final patient relevant outcomes in randomised controlled trials: meta-epidemiological study. BMJ. 2013; 346: f457. doi: 10.1136/bmj.f457.
57. Schwartz GG, Olsson AG, Abt M, et al; dal-OUTCOMES Investigators. Effects of dalcetrapib in patients with a recent acute coronary syndrome. N Engl J Med. 2012; 367(22): 2089-2099.
58. Miller NE, Thelle DS, Forde OH, et al. The Tromsø heartstudy: high-density lipoprotein and coronary heart-disease: a prospective case-control study. Lancet. 1977; 1(8019): 965-968.
59. Gordon T, Castelli WP, Hjortland MC, et al. High density lipoprotein as a protective factor against coronary heart disease: The Framingham Study. Am J Med. 1977; 62(5): 707-714.
60. Boden WE, Probstfield JL, Anderson T, et al; AIM-HIGH Investigators. Niacin in patients with low HDL cholesterol levels receiving intensive statin therapy. N Engl J Med. 2011; 365(24): 2255-2267.
61. Nissen SE, Tardif JC, Nicholls SJ, et al; ILLUSTRATE Investigators. Effect of torcetrapib on the pro-

gression of coronary atherosclerosis. N Engl J Med. 2007; 356(13): 1304-1316.

62. Jones PH, Davidson MH, Stein EA, et al; STELLAR Study Group. Comparison of the efficacy and safety of rosuvastatin versus atorvastatin, simvastatin, and pravastatin across doses (STELLAR* Trial). Am J Cardiol. 2003; 92(2): 152-160.
63. Brown WV, Bays HE, Hassman DR, et al; Rosuvastatin Study Group. Efficacy and safety of rosuvastatin compared with pravastatin and simvastatin in patients with hypercholesterolemia: a randomized, double-blind, 52-week trial. Am Heart J. 2002; 144(6): 1036-1043.
64. Law MR, Wald NJ, Thompson SG. By how much and how quickly does reduction in serum cholesterol concentration lower risk of ischaemic heart disease? BMJ. 1994; 308(6925): 367-372.
65. Lonn E, Yusuf S, Arnold MJ, et al; Heart Outcomes Prevention Evaluation (HOPE) 2 Investigators. Homocysteine lowering with folic acid and B vitamins in vascular disease. N Engl J Med. 2006; 354(15): 1567-1577.
66. Boushey CJ, Beresford SA, Omenn GS, et al. A quantitative assessment of plasma homocysteine as a risk factor for vascular disease: probable benefits of increasing folic acid intakes. JAMA. 1995; 274(13): 1049-1057.
67. Wald DS, Law M, Morris JK. Homocysteine and cardiovascular disease: evidence on causality from a meta-analysis. BMJ. 2002; 325(7374): 1202.
68. Homocysteine Studies Collaboration. Homocysteine and risk of ischemic heart disease and stroke: a meta-analysis. JAMA. 2002; 288(16): 2015-2022.
69. Eikelboom JW, Lonn E, Genest J Jr, et al. Homocyst(e) ine and cardiovascular disease: a critical review of the epidemiologic evidence. Ann Intern Med. 1999; 131(5): 363-375.
70. Bønaa KH, Njølstad I, Ueland PM, et al; NORVIT Trial Investigators. Homocysteine lowering and cardiovascular events after acute myocardial infarction. N Engl J Med. 2006; 354(15): 1578-1588.
71. Liem A, Reynierse-Buitenwerf GH, Zwinderman AH, et al. Secondary prevention with folic acid: effects on clinical outcomes. J Am Coll Cardiol. 2003; 41(12): 2105-2113.
72. Myung SK, Ju W, Cho B, et al; Korean Meta-Analysis Study Group. Efficacy of vitamin and antioxidant supplements in prevention of cardiovascular disease: systematic review and meta-analysis of randomised controlled trials. BMJ. 2013; 346: f10. doi: 10.1136/bmj.f10.
73. Johnson M, Grinsztejn B, Rodriguez C, et al. Atazanavir plus ritonavir or saquinavir, and lopinavir/ritonavir in patients experiencing multiple virological failures. AIDS. 2005; 19(2): 153-162.
74. Montaner JS, Reiss P, Cooper D, et al. A randomized, doubleblind trial comparing combinations of nevirapine, didanosine, and zidovudine for HIV-infected patients: the INCAS Trial. Italy, The Netherlands, Canada and Australia Study. JAMA. 1998; 279(12): 930-937.
75. Orkin C, DeJesus E, Khanlou H, et al. Final 192-week efficacy and safety of once-daily darunavir/ritonavir compared with lopinavir/ritonavir in HIV-1-infected treatment-naïve patients in the ARTEMIS trial. HIV Med. 2013; 14(1): 49-59.

第 13.5 章

上級編: 治療試験の結果の適用

質的研究

Advanced Topics in Applying the Results of Therapy Trials

Qualitative Research

Mita Giacomini and Deborah J. Cook

この章の内容

臨床シナリオ

金曜の夜，病院を後にしたあなたは，その週治療した担当患者すべての回診を振り返っている．あなたは病院総合診療医で，担当患者の多くは高齢で，複数の併存疾患を抱え，老人ホーム，アパート，あるいは自宅で独立した生活を送っている．病気の軌道を修正して回復へと導き，合併症を最小限にし，入院前の機能状態を維持するためにあなたは尽力しているが，それでも退院できない患者はいる．今週の入院患者のなかには，生きて退院することはないだろうと思われる患者が 3 人いる．そのうち 1 人の患者家族は，話し合いの中でその可能性を認識していた．あなたは，次週はより直接的にアドバンス・ケア・プランニング（advance care planning）に取り組むことを決意し，まずは今回の入院から生きて帰れないかもしれないことを患者自身がどの程度認識しているかを探ってみようと考えている．

エビデンスを探す

月曜日の正午，あなたは院内の症例検討会に出席している．近隣の医療機関から招かれた講演者が，入院患者に対する終末期医療に関する最近の研究結果を発表している．その講演者が発表で特に強調していたのは，患者との接触において言葉の選び方に配慮することの重要性であり，あなたは興味深く感じた．ある論文をまとめたスライドでは，深刻な病気に関する医師と患者のコミュニケーション，特に会話における「死を取り巻くダンス（dance around death）」について取り上げた質的研究の結果について説明しており，あなたが今抱えている懸案事項の参考になるように思われた[1]．あなたはスマートフォンに著者，掲載誌，出版年を記録し，その日の午後，診察室でその論文を調べてみる．PubMed の書誌検索（http: //www.ncbi.nlm.nih.gov/pubmed/citmatch）にアクセスし，著者名と雑誌名を入力すると，すぐに論文がみつかったので，ダウンロードして読むことにする．

はじめに

質的研究 qualitative research では，「自然（natural）」科学における自然や物理の法則ではなく，「社会（social）」科学に密接にかかわる社会的な法則や意味を扱う．質的研究は，検証と評価ではなく，むしろ発見，説明，理解を目的としている．質的研究と量的研究は，それらに関する根本的に異なる現象（phenomenon）と疑問を取り上げる．目標や手法の観点から両者を置き換えることはできない．

社会現象（social phenomenon）とは何か，またそれは，自然現象や生物医学的現象とはどう異なるのか．仮にあなたがこれまでに 1 度も腕時計を見たことがなく，腕時計の機能を理解しようとしているとしよう．あなたが自然科学者として，自然現象として腕時計にアプローチするのだとすれば，その機構を観察することで，秒針が動く仕組みを発見することになるだろう．そして，腕時計もすべてのモノと同様，不変の物理法則に従っていることを知るだろう．しかし，このエビデンスにより，腕時計が人の社会生活に及ぼす影響を理解できるだろうか．答えは，ノーである．自然物として腕時計にアプローチしたのでは，腕時計の機能に関わる強力な社会的影響力を明らかにはできないからである．これらの側面を理解するには，意味のある記述とその解釈が欠かせない．たとえば，時計盤の表面の数字はどのような役割を果たすのか．時計盤の数字の威力は，その象徴的性質にある．時計の数字は，1 日のなかの，さまざまな社会的慣習（たとえば，ランチ）を表している．社会的規則ゆえに，これらの秒針や数字は人を動かすのである．興味深いことに，秒針と数字の関係性については暗黙の了解があることから，文字盤に数字がなくても腕時計は同じ役割を果たせる．質的研究者は，このような社会的な意味と法則について調べ，明らかにする．社会的法則は状況によって変化するが，違反があったとしても有効である．これらの法則を発見し，理解するには，慎重な記述と解釈が必要となる[2]．質的研究の手法には，調査のための記述的ツールと質的ツールがある．

量的研究 quantitative research の場合，個々の研究の批判的吟味では，**介入効果 intervention effect**，**予後 prognosis**，または診断検査の性能の評価における**バイアスのリスク risk of bias** に焦点をあてる．質的研究における批判的吟味では，研究のセッティングとユーザー自身のセッティングと照らし合わせながら，記述または解釈が持つ真の価値に注目する．質的研究を行う研究者の多くは，**妥当性 validity** のような用語を拒絶し，**信用性 credibility** や**信頼性 trustworthiness** などの用語を好んで用いる傾向がある．ユーザーは，質的研究者らが，手法に関する簡潔な記述にとどまらず，その舞台裏でも慎重かつ相応の配慮を払いながら研究を実施しているという確信を必要とする．手法に関する記述には，研究者らが，自らが選択した手法の手順について熟知し，これに準拠していた旨が記載されているべきである．これに関しては，著者らによる具体的な手法に関する適切な用語や手順への言及，多くの質的手法で標準となっている手順への言及，手法に関するより詳細な記載への言及により，読者は間接的に評価できる．ここでは，読者が批判的吟味に容易に適用できる後者 2 つの基準（広く普及した標準的手順への言及，および記載への言及）に着目する．最初の基準（手法に関する用語の正確な使用）は，特定の質的手法に関する訓練を受けた読者に適しているだろう．全体的な厳格さ（rigor）と信頼性（believability）の基準については，「信用性（credibility）」という用語を使用して説明する．ユーザーは，結果そのものの質にも確信が持てなければならない．質の低い質的結果は，間違っているというよりは（ある解釈を完全に間違いであると証明するのは困難である），浅はかで洞察力に欠ける．適切に実施された質的研究から得られた質の高い結果は検討に値する[3]．

社会学および専門領域では，多種多様な質的手法が開発されている．それぞれの手法で扱う研究疑問の種類は異なり，それぞれが，社会的現実の実態およびそれを把握する手法についての独自の学問的，哲学的前提を持っている[4]．具体的な手法の概要や比較については，他所を参照されたい[5-8]．具体的な質的手法の違いは，研究者にとって，そしてある研究が（診療のセッティングにおけるユーザーの知識とは対照的に）ある特定分野における科学的知見に大きく貢献するかどうかを評価する上で重要な意味を持つ．複数の手法または個別研究にわたる標準基準の関連性に異議を唱える学者もいる[9,10]．多種多様な質的手法の存在は，「あらゆる（all）」質的研究の批判的吟味に適用できる広く普及した基準が存在しない現状を反映したものともいえるだろう[11]．

しかし臨床分野のユーザーが批判的吟味で実際に着目するのは，ピアレビューされた出版済みの研究が，当座の問題に関し，信用できる有用な見識を提供するかどうかである．質的研究の批判的吟味のために提案されている指針では，一般に，欄 13.5-1 で概説する基本的問題を扱う．質的研究の研究デザインの限界は，バイアスのリスク以上の問題を含んでいる．そのため，この章では，バイアスのリスクと補足的な問題の双方に対処するために「信用性（credibility）」という用語を使用する．われわれは，診療のために質的研究の情報を理解し，活用することに焦点をあてる．質的研究のデザインと実施や[12-14]，ピアレビューという学術目的のための批判的吟味に関する概説，あるいは**システマティックレビュー systematic review** に寄与する個々の研究の信用性に関する評価に関しては，他所を参照していただきたい[9,15,16]．

欄 13.5-1

ヘルスケアに関する質的研究の結果を報告する論文のためのユーザーズガイド

質的研究は関連があるか

結果は信用できるか[a]

- 具体的な質的手法に言及しているか
- 参加者や観察の選択は明確かつ包括的だったか
- 研究倫理は承認を得たか
- データ収集は十分に包括的かつ詳細か
- 研究者らはデータを適切に解析し，結果を十分に裏づけしたか

結果は何か

結果を患者の治療にどのように適用できるか

- 研究は有用な理論を提供しているか
- 研究は自身の診療の現状を理解するのに役立つか
- 研究は自身の診療における社会現象を理解するのに役立つか

a: 質的研究の研究デザインの限界は，バイアスのリスク以上の問題を含んでいる．そのため，この章では，バイアスのリスクと補足的な問題の双方に対処するために「信用性（credibility）」という用語を使用する．

質的研究は関連があるか

臨床医に関連がある質的研究は，臨床医の疑問に関連しているだけでなく，2 つの基準を満たしている必要がある．第 1 は，臨床上の問題が社会現象に関わるものでなくてはならない．たとえば，質的研究は，（**ランダム化臨床試験 randomized clinical trial** のように）介入によってアウトカムが改善するかどうかを示すものではない．質的研究は，人々が介入を通じてどのような体験をし，介入に対してどのように順応あるいは反応したのか，どのアウトカムに最も価値を置いたかとその理由を明らかにするのに役立つ．第 2 は，その研究が当該問題に関する理論的または概念的な見識を提供するものでなくてはならない．量的研究では集団に対して推論が導かれるのに対し，質的研究では社会現象に関する**理論 theory** に対して帰納的，記述的推論が導かれる[17]．

質的研究から得られる理論には簡潔なものもあれば詳細なものもある．研究結果は社会学の知見に貢献したり，非専門家，専門家，または学際的分野の読者に有用な知見を提供したりするだろう．

臨床医にとっては，質的研究結果からこれまでに認識されていない現象，あまり理解されていない現象，珍しい現象についての理解を得ることができるかもしれない．さらに，患者とのコミュニケーションにおける障壁のような，ありふれたパターンや問題についての新たな見識が得られる場合もある．机上の仮説設定にもそれなりの意味があるが，質的研究からは，現状についてより厳格で経験的根拠に基づいた判断の源を得ることができる．

ユーザーは，全体として関連性がある（すなわち，社会的，または個人的な意味を持つ疑問に関わる）という理由から質的エビデンスを模索するだけでなく，見つけた論文が本当に当座の問題や疑問との具体的な関連性（relevance）を評価すべきである．質的研究における研究者らは，研究の焦点を，研究疑問（research question）や研究目的（research objective）として表す．読者は，これらが懸案のトピックに密接に関連することを示す明確な記述を確認すべきである．

ユーザーズガイドの適用

Anderson ら[1]は研究目的について，「病院総合診療医と患者との間で深刻な病気について最初に行われるコミュニケーションについて説明し，たとえ最初の面談でも，死や，死ぬことについて慎重かつ率直に話し合えるようなパターンをみつけることを目的とする[1]」と明確に説明しており，その内容はあなたの懸案事項に直接関係している．患者やその家族に死についてどう切り出すのがベストなのかを知りたいと考えているあなたにとって，このようなダイナミクスを理解することは，問題の解決策についてより明確な仮説を打ち立てる一助となるだろう．

結果は信用できるか

質的研究は単一の手法ではなく，**グラウンデッド・セオリー grounded theory**，**エスノグラフィー ethnography**，**現象学 phenomenology**，**ケーススタディー case study**，**批判理論 critical theory**，**歴史記述方法論 historiography** などの多数の手法が寄り集まった集合体である[4]．これらの手法はそれぞれ異なる分野に起源を持ち，社会的現実へのアプローチの仕方もやや異なり，それぞれに独自の手法と手順がある．ここでは，臨床文献に多くみられる質的手法の大半に当てはまる信用性と有用性の一般特性に焦点をあてる．

質的研究の方法セクションでは，具体的な方法論的手順，研究参加者やその他現象の対象設定と抽出の方法，データ生成と記録の方法，データ収集の包括性，データ解析と結果検証のための手順を含む，研究デザインに関わる複数の側面についての説明が提供されるべきである．

具体的な質的手法に言及しているか

質的研究報告を批評または使用する臨床医は，自身が質的手法のエキスパートである必要はないが，研究者らがエキスパートであるという確信を必要とする．著者らは，具体的な質的手法や，その方法の前提や手順に関する指針に準拠していることを示すべきである．読者は，序文や方法のセクションで，手法の名称（たとえば，グラウンデッド・セオリーまたはエスノグラフィー）を確認すべきである．その質的手法には複数のバリエーションが存在する場合もあることから，著者らは関連する信頼性の高い方法の記載にも言及しているべきである．手法の名称と標準的な記載への言及があれば，研究者らが手順に準拠していたという確信は強まる．手法や標準的記載への言及がない場合は，結果の信用性への確信は弱まる．

ユーザーズガイドの適用

Anderson ら[1]は方法のセクションの冒頭で，グラウンデッド・セオリーアプローチを使用することを明記し，グラウンデッド・セオリー適用のための参考資料として Charmaz[18]の論文を引用していた．Anderson らの方法は，従来の 2 つの流派のグラウンデッド・セオリーとは一線を画し，目的や手順が若干異なるものであった．この方法の一環として，Anderson らはさらにデータ解析の指針を導くための**次元解析 dimensional analysis** という手法についても説明しており，このアプローチに関する論文も複数引用していた．方法論に関する詳細を確認したい読者は，これらの論文を参照できる．あるいは，引用されている手法の手順が準拠されているものとみなすこともできるだろう．

参加者や観察の選択は明確かつ包括的だったか

質的研究の読者は，サンプルの選出方法に関する記載と根拠を示す合理的説明があるか突き止めようとすべきである．サンプリング単位が研究疑問に対して適切であり，サンプリング範囲は十分な理解とそれによる完全な解析を可能にするものでなくてはならない．質的研究においては，常にではないものの，しばしば参加者個人が**解析単位 unit of analysis** となる．サンプリングが参加者以外（たとえば，交流，観察期間，イベント，面接，行事，日常業務，意見）を対象とする場合もある．複数の解析単位を使用する研究では，複数のデータ情報源が必要となる．また，質的研究はそもそも試験的，帰納的な性質のものであることから，当初は予期していなかった重要な種類の参加者や他の解析単位を見逃さないようにするためにも，研究サンプルを厳密に指定できないことも多い．

量的研究では代表的な参加者を多数選択することが必須であるのに対し，質的研究では，当該解析で調べたい特徴を踏まえて厳選された少数の参加者（または観察結果）を対象とする．このプロセスを，**目的的サンプリング purposive sampling** という．目的的サンプリングでは，関連する多種多様な対象の抽出を目的とする．選択基準を解析と平行して変化させることで，新たなテーマや視点を探っていく．目的的サンプリングを通じて抽出しようとするサンプルには，取り上げる疑問によって，典型的な症例，珍しい症例，重大な症例，重要な政治的問題を反映する症例，その他の症例との関連性を持つ症例があげられる[19]．通常，**便宜的サンプリング convenience sampling** や**ランダムサンプリング random sampling** は包括的調査には不適切で，その使用には説得力のある説明が伴わなければならない．

ユーザーズガイドの適用

Anderson ら[1]は，米国の 2 つの病院で 20 カ月の間に起こった病院総合診療医と患者の入院時対面を抽出した．この研究では，個人ではなく入院時対面（社会的交流）が解析単位となっている．関連する対面を有意に抽出するために，彼らはこれら 2 つの病院の病院総合診療医全員に参加を呼びかけ，うち 91%が参加に同意した．参加に同意した診療医は，「今後 1 年以内に死亡または集中治療室に搬送されても不思議ではない[1]」患者を特定して参加を呼びかけ，66%の患者が参加に同意した．この目的的サンプリングプロセスにより，病院総合診療医 23 人と重症患者 39 人による入院時対面の録音データが 39 個得られた．英語以外の言語を話す患者やインフォームドコンセントを得られなかった患者が参加した対面は除外されたことから，これらの集団に関わるコミュニケーション上の特殊課題やダイナミックスは結果に反映されていないことになる．この研究は，米国西部で実施されている．読者は，その地域のコミュニケーションや文化，ならびに医療システムが，自身のセッティングとどう異なるかを考える必要がある．

研究倫理は承認を得たか

ヒトを対象とした研究の参加者に対する倫理的待遇は，あらゆる医学研究の質を構成する基本的特性である．また，質的研究の倫理プロトコルの存在とその承認は，研究者らが敬意と思いやり，細やかな気配り，共感，研究プロセスへの患者参加[20]，**再帰性 reflexivity** への配慮[16]を持って参加者と接することが好ましい評価につながる．再帰性とは，調査対象となっている社会的セッティングに自身が必然的に関与することを研究者が認識すること，そしてそのことが，知り得た情報に対する理解と影響にどう作用するかを検討することである．再帰性は，排除することが不可能であるという点において，質的研究における**バイアス bias** とは異なる．むしろ，質的データの収集と分析の両局面において，再帰性の実態を認識し，考慮することが必要となる．

明確な倫理手順の存在は（それのみによって決まるわけではないが），質的研究結果の信用性が高いと考えることができる[20]．質的研究は，秘密の漏えい，面接の負担，自発的同意を損ないかねないインセンティブ，参加者への誠実なる情報提供，診療やその他の経験への研究者による干渉，研究参加による精神的トラウマの可能性といった，参加者におよびうるリスクに配慮し，正式な研究倫理委員会による研究プロトコルとインフォームドコンセントプロセスの審査を経て承認を得る必要がある．標準的な倫理手順では，慎重かつ安全なデータ収集を行うことにより参加者の機密を保護し，報告データの匿名化を確実にするために，各個人または代理意思決定者から自発的なインフォームドコンセントを取りつける．質的研究の報告書には，倫理委員会の正式な承認を得た旨が明記されるべきであり，読者は，研究の倫理的遂行において参加者との間で配慮ある行動がとられたかどうかの目安を模索できる（たとえば，参加者との接触において社会的セッティングや，そのセッティングにおける参加者の立場への配慮が払われていたか，参加者の弱みがどのような形で特徴づけされ，対処されていたか）．

ユーザーズガイドの適用

Anderson ら[1]は，所属する大学の研究倫理委員会により，研究プロトコルが承認されたことを報告している．

重症患者である参加者の弱みに十分配慮し，害が及ぶことのないようにインフォームドコンセントプロセスに加えた改変（すなわち，予後がきわめて不良であることが理由で選ばれたということは参加候補者に明かさないこと）についても説明している.

データ収集は十分に包括的かつ詳細か

研究者らは，参加者の経験や社会動学に関し，包括的かつ示唆に富んだ見地を把握するために，十分な種類の参加者または状況と，十分な数の個々の事例を組み入れて，頑健な解析を実現しなければならない．研究者らは通常，3つの基本的データ収集方法のうちの1つを選択する．**現場観察 field observation** では，発生したイベントの確認と記録が行われる．**面接 interview** では，患者との対話が行われ，患者はイベントや経験について自分なりの解釈を示すことができる．**文書解析 document analysis** では，文書を解釈するためのレビューが行われる．必要なデータが1種類なのか，それとも複数なのかを含め，どの手法がベストなのかは，研究のトピックによって決まる．社会的セッティングによっては最良の方法が非倫理的，あるいは非現実的な場合もある．そのような場合は著者らにより，次善策を取った理由が明記されるべきである.

現場観察

現場観察 field observation は，参加者の行動を「リアルタイム（real time）」で監視することを意味する．**直接観察 direct observation** では，研究者本人がその社会環境の中に身を置いてイベントを観察し，詳細な現場記録を取る．研究者は，調査対象となっているやり取りに参加者として同席している場合もあれば，同席していない場合もある．**参加者観察 participant observation** では，社会的環境の中で研究者は研究者として以上の社会的役割を担う（たとえば，臨床医または委員会の一員）．**非参加者観察 nonparticipant observation** では，研究者の役割は従来どおりのものであり，調査対象となっているやり取りへの関与は最小限となる．非参加者観察の場合も参加者観察の場合も，その研究者の存在と役割によって，率直かつ有意義な社会的交流の把握が妨げられなかったかどうかについて，読者は考える必要がある．状況により，研究者の関与によって，見識を深めることにつながる場合もあれば，参加者の行動に歪みが生じてしまう場合もある.

最後に，録画や録音による**間接的観察 indirect observation** では，研究者は社会動学から自身を切り離しながらも，繰り広げられるイベントを把握できる．しかし，監視技術そのものにも社会的存在感はあることから，参加者の言動に影響を及ぼす可能性がある．どのような観察方法をとっても，観察者は常に調査対象に対してなんらかの影響を及ぼしてしまう．これは質的手法における再帰性の一種であり，解析で検討および考慮されるべきである.

面接

質的研究の研究者は，個人の経験や見解を調査したり，過去の体験や出来事を記述したりするのに面接を使用することが多い．面接の構造化の程度は様々で，対象者が1人の場合もあれば複数の場合もある．面接には試験的側面があることから，質的面接の多くは**半構造化 semistructured** の形式を取る．つまり，全体としてはトピックに沿って面接が行われるが，研究者は平易な言葉で質問を言い換えたり，会話の流れに応じて想定していなかったトピックにも対応したりすることができる．**自由回答形式の質問 open-ended question** では，事前の想定はほとんどなく，面接を通じて参加者自身の言葉で回答を引き出すことを目的とする（たとえば，「〜の感想を教えてください」などの質問をする）．

標準的な構造化面接は，対話が不自然になり，回答内容が前もって推定され，研究者の期待と異なる情報が引き出されることは一般的にないことから，通常は質的研究には向いていない．面接では，個人面接もしくは集団面接（または，**フォーカスグループ focus group**）を行う．特に，慎重な扱いを要するトピックに関し，個人的な経験や意見を引き出したい場合は，個人面接が最適である．グループダイナミックスが働くと，感情的に繊細なトピックを扱う場面で，同じ経験をした仲間の前で話をすることを参加者が心強く感じるようなケースでは情報開示が促されることもあるかもしれないが，きわめて個人的な情報を開示することはためらわれるかもしれない[21]．人と人との間で交わされるダイナミックスや言葉や文化を把握したいのであれば，グループ面接によってきわめて貴重なデータを得られるだろう．批判的吟味を行う読者は，研究者がなぜある特定のアプローチを選択したのかを示した論理的根拠を調査し，そのアプローチがトピックに適した選択であったかを評価すべきである．

文書解析

文書や資料（たとえば，診療録，ウェブレポート，またはマスコミのレポート）から，特にヘルスケアに関わる政策的，歴史的，組織的研究に有用なデータが得られる[22]．研究者らは，これらの情報源の著者，読者，用途を考慮した上で，その内容を解釈しなければならない．たとえば，文書には，個人ではなく組織全体の見解を示すものもある．内容以外にも，文書における論法などの言葉遣い，比喩，イラストのような修辞戦略から，著者の見解や意図を読み解くことができる．

観察，面接，文書のいずれから収集されたデータも，研究疑問に対処する上で十分な量，質，多様性を兼ね備えていなければならない．質的研究の報告書に記載された，観察や面接や文書の件数，観察期間，研究期間，解析単位とデータ収集方法の多様性，データの収集や解析に関与した研究者の人数または多様性，データの収集や解析における個々の研究者の関与の度合い，といったいくつかの側面に注目することにより，研究者によってどの程度詳細なデータ収集が行われたかを判断できる[23,24]．

ユーザーズガイドの適用

Andersonら[1]は対面時の録音データを文字に起こした，きわめて関連性の高いデータタイプを使用していた．その記録には，発せられた言葉だけでなく，沈黙，語勢，声の大きさのようなコミュニケーションのニュアンスも含め，患者と医師との間で取り交わされたやり取りの全てが盛り込まれていた．録音データには，ボディーランゲージのような視覚的コミュニケーションの要素は欠けているが，もし仮にビデオ録画や直接観察によって視覚的データを収集していたとしたら，参加者はプライバシーを侵害されているように感じ，参加をためらったり，コミュニケーションに支障をきたしたりしていたかもしれない．研究者らは，臨床場面で医師と患者だけのやり取りの中で何が起こっているのかをより正確に把握するために，なるべく存在を隠すようにしていた．その結果，各対面についての大々的かつかなり包括的なデータを収集できた．

次に読者は，対面について十分な数と十分な種類が組み入れられているかを確認すべきである．サンプリングプロセスからは，39 個の対面が得られた．一般に，グラウンデッド・セオリー研究では，約 20～40 個の記録が使用される．この範囲は，研究計画や予算設定のための大体の目安を提供するものだが，これが本当に十分かどうかは，解析プロセス（以下で説明する）のなかで判断される．ある表のなかで著者らは，参加者の種類や多様性に関するいくつかの指標を列挙している．男女比はほぼ同じで，参加者の大半は中年の白人であった．研究者らは民族/人種について標準的な特徴付けを行っているが，それは米国や社会人口学的特性が異なる他の国々における人種と健康の関係を理解するうえで必ずしも意味のあるものではなかった[25]．がん患者は参加者全体の半数強を占め，移植後の末期腎疾患や肝疾患，またはその他の状態などの慢性疾患のような診断を受けている患者が 5 人以下であった．読者は，これら 2 つの病院の重症患者の顔ぶれ（たとえば，患者の診断や，このような問題について話し合うことに対する心構え）を，自身のセッティングにおける患者の顔ぶれと比べてみなければならない．患者が自己評価した健康状態からは，患者の考え方や，臨床対面当初の患者と医師の見解の開きについて一定の情報が得られる．医師らは，患者全員を末期状態（患者の選択基準）と考えていたのに対し，これを認識していた患者は全体の 23%だけだった．大半の患者（56%）は，自身が重症であるという認識はあったが，末期であるとは考えておらず，残りの 21%は，自身を比較的健康であると考えていた．

研究者らはデータを適切に解析し，結果を十分に裏付けしたか

質的研究は，直線的（linear）というよりは周期的な（cyclic）プロセスである．質的研究者は，まず，誰を研究対象とし，そのセッティングにどうアプローチするのかを明らかにするための予備的疑問と予備概念から着手する．そして，関連するデータを収集し，データにおけるパターンを観察し，これをテーマ theme（個々の**概念 concept** とそれらの関係性）としてまとめる．次に，再びデータ収集を行うことにより，これらの予備的テーマについての検討と吟味を重ね，修正または改良を加える．このサイクルが何度か繰り返され，完成度の高い解析が実現されてそれ以上の観察を行っても有用な情報が得られなくなる時点までデータ収集が継続される(具体的手法によって異なるが，この時点のことを**理論的飽和 theoretical saturation**[26]または**情報冗長性 information redundancy**[27]という）．この解析終了基準は質的解析においてはあまりにも基本的であることから，報告ではその基準の達成が敢えて記載されていないことがある．しかし，どの時点でデータ収集を終了したのかが明記されていれば，徹底した解析が行われたことへの読者の確信は強まるだろう．

解析の過程では，複数の情報源を使用して重要な結果の裏づけがとられるが，このプロセスのことを**トライアンギュレーション triangulation** という．トライアンギュレーションはあくまでも比喩であり，実際に 3 つ以上の情報源が使用されるわけではない．情報源の適切な件数と種類は，結果の重要性と争点によって異なる．まったく同じ情報や解釈をもたらす質的情報源は 2 つと存在しないため，トライアンギュレーションを行う場合もやはり複数の情報源にみられる矛盾点や共通点を解明する必要がある[28]．その結果として得られるのは解決策ではなく，新たな研究疑問である．たとえば，ある質的面接では静注薬物の使用を申告した研究参加者が，その後の面接では使用歴がないと申告した場合，解析では，その参加者が本当に薬物使用者なのかということの他に，患者が自身をどう見ているのか，そしてなぜ途中で話を変えたのか（たとえば，質問を誤解したのか，嘘をつい

たのか，誇張したのか，あるいは混乱していたのか）という疑問が生じる．また，この例は，量的研究における固定変数とは異なり，質的解析では調査対象となっている概念が変わることを示している．質的結果の裏づけを行う作業は，たとえば，固定された事実が存在し，その事実からのいかなる逸脱も誤差であるとみなす量的研究における評価者間または評価者内の**信頼性 reliability** を確立するのとは異なる作業である[29]．質的研究では，逸脱は単に新情報とみなされる．

読者は，質的研究結果の裏づけを行うための複数のトライアンギュレーション手法を目にすることになるかもしれない[3,30]．それぞれの手法に独自の長所と短所がある．**研究者トライアンギュレーション investigator triangulation** では，複数の研究者がデータの収集と解析を行い，複数の研究者の間のコンセンサスを経て，結果が導かれる．学際的なチームによってよりいっそう充実した見解が得られることもある．ただし，研究者らの間に十分な関わり合いがない場合，学際的なコミュニケーションに伴う困難から，結果が，誰もが同様に把握している概念や当たり前の事項に限定されてしまう可能性がある[31]．外部から招かれた研究者らは，新鮮な見解をもたらす一方で，研究のセッティングやデータに対する理解は限定的または表面的なものかもしれない[3]．

メンバーチェック member checking では，結果の草案を参加者と共有することで，結果が参加者にとって納得がいくものかどうか，研究者らが参加者の見解を忠実に解釈しているか，あるいは事実とは異なると思われる記載がないかについて，参加者からフィードバックを得る．しかし，研究者が分析や批評を参加者に委ねることが適切かどうかに疑念を抱く者もいる[9]．最後に，**理論トライアンギュレーション theory triangulation** では，新たに浮上した結果を，既存の社会学理論と照らし合わせて比較する[32]．

質的研究報告の中には，質的解析ソフトウェアパッケージの使用が記載されているものもある．このようなソフトウェアは，厳格な解析の必要条件ではないが，大量のデータの管理や解析の追跡に役立つ．ソフトウェアの使用の有無や使用したソフトウェアの種類に関わらず，最終的な解析の質は研究者の判断によって決まる．

質的解析を終了するには，解析によってデータ収集が促されなければならない．プロジェクト終了時点（開始時点ではなく）の最終サンプルサイズは，結果の生成と裏付けに関する要件によって決まる．研究の進行に伴い，解析では，新たに浮上した結果の裏付けを取って妥当性を確認し，入念な練り直しを行うことに焦点をあて，そのために手元にあるデータを再考し，追加的データもこれらの目的のためのみに収集される．研究者らは，一部のデータは解析と平行して，あるいは反復して行われた解析の過程で収集された旨を明記すべきである．全データを解析前に収集している研究が示す結果は，限定的，もしくは厳格さに欠けると考えられる．

ユーザーズガイドの適用

Anderson ら[1]の論文には解析方法や手順についての詳細な記載があり，社会学分野の雑誌に掲載される研究の典型的なものである．臨床雑誌では，ページの制約もあることから，方法がこれほどまでに詳しく記載されていることは少ない．方法と結果のセクションが長く，詳細であるほど，読者にとっては研究の信用性を評価しやすくなるだろう．Anderson ら[1]は，グラウンデッド・セオリーと次元解析の規則に準拠した系統的なデータ解析手順を，比較的自由な解釈に始まり，少しずつ的を絞った理論の形成に至るまでの段階的なデータ符号化を含めて報告している．彼らは社会的交流の種類を特定することだけでなく，複雑なプロセスやダイナミクスの特徴付けを行うことにも注意を払った．解析の各段階で，データの収集，データの確認，そして結果を構成する次元・マトリクス・比喩の生成が繰り返された．データ収集の終了基準（重要な結果におけるデータ冗長性とデータ飽和）が明記されていることから，データ報告の内容は十分である．また，複数のどの観点から見ても結果が有意義であることを確実にするための手段が講じられている．複数の研究者からなるチームを採用し，質的研究者からなる外部のピアグループによる予備的結果のレビューが行われていることから，研究者トライアンギュレーションが行われたものと推察できる．メンバーチェックのステップとしては，病院総合診療医によるフォーカスグループを開催し，結果に対するフィードバックを得ている．患者参加者によるメンバーチェックについては，退院や，健康状態がきわめて悪いこと，あるいは死亡などの理由で，実施できなかったと述べている．一部の結果の説明には，臨床対面におけるやり取りからの抜粋が添えられ，研究者の解釈が読者にわかりやすく伝えられている．抜粋されたやり取りの内容は著者らの解釈を裏付けるものであることから，読者は他のデータの解釈にも確信を持てる．

結果は何か

質的研究からは，物事の実態についての記述的理論（descriptive theory）と，ある社会的環境における物事の意味についての解釈的理論（interpretive theory）が得られる．質的解析は，著者らが自身の見識を要約するための合理的な説明や議論，示唆に富んだ比喩，または意味のある用語やラベルを構築する執筆プロセスによって締めくくられる．その説明内容は，参加者にとっても著者にとっても読者にとっても納得のいくものであることが理想である．質的理論（すなわち，結果）は，各概念とそれらの関係性（通常これらをテーマとよぶ）により構成される．

ときに過度に単純化されることはあるものの[33]，主要概念の大分類と小分類の一覧は，理論的所見を提示するための一般的な構造である．この種の理論からは，読者が自身のセッティングにおける現象を分類し検討する上で有意義なラベルを得られる場合がある．しかし，より理解を深めるためには，読者は分類間の関係性について論じたより踏み込んだ理論を必要とすることが多い[9,33]．重要な関係からは，階層構造の大分類と小分類よりもダイナミックな情報が得られる場合がある（たとえば，経時的なプロセス，相互作用，象徴的関係）．

優れた質的研究報告は，研究参加者の交流や経験，そしてその意義について鮮明なイメージを想起させるのに十分な記述的詳細を提供する．一般的に，重要な結果は，現場記録，面接の書き起こし原稿，あるいは文書からの抜粋を添えて提示される．これらの抜粋は，研究者らがどのようにデータを解釈したかのヒントになる．具体例を提供する抜粋データは，それを基にして導かれる解釈を明確に裏付けるものでなくてはならない．そうでない場合は，かえって研究者の解釈スキルや解析の完全性，またはその両方に疑義が生じる結果となる．

図 13.5-1

「死を取り巻く駆け引き（ダンス）」：重症疾患に関する医師と患者のコミュニケーションに関する説明的マトリクス

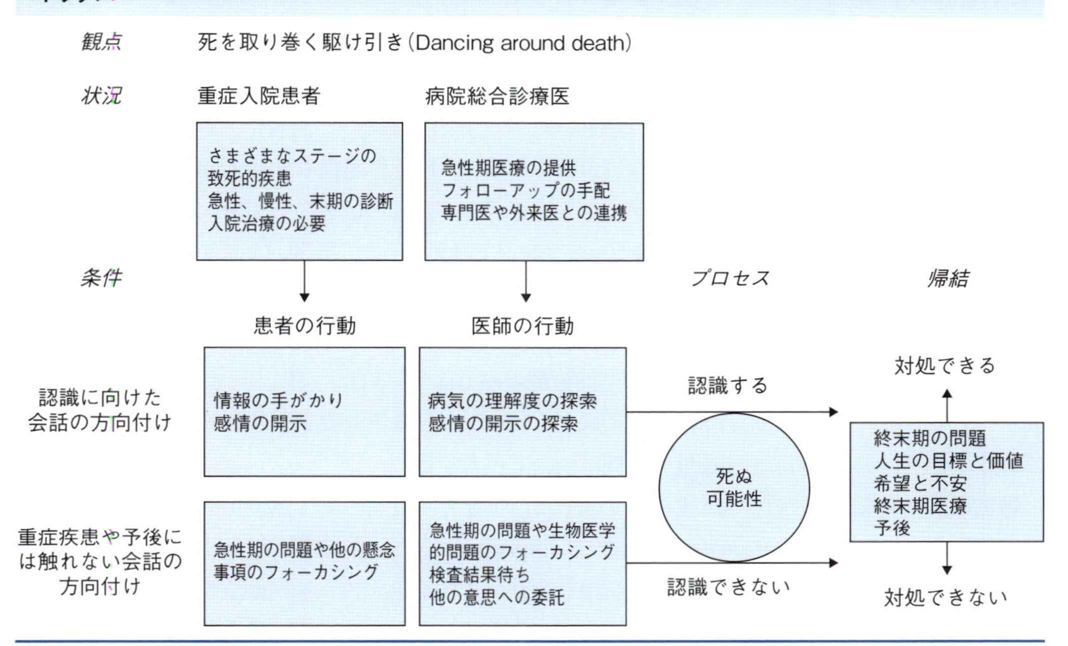

Anderson WG, et al. Qual Health Res. 2013; 23(1): 3-13[1] より再掲.

ユーザーズガイドの適用

Anderson ら[1]は，臨床対面において，死の可能性を認識する方向またはそれを避ける方向に話を展開させる会話のトピックおよびダイナミクスを特定している．コミュニケーションのダイナミクスを図 13.5-1 に示す．医師と患者は，互いに「駆け引き〔ダンス（dance）〕」を通じて，会話を死の可能性を認識する方向，もしくはそれを避ける方向へと進めていく．それぞれが独特の駆け引きをしながら，会話の方向性を決めていく．死の可能性を認識する方向に会話を進めたい場合，患者はもっと情報がほしいという意思表示をしたり，自分の気持ちを表に出したりするだろう．医師は，患者が自身の病気についてどれだけ知っているのかや，患者が見せた本音を探るだろう．

死の可能性を認識することを避ける方向に会話を進めたい場合，患者は急性期に関わる懸念に話題を集中させるだろう．医師もまた，急性期の問題や生物医学的問題にのみ触れるようにしたり，詳細の説明は他の医師に委ねたりするだろう．対面を通じて到達される死の認識の程度は，認識なしから完全な認識に至るまで様々である．患者の診断がコミュニケーションの方向性を左右している可能性もあり，その顕著な例としては，①末期の進行性疾患（例，転移がん），②慢性疾患（例，糖尿病），③急性疾患（例，肺塞栓症）があげられる．急性疾患や慢性疾患を持つ患者に対してはより直接的な言葉〔例，「死（dying）」〕で死が語られ，末期患者に対してはより婉曲な言葉〔例，「最期（the end）」〕で死が語られていた．自分が死ぬかもしれないことを患者がすでに自覚している場合も，医師は死の可能性について話しやすくなるようだった．自身を「比較的健康である（relatively healthy）」と申告していた患者に対しては，医師は死の可能性に一切触れていなかった．

結果を患者の治療にどのように適用できるか

研究は有用な理論を提供しているか

質的結果は，集団に対してではなく，理論に対して一般化される[17]．読者は，この理論を他のセッティングに転用する判断を自身で下さなければならない．**移行可能性 transferability** は研究を使用するユーザーそれぞれで異なり，各自が，“これらの結果（あるいはその一部分）を自身のセッティングに適用するのは合理的か”，“自身のセッティングでは類似した，あるいは違った展開があるだろうか”と自問する必要がある．これらの疑問に答えるには，経験，訓練，理論的または経験的知識のような追加的知識が必要となる．読者は，参加者と研究セッティングにおける状況を，自身のものと比較し，患者層や診療現場などの標準的特徴のみでなく，言語，文化，社会規範も注意して確認すべきである．その上で読者は，研究結果ならびに研究目標が重要な懸念事項を取り上げたものであるかを検討するために，関連性の疑問について再考する．

著者は，重要なテーマは，実現しやすいように，平易で明確な言葉で表現すべきである[34]．読者は，さらに，整合性（coherence），包括性（comprehensiveness），関連性（relevance）のような特徴を検討することにより，理論の質と有用性を評価できる[35]．整合性の前提条件としてあげられるのが，節約の原則（parsimony）（仮説はできる限り少なくすること），一貫性（consistency）（既知の事項との合致と，予期せぬ事項の説明），明瞭性（clarity）（示唆に富んだ賢明な見解の表明），生産性（fertility）（今後の研究や措置の方向性の提案）である．マトリクス，モデル，またはフローチャートを示す図などのあらゆるイラストは，それに含まれる各要素，ならびにそれらの要素間の関係において，理にかなったものであるべきである．経験的に構築された理論が，必ずしも既存の信条や社会学理論に合致するわけではない．合致の有無にかかわらず，著者らは，自身の結果と一般的見解の関係について厳密に議論すべきである[36]．

ユーザーズガイドの適用

Anderson ら[1]の研究結果をまとめた図 13.5-1 には，病院総合診療医と患者の間で交わされるやり取りにおける典型的なトピックと，トピック次第で会話が死の可能性を認知する方向またはそれを避ける方向に展開することが示されている．このダイナミクスは，図と本文において，臨床分野の読者と社会科学者にとって意味を成すような表現を使用して明確に示されており，読者は複雑または曖昧な憶測を挟む必要がない．「ダンス（dancing）」という比喩はとりわけ状況を的確に表しているように感じられる．この比喩は，「ダンス（dance）」の工夫次第で最適なコミュニケーションを達成できる可能性やその方法について読者に考えさせるほか，医師と患者がどのようなステップを踏むことで（また互いのステップにどう反応することで）会話の方向付けを行うのかにも関心を向けさせる．読者は，これらの結果に照らして，自身も患者との対面において「死を取り巻くダンス（dancing around death）」を踊っているかを自問することにより，自身のセッティング（病院など）における患者とのやり取りを振り返ることができる．自分はどのようなタイミング，そしてどのような方法でこのようなやりとりをしているか．そして自身の「駆け引き〔ダンス（dance）〕」のスタイルは患者にとってベストだろうか．患者によってアプローチを変える必要があるのではないだろうか．このような洞察を通じて，直感的にやっていたことを，より意識的，合理的に行えるようになるだろう．死の可能性の認識に向けてより直接的に働きかけたいと考える病院総合診療医向けに，Anderson ら[1]は自身の研究結果に基づいた明確な手順を示している（たとえば，患者の感情や病気への理解をより頻繁に探る）．

研究は自身の診療における社会現象を理解するのに役立つか

臨床医にとって，解釈的（interpretive）質的研究は，社会的役割，交流，関係，経験についての理解を提供する．臨床医にとって関心のある質的研究の多くは，患者，家族，介護者間のコミュニケーションまたは行動に焦点をあてている．質的研究は，理解を促すための理論を提供するのであり，ある疑問への最終的回答を提供するのではない．質的研究から得られた結果を，研究の状況とは確実に異なるある特定の状況に適用するには，判断力が要求される．一方，質的研究の結果が読者自身の経験を反映していない場合でも，現状の理解を深めるきっかけにはなるかもしれない．

ユーザーズガイドの適用

Anderson ら[1]の研究は，重症患者のタイプや，死の可能性について話し合うことに対するそれぞれのタイプの患者の典型的姿勢，そして死に関する話し合いの方向付けのために医師や患者が取るステップやカウンターステップを見極め，理解を深める一助となる．一般的に，患者が自身を基本的に元気だと考えているケースでは，どんなに予後が悪くても，医師も患者も死のトピックにまったく触れない．末期患者との話し合いでは婉曲な表現が使用される傾向があるのに対し，慢性疾患や急性疾患の患者との話し合いではより直接的な表現が使用される傾向がある．感情を探ったり，感情を表に出したりという行動は，話し合いを死の可能性を認識する方向に展開させるのに対し，目の前にある生物医学的問題のみに着目することは，死の可能性を認識することを避ける方向に会話を展開させる．この研究から，臨床医はこのようなダイナミクスの仕組みを理解することができるが，死について触れる方向と触れない方向のいずれに向かって意図的に会話を方向付けするのか，そしてその方向付けの方法については，大部分において個々の患者と接する臨床医個人の裁量にゆだねられる．また，臨床医は，これらの結果〔つまり，死に関する話し合いがどのように展開するのかに関する「死を取り巻くダンス（dancing with death）」の理論〕を応用することで，より和やかなコミュニケーションづくりのための独自のアイデアを練ってみてもよいだろう．たとえば，家族との話し合いにおいても，同じように死のトピックに取り組むか，または回避するかを考える臨床医もいるかもしれない．その場合，話し合いに向けたステップを踏んでみて，それに対して家族がどのようなステップを取るかを確認してみるとよいだろう．「駆け引き〔ダンス（dance）〕」のイメージからすると，ときには相手に合わせ，ときにはさりげなく引いてみるなどして，次第に死のトピックに取り組むか，あるいはそれから遠ざかる方向に導かれることになるだろう．この研究セッティングにおける家族や患者とは異なる家族や患者と話し合いをする場合でも，臨床医はこれらの結果を使用することで，より落ち着いた態度で，より丁寧に，重症患者のニーズと不安に対処できるだろう．

臨床シナリオの解決

思いやりのある心のこもった終末期医療の提供に取り組む医師として，あなたはおもむろに，おそらく退院することはないだろうと思われる 3 人の担当患者と話をするための会話方法について思いを巡らせてみる．まずは，この 3 人の中でも最も話好きで，直接の対話を好むと思われ，自身の医療に関する意思決定にもある程度慣れている 70 歳の元ソーシャルワーカーに，今日この問題について切り出してみることにする．2 人目の担当患者は，やや無口でストイックなタイプで，転移性前立腺がんの診断を受けたことについてまだ自分の意見を述べていない．あなたはまずこの患者が自身の疾患についてどう思っているのかを探ってみようと考えながら，ふと，自分が今に至るまで検査結果のみに注目してこのトピックに触れることを避け，腫瘍専門医による再診を待っていたことに気付く．3 人目の担当患者は軽度の認知症を患い，あなたはこの患者の息子から，今回の入院のきっかけとなった脳卒中のリハビリ後，もしかしたら母親はもう老人ホームには戻れないのではないかという質問を受けていた．そこであなたは今日中に彼に電話をし，最初に会ったときの大事な質問について再度説明する必要性があるので，週末に家族と話がしたいという旨を伝えることにする．

参考文献

1. Anderson WG, Kools S, Lyndon A. Dancing around death: hospitalist-patient communication about serious illness. Qual Health Res. 2013; 23(1): 3-13.
2. Geertz C. Thick Description: Toward an Interpretive Theory of culture: The Interpretation of Cultures. New York, NY: Basic Books; 1973: 3-30.
3. Lincoln YS, Guba EG. Establishing trustworthiness. In: Naturalistic Inquiry. London, England: Sage Publications; 1985: 289-331.
4. Giacomini M. Theory matters in qualitative research. In: Bourgeault I, DeVries R, Dingwall R, eds. Handbook of Qualitative Health Research. Thousand Oaks, CA: Sage Publications; 2010: 125-156.
5. Creswell JW. Qualitative Inquiry and Research Design: Choosing Among Five Approaches. Thousand Oaks, CA: Sage Publications; 2007.
6. Hodges BD, Kuper A, Reeves S. Discourse analysis. BMJ. 2008; 337: a879. doi: 10.1136/bmj.a879.
7. Lingard L, Albert M, Levinson W. Grounded theory, mixed methods, and action research. BMJ. 2008; 337: a567. doi: 10.1136/bmj.39602.690162.47.
8. Reeves S, Kuper A, Hodges BD. Qualitative research methodologies: ethnography. BMJ. 2008; 337: a1020. doi: 10.1136/bmj.a1020.
9. Melia KM. Recognizing quality in qualitative research. In: Bourgeault I, DeVries R, Dingwall R, eds. Handbook of Qualitative Health Research. Thousand Oaks, CA: Sage Publications; 2010: 559-574.
10. Rolfe G. Validity, trustworthiness and rigour: quality and the idea of qualitative research. J Adv Nurs. 2006; 53(3): 304-310.
11. Dixon-Woods M, Shaw RL, Agarwal S, et al. The problem of appraising qualitative research. Qual Saf Health Care. 2004; 13(3): 223-225.
12. Bourgeault I, DeVries R, Dingwall R. Handbook of Qualitative Health Research. Thousand Oaks, CA: Sage Publications; 2010.
13. Denzin N, Lincoln Y. The SAGE Handbook of Qualitative Research. 4th ed. Thousand Oaks, CA: Sage Publications; 2011.
14. Creswell JW. Qualitative Inquiry and Research Design. 3rd ed. Thousand Oaks, CA: Sage Publications; 2012.
15. Crowe M, Sheppard L. A review of critical appraisal tools show they lack rigor: alternative tool structure is proposed. J Clin Epidemiol. 2011; 64(1): 79-89.
16. Kuper A, Lingard L, Levinson W. Critically appraising qualitative research. BMJ. 2008; 337: a1035. doi: 10.1136/bmj.a1035.
17. Yin RK. The case study method as a tool for doing evaluation. Curr Sociol. 1992; 40(1): 122-137.
18. Charmaz K. Constructing Grounded Theory: A Practical Guide Through Qualitative Analysis. Los Angeles, CA: Sage Publications; 2006.
19. Patton MQ. Designing qualitative studies. In: Qualitative Evaluation and Research Methods. 3rd ed. Thousand Oaks, CA: Sage Publications; 2002: 209-257.
20. Davies D, Dodd J. Qualitative research and the question of rigor. Qual Health Res. 2002; 12(2):

279-289.
21. Steward DW, Shamdasani PN. Group dynamics and focus group research. In: Focus Groups: Theory and Practice. London, England: Sage Publications; 1990: 33-50.
22. Hodder I. The interpretation of documents and material culture. In: Denzin N, Lincoln Y, eds. Handbook of Qualitative Research. 2nd ed. London, England: Sage Publications; 2000: 703-716.
23. Kirk J, Miller ML. Reliability and Validity in Qualitative Research. London, England: Sage Publications; 1986.
24. Patton MQ. Fieldwork strategies and observation methods. In: Qualitative Evaluation and Research Methods. Thousand Oaks, CA: Sage Publications; 2002: 259-338.
25. Krieger N. Methods for the scientific study of discrimination and health: an ecosocial approach. Am J Public Health. 2012; 102(5): 936-944.
26. Charmaz K. Theoretical sampling, saturation, and sorting. In: Constructing Grounded Theory: A Practical Guide Through Qualitative Analysis. Los Angeles, CA: Sage Publications; 2006: 96-122.
27. Lincoln YS, Guba EG. Designing a naturalistic inquiry. In: Naturalistic Inquiry. London, England: Sage Publications; 1985: 221-249.
28. Stake R. Triangulation. In: Stake R, ed. The Art of Case Study Research. London, England: Sage Publications; 1995: 107-120.
29. Power EM. Toward understanding in postmodern interview analysis: interpreting the contradictory remarks of a research participant. Qual Health Res. 2004; 14(6): 858-865.
30. Patton MQ. Enhancing the quality and credibility of qualitative analysis. Health Serv Res. 1999; 34(5, pt 2): 1189-1208.
31. Giacomini M. Interdisciplinarity in health services research: dreams and nightmares, maladies and remedies. J Health Serv Res Policy. 2004; 9(3): 177-183.
32. Lincoln YS, Guba EG. Is being value-free valuable? In: Naturalistic Inquiry. London, England: Sage Publications; 1985: 160-186.
33. Sandelowski M, Barroso J. Finding the findings in qualitative studies. J Nurs Scholarsh. 2002; 34(3): 213-219.
34. Sandelowski M, Leeman J. Writing usable qualitative health research findings. Qual Health Res. 2012; 22(10): 1404-1413.
35. Elder NC, Miller WL. Reading and evaluating qualitative research studies. J Fam Pract. 1995; 41(3): 279-285.
36. Charmaz K. Writing the draft. In: Constructing Grounded Theory: A Practical Guide Through Qualitative Analysis. Los Angeles, CA: Sage Publications; 2006: 151-176.

Part C

害（観察研究）
Harm（Observational Studies）

第14章

害（観察研究）

Harm（Observational Studies）

Mitchell Levine, John P. A. Ioannidis, Alfred Theodore Haines,
and Gordon Guyatt

この章の内容

臨床シナリオ

豆乳（または豆乳粉ミルク）は小児のピーナッツアレルギー発症リスクを増加するか

一般開業医のあなたは，第 2 子を妊娠して 8 カ月目に入る 29 歳の患者を調べている．患者の第 1 子は今 3 歳になるが，新生児期に牛乳不耐症があった．そこで豆乳粉ミルクに切り替え，その後豆乳に切り替えると，男児はそのまま非常によく耐えた．2 歳の時点では牛乳が問題なく再導入され，それ以来男児は牛乳を飲んでいる．母親は，第 2 子が生まれたときから豆乳粉ミルクを始めようとしていたが，深刻かつ一生涯続くかもしれない問題となるピーナッツアレルギーのリスクを増やすことがあると，近所の人から聞いた．このことについて，患者はあなたのアドバイスを求めている．あなたはこの問題にあまり詳しくなかったため，患者にこれから**エビデンス evidence** を検討して 1 週間後の妊婦健診で再受診するときに，その結果について話し合おうと伝える．

エビデンスを探す

あなたは，次のように，関連の疑問を定式化する．「新生児において，豆乳への**曝露 exposure** とその後のピーナッツアレルギー発症には関連があるか」．あなたは，「peanut allergy」の検索用語でポイントオブケアの臨床医のエビデンス統合ツールを検索する．「原因とリスク要因（causes and risk factors）」のサブトピックでは，「豆乳や大豆の摂取（consumption of soy milk or soy formula）」が**危険因子 risk factor** として特定され，参照文献が提示されている．その関連論文[1]を見るために，あなたは，ハイパーテキストリンクをクリックする．

この論文は，未就学児 13,971 人からなる，地理的に定義された**コホート cohort** を使用した**症例対照研究 case–control study** について記載したものである．研究者らは，ピーナッツ蛋白質または「プラセボ（placebo）」にさらされているかどうかを盲検化されたピーナッツ負荷試験に対して反応したピーナッツアレルギーの既往が確実である児童を特定した．児童の両親，ならびに対照群 2 群（地理的に定義されたコホートからのランダムサンプル，ならびに生後 6 カ月以内に湿疹を発症しかつ母親に湿疹の既往があるコホートの児童サブグループからのランダムサンプル）の両親から詳細情報を収集した．

欄 14-1 は，医学文献から得られた**害 harm** に関する論文を診療のガイドとして使用するためのいつもの 3 ステップを示している．これらの基準は，有害かもしれない曝露のランダム割り付けができない状況で，病因や危険因子の懸念に関わるさまざまな問題について検討するのに役立つだろう．このような**観察研究 observational study** では，コホートまたは症例対照デザインが用いられる．

欄 14-1

害に関する論文のユーザーズガイド

バイアスのリスクはどれほど深刻か

コホート研究において，関心のある曝露は別として，曝露群と対照群は，研究開始および終了時点で，そのアウトカムに対して同じリスクを有していたか

患者は，アウトカムと関連性が知られている予後因子が似ていたか（あるいは統計的調整によって不均衡に対処していたか）

アウトカムの検出状況と手法は似ていたか

追跡は十分に完了しているか

症例対照研究において，症例群と対照群は，過去に曝露に対して同じリスクを持っていたか

曝露を引き起こすような適応や状況は，症例群と対照群で似ていたか（または統計的調整が不均衡に対処したか）

曝露の検出状況と手法は，症例群と対照群で似ていたか

結果は何か

曝露とアウトカムの関連性はどれくらい強いか

リスクの推定はどれくらい精確か

結果を患者の治療にどのように適用できるか

研究患者は，自身の診療における患者と似ていたか

追跡は十分長期間だったか

曝露は，自身の患者に発生するかもしれないものと似ているか

リスクの大きさはどれほどか

曝露との関連が認められている利益はあるか

バイアスのリスクはどれほど深刻か

臨床医は，しばしば，有害な可能性のある医学的介入あるいは環境物質への曝露に直面する患者に遭遇する．このような状況からは一般的な疑問が提起される．携帯電話は脳腫瘍のリスクを高めるか．精管切除は前立腺がんのリスクを増加させるか．医療政策の変更（たとえば，活動に基づいた資金調達）によって有害な**健康アウトカム health outcome** を引き起こすか．これらの疑問を検討するとき，臨床医や治療者は，**バイアスのリスク risk of bias**，想定される原因と有害アウトカム間の関連性の強さ，そして自身の診療や領域における患者への関連性を評価しなければならない．

いかなる臨床上の疑問に答える際にも，最初の目標は，入手可能な最高品質のエビデンスの要約を提供できる当該トピックの既存の**システマティックレビュー systematic review** があるかどうかを特定することである（「エビデンスをまとめる」の項を参照）．そのような**レビュー review** を解釈するには，個々の研究または **1 次研究 primary study**，**ランダム化臨床試験 randomized clinical trial**（RCT），観察研究についてのエビデンスの規則を理解する必要がある．観察研究の結果についてバイアスのリスクを判断する検査は，曝露群と**対照群 control group**（または症例群と対照群）が研究の開始および完了時点で，曝露がアウトカムに与える影響について，われわれがバイアスを最小限にした評価を得ることができるほど十分に似ていたかを判断する助けとなるだろう（第 6 章「なぜ

研究結果が誤解を招くのか: バイアスとランダム誤差」を参照).

ランダム化臨床試験は，他の研究デザインと比べ，有害な可能性のある効果についてよりバイアスの少ない推定値を提供する．というのも，ランダム割り付けは，既知および未知のアウトカム決定因子について 2 群でバランスがとれていることを確実にする最善の方法だからである〔第 7 章「治療（ランダム化試験）」を参照〕．研究者らは治療薬が有益であるかどうかを判断するために RCT を実施するが，有害な効果を探すべきであり，ときには主要アウトカムへの介入の有害作用について驚くべき発見をすることもある（第 11.2 章「無作為試験の驚くべき結果」を参照).

有害である疑いの薬剤に本当に悪影響があるかどうかを決定するために，RCT が役に立たない 4 つの理由がある．

第 1 に，利益を伴わずに有害な効果がもたらされると予期される曝露（たとえば，喫煙）に患者をランダム割り付けすることは非倫理的である．

第 2 に，何年間にもわたって何万人もの患者が薬剤を使用した後で初めて明らかになる，まれだが深刻な有害作用が問題となることがしばしばある．たとえば，非常に大規模な RCT でさえ，クロピドグレルと血栓性血小板減少性紫斑病との関連性を検出することができなかったが[2]，それはその後に実施された観察研究[3]で確認された．有害事象発生率が 1%ほどのものなら，特に有害作用に着目したランダム化臨床試験が実施可能かもしれないが[4,5]，しかし，曝露患者の 100 人に 1 人未満の割合で発生する有害事象を調べるのに必要な RCT は，膨大なサンプルサイズと長期間にわたる**追跡 follow-up** を必要とするため，論理的に難しく，しばしば法外な費用がかかる．イベント発生率が非常に低い場合には，**メタアナリシス meta-analysis** が役立つ可能性がある[6]．しかし，システマティックレビューにおける特定の害について大規模なエビデンスが入手できることはあまりない．たとえば，2,000 件近くのシステマティックレビューの報告において，研究中の介入に関連するかもしれない明確な害について，4,000 人以上の参加者がランダム割り付けされた大規模データはたった 25 件に過ぎない[7]．

第 3 に，RCT の追跡期間は限られており，さらに曝露後数年または数十年後の影響（たとえば，小児期における化学療法の長期間の帰結）を知ることにはあまり関心がない[8]．

第 4 に，イベントが十分に頻発し，RCT が取り組むことが可能な時間枠内に発生した場合でも，研究報告書ではしばしば害に関する情報が適切に提供されない[9]．

害に関する疑問のほとんどについて，これに答えてくれる，RCT が見つからないとすれば，臨床医は**バイアス bias** を最小限にするために使われた代替的戦略を理解しなければならない．そのためには，観察研究デザインについて熟知する必要がある（表 14-1)．

観察研究には，主にコホート研究と症例対照研究という 2 種類のものがある．コホート研究では，研究者らは曝露群と非曝露群をそれぞれコホートとして同定し，それぞれを時間軸に沿って前向きに追跡し，曝露とアウトカムに関連があるかどうかを特定しようとして，関心のあるアウトカムの発生を監視する．コホートデザインは RCT に似ているが，ランダム割り付けは行われず，むしろ，患者が関心のある曝露を受けたかどうかは，患者や研究者の意向，もしくは偶然によって決まる．

症例対照研究もまた，曝露とアウトカムの関連性を評価する．まれなアウトカムや，発現までに長時間を要するアウトカムは，RCT だけではなくコホート研究の実行可能性をも脅かすことがある．

表 14-1

研究デザイン別の調査の方向性と方法論的な強みと弱み

デザイン	出発点	評価	強み	弱み
ランダム化臨床試験	曝露状態	アウトカムイベントの状態	バイアスに影響されにくい	実施可能性や一般化可能性における制約
コホート	曝露状態	アウトカムイベントの状態	曝露のランダム割り付けが不可能な場合も実施可能．一般化可能性	バイアスの影響を受けやすい
症例対照	アウトカムイベントの状態	曝露の状態	まれなイベントを蓄積させるための長期化や膨大なサンプルサイズの必要性を克服できる	バイアスの影響を受けやすい

症例対照研究は代替デザインを提供し，それは，症例群，すなわち標的アウトカムをすでに発症した患者の最初の同定と，対照群，すなわち関心のあるアウトカムを持たない人たちの選択に依存する．症例対照デザインを使って，研究者らは，症例群と対照群における推定される有害物質への過去の曝露の相対的頻度を評価する．

たとえば，非ステロイド性抗炎症薬（nonsteroidal anti-inflammatory drugs: NSAIDs）の臨床的に明らかな上部消化管出血への影響に対処するために，研究者らはまれなイベントの問題に対処するコホート研究が必要だった．NSAIDs を服用している人々の間での出血は 1,000 人年あたり 1.5 人で，NSAIDs を服用していない人では 1,000 人年あたりの 1.0 人と報告されている[10]．非曝露患者におけるイベント発生率は非常に低い（0.1%）ため，50%のリスク増加を研究する RCT では NSAIDs が追加の出血を引き起こすという仮説を検証する十分な検出力を確保するには，莫大な数の患者が必要となるだろう（サンプルサイズの計算では，約 75,000 人の患者が考えられる）[11]．そのような RCT は実現可能ではなく，情報が大規模な管理データベースから得られるコホート研究が可能であろう．

コホート研究

コホート研究は前向き（prospective）または後向き（retrospective）の可能性がある．前向きコホート研究では，研究者は患者または参加者を登録し，追跡を開始し，アウトカム（関心のあるイベント）の発生を待つ．このような研究は完了に何年も要する場合があり，それゆえに，実施は困難である．患者のモニタリング方法やデータ収集方法について把握しやすいという利点がある．

後向きコホート研究では，曝露とアウトカムの両方に関するデータが以前に収集されている．研究者はデータを入手し，関心のあるアウトカムを有する参加者と有さない参加者が推定される因果物質に曝されているかどうかを決定する．このような研究は，すでに発生済みの曝露やアウトカムのデータの入手に依存することから，より簡単に実施できる．一方，入手可能なデータの質や関連性について，それほどのコントロール力を持たない．結局，臨床医は，研究が前向きかまたは後ろ向きかどうかにあまり注意を払う必要はなく，代わりに欄 14-1 におけるバイアスのリスクの基準に焦点をあてるべきである．

コホート研究において，関心のある曝露は別として，曝露群と対照群は，研究開始および終了時点で，そのアウトカムに対して同じリスクを有していたか

患者は，アウトカムと関連性が知られている予後因子が似ていたか（あるいは統計的調整によって不均衡に対処していたか）

コホート研究では，害が推定される物質に曝露された群と非曝露群でベースラインにおける追加的な差異があり，そのために予後に差が生じ（すなわち，標的アウトカムのリスクが異なる），そして解析でこの不均衡に対処できない場合には，バイアスのある結果を示すことになる．たとえば，NSAIDs と上部消化管出血リスクの増加との関連において，年齢が NSAIDs に対する曝露と消化管出血に関連している可能性がある．換言すると，NSAIDs を服用している患者は比較的高齢で，比較的高齢の患者は出血しやすいので，この変数のために出血リスクの増加が NSAID 曝露によるものと考えることは問題がある．予後に影響を及ぼす変数が，曝露コホートと非曝露コホートにおいて頻度が異なる場合，この状況を**交絡 confounding** とよぶ．

有害な可能性のある薬剤の服用を自ら選択した患者（あるいはそれが医師によって選択された患者）が，その有害アウトカムの他の重要な決定因子に関して曝露されていない患者と類似しているべきという理由はなにもない．事実，曝露群と非曝露群が同様ではないだろうと予測する多くの理由がある．医師は患者にとってリスクがあると考えられるような薬剤を処方することには躊躇する．

ある研究では，当時の新しく出たばかりの NSAID のケトプロフェンを処方された患者の 24.1%が，過去 2 年間に消化性潰瘍治療を受けていたのに対し，対照群ではこれが 15.7%だった[12]．おそらくこれは，ケトプロフェンの製造会社が，他の薬剤よりもケトプロフェンが消化管出血を起こしにくいことを臨床医に説得するのに成功したためだろう．ケトプロフェンを他の薬剤と比較した場合，よりハイリスクの患者がケトプロフェンを服用していたために，（他の薬剤と比べて）新薬による出血の誤った増加を見いだした危険がある．このバイアスは，選択バイアス（selection bias）または適用の交絡によるバイアス（confounding bias）とよぶことができる．

高齢患者へのベンゾジアゼピンの処方は，選択的な医師の処方が，ある特定の薬剤を投与されている患者におけるリスクの分布が異なってくる原因になることを示す，もう 1 つの例を提供する．ときには，これは**誘導バイアス channeling bias** とよばれる[13]．Ray ら[14]は，長時間作用型のベンゾジアゼピンと転倒のリスクとの間に 1977～1979 年のデータでは関連〔**相対リスク relative risk**（RR）2.0，95%**信頼区間 confidence interval**（CI）: 1.6～2.5〕を見いだしたが，1984～1985 年のデータ（RR 1.3，95%CI: 0.9～1.8）では見いだせなかった．この変化について最も考えられる説明は，転倒のリスクの高い患者（認知症患者）は初期にはこれらのベンゾ

ジアゼピンを選択的に服用していたことである．ベンゾジアゼピン服用と転倒の関連の報告によって注意が払われるようになり，医師が転倒のリスクの高い患者でベンゾジアゼピン投与を控えるようになったために見かけ上の関連性が消失した．

したがって，研究者らは，曝露群と非曝露群の参加者の特徴を記録し，その比較可能性を実証するか（コホート研究では非常に珍しい），もしくは，統計的手法を使ってこれらの差異を調整しなくてはならない．予後因子について効果的な調整解析を行うには，それらの予後因子の正確な測定が必要である．前向きコホートでは，研究者らは予後因子の情報の質に特に気をつければよい．しかし，後向きのデータベースでは，入手可能な情報でなんとかするしかない．大規模な管理データベースは，まれなイベントの確認を可能にするほどのサンプルサイズを提供しているが，関連する患者特性，ヘルスケアの問題点，診断に関するデータの質についてはしばしば物足りない．たとえば，診療実務に関して手作業によるレビューと比較した電子的報告の正確さを測定するために考案された横断研究では，電子的報告は適切な喘息治療薬の処方率と肺炎球菌ワクチン接種率を有意に過小評価し，糖尿病患者におけるコレステロールコントロール率を有意に過大評価した[15]．

たとえ研究者らが曝露コホートと非曝露コホートにおける潜在的な交絡変数の比較可能性を記録して，そして2群間の差異を調整するための統計的手法を用いたとしても，研究者らが知らないあるいは測定していない重要な予後因子が2群間で不均衡となっているために，アウトカムにおける差をもたらしていることがある．われわれは，これを**残余交絡 residual confounding** とよぶ．

最初の例に戻るとNSAIDsそのものではなく，NSAIDsの投与を必要とする疾病が，出血のリスク増加原因であるかもしれない．したがって，コホート研究からの推論の強さは，厳格に実施されたRCTのそれよりも常に劣る。

アウトカムの検出状況と手法は似ていたか

コホート研究において，アウトカムの確認は鍵となる問題である．たとえば，研究者らは放射性物質を使って仕事をしている人々では，悪性黒色腫のリスクが3倍に増加することを報告している．リスク増加に関するいくつかの可能性のある説明の1つは，リスクの可能性を懸念した医師が，より熱心に検索し，そのために他の場合には気付かれないような疾患を発した（あるいはより早い段階で疾患を発見した）ためということが考えられる．これは曝露コホートでは，見せかけの誤ったリスク増加がみられることになり，この状況は**監視バイアス surveillance bias** として知られている[16]．

この問題の一部は，アウトカムの選択によって対処可能である．たとえば，あるコホート研究では，研究者らは，ノルウェーのオスロにある印刷工組合の組合員であった男性全員のコホートを利用して，印刷業で鉛や有機溶剤に曝露した男性の新生児たちにおける周産期のアウトカムを評価した[17]．研究者らは，職業分類を使って，父親を鉛や有機溶剤への曝露群と非曝露群に分類した．研究者らは，父親の鉛や有機溶剤への曝露の有無を把握していたことから，軽度な先天性欠損や，特別な検査処置を必要とする欠損に関わる乳児のアウトカムの評価にバイアスが生じた可能性がある．一方，曝露の事前知識は乳児が早産か否かに影響を与える可能性は低いため，早産というアウトカムは，**検出バイアス detection bias**（比較グループの一方においてあるアウトカムをより慎重に見る傾向）の影響を受けにくい．この研究において，曝露は早産の 8 倍増と関連していたが，先天性欠損とは関係なかったため，この研究で得られた結果については検出バイアスの問題はなかった．

追跡は十分に完了しているか

第 7 章「治療（ランダム化試験）」で指摘したように，追跡からの脱落があった場合，脱落患者が評価可能な患者とは異なるアウトカムを持っていた可能性があるため，バイアスが生じる可能性がある．これは，曝露群と非曝露群との間で追跡期間が異なる場合は特に問題である．

ある適切に実施された研究において[18]，研究者らは，1940 年から 1975 年にかけてクリソタイルアスベスト繊維事業に従事していた白人男性 1,261 人中 1,235 人（98%）の生存状態を明らかにした．最初の曝露から少なくとも 15 年継続して曝露したアスベスト労働者のなかでは，累積曝露に正比例し肺がん死の RR は時間とともに 1.4 から 18.2 へと増加した．この研究では，2%の欠損データが結果に影響を及ぼした可能性は低く，追跡からの脱落によってアスベストへの曝露が肺がん死を引き起こすという推論の強さが脅かされることもなかった．

症例対照研究

症例対照研究は，常に後ろ向きのデザインである．アウトカム（関心のあるイベント）はすでに起こっており，参加者はアウトカムを有するもの（症例）とアウトカムがないもの（対照）の 2 つのグループのうちの 1 つに指定される．遡及的にではあるが，研究者は推定される因果物質への曝露を事前に確認している．このデザインでは，曝露データの把握には記憶と思いだしを必要とするか，または意図的な研究ではない目的のためにもともと蓄積されたデータの集合に基づいているため，固有のバイアスのリスクを伴う．

症例対照研究において，症例群と対照群は，過去に曝露に対して同じリスク（偶然）を持っていたか

曝露を引き起こすような適応や状況は，症例群と対照群で似ていたか（マッチングまたは統計的調整が不均衡に対処されたか）

コホート研究の場合と同様，症例対照研究は，未測定の交絡因子の影響を受けやすい．たとえば，喘息患者における β 刺激薬使用と死亡との関連性を調べる際に，研究者らは，疾患の重症度による交絡を回避するために，入院歴や薬剤使用歴を検討し，マッチングや調整をしないといけない．より多くの β 刺激薬を使用する患者は，より重篤な喘息を有することがあり，β 刺激薬の使用ではなく，この重症度が死亡率の増加の原因となる可能性がある．しかし，コホート研究のように，特に曝

露が経時的に変化する場合は，マッチングや調整によってバイアスのリスクを排除することはできない．換言すると，入院歴や薬物使用歴についてのマッチングまたは調整では，根底にある喘息の重症度におけるばらつきのすべてを十分に捉えないかもしれない．加えて，大量のβ刺激薬を使用する喘息患者の不健康な生活態度が，上記の関連性に対する本当の説明であるかもしれない．

未測定の交絡に関する懸念をさらに示すために，妊婦らによるジエチルスチルベストロール（diethylstilbestrol）服用と，その後何年も経ってからの彼女らの娘たちにおける膣腺がん発症の関連性を評価するためにデザインされた症例対照研究の例を考えてみよう[19]．この因果関係を検証するためにデザインされたRCTまたは前向きコホート研究は，最初に関連性が疑われてから研究が完了するまでに少なくとも 20 年を必要とすることになるだろう．さらに，疾患の希少性により，RCT またはコホート研究は，何十万人もの参加者を必要とすることになるだろう．

これとは対照的に，症例対照戦略を用いることで，研究者らは，若年女性の 2 つの比較的小さな集団を明確に区別した．関心のあるアウトカム（膣腺がん）を持つ女性を症例（n=8）に，アウトカムを経験しなかった女性を対照（n=32）に指定した．その後，研究者らは，時間をさかのぼり，2 群にとっての DES への曝露率を決定した．その結果，研究者らは，ジエチルスチルベストロールの胎内曝露と膣腺がんの間に有意な関連性を発見し，こうして研究者らは，20 年遅れることなくすぐ，そして，わずか 40 人の女性を研究することで答えをみつけた．

この研究における重要な問題は，症例が，対照が経験しなかったような，ジエチルスチルベストロールへの曝露を受ける他の特別な状況を経験していたかどうかということだ．この研究においては，流産や早産のリスクがある女性にジエチルスチルベストロールが処方されていた．この研究の評価をする際には，これらの危険因子がそれら単独ではその後の女性の子孫における膣病変の高い発生率を引き起こしえないという確信が持てることが重要である．これらの徴候のいずれかが交絡である可能性があるだろうか．ジエチルスチルベストロールの導入前に，若い女性の膣腺がんはまれであったが，流産と早産は一般的であった．したがって，流産や早産は膣腺がんと直接関連しているとは考えにくく，そのような関連がない場合にはどちらも交絡ではない可能性がある．

別の研究では，研究者らは，健康保険データと薬価基準計画とのコンピュータ連結記録に頼った症例対照デザインを用いて，喘息患者におけるβアドレナリン作動薬の使用と死亡との関連性を調査した[20]．研究に使われたデータベースは，カナダ西部にあるサスカチュワン州の人口の 95%を含んでいた．研究者らは，致死的あるいは致死的に近い喘息発作を起こしたことのある 129 人の患者と，喘息に罹患していたが致死的あるいは致死的に近い喘息発作を起こしたことのない 655 人の対照をマッチングした．より重症の喘息患者がより多くのβアドレナリン作動薬を使う傾向は，薬剤使用と死亡率との間に偽りの関連性を作り出すことがある．研究者らは，死亡前（症例の場合）または研究参加日前（対照の場合）の 24 カ月間の入院回数を測定することにより，そして，薬剤の総使用数の指標を用いることにより，疾患重症度による交絡の影響をコントロールしようとした．その結果，疾患重症度による補正後でも，定量噴霧式吸入器による大量のβ刺激薬の日常的使用と喘息による死亡との間に関連性があることをみつけた〔1 カ月に 1 缶あたりの**オッズ比 odds ratio**（OR）2.6，95%CI: 1.7～3.9〕.

曝露を引き起こすような適応や状況は，症例群と対照群で似ていたか

症例対照研究において，曝露の把握は重要な問題である．しかし，症例患者が対照患者よりも曝露をよく記憶していた場合，結果は偽りの関連性になるだろう．

たとえば，ある症例対照研究では，向精神薬使用に関連する股関節骨折リスクが 2 倍増えることがわかった[21]．この研究では，Michigan Medicaid プログラムのコンピュータ化された請求ファイルを調べることで，薬剤への曝露を確定した．これは，曝露の選択的な記憶（**想起バイアス recall bias**）と，面接者による，症例と対照に応じた調査方法の使い分け（**面接者バイアス interviewer bias**）を回避した方法だった．

もう 1 つの例は，携帯電話の使用が自動車の衝突リスクを増やすかどうかを評価した症例対照研究である[22]．仮に，研究者らが，自動車の衝突を経験した人と対照群の（同じ日の同じ時間に衝突を経験していない）患者に，ちょうどその時刻に携帯電話を使っていたかどうかを尋ねたとしよう．衝突を経験した人は，その不幸なできごとによって記憶が強まっているかもしれないため，携帯電話の使用のような想起をよりしやすいだろう．このような想起の差が原因で，偽りの関連性を導いてしまうだろう．あるいは，彼らは，恥ずかしさや法的関心のために携帯電話の使用を特に否定して，関連をあいまいにするかもしれない．そのため，この研究の研究者らは，患者の想起の代わりに，携帯電話使用のコンピュータ化されたデータベースを用いた[22]．さらに，研究者らは，衝突を経験した各人を，その人自身の対照とした．すなわち，衝突時間を，同一人物が衝突を起こさずに運転していた生活時間（たとえば，通勤中の同じ時間）と対応するようマッチングした．この適切な研究デザインにより，携帯電話の使用が自動車の衝突リスクの増加と関連していることが実証された．

すべての研究が曝露に関するバイアスのない情報へのアクセスを持つわけではない．たとえば，コーヒーと膵臓がんの関連性を調べた症例対照研究では，がん患者は自身の抱える問題の原因究明により積極的であると考えられることから，コーヒー飲用についてもより詳細な説明を提供すると考えられる[23]．また，誰が症例で誰が対照かが面接者にわからないようになっていない場合，曝露に関する情報を得ようとした面接者が症例に対してより徹底した調査を行う可能性がある．この研究に関していえば，曝露に関する客観的な情報源はなかった．見かけ上の関連性は，想起バイアスもしくは面接者バイアスによるものかもしれない．厳密には，関連性は偽りだったが，別のバイアスによって引き起こされている可能性が高い．研究者らは，膵臓がん患者を治療している医師が診療していた患者のなかから対照群を選んだ．これらの対照群の患者は種々の胃腸症状を呈しており，そのいくつかはコーヒー飲用によって悪化するものだった．対照群患者はコーヒーを避けるようになり，その結果，コーヒー（膵臓がん患者は一般集団と同じレベルで飲用した）と膵臓がんの関連性が生じてしまった．その後の研究は，より適切な対照群を使用してその関連性を否定した[24]．

偏りのある曝露評価に加え，曝露評価における**ランダム誤差 random error** もありうる．曝露した人の多くが非曝露群に分類されたり，逆に曝露していないのに曝露群に分類されたりすることがあるが，誤分類の発生率が症例と対照で類似している場合である．このような非差別的な誤分類は，関連性を希薄にする傾向がある（つまり，真の関連性は観察された関連性よりも大きい）．幸いにも，誤分類が非常に大きい場合を除いて，真の関連性が損なわれる程度は重要ではない．

横断研究におけるバイアスのリスクはどうか

コホート研究や症例対照研究と同様，**横断研究 cross-sectional study** もまた観察研究デザインである．横断研究は，コホート研究と同様，曝露群と非曝露群に基づいて行われる．しかし，横断研究では，曝露と既存または蔓延しているアウトカムが同時に測定される．そのため，関連性の方向を判断しにくいことがある．もう 1 つの重要な限界として，アウトカム，あるいは有害アウトカムを被る脅威のために患者を研究から離脱させるように導いて，そのために関連性の指標を否定する方向のバイアスが働く可能性がある．しかし，横断研究は比較的低コストかつ迅速に実施でき，その後の観察デザインや RCT を使って調査されるであろう仮説を生成し，探査するのに有用かもしれない．

症例シリーズと症例報告のバイアスのリスクはどうか

症例シリーズ case series（一連の患者の報告）と症例報告（個々の患者の報告）は，対照群を伴わないため，観測されたアウトカムが曝露のない状態でも発生していたかどうかを判断することはできない．記述的研究は臨床医の行動の即時変化を義務付ける重要な知見を有すると言われているが，これは正当化されることはめったになく，より強い研究デザインからのエビデンスが入手できない場合，非常に低い確信性に応じた行動がとられると望ましくない帰結がおこる可能性がある．サリドマイド曝露との関連で発生する先天性欠損の症例報告の帰結を思い起こしてみよう[25]．弱いエビデンスに基づいて行動が起こされた場合には望ましくない結果に至る可能性がある．

ベンデクチンという薬剤（妊娠悪阻に対して用いられたドキシラミン，ピリドキシン，ジサイクロミンの合剤）の場合を考えてみよう．その製造会社は催奇形性を示唆する症例報告の結果を受け，市場からそれを撤収した[26]．その後，数多くの比較研究によってこの薬剤の相対的な安全性が実証されたが[27]，訴訟になりそうな状況を根絶することはできず，製薬会社はベンデクチンを再販売することができなかった．そのため，この薬剤が入手可能であれば利益を得られたかもしれない多くの妊婦が，それによって得られたであろう症状緩和を享受することができなかった．

一部の介入に関する最良の初期のエビデンスが，有害事象の登録から得られることがある．たとえば，予防接種登録は，予防接種を受けた人々に起こった有害事象を記録する．これらの登録は，サンプルサイズが小さすぎる前向き研究から把握することは非常に困難な，ある特定の有害事象に関わる問題を示唆してくれることがある．大多数の人々が予防接種を受ける場合や，予防接種を受けない人々が受ける人々と大きく異なり，その差が十分な説明のつかないもので，そして補正やマッチングでもその差異に対処できない場合，後向き研究の実施ですら非常に難しいかもしれない．この場合，研究者らは新たな予防接種の導入前に一般的な集団を使った**前後比較試験 before-after study** を行うことができる．しかし，既存対照を使うこのような比較は，同期間中に他の多くの変化があったかもしれないため，バイアスの影響を受けやすい．しかし，有害事象発生率における変化が非常に大きい場合，その警鐘は本物かもしれない．一例は，特定のタイプのロタウイルスワクチン接種を受けた児童の間での腸重積の多発であり[28]，ワクチンを撤収するという決定に至っている．この関連性は，その後，症例対照研究によって支持された[29]．最終的には，この有害事象を引き起こさない別のタイプのロタウイルスワクチンが開発された．

一般に，臨床医は，症例シリーズから関連性について結論を下すべきではなく，むしろ，それらの結果は，バイアスのリスクに対して最適な保護手段を有する研究で対処できる疑問または仮説を生成する可能性があることを認識すべきである．当面の曝露のリスクが利益（そして曝露を中止するリスク）を上回る場合，臨床医は最適なデータのない状態で治療に関わる決断を下さなければならないかもしれない．

バイアスのリスクはどれほど深刻か: 要約

治療の有効性に関する疑問を解決する場合とまったく同様に，臨床医は害の問題を解決するためにはまず RCT を探すべきである．文献検索からは満足がいく結果を得られず，より弱いデザインの研究を利用しなければならないことが多い．しかし，研究デザインにかかわらず，適切な対照群を探すべきである．コホート研究においては，対照群はアウトカムのベースラインリスクが同じでなくてはならず，そうでない場合には研究者らは差異を調整または補正するために統計的手法を用いなければならない．症例対照研究においては，症例群と対照群は曝露の機会は同等であるべきで，そうすれば，曝露における差異が確認された場合に，関連性は交絡因子によるものではなく，曝露とアウトカムの因果関係によるものであると正当に結論できる．それにもかかわらず，研究者らは症例群と対照群のマッチングや差異の調整のために統計的手法を日常的に使用すべきである．

バイアスを最小限にするため研究者らがあらゆる適切な手段を講じたとしても，臨床医は，群間に残った差異が観察研究の結果にバイアスをかけている可能性が常にあることを心に留めておくべきである[30]．現実の世界では，エビデンス，臨床医の意向，患者の**価値観や意向 values and preferences** が介入の使用を決定付けるため，曝露群と非曝露群は予後因子において異なっている可能性が高い．

ユーザーズガイドの適用

最初の議論に戻ると，われわれが入手した研究は豆乳（または豆乳粉ミルク）とピーナッツアレルギー発症の関連性を調べるために症例対照デザインを用いていた[1]．ピーナッツアレルギーの患者（症例）は，大豆への曝露に至った適応や状況において対照と似ているようだが，重要な不均衡の可能性がいくつかあった．ピーナッツアレルギー群においては，ピーナッツアレルギーの家族歴や，兄や姉が牛乳アレルギーの既往をもつケースも多く，その弟や妹に当たる子どもが大豆に曝露する可能性にバイアスが生じる可能性があった．交絡を避けるために，研究者らは**調整解析 adjusted analysis** を実施した．

面接者と両親がピーナッツアレルギーに関連した大豆曝露の仮説を知らないままデータは収集されたため（したがって，面接者バイアスや，おそらく想起バイアスを回避している），曝露を決定する方法は症例と対照とで似ていた．大豆へのアクセスについては，すべての児童が同じ地理的地域の出身だったが，だからといって症例と対照で大豆へのアクセスを決定しうる文化的，経済的要因が均衡していたという保証はない．全体として，バイアスのリスクからの保護は適切であるように見えた．

結果は何か

曝露とアウトカムの関連性はどれくらい強いか

曝露とアウトカムの関連性を表すための選択肢，すなわち**リスク比 risk ratio**，または RR と OR については，本書の他の章で説明している（第 9 章「治療はリスクを減らすか．結果を理解する」，第 12.2 章「結果を理解する: オッズ比についてもっと詳しく」を参照）．

たとえば，人で心臓以外の手術後の院内死亡を評価したコホート研究において，高血圧の既往のある患者では 289 人中 23 人が死亡し，高血圧のない患者では 185 人中 3 人が死亡した．正常血圧患者と比較した高血圧患者における死亡の RR（それぞれ，23/289 と 3/185）は 4.9（95%CI: 1.5～16.1）であった[31]．この RR は，心臓以外の手術後の死亡は，高血圧患者では正常血圧の患者と比べて，ほぼ 5 倍生じやすいことを示している．

RR の推定値は，曝露患者と非曝露患者のサンプルが入手できるかどうかによって決まり，関心のあるアウトカムを持つ患者の割合が決定できなくてはならない．症例と対照の人数，すなわちアウトカムを持つ個人の割合が研究者によって選ばれる症例対照研究には RR を適用できない．症例対照研究では，リスク比である RR の代わりにオッズの比である OR を使用する，特に OR は，症例群患者の曝露のオッズを対照群患者の曝露のオッズで割ったものである．症例対照研究の OR は，集団全般でアウトカムがまれである場合（<1%）という条件下で，症例と対照が抽出された母集団全体におけるリスク比を表す．関連する集団のアウトカムのリスクが高い（20%以上）場合を除いて，OR は RR をより簡単に概念化した良い推定値を提供するものと考えることができる．

リスクの推定値はどれくらい精確か

臨床医はリスクの推定値の精確さを，その推定値を取りまく CI を検討することで評価することができる（第 10 章「信頼区間: 単一研究またはメタアナリシスは十分大きいか」を参照）. 曝露と有害アウトカムとの間の関連性が見つかった研究においては，有害な曝露の RR 推定値の下限が，関連の強さの最小推定値である．一方，否定的研究（結果が**統計的に有意 statistically significant** でない研究）では RR の CI の上限が，統計的に有意な関連性がなかったとしても，どの程度の大きさの有害作用がまだありうるかを教えてくれる.

ユーザーズガイドの適用

研究者らは，大豆への非曝露群と比較した場合の，曝露群におけるピーナッツアレルギーのリスクの OR を 2.6（95%CI: 1.3〜5.2）と計算した[1]．これらの結果は，アレルギー皮膚症状（すなわち，アトピー）により調整された．幼児による大豆消費とピーナッツアレルギーとの間には独立した関連があり，その他のアトピー症状への食事反応としては説明できなかった．それでもなお，大豆との関連性がその他の未知の因子による交絡の影響を受けていた可能性はある．残念ながら，研究者らは大豆への曝露とピーナッツアレルギー発症との間の用量反応関係の可能性については評価していなかった.

結果を患者の治療にどのように適用できるか

研究患者は，自身の診療における患者と似ていたか

ある研究において，考えられるバイアスがその研究をただちに棄却するほどのものではない場合，研究結果があなた自身の患者にどの程度適用可能かを考慮すべきである．あなたの患者は，その研究の適格基準を満たしていたであろうか．あなたの患者は，患者特性や病歴のような重要であるかもしれない諸因子において，研究で説明された患者に似ているか．もしそうでない場合，有害な曝露の生物学的作用はあなたが治療している患者では異なっている可能性があるか.

追跡は十分長期間だったか

バイアス回避という点においては非の打ち所のない研究でも，もし患者が十分に長い期間追跡されないならば有用性は限られている．つまり，短期間の曝露の効果についてはバイアスのない推定値を提供するかもしれないが，われわれが本当に知りたいのは，長期間の効果である．たとえば，ほとんどのがんは，生物学的レベルでの最初の攻撃から臨床的に検出される悪性腫瘍に進展するまでに 10 年以上を要する．たとえば，工業用化学物質のような特定の曝露ががんの発症に寄与しているかという疑問を提起した場合，最初の数年間に発見されたがんが関心のある曝露の効果を反映したものであると思う者は誰もいないだろう.

曝露は，自身の患者に発生するかもしれないものと似ているか

臨床医は，自身の患者と研究内の患者で研究の曝露（たとえば，用量や期間）に重要な差異があるかどうかを自問してみるべきである．たとえば，1970年代に示された経口避妊薬使用に関連する血栓性静脈炎のリスクは，現在使用されている経口避妊薬のエストロゲン含量が低くなっているため，21世紀の患者には適用できないことは明らかである．適用性が疑わしいもう1つの例は，1940年から1975年にかけてクリソタイルアスベスト繊維事業に従事していた労働者は肺がん死亡のリスクが高く，最初の曝露から少なくとも15年継続してアスベストに曝露した労働者では累積曝露に直接関連して1.4倍から18.4倍に増加したリスクを示した研究があげられる[18]．この研究は，ごく短期間もしくは間欠的なアスベストへの曝露（たとえば，異常に高いアスベスト濃度がその後に確認された建物内のオフィスで数カ月間働いていた人）に関連したリスクがどのようなものかについて信頼できる情報を提供しない．

増分リスクはどれほどか

RRもCRもどれくらいの頻度で問題が起こるかを教えてくれない．いずれも非曝露群と比較して曝露群でどれくらい多く，あるいは少なく効果が観察されるかを教えてくれるにすぎない．2つの群の間に大きな，そして統計学的に有意な相対的差異が観察されたとしても，有害事象がまれである場合，その結果は重要ではないかもしれない．したがって，われわれは曝露の絶対的な影響を評価するための方法が必要である．治療に関する議論の際〔第7章「治療（ランダム化試験）」，第9章「治療はリスクを減らすか．結果を理解する」を参照〕，**リスク差 risk difference**，および1件の有害事象を防ぐために臨床医が治療しなければならない患者数（**治療必要数 number needed to treat**）の計算方法を説明した．害の場合も，1件の追加的な有害事象を生じるために曝露を受けなければならない患者数を計算するため，同様の方法でランダム化試験またはコホート研究（症例対照研究ではなく）からのデータを使って行うことができる．しかし，この計算には，集団における非曝露者の**絶対リスク absolute risk** を知る必要である．

たとえば，抗不整脈薬のRCTであるCardiac Arrhythmia Suppression Trialの研究者らは，平均10カ月におよぶ追跡期間中[32]，死亡率はプラセボ治療患者では3.0%，エンカイニドもしくはフレカイニドで治療された患者群では7.7%であったことに気がついた．絶対リスク増加は4.7%で，この逆数をとると（100/4.7），平均してエンカイニドもしくはフレカイニドで21人の患者を約1年間治療すると1人の余分な死亡をもたらすことになる．これは，NSAIDsと上部消化管出血の関連性に関するわれわれの例とは対照的である．非曝露の患者2,000人中，年間2人が出血を起こす．NSAIDsを服用している患者では2,000人中，年間3人が同様の出血を起こす．このように，2,000人の患者をNSAIDsで治療した場合，1回の出血イベントが増えると予想される[10]．

曝露に関連したリスクを相殺するような利益はあるか

曝露が有害であることを示すエビデンスを評価し，結果があなたの診察する患者に適用可能であることを実証したとしても，次にとるべき措置を決定するのはそう簡単ではないと考えられる．リスクの大きさを考慮するほか，有害な薬剤への曝露を減らす，もしくは除外した場合の有害な帰結（すなわち患者がもはや受けなくなる潜在的利益の大きさ）を考慮しなくてはならない．

有害な帰結が許容不可能で，利益（benefit）がないならば，臨床上の意思決定は簡単である．エンカイニドやフレカイニドによる死亡増加のエビデンスはバイアスのリスクが低い RCT からのものだったため[32]，死亡のリスクが大幅に増加することには少なくとも中等度の確信を持つことができる．たった 21 人を治療することによって 1 件の余分な死亡が生じるため，研究結果が明らかになったと同時に臨床医が即座にこれらの抗不整脈薬の使用を減らしたのは当然のことである．

リスクを避けるための許容可能な代替治療がある場合も，臨床決断は容易である．エビデンスが弱い場合でも，代替薬の利用することで明確な決断を下すことができる．

臨床シナリオの解決

患者の胎児は，幼児期に到達した時点で研究の適格基準を満たす可能性が高いとあなたは決断する．この臨床シナリオにも関係してくるが，研究で議論された大豆製品は患者が使おうと考えているものと似ているかどうかはおそらく不明である．リスクの大きさについては，児童におけるピーナッツアレルギーの有病率は約 4/1000 である．概算では，もし大豆への曝露による OR が本当に 2.6 ならば，1,000 人中 10 人の児童がピーナッツアレルギーを発症することになる．言い換えると，ピーナッツアレルギーの症例を 1 件増やすために大豆に曝露させなければならない児童数は 167 人（1000/6）である．最後に，豆乳粉ミルクもしくは豆乳製品を控えることに対して，否定的な帰結に関するデータはないが，これは明らかに特定の児童における牛乳不耐症の重症度と持続性によって左右される．

自身のとるべき措置を決定するために，あなたは医学文献を診療に用いるための 3 つのステップを実行する．最初に，目の前の研究におけるバイアスのリスクを検討する．既知の交絡の調整後も，新生児の大豆への曝露とピーナッツアレルギー発症の関連性は減少しなかった．また，研究デザインには，想起バイアスや面接者バイアスに対する適切な対策が提供されている．観察デザインという明らかな限界〔一般的には効果推定値の確信性（confidence in estimate of effect）が低い〕があるが，この研究はバイアスのリスクが低いと結論付ける．

結果をみると，大豆への曝露とピーナッツアレルギー発症の間には中程度の関連性があり（OR が 2 以上だが 5 以下であることを考えると典型的には中程度），観察デザインの限界にもかかわらず，大豆への曝露とピーナッツアレルギーの関連性に関して中程度の確信性をもたせるに十分な大きさである．CI 下限（1.3）と児童 10,000 人あたり 4 人のベースラインリスク推定値から，1,000 人あたり 6 人のピーナッツアレルギーの害増分推定値には低い確信性しかないと結論づける．

あなたは第 3 ステップに進み，あなたの患者にとってこれらの研究結果が何を意味するかを考える．この研究は，これから生まれてくる患者の児童に当てはまりそうである．リスクの絶対的増加の最良推定値は 1,000 人あたりわずか 6 人であり，この推定値の確信性は低いが，ピーナッツアレルギーは患者の健康に深刻な脅威をもたらす可能性があり，家族にとっても注意や食事制限の必要から混乱をきたす．あなたは，乳製品を使って授乳を開始することを選択した母親とこの状況について話し合う．子供が牛乳アレルギーに悩まされているようであれば，推定値の確信性が限定的であり絶対的リスクが小さいことから，母親はおそらく大豆に切り替えることに同意するだろう．

参考文献

1. Lack G, Fox D, Northstone K, et al; Avon Longitudinal Study of Parents and Children Study Team. Factors associated with the development of peanut allergy in childhood. N Engl J Med. 2003; 348(11): 977-985.
2. CAPRIE Steering Committee. A randomised, blinded, trial of clopidogrel versus aspirin in patients at risk of ischaemic events (CAPRIE). Lancet. 1996; 348(9038): 1329-1339.
3. Bennett CL, Connors JM, Carwile JM, et al. Thrombotic thrombocytopenic purpura associated with clopidogrel. N Engl J Med. 2000; 342(24): 1773-1777.
4. Silverstein FE, Graham DY, Senior JR, et al. Misoprostol reduces serious gastrointestinal complications in patients with rheumatoid arthritis receiving nonsteroidal anti-inflammatory drugs. A randomized, double-blind, placebo-controlled trial. Ann Intern Med. 1995; 123(4): 241-249.
5. Bombardier C, Laine L, Reicin A, et al; VIGOR Study Group. Comparison of upper gastrointestinal toxicity of rofecoxib and naproxen in patients with rheumatoid arthritis. N Engl J Med. 2000; 343(21): 1520-1528.
6. Langman MJ, Jensen DM, Watson DJ, et al. Adverse upper gastrointestinal effects of rofecoxib compared with NSAIDs. JAMA. 1999; 282(20): 1929-1933.
7. Papanikolaou PN, Ioannidis JP. Availability of large-scale evidence on specific harms from systematic reviews of randomized trials. Am J Med. 2004; 117(8): 582-589.
8. Geenen MM, Cardous-Ubbink MC, Kremer LC, et al. Medical assessment of adverse health outcomes in long-term survivors of childhood cancer. JAMA. 2007; 297(24): 2705-2715.
9. Ioannidis JP, Haidich AB, Pappa M, et al. Comparison of evidence of treatment effects in randomized and nonrandomized studies. JAMA. 2001; 286(7): 821-830.
10. Carson JL, Strom BL, Soper KA, et al. The association of nonsteroidal anti-inflammatory drugs with upper gastrointestinal tract bleeding. Arch Intern Med. 1987; 147(1): 85-88.
11. Walter SD. Determination of significant relative risks and optimal sampling procedures in prospective and retrospective comparative studies of various sizes. Am J Epidemiol. 1977; 105(4): 387-397.
12. Leufkens HG, Urquhart J, Stricker BH, et al. Channelling of controlled release formulation of ketoprofen (Oscorel) in patients with history of gastrointestinal problems. J Epidemiol Community Health. 1992; 46(4): 428-432.
13. Joseph KS. The evolution of clinical practice and time trends in drug effects. J Clin Epidemiol. 1994; 47(6): 593-598.
14. Ray WA, Griffin MR, Downey W. Benzodiazepines of long and short elimination half-life and the risk of hip fracture. JAMA. 1989; 262(23): 3303-3307.
15. Kern LM, Malhotra S, Barrón Y, et al. Accuracy of electronically reported "meaningful use" clinical quality measures: a crosssectional study. Ann Intern Med. 2013; 158(2): 77-83.
16. Hiatt RA, Fireman B. The possible effect of increased surveillance on the incidence of malignant melanoma. Prev Med. 1986; 15(6): 652-660.
17. Kristensen P, Irgens LM, Daltveit AK, et al. Perinatal outcome among children of men exposed to lead and organic solvents in the printing industry. Am J Epidemiol. 1993; 137(2): 134-144.
18. Dement JM, Harris RL Jr, Symons MJ, et al. Exposures and mortality among chrysotile asbestos workers. Part II: mortality. Am J Ind Med. 1983; 4(3): 421-433.
19. Herbst AL, Ulfelder H, Poskanzer DC. Adenocarcinoma of the vagina. Association of maternal stilbestrol therapy with tumor appearance in young women. N Engl J Med. 1971; 284(15): 878-881.
20. Spitzer WO, Suissa S, Ernst P, et al. The use of beta-agonists and the risk of death and near death

from asthma. N Engl J Med. 1992; 326(8): 501-506.

21. Ray WA, Griffin MR, Schaffner W, et al. Psychotropic drug use and the risk of hip fracture. N Engl J Med. 1987; 316(7): 363-369.
22. Redelmeier DA, Tibshirani RJ. Association between cellulartelephone calls and motor vehicle collisions. N Engl J Med. 1997; 336(7): 453-458.
23. MacMahon B, Yen S, Trichopoulos D, et al. Coffee and cancer of the pancreas. N Engl J Med. 1981; 304(11): 630-633.
24. Baghurst PA, McMichael AJ, Slavotinek AH, et al. A case-control study of diet and cancer of the pancreas. Am J Epidemiol. 1991; 134(2): 167-179.
25. Lenz W. Epidemiology of congenital malformations. Ann N Y Acad Sci. 1965; 123: 228-236.
26. Soverchia G, Perri PF. [2 cases of malformations of a limb in infants of mothers treated with an antiemetic in a very early phase of pregnancy]. Pediatr Med Chir. 1981; 3(1): 97-99.
27. Holmes LB. Teratogen update: bendectin. Teratology. 1983; 27(2): 277-281.
28. Centers for Disease Control and Prevention (CDC). Intussusception among recipients of rotavirus vaccine--United States, 1998-1999. MMWR Morb Mortal Wkly Rep. 1999; 48(27): 577-581.
29. Murphy TV, Gargiullo PM, Massoudi MS, et al; Rotavirus Intussusception Investigation Team. Intussusception among infants given an oral rotavirus vaccine. N Engl J Med. 2001; 344(8): 564-572.
30. Kellermann AL, Rivara FP, Rushforth NB, et al. Gun ownership as a risk factor for homicide in the home. N Engl J Med. 1993; 329(15): 1084-1091.
31. Browner WS, Li J, Mangano DT; The Study of Perioperative Ischemia Research Group. In-hospital and long-term mortality in male veterans following noncardiac surgery. JAMA. 1992; 268(2): 228-232.
32. Echt DS, Liebson PR, Mitchell LB, et al. Mortality and morbidity in patients receiving encainide, flecainide, or placebo. The Cardiac Arrhythmia Suppression Trial. N Engl J Med. 1991; 324(12): 781-788.

第 15.1 章

上級編: 害

相関と回帰

Advanced Topics in Harm
Correlation and Regression

Shanil Ebrahim, Stephen D. Walter, Deborah J. Cook,
Roman Jaeschke, and Gordon Guyatt

この章の内容

はじめに

研究者はときに，異なる指標や変数間の関連に興味を持つ．また，これらの変数の相関に関連した疑問を提起することもある．たとえば，「喘息のある小児における症状は，親の認識とどの程度関連しているだろうか」，「患者の身体機能と情緒機能との関連の強さはどうか」．

対照的に，他の研究者は主に続発イベントが生じるハイリスクの個人を予測することに興味があるかもしれない．たとえば，心臓以外の手術後の心筋梗塞や心臓死のリスクが高い患者の特定は可能だろうか．入院を必要とする悪化についてハイリスクの喘息患者を特定できるだろうか．

さらに，複数の生物学的現象の因果関係（causation）を模索する研究者もいる．そのような研究者はたとえば，「運動中に喘息患者が呼吸困難を抱える場合の呼吸困難の重症度を決定する要因は何か」といった疑問を提起するかもしれない．最後に，直接患者の治療に情報を与えることができるような，因果関係に関わる疑問を提起する研究者もいる．たとえば，「喘息において，長時間作用型のβ刺激薬の使用は本当に死亡の可能性を増やすのだろうか」．

臨床医は，3 種類の疑問，すなわち相関，予測，因果関係すべてに関する疑問の解決策に関心があるかもしれない．小児とその親の認識との関係が弱ければ，臨床医は双方の考え方を把握しなければならない．身体機能と情緒機能とに弱い関連性しかないのであれば，臨床医はどちらの機能についても徹底的に精査しなければならない．続発する有害事象の発生リスクが高い患者を予防的介入の対象とすることもできる．低酸素血症と呼吸困難との間に強い関連があることを認識している臨床医は，呼吸困難の患者への酸素投与により積極的になるだろう．因果関係に関する疑問はより明確な形で診療に影響する．実際にβ刺激薬により死亡の可能性を高めるならば，長期作用性のβ刺激薬を回避するかもれない．

異なる変数間もしくは現象間の関連の大きさを**相関 correlation** という[1]．異なる変数間の関係を記述し，続いて変数の値を使用して別の変数を予測したり，因果推論を作成したりする場合は，**回帰 regression** とよばれる手法を使用する[1]．この章では，医学文献における相関と回帰の使用について例をあげて説明する．

相関

相関は，どちらの変数も必ずしも**従属変数 dependent variable** とみなされない場合に，2 つの変数の関係の強さを研究者が調べることを可能にする統計的ツールである．

伝統的に，われわれはトレッドミルもしくは自転車エルゴメータを使って心疾患や呼吸器疾患のある患者の運動耐容能検査を行う．約 30 年前，呼吸器疾患に関心を持った研究者らが，日々の活動により密接に関連したより単純な検査を使い始めた[2]．この歩行検査では，患者は，閉鎖された廊下を，一定時間内（通常は 6 分間）にできるかぎり歩行するよう指示される．われわれは，いくつかの理由から，歩行検査と従来の運動耐容能検査との関連の強さに関心を持つだろう．2 つの検査の関連が十分に強ければ，一方の検査を他方の検査で代用することができるかもしれない．さらに，その関連の強さから，肉体的にきつい日常生活動作を行う患者の身体能力を，運動耐容能検査によってどこまで予測できるかがわかるかもしれない．

2 つの指標間の関係の強さとは何か．患者が，第 1 の指標で高いスコアを獲得した患者が第 2 の指標でも高いスコアを獲得する傾向がある場合，第 1 の指標で中間のスコアを獲得した患者が第 2 の指標でも中間のスコアを獲得する傾向がある場合，第 1 の指標で低いスコアを獲得した患者が第 2 の指標でも低いスコアを獲得する傾向がある場合，両指標間には強い正の関連があるといえる[3]．また，一方の指標では高いスコアを獲得し，もう一方の指標では低いスコアを獲得した場合は，強い負の関連があるといえる[3]．一方の指標で低いスコアを獲得した患者が，もう一方の指標で低いスコアを獲得する可能性と高いスコアを獲得する可能性が同程度である場合，2 つの変数間の関連が乏しい，弱い，またはないといえる[3]．

2 つの指標で患者が獲得したスコアに関連する視覚的プロットを検討することで，相関の強さの意味を知ることができる．図 15.1-1 は歩行検査の結果（x 軸上に）を自転車エルゴメータ運動試験（y 軸上に）の結果との関係をプロットしたものである．このプロットのデータや，歩行検査の結果から得られた解析用データは，慢性気流制限患者の 3 件の試験から得られたものである[4-6]．図 15.1-1 の各点は個々の患者を表し，2 つの情報，すなわち患者の歩行検査スコアと自転車エルゴメータによる運動時間を示している．歩行検査の結果は完全に連続的だが，自転車エルゴメータの場合，患者は通常，あるレベルの途中ではなく，特定のレベルの終了時点で検査を終えるため，検査結果はある特定の値しかとらない傾向がある．

図 15.1-1 を見ると，全体的に，歩行検査が高スコアの患者は自転車エルゴメータ運動試験でも高スコアで，自転車エルゴメータで低スコアの患者は歩行検査でも低スコアであることがわかる．しかし，一方の検査ではほとんどの患者より高得点なのに，もう一方の検査でのスコアはそれほどでもない例外的な患者もいる．したがって，これらのデータは，歩行検査と自転車エルゴメータ運動試験という 2 つの変数間の関連が中程度であることを表している．

2 つの連続変数（間隔変数ともいう）の関連の強さは，**ピアソン相関係数 Pearson correlation coefficient** という 1 つの数字に要約できる．*r* で示されるピアソン相関係数は，−1.0〜1.0 の範囲をとる．1.0 または−1.0 の相関は，一方が他方から完全に予測可能であるように，2 つのスコアの間に完全な直線関係がある場合に生じる．−1.0 の相関係数は完璧な負の関係に対応し，検査 A の高いスコアは検査 B の低いスコアと関連する．1.0 の相関係数は完璧な正の関係に対応し，検査 A の高いスコアは検査 B の高いスコアと関連する．相関係数 0 は，2 つの変数間の関係がないことを示す（すなわち，検査 A のスコアと検査 B のスコアはランダムパターンになる）．典型的には，相関係数は，変数間に直線関係があることを仮定している．変数間に関連があったとしても，視覚的に確認してみると直線の形をとっていないことがある．たとえば，2 つの変数のスコアがともに増加する

図 15.1-1

歩行検査の結果と自転車エルゴメータ運動試験結果との関係

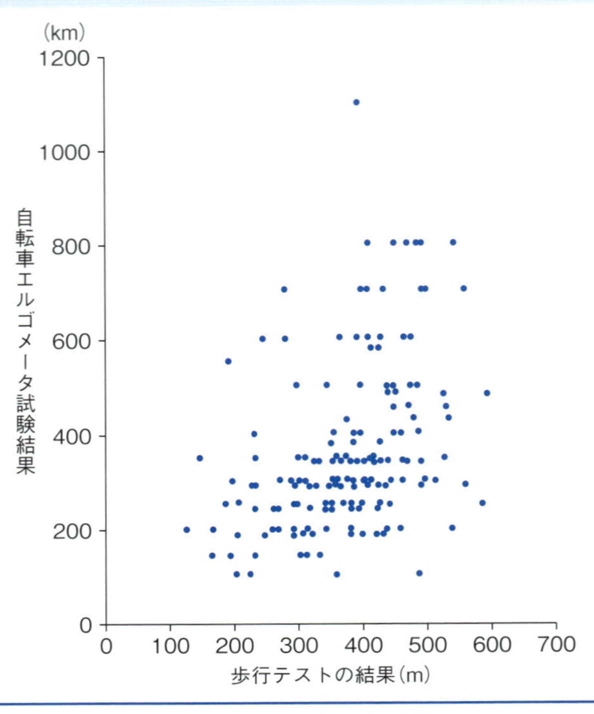

出版社の許可を得て Guyatt G, et al. CMAJ. 1995; 152(4): 497-504[1]より転載.
著作権 © 1995, Canadian Medical Association.

としても，一方の変数が低値のときはもう一方の変数と比較し緩やかに増加し，高値のときはより急な増加を示す場合がある．強い関連があってもそれが直線関係ではない場合，相関係数が誤解を招く可能性がある．

図 15.1-1 に示した例では，変数同士がほぼ直線関係にあるようであり，歩行検査と自転車エルゴメータの相関の r 値は 0.50 である．臨床医はこの中程度の関連の強さを喜んで納得できるのか，それとも不快で納得できないのか．それは，その情報をどのように適用したいと考えているのかによる．もし，自転車エルゴメータの代用として歩行検査の値を使用したい，要するに，歩行検査は実施が格段に容易なのであると考えているのだとしたら，期待はずれといえるだろう．確信を持ってこうした代用をするには，0.8 以上（この閾値は任意だが）の相関が必要となろう．相関があまりにも低い場合，歩行検査で高スコアを獲得した人が自転車エルゴメータでは中程度から低い結果を示したり，歩行検査の結果が悪かった人が自転車エルゴメータでは良好な結果を示したりする危険性が非常に高い．一方，もし歩行検査が日常生活における運動機能の良い目安となると仮定すると，中程度の相関は，自転車エルゴメータの結果から日常的な運動耐容能についてのなんらかの情報（歩行検査には劣るが，なんらかの情報）が得られ

ることを示唆する.

2 つの変数の相関の大きさを把握するには，一方の変数を他方の変数で代用できるかどうか（非常に高い相関を必要とする），あるいは一方の変数が他方の変数の状態を知るある程度の目安になるかどうか（より低い相関を必要とする）ということに加え，一方の変数のばらつきもしくは分散のうち，どのくらいの割合が他方の変数によって説明できるのかを考えてみるとよい．相関の 2 乗は，説明できる分散の割合を表す（もし相関が 0.4 なら，変数 A によって変数 B の分散の 16%が説明でき，もし相関が 0.8 なら，変数 A によって変数 B の分散の 64%が説明できる)．

相関係数に関連する *P* 値を頻繁に目にするだろう（第 12.1 章「仮説検定」を参照)．相関係数が検討される場合，*P* 値は 2 つの指標間の真の相関が 0 であるとする典型的な**帰無仮説 null hypothesis** に関連している．つまり，*P* 値は，真の相関は 0 であるのに，実際に観測されたのと同程度の，あるいはそれよりも強い見かけ上の直線関係が，偶然の結果として生じる確率を表す．*P* 値が小さいほど，2 つの指標間の見かけ上の関連が偶然によるものである可能性は低くなる.

P 値は，関連の強さのみでなく，サンプルサイズにも左右される．このケースでは，179 人の患者からの歩行検査と自転車エルゴメータのデータの両方があり，相関が 0.50，関連する *P* 値は 0.001 未満だった．関連は非常に弱いとも考えられるが，サンプルサイズが十分に大きければ，*P* 値は小さくなりうる．たとえば，サンプルサイズが 500 ならば，相関が 0.10 しかない場合でも，*P* 値が通常の閾値 0.05 に達する．同時に，いかなるサンプルサイズでも，相関が強いほど，*P* 値はより低くなる.

治療効果 treatment effect を評価する場合，効果の大きさと，その効果を取りまく**信頼区間 confidence interval**（CI）は，*P* 値よりもはるかに有用な情報を提供する傾向がある（第 10 章「信頼区間: 単一研究またはメタアナリシスは十分大きいか」を参照)[7]．相関についても同じことがいえ，相関の大きさと，その相関を取りまく CI は重要なパラメータである.

歩行検査と運動耐容能検査の相関を取りまく 95%CI は 0.38 から 0.60 である．CI 下限の 0.38 は中程度の相関を示している.

回帰

回帰は，1 つ以上の予測変数（predictor variable）と目標変数（target variable）との間の関係の強さを調べる．臨床医であるわれわれは，しばしば予測に関心を持つ．誰が疾患（冠動脈疾患のような）を発症し，誰が発症しないのか，どの患者が経過良好で，どの患者が経過不良なのかを把握したいと考える．また，われわれは，**ランダム化臨床試験 randomized clinical trial** が可能ではない状況で，因果推論を行うことにも関心がある．これらいずれの問題に対処する場合も，回帰手法が役に立つ[8].

連続的な目標変数を用いた回帰モデル

どのような回帰にも，従属変数と呼ばれる標的アウトカム（target outcome）もしくは応答変数（response variable）がある．このようによばれるのは，その変数が他の変数や要因によって影響されたり決定されたりするからである．この従属変数が 6 分間歩行検査スコアのように数多くの値をとりうる連続変数である場合，適切な手法は**線形回帰 linear regression** である[9]．ときには，約 10 段階のレベルで評価されるような従来の運動検査のように，多くの離散値のうちの 1 つの値をとる目標変数をも，連続変数と同様に扱う場合がある．

回帰には，従属変数との関連や因果関係が疑われる説明変数（explanatory variable）や予測変数も含まれる．これらの独立変数（dependent variable）には，性別（男性または女性）のように 2 値（binary）〔二者択一で，2 分（dichotomous）ともよばれる〕でもよい．また，結婚歴（独身，既婚，離婚，または未亡人）など，カテゴリが 2 つ以上あるカテゴリの場合がある．最後に，一秒間努力呼気肺活量（forced expiratory volume in 1 second: FEV_1）のような連続（continuous）変数がある．

1 つの予測変数と 1 つの従属変数がある場合，回帰アプローチは **2 変数回帰 bivariable regression** または**単回帰 simple regression** とよぶ[10]．1 つ以上の独立変数を調べるとき，回帰アプローチを**多変数回帰 multivariable regression** または**重回帰 multiple regression** とよぶ．単変量（univariable）という用語は，1 つの変数と独立変数を伴わない記述的な統計的検定のために使われ，一般的には標本を記述したり標本をより広い集団に拡大したりするために使用される[11].

患者の歩行検査スコアを，性別，身長，FEV_1という容易に検査可能な変数を使って予測したいと仮定しよう．これは，「患者の歩行検査スコアは，性別，身長，肺機能によってどの程度決まるか」という因果関係の仮説を検証する調査と考えることができる．いずれにしても，ここでの従属変数は歩行検査結果で，独立変数は性別，身長，FEV_1である．

図 15.1-2 は，慢性肺疾患患者 219 人の歩行検査スコアのヒストグラムで，患者間での歩行検査スコアの大きなばらつきを示す．もしその他の情報が一切ない状況で個人の歩行検査スコアを予測しなければならないとしたら，全患者の平均スコア（394 m）が最も妥当だろう．しかし，多くの患者にとっては，この予測は大きく外れたものとなるだろう．

図 15.1-3 は，FEV_1と歩行検査の関連を示す．ここで留意すべきなのは，2 つの変数間に関連はあるが，その関連は図 15.1-1 に示した歩行検査と運動検査との関連ほどは強くないという点である．このように，歩行検査スコアにおける差やばらつきの一部は患者の FEV_1によって説明できる，または FEV_1に起因するように見える．われわれは FEV_1を用いて歩行検査のスコアを予測するための式をつくることができる．一般に，回帰式をつくる場合，予測（独立）変数のことを x，目標（従属）変数のことを y とよぶ．この例における回帰式は，FEV_1と歩行検査データとの間の線形の適合性を仮定し，直線が y 軸と交わる点（切片）と，直線の勾配（傾き）

図 15.1-2

219 人のサンプル全体における歩行検査の結果の分布

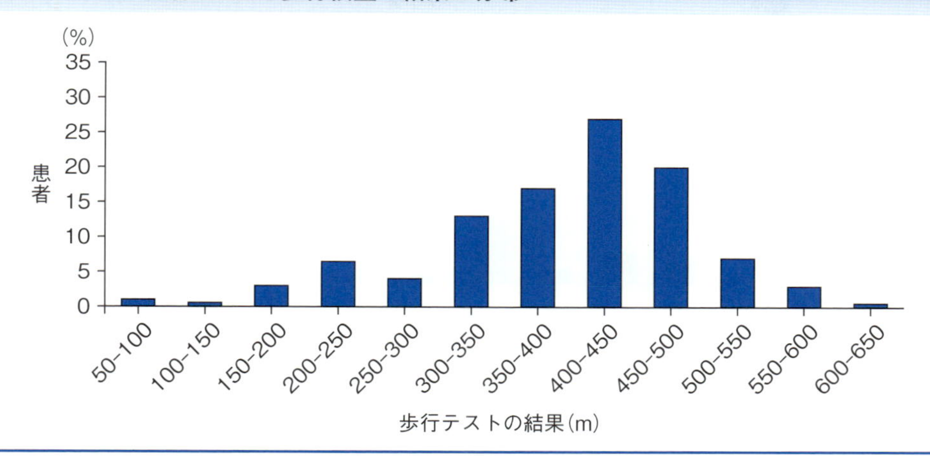

出版社の許可を得て Guyatt G, et al. CMAJ. 1995; 152(4): 497-504[1]より転載.

図 15.1-3

219 人のサンプル全体における歩行検査の結果の分布

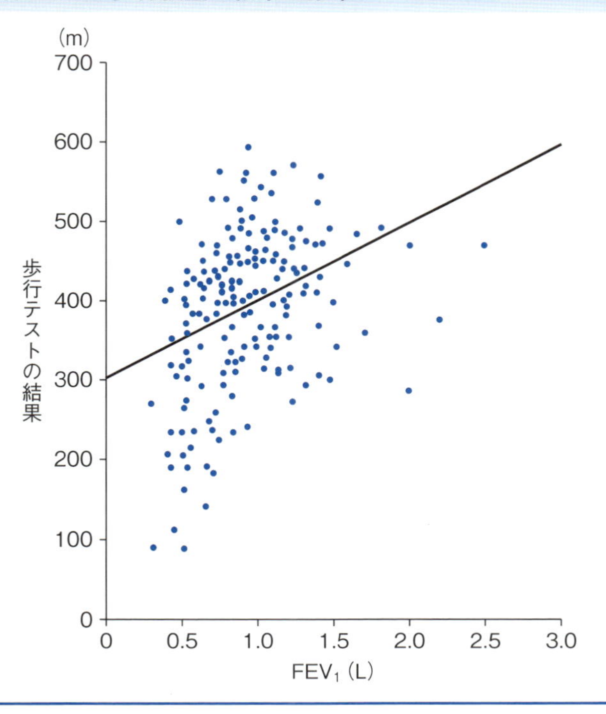

略語, FEV_1: 一秒間努力呼気肺活量
出版社の許可を得て Guyatt G, et al. CMAJ. 1995; 152(4): 497-504[1]より転載.

図 15.1-4

男女別の歩行検査の結果の分布（患者 219 人のサンプル）

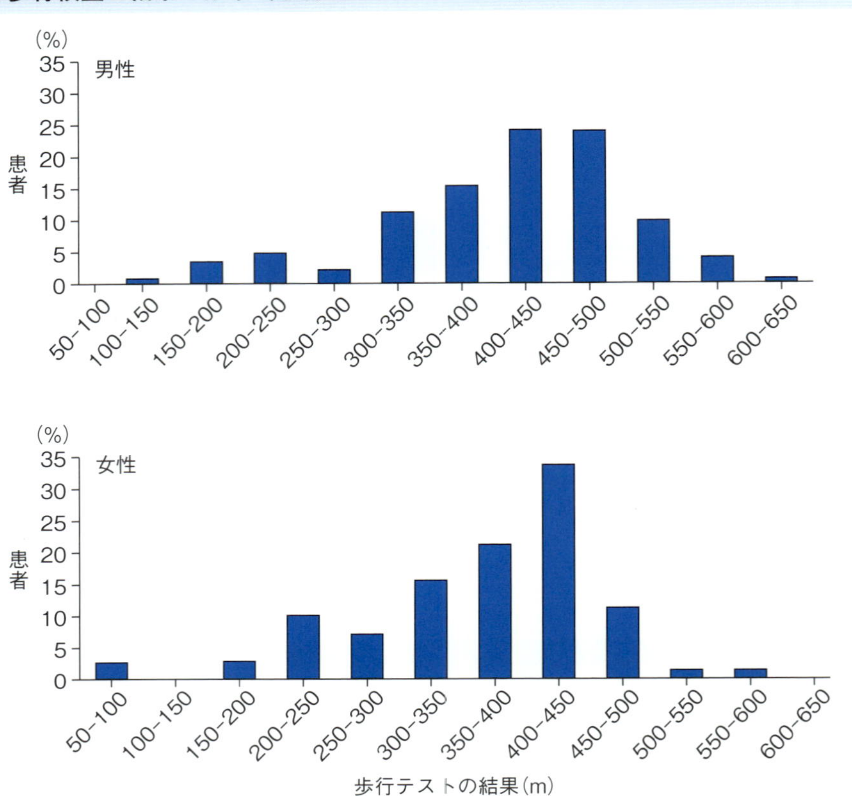

出版社の許可を得て Guyatt G, et al. CMAJ. 1995; 152(4): 497-504[1]より転載.

を指定する．この場合，回帰式は次のように表される．

$$y=298+108x$$

ただし，y は歩行検査の値，298 は切片，108 は直線の傾き，x は FEV_1をリットルで表した値である．この場合，切片の 298 は実質的な意味をほとんど持たず，FEV_1が 0 の患者の歩行検査の距離を予測する．しかし，傾きの 108 には若干の意味があり，FEV_1が 1 L 増加するたびに患者が 108 m 遠くに歩くことを予測する．この式に対応する回帰直線を図 15.1-3 に示す．

回帰式が求められたら，2 つの変数間の相関を調べることができ，そして，その相関が偶然によるものかどうかを評価できる．相関は 0.40 で，これが偶然によるものとはまず考えられない（$P<0.001$）．このように，歩行検査スコアにおけるばらつきもしくは分散の統計的に有意な割合が，FEV_1によって説明できる，または FEV_1に起因すると結論できる．歩行検査スコアと患者の性別の関連を調べることもできる（図 15.1-4）．同じ性別でも相当のばらつきがあるが，男

性の方が女性よりも歩行検査スコアが高い傾向がある．男性のスコアを予測する場合は男性の平均スコア（410 m）を，女性のスコアを予測する場合は女性の平均スコア（363 m）を選択するとよい．

「性別と歩行検査スコアの見かけ上の関連は偶然の結果によるものか」という疑問を提示することができる．この疑問を解決する 1 つの方法として，歩行検査を従属変数，患者の性別を独立変数とする，別の単回帰式を求めるとよい．そうすると，性別と歩行検査の関連が偶然によるものとはまず考えられないことがわかる（$P<0.001$）．

図 15.1-5 では，患者を男性と女性にわけ，性別ごとに FEV_1の結果が低いグループと高いグループに分類した．各グループ内でさまざまなスコアが存在するものの，女性全員，男性全員の場合に比べてスコアの範囲が狭く，患者全員の場合と比較するとスコアの範囲はぐっと狭まっている．また，男性の歩行検査スコアの最良推定値として男性の平均スコアを使用し，女性の歩行検査スコアの最良推定値として女性の平均スコアを使用すれば，全患者の平均値を使用した場合と比べ，概してより真の値に近くなる．

図 15.1–5 は，従属変数を説明または予測するために，複数の独立変数を同時に扱う方法を示している．同時にすべての独立変数を検討しながら歩行検査スコアについて説明または予測する数学的モデル，つまり多変数回帰式を構築できる．

多変数回帰式により，2 変量式において従属変数と関連のみられた各変数が，ばらつきの説明に寄与しているかどうかを判断することができる．互いに強く関連している独立変数（年齢と出生年のような）は，従属変数の予測に別々に強く寄与するものではない．多変数回帰の手法は，各変数が独立して予測に寄与するようなモデルを提供するのである[12]．

たとえば，FEV_1と性別はいずれも，歩行検査の結果を独立に説明している（多重回帰解析で，FEV_1は $P<0.001$，性別は $P=0.03$）が，身長（2 変量解析では $P=0.02$ 水準にて統計的に有意）は同等には説明に寄与していない．

FEV_1と最大呼気流量の両方を独立変数として選択していたとしたら，いずれも歩行検査スコアと有意な関連を明らかにしていただろう．しかし，FEV_1と最大呼気流量は互いに強く関連していることから，歩行検査スコアのばらつきを独立に説明するとは考えられない．言い換えると，FEV_1をとり入れた時点で，最大呼気流量は歩行検査スコアの予測に有用でなくなり，先に最大呼気流量を取り入れた場合には，FEV_1が予測モデルにさらなる説明力を提供することはない．同様に，身長は，単独では歩行検査スコアの有意な予測因子だったが，性別や FEV_1との相関のために多変数回帰ではもはや有意ではなかった[1]．

ここまで，相関に関係した P 値からは，2 つの値の関連の強さについてほとんど情報を得られないことを強調してきた．必要なのは，相関係数そのものである．同様に，多変量モデルにおける数多くの独立変数が従属変数のばらつきの一部を説明するとわかったところで，予測モデルの検出力を知る手がかりにはほとんどならない．

図 15.1-5

男女別，高 FEV_1，低 FEV_1 別の歩行検査の結果の分布（患者 219 人からなるサンプル）

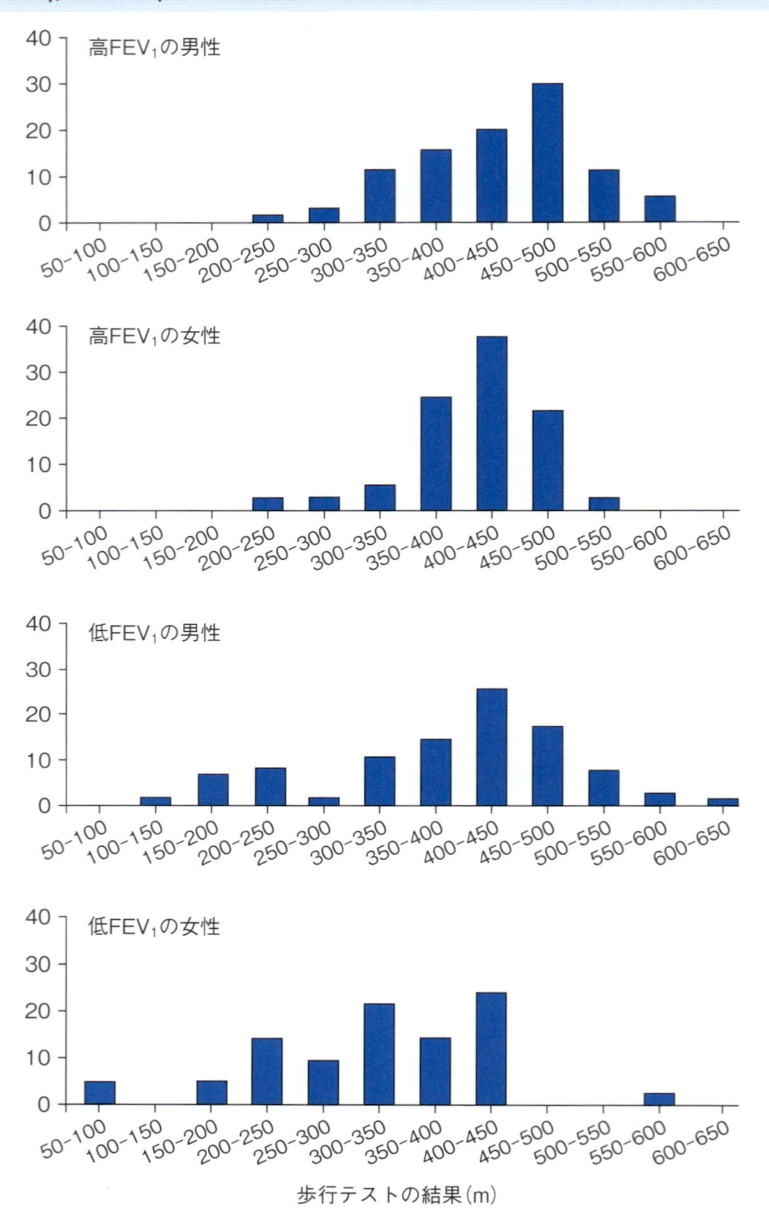

略語，FEV_1: 一秒間努力呼気肺活量

出版社の許可を得て Guyatt G, et al. CMAJ. 1995; 152(4): 497-504[1]より転載.

回帰式は，それよりはるかに有用な情報，すなわち，モデルによって説明される従属変数のばらつきの割合を示してくれる．説明されるばらつきが 10%に満たない場合，そのモデルの有用性は低い．50%を超えるばらつきが説明される場合，そのモデルの有用性はきわめて高い．説明されるばらつきの割合が中程度である場合，その価値も中程度である．

例に戻ると，図 15.1–5 はモデルの予測力を示している．4 つのサブグループにおける歩行検査スコアの分布には大きな差があるが，かなりの重複もみられる．この場合，FEV_1を第 1 の変数としてモデルに投入するとばらつきの 15%が説明され，さらに 2%のばらつきが性別によって説明され，モデル全体としては 17%のばらつきが説明される．そのため，慢性肺疾患のある人々が 6 分間でどこまで歩けるかを決定する要因としては，まだ検査していない，そしておそらく検査不可能な要因が数多く存在すると結論できる．回帰手法を使ったその他の調査では，FEV_1よりも，患者が経験した運動の強度や患者が認識している疾患の重症度の方が，歩行検査の距離を決定付けるより有力な因子であることが明らかにされている[13]．

2 値的な目標変数を用いた回帰モデル

われわれはしばしば，アウトカムが存在するかしないかのいずれかである，死亡や心筋梗塞のような 2 値的な目標変数における患者の状態の予測に関心を持つ．このようなモデルをよぶのに，**ロジスティック回帰 logistic regression** という用語を使う．

本章の前半で，どの重症患者が臨床的に重要な上部消化管出血のリスクがあるのかを予測できるどうか，という疑問を取り上げた[14]．従属変数は，患者が臨床的に重要な出血経験があるかどうかであった．独立変数には，自発呼吸があるかまたは人工呼吸器が必要かどうか，そして凝固障害，敗血症，低血圧，肝不全，または腎不全の有無が含まれた．

この研究結果の一部では表 15.1–1 に示すが，そのなかに重症患者 2,252 人における大出血の頻度の記録がある．この表は，2 変量ロジスティック回帰式では，多くの独立変数（呼吸不全，凝固障害，低血圧，敗血症，肝不全，腎不全，経腸栄養，コルチコステロイド投与，臓器移植，抗凝固療法）が臨床的に重要な出血と有意に関連していたことを示している．多くの変数においては，関連の強さを示す**オッズ比 odds ratio**〔第 7 章「治療（ランダム化試験）」を参照〕がかなり大きい．

しかし，多重ロジスティック回帰式を求めてみると，人工呼吸器と凝固障害の 2 つの独立変数のみが，有意に，そして独立して，出血リスク関連があった．2 変量解析で出血を予測したその他のすべての変数は，人工呼吸器か凝固障害のどちらかと相関していたため，重回帰モデルでは従来の**統計的有意性 statistical significance** の水準には届かなかった．人工呼吸器を必要としない患者では，1,597 人中 3 人（0.2%）が，人工呼吸器を装着している患者では 655 人中 30 人（4.6%）が，出血を経験した．凝固障害のない患者では 1,792 人中 10 人（0.%）が，凝固障害を伴う患者では 455 人中 23 人（5.1%）が，出血を経験した．

表 15.1-1

段階的に規模の異なる 5 件の試験の仮想結果における相対リスク減少を取りまく信頼区間

	単回帰		重回帰	
危険因子	OR	*P* 値	OR	*P* 値
人工呼吸器	25.5	<0.001	15.6	<0.001
凝固障害	9.5	<0.001	4.3	<0.001
低血圧	5.0	0.03	2.1	0.08
敗血症	7.3	<0.001	NS	
肝不全	6.5	<0.001	NS	
腎不全	4.6	<0.001	NS	
経腸栄養	3.8	<0.001	NS	
コルチコステロイド投与	3.7	<0.001	NS	
臓器移植	3.6	0.006	NS	
抗凝固療法	3.3	0.004	NS	

略語，OR: オッズ比，NS: 有意でない
出版社の許可を得て Guyatt G, et al. CMAJ. 1995; 152(4): 497-504[1]より転載．

われわれの臨床上の主な関心事は，予防を差し控えられるかもしれない出血リスクが十分に低いサブグループを特定することだった．回帰解析とは別にだがその結果による提案として，われわれは患者を2群に分けた．人工呼吸器の装着も凝固障害もない患者群における出血の発生率はわずか 2/1405（0.14%）だったが，人工呼吸器を装着するか凝固障害がある患者群では 31/847（3.7%）だった．われわれは，前者の低リスク群においては，予防を合理的に差し控えることができるかもしれないと結論した．

結論

相関は，2 つの変数がともに必ずしも従属変数とみなされるわけではない場合に，2 つの変数間の関連の強さを調べることのできる統計的ツールである．対照的に，回帰は，1 つ以上の予測変数と目標変数の関連の強さを調べるためのものである．回帰は，急性冠症候群を呈する患者のその後の死亡リスク[15]，心臓以外の手術を受けた患者の心イベントリスク[16]，重症患者の出血リスク[14]のような，リスクを評価するための予測モデルを求めるのに非常に便利である．こうした予測モデルを使用することで，より適切な臨床決断を下すことが可能となる．このようなモデルは，**ランダム割り付け randomization** が可能でない場合の**観察研究 observational study** で，特にまれだが有害なイベントに関する因果関係を評価する際に必要不可欠である．相関と回帰の別にかかわらず，変数間の関連が統計的に有意かどうかだけでなく，説明できるばらつきの割合で示される関連の程度や強さ，対象となるイベントのリスクが大きく異なる複数の集団をどの程度詳細に特定できるか，あるい

は想定される有害な**曝露 exposure**に関連するオッズ比にも注目すべきである.

参考文献

1. Guyatt G, Walter S, Shannon H, et al. Basic statistics for clinicians: 4. Correlation and regression. CMAJ. 1995; 152(4): 497-504.
2. McGavin CR, Gupta SP, McHardy GJ. Twelve-minute walking test for assessing disability in chronic bronchitis. Br Med J. 1976; 1(6013): 822-823.
3. Streiner DL. A Guide for the Statistically Perplexed: Selected Readings for Clinical Researchers. Toronto, Ontario: University of Toronto Press; 2013: 187.
4. Guyatt GH, Berman LB, Townsend M. Long-term outcome after respiratory rehabilitation. CMAJ. 1987; 137(12): 1089-1095.
5. Guyatt G, Keller J, Singer J, et al. Controlled trial of respiratory muscle training in chronic airflow limitation. Thorax. 1992; 47(8): 598-602.
6. Goldstein RS, Gort EH, Stubbing D, et al. Randomised controlled trial of respiratory rehabilitation. Lancet. 1994; 344(8934): 1394-1397.
7. Guyatt G, Jaeschke R, Heddle N, et al. Basic statistics for clinicians: 2. Interpreting study results: confidence intervals. CMAJ. 1995; 152(2): 169-173.
8. Katz MH. Multivariable analysis: a primer for readers of medical research. Ann Intern Med. 2003; 138(8): 644-650.
9. Sedgwick P. Statistical question: correlation versus linear regression. BMJ. 2013; 346: f2686.
10. Godfrey K. Simple linear regression in medical research. N Engl J Med. 1985; 313(26): 1629-1636.
11. Winker MA, Lurie SJ. Glossary of statistical terms. In: AMA Manual of Style: A Guide for Authors and Editors. 10th ed. New York, NY: Oxford University Press; 2007. http: //www.amamanualofstyle.com/view/10.1093/jama/9780195176339.001.0001/med-9780195176339-div1-215. Accessed January 7, 2014.
12. Babyak MA. What you see may not be what you get: a brief, nontechnical introduction to overfitting in regression-type models. Psychosom Med. 2004; 66(3): 411-421.
13. Morgan AD, Peck DF, Buchanan DR, et al. Effect of attitudes and beliefs on exercise tolerance in chronic bronchitis. Br Med J (Clin Res Ed). 1983; 286(6360): 171-173.
14. Cook DJ, Fuller HD, Guyatt GH, et al; Canadian Critical Care Trials Group. Risk factors for gastrointestinal bleeding in critically ill patients. N Engl J Med. 1994; 330(6): 377-381.
15. Eagle KA, Lim MJ, Dabbous OH, et al; GRACE Investigators. A validated prediction model for all forms of acute coronary syndrome: estimating the risk of 6-month postdischarge death in an international registry. JAMA. 2004; 291(22): 2727-2733.
16. Detsky AS, Abrams HB, McLaughlin JR, et al. Predicting cardiac complications in patients undergoing non-cardiac surgery. J Gen Intern Med. 1986; 1(4): 211-219.

Part D

診断
Diagnosis

16 診断の過程

17 鑑別診断

18 診断検査

19 上級編: 診断

19.1 範囲バイアス

19.2 尤度比の例

19.3 偶然以上の一致を測定する

19.4 臨床予測規則

第 16 章

診断の過程

The Process of Diagnosis

W. Scott Richardson and Mark C. Wilson

この章の内容

臨床シナリオ

次のような診断状況を考えてみよう.

1. 43 歳の女性が，左胸部の T3 皮膚分節に集簇性有痛性水疱の塊を伴って来院し，あなたは帯状疱疹ウイルスの再活性化による帯状疱疹だと認識する.
2. 78 歳の男性が，高血圧の経過観察で再受診する. 彼は，4 カ月前の最後の通院以降，10 kg 体重が落ちている. 患者は食欲減退を訴えているが，それ以外の局在症状はない. あなたは，患者の奥さんが 1 年前に亡くなったことを思い出し，可能性としてのうつ病を考えるが，患者の年齢と曝露歴（たとえば，喫煙）から，他の可能性も示唆される.

診断への 2 つの補完的アプローチ

冒頭のシナリオにおける最初のケースは，熟練した診断医が以前に何度も遭遇した疾患〔すなわち，パターン認識（pattern recognition）〕を認識するために使用され，特に身体診察の側面の診断特性に関連する迅速で非解析的アプローチを示している[1-6]. 2 番目のケースは，単純なパターン認識は役立たないより困難な状況を示し，熟練した診断医はペースを落として，より分析的なモードの診断的思考に切り替える[7,8]. これには，この章の焦点である，臨床研究からの**エビデンス evidence** を使用する臨床診断のための確率論的アプローチ（probabilistic approach）が含まれる（図 16-1）. この確率論的アプローチを使って，熟練した診断医は，考えられる一連の診断を列挙し，各診断の**確率 probability** を推定し，検査を行い，検査結果に基づいて各診断の確率を増減させ，最終的に患者の疾病に合った最良の答えを見つけたと確信できる[9-14].

確率論的アプローチを適用するには，解剖学，病態生理学，疾患分類に関する知識を必要とする[11,12,14]. 臨床研究からのエビデンスも，最適な診断推論のために必要とされる別の形態の知識を表す[15-17]. この章では，臨床研究からのエビデンスがいかに確率論的な診断を円滑にするかについて説明する.

図 16-1

パターン認識と確率論的診断推論

パターン認識（pattern recognition）	確率論的診断推論（probabilistic diagnostic recognition）
目で見て疾患を認識する ⬇ 検査後確率と閾値を比較する（通常，パターン認識は 100%近い確率を示唆し，閾値を超えている）	臨床評価から検査前確率を生成する  新情報から検査後確率を生成する（繰り返される場合あり） ⬇ 検査後確率と閾値を比較する

結果の集積が臨床上の問題を定義する

確率論的アプローチを用いる場合，臨床医はまず病歴の聴取や身体診察からはじめ，診断の手がかりとなるかもしれない個別の所見を明らかにする．たとえば，第2のシナリオでは，食欲不振に関連し，6カ月間で10 kgの体重減少が認められたが，局在症状はなかった．経験豊かな臨床医は，しばしば，一連の結果を意味のある集積に分類し，「食欲不振による意図せぬ体重減少」などといったように，症状，身体部位，関係する臓器系に関する簡潔な表現に要約する．このような集合は，「臨床上の問題（clinical problem）」と称されることが多く，**鑑別診断 differential diagnosis** への確率論的アプローチの出発点となる（第17章「鑑別診断」を参照）[11]．

臨床医は可能性のある診断を短いリストに選定する

患者の鑑別診断を考える場合，臨床医はどの疾患を追求するかを決断しなければならない．既知の原因がどれも同等の可能性を持つとし，これらすべてを同時に検査した場合〔可能性によるリスト（possibilistic list）〕，不要な検査が行われる結果となる．一方，経験豊かな臨床医は疾患を厳選し，より可能性が高いと考えられるもの〔確率論によるリスト（probabilistic list）〕，診断や治療が行われないまま放置された場合に深刻な事態に至るもの〔予後によるリスト（prognostic list）〕，または治療への反応がより良好なもの〔実用性によるリスト（pragmatic list）〕をまず考慮する．個々の患者に対する優先的鑑別診断を賢明に選定するには，これら3つの要素（確率論，予後，実用性）すべてを考慮しなければならない．

患者の抱える問題についての，単一の最良の説明を，主仮説または作業診断とよぶことがある．第2のシナリオでは，臨床医は患者の食欲不振と体重減少の最もありそうな原因を，うつ病と考えた．ほかにも，その可能性尤度や，診断や治療が行われなかった場合の深刻な事態や，治療への反応性から，数個（通常1〜5個）のその他の診断を初期評価の中で検討する価値があるかもしれない．原因不明の体重減少については，患者の年齢からして腫瘍の疑いもあり，特に過去の喫煙歴から肺がんの可能性を示唆している．

初期の診断評価では，問題の原因が上記以外にあるとはまず考えられないが，その後，初期仮説が成立しなければ，別の原因も浮上してくるかもしれない．体重減少が認められる78歳男性について検討する場合，ほとんどの臨床医は初期鑑別診断として吸収不良を引き起こすような疾患を選択することはないが，検査によってうつ病やがんが除外された場合には，このような仮説に目を向けることがあるかもしれない．

検査前確率を推定することが診断過程を円滑にする

この患者用の鑑別診断として，調査すべき標的疾患の短いリストをまとめた後，臨床医はこれらの状態の順位付けを行う．診断への確率論的アプローチは，臨床医が短いリスト上の各標的状態の確率である検査前確率 pretest probability を推定するのを奨励する（図 16–1）（第 17 章「鑑別診断」を参照）[18]．すべての候補診断の確率の合計は 1 に等しくなるべきである．

臨床医はこのような検査前確率をどのようにして推定できるか．1 つの方法は，黙示的で，同じ臨床上の問題を抱えた過去の症例の記憶を利用し，そのような過去の患者に見られた疾患頻度を用いて，その現在の患者の検査前確率の推定を導く．しかし，しばしば記憶は不完全で，われわれは特に鮮やかなまたは最近の経験によって，そして過去の推論によって，過剰に影響を受けるし，新しいエビデンスを十分重視しない傾向がある．さらに，ある臨床上の問題についてのわれわれの経験は限られているかもしれない．すべてのこれらの要因のために，臨床医の直感に起因する確率が，**バイアス bias** や**ランダム誤差 random error** にさらされるままになっている[19-21]．

補完的アプローチでは，研究からのエビデンスを用いて，検査前確率の推定値を導く．これに関連する研究の一つに，同じ臨床上の問題を持つ患者らが徹底した診断評価を受け，原因として診断された頻度のセットを生み，それを臨床医は最初の検査前確率を推定するために用いることができる（第 17 章「鑑別診断」を参照）．関連する研究のもう一つの分類は，**臨床決断規則 clinical decision rule** または**臨床予測規則 clinical prediction rule** を生成する．明確な臨床上の問題を抱える患者らが診断評価を受け，研究者らは，患者を標的状態の確率が異なる複数のサブグループに分離するような臨床的かつ診断的な検査特性を同定するために統計的手法を用いる（第 19.4 章「臨床予測規則」を参照）．

新しい情報が検査後確率を生み出す

臨床診断は動的プロセスである．新情報の登場によって，標的状態や診断の確率が増減するかもしれない[6]．たとえば，意図せぬ体重減少があった高齢男性の場合，この男性の人生に最近起こった重大なできごと（妻の死亡）から，うつ病が原因である確率が高くなるが，局在性の消化管症状がないことから，消化管疾患の確率は低くなる．**尤度比 likelihood ratio** は，新情報によって確率がどの程度変化するかを示す（第 18 章「診断検査」，第 19.2 章「尤度比の例」を参照）．

臨床医にとって，経験に基づく直感的推定が検査結果の解釈に役立つこともあるかもしれないが，検査結果によって確率がどの程度増減するかについて確信を持つためには，系統的な研究が必要となる．このような研究にはさまざまな形式のものが考えられるが，最も顕著なものとしては，検査精度に関する個々の **1 次研究 primary study**（第 18 章「診断検査」を参照）や，これらの検査精度の研究を対象とした**システマティックレビュー systematic review**（第 22 章「システマティックレビューとメタアナリシスのプロセス」を参照）があげられる．これらの研究結果の**バイアスのリス**

図 16-2
診断過程における検査閾値と治療閾値

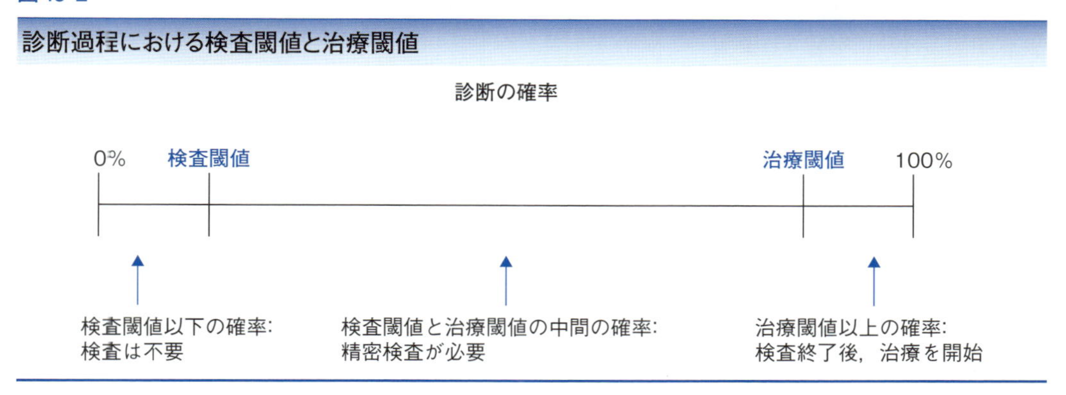

ク risk of bias と適用可能性を吟味すると，各臨床分野に役立つ参考資料として，臨床所見や検査結果の識別力に関する情報を収集できる[22,23].

検査後確率と閾値確率の関係が臨床行動を決める

検査結果から**検査後確率 posttest probability** が生成された後，この新しい確率を閾値と比較できる(図 16-2)[24-26]. もし検査後確率が 1 に等しいなら，その診断は確実である．確実性の不足は，検査後確率が 1 に近づくにつれて，診断はますます確実になり，臨床医がその疾患に対する治療を開始することを推奨するであろう確率の閾値（**治療閾値 treatment threshold**）にとどく可能性をますます高める（図 16–2). これらの閾値は，パターン認識にも，確率論的推論（probabilistic reasoning）や**ベイズ診断推論 Bayesian diagnostic reasoning** にも適用される（図 16–1). たとえば，ある単一の皮膚分節の領域に有痛性の集簇性水疱を呈した 1 つ目のシナリオの患者について考えてみよう．熟練した臨床医は，即座に帯状疱疹の診断をして，患者を治療すべきかを検討するだろう．言い換えると，帯状疱疹の確率はとても高い（ほぼ 1.0，つまり 100%）ので，さらなる検査は必要ない閾値（治療閾値）を超えているからである.

一方，検査後確率が 0 に等しい場合，診断は反証される．0 よりも大きい場合で，検査後確率が 0 に近づくにつれて，それ未満だと臨床医がその診断が除外されるだろうと考える確率閾値（**検査閾値 test threshold**）にとどくまで，その診断である可能性はますます低くなる[24]. 検査閾値と治療閾値の中間確率では，さらなる検査が求められる.

たとえば，それまでは健康だった運動選手が，野球で故意ではないファウルボールにあたって，胸郭側面に痛みを訴えているとしよう．ここでも，経験を積んだ臨床医なら臨床上の問題（外傷後の側胸部痛）を認識し，主仮説（肋骨打撲）と他の有効な選択肢（肋骨骨折）を特定し，後者を確認するための検査（X 線写真）を計画するだろう．臨床医は，要請があれば，確率が低すぎるためにさらなる検討としない疾患（心筋梗塞のような）を列挙することもできるだろう．言い換えると，肋骨打撲の確率ほどは高くはないが，肋骨骨折の確率は検査閾値を上回っているのに対し，心筋梗

表 16-1

検査閾値の場所に影響する要因		
要因	検査閾値を上げる	検査閾値を下げる
検査の安全性	リスクは低いかゼロ	よりリスクが高い（たとえば，侵襲的）
検査のコスト	安価な検査	より高価な検査
患者の検査の許容可能性	高い許容可能性	より低い許容可能性
標的疾患の予後	未診断のままの場合深刻	見逃されてもあまり深刻ではない
治療の有効性	治療は有効性が高い	治療の有効性は低い
治療の利用可能性	治療は利用可能である	治療の利用可能性は低い

表 16-2

治療閾値の場所に影響する要因		
要因	治療閾値を上げる	治療閾値を下げる
次の検査の安全性	リスクは低いかゼロ	よりリスクが高い（たとえば，侵襲的）
次の検査のコスト	安価な検査	より高価な検査
標的疾患の予後	未診断のままの場合深刻	見逃されてもあまり深刻ではない
治療の有効性	治療は有効性が高い	治療の有効性は低い
治療の安全性	治療のリスクは低い	治療のリスクがより高い
治療の利用可能性	治療は容易に利用可能である	治療の利用可能性は低い

塞の確率は検査閾値を下回っている．

このような検査閾値や治療閾値は何によって決まるのだろうか．これらの閾値は，検査の特性，疾患の予後，治療の特性に応じて決まる（表 16-1 と表 16-2）．検査閾値については，検査方式が安全かつ安価で，未診断のまま放置されると深刻な事態に至る疾患で，入手可能な治療が有効かつ安全であるほど，検査閾値が低く設定される．一方，検査方式の安全性に問題があり，コストが高く，未診断でもそれほど深刻でない疾患で，治療の有効性や安全性に確信が持てない場合，検査閾値はより高く設定される．

たとえば，急性冠症候群が疑われる場合にトロポニン検査の指示を行ったとしよう．この疾患は，仮に罹患していれば深刻な帰結（致死性不整脈など）に至る可能性があるが，検査は安価で非侵襲性である．これが理由で，救急科の医師は，急性冠症候群の確率が非常に低い患者にでもこの検査を指示するケースが見受けられる．これはつまり，診断閾値が非常に低く設定されていることを意味する．

これを，肺塞栓症が疑われる場合の肺血管造影と比較してみよう．疾患は深刻だが，検査は侵襲的で，複雑であると考えられる．そのため，ドプラ圧迫超音波検査や換気血流スキャン，ヘリカル CT を経てもなお肺塞栓症の確率が低い場合，臨床医は慎重な経過観察という措置を選択するかもしれない．検査の侵襲性やリスクのために，検査閾値はより高くなっている．

治療閾値については，その後実施される検査が安全かつ安価で，疾患の予後が良好で，治療選択肢のコストや有害作用が大きいほど，閾値は高く設定され，患者に治療を行うにはより確実な診断が必要となる．一方，次に実施する必要のある検査が侵襲的かつ安全性に問題があり，予後が芳しくなく，推奨される治療が安全かつ安価であるほど，確実な診断を下すことよりも治療に着手することの方が望ましいと考えられるため，治療閾値は低く設定される．たとえば，悪性腫瘍の可能性のある患者について考えてみよう．一般に，臨床医はそのような患者に対して治療を開始する前に，深刻な合併症を伴うかもしれない侵襲的な診断検査を実施しようとするだろう．というのも，治療（手術，放射線療法，化学療法）そのものが罹患や，場合によっては死亡に関連するからだ．したがって，臨床医は治療閾値を非常に高く設定する．

これを，胸焼けや胃酸の逆流を訴える患者と比較してみよう．たとえ症状が非定型であっても，臨床医は内視鏡検査を行うのではなく，症状緩和のためのプロトンポンプ阻害薬を処方しようとするだろう．この場合，次の検査の侵襲性と比べた場合の治療の負担が比較的少ないことに鑑みて，治療閾値が低く設定されている．

結論

この章では，分析的診断推論における従来の確率論的教訓について概略し，診断上の決断や措置のために臨床研究からの各種エビデンスを活用する方法について示した．次の章では，診断過程における，ある特定の側面に注目する．

参考文献

1. Elstein AS, Shulman L, Sprafka S. Medical Problem Solving: An Analysis of Clinical Reasoning. Cambridge, MA: Harvard University Press; 1978.
2. Schmidt HG, Norman GR, Boshuizen HP. A cognitive perspective on medical expertise: theory and implication. Acad Med. 1990; 65(10): 611-621.
3. Eva KW. What every teacher needs to know about clinical reasoning. Med Educ. 2005; 39(1): 98-106.
4. Norman GR, Brooks LR. The non-analytical basis of clinical reasoning. Adv Health Sci Educ Theory Pract. 1997; 2(2): 173-184.
5. Norman GR. The epistemology of clinical reasoning: perspectives from philosophy, psychology, and neuroscience. Acad Med. 2000; 75(10)(suppl): S127-S135.
6. Sackett DL. A primer on the precision and accuracy of the clinical examination. In: Simel DL, Rennie D, eds. The Rational Clinical Examination: Evidence-Based Clinical Diagnosis. New York, NY: McGraw-Hill; 2009. http: //www.jamaevidence.com/content/3474001. Accessed January 7, 2014.
7. Moulton CA, Regehr G, Mylopoulos M, et al. Slowing down when you should: a new model of expert judgment. Acad Med. 2007; 82(10)(suppl): S109-S116.
8. Croskerry P. A universal model of diagnostic reasoning. Acad Med. 2009; 84(8): 1022-1028.
9. Barrows HS, Pickell GC. Developing Clinical Problem Solving Skills: A Guide to More Effective Diagnosis and Treatment. New York, NY: WW Norton; 1991.
10. Kassirer JP, Wong JB, Kopelman RI. Learning Clinical Reasoning. 2nd ed. Baltimore, MD: Williams &

Wilkins; 2009.
11. Barondess JA, Carpenter CCJ, eds. Differential Diagnosis. Philadelphia, PA: Lea & Febiger; 1994.
12. Bordage G. Elaborated knowledge: a key to successful diagnostic thinking. Acad Med. 1994; 69(11): 883-885.
13. Glass RD. Diagnosis: A Brief Introduction. Melbourne, Australia: Oxford University Press; 1996.
14. Cox K. Doctor and Patient: Exploring Clinical Thinking. Sydney, Australia: UNSW Press; 1999.
15. Kassirer JP. Diagnostic reasoning. Ann Intern Med. 1989; 110(11): 893-900.
16. Richardson WS. Integrating evidence into clinical diagnosis. In: Montori VM, ed. Evidence-Based Endocrinology. Totowa, NJ: Humana Press; 2006: 69-89.
17. Richardson WS. We should overcome the barriers to evidence-based clinical diagnosis! J Clin Epidemiol. 2007; 60(3): 217-227.
18. Sox HC Jr, Higgins MC, Owens DK, eds. Medical Decision Making. Chichester, UK: Wiley-Blackwell; 2013.
19. Richardson WS. Where do pretest probabilities come from? [editorial, EBM Note]. Evid Based Med. 1999; 4: 68-69.
20. Richardson WS, Glasziou P, Polashenski WA, et al. A new arrival: evidence about differential diagnosis. ACP J Club. 2000; 133(3): A11-A12.
21. Richardson WS. Five uneasy pieces about pre-test probability. J Gen Intern Med. 2002; 17(11): 882-883.
22. Fletcher RH, Fletcher SW, Fletcher GS. Clinical Epidemiology: The Essentials. 5th ed. Philadelphia, PA: Wolters-Kluwer/Lippincott Williams & Wilkins; 2012.
23. Straus SE, Glasziou P, Richardson WS, et al. eds. Evidence-Based Medicine: How to Practice and Teach It. 4th ed. Edinburgh, UK: Elsevier/Churchill-Livingstone; 2011.
24. Pauker SG, Kassirer JP. The threshold approach to clinical decision making. N Engl J Med. 1980; 302(20): 1109-1117.
25. Gross R. Making Medical Decisions: An Approach to Clinical Decision Making for Practicing Physicians. Philadelphia, PA: ACP Publications; 1999.
26. Hunink M, Glasziou P, eds. Decision Making in Health and Medicine: Integrating Evidence and Values. Cambridge, England: Cambridge University Press; 2001.

第 17 章

鑑別診断

Differential Diagnosis

W. Scott Richardson, Mark C. Wilson, and Thomas McGinn

この章の内容

臨床シナリオ

あなたの患者は 78 歳の男性で，今日，長期におよぶ高血圧の追跡のための定期通院で，前回通院時以来 6 カ月で体重が 10 kg 減少したと聞かされ，患者は驚きを見せる．患者は，食べる量が減り，食欲がほとんどないとのことだったが，食物に関連した症状はない．患者は高血圧のために利尿薬を服用しているが，1 年以上にわたって服用量に変化はなく，時折出現する膝の関節痛や硬直のためにアセトアミノフェンを服用している．喫煙は 11 年前に，飲酒は 40 年前にやめている．検査の結果，やせすぎではあるが，局在性の疾患を示唆する所見はない．初期の血液検査と尿検査の結果は正常である．

意図せぬ体重減少の原因として考えられる数多くの要因を一通り思い浮かべたあなたは，考えられる原因のすべてをすぐに徹底的に究明することは賢明ではないと考える．そこであなたは，追究すべき疾患を選択し，それらの疾患の検査前確率を推定するために，意図せぬ体重減少の一般的でもっともらしい原因に関する情報をさらに入手したいと考える．

エビデンスを探す

ユーザーズガイドの適用

あなたは，自身の知識不足を疑問として定式化することから始める．「意図せぬ体重減少が認められる成人が診断評価を受けた場合に，基礎疾患として，どの程度の頻度で腫瘍，胃腸疾患，精神障害のような重要な疾患が認められるだろうか」．解決策をみつけるためにコンピュータの前に座ったあなたは，手元に論文からの別冊集を入れたファイルがあるのに気が付く．あなたは何の気なしに，意図せぬ体重減少に関するファイルを開くと，30 年以上前に出版された，意図せぬ体重減少を経験した患者における一連の疾患の頻度に関する論文が 1 件みつかる[1]．もっと新しいエビデンスをみつけたいと思ったあなたは，まず PubMed にアクセスし，データベースのなかでこの古い論文を特定した．「Related Articles」リンクをクリックすると，92 件の引用がみつかり，その中でも 2 番目に新しい，2003 年に出版された Hernández ら[2]による論文は，体重減少のあった患者における一連の基礎疾患の頻度を明確に取り上げていることから，有用性が高そうである．さらにリストの下を見ていくと，意図せぬ体重減少に関する 2 件のナラティブレビュー論文[4,5]と同様に，わずかな患者を扱った新しい研究[3]が見つかり，その論文は，Hernández ら[2]よる論文を，体重減少の原因に関する最新の最大研究であるとしている．再確認のために，あなたは電子テキストのなかの体重減少に関する章に目を通してみるが，さらに最新の大規模研究は言及されていない．最新のエビデンスを特定したことについてある程度の確信を持てたあなたは，2 つの研究のうち大きい方から取り掛かることを決めて批判的吟味のためにそのフルテキストを取得する．

欄 17-1 は，**鑑別診断 differential diagnosis** のための疾患の確率に関する論文のガイドを要約する．

欄 17-1

鑑別診断のための疾患の確率に関する論文のユーザーズガイド

バイアスのリスクはどれほど深刻か
研究患者は，この臨床上の問題のある患者の全容を代表していたか
診断評価は確定的だったか
結果は何か
診断および各診断の確率はどれほどか
疾患確率の推定値はどれくらい精確か
結果を患者の治療にどのように適用できるか
研究患者と臨床セッティングは，自身のものと似ているか
このエビデンスが収集されてから，疾患である可能性や確率が変わった可能性は低いか

バイアスのリスクはどれほど深刻か

研究対象患者は，この臨床上の問題のある患者の全容を代表していたか

研究対象患者は，検討すべき臨床上の問題への対応を必要とする基礎疾患を持った人々の標的集団の中から特定あるいはサンプルとして選ばれる．このサンプルがあらゆる重要な局面において標的集団を反映しているのが理想であり，そうであれば，サンプルでみつかった一連の基礎疾患の頻度が，その集団における疾患の頻度を反映するはずである．標的集団を如実に反映した患者サンプルは，「代表的（representative）」と称される．サンプルが代表的であればあるほど，結果として示される**疾患確率 probability** がより正確になる．欄 17-2 に示すように，われわれは，研究対象患者が標的集団全体をどの程度代表しているかを検討する方法を 4 通り提案する．

欄 17-2

患者サンプルの代表性を確認する

研究者は臨床上の問題を明確に定義していたか
研究対象患者は，関連する全臨床セッティングから集められたか
研究対象患者は，臨床セッティングから連続的に組み入れられたか
研究対象患者は，この問題の臨床症状全般を呈していたか

第 1 に，この定義によって研究対象患者が抽出される標的集団が決まるため，研究者らが臨床上の問題をどう定義しているかを確認しよう．たとえば，胸部不快感の研究の場合，研究者の定義に胸部不快感を訴えながらも痛みを否定する患者が含まれていたかどうか（多くの狭心症患者がこれにあてはまる），「胸部（chest）」とは前胸部のみの不快感を意味するのか（後胸部はどうか），明ら

かに最近外傷を負った患者は除外されているかどうかを把握したいと考えるだろう．さらに研究者らが研究に組み入れられる前の評価内容を定義している場合がある〔たとえば，「プライマリケアにおける疲労（fatigue in primary care）」[6]，あるいは「原因不明の持続性咳嗽のために紹介を受ける（“referred for persistent unexplained cough”）」[7]〕．定義が異なれば標的集団も異なり，それによって疾患確率も異なってくる．臨床上の問題が詳細かつ具体的に定義されていれば，研究集団が目の前の患者と一致するかどうかの判断に確信が持てる．

第 2 に，患者が組み込まれたセッティングを検討してみよう．同じ臨床上の問題を抱える患者でも，プライマリケア診療所，救急科，紹介病院など，受診する臨床セッティングはさまざまである．治療を求めるべきかどうかの選択には，疾患の期間や重症度，各種セッティングの利用可能性，ある臨床医の紹介習慣，患者の意向を含む，いくつかの要因が関わってくると考えられる．これらの影響を考えると，臨床セッティングが異なれば，治療を受ける患者集団の疾患頻度も異なる可能性がある．典型的には，2 次医療や 3 次医療のセッティングの患者では，プライマリケアセッティングで治療を受ける患者と比べ，重症度が高い，あるいは比較的まれな疾患の頻度が高い．たとえば，胸痛を訴える患者の研究では，同じような病歴の患者でも，プライマリケア病院の患者と比べ紹介病院の患者の方が，冠動脈疾患に罹患している割合が高かった[8]．

研究者らは，非代表的患者サンプルを治療する可能性が高い特異的セッティングに限定した患者の組み入れは行わないようにすべきである．たとえば，「プライマリケアにおける疲労」の問題についていえば，関連性のあるセッティングはプライマリケアのみだが，研究者は広範なプライマリケアセッティング（たとえば，さまざまな社会経済的地位の患者を治療するセッティング）からの患者組み入れを行うのが理想的である．一般に，患者の組み入れのために使用された拠点が少ないほど，セッティングが特異的，非代表的である危険性が高い．

第 3 に，研究者が各拠点で患者を特定するために用いた手法，そして患者の見落としを回避するためにどの程度の注意が払われたかに注目してみよう．当該臨床上の問題の治療のために特定の期間中に研究拠点を受診した全患者の**連続サンプル consecutive sample** が組み入れられているのが理想である．連続して組み入れられていない場合，選択的に組み込まれることになり，サンプルの代表性が損なわれ，疾患確率の妥当性の確信も低くなる．

第 4 に，研究サンプルの患者が示す重症度や臨床的特性の範囲を検討してみよう．軽症，中等症，重症の患者が組み込まれているか．この臨床上の問題の重要なバリエーションのすべてが，このサンプルに含まれているか．たとえば，胸部不快感に関する研究の場合，あなたは，あらゆる重症度の胸痛を呈する患者が組み込まれたかどうか，そして呼吸困難，発汗，放散痛のような重要な関連症状の有無にかかわらず組み込まれたかどうかについて把握したいと考えるだろう．サンプルにおける患者の臨床症状が幅広いものであるほど，より標的集団を代表しているはずである．逆に，臨床症状の幅が狭いほど，サンプルの代表性は低いと評価される．特に，あなたの前の患者と似た患者は代表的か．

ユーザーズガイドの適用

Hernández ら[2]の研究では，臨床上の問題を，「孤発性の意図せぬ体重減少」と定義していた．これは，局所性の徴候や症状を伴わず，初期検査では診断に至らなかった，6カ月間で5%を超える，確認済みの意図せぬ体重減少を意味していた．1991年1月から1996年12月にかけて，意図せぬ体重減少のために所定の地理的地域から一般内科の外来セッティングおよび入院セッティングへ連続的に紹介された患者は1,211人で，そのうち「孤発性」という定義に合致したのは306人だった．男女共に組み込まれており，年齢の範囲は15〜97歳だった．著者らは，患者の民族的背景や社会経済的地位を記載していなかった．研究者らは，体重減少が5 kg未満の患者，意図せぬ体重減少について説明できる診断を過去に受けていた場合，初期評価によって原因が明らかになった場合，体重減少が意図的なものであった場合は，患者を除外した．このように，研究サンプルは，意図せぬ体重減少の評価のために紹介を受けた，診断が非常に難しい患者からなる標的集団を非常に適切に代表しており，臨床症状の幅における制約もわずかなものであった．あなたの患者はそのサンプルに含まれていたであろう．

診断評価は確定的だったか

鑑別診断のための疾患確率についての論文は，研究者らが研究患者に対し，正しい最終診断に到達するときのみ，妥当なエビデンスを提供する．最終診断の正確さ（accuracy）を判断するためには，その診断に至るために使われた診断評価を検討すべきである．この診断評価が確定的であるほど，研究対象者において下された診断の頻度が，標的集団における疾患頻度の正確な推定値を反映している可能性が高くなる．欄17-3に示すように，「診断評価がどの程度確定的か」という疑問を検討する方法を6通り提案する．

第1に，研究者の診断評価はどの程度包括的なものかを決定しよう．臨床上の問題になんらかの原因があるのだとすれば，考えられる原因すべてを検出できる診断評価が理想である．たとえば，精神状態に変化のあった127人の患者における脳卒中の後向き研究では，せん妄を引き起こすあらゆる原因の包括的検索が行われず，118例は説明のつかないままに終わった[9]．せん妄の原因に関する包括的，系統的検索の説明がないために，その疾患確率の信用性は低い．

第2に，研究患者において実施された診断評価の一貫性を検討してみよう．これは，すべての患者がすべての検査を受けなければならないという意味ではない．むしろ，多くの臨床上の問題で，臨床医は詳細ながらも的を絞って病歴を聴取・記録し，いくつかの初期検査の実施と同時に，関連する臓器系を対象とした問題重視型の身体診察を行う．そのうえで，この情報からの診断ヒントにより，いくつかの選択肢のうちの1つについて，さらなる検査を実施するかどうかが決まる．すべての患者が同じ初期評価を受け，そこから得られたヒントをもとに，所定の検査選択肢が用いられるのが理想的である．確定的な検査結果によって最終診断が確定した時点で，それ以上の検査は不要となる．

所定の診断アプローチを使って患者の疾患が前向きに評価されていれば，その調査が徹底かつ一貫したものであったかを，比較的容易に判断できる．しかし，この判断は，調査が標準化されていない場合には困難である．たとえば，非代償性心不全患者101人における増悪因子の研究では，すべての患者に対し，病歴の記録と身体診察が実施されていたが，その後の検査が標準化されていなかったため，調査の徹底さを判断するのは困難である[10]．

欄 17-3

確定的な診断評価が行われたか確認する

診断評価は十分に包括的だったか
診断評価は全患者に一貫して適用されたか
すべての候補診断のための基準が明瞭かつ信用のできるものだったか
診断は再現可能か
診断不明の患者は少なかったか
診断不明の患者の追跡は十分に長期間で，なおかつ完了していたか

第 3 に，患者の最終診断を行うために使われる，各疾患に関わる基準を検討してみよう．診断の可能性のある基礎疾患候補のための一連の明確な基準が作成または採用され，各患者の最終診断に際して一貫してこれらの基準が適用されているのが理想である．可能であれば，これらの基準には各診断を確定するのに必要な所見のみでなく，各診断を除外するのに役立つ所見も含まれるべきである．たとえば，感染性心内膜炎に関する発表されている診断基準には，感染を確認するための基準と感染を否認するための基準とが含まれている[11,12]．このような診断基準があれば，研究者は，複数の病因による症状を呈する患者以外の研究対象患者を，相互排他的な複数の診断群に分類することができる．完全，明確で，参考資料の示された，信用できる一連の診断基準は長文となる可能性があるため，動悸を持つ患者の研究のように公開された論文への付録またはオンラインのみの補足として掲載される場合がある[13]．

診断基準を審査する際には，「病変の発見（lesion finding）」が必ずしも「疾患の説明（illness explaining）」と同義ではないことに留意しよう．言い換えると，信用できる診断基準の使用により，研究者らは，臨床上の問題を説明できるかもしれない複数の疾患に患者が罹患していることを見つけ，そのうち，いずれの疾患が原因であるかについて明らかにできないことがある．疾患の確率の優れた研究は，発見された疾患が実際に患者の病気に寄与していたことを示すなんらかの確証を含むだろう．

たとえば，失神に関する一連の研究において，研究者らは不整脈が原因であると判定する前にはその不整脈と同時に症状が発生していなくてはならないとした[14]．慢性の咳嗽の研究では，研究者らは原因ごとの特定の治療を行い，これに良好な反応を示したときは，この原因が実際に慢性の咳嗽を引き起こしていると確認した[7]．

第 4 に，患者の最終診断が再現可能かどうかを考慮してみよう．再現性を確認するには，まず上述のように，明瞭な基準と包括的かつ一貫した評価を使用する．また，めまいの研究で実施したように[15]，**偶然を補正した一致率 chance-corrected agreement**（κ 統計量）のような，再現性の正式な検査も使用できる．患者への最終診断に対する研究者間の偶然を超えた一致率が大きくなるほど，結果として示された疾患確率におく確信性も高くなる．

第 5 に，研究の評価にもかかわらず，どれだけの患者の状態が診断に至らなかったかを確認して

みよう．包括的な診断評価により，説明のつかない疾患を有する患者が 1 人もいないのが理想だが，最良の評価を行った場合でもこの目標が達成されない場合がある．未診断の患者の割合が大きいほど，疾患確率の推定値に誤差が生じている確率が高くなる．たとえば，耳鼻科外来の患者 1,194 人における，めまいのさまざまな原因についての後ろ向き研究では，約 27％が未診断のままだった[16]．患者の病気の 1/4 以上は原因不明のため，サンプル全体の疾患頻度は不正確かもしれない．

第 6 に，研究の評価を経てもなお診断がつかない患者状態がある場合，患者の追跡 follow-up とその徹底性，そして追加的な診断が行われたか，また臨床アウトカムが把握されているかどうかを確認してみよう．追跡の期間が長く，徹底したものであるほど，研究終了時点で診断がつかなかったにもかかわらず害のなかった患者においては，状態は良性だったという強い確信が持てる．では，どれだけの期間であれば十分なのか．あらゆる臨床上の問題にあてはまる単一の解答は存在しないが，急性の自然治癒性の症状では 1～6 カ月間，慢性の再発性もしくは進行性の症状では 1～5 年間が妥当であろう．

ユーザーズガイドの適用

Hernández ら[2]は，病歴，身体診察，血液検査（血球数，赤沈，血液生化学，蛋白電気泳動，および甲状腺ホルモン値），尿検査，X 線（胸部と腹部）による標準化された初期評価を一貫して使用し，その後の精密検査は指導医の判断で実施されたことを記述していた．各疾患に対する診断基準は列挙されていない．患者の最終診断には，文献内で体重減少の原因として認識された疾患の発見だけでなく，体重減少と疾患の臨床アウトカム（回復または進行）との間の相関も必要だった．診断評価は 2 人の研究者らにより独立して行われ，不一致（<5%）は合意により解消された．意図せぬ体重減少を説明できる基礎疾患は，221 人（72%）の患者で診断され，つまり，85 人（28%）が最初は未診断状態であった．追跡期間中，そして 3，6，12 カ月後の再評価で，85 人中 55 人の患者が診察を受け，41 人の患者が診断された．1 年後の時点で診断不明の患者は 14 人，追跡からの脱落者は 30 人であった．このように，基準が明記されていないことや，**追跡からの脱落 lost to follow-up** が 10%あることによる一定の不確実性があるものの，報告されている診断評価は全体としてかなり信用性が高いと考えられる．

結果は何か

診断および各診断の確率はどれほどか

疾患の確率に関する多くの研究では，著者らは最終診断と各疾患が見つかった患者の人数と割合を列記した表に主な結果を提示する．症状によっては，臨床上の問題と共存かつ寄与すると考えられる複数の基礎疾患が存在する場合がある．このような場合，著者は患者に対して主診断を同定し，随伴する原因を別の表としてまとめることが多い．あるいは，複数の病因別の集団を同定している研究者もある．

ユーザーズガイドの適用

Hernández ら[2]は，表中に研究の追跡終了時点で 306 人中 276 人（90%）の患者に下された診断を示している．たとえば，腫瘍は 104 人（34%）でみつかり，精神疾患は 63 人（21%），原因不明は 14 人（5%）で同定された．

疾患確率の推定値はどれくらい精確か

妥当なものであったときでも，研究サンプルにおけるこれらの疾患頻度というものは標的集団における疾患の真の確率の推定値にすぎない．これらの推定値の精確さ（precision）は，95%**信頼区間 confidence interval**（CI）によって調べることができる．著者らがそれらを提示していない場合，次の公式を使って自身で信頼区間を計算できる．

CI が十分に精確だと考えられるかどうかは，あなたの**検査閾値 test threshold** または**治療閾値 treatment threshold** に対して推定された割合と CI がどのような関係にあるかによるだろう．もし推定された割合と 95%CI 全体があなたの閾値の同じ側にあるならば，結果は精確で，検査や治療の計画のために使う疾患確率について確実な結論を可能にする．逆に，もし推定値を取りまく信頼限界があなたの閾値をまたぐならば，結果は十分に精確ではなく，疾患確率について確定的な結論を下すことはできないだろう．妥当だが不精確な確率が示されている場合でも，その不確実性と検査や治療への意味を念頭におきながら，結果を利用することは可能だろう．

ユーザーズガイドの適用

Hernández ら[2]は，自分たちが見つけた確率の 95%CI は提供していない．その確率があなたの閾値にどの程度近いかを知りたいならば，自身で 95%CI を計算できる．たとえば，患者の 23%に見られる精神医学的原因については，95%CI は 18.1%～27.9%である．この場合，95%CI の下限でさえ意図せぬ体重減少の原因として精神疾患を追究するほど十分に高いようにみえる．

結果を患者の治療にどのように適用できるか

研究患者と臨床セッティングは，自身のものと似ているか

本章の前半で，研究の患者サンプルがどのようにして標的集団から選択されたのかを検討するよう強調した．そうする際には，患者，特に目の前の患者への適用可能性に注意を払う必要がある．たとえば，この問題を有するあなたの患者が，特定の疾患が風土病となっているような地域からきているならば，その状態の確率は，風土病のない地域において実施された研究でみられた頻度に比べて格段に高くなることから，あなたの診療への研究結果の適用可能性は制限される．

ユーザーズガイドの適用

意図せぬ体重減少の評価のためにあなたへ紹介された 78 歳男性の場合，Hernández ら[2]によって述べられた臨床セッティングはかなり良く適合するようにみえる．サンプル患者の部分的説明は，年齢，性別の点でこの男性と十分に似ているようであり，ある程度の不確実性は残るものの，エビデンスが活用できないとするほどの違いはおそらくないだろう．

このエビデンスが収集されてから，疾患である可能性や確率が変わった可能性は低いか

時間の経過とともに，疾患の頻度についてのエビデンスが時代遅れになることがある．古い疾患のなかには制圧可能なものがあり，天然痘にいたっては根絶されている[17]．新たな疾患や新たな感染症が生じることもある．このようなことが生じると，考えられる疾患のリストやその可能性が大きく変わり，以前は妥当で適用可能だった研究が，関連性を失ってしまうことがある．たとえば，ヒト免疫不全ウイルスの登場により，全身性リンパ節腫脹，慢性下痢，意図せぬ体重減少などの臨床上の問題の可能性や確率がいかに顕著に変化したかを考えてみよう．

医学や公衆衛生の進歩の結果として同様の変化が生じることがある．たとえば，原因不明の発熱の研究において，新しい診断技術が，悪性腫瘍を有する患者や不明熱の患者の割合を大きく変えた[18-20]．小児白血病の化学療法のような，生存率を改善する治療の進歩は，治癒後何年も経過した後に 2 次性悪性腫瘍のような合併症を引き起こすかもしれないことから，疾患の可能性に変化をきたすことがある．コレラのような疾患を制圧する公衆衛生対策は，予防された疾患によって引き起こされていたかもしれない臨床上の問題（この例では急性下痢）における残りの病因の可能性を変えてしまうことがある．

ユーザーズガイドの適用

Hernandez ら[2]の研究は 2003 年に出版され，研究期間は 1991～1997 年だった．しかし，この場合，このエビデンスの収集以降，PubMed 検索では，意図せぬ体重減少のあった患者における疾患の原因や確率を変えるような新たな進展はないことを示している[4,5]．

臨床シナリオの解決

意図せぬ体重減少のための評価を受けている 78 歳男性の例に戻ってみよう．初期評価からはなんの手がかりも得られなかったが，詳細な面接の結果，1 年前に妻を亡くして以来，食欲不振を伴う抑うつ気分を示唆する強力な手がかりが得られる．あなたの主仮説は，大うつ病障害が患者の意図せぬ体重減少を引き起こしているというものだが，この診断は，その他の状態を除外するための検査を不要とするほど確実なものではない．Hernández ら[2]の研究から，あなたは有効な選択肢のなかに，悪性腫瘍（一般的かつ深刻かつ治療可能）と甲状腺機能亢進症（それほど一般的ではないが，深刻かつ治療可能）を含めることにし，これらの疾患（すなわち，これらの選択肢はあなたの検査閾値を超えている）を除外するための検査を手配する．最後に，研究対象患者のほとんどに吸収不良症候群がなく，あなたの患者にも，意図せぬ体重減少を除いてはこの疾患の特性が認められないことから，これを「その他の仮説（other hypotheses）」という分類（すなわち，あなたの検

査閾値を下回っている）に入れ，この状態の検査を延期することを決断する．あなたは，**検査前確率 pretest probability** の初期推定値として研究からの疾患頻度を使い，その手がかりをもとにうつ病の確率を上げ，結果としてその他の疾患の確率は低くなる．

参考文献

1. Marton KI, Sox HC Jr, Krupp JR. Involuntary weight loss: diagnostic and prognostic significance. Ann Intern Med. 1981; 95(5): 568-574.
2. Hernández JL, Riancho JA, Matorras P, et al. Clinical evaluation for cancer in patients with involuntary weight loss without specific symptoms. Am J Med. 2003; 114(8): 631-637.
3. Metalidis C, Knockaert DC, Bobbaers H, et al. Involuntary weight loss: does a negative baseline evaluation provide adequate reassurance?　Eur J Intern Med. 2008; 19(5): 345-349.
4. McMinn J, Steel C, Bowman A. Investigation and management of unintentional weight loss in older adults. BMJ. 2011; 342: d1732.
5. Stajkovic S, Aitken EM, Holroyd-Leduc J. Unintentional weight loss in older adults. CMAJ. 2011; 183(4): 443-449.
6. Elnicki DM, Shockcor WT, Brick JE, et al. Evaluating the complaint of fatigue in primary care: diagnoses and outcomes. Am J Med. 1992; 93(3): 303-306.
7. Pratter MR, Bartter T, Akers S, et al. An algorithmic approach to chronic cough. Ann Intern Med. 1993; 119(10): 977-983.
8. Sox HC Jr, Hickam DH, Marton KI, et al. Using the patient's history to estimate the probability of coronary artery disease: a comparison of primary care and referral practices. Am J Med. 1990; 89(1): 7-14.
9. Benbadis SR, Sila CA, Cristea RL. Mental status changes and stroke. J Gen Intern Med. 1994; 9(9): 485-487.
10. Ghali JK, Kadakia S, Cooper R, et al. Precipitating factors leading to decompensation of heart failure: traits among urban blacks. Arch Intern Med. 1988; 148(9): 2013-2016.
11. Von Reyn CF, Levy BS, Arbeit RD, et al. Infective endocarditis: an analysis based on strict case definitions. Ann Intern Med. 1981; 94(4 pt 1): 505-518.
12. Durack DT, Lukes AS, Bright DK; Duke Endocarditis Service. New criteria for diagnosis of infective endocarditis: utilization of specific echocardiographic findings. Am J Med. 1994; 96(3): 200-209.
13. Weber BE, Kapoor WN. Evaluation and outcomes of patients with palpitations. Am J Med. 1996; 100(2): 138-148.
14. Kapoor WN. Evaluation and outcome of patients with syncope. Medicine (Baltimore). 1990; 69(3): 160-175.
15. Kroenke K, Lucas CA, Rosenberg ML, et al. Causes of persistent dizziness: a prospective study of 100 patients in ambulatory care. Ann Intern Med. 1992; 117(11): 898-904.
16. Katsarkas A. Dizziness in aging: a retrospective study of 1194 cases. Otolaryngol Head Neck Surg. 1994; 110(3): 296-301.
17. Barquet N, Domingo P. Smallpox: the triumph over the most terrible of the ministers of death. Ann Intern Med. 1997; 127(8 pt 1): 635-642.
18. Petersdorf RG, Beeson PB. Fever of unexplained origin: report on 100 cases. Medicine (Baltimore). 1961; 40: 1-30.
19. Larson EB, Featherstone HJ, Petersdorf RG. Fever of undetermined origin: diagnosis and follow-up of

105 cases, 1970-1980. Medicine (Baltimore). 1982; 61 (5): 269-292.

20. Knockaert DC, Vanneste LJ, Vanneste SB, et al. Fever of unknown origin in the 1980s: an update of the diagnostic spectrum. Arch Intern Med. 1992; 152 (1): 51-55.

第18章

診断検査

Diagnostic Tests

Toshi A. Furukawa, Sharon E. Straus, Heiner C. Bucher,
Thomas Agoritsas, and Gordon Guyatt

この章の内容

はじめに

この章の前の 2 つの章（第 16 章「診断の過程」，第 17 章「鑑別診断」）において，診断の過程，診断検査の結果によって臨床医の**検査閾値 test threshold** や**治療閾値 therapeutic threshold** の超過が決まることや，正確な**検査前確率 pretest probability** の取得に役立つ研究の使い方を説明した．この章では，臨床医に対して，非常に高い（組み入れ），そして非常に低い（除外）**検査後確率 post-test probability** を提供する診断検査について取り上げた論文の活用方法を説明する．本書の後半では，数多くの検査結果を**臨床予測規則 clinical prediction rule** に統合する論文の活用方法を説明する（第 19.4 章「臨床予測規則」）．

臨床シナリオ

どうすれば認知症を迅速かつ正確に診断できるか

あなたは多忙なプライマリケア医師で，診察患者は高齢者の割合が高い．その日早く，あなたは暮らし向きの良い 1 人暮らしの 70 歳女性を診察した．診察時，患者は長期間の問題である下肢の関節痛を伝えた．そのときあなたは，この患者から心ここにあらずという印象を受けたが，それがどういうことなのかを具体化することができないでいた．記憶や認知機能に関する具体的な質問に対し，患者は以前よりも記憶力が落ちたことは認めたが，それ以外の問題については否定している．時間が迫っていたことから，あなたは変形性関節症の問題に対処し，次の患者の診察に移った．

その晩あなたは，認知障害の可能性が考えられる高齢患者の診察をどうしたら手短に行えるか考えをめぐらせる．ミニメンタルステート（Mini-Mental State Examination: MMSE）についてはよく知っていたが，実施に時間がかかりすぎる．あなたは，より精密な検査を必要とする患者を特定するためにも，認知障害をある程度正確かつ迅速に診断できる簡易ツールがないものか思案する．

エビデンスを探す

あなたは臨床上の疑問を定式化する．「認知障害が疑われる高齢患者において，潜在的な認知症のためのより精密な検査を必要とする患者を特定するための簡易**スクリーニング screening** ツールの正確さ（accuracy）はどうか」．迅速で具体的な検索を行うため，PubMed Clinical Queries ページにアクセスする（第 5 章「最新の最良エビデンスを探す」を参照）．検索語を，“identify dementia brief MMSE” と入力し，臨床研究カテゴリー（category）として「diagnosis」を選択し，フィルター範囲（scope）として「narrow」を選択する．この検索式により 8 件の引用が得られる．

認知症の疑いのある患者に焦点をあて，なおかつあなたが過去に用いていた基準である MMSE 並みの精度を報告した論文がないか，抄録に目を通して探す．Six-Item Screener（SIS）というツールに関わる結果を報告しているある論文がこれら 2 つの基準のいずれをも満たしている[1]．あなたは論文のフルテキストを電子的に入手し，研究の方法や結果から，自身の診察室で，このツールの使用が正当化されることを望みながら，その論文を読み始める．

バイアスのリスクはどれほど深刻か

欄 18-1 は，診断検査の精度について報告する研究の**バイアスのリスク risk of bias** を評価し，結果を吟味し，適用可能性を判断するためのユーザーズガイドをまとめたものである．

欄 18-1

診断検査結果の解釈に関する論文のユーザーズガイド

バイアスのリスクはどれほど深刻か
- 参加患者は診断上のジレンマを呈す患者の代表的なサンプルだったか
- 研究者は，その検査を適切かつ独立した参照基準と比較したか
- 検査と参照基準を解釈する人は，他の結果を盲検化されたか
- 研究対象検査の結果にかかわらず，研究者はすべての患者に同じ参照基準検査を実施したか

結果は何か
- 可能性のある検査結果範囲に関連する尤度比はどれほどか
- 連続的検査スコアの 2 値化，感度と特異度，尤度比

結果を患者の治療にどのように適用できるか
- 検査結果の再現性とその解釈は，自身の臨床セッティングにおいて満足のいくものか
- 研究結果は自身が診察する患者に適用可能か
- 検査結果は自身の治療戦略を変えるか
- 検査結果は患者に利益をもたらすか

参加患者は診断上のジレンマを呈す患者の代表的なサンプルだったか

診断検査は，それを行わなければ混乱してしまうかもしれない状態または障害を鑑別する限りにおいてのみ有用である．ほとんどの検査は，健康な人と重症な人を鑑別することはできるが，この能力は診療では役に立たない．診断が明確である場合には診断検査を必要としないことから，症状が明らかな症例と無症候性の健康な志願者の比較に限定した研究は役に立たない．診療にきわめて類似し，**標的状態 target condition** の軽度な初期徴候を呈した患者が含まれる研究のみが，検査の真価を証明することができる．

われわれは，代表的でない患者選択の研究は**範囲バイアス spectrum bias** を被っていると分類する（第 18.1 章「範囲バイアス」を参照）．診断検査研究において様々な**バイアス bias** の原因について系統的に調査した 3 つの実証研究がある[2-4]．3 件の研究すべてで，代表的ではない患者の選択に関連するバイアスが記録されている．

結腸直腸がん患者における癌胎児性抗原（carcinoembryonic antigen: CEA）検査のストー

リーは，誤った患者群の選択によって，診断検査の導入によって高まった期待がいかに打ち砕かれうるかを明らかにしている．ある研究では，結腸もしくは直腸の進行がんがわかっている患者36人中35人で，CEA上昇がみられた．この値は，健常者や妊婦，あるいはその他のさまざまな状態の患者でははるかに低かった[5]．この結果は，結腸直腸がんの診断，あるいはそのスクリーニングに対しても，CEAが有用かもしれないことを示唆した．しかし，その後実施された，結腸直腸がんがあまり進行していない（したがって，疾患重症度が低い）患者や，その他のがんや胃腸疾患（したがって，大腸がんではないが混同されやすい疾患）を持つ患者を対象とした研究では，診断ツールとしてのCEA検査の精度は急に下がった．臨床医らは，新たながんの診断やスクリーニングとしてのCEA測定を適切に断念した．

標的陽性 target-positive 患者（標的疾患を有する患者，われわれのシナリオでは認知症患者）と**標的陰性 target-negative** 患者（標的疾患を有さない患者）が別々の集団から組み込まれると，検査の検出力が過大評価される．診断検査のこの**症例対照デザイン case-control design**（症例群が標的陽性であり，対照群が標的陰性であることが知られている）は，フェーズ2の有効性試験とみなすことができる．もしそれが失敗した場合（すなわち，標的陰性患者から標的陽性患者を識別できない），その検査は見込みがない．また，成功したとしても，現実世界における有効性を保証することはできない．

研究者らが，標的陽性患者と標的陰性患者を同一の集団から組み込むとしても，非連続的な患者サンプリングや後向きのデータ収集は，診断検査性能の推定値を過大評価する可能性がある．

研究者は，その検査を適切かつ独立した参照基準と比較したか

診断検査の正確さは，「真実（truth）」と比較して決定されるのがもっとも良い．研究対象となっている検査を受ける患者全員に適切な**参照基準 reference standard**，**標準基準 criterion standard**，もしくは**ゴールドスタンダード gold standard**（生検，手術，検死，無治療での長期**追跡 follow-up**のような）が適用されていることを，読者は自身で確認しなければならない．

研究がうまくいかないことがあるとすれば，評価対象となっている検査が参照基準の一部となっているときである．検査が参照基準に取り込まれていると，診断検査の検出力を過大評価する可能性が高くなる．したがって，臨床医は満足できる参照基準のための一基準として，独立性を強く主張すべきである．

たとえば，うっ血性心不全の診断のための腹頸静脈逆流の効用を評価した研究を考えてみよう．残念ながら，この研究は参照検査として，腹頸静脈逆流を含む臨床的，X線検査基準を使用していた[6]．もう1つの例は，末期患者におけるうつ病のスクリーニングツールを評価した研究に由来する．著者らは，うつ病を検出するための単一の質問（「あなたは憂うつですか」）の性能は完全である（**感度 sensitivity**=1.0，**特異度 specificity**=1.0）と主張した．著者らの診断基準には9つの質問が含まれ，そのうちの1つが「あなたは憂うつですか」だった[7]．

診断検査に関する論文を読むとき，もし，あなたが参照基準を受け入れることができないならば（道理にかなった範囲で，つまり，どのみち完全なものはない），その論文は信頼できる結果を提供している可能性は低い[3].

検査と参照基準を解釈する人は，他の結果を盲検化されたか

参照基準が納得のいくものならば，次の問いは，検査や参照基準の解釈者が，その他の調査結果を知っていなかったかどうか（**盲検化 blind** された評価）である．ひとたび臨床医がコンピュータ断層撮影（computed tomogram: CT）スキャンで肺の結節をみると，彼らは胸部 X 線検査でも以前は検出できなかった病変を見ることが可能となる例や，ひとたび心エコーの結果を知ると，彼らは以前には聞こえなかった心雑音が聞こえてくる例を考えてみよう．

参照基準の結果を知ることが検査に影響を及ぼす可能性が高いほど，独立した解釈の重要性は高まる．同様に，参照基準が，評価されている検査の知識による解釈の変化に影響を受けやすいほど，参照基準の解釈者を盲検化する重要性は高くなる．

研究対象検査の結果にかかわらず，研究者はすべての患者に同じ参照基準検査を実施したか

確認のための参照基準となる検査を患者に受けさせるかどうかが，診断検査の結果によって決まる場合，診断検査の特性が歪められてしまう（**検証バイアス verification bias**[8,9]，または**精査バイアス work-up bias**[10,11]）．この状況は 2 通りの場面があると考えられる．

第 1 に，評価指標となる検査を受けた特定の患者サンプルのみが参照基準により確認されることがある．この種の検証バイアスは，**部分的検証バイアス partial verification bias** として知られている．

第 2 に，指標検査の結果が，複数の異なる参照基準で確認されることがある．陽性結果の場合と陰性結果の場合とで異なる参照基準を用いることは，**鑑別的検証バイアス differential verification bias** としても知られている．

肺塞栓症の診断における換気血流スキャンの有用性を評価した Prospective Investigation of Pulmonary Embolism Diagnosis（PIOPED）研究では，検証バイアスが問題となった．換気血流スキャンの結果が「正常/ほぼ正常」や「低い**可能性 probability**」と解釈された患者では，換気血流スキャンの結果がより陽性に近かった患者と比べ，肺血管造影を受ける割合が少なかった（69%対 92%）．臨床医は，肺塞栓症の確率の低い患者に対してはリスク risk を伴う血管造影の実施を躊躇すると考えられることから，これは当然の結果ともいえよう[12].

ほとんどの論文はここで終了し，そのため読者は，換気血流スキャンで「高い可能性」と「低い可能性」とされた患者とでは適切な血管造影を受ける割合が異なっていることから，バイアスの程度は定かでないが，たぶんその程度は大きいだろうと結論しなければならないだろう．

しかしながら，PIOPED 研究者は，スキャンの結果が「低い可能性」もしくは「正常/ほぼ正常」だった 150 人の患者で，血管造影を受けなかった患者（136 人）と血管造影図の解釈が不明瞭であった患者（14 人）に対し，第 2 の参照基準を適用した．つまり，彼らが，治療なしで回復したならば，このような患者は肺塞栓症でないと判断した．したがって，このような患者全員が抗凝固薬による治療を受けずに 1 年間追跡された．追跡期間中に臨床的に明らかな肺塞栓症を発症した患者は 1 人もいなかった．このことから，換気血流スキャンを受けた時点では，患者にとって重要な肺塞栓症は（もしその後の有害事象予防のための抗凝固療法を必要とする肺塞栓症と定義するならば）だれにも存在していなかったと結論できる．このように，PIOPED 研究は，すべての患者に参照基準評価を適用するという目標は達成しているが，全患者に同じ基準を適用していなかった．

ユーザーズガイドの適用

認知障害のための簡易診断検査の研究は 2 つのコホート **cohort** を含んでいた．一方は，一般集団の 65 歳以上の黒人からなるランダムサンプルで，もう一方は Alzheimer Disease Center で認知機能評価を受けるために家族，介護者，医療専門家により紹介された，選別もスクリーニングもされていない**連続サンプル consecutive sample** だった．前者のグループには，詳細なスクリーニング検査で認知症の疑いの高い全患者，ならびにその疑いが中程度または低い患者からなる**ランダムサンプル random sample** が組み込まれた．研究者らは，いずれの集団でも診断の不確実性に直面した．これらの集団は完璧ではない．前者には認知症の疑いのまったくない患者が含まれ，後者はすでにプライマリケアレベルにて初期スクリーニングを通過していた（事実，完全版の老年医学的評価を参考にすべきかという疑問は，エビデンス検索のきっかけとなった患者のために解決しようとしている疑問の 1 つである）．幸いにも，2 つの集団において検査特性が似ていたため，懸念材料は大幅に減る．

全患者が SIS を受けていた．SIS では，患者は 3 つの単語（りんご，テーブル，ペニー）を記憶させられ，次に，曜日，月，年を言わされ，最後にヒントなしで 3 つの単語を思い出すよう指示される．結果は，誤回答の数にて示され，0〜6 の値をとる．

参照基準による認知症の診断では，患者は，病歴ならびに身体診察や神経学的所見，MMSE やその他 5 つの検査を含む神経心理学的検査バッテリー，そして参加者の親戚との面談による，老年科精神科医または神経内科医の評価に基づき，「精神障害の診断と統計の手引き（改訂第 3 版）Diagnostic and Statistical Manual of Mental Disorders（Third Edition Revised）［DSM-Ⅲ-R］」の基準，そして「国際疾病分類，第 10 版 International Statistical Classification of Diseases, Tenth Revision（ICD-10）」の基準の双方を満たさなければならなかった．

この参照基準はあなたにとって納得のいくものであったが，SIS や参照診断を行う担当者に，その他の結果がわからないようになっていたかどうかについては，その出版済み論文から把握することができなかった．疑問を解消するために，あなたは筆頭著者に電子メールを送り，詳細を尋ねた．2 通の電子メールのやりとりを経て，神経心理学的バッテリーが「訓練と試験を受けた研究助手」によって実施されたことが明らかになった．一方，参照基準となる診断は，「老年科精神科医，社会心理学者，老人病専門医，神経心理学者からなるコンセンサスチーム」によって行われていた．著者は，「症例については率直な議論が交わされ，チームメンバーは神経心理学的所見を含め，患者の全診療録に自由にアクセスできた」と報告している．SIS に含まれる 6 項目は MMSE に由来するが，「コンセンサスチーム会議で個別のツールとして抜粋されたわけではなかった」．

したがって，盲検化はされていなかったが，それによって重要なバイアスが生じたとは考えられないため，あなたはこの研究の結果について検討してみることにした．

結果は何か

可能性のある検査結果範囲に関連する尤度比はどれほどか

診断検査の結果をどう解釈するかを判断する一環として，患者が標的状態を持つ可能性に関するわれわれの初期推定値が（これを検査前確率とよぶ），その診断検査によっていかにより正確な推定となるか（これを標的疾患の検査後確率とよぶ）について考えてみたい．ある特定の検査結果の**尤度比 likelihood ratio**（LR）は検査前確率から検査後確率を求めることで可能となる．

シナリオのプライマリケア医師の立場に身を置き，意識明瞭だが認知障害が疑われる2人の患者を考えてみよう．一方の患者は臨床シナリオのなかの70歳女性で，暮らし向きは良さそうだが，以前より記憶力が落ちたという具体的な問題を抱えている．もう一方は85歳女性で，やはり長年診察してきた患者であり，今回初めて息子に付き添われて来院した．心配そうな様子の息子が，いつもの朝の散歩で母親が道に迷ってしまったとあなたに告げた．近所の人が自宅から数マイル離れたところで母親をみつけ，その事件について息子に知らせた．母親の元に駆けつけた息子は，部屋の雑然とした様子に驚いた．しかし，診察室での患者は礼儀正しい態度で，その日は調子が悪かっただけで，騒ぎ立てるほどのことはないと訴えた（それを聞いた息子は天井を見上げてあきれた様子を見せた）．あなたが臨床医として直感した認知症の確率，すなわち検査前確率は，これら2人の患者で異なっていた．第1の女性ではおそらく20%程度と確率が比較的低く，第2の女性ではおそらく70%程度と比較的高いと考えられた．

正式なスクリーニング検査（すなわち，SIS）の結果は，認知症の有無を確定的に示すというものではない．むしろ，その状態の検査前確率を変え，新たな検査後確率を示すものである．この検査前確率から検査後確率への変化の方向と大きさは，検査特性によって決まる．検査特性のなかでも最も大きな価値があるのがLRである．

Callahanら[1]の研究結果を使ってLRの有用性を説明したい．表18-1はCallahanらの研究における患者コホートのSISスコアの分布を示したものである．

実際に認知症を持つ患者に6という検査結果がでる可能性はどの程度か．表18-1によると，認知症患者345人中105人（あるいは30.4%）が6つとも誤回答であった．さらに，認知症でない患者306人中2人（0.65%）でも6つとも誤回答であったことがわかる．認知症を持つ患者は，認知症を持たない患者と比べてどの程度の確率でこの検査結果（つまり6つとも誤回答）を示すだろうか．

これを判断するには，つい先ほど計算した2つの尤度（30.4/0.65）の比に注目する必要がある．この比は47であった．言い換えると，認知症の患者では，そうでない患者と比べ，6という検査結果は47倍起こりやすい．

同様に，検査結果として得られた各スコアに関連するLRを計算することができる．たとえば，5という検査スコアのLRは（64/345）/（2/306）=28である．表18-1は各SISスコア別のLRを示している．

表 18-1

認知症とそうでない患者における **Six-Item Screener (SIS)** スコア，および対応する尤度比

SIS スコア	認知症あり	認知症なし	尤度比
6	105	2	47
5	64	2	28
4	64	8	7.1
3	45	16	2.5
2	31	35	0.79
1	25	80	0.28
0	11	163	0.06
合計	345	306	

尤度比をどう解釈したらよいのか．LR は，得られた診断検査の結果が，どの程度まで標的疾患の検査前確率を上げるか，または下げるかを示す．LR 1 は，検査後確率が検査前確率とちょうど同じであることを意味している．尤度比が 1.0 よりも大きいと，標的疾患が存在する確率を増加させる．つまり，LR が高いほど，この増加は大きくなる．逆に，LR が 1.0 より小さいと，標的疾患の確率を減少させ，LR が低いほど，確率の減少は大きくなる．

どれくらい大きいと「大きい（big）」LR，どれくらい小さいと「小さい（small）」LR なのだろうか．あなたの毎日の診療で LR を使用するうちにあなたなりの解釈のコツはつかめてくるだろうが，次のようなことを大まかな指針にするとよいだろう．LR が，＞10 あるいは＜0.1 の場合，検査前確率から検査後確率へ，大きな，そしてしばしば決定的変化をもたらす．LR が，5〜10 あるいは 0.1〜0.2 の場合，検査前確率から検査後確率への，中程度の変化をもたらし，LR が，2〜5 と 0.5〜0.2 の場合，確率に小さな（しかし，ときとして重要な）変化をもたらし，LR が，1〜2 と 0.5〜1 の場合，確率にはわずかな（そして，めったに重要でない）変化しか生じない．

LR の大きさと重要性を判断したら，次に，検査前確率から検査後確率を出す際，それらをどのように使うのだろうか．その方法の 1 つとして，検査前確率をオッズに変換し，その結果に LR を乗じて，出てきた検査後オッズを検査後確率に変換することができる．もしあなたが，どうしてオッズへの変換が必要なのか疑問に思っているならば，LR は，標的疾患ありと標的疾患なしの患者間における検査結果（その疾患のオッズに対応する）の可能性を比較している事実を考えてみよう．計算は複雑であるが，これを行ういくつかのインターネットページとスマートフォンアプリケーションがある（http: //meta.cche.net/clint/templates/calculators/lr_nomogram.asp, http: //www.cebm.net/nomogram.asp，または http: //medcalc3000.com and https: //itunes.apple.com/app/two-bytwo/id436532323?mt=8）．

それらにアクセスできないときは，Fagan[13]（図 18-1）により提案された**ノモグラム nomogram** を使用して，すべての変換作業が自動的に行われ，検査前確率から検査後確率への簡単な変換を可能にする戦略がある．このノモグラムの左目盛りは検査前確率，中央目盛りは LR，右目盛りは検査後確率を表している．検査前確率に定規を当て，観測された検査結果に対する LR に回転してあわせ

図 18-1

尤度比のノモグラム

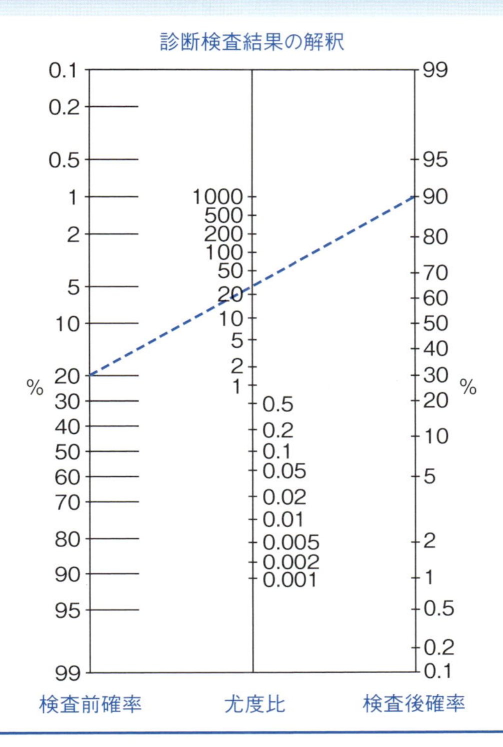

Massachusetts Medical Society より許可を得て，Fagan TJ. N Engl J Med. 1975. 293(5): 257[13] より転載.

ると検査後確率を得る．この場合，検査前確率と LR の正確な数値を入力することで，正確な検査後確率が得られる．

冒頭シナリオの，認知症の疑いのある高齢女性を思い出してみよう．われわれはこの患者が認知症である確率は約 20%と判断した．仮にこの患者に SIS で 5 つの誤回答があったと想定しよう．定規をこの患者の検査前確率である 20%に当て，それを 5 という検査結果に関連する LR である 28 にあわせると，検査後確率が約 90%であることがわかる．

検査前確率は，推定値である．鑑別診断に関する文献を参考にして検査前確率を設定できる場合もあるが（第 17 章「鑑別診断」を参照），われわれが知るかぎりでは，認知症の疑いがある場合の検査前確率の直感を補完するような研究はない．直感に頼って検査前確率を精確に推定するのは困難だが，考えられる範囲の検査前確率の意味を検討することで，不確実性に対処することができる．

たとえば，この場合の検査前確率が 10%と低い場合，あるいは 30%と高い場合，ノモグラムを使うと，検査後確率はそれぞれ約 80%，そして 90%以上となる．表 18-2 は，臨床シナリオの 70 歳女性が取得しうる各 SIS スコア別の検査後確率を表形式で示したものである．

この作業を，第 2 の患者，すなわち道に迷った 85 歳女性についても繰り返すことができる．この患者の病歴や症状からして，認知症の確率は 70%と考えられた．ノモグラムによると（図 18-1），

表 18-2

認知症の疑いが中程度ある，70 歳女性における検査前確率，Six-Item Screener の尤度比，検査後確率

検査前確率（%）（範囲）[a]	SIS スコア（LR）	検査後確率（%）（範囲）[a]
20（10〜30）	SIS=6（47）	92（84〜95）
	SIS=5（28）	88（76〜92）
	SIS=4（7.1）	64（44〜75）
	SIS=3（2.5）	38（22〜52）
	SIS=2（0.79）	16（8〜25）
	SIS=1（0.28）	7（3〜11）
	SIS=0（0.06）	1（1〜3）

略語，LR: 尤度比，SIS: Six-Item Screener
a: カッコ内の値は，考えられる検査前確率の範囲を表す．つまり，検査前確率の最良推定値は 20%だが，10〜30%という推定値も考えられる．

表 18-3

認知症の疑いが高い 85 歳女性における検査前確率，Six-Item Screener の尤度比，検査後確率

検査前確率（%）（範囲）[a]	SIS スコア（LR）	検査後確率（%）（範囲）[a]
70（60〜80）	SIS=6（47）	99（99〜99）
	SIS=5（28）	98（98〜99）
	SIS=4（7.1）	94（91〜97）
	SIS=3（2.5）	85（79〜76）
	SIS=2（0.79）	65（54〜76）
	SIS=1（0.28）	40（30〜53）
	SIS=0（0.06）	12（8〜19）

略語，LR: 尤度比，SIS: Six-Item Screener
a: カッコ内の値は，考えられる検査前確率の範囲を表す．つまり，検査前確率の最良推定値は 70%だが，60〜80%という推定値も考えられる．

SIS スコアが 6 または 5 の場合の検査後確率はほぼ 100%，SIS スコアが 4 の場合は 94%，SIS スコアが 3 の場合は 85%である．考えられる SIS スコアのそれぞれについて，検査前確率（起こりうる検査前確率の範囲は 60%から 80%），LR，および検査後確率を表 18-3 に示した．

LR を使うことを学んだので，あなたは自身の診療で日常的に使用する検査の LR に簡単にアクセスするための資料はないかと考えるかもしれない．JAMA 誌に掲載された Rational Clinical Examination[14]は，病歴や身体診察の診断特性に関する一連のシステマティックレビューをまとめたものである（更新されたデータベースは，JAMAevidence のホームページの http: //jamaevidence.com/resource/523 で利用可能である）．第 19.2 章「尤度比の例」では，LR の例をいくつか提示している．さらに多くの例を，ユーザーズガイドのウェブサイト（http: //www.JAMAevidence.com）にて蓄積されている．

表 18-4

2×2 テーブルを用いた診断検査の結果と参照基準の結果の比較

検査結果	参照基準	
	疾患あり	疾患なし
検査結果陽性	真陽性（TP）	偽陽性（FP）
検査結果陰性	偽陰性（FN）	真陰性（TN）

感度（Sens）$=\frac{TP}{TP+FN}$

特異度（Spec）$=\frac{TN}{FP+TN}$

検査陽性の場合の尤度比（LR＋）$=\frac{Sens}{1-Spec}=\frac{真陽性率}{偽陽性率}=\frac{TP/(TP+FN)}{FP/(FP+TN)}$

検査陰性の場合の尤度比（LR－）$=\frac{1-Sens}{Spec}=\frac{偽陰性率}{真陰性率}=\frac{FN/(TP+FN)}{TN/(FP+TN)}$

連続的検査スコアの 2 値化，感度と特異度，尤度比

ここまで読み進めてきた読者は，診断検査の解釈の本質的事項を理解したことになる．ただし，感度と特異度という 2 つの用語は依然として広く使用されていることから，診断検査に関わる用語として理解しておくことの有用性は高い．診断検査に関する多くの論文は，表 18-4 のような 2×2 テーブルと関連する感度と特異度，そしてこれに対応する図の中で診断検査の全体的性能を提示している（**受信者動作特性曲線 receiver operating characteristic curve** と呼ばれる）．

感度とは，標的状態を持つ患者のうち，検査陽性の患者の割合のことを指す．特異度とは，標的状態を持たない患者のうち，検査陰性の患者の割合のことを指す．

Callahan らの研究では，認知症の診断のためのカットオフ値を 3 つ以上の誤回答とすることを推奨している．表 18-5 は，このカットオフに従う，参照された患者のコホートの内訳を示す．

カットオフ値を 3 以上に設定した場合の SIS の感度は 0.81（278/345），特異度は 0.91（278/306）である．また，表 18-1 とまったく同じ方法で LR を計算することもできる．SIS スコアが 3 以上の場合の LR は (278/345)/(28/306)＝8.8，3 未満の場合の LR は (67/345)/(278/306)＝0.21 である．陽性検査結果の LR は LR＋と示され，陰性検査結果の LR は LR－と示されることが多い．

では，この 2 値化された 2×2 表を使って，われわれの臨床シナリオの解決を試みよう．冒頭のシナリオの女性における検査前確率は 20%で，誤回答が 5 つあるものと想定した．SIS スコアの 5 は，LR＋の 8.8 と関連していることから，Fagan ノモグラムを使うと，検査後確率は約 70%となるが，これは，5 つの誤回答に対する固有の LR による検査後確率である 90%よりも大幅に低い数値である．これは，SIS スコアが 3 以上の場合の 2 値化 LR＋は，SIS スコアが 3, 4, 5, 6 の層を統合するため，その結果として，LR が隣接する層によって希釈されてしまうからである．

この臨床シナリオの症例に関しては，70%と 90%の違いによって治療戦略が変わってしまうこと

表 18-5

推奨されるカットオフ値を用いた診断検査（Six-Item Screener）の結果と参照基準（DSM-ⅣおよびICD-10による協議診断）の結果の比較

SIS スコア	認知症	認知症なし
≧3	278	28
＜3	67	278
合計	345	306

略語, DSM-Ⅳ: 精神障害の診断と統計の手引き, 第 4 版 Diagnostic and Statistical Manual of Mental Disorders（Fourth Edition）, ICD-10: 国際疾病分類, 第 10 版 International Classification of Diseases, Tenth Revision, SIS: Six-Item Screener

はないかもしれないが，必ずしもそうとはかぎらない．認知症の検査前確率が 50%の高齢男性で，驚くべきことに SIS で 1 つの誤回答もない第 3 の患者を想定してみよう．2 値化された LR+/LR−のアプローチを使用した場合（あるいは，さらに言えば，感度/特異度によるアプローチを使用した場合，数学的に同義で，なおかつ代用可能なため），検査前確率 50%と LR−0.21 の組み合わせから，検査後確率は約 20%となり，さらなる神経心理学的検査やその他の検査が必要となるだろう．表 18-1 からスコア 0 に関連する LR（0.06）を適用した場合，この男性の真の検査後確率はわずか約 5%である．この検査後確率であれば，あなた（そして患者およびその家族）は安心して，さらなる検査やさらなる苦痛を免れることができるだろう．

まとめると，多数のカットオフ値や閾値（多重 LR または層別 LR と称されることがある）の使用には，感度/特異度アプローチと比べ，2 つの重要な利点がある．第 1 に，連続スコアや多くのカテゴリを示す検査の場合（医療においては多くの検査がそうである），多数の閾値を使用することでできるかぎり多くの情報を保持することができる．第 2 に，ある特定の検査結果の LR を知ると，簡単なノモグラムを使って，自身の患者で，検査前確率から検査後確率を知ることができる．

ユーザーズガイドの適用

ここまで，研究に含まれた患者については結果がおそらく真であることを検証し，検査で取得しうる各スコア別の多重 LR を計算した．また，どのようにわれわれの患者に結果を適用できるかを示した（ただし，まだ患者のスコアは把握できておらず，スコアが把握できた場合にとるべき措置についても未定である）．

結果を患者の治療にどのように適用できるか

検査結果の再現性とその解釈は，自身の臨床セッティングにおいて満足のいくものか

あらゆる検査の価値は，安定した患者に再適用されたときに同じ結果を出す能力によって決まる．**再現性 reproducibility** 不良は，検査そのもの（たとえば，ホルモン値を決めるための放射免疫測定キットに含まれる試薬のばらつき），または解釈（たとえば，心電図の ST 上昇の程度）に問題があると考えられる．このことは，同じ心電図，超音波検査結果，CT スキャンを吟味しているのに，あなたと 1 人以上の同僚との間で，（全員が専門家であったとしても）臨床的不一致が浮上する場合を思い浮かべることで容易に確認できる．

理想的には，診断検査に関する論文は，特に解釈の問題に関して，偶然による一致を修正する測定方法を用いて検査結果の再現性を検討するだろう（第 19.3 章「偶然以上の一致を測定する」を参照）．

研究セッティングにおいて報告された検査の再現性が中程度で観察者間の不一致がよく起こるものの，その検査が標的疾患の有無をよく区別できる場合には，検査は非常に有用である可能性が高い．このような状況下では，その検査を自身の臨床セッティングへすぐに適用できる可能性が高い．

もし診断検査の再現性が非常に高いなら，その検査が単純明瞭であるか，またはその検査を解釈する人が熟練しているかのどちらかである．後者の場合には，あなた自身の臨床セッティングにおいて解釈する人の熟練度が低い場合には同じようにはできないかもしれない．適切な研修をする（あるいは自身のセッティングで検査の解釈を行う人がその研修を受けることを確実にする），あるいはより簡単かつより頑強な検査を探す必要がある．

研究結果は自身が診察する患者に適用可能か

検査特性は，疾患重症度の組み合わせや競合疾患の分布が異なることで変わりうる．標的疾患のある患者全員が重症疾患を持つ場合，LR は 1.0 の値から遠ざかるだろう（つまり感度が増加する）．逆に，患者が全員軽症である場合，LR は 1.0 の値に近づく（つまり感度が下がる）．標的疾患を持たないが競合疾患を持つ患者の検査結果が，標的疾患を持つ患者の検査結果に類似する場合，LR は 1.0 に近づき，検査の有用性が低い印象となる（つまり特異度が下がる）．異なる臨床セッティングで，疾患を持たない患者でこのような競合疾患を有する患者が少ない場合は，LR は 1.0 から離れ，検査の有用性が高い印象となる（つまり特異度が上がる）．あなたのセッティングにおける有病率が異なる場合，実際の診療において標的陽性患者と標的陰性患者の範囲が異なる可能性があることを警告している可能性がある[15]．

冠動脈疾患の診断において，運動負荷心電図検査により定義される部分母集団によって検査特

性が異なる現象が報告されている．血管造影による冠動脈狭窄所見による参照基準とした場合，冠動脈病変が重症であるほど，運動負荷心電図検査での異常のLRが大きかった[16]．もう1つの例は，静脈血栓塞栓症の診断に関するもので，近位静脈血栓症診断のための圧迫超音波検査は，症状のない術後患者よりも，症状のある外来患者においてより正確であった[17]．

ときとして，最も診断を必要とする患者において検査が機能しない場合がある．尿路感染症の迅速な診断のための試験紙法検査における陰性結果のLRは，明らかな症状を呈し，尿路感染症の確率が非常に高い患者では約0.2であるのに対し，尿路感染症の確率の低い患者では0.5より高いことから[18]，後者の場合，尿路感染症の可能性を排除するのにほとんど役に立たない．

自身の診療セッティングが研究のものと類似し，関心のある患者が研究の適格基準をすべて満たす場合は，あなたは研究結果が適用可能であるという確信が持てる．そうでない場合は，あなたは判断を下さなければならない．治療介入の場合と同様，自身の患者では疾患重症度や競合疾患の組み合わせがあまりにも異なるために一般化が妥当でないなど，研究結果を自身が診察する患者に適用すべきでない納得のいく理由があるかどうか自問してみるべきである．多くの研究結果を要約する**システマティックレビュー systematic review**を見つけることができるなら，**一般化可能性 generalizability**の問題を解決できるかもしれない[19]．

検査結果は自身の治療戦略を変えるか

治療に関わる決断やその伝達に際しては，それを標的疾患の確率と明確に結びつけると有用である．どのような標的疾患にもある確率を下回った時点で臨床医は診断を断念し，それ以上の検査をする必要がないと判断する確率があり，これが検査閾値である．同様に，ある確率を上回った時点で臨床医は診断が確定したとみなし，検査を終了して治療を開始する（すなわち，治療閾値）．標的疾患の確率が検査閾値と治療閾値の間にある場合は，さらなる検査が必要となる（第16章「診断の過程」を参照）．

ほとんどの患者の検査結果が1.0に近いLRならば，検査結果によって検査閾値や治療閾値を超えることはまれであろう．このように，診断検査の有用性は，標的疾患があると疑われる患者群でその検査結果のLRが非常に高い者，あるいは非常に低い者の占める割合によって大きく影響される．表18-1を再検討すると，認知症の疑いのある患者のうち，極端な結果（LR>10，またはLR<0.1）を持つ者の割合を判断することができる．その割合を計算すると，(105+2+64+2+11+163)/(345+306)，すなわち347/651=53%となる．SISは，認知症の疑いのために検査を受けた患者の半数において検査後確率を確定的に推移させると考えられる．これは非常に注目すべき割合であり，大部分の診断検査よりも優れた結果である．

最後に，逐次検査（sequential test）の使用についてコメントしたい．診断経路を考慮する上で，LRアプローチは特に適合性が良い．病歴の各項目や身体診察の各所見がそれ自体で診断検査に相当する．われわれは1つの検査を使ってある特定の検査後確率を取得でき，その確率はその後実施される別の検査によってさらに増減する．一般に，臨床検査や画像診断も同じ方法で活用することができる．しかしながら，もし2つの検査が非常に密接に関係するならば，第2の検査を適用したとしてもほとんど，あるいはまったく追加情報は得られないだろうし，LRの逐次適用によって誤った結果が示されるだろう．たとえば，鉄欠乏の最も強力な臨床検査である血清フェリチンの結果をいったん得ると，血清鉄やトランスフェリン飽和率のような追加的検査はさらに有用な情報をもたらすことはない[20]．一度SISを実施すると，MMSEからの追加情報を最小限に抑えることができる．

臨床予測規則 clinical prediction rule は，一連の検査における独立性の欠如に対処するものであり，それらの結果を統合する方法を臨床医に提供する（第19.4章「臨床予測規則」を参照）．たとえば，肺塞栓症が疑われる患者の場合，下肢の症状，心拍数，喀血，ならびに病歴や身体診察に関わるその他の局面を組み込んだ規則を活用し，肺塞栓症が疑われる患者を，「高い確率」，「中程度の確率」，「低い確率」に正確に分類することができる[21]．

検査結果は患者に利益をもたらすか

診断検査の有用性を判断する最終的な基準は，患者にもたらされる利益（benefit）が関連するリスク（risk）よりも大きいかどうかである[22]．診断検査を適用する利益とリスクを確立するにはどうすればよいのか．その答えは，1つの治療ツールとして診断検査を考えることにかかっている（第7章「治療（ランダム化試験）」を参照）．検査の利益が害よりも大きいかどうかを実証するには，①調査中の検査とそれに関連する治療スケジュールを含む診断戦略，または当該検査が利用できない診断戦略に患者をランダム割り付けし，②**患者にとって重要なアウトカム patient-important outcome** の頻度を決定するために，両群の患者を追跡する必要がある．

どのような場合に検査の正確さを確認するだけで十分で，どのような場合に**ランダム化臨床試験 randomized clinical trial** が必要となるだろうか．正確な検査の価値は，標的疾患が診断せずに放置されると危険で，検査のリスクが許容範囲で，効果的な治療が存在する場合は議論の余地はない．肺塞栓症の疑いに対するCT血管造影の場合がこれに相当する．CT血管造影で「高い可能性」，もしくは「正常/ほぼ正常」という結果は，さらなる検査の必要性を排除し，抗凝固薬が適切に投与される，あるいは適切に差し控えられる（いずれの行動も患者のアウトカムに実質的なプラスの影響を与える）結果となるかもしれない．

完全に無害で，少ない資源投資で，明らかに正確で，明らかに治療に有益な変化をもたらすような検査もある．認知症が疑われる患者におけるSISの使用がこれに相当し，検査結果によって認知症でないという確信が得られるか，もしくはさらなる検査の実施が決まり，最終的には症状悪化に対応するための計画が立てられる．

他の臨床状況下では，検査は正確で，その適用によって治療に変化がもたらされるかもしれないが，患者アウトカムへの影響についてははるかに確信性に欠ける場合がある．臨床上の疑問の定式化に関する考察の中でわれわれが提起した問題の1つについて考えてみよう（第4章「疑問は何か」を参照）．その中で，われわれは肺に明らかに切除可能な非小細胞肺がんを持つ患者について検討し，臨床医はまず陽電子放射断層（positron emission tomography: PET）-CTの実施を指示し，その後の治療についてはCTの結果を待つべきか，それとも代替的な診断戦略を実施すべきかについて考えた．この疑問の場合，CTの正確さを把握しているだけでは不十分である．すべての患者に対する PET-CT に基づく治療，または代替戦略のランダム化試験の実施が必要である．ほかにも，血行動態が定かでない重症患者に対する右心カテーテル検査と，肺感染症の疑いのある重症患者に対する気管支肺胞洗浄などの例がある．これらの検査については，ランダム化試験が最適な治療戦略の究明に役立っている．

臨床シナリオの解決

その研究自体再現性を報告していないが，6 つの質問に対する誤回答の数を数えればよいだけなので，採点法は単純でわかりやすい．SIS は小道具や視覚的ヒントを必要としないことから，面倒でなく，実施しやすく，記入には 1〜2 分しかかからない（のに対し，MMSE の記入には 5〜10 分かかる）．あなたは訓練を受けた研究スタッフが SIS を管理していることに気づいたが，この記事の付録には，SIS の管理方法に関する詳細な単語の説明がある．あなたは，自分自身もこの検査を確実に実行できると信じる．

臨床シナリオの患者は，1 人で通院が可能な高齢の女性だが，以前ほどの頭の冴えはなくなっているようである．この章でこれまで吟味してきた SIS に関する研究における Alzheimer Disease Center のコホートは，介護者が認知症の疑いがあると考え，直接 3 次医療施設につれてこられた患者らによって構成される．これらの患者の検査特性は一般集団コホート，すなわちそれほど深刻な症状を呈していないサンプルのものと類似すると報告されている．以上からあなたは，研究結果が自身の患者に適用できないとする納得のいく理由はないと決断する．

あなたは，経過観察受診のために患者を診察室に呼び入れ，SIS を実施する．その結果，スコアは 4 であり，検査前確率が 20%だったことから，確率は 60%超へ増加する．患者に対し，患者の記憶力ともしかしたら認知機能にも問題があるかもしれないことを伝えると，患者はさらなる検査を受けるために老年科専門医の紹介を受けることに同意する．

参考文献

1. Callahan CM, Unverzagt FW, Hui SL, et al. Six-item screener to identify cognitive impairment among potential subjects for clinical research. Med Care. 2002; 40(9): 771-781.
2. Lijmer JG, Mol BW, Heisterkamp S, et al. Empirical evidence of design-related bias in studies of diagnostic tests. JAMA. 1999; 282(11): 1061-1066.
3. Rutjes AW, Reitsma JB, Di Nisio M, et al. Evidence of bias and variation in diagnostic accuracy studies. CMAJ. 2006; 174(4): 469-476.
4. Whiting P, Rutjes AW, Reitsma JB, et al. Sources of variation and bias in studies of diagnostic accuracy: a systematic review. Ann Intern Med. 2004; 140(3): 189-202.
5. Thomson DM, Krupey J, Freedman SO, et al. The radioimmunoassay of circulating carcinoembryonic antigen of the human digestive system. Proc Natl Acad Sci USA. 1969; 64(1): 161-167.
6. Marantz PR, Kaplan MC, Alderman MH. Clinical diagnosis of congestive heart failure in patients with acute dyspnea. Chest. 1990; 97(4): 776-781.
7. Chochinov HM, Wilson KG, Enns M, et al. "Are you depressed?" screening for depression in the terminally ill. Am J Psychiatry. 1997; 154(5): 674-676.
8. Begg CB, Greenes RA. Assessment of diagnostic tests when disease verification is subject to selection bias. Biometrics. 1983; 39(1): 207-215.
9. Gray R, Begg CB, Greenes RA. Construction of receiver operating characteristic curves when disease verification is subject to selection bias. Med Decis Making. 1984; 4(2): 151-164.
10. Ransohoff DF, Feinstein AR. Problems of spectrum and bias in evaluating the efficacy of diagnostic

tests. N Engl J Med. 1978; 299(17): 926-930.

11. Choi BC. Sensitivity and specificity of a single diagnostic test in the presence of work-up bias. J Clin Epidemiol. 1992; 45(6): 581-586.
12. PIOPED Investigators. Value of the ventilation/perfusion scan in acute pulmonary embolism: results of the Prospective Investigation of Pulmonary Embolism Diagnosis (PIOPED). JAMA. 1990; 263(20): 2753-2759.
13. Fagan TJ. Letter: Nomogram for Bayes theorem. N Engl J Med. 1975; 293(5): 257.
14. Sackett DL, Rennie D. The science of the art of the clinical examination. JAMA. 1992; 267(19): 2650-2652.
15. Leeflang MM, Rutjes AW, Reitsma JB, et al. Variation of a test's sensitivity and specificity with disease prevalence. CMAJ. 2013; 185(11): E537-E544.
16. Hlatky MA, Pryor DB, Harrell FE Jr, et al. Factors affecting sensitivity and specificity of exercise electrocardiography. Multivariable analysis. Am J Med. 1984; 77(1): 64-71.
17. Ginsberg JS, Caco CC, Brill-Edwards PA, et al. Venous thrombosis in patients who have undergone major hip or knee surgery: detection with compression US and impedance plethysmography. Radiology. 1991; 181(3): 651-654.
18. Lachs MS, Nachamkin I, Edelstein PH, et al. Spectrum bias in the evaluation of diagnostic tests: lessons from the rapid dipstick test for urinary tract infection. Ann Intern Med. 1992; 117(2): 135-140.
19. Leeflang MM, Deeks JJ, Gatsonis C, et al; Cochrane Diagnostic Test Accuracy Working Group. Systematic reviews of diagnostic test accuracy. Ann Intern Med. 2008; 149(12): 889-897.
20. Guyatt GH, Oxman AD, Ali M, et al. Laboratory diagnosis of iron-deficiency anemia: an overview. J Gen Intern Med. 1992; 7(2): 145-153.
21. van Belle A, Buller HR, Huisman MV, et al; Christopher Study Investigators. Effectiveness of managing suspected pulmonary embolism using an algorithm combining clinical probability, D-dimer testing, and computed tomography. JAMA. 2006; 295(2): 172-179.
22. Guyatt GH, Tugwell PX, Feeny DH, et al. A framework for clinical evaluation of diagnostic technologies. CMAJ. 1986; 134(6): 587-594.

第 19.1 章

上級編: 診断

範囲バイアス

Advanced Topics in Diagnosis
Spectrum Bias

Reem A. Mustafa, Victor M. Montori, Peter Wyer,
Thomas B. Newman, Sheri A. Keitz, and Gordon Guyatt

この章の内容

不適切な患者の選択は，診断検査の有用性の推定値にバイアスをかける

臨床医が診療の中で診断検査を適切に使用するためには，**標的疾患 target condition** を有する患者とそうでない患者をどれだけ区別できるかを知る必要がある．診断検査に関する研究で，臨床的に不適切な集団が採用されていた場合（**範囲バイアス spectrum bias** とよばれることがあるバイアスを生じる），その研究結果が臨床医を誤った方向に導く深刻な可能性がある．

この章では範囲バイアスに関連する要点を明らかにするための一連の例を提示する．これらの例を検討することで，研究集団におけるどのような特性が誤った結果を導く可能性が高い，あるいは低いのかについて理解を深めることができるだろう．小グループでの対話式セッションを行う指導者を支援することを目的とした別の文献では，本章の説明をさらに詳細に解説している[1]．

明らかに重症疾患が疑われる標的陽性患者と疾患を疑う理由がない標的陰性患者は研究には不適切な患者である

検査は，ある特定の疾患，状態，アウトカムを有する患者（**標的陽性患者 target-positive patient**）とそうでない患者（**標的陰性患者 target-negative patient**）とを正確に識別する性能が患者によって異ならないのが理想である．しかし，検査は，より重症な疾患を持つ患者を評価する場合の方が，疾患や症状がそれほど進んでいない患者を評価する場合よりも高い性能を発揮する場合がある．さらに臨床医は，臨床的に明らかであるか，または真剣に検討する必要がないと考えられる場合，診断検査を必要としない．

診断検査の性能に関する研究では，関心のある疾患または状態を有する患者やそうでない患者に対し，関心のある検査と併せて，別の検査または調査（このような検査または調査のことを**参照基準 reference standard**，**標準基準 criterion standard**，または**ゴールドスタンダード gold standard** という）が実施される．参照基準の結果は，調査対象となる検査の結果を評価する際の基準とみなされる．

そのような研究をデザインする際，研究者らは，明らかに非常に進行した疾患を持つ患者や，健康な無症候性の志願者のように明らかに疾患のない人々を選択する場合がある．このアプローチは標準基準がどの患者も誤分類せず，検査開発の初期段階では適切かもしれない．しかし，診断の不確実性のない集団を対象とした研究は，検査を必要とする患者に限定した研究と比べ，検査性能の推定にバイアスが生じる場合がある．

図 19.1-1

うっ血性心不全を持つ患者とそうでない患者における脳性ナトリウム利尿ペプチド値の分布: 喘息患者と重症心不全患者

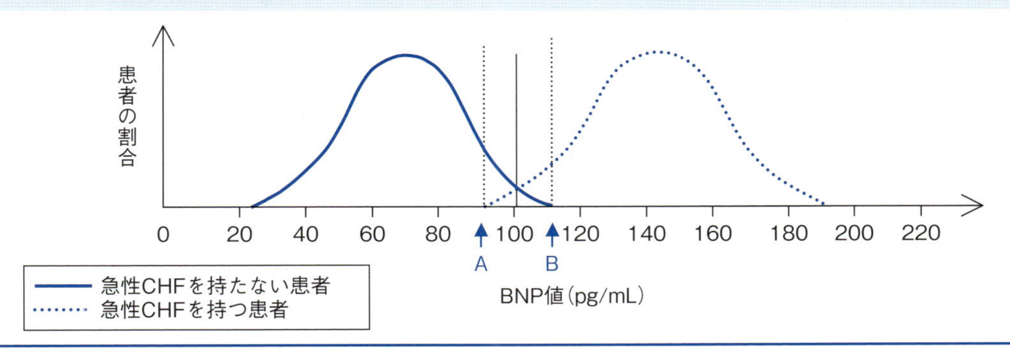

釣鐘曲線の各点における高さは，対応する BNP 値を持つ患者サブグループの割合を表す．CHF を持たない集団（左側の曲線）は，既知の喘息を持ち，CHF の危険因子を持たない若年患者からなる．CHF 患者はより高齢で，臨床的に重症で，疑いの余地がない．救急科で治療を担当する医師にとって，これらの患者における呼吸困難の病因にはほとんど不確実な点がない．

略語，BNP: 脳性ナトリウム利尿ペプチド，CHF: うっ血性心不全

出版社の許可を得て Montori VM, et al. CMAJ. 2005; 173(4): 385-390[1] より転載.

検査結果の分布は範囲の問題を明らかにする

診断検査の研究デザインにおけるきわめて重要な問題は，組み込まれた患者における疾病の重症度や異常の分布である．このような分布のことを，疾患，病気，異常の範囲（spectrum）という．

たとえば，心室が拡張に反応して分泌するホルモンである脳性ナトリウム利尿ペプチド（brain natriuretic peptide: BNP）を考えてみよう．うっ血性心不全（congestive heart failure: CHF）では，血漿中 BNP 濃度が増加する．これを受けて研究者らは，救急科を訪れる患者における CHF と急性呼吸困難を区別するための検査として BNP を提案した[2].

ある研究では，BNP のカットオフ値として 100 pg/mL を採用し，期待の持てる結果を報告している[3,4]．急性呼吸困難の患者を対象とした CHF 検査としての BNP 使用を考えるのに，図 19.1-1 を検討してみよう．横軸は，BNP 値の上昇を示す．2 つの釣鐘曲線は，CHF を有する患者とそうでない患者における BNP 値分布の仮想確率密度をプロットしたものである．いずれの曲線も，任意の点における縦軸の高さが救急科にて対応する BNP 結果を有する患者の割合を表している．カットオフ値の選択を除いては，この図は仮想のもので実際に行われた研究の結果を直接反映させたものではない．

図 19.1-1 の左側の釣鐘曲線は，既知の喘息を持ち，CHF の危険因子を持たない若年者集団における BNP 値の分布の略図である．これらの患者では血中 BNP 値が非常に低い傾向がある．右側の釣鐘曲線は，明らかな重症急性 CHF を持つ高齢患者における BNP 値分布を表している．このよう

図 19.1-2

うっ血性心不全を持つ患者とそうでない患者における脳性ナトリウム利尿ペプチドの分布

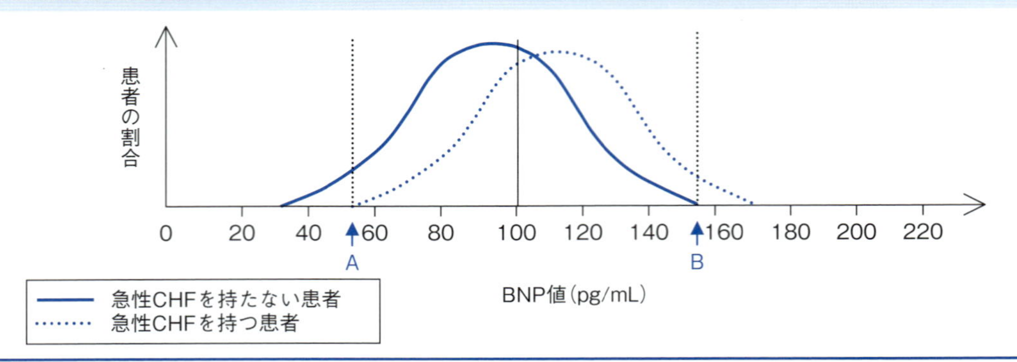

CHF や喘息の既往のある患者で，CHF を持つ者も持たない者も含まれる．この図の確率密度分布は，全員が再発性喘息と慢性 CHF を持つ中高年患者からなる研究集団を反映している．喘息の悪化を原因とする呼吸困難の患者は，急性 CHF によって呼吸困難の症状が出ている患者と似たような検査結果を示す．
略語，BNP: 脳性ナトリウム利尿ペプチド，CHF: うっ血性心不全
出版社の許可を得て Montori VM, et al. CMAJ. 2005; 173(4): 385-390[1] より転載．

な患者の検査結果は，スケールの高値側に集中する．

図 19.1-1 が症状の原因として CHF ありなしの患者を区別する際の BNP の性能を正確に表していれば，BNP は非常に良い検査といえる．2 つの曲線は，ほとんど重なっていない．110 pg/mL（点 B）を上回る BNP 値では全患者が CHF を持ち，85 pg/mL（点 A）を下回る BNP 値では全患者が CHF を持たない．つまり，BNP 値が 110 pg/mL を上回るか，85 pg/mL を下回る患者全員については，診断に完全に確信が持てる．85～110 pg/mL という狭い範囲内の BNP 値を持つ患者のみについては，CHF の可能性を調べるための検査の実施後に，説明のつかない不確実性が残ることになる．

しかし，臨床的に疑う余地のない患者における検査性能に基づいて検査を判断する前に，より診断が不確実な患者集団においては検査結果の分布がどうなりやすいかを考慮する必要がある．図 19.1-2 において，集団全体が中高年で，なおかつ慢性 CFH と喘息の既往があると想定してみよう．急性 CHF を持つサブグループとそうでないサブグループにおける BNP 値の分布はいずれも中央により近い．点 A と点 B 間の曲線の重なり具合もはるかに大きい．これはつまり，BNP 検査の実施後も，検査を受けた患者の大部分の疾患状態に，説明のつかない不確実性が残ることを意味する．

BNP の性能に関する引用研究によると，カットオフ値を 100 pg/mL とした場合の検査の**感度 sensitivity** および**特異度 specificity** は，全患者が組み込まれた場合でそれぞれ 90%，76%であった[3]．しかし，研究集団では，治療を行う医師によって急性 CHF の確率が中間領域に位置すると判断された患者の割合は約 25%であった[3]．いくつかの研究で急性うっ血性心不全の確率が中間領域に位置する患者のみを考慮した場合，100 pg/mL をカットオフ値とした場合の BNP の特異度は 55%にまで減少した[5]．

結局のところ，BNP 検査の性能は，心不全疑いの救急科患者を治療する臨床医にとって十分に助けになると思われる[6-8]．急性呼吸困難の患者と心不全の疑いのある患者が BNP 検査または BNP 検査なしにランダム割り付けされた**ランダム化臨床試験 randomized clinical trial** は，BNP 結果へのアクセスが入院率を減らし，入院した患者における入院期間を短縮させることを実証した[6-8]．

適切な集団は，診断の不確実性のある患者のみを含む

ここで主張しようとしているのは，臨床医は健常者と疑う余地のない重症患者を区別するために新検査を必要とすることはめったにないということである．追加的検査はむしろ，標的疾患を有するように見えて実際に有する患者と，標的疾患を有するように見えて実際には有さない患者を区別しなければならない．欄 19.1-1 は診断検査の研究に適した最適な集団を表現するいくつかの方法を示す．

欄 19.1-1

診断検査の研究に適した集団に関する 3 通りの特徴描写

- 診断に確信を持てない患者
- 不確実性を解消するために診療で検査を使用すると考えられる患者
- 当該疾患を持ち，幅広い重症度を持つ患者，ならびに疾患を持たないが標的疾患とよく混同されやすい代表的なサンプルを持つ患者

検査結果の分布は尤度比の理解に役立つ

第 16 章「診断検査」にて詳細に説明しているように，**尤度比 likelihood ratio** は，診断検査の結果の提示と活用のための最良の手段である．つまるところ，あらゆる検査値の尤度比は，x 軸の任意の点における 2 つの曲線の高さの比によって表される．図 19.1-3 に示すように，2 つの曲線の交点の下にある x 軸上の点は，尤度比 1 の検査結果である．ある特定の検査結果を持つ標的陽性集団と標的陰性集団の割合の差が大きいほど，尤度比は 1 から離れた値をとる．

有病率ではなく範囲が検査特性を決める

あなたは，**検査後確率 posttest probability** は有病率によって変わるが，尤度比はそうではないと教わっているかもしれない．それは本当だろうか．有病率の高い集団と低い集団とで疾患範囲が同じであると想定すれば，本当であるといえる．範囲とは，患者の疾病の重症度や異常の分布を指す

図 19.1-3

うっ血性心不全を持つ患者とそうでない患者における脳性ナトリウム利尿ペプチド値の分布

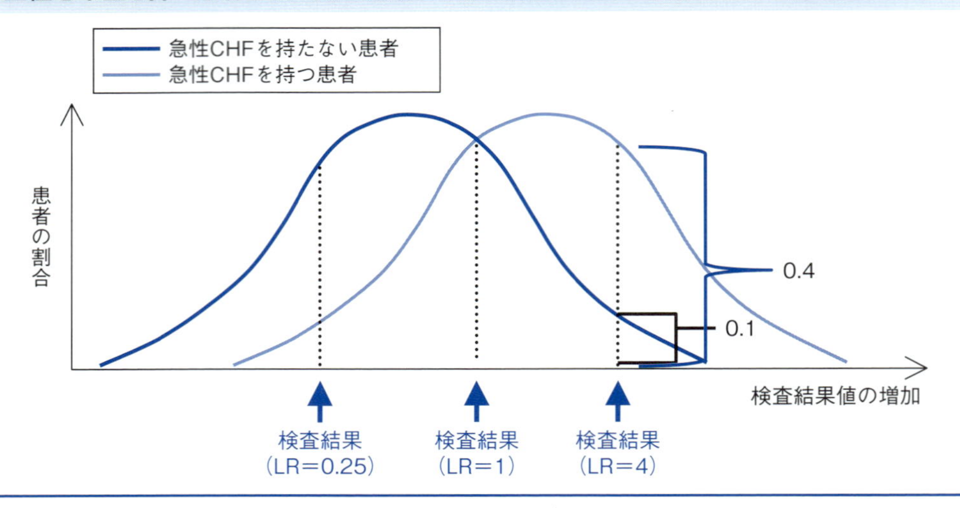

曲線の高さと LR の関係に注目してみよう．横軸上の任意の点によって示される検査結果の LR は，その点に対応する右側の分布曲線（関心のある疾患を持つ患者）の高さを左側の分布曲線（関心のある疾患を持たない患者）の高さで割ることで求められる．
略語，BNP: 脳性ナトリウム利尿ペプチド，CHF: うっ血性心不全
出版社の許可を得て Montori VM, et al. CMAJ. 2005; 173(4): 385-390[1]より転載．

ことを思い出してほしい．したがって，尤度比は，有病率の高い集団と低い集団において疾病重症度の範囲が同じままであれば，疾患の有病率によって変化しない．これは，確かに，以下でも説明するが，この想定は明らかに説得力のあるものである．

再び図 19.1-1 を参照し，3 つのケースについて考えてみよう．第 1 のケースでは，間違いなく CHF によって呼吸困難が引き起こされている患者 2,000 人と，確実に喘息が原因である患者 1,000 人がいたと想定する．CHF の有病率は 67％である．各釣鐘曲線は，各サブグループ内の BNP 値の分布に対応している．

次に，第 2 のケースとして，重症 CHF の患者 1,000 人と，再発性喘息を持ち，CHF の危険因子を持たない患者 1,000 人がいると想定しよう．CHF の有病率は 50％である．

最後に，第 3 のケースでは，CHF 患者 1,000 人と喘息患者 2,000 人が調査対象となったとしよう．CHF の有病率は 33％である．

いずれのケースでも，CHF の有病率に関係なく，図 19.1-1 の 2 つの釣鐘曲線の形は変わらない．というのも，縦軸が，その集団内で当該検査値を有する患者の数ではなく，割合を表しているからだ．そのため，患者総数が変わっても，尤度比によって評価される検査性能は変わらない．以上から，範囲が同じであれば，研究集団内の CHF の有病率は，検査特性の推定とは無関係である．しかし，それは無意味な検査後確率につながるので，研究者が疾患の任意の「有病率（prevalence）」を有する研究を設計すべきであると示唆しているわけではない．

表 19.1-1A

人口増加率が中程度の地区の住民が使用するコミュニティセンター内の検診クリニックを受診した女性が妊娠検査を受けた場合

hCG 結果	妊娠あり	妊娠なし	合計
陽性	A 95	B 1	A+B 96
陰性	C 5	D 99	C+D 104
合計	A+C 100	B+D 100	A+B+C+D 200

略語，hCG: ヒト絨毛性ゴナドトロピン

妊娠判定のための尿検査は感度 95%，特異度 99%である．感度は，受胎から 2 週間未満の女性も考慮している．女性の 50%が妊娠している．

出版社の許可を得て Montori VM, et al. CMAJ. 2005; 173(4): 385-390[1]より転載．

表 19.1-1B

表 19.1-1A と同じ検査を人口増加率の高い地理的地域に拠点を置く検診クリニックで実施した場合

hCG 結果	妊娠あり	妊娠なし	合計
陽性	A×4 380	B 1	4A+B 381
陰性	C×4 20	D 99	4C+D 119
合計	4A+4C 400	B+D 100	4A+B+4C+D 500

略語，hCG: ヒト絨毛性ゴナドトロピン

受胎から 2 週間以内の女性の割合は同じである．女性の 80%が妊娠している．

出版社の許可を得て Montori VM, et al. CMAJ. 2005; 173(4): 385-390[1]より転載．

別の臨床例を取り上げてみよう．妊娠を調べるためのヒト絨毛性ゴナドトロピン（human chorionic gonadotrophin: hCG）尿検査は，受胎から 2 週間以内に実施された場合には非常に高い感度と特異度を持つ[9]．これは，本質的に 2 値的な検査である（すなわち，yes/no で，値の範囲は提供しない）．

hCG 検査が，妊娠している女性の 95%で陽性で，妊娠していない女性の 99%で陰性であると想定しよう．表 19.1-1A，B，C は，受胎 2 週間以内の女性の割合が一定しているものとし，人口増加率が高，中，低の 3 つの地理的ロケーションで実施された検査の感度と特異度を示している．ここでも便宜上，研究対象となっている集団における妊婦の割合，すなわち検査を受けたなかで妊娠し

表 19.1-1C

表 19.1-1A および B と同じ妊娠検査を人口増加率の低い地区の住民が使用する検診クリニックで実施した場合

hCG 結果	妊娠あり	妊娠なし	合計
陽性	A 95	B×4 4	A+4B 99
陰性	C 5	D×4 396	C+4D 401
合計	A+C 100	4B+4D 400	A+4B+C+4D 500

略語，hCG: ヒト絨毛性ゴナドトロピン
受胎から 2 週間以内の女性の割合は同じである．そのうちの 20%のみが妊娠している．
出版社の許可を得て Montori VM, et al. CMAJ. 2005; 173(4): 385-390[1]より転載．

ている女性の割合についてのみ考慮する．臨床医は，避妊措置の使用，あるいは最近の性行為などといった臨床的特徴に基づき，個々の患者における妊娠の確率をこれよりも高く，あるいは低く見積もるかもしれない．表 19.1-1A〜C が示すように，集団における妊娠の割合は，検査特性の推定に何の影響も与えていない．

人口統計的特徴（年齢，性別，民族性）が異なる人々の間で同じ重症度がみられるものの，集団によって有病率が大きく異なる状態の例はほかにも数多く存在する．軽度の膝の骨関節炎は，若年患者ではまれだが，高齢患者には多く見受けられる．無症候性の甲状腺機能異常は，男性ではまれだが，女性には多く見受けられる．いずれの例でも，疾患や競合状態の範囲が似ていれば，確かに強い仮定であるが，若年者と高齢者，男性と女性とで診断検査は同じ尤度比を持つだろう．

有病率（もしくは検査前確率）は，検査後確率に非常に影響する

一方，有病率が高い場合，検査結果が正常または異常だった人のうち実際に標的陽性である人の割合が高くなる．表 19.1-1B を見てみると，80%が妊娠している集団 B の場合，検査結果が陽性だった女性では 381 人中 380 人（99.7%）が，そして検査結果が陰性だった女性では 119 人中 20 人（17%）が妊娠している．20%が妊娠している集団 C の場合（表 19.1-1C），検査結果が陽性だった女性では 99 人中 95 人（96%）が，検査結果が陰性だった女性では 401 人中わずか 5 人（1.2%）が妊娠している．これらの結果は，有病率が異なる集団間でも検査特性が変わることはないが，検査後確率は大幅に異なる可能性があることを示唆している．

尤度比は，標的陽性患者と標的陰性患者の適切な範囲を反映すべきである

有病率の違いのみが検査の感度や特異度に影響を及ぼすわけではないが，多くの臨床セッティングでは有病率が疾患範囲と関係しているかもしれない．たとえば，家庭医の診療所での関節リウマチは比較的まれであり，ほとんどの患者は比較的に軽症である．対照的に，リウマチ専門医の診療所では関節リウマチが多く，患者は比較的重症の傾向がある．リウマチ専門医の待合室で行われる関節リウマチの診断検査（すなわち，関節の変形を見るための用手診察）は比較的感度が高いと考えられるが，それは有病率が高いからではなく，このセッティングにおける疾患範囲（すなわち関節変形の程度と範囲）に起因する．

家庭医とリウマチ専門医の双方が診断の不確実性に直面しているのであれば，両者はそれぞれ固有の疾患を持っているため，異なる尤度比が得られる．家庭医とリウマチ専門医はどちらも，実際の診療でみる患者と似た研究集団から得られる尤度比を選択したいと考えている．

結論

この章では，範囲バイアスと，それが診断検査の有用性の推定値にどのように影響するかについて説明した．われわれは，このバイアスを最小限に抑えるために，診断が不確実性な患者のみを選択して検討することの重要性について説明した．また，異なる疾患や状態の有病率を有する集団を研究することは，尤度比のような検査特性に影響を及ぼさないが，異なる疾患範囲を有する集団の研究が検査特性に影響を及ぼすことを強調した．したがって，尤度比は，臨床医の診療における標的陽性患者と標的陰性患者の適切な範囲を反映すべきである．

参考文献

1. Montori VM, Wyer P, Newman TB, et al. Tips for learners of evidence-based medicine, 5: the effect of spectrum of disease on the performance of diagnostic tests. CMAJ. 2005; 173(4): 385-390 and online appendix.
2. Dao Q, Krishnaswamy P, Kazanegra R, et al. Utility of B-type natriuretic peptide in the diagnosis of congestive heart failure in an urgent-care setting. J Am Coll Cardiol. 2001; 37(2): 379-385.
3. Maisel AS, Krishnaswamy P, Nowak RM, et al; Breathing Not Properly Multinational Study Investigators. Rapid measurement of B-type natriuretic peptide in the emergency diagnosis of heart failure. N Engl J Med. 2002; 347(3): 161-167.
4. McCullough PA, Nowak RM, McCord J, et al. B-type natriuretic peptide and clinical judgment in emergency diagnosis of heart failure: analysis from Breathing Not Properly (BNP) Multinational Study. Circulation. 2002; 106(4): 416-422.
5. Schwam E. B-type natriuretic peptide for diagnosis of heart failure in emergency department patients: a critical appraisal. Acad Emerg Med. 2004; 11(6): 686-691.

6. Mueller C, Scholer A, Laule-Kilian K, et al. Use of B-type natriuretic peptide in the evaluation and management of acute dyspnea. N Engl J Med. 2004; 350(7): 647-654.
7. Mueller C, Laule-Kilian K, Scholer A, et al. Use of B-type natriuretic peptide for the management of women with dyspnea. Am J Cardiol. 2004; 94(12): 1510-1514.
8. Mueller C, Laule-Kilian K, Frana B, et al. The use of B-type natriuretic peptide in the management of elderly patients with acute dyspnoea. J Intern Med. 2005; 258(1): 77-85.
9. Cole LA. The hCG assay or pregnancy test. Clin Chem Lab Med. 2012; 50(4): 617-630.

第19.2章

上級編: 診断

尤度比の例

Advanced Topics in Diagnosis
Examples of Likelihood Ratios

Luz Maria Letelier, Daniel Capurro, Jaime Cerda, Lorena Cifuentes Aguila, Juan Carlos Claro, Gabriel Rada, Solange Rivera Mercado, and Victor M. Montori

この章の内容

はじめに

診断の過程における**尤度比 likelihood ratio**（LR）の有用性については，これまでの章の中で説明した（第 16 章「診断の過程」，第 18 章「診断検査」を参照）．この章では，LR の例を，多くの診断検査について，関連する 95％**信頼区間 confidence interval**（CI）とともに示す．各検査につき，検査が適用された集団，そして各**標的状態 target condition**（疾患 disease）の**有病率 prevalence**（**検査前確率 pretest probability**）の範囲を述べる．われわれの疾患選択は独特で，著者らの関心を反映している．検査については，現在使用されているものに限定したため，検査に関する専門的説明は提供しない．すべての検索や要約作業を著者らが実施し，適格性やデータ抽出の二重裁定はしなかった．

尤度比についての情報のまとめ方

適格基準

関心のある各試験や標的状態につき，われわれは次の各基準を満たす研究を組み入れた．

- 研究著者らが LR，またはそれらの計算に十分なデータを提示している．
- 研究者らが，事前に定義され，なおかつ次の基準を満たす**参照基準 reference standard**（**標準基準 criterion standard**，または**ゴールドスタンダード gold standard**）に検査を照らし合わせている．①研究の時点で広く普及しており，さらに優れた基準が存在しない．②標準基準を適用する判断が検査結果に無関係で下された場合，その基準が適格患者の少なくとも 50％に適用されている．③標準基準を適用する判断が検査結果による影響を受けた可能性がある場合，その基準が適格患者の 90％に適用されたか，もしくは盲検化された状態で適用されている．
- 研究者らが実際の診療で治療を受け，検査が適用されると考えられる患者に類似した患者を組み込んでいる．
- 出版物が英語またはスペイン語で執筆された．

次の基準に該当する研究は除外した．

- 長期的アウトカムの予測を目的とした研究だった．
- 決断樹，診断アルゴリズム，ニューラルネットワーク，コンピュータベースのパターン認識システムなどのような，複数の検査が含まれる診断モデルを評価した研究である．

文献検索

われわれの当初の検索には，Best Evidence（1991～2000 年）と MEDLINE（1966～2000 年）を含めた．その上，「The Rational Clinical Examination」（1992～2000 年）という JAMA シリー

図 19.2-1

検索式のテンプレート

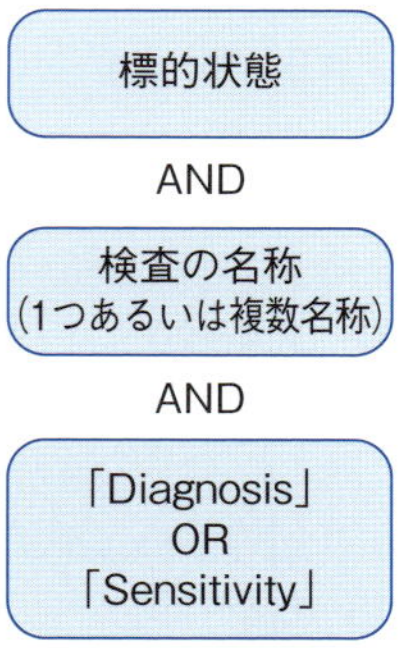

標的状態

AND

検査の名称
(1つあるいは複数名称)

AND

「Diagnosis」
OR
「Sensitivity」

図 19.2-2

検索式の例

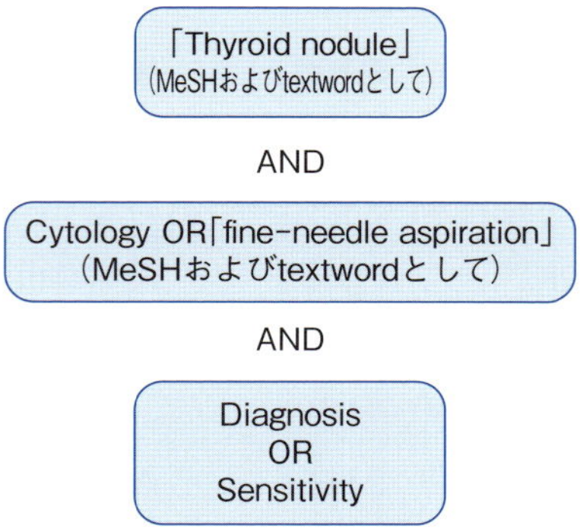

「Thyroid nodule」
(MeSHおよびtextwordとして)

AND

Cytology OR「fine-needle aspiration」
(MeSHおよびtextwordとして)

AND

Diagnosis
OR
Sensitivity

ズ，ならびに診断教科書の参考文献のハンドサーチを行った[1]．さらに，ほかに適格な研究がないか確認するために，検索でみつかった論文の引用をレビューした．採用した例は 2013 年に更新され，新しい例が追加された．

標的状態と検査の各組み合わせにつき，Medical Subject Heading（MeSH）と原文語を用いて以下の検索方式の枠組みを使用してデータベースの検索を行った（図 19.2-1）．典型的な検索方式の例を図 19.2-2 に示している．

選択過程

メタアナリシス meta-analysis を伴った質の高い**システマティックレビュー systematic review** がみつかった場合には，われわれは必ずそれを唯一の情報源として利用するようにしたが，ときには独自の統計的解析に必要なデータを取得するために，原著研究をレビューし，当該トピックに関連する最新の研究を検索した．複数のシステマティックレビューがみつかった場合には，より質が高くより包括的なものを選択するか，もしくは考えられる LR の範囲を提示した．

統計的解析

システマティックレビューや正式なメタアナリシスが入手できないトピックについては，Simel ら[2]の手法を用い，各 2×2 や 2×J（すなわち，検査結果が 2 つのアウトカムなら**標的陽性 target-positive** と**標的陰性 target-negative**，そうでない場合は複数レベルのもの）テーブルの LR と 95%CI を計算した．Fleiss[3]が提案した一般的なメタアナリシス手法を用い，（各マスの計数に $\Delta = 0.25$ を追加した上で）LR の**ランダム効果 random-effect** 統合推定値を計算した．

要約 LR の計算では，われわれの適格基準の枠組みに該当しない研究の質，施設間のキャリブレーションの差，研究集団における差は考慮していないことから，これらの結果は正式なメタアナリ

表 19.2-1

危険因子を持つ無症候性の人々における参照基準として腹部超音波検査と比較した **AAA** 検出の尤度比

有病率（検査前確率，%）	患者数	検査	検査結果	尤度比（95%CI）	参考文献
標的状態: AAA≧3 cm					
1～28	2,955	AAA 検出のための腹部触診	陽性 陰性	12（7.4～20） 0.72（0.65～0.81）	4
標的状態: AAA≧4 cm					
1～28	2,955	AAA 検出のための腹部触診	陽性 陰性	16（8.6～29） 0.51（0.38～0.67）	4

略語，AAA: 腹部大動脈瘤，CI: 信頼区間

シスとしては位置づけられない．より詳細な例については，JAMAevidence ウェブサイト（http: //www.jamaevidence.com）の The Rational Clinical Examination の章を参照していただきたい．

例

腹部大動脈瘤

われわれは以下の研究を含めた 1 件のシステマティックレビューを見つけたが，その研究では，研究者らは腹部大動脈瘤の危険因子を持つ無症候性の人々を組み込んだ．参加者の標準基準は腹部超音波検査であった（表 19.2-1）[4]．

急性虫垂炎

表 19.2-2 は，急性虫垂炎の疑いがある 14 歳以上の患者の病歴，身体診察，超音波検査，およびコンピュータ断層撮影の尤度比を示している．参照標準は，手術を受けなかった患者の病理学診断を伴う手術所見または臨床**追跡 follow-up** であった．外科医が行った超音波検査の尤度比については，病理診断や放射線科医が実施した超音波検査を参照標準とした[5-12]．虫垂炎の診断が考えられた 18 歳以下の小児の研究では，参照基準として外科手術を受けなかった患者の外科的病理所見または臨床追跡が使われた[11,13]．

表 19.2-2

成人と小児における急性虫垂炎の診断検査の尤度比

有病率（検査前確率，%）	患者数	検査	検査結果	尤度比（95%CI）	参考文献
成人					
12〜60	6,072	病歴または身体診察			5〜9
		腹筋緊張	あり なし	2.96（2.43〜3.59） 0.86（0.72〜1.02）	
		Psoas 徴候[a]，臍周囲または上腹部から RLQ への痛みの移動，筋性防御，反跳痛の徴候[b]，RLQ に限局した痛み	あり なし	1.52〜2.48 0.36〜0.67	
		X 線検査			
48〜50	1,516	放射線専門医または訓練を受けた外科医による US. 段階的圧迫手法（graded compression technique）を伴う場合と伴わない場合あり	陽性 陰性	5.8〜11.8 0.19〜0.18	10〜11
40〜45	1,172	高分解能ヘリカル CT: 腹部と骨盤部，または虫垂に焦点．静注/経口/結腸造影あり，または腸内造影なし[c]	陽性 陰性	13.3〜15.6 0.09〜0.06	
38	1,268	外科医実施の超音波検査	陽性 陰性	24（16.8〜34） 0.09（0.07〜0.12）	12
18 歳以下の小児					
10	246	病歴または身体診察			13
		発熱	あり なし	3.4（2.4〜4.8） 0.32（0.16〜0.64）	
		嘔吐，下痢	あり なし	2.2〜2.6 0.57〜1.0	
37〜89	1,845	臍周囲または上腹部から RLQ への痛みの移動，RLQ に限局した痛み	あり なし	1.2〜3.1 0.41〜0.72	
		反跳痛の徴候[a]	あり なし	3.0（2.3〜3.9） 0.28（1.9〜3.1）	

(*Continued*)

表 19.2-2

成人と小児における急性虫垂炎の診断検査の尤度比 (*Continued*)

有病率(検査前確率，%)	患者数	検査	検査結果	尤度比(95%CI)	参考文献
		X 線検査			
31	6,850	放射線専門医または訓練を受けた外科医による US	陽性 陰性	15(13〜16) 0.13(0.11〜0.14)	11
31	598	高分解能ヘリカル CT: 腹部と骨盤部，または虫垂に焦点．静注/経口/結腸造影あり，または腸内造影なし	陽性 陰性	19(12〜29) 0.06(0.04〜0.11)	11

略語，CI: 信頼区間，CT: コンピュータ断層撮影，RLQ: 右下腹部，US: 超音波検査

a: Psoas 徴候: 腸腰筋炎症の徴候．痛みを伴わない側を下にして横たわった状態で，抵抗(検査者による)に逆らって腰部分から脚(腹痛の部位と同側)を伸ばしてもらうことで確認できる．この処置により，腹痛が発生したり悪化したりする場合，徴候は陽性であるとみなされる．急性虫垂炎の場合，この徴候は右側で陽性となるだろう．

b: 反跳痛の徴候: 腹膜炎症の徴候．腹痛の部位から離れた腹部の領域を，まずゆっくり押し付けた後で急に手を離すことで確認することができる．腹部を押していた手を離したことで腹痛が発生したり増悪したりする場合，徴候は陽性であるとみなされる．

c: CT スキャン手法が異なることによる差異は認められなかった．

急性胆囊炎

参照標準は，手術を受けていない患者の病理診断を伴う外科所見または臨床追跡であった(表 19.2-3)[14,15].

急性心筋梗塞

急性心筋梗塞(MI)の診断のための尤度比は，急性胸痛患者における症状，徴候，および心電図(ECG)変化の診断価値に関する 3 つのシステマティックレビューに基づいている．そのシステマティックレビューは，臨床所見に関する 172 件の研究と ECG に関する 53 件の研究が要約した．参照標準は，臨床所見と ECG 変化および心臓バイオマーカーとの組み合わせであった．検査は参照標準から独立していないが，最も広く使われている標準基準であることを考慮し，結果を組み込んだ(表 19.2-4)[16-18].

気流制限

表 19.2-5 の尤度比は，スパイロメトリーを参照標準として用いた 26 件の研究を含む 2 つのシス

表 19.2-3

腹痛または急性胆囊炎の疑いがある成人患者の胆囊炎診断のための尤度比

有病率（検査前確率，%）	患者数	検査	検査結果	尤度比（95%CI）	参考文献
41～80		病歴			14
	1,135	食欲不振	あり なし	1.1～1.7 0.5～0.9	
	669	悪心	あり なし	1.0～1.2 0.6～1.0	
	1,338	嘔吐	あり なし	1.5（1.1～2.1） 0.6（0.3～0.9）	
41～80		身体診察			14
	1,292	発熱（体温>38℃）	あり なし	1.5（1.0～2.3） 0.9（0.8～1.0）	
	1,170	筋性防御	あり なし	1.1～2.8 0.5～1.0	
	565	マーフィー徴候	あり なし	2.8（0.8～8.6） 0.5（0.2～1.0）	
	1,381	反跳痛	あり なし	1.0（0.6～1.7） 1.0（0.8～1.4）	
	1,170	直腸圧痛	あり なし	0.3～0.7 1.0～1.3	
	1,140	腹筋緊張	あり なし	0.5～2.32 1.0～1.2	
	408	右上腹部腫瘤	あり なし	0.8（0.5～1.2） 1.0（0.9～1.1）	
	949	右上腹部疼痛	あり なし	1.5（0.9～1.6） 0.7（0.3～1.6）	
	1,001	右上腹部圧痛	あり なし	1.6（1.0～2.5） 0.4（0.2～1.1）	
46	116	ベッドサイド腹部超音波所見[a]	あり なし	2.7（1.7～4.1） 0.13（0.04～0.39）	15
41～80		臨床検査			14
	556	アルカリホスファターゼ>120 U/L	あり なし	0.8（0.4～1.6） 1.1（0.6～2.0）	
	592	ALT または AST 上昇[b]	あり	1.0（0.5～2.0）	

(*Continued*)

表 19.2-3

腹痛または急性胆嚢炎の疑いがある成人患者の胆嚢炎診断のための尤度比 (*Continued*)

有病率(検査前確率,%)	患者数	検査	検査結果	尤度比(95%CI)	参考文献
			なし	1.0(0.8～1.4)	
	674	総ビリルビン>2 mg/dL	あり なし	1.3(0.7～2.3) 0.9(0.7～1.2)	
	270	総ビリルビン, AST, またはアルカリホスファターゼのすべてが上昇	あり なし	1.6(1.0～2.8) 0.8(0.8～0.9)	
	270	総ビリルビン, AST, またはアルカリホスファターゼのいずれか1つでも上昇	あり なし	1.2(1.0～1.5) 0.7(0.6～0.9)	
	1,197	白血球増加[c]	あり なし	1.5(1.2～1.9) 0.6(0.5～1.8)	

略語, ALT: アラニンアミノトランスフェラーゼ, AST: アスパラギン酸アミノトランスフェラーゼ, CI: 信頼区間
a: ベッドサイド腹部超音波検査で胆石のエビデンスと超音波検査マーフィーサイン陽性.
b: 正常値(ALT: 40 U/L, AST: 48 U/L)の上限を超過
c: 白血球数>10,000/μL

テマティックレビューに基づいている[19,20].

アルコール乱用または依存症

CAGE(Cut down, Annoyed, Guilty, Eye opener)スコアによるアルコール乱用または依存症の診断については, 一般集団(精神病施設や救急科を除く)を対象とした1件のシステマティックレビュー[21]が提示されている. その研究では, 表 19.2-6 に要約されているように, 参照基準は,「精神障害の診断と統計の手引き(改訂第3版または第4版)Diagnostic and Statistical Manual of Mental Disorders(Third Edition Revised or Fourth Edition)[DSM-Ⅲ-R または DSM-Ⅳ]」の基準だった.

入院患者, 外来患者, プライマリケア患者のアルコール乱用

有害な飲酒の診断のために, 入院患者, 外来の医療患者, およびプライマリケア患者に関わるシステマティックレビュー[22]において, CAGE スコアとともに2つの他のスコアが評価された. このシステマティックレビューのために使用された参照標準は, DSMⅢ-R または DSM-Ⅳだった(表 19.2-7).

表 19.2-4

心筋梗塞の疑いのために入院した患者，または胸痛を訴えて救急科を受診した患者における心筋梗塞の診断検査の尤度比

有病率（検査前確率，%）	患者数	検査	検査結果	尤度比（95%CI）	参考文献
		病歴			16
報告なし	5,608	左側における痛みの放散	あり なし	0.85（0.60～1.20） 1.06（0.96～1.18）	
報告なし	1,635	右側における痛みの放散	あり なし	1.39（0.58～3.34） 0.96（0.87～1.06）	
報告なし	10,788	中心性疼痛	あり なし	1.23（1.10～1.38） 0.71（0.50～0.99）	
報告なし	16,316	左腕と肩への放散	あり なし	1.30（1.12～1.52） 0.86（0.78～0.95）	
報告なし	2,090	右腕と肩への放散	あり なし	4.43（1.77～11.10） 0.87（0.77～0.97）	
報告なし	11,082	刺すような疼痛	あり なし	0.69（0.34～1.40） 1.04（0.94～1.15）	
報告なし	2,047	灼熱痛	あり なし	1.35（0.87～2.09） 0.97（0.93～1.02）	
報告なし	12,212	疼痛発症後の時間 >6 時間	あり なし	0.82（0.59～1.14） 1.10（0.93～1.29）	
報告なし	1,673	努力関連疼痛	あり なし	1.22（0.50～2.96） 0.94（0.69～1.28）	
報告なし	11,939	呼吸困難	あり なし	0.89（0.76～1.03） 1.06（0.98～1.15）	
報告なし	2,588	動悸	あり なし	0.47（0.28～0.81） 1.12（0.98～1.27）	
報告なし	16,082	悪心・嘔吐	あり なし	1.54（1.32～1.79） 0.83（0.75～0.92）	
報告なし	16,011	発汗	あり なし	2.05（1.73～2.42） 0.73（0.61～0.87）	
9	38,638	身体診察			16～18
		第 3 音 SBP<80 mmHg	あり なし	3.21（1.60～6.45） 3.06（1.80～5.22）	
報告なし	11,516	胸壁圧痛の欠如	あり	1.47（1.23～1.75）	

（*Continued*）

表 19.2-4

心筋梗塞の疑いのために入院した患者，または胸痛を訴えて救急科を受診した患者における心筋梗塞の診断検査の尤度比 (*Continued*)

有病率（検査前確率，%）	患者数	検査	検査結果	尤度比（95%CI）	参考文献
			なし	0.23（0.18～0.29）	
報告なし	19,700	ラ音	あり	1.81（1.03～3.17）	
			なし	0.88（0.81～0.95）	
9	78,515	心電図			17
		正常な ECG	あり	0.14（0.11～0.20）	
		ST 上昇	あり	13.1（8.28～20.6）	
		ST 低下	あり	3.13（2.50～3.92）	
		T 波異常	あり	1.87（1.41～2.48）	
		Q 波	あり	5.01（3.56～7.06）	
		左 BBB	あり	0.49（0.15～1.60）	
		右 BBB	あり	0.28（0.04～2.12）	

略語，BBB: 脚ブロック，CI: 信頼区間，ECG: 心電図，MI: 心筋梗塞，SBP: 収縮期血圧

腹水

以下に示す腹水の診断研究においては，研究者らは，肝疾患または腹水の疑いのある患者を組み込み，参照基準として腹部超音波検査を使用していた（表 19.2-8）[23].

頸動脈狭窄症

頸動脈狭窄症（動脈内腔における 50%を超える狭窄と定義される）の診断の 4 件の研究では，研究者らは，一過性脳虚血発作，またはその他の神経学的状態が原因で血管造影を受ける患者を組み込んだ．研究者らは，参照基準として頸動脈造影の結果を用いた．無症候性患者を組み込んだ 1 つの研究では，ドップラー超音波検査を参照基準として使っていた（表 19.2-9）[24-28].

セリアック病

次の研究では，プライマリケア患者および同様の有病率または疾患範囲を有する他の集団におけるセリアック病を同定するための異なる診断試験の実施に関するエビデンスを要約するために，研究者らはシステマティックレビューを実施した．そのシステマティックレビューには 16 件の研究

表 19.2-5

症状のある患者における急性または慢性気流制限の診断検査の尤度比

有病率（検査前確率，%）	患者数	検査	検査結果	尤度比（95%CI）[a]	参考文献
報告なし	報告なし	病歴			19
		1 年あたりの喫煙箱数	>70 <70	8.0 0.63	
		喫煙歴	あり なし	1.8 0.16	
		痰の産生（>1/4 カップ）	あり なし	4.0 0.84	
		喘鳴	あり なし	3.8 0.66	
		労作性呼吸困難（グレード 4）	あり なし	3.0 0.98	
		労作性呼吸困難（あらゆるグレード）	あり なし	2.2 0.83	
		身体診察			
		喘鳴	あり なし	36 0.85	
		心濁音の減少	あり なし	10 0.88	
報告なし	報告なし	マッチテスト[b]	陽性 陰性	7.1 0.43	
		胸部打診時の過共鳴音	陽性 陰性	4.8 0.73	
		心尖拍動を診るための剣状突起の下の触診	陽性 陰性	4.6 0.94	
		努力呼気時間（秒）	>9 9〜6 <6	4.8 2.7 0.45	
報告なし	233	最大喉頭高<4 cm	あり	4.2	20
報告なし	172	呼吸音減弱	あり なし	3.38 0.49	
報告なし	172	COPD の有無に関する臨床的印象	あり なし	4.26 0.21	

略語，CI: 信頼区間，COPD: 慢性閉塞性肺疾患
a: 95%CI のデータが不十分である.
b: マッチテスト: 口から 10 cm のところにある火のついたマッチを消せないこと.

表 19.2-6

一般集団におけるアルコール乱用または依存症に対する **CAGE** スコアの尤度比[a]

有病率（検査前確率，%）	患者数	検査	検査結果[b]	尤度比（95%CI）	参考文献
10～53	4,562	CAGE 質問票	4	25.18（14.6～43.43）	21
			3	15.33（8.22～28.6）	
			2	6.86（4.17～11.31）	
			1	3.44（2.31～5.11）	
			0	0.18（0.11～0.29）	

略語，CI: 信頼区間

a: 精神科医施設および救急科を除き，参照基準として Diagnostic and Statistical Manual of Mental Disorders 第 3 版改訂版または第 4 版の基準を使用.

b: CAGE 質問票のスコアは，1 つの肯定的回答につき 1 点を加算することで算出される．CAGE: C＝飲酒量を Cut する（減らす）べきだと感じたことはあるか．A＝飲酒を責められて Annoy した（苛立った）ことはあるか．G＝飲酒について Guilt（罪悪感）を感じたことはあるか．E＝神経を落ち着かせるため，あるいは二日酔いを醒ますために，朝起きてすぐに飲酒［Eye を覚ます（目覚めの）一杯］をしたことはあるか.

（6,085 人の患者）が含まれ，組み込まれた研究のすべてで小腸生検と組織診断が参照標準として使用している必要があった（表 19.2-10）[29].

市中肺炎

市中肺炎の診断に関する以下の研究では，研究者らは，発熱，急性呼吸器症状を呈するか，または肺炎の疑いのある患者を組み込み，院内感染患者や慢性肺疾患患者，免疫能低下患者を除外した．参照基準は，胸部 X 線上の確定的，または疑わしい新たな浸潤の存在と定義された．われわれは，個々の臨床所見を記述した 1 つの概要と 1 つの最近の良質な診断研究における結果を見つけた．また，症状や徴候と併用して選択された炎症マーカーの診断精度を評価した最近の研究も見つけた（表 19.2-11）[30-32].

深部静脈血栓症

深部静脈血栓症（DVT）について，われわれは，2 件のシステマティックレビューを見つけた．1 件は超音波検査とプレチスモグラフィーに関するもので，症状のある入院患者または DVT 初発が疑われる外来患者を組み込んでいた．参照基準は静脈造影だった.

もう一方の，D ダイマーを評価したシステマティックレビューは，DVT の疑いのあるあらゆる患者が組み込まれた 49 件の研究を含んでいた．ほとんどの研究のカットオフ値は 500 だった．任意の「客観的検査（objective tests）」を参照基準としていた（表 19.2-12）[33,34].

表 19.2-7

入院患者，外来の医療患者，およびプライマリケア患者のリスクがあり，有害，または危険な飲酒の診断に関するスコアの尤度比

有病率（検査前確率，%）	患者数	検査	検査結果[b]	尤度比（95%CI）	参考文献
2～29	報告なし	AUDIT-C>8[a]	あり なし	12（5.0～30） 0.62（0.38～0.55）	22
	報告なし	AUDIT>8[b]	あり なし	6.8（4.7～10） 0.46（0.38～0.55）	
	報告なし	CAGE[c]>2（患者すべて 60 歳超）	あり なし	4.7（3.7～6.0） 0.89（0.86～0.91）	
	報告なし	CAGE>2	あり なし	3.4（1.2～10） 0.66（0.54～0.81）	

略語, AUDIT: Alcohol Use Disorders Identification Test, AUDIT-C: Alcohol Use Disorders Identification Test, Consumption; CI: 信頼区間

a: AUDIT-C の質問．過去 1 年間のアルコール使用に最も近い数字に○印を付けること．

1. どれくらいの頻度でアルコール飲料を飲むか．ビール 1 杯，ビン 1 杯，ワイン 1 杯，ワインクーラー 1 杯，カクテル 1 杯，強い酒（スコッチ，ジン，ウォッカのような）1 杯の「ドリンク」を考えてみよう．
   （0）全く飲まない，（1）月 1 回以下，（2）月 2～4 回，（3）週 2～3 回，（4）週 4 回以上．
2. 飲酒時は 1 日平均して何ドリンク（何単位）飲むか．
   （0）1 または 2，（1）3 または 4，（2）5 または 6，（3）7 から 9，（4）10 ドリンク以上．
3. どれくらいの頻度で一度に 6 単位以上飲むことがあるか．
   （0）1 回もない，（1）月 1 回未満，（2）毎月，（3）毎週，（4）毎日またはほぼ毎日

b: AUDIT: 過去 1 年間のアルコール使用に最も近い数字に○印を付けること．

1. どれくらいの頻度でアルコール飲料を飲むか．
   （0）全く飲まない，（1）月 1 回以下，（2）月 2～4 回，（3）週 2～3 回，（4）週 4 回以上．
2. 飲酒時は 1 日平均して何ドリンク（何単位）飲むか．
   （0）1 または 2，（1）3 または 4，（2）5 または 6，（3）7 から 9，（4）10 ドリンク以上．
3. どれくらいの頻度で 1 度に 6 単位以上飲むことがあるか．
4. 飲み始めたら，飲むのを止められなくなったことが，過去 1 年でどれくらいの頻度であるか．
5. 飲酒のせいで，通常あなたが行うことになっていることを行うことができなかったことが，過去 1 年でどれくらいの頻度であるか．

c: CAGE 質問票のスコアは，1 つの肯定的回答につき 1 点を加算することで算出される．CAGE: C＝飲酒量を Cut する（減らす）べきだと感じたことはあるか．A＝飲酒を責められて Annoy した（苛立った）ことはあるか．G＝飲酒について Guilt（罪悪感）を感じたことはあるか．E＝神経を落ち着かせるため，あるいは二日酔いを醒ますために，朝起きてすぐに飲酒〔Eye を覚ます（目覚めの）一杯〕をしたことはあるか．

循環血液量減少

循環血液量減少の診断について，われわれは，嘔吐，下痢，経口摂取の減少に関連する急性疾患を持つ 60 歳以上の患者が組み込まれた 1 件のシステマティックレビューを見つけた．参照基準は，血清ナトリウム値，血中尿素窒素値，血中尿素窒素-クレアチニン比，血清浸透圧のような血液生化学指標が用いられていた（表 19.2-13）[35]．

表 19.2-8

肝疾患または腹水が疑われた患者における腹水の診断検査の尤度比

有病率（検査前確率，%）	患者数	検査	検査結果	尤度比（95%CI）	参考文献
29～33	報告なし	腹囲増大	あり	4.16[a]	23
			なし	0.17[a]	
		最近の体重増加	あり	3.2[a]	
			なし	0.42[a]	
		肝炎	あり	3.2[a]	
			なし	0.80[a]	
		足首の腫れ	あり	2.8[a]	
			なし	0.10[a]	
		波動	あり	6.0（3.3～11）	
			なし	0.4（0.3～0.6）	
		濁音界移動	あり	2.7（1.9～3.9）	
			なし	0.3（0.2～0.6）	
		側腹部の濁音	あり	2.0（1.5～2.9）	
			なし	0.3（0.1～0.7）	
		側腹部膨張	あり	2.0（1.5～2.6）	
			なし	0.3（0.2～0.6）	

略語，CI: 信頼区間
a: 95%CI のデータが不十分である.

表 19.2-9

TIA または他の神経学的状態で脳血管造影を受けている症候性患者の頸動脈狭窄（>50%または>60%）の診断における頸動脈雑音の尤度比

有病率（検査前確率，%）	患者数	検査	検査結果	尤度比（95%CI）	参考文献
頸動脈狭窄>50%					
8.2～38	2,011	頸動脈雑音	あり	4.4（2.9～6.8）	24～27
			なし	0.62（0.45～0.86）	
頸動脈狭窄>60%					
2.2	686	頸動脈雑音	あり	28.25（15.96～50.01）	28
			なし	0.45（0.26～0.78）	

略語，CI: 信頼区間，TIA: 一過性脳虚血発作

表 19.2-10

プライマリケア患者および同様の有病率または疾患範囲を有する他の集団におけるセリアック病の診断検査の尤度比

有病率（検査前確率，%）	患者数	検査	検査結果	尤度比（95%CI）	参考文献
9	8 件の研究（3 件プライマリケア）	抗エンドミシアル抗体	あり なし	171（56～522） 0.11（0.05～0.20）	29
5.5	7 件の研究（1 件プライマリケア）	抗組織トランスグルタミナーゼ抗体	あり なし	37.7（18.7～76.0） 0.11（0.06～0.19）	

略語，CI: 信頼区間

インフルエンザ

インフルエンザ診断のための臨床所見の診断精度に関する以下の研究においては，研究者らは，インフルエンザの季節に急性呼吸器症状を呈した患者を組み込んだ．使用された参照基準は，培養，A 型インフルエンザのポリメラーゼ連鎖反応，酵素免疫測定法，免疫蛍光法，あるいはインフルエンザ力価の 4 倍増だった．あるメタアナリシスでは，インフルエンザ様疾病の成人と小児においてインフルエンザ迅速診断検査（rapid influenza diagnostic tests: RIDT）の精度が調べられたが，それには 26 個の RIDT を評価する 159 件の研究が含まれた（通常，呼吸器系検体中の特定のインフルエンザウイルス抗原を検出するイムノクロマトグラフィーアッセイ）．参照標準は，逆転写酵素ポリメラーゼ連鎖反応（第 1 選択）またはウイルス培養のいずれかであった．感度の推定値には高い異質性があり，これは小児よりも成人において感度が低く，インフルエンザ B よりもインフルエンザ A の感度が高いことで部分的に説明された（表 19.2-14）[36,37]．

鉄欠乏性貧血

鉄欠乏性貧血の診断に関する研究では，研究者らは，ヘモグロビン値が女性で 11.7 g/dL 未満，男性で 13.0 g/dL 未満の患者を組み込んだ．参照基準は骨髄穿刺液の鉄染色だった．われわれは，ある新しい検査を記述したシステマティックレビューを追加した（表 19.2-15）[38-46]．

過敏性大腸症候群

われわれは最近，下部消化管症状のある成人において過敏性腸症候群を診断するための個々の症状および臨床スコアの診断精度を研究者が評価した最近のシステマティックレビューを同定した．この研究では，症状がある成人が組み込まれ，最終診断が前向きに収集された（表 19.2-16）[47]．

表 19.2-11

肺炎の疑いのある患者または急性呼吸器症状を有するが慢性肺疾患患者や免疫能低下患者を除外した市中肺炎の診断検査の尤度比

有病率（検査前確率，%）	患者数	検査	検査結果	尤度比（95%CI）	参考文献
3～38		病歴			30
	1,118	認知症[a]	あり なし	3.4（1.6～6.5） 0.94（0.90～0.99）	30～31
3～38		身体診察			
	2,234	ヤギ声	あり なし	4.0（2.0～8.1） 0.93（0.88～0.99）	
	1,118	気管支呼吸音	あり なし	3.5（2.0～5.6） 0.90（0.83～0.96）	
	1,751	打診上の濁音界	あり なし	3.0（1.6～5.8） 0.86（0.74～4.1）	
	633	呼吸数>30/分	あり なし	2.6（1.6～4.1） 0.80（0.70～0.90）	
	2,489	呼吸音減弱，体温>37.8℃（>100 °F），胸部聴診でのクラックル音，あらゆる異常なバイタルサイン[b]	あり なし	1.3～2.4 0.18～0.78	
34	325	チアノーゼ	あり なし	5.0（2.07～12） 0.88（0.81～0.95）	31
34	325	胸壁陥凹	あり なし	5.0（1.68～15） 0.92（0.86～0.98）	31
34	325	酸素飽和度<90%	あり なし	4.5（2.44～8.3） 0.78（0.69～0.87）	31
5	2,829	臨床所見と血清C反応性蛋白の併用[c]			32
2	1,556	低リスク[d]	あり なし	0.4（0.29～0.54） 1.8（1.63～1.99）	32
6	1,132	中間リスク[d]	あり なし	1.2（0.97～1.48） 0.9（0.78～1.03）	32
31	132	高リスク[d]	あり なし	9.7（6.91～14） 0.7（0.66～0.81）	32

略語，CI: 信頼区間

a: 顕著な認知機能障害で，なおかつ気道保護機構が不十分.

b: 個別の臨床徴候，組み合わせられていない.

c: 臨床所見〔鼻水なし，息切れ，聴診でクラックル音と呼吸音減弱，頻拍（心拍数>100/分）と発熱（体温>37.8℃）〕，および血清 C-反応性蛋白レベルの上昇（30 mg/dL 超）の組み合わせ.

d: 肺炎の推定割合: 低リスク=2.5%未満，中リスク=2.5%～20%，高リスク=20%以上.

表 19.2-12

症状のある入院患者または DVT 初発が疑われる外来患者における DVT の診断検査の尤度比

有病率（検査前確率，%）	患者数	検査	検査結果	尤度比（95%CI）	参考文献
標的疾患: 遠位 DVT（孤立性の下腿 DVT）と近位 DVT を含むあらゆる DVT					
報告なし	2,658	超音波検査	あり	15[a]	33
			なし	0.12[a]	
	1,156	インピーダンスプレチスモグラフィー	異常	10[a]	33
			正常	0.18[a]	
3〜78	報告なし	D ダイマー（試験）			34
		ELISA マイクロプレート	陽性	2.00（1.39〜3.03）	
			陰性	0.11（0.04〜0.37）	
		ELISA メンブレン	陽性	1.89（1.21〜2.97）	
			陰性	0.21（0.07〜0.65）	
		ELFA	陽性	1.78（1.28〜2.51）	
			陰性	0.09（0.03〜0.35）	
		定量的ラテックス反応	陽性	1.98（1.65〜2.44）	
			陰性	0.13（0.08〜0.24）	
		半定量的ラテックス反応	陽性	2.66（1.45〜4.89）	
			陰性	0.22（0.09〜0.60）	
		定性的ラテックス反応	陽性	69.00（4.50〜∞）	
			陰性	0.31（0.07〜0.78）	
		全血アッセイ	陽性	2.86（1.56〜5.17）	
			陰性	0.24（0.09〜0.58）	
標的疾患　近位 DVT（膝窩静脈，またはより近位部の血管）					
	2,658	超音波検査	陽性	49[a]	33
			陰性	0.03[a]	
		インピーダンスプレチスモグラフィー	異常	8.4[a]	33
			正常	0.09[a]	

略語，CI: 信頼区間，DVT: 深部静脈血栓症，ELFA: 酵素免疫蛍光測定法，ELISA: 酵素免疫測定法
[a]95%CI のデータが不十分である．

黒色腫

黒色腫の診断に関する以下の研究では，研究者らは，色素性皮膚病変を持つ患者を組み込み，参照基準として病変の生検を使用した（表 19.2-17）[48]．

表 19.2-13

容積減少に関連する急性疾患を呈した60歳以上の患者における循環血液量減少の診断の尤度比[31]

有病率（検査前確率，%）	患者数	検査	検査結果	尤度比（95%CI）	参考文献
なし	38	眼瞼陥凹	あり	3.4（1.0～12）	35
			なし	0.50（0.3～0.7）	
		腋窩乾燥	あり	2.8（1.4～5.4）	
			なし	0.6（0.4～1.0）	
		舌乾燥	あり	2.1（0.8～5.8）	
			なし	0.6（0.3～1.0）	
		口腔と鼻粘膜の乾燥	あり	2.0（1.0～4.0）	
			なし	0.3（0.1～0.6）	
		舌の縦縞	あり	2.0（1.0～4.0）	
			なし	0.3（0.1～0.6）	
		発話不明瞭	あり	3.1（0.9～11）	
			なし	0.5（0.4～0.8）	
		下肢または上肢筋力脱力	あり	2.3（0.6～8.6）	
			なし	0.7（0.5～1.0）	
		混乱	あり	2.1（0.8～5.7）	
			なし	0.6（0.4～1.0）	

略語，CI: 信頼区間

骨粗鬆症

あるシステマティックレビューには51歳以上の患者（ほとんどが女性）が組み込まれた．骨密度測定や，半定量的手法または脊椎の形態測定による脊椎骨折の記録を参照基準としていた．別の研究では，骨密度測定のために女性を選択するためのスクリーニング戦略を評価した．それには，異なる年齢の閉経後女性からなる3つの集団に基づくサンプルが含まれていた．選択は，本人の骨折既往，母親の股関節骨折の既往，低体重（45 kg未満），または早期閉経（40歳前）の少なくとも1つの主要危険因子の存在に基づいて行われた．使用された参照標準は骨密度測定法であった．女性は，股関節または腰椎（60～80歳），または大腿骨頸部（80歳以上）のいずれかで，骨密度が平均2.5 SDを下回る場合（Tスコア≦2.5），骨粗鬆症として分類された（表19.2-18）[49,50]．

末梢動脈疾患または末梢血管不全

末梢動脈疾患（peripheral arterial disease: PAD）の診断について，血管造影法（動脈造影，デジタル血管造影法，およびコンピュータ断層撮影法）を参照基準として用いたPADの有意な狭窄

表 19.2-14

インフルエンザの季節における急性呼吸器症状を有する患者におけるインフルエンザ診断のための臨床試験の尤度比

有病率（検査前確率，%）	患者数	検査	検査結果	尤度比（95%CI）	参考文献
28〜67	4,712	あらゆる年齢層での発熱	あり なし	1.8（1.1〜2.9） 0.40（0.25〜0.66）	36
7	1,838	61 歳以上での発熱	あり なし	3.8（2.8〜5.0） 0.72（0.64〜0.82）	
66〜67	3,825	あらゆる年齢層での有熱状態	あり なし	1.0（0.86〜1.2） 0.70（0.27〜2.5）	
8	614	61 歳以上での有熱状態	あり なし	2.1（1.2〜3.7） 0.68（0.45〜1.0）	
28〜67	4,793	あらゆる年齢層での咳嗽	あり なし	1.1（1.1〜1.2） 0.42（0.31〜0.57）	
7〜8	2,371	61 歳以上での咳嗽	あり なし	2.0（1.1〜3.5） 0.57（0.37〜0.87）	
50〜67	4,183	あらゆる年齢層での筋肉痛	あり なし	0.93（0.83〜1.0） 1.2（0.90〜1.16）	
7〜8	2,371	61 歳以上での筋肉痛	あり なし	2.4（1.9〜2.9） 0.68（0.58〜0.79）	
67	81	あらゆる年齢層での倦怠感	あり なし	0.98（0.75〜1.3） 1.1（0.51〜2.2）	
50	1,838	61 歳以上での倦怠感	あり なし	2.6（2.2〜3.1） 0.55（0.44〜0.67）	
28〜68	4,793	あらゆる年齢層での頭痛	あり なし	1.0（1.0〜1.1） 0.75（0.63〜0.89）	
7〜8	2,371	61 歳以上での頭痛	あり なし	1.9（1.6〜2.3） 0.70（0.60〜0.82）	
報告なし	159 研究	インフルエンザ迅速診断検査	陽性 陰性	34.5（23.8〜45.2） 0.38（0.34〜0.43）	37

略語，CI: 信頼区間

（>50%）を検出するための診断ツールとしての足首上腕指数の精度を決定する 1 つのシステマティックレビューを見つけた．臨床試験としては，われわれはシステマティックレビューの結果とそれに含まれる研究結果を利用したが，それには，研究者らは参照基準として足首上腕による収縮期血圧指数を使った（表 19.2-19）[51-56]．

表 19.2-15

貧血患者における鉄欠乏性貧血の診断検査の尤度比

有病率（検査前確率，%）	患者数	検査	検査結果	尤度比（95%CI）	参考文献
貧血の患者					
21～50	2,798	血清フェリチン（μg/L）	＜15 15～25 25～35 35～45 45～100 ＞100	55（35～84） 9.3（6.3～14） 2.5（2.1～3.0） 1.8（1.5～2.2） 0.54（0.48～0.60） 0.08（0.06～0.11）	38～39
21～50	536	平均血球容積（μm^3）	＜70 70～75 75～85 85～90 ＞90	13（6.1～19） 3.3（2.0～4.7） 1.0（0.69～1.31） 0.76（0.56～0.96） 0.29（0.21～0.37）	38
21～50	764	トランスフェリン飽和度（%）	＜5 5～10 10～20 20～30 30～50 ＞50	11（6.4～15） 2.5（2.0～3.1） 0.81（0.70～0.92） 0.52（0.41～0.63） 0.43（0.31～0.55） 0.15（0.06～0.24）	38
21～50	278	赤血球プロトポルフィリン（μg/dL）	＞350 350～250 250～150 150～50 ＜50	8.3（2.6～14） 6.1（2.8～9.3） 2.0（1.4～2.6） 0.56（0.48～0.64） 0.12（0.0～0.25）	38
16～73		血清可溶型トランスフェリンレセプター[a]	陽性 陰性	3.85（2.23～6.63） 0.19（0.11～0.33）	40
血液透析または腹膜透析を受けている貧血と慢性腎不全の患者					
9～50	190	血清フェリチン（μg/L）	＜50 50～100 100～300 ＞300	12（4.4～32） 2.3（0.70～7.3） 0.64（0.32～1.2） 0.27（0.12～0.61）	41～45
貧血と肝硬変の患者					
40	72	血清フェリチン（μg/L）	＜50 50～400 400～1000	22[b] 1.0～1.8[b] 0.13[b]	46

（*Continued*）

表 19.2-15

貧血患者における鉄欠乏性貧血の診断検査の尤度比　(*Continued*)

有病率（検査前確率, %）	患者数	検査	検査結果	尤度比（95%CI）	参考文献
			1000～2200	0.19[b]	

略語, CI: 信頼区間
a: 血清濃度のカットオフ値: 1.55～3.3 mg/L
b: 95%CI のデータが不十分である.

胸水

胸水の診断のための臨床所見の診断精度に関する以下のシステマティックレビューでは，研究者らは呼吸器症状を有する患者を登録した研究を組み込んだ．参照標準は，胸部 X 線写真だった（表 19.2-20）[57].

腎血管性高血圧

腎血管性高血圧の診断に関する以下の研究では，研究者らは，動脈造影のために紹介された高血圧患者を組み込み，参照基準として腎動脈造影を使った（表 19.2-21）[58-60].

脳卒中

脳卒中の診断のための臨床的所見の診断精度に関する最初のシステマティックレビュー[61]では，研究者らは，救急科を訪れた患者，あるいは神経学的症状のために病院到着前に手当てを受けた患者を組み込んだ．病院到着前に手当てを受けた患者は，46 歳以上であること，症状発症から 24 時間未満であること，車椅子利用者や寝たきりでないこと，血糖値が 60～400 mg/dL であることが条件となっていた．使われた参照基準は，神経画像研究だった．第 2 の研究[62]では，出血性脳卒中と虚血性脳卒中を検出する脳卒中スコアの診断精度が示されている（表 19.2-22）[61,62].

血栓塞栓症または急性肺塞栓症

臨床評価，ECG，胸部 X 線検査，または V/Q スキャン（シンチグラフィー）を使った，急性肺塞栓症（pulmonary embolism: PE）の診断に関する研究では，研究者らは，参照基準として血管造影または 1 年を超える臨床追跡を使用した．「臨床評価（clinical assessment）」，ECG，または胸部 X 線検査を使った試験では，換気血流スキャンが正常であれば PE が除外されていた．

D ダイマーの評価には，われわれは，PE 疑いの患者を組み込んだ 81 件の研究を含む 1 件の最近

表 19.2-16

下部消化管症状がある成人の過敏性大腸症候群の診断について臨床症状と臨床スコアの尤度比

有病率（検査前確率, %）	患者数	検査	検査結果	尤度比（95%CI）	参考文献
21～78		個々の症状			47
		下腹部痛	あり なし	1.3（1.1～1.7） 0.29（0.12～0.72）	
		粘液便	あり なし	1.2（0.93～1.6） 0.88（0.71～1.1）	
		残便感	あり なし	1.3（1.1～1.5） 0.62（0.48～0.80）	
		腹痛発現時の軟便	あり なし	2.1（1.4～3.0） 0.59（0.45～0.79）	
		腹痛発現時の排便回数の増加	あり なし	1.9（1.2～2.9） 0.67（0.54～0.84）	
		排便による腹痛軽減	あり なし	1.8（1.4～2.2） 0.62（0.52～0.75）	
		患者が報告した目に見える腹部膨満感	あり なし	1.7（0.90～3.2） 0.79（0.56～1.1）	
		スコアと統計的モデル			
62	574	Manning 基準[a]	≧3 基準 <3 基準	2.9（1.3～6.4） 0.29（0.12～0.71）	
56	602	Rome I基準[b]	陽性 陰性	4.8（3.6～6.5） 0.34（0.29～0.41）	
報告なし	報告なし	Kruis モデル[c]	≧44 点 <44 点	8.6（2.9～26.0） 0.26（0.17～0.41）	

略語，CI: 信頼区間，ESR: 赤血球沈降速度

a: 排便による腹痛軽減，腹痛発現時の排便回数の増加，腹痛発現時の軟便，粘液便，残便感，患者報告の腹部膨満感．

b: 排便によって軽減され，または排便回数または便の形状の変化を伴う腹部不快感または腹痛で，次の症状のうち 2 つがある．排便回数や便の形状または便通の変化; 粘液便，鼓腸または腹部膨満．

c: 2 年以上にわたって，腹痛，鼓腸または排便の不規則性，交互の便秘と下痢，痛みの説明（灼熱，切るような，非常に強い，恐ろしい，圧迫感がある，鈍い，刺すような，「それほど悪くない」)，身体所見の異常，ESR が 20 mm/h 以上に亢進，白血球数 10,000/μL 以上，貧血，および血便の病歴の存在に基づいて，点数を加減する統計モデル．

のシステマティックレビューを使用した．その D ダイマーのカットオフ値は，ほとんどの研究で，500 だった．標準基準は，任意の「客観的検査（objective test)」だった．

48 件の研究（11,004 人の患者）を含む別のシステマティックレビューは，PE の疑いのある患者における異なる画像を評価した．その標準基準は，陽性結果を持つ患者では血管造影，陰性結果を

表 19.2-17

色素性皮膚病変の認められる患者における黒色腫の診断検査の尤度比

有病率（検査前確率，%）	患者数	検査	検査結果	尤度比（95%CI）	参考文献
3	192	ABCD（E）チェックリスト	BCD 陽性 BCD 陰性	62（19～170） 0（0～0.05）	48

略語，CI: 信頼区間，ABCD（E）チェックリスト: A=asymmetry（非対称），B=border irregularity（境界不規則），C=color variegation（色むら），D=diameter>6 mm（直径 6 mm 強），E=elevation（隆起）

表 19.2-18

女性における骨粗鬆症の診断検査の尤度比

有病率（検査前確率，%）	患者数	検査	検査結果	尤度比（95%CI）	参考文献
骨粗鬆症の臨床徴候や症状のある患者					
50	4,638	身長低下>3 cm	あり なし	1.1（1.0～1.1） 0.60（0.4～0.9）	49
50	4,638	体重<60 kg	あり なし	1.9（1.8～2.0） 0.3（0.3～0.4）	
50	4,638	握力<59 kg	あり なし	1.2（1.1～1.2） 0.6（0.5～0.7）	
50	4,638	握力<44 kg	あり なし	1.7（1.5～1.9） 0.8（0.7～0.9）	
8	1,873	体重<51 kg	あり なし	7.3（5.0～10.8） 0.8（0.7～0.9）	
10	610	亀背	あり なし	3.1（1.8～5.3） 0.8（0.7～1.0）	
63	225	手の皮下脂肪	あり なし	1.2（1.0～1.3） 0.40（0.2～0.8）	
11.5	190	歯の本数<20 本	あり なし	3.4（1.4～8.0） 0.8（0.6～1.0）	
脊椎骨折の臨床徴候や症状のある患者					
3.4（55～59y） 21.9 （80～84y）	449	指端距離と身長の差>5 cm	あり なし	1.6（1.1～2.5） 0.8（0.6～1.0）	49
14	781	肋骨と骨盤間の距離<指 2 本分	あり なし	3.8（2.9～5.1） 0.6（0.5～0.7）	

略語，CI: 信頼区間

表 19.2-19

異なる集団におけるさまざまな程度の末梢動脈疾患の診断検査の尤度比

有病率（検査前確率, %）	患者数	検査	検査結果	尤度比（95%CI）	参考文献
12	569	足首上腕指数 （ABI<0.9）	あり なし	4.18（2.14～8.14） 0.29（0.18～0.47）	51
患者: アテローム性動脈硬化症の危険因子, または典型的な PAD の既往を持つ無症候性または症候性患者. 標的アウトカム: 重症 PAD（AAI<0.5）					
危険因子を持つ症候性または無症候性患者[a]: 10～12	605	静脈充満時間	>20 s <20 s	3.6（1.9～6.8） 0.8（0.7～1.0）	52～55
典型的な PAD 既往を持つ患者: 71	854	脛骨または足背動脈拍動	弱い/なし あり	3.2（2.7～3.9） 0.19（0.03～1.15）	52～53
	605	下肢無毛, 皮膚萎縮, 冷たい皮膚, 青い/紫色の皮膚, 毛細血管再充満時間>5 秒	左記のいずれか	0.5～2.0	56
患者: アテローム性動脈硬化症, または歩行時に脚になんらかの不快感があり, 危険因子を持つ, あるいは持たない無症候性または症候性患者. 標的アウトカム: 中等症 PAD（AAI<0.9）					
10～12	4,597	脛骨もしくは足背動脈拍動, またはその両方	弱い/なし あり	8.9（7.1～11） 0.33（0.28～0.40）	53～55
10～12	4,910	脚やつま先の傷や潰瘍	あり なし	6.9（2.9～16） 0.98（0.97～1.0）	55
10～12	5,418	大腿動脈拍動	弱い/なし あり	6.7（4.3～10）	54～55
10～12	4,910	片側の皮膚がより冷たい	あり なし	5.8（4.0～8.4） 0.92（0.89～0.95）	55
10～12	5,418	大腿動脈の雑音	あり なし	5.4（4.5～6.5） 0.78（0.70～0.86）	54～55
10～12	4,910	つま先や脚の色の異常	あり なし	2.8（2.4～3.2） 0.74（0.69～0.80）	55
患者: 典型的 PAD 既往. 標的アウトカム: 中等度の PAD（AAI<0.9）					
71	4,597	脛骨もしくは足背動脈拍動, またはその両方	弱い/なし あり	8.9（7.1～11） 0.33（0.28～0.40）	53～55

略語, AAI: 足首一腕（上肢）の収縮期血圧指標, CI: 信頼区間, PAD: 末梢動脈疾患

a 危険因子には, 脂質異常症, 糖尿病, 喫煙, 高血圧, 心血管疾患が含まれる.

表 19.2-20

呼吸器症状を有する患者における胸水の診断のための臨床検査の尤度比

有病率（検査前確率，%）	患者数	検査	検査結果	尤度比（95%CI）	参考文献
4～21	609	従来の打診による濁音	あり なし	8.7（2.2～33.8） 0.31（0.03～3.3）	57
21	278	触覚振盪音減少	あり なし	5.7（4.0～8.0） 0.21（0.12～0.37）	57

略語，CI: 信頼区間

表 19.2-21

動脈造影のために紹介された高血圧患者における腎血管性高血圧症の診断検査の尤度比

有病率（検査前確率，%）	患者数	検査	検査結果	尤度比（95%CI）	参考文献
24	263	腹部の収縮期と拡張期雑音	あり なし	39（9.4～160） 0.62（0.51～0.75）	58
23～29	705	季肋部または側腹部の収縮期雑音	あり なし	4.3（2.3～8.0） 0.52（0.34～0.78）	58～60
29	477	アテローム性動脈硬化症の病歴	あり なし	2.2（1.8～2.8） 0.52（0.40～0.66）	60

略語，CI: 信頼区間

持つ患者では血管造影または追跡だった．別のシステマティックレビューでは，コンピュータ断層撮影肺血管造影の診断精度に特に焦点を当てた24件の研究を組み込んでいた（表 19.2-23）[34,63-72]．

甲状腺がん

甲状腺結節の悪性腫瘍（原発性あるいは転移性がん，リンパ腫）の診断に関する研究では，研究者らは，甲状腺機能が正常で触知可能な甲状腺結節を持つ患者を組み込んだ．それらの結節は充実性または嚢胞性のもの，孤立性，または複数の結節が存在した場合多結節性の可能性があった．参照基準は，外科的切除後の組織病理学的評価，または臨床追跡だった．The Bethesda System for Reporting Thyroid Cytopathology（TBSRTC）を使った穿刺吸引に関する研究の最近のシステマティックレビューでは，細胞診は陰性（TBSRTC 診断カテゴリーII: 良性）または陽性（TBSRTC 診断カテゴリIV: 濾胞新生物または濾胞性新生物の疑い，V: 悪性腫瘍の疑い，VI: 悪性腫瘍，後者はすべて手術を推奨する）と分類された．第 2 のシナリオでは，診断カテゴリVとVIのみが陽性とみ

表 19.2-22

脳卒中診断のための臨床的所見の尤度比

有病率（検査前確率，%）	患者数	検査	検査結果	尤度比（95%CI）	参考文献
救急科の医師による評価（身体診察）					
24	161	顔面神経麻痺，腕に力が入らない，会話の異常	3つの所見（+）	14（1.6～121）	61
			2つの所見（+）	4.2（1.4～13）	
			1つの所見（+）	5.2（2.6～11）	
			2つ以上の所見（+）	5.5（3.3～9.1）	
			所見なし（+）	0.39（0.25～0.61）	
救急科の医療関係者による評価（身体診察）					
24	161	顔面神経麻痺，腕に力が入らない，会話の異常	3つの所見（+）	7.0（3.3～14）	61
			2つの所見（+）	7.6（3.7～16）	
			1つの所見（+）	4.4（3.0～6.4）	
			2つ以上の所見（+）	5.4（4.1～7.0）	
			所見なし（+）	0.46（0.38～0.56）	
救急救命士による病院到着前の評価（身体診察）					
16.5	206	3種類の片側性の欠陥のうちの1つ（腕に力が入らない，握力の変化，顔面神経麻痺）	あり	31（13～75）	61
			なし	0.09（0.03～0.027）	
出血性脳卒中と虚血性脳卒中を診断するための臨床スコア					
24	1,528	Siriraj 脳卒中スコア[a]	<−1	0.29（0.23～0.37）	62
			−1～1	0.94（0.77～1.1）	
			>1	5.7（4.4～7.4）	
		Besson スコア[b]	<1	0.23（0.01～5）	
			>1	1.4（0.92～2.2）	

略語，CI: 信頼区間

a:（半昏睡あり 2.5，または昏睡あり 5）+（嘔吐あり 2）+（2 時間以内の頭痛あり 2）+（拡張期血圧×0.1）−（糖尿病，狭心症，間欠性跛行のうち 1 つ以上ある場合 3）−12.

b:（アルコール消費あり 2）+（両側バビンスキー反射あり 1.5）+（頭痛あり 3）+（高血圧病歴あり 3）−（一過性脳虚血発作歴あり 5）−（末梢性動脈疾患あり 2）−（高脂質血症の既往あり 1.5）−（入院時の心房細動あり 2.5）.

表 19.2-23

肺塞栓症の診断検査の尤度比

有病率（検査前確率，%）	患者数	検査	検査結果	尤度比（95%CI）	参考文献
過去 24 時間にわたって症状を呈し，PE が疑われる患者					
32〜44		病歴/身体診察			
	78	血圧	<100/70 >100/70	3.1[a] 0.8[a]	63
	78	心室拡張期ギャロップ	あり なし	3.0[a] 0.9[a]	63
	78	うっ血性心不全	あり なし	0.3[a] 1.2[a]	63
	403	危険因子	以下の症状[b]，または徴候[b]のいずれか	0.4〜2.0[c]	63〜66
		胸痛	あり なし	1.07（0.86〜1.33） 1.00（0.84〜1.19）	66
		呼吸困難	あり なし	1.42（1.14〜1.78） 0.52（0.37〜0.73）	66
		突然の呼吸困難	あり なし	1.83（1.07〜3.13） 0.43（0.25〜0.73）	66
		失神	あり なし	2.38（1.54〜3.69） 0.88（0.790〜0.978）	66
		最近の DVT	あり なし	2.05（1.12〜3.73） 0.79（0.65〜0.95）	66
		ショック	あり なし	4.07（1.84〜8.96） 0.79（0.65〜0.97）	66
41〜44		心電図			
	78	S-Ⅰ/Q-Ⅲ/T-Ⅲ	あり なし	2.4[a] 0.88[a]	63
		T 波逆転 $V_1 \rightarrow V_3$	あり なし	2.3[a] 0.94[a]	63
		正常	あり なし	0.82[a] 2.2[a]	63
		右脚ブロック 右室肥大		0.5〜2.0[c]	63

（*Continued*）

表 19.2-23

肺塞栓症の診断検査の尤度比 **(Continued)**

有病率（検査前確率，%）	患者数	検査	検査結果	尤度比（95%CI）	参考文献
27～44	1,203	胸部 X 線検査	左記いずれかの徴候	0.5～2.0[c]	67～68
		・正常 ・肺水腫 ・肺門部または縦隔の拡大 ・肺動脈主幹部の拡大 ・無気肺 ・胸水			
3～69	報告なし	D ダイマー（アッセイ）			34
		ELISA マイクロプレート	陽性 陰性	1.90（1.18～3.4） 0.10（0.01～0.55）	
		ELISA メンブレン	陽性 陰性	1.82（0.73～0.98） 0.18（0.03～0.93）	
		FLFA	陽性 陰性	1.70（1.14～2.83） 0.07（0.02～0.52）	
		定量的ラテックス反応	陽性 陰性	1.90（0.88～0.98） 0.23（0.11～0.48） 0.10（0.03～0.33）	
		半定量的ラテックス反応	陽性 陰性	2.59（1.16～5.71） 0.18（0.04～0.79）	
		全血アッセイ	陽性 陰性	2.81（1.23～6.00） 0.19（0.05～0.75）	
30	378	下肢静脈超音波検査	陽性 陰性	16.2（5.6～46.7） 0.67（0.50～0.89）	69
19～79	報告なし	CT 肺血管造影	陽性 陰性	17.80（9.22～47.50） 0.11（0.06～0.19） 0.12（0.05～0.19）	70
30		超音波検査とスパイラル CT	陰性	0.04（0.03～0.06）	69
29	881	換気/血流シンチグラム（V/Q スキャン）	高い確率 中程度の確率 低い確率	18（11～31） 1.2（1.0～1.5） 0.36（0.26～0.49）	71

(Continued)

表 19.2-23

肺塞栓症の診断検査の尤度比　(*Continued*)

有病率（検査前確率，%）	患者数	検査	検査結果	尤度比（95%CI）	参考文献
			正常	0.10（0.04～0.25）	
30	148	心エコー検査	陽性 陰性	5（2.3～10.6） 0.59（0.41～0.86）	69
30	221	磁気共鳴血管造影	陽性 陰性	11.7（3.6～37.8） 0.20（0.12～0.34）	69
PE の疑いがあり，胸部 X 線検査の結果が正常だった患者					
15	133	V/Q スキャン	高い確率 中程度の確率 低い確率 正常	10[a] 1.7[a] 1.1[a] 0.2[a]	72
15	110	呼吸困難と PaO_2	<70 >70	2.8[a] 0.58[a]	72
15	110	PaO_2	<70 >70	2.2[a] 0.62[a]	
PE の疑いがあり，胸部 X 線検査の結果が正常で，心肺疾患の既往がない患者					
15	110	呼吸困難と PaO_2	<60 >60 <70 >70	6[a] 0.84[a] 3.6[a] 0.77[a]	72

略語，CI: 信頼区間，CT: コンピュータ断層撮影，DVT: 深部静脈血栓症，ELISA: 酵素免疫測定法，PE: 肺塞栓症
a: 95%CI を決定するに十分なデータがなかった．
b: 危険因子: 運動不足，手術，外傷，悪性腫瘍，深部静脈血栓症の既往，エストロゲン，産後，脳卒中．
症状: 呼吸困難，喀血，あらゆる胸痛，咳漱，下肢疼痛，むくみ．徴候: 発熱，心拍数>100/分，呼吸数>20/分，チアノーゼ，肺ラ音，クラックル音，喘鳴，第 3 または第 4 心音，第 2 心音における肺動脈成分の増加，ホーマンズ徴候（Homan's sign），実際の深部静脈血栓症，浮腫，静脈瘤．
c: 考えられる LR の範囲．

なされた．それらの参照標準は，手術後の病理学的組織検査だった（良性対悪性の組織学所見）（表 19.2-24）[73-80]．

尿路感染症

このシステマティックレビューには，プライマリケアセッティングにおける単純尿路感染が疑われる成人女性の 16 件の研究が含まれている．診断を確認するために使用された参照標準は，中間

表 19.2-24

孤立性または多結節性の甲状腺結節を持つ，甲状腺機能が正常の患者における悪性腫瘍診断の尤度比

有病率（検査前確率，%）	患者数	検査	検査結果	尤度比（95%CI）	参考文献
20	132	超音波検査ガイド下の穿刺吸引細胞診	悪性 悪性の疑い 不十分 良性	226（4.4～11739） 1.3（0.52～3.2） 2.7（0.52～15） 0.24（0.11～0.52）	73
7～22	868	ガイドなしでの穿刺吸引細胞診	悪性 悪性の疑い 不十分 良性	34（15～74） 1.7（0.94～3.0） 0.5（0.27～0.76） 0.23（0.13～0.42）	74～79
39	4,875	TBSRTC を使った穿刺吸引細胞診	陽性（DC Ⅳ，Ⅴ，Ⅵ） 陰性（DC Ⅱ）	1.97（1.90～2.04） 0.06（0.05～0.08）	80
47	3,084	TBSRTC を使った穿刺吸引細胞診	陽性(DC Ⅴ，Ⅵ) 陰性（DC Ⅱ）	11（9.74～13） 0.04（0.03～0.06）	80

略語，CI: 信頼区間，DC Ⅱ: 良性，DC Ⅳ: 濾胞新生物または濾胞性新生物の疑い，DC Ⅴ: 悪性腫瘍の疑い，DC Ⅵ: 悪性腫瘍，TBSRTC: The Bethesda System for Reporting Thyroid Cytopathology

尿採取またはカテーテル尿検体からの尿培養物であり，診断閾値は 10^2 CFU/mL 以上だった（表 19.2-25）[81].

結論

この章では，一般的な医学的問題の診断を支援することを目的とし，過去の症例からのヒント，身体診察から得られた徴候，臨床検査や X 線検査に関する質の高いエビデンスによって支持される一連の LR について説明する.

表 19.2-25

プライマリケアセッティングを訪れた成人の症候性女性の尿路感染症を診断する検査の尤度比

患者数	検査	検査結果	尤度比（95%CI）	参考文献
	病歴			81
3,407	排尿障害	あり	1.30（1.2～1.41）	
		なし	0.51（0.43～0.61）	
2,807	頻度	あり	1.10（1.04～1.16）	
		なし	0.60（0.49～0.74）	
635	背部痛	あり	0.90（0.71～1.14）	
		なし	1.07（0.90～1.28）	
1,250	発熱	あり	1.28（0.64～2.58）	
		なし	0.98（0.91～1.05）	
1,340	側腹部痛	あり	0.85（0.67～1.08）	
		なし	1.07（0.98～1.17）	
1,078	血尿	あり	1.72（1.30～2.27）	
		なし	0.88（0.83～0.93）	
1,470	下腹部痛	あり	1.01（0.89～1.15）	
		なし	0.99（0.87～1.13）	
1,720	夜間頻尿	あり	1.30（1.08～1.56）	
		なし	0.75（0.60～0.94）	
2,298	緊急性	あり	1.22（1.11～1.34）	
		なし	0.73（0.62～0.86）	
1.261	帯下	あり	0.65（0.51～0.83）	
		なし	1.10（1.01～1.20）	

略語，CI: 信頼区間

参考文献

1. Black ER, Bordely DR, Tape TG, et al., eds. Diagnostic Strategies for Common Medical Problems. 2nd ed. Philadelphia, PA: American College of Physicians; 1999.
2. Simel DL, Samsa GP, Matchar DB. Likelihood ratios with confidence: sample size estimation for diagnostic test studies. J Clin Epidemiol. 1991; 44(8): 763-770.
3. Fleiss JL. The statistical basis of meta-analysis. Stat Methods Med Res. 1993; 2(2): 121-145.
4. Lederle FA, Simel DL. The rational clinical examination: does this patient have abdominal aortic aneurysm?　JAMA. 1999; 281(1): 77-82.
5. Nauta RJ, Magnant C. Observation versus operation for abdominal pain in the right lower quadrant. Roles of the clinical examination and the leukocyte count. Am J Surg. 1986; 151(6): 746-748.
6. Liddington MI, Thomson WH. Rebound tenderness test. Br J Surg. 1991; 78(7): 795-796.

7. Eskelinen M, Ikonen J, Lipponen P. The value of history-taking, physical examination, and computer assistance in the diagnosis of acute appendicitis in patients more than 50 years old. Scand J Gastroenterol. 1995; 30(4): 349-355.
8. Wagner JM, McKinney WP, Carpenter JL. Does this patient have appendicitis? JAMA. 1996; 276(19): 1589-1594.
9. Andersson RE. Meta-analysis of the clinical and laboratory diagnosis of appendicitis. Br J Surg. 2004; 91(1): 28-37.
10. Terasawa T, Blackmore CC, Bent S, et al. Systematic review: computed tomography and ultrasonography to detect acute appendicitis in adults and adolescents. Ann Intern Med. 2004; 141(7): 537-546.
11. Doria AS, Moineddin R, Kellenberger CJ, et al. US or CT for diagnosis of appendicitis in children and adults? a meta-analysis. Radiology. 2006; 241(1): 83-94.
12. Carroll PJ, Gibson D, El-Faedy O, et al. Surgeon-performed ultrasound at the bedside for the detection of appendicitis and gallstones: systematic review and meta-analysis. Am J Surg. 2013; 205(1): 102-108.
13. Bundy DG, Byerley JS, Liles EA, et al. Does this child have appendicitis? JAMA. 2007; 298(4): 438-451.
14. Trowbridge RL, Rutkowski NK, Shojania KG. Does this patient have acute cholecystitis? JAMA. 2003; 289(1): 80-86.
15. Rosen CL, Brown DF, Chang Y, et al. Ultrasonography by emergency physicians in patients with suspected cholecystitis. Am J Emerg Med. 2001; 19(1): 32-36.
16. Haasenritter J, Stanze D, Widera G, et al. Does the patient with chest pain have a coronary heart disease? diagnostic value of single symptoms and signs—a meta-analysis. Croat Med J. 2012; 53(5): 432-441.
17. Mant J, McManus RJ, Oakes RA, et al. Systematic review and modelling of the investigation of acute and chronic chest pain presenting in primary care. Health Technol Assess. 2004; 8(2): iii, 1-158.
18. Bruyninckx R, Aertgeerts B, Bruyninckx P, et al. Signs and symptoms in diagnosing acute myocardial infarction and acute coronary syndrome: a diagnostic meta-analysis. Br J Gen Pract. 2008; 58(547): 105-111.
19. Holleman DR Jr, Simel DL. Does the clinical examination predict airflow limitation? JAMA. 1995; 273(4): 313-319.
20. Broekhuizen BD, Sachs AP, Oostvogels R, et al. The diagnostic value of history and physical examination for COPD in suspected or known cases: a systematic review. Fam Pract. 2009; 26(4): 260-268.
21. Aertgeerts B, Buntinx F, Kester A. The value of the CAGE in screening for alcohol abuse and alcohol dependence in general clinical populations: a diagnostic meta-analysis. J Clin Epidemiol. 2004; 57(1): 30-39.
22. Fiellin DA, Reid MC, O'Connor PG. Screening for alcohol problems in primary care: a systematic review. Arch Intern Med. 2000; 160(13): 1977-1989.
23. Williams JW Jr, Simel DL. The rational clinical examination: does this patient have ascites? how to divine fluid in the abdomen. JAMA. 1992; 267(19): 2645-2648.
24. Ziegler DK, Zileli T, Dick A, et al. Correlation of bruits over the carotid artery with angiographically demonstrated lesions. Neurology. 1971; 21(8): 860-865.
25. Ingall TJ, Homer D, Whisnant JP, et al. Predictive value of carotid bruit for carotid atherosclerosis.

Arch Neurol. 1989; 46(4): 418-422.
26. Hankey GJ, Warlow CP. Symptomatic carotid ischaemic events: safest and most cost effective way of selecting patients for angiography, before carotid endarterectomy. BMJ. 1990; 300(6738): 1435-1491.
27. Sauvé JS, Laupacis A, Ostbye T, et al. The rational clinical examination: does this patient have a clinically important carotid bruit? JAMA. 1993; 270(23): 2843-2845.
28. Ratchford EV, Jin Z, Di Tullio MR, et al. Carotid bruit for detection of hemodynamically significant carotid stenosis: the Northern Manhattan Study. Neurol Res. 2009; 31(7): 748-752.
29. van der Windt DA, Jellema P, Mulder CJ, et al. Diagnostic testing for celiac disease among patients with abdominal symptoms: a systematic review. JAMA. 2010; 303(17): 1738-1746.
30. Metlay JP, Kapoor WN, Fine MJ. Does this patient have community-acquired pneumonia? diagnosing pneumonia by history and physical examination. JAMA. 1997; 278(17): 1440-1445.
31. Saldías PF, Cabrera TD, de Solminihac LI, et al. Predictive value of history and physical examination for the diagnosis of community-acquired pneumonia in adults [in Spanish]. Rev Med Chil. 2007; 135(2): 143-152.
32. van Vugt SF, Broekhuizen BD, Lammens C, et al; GRACE consortium. Use of serum C reactive protein and procalcitonin concentrations in addition to symptoms and signs to predict pneumonia in patients presenting to primary care with acute cough: diagnostic study. BMJ. 2013; 346: f2450. doi: 10.1136/bmj.f2450.
33. Kearon C, Julian JA, Newman TE, et al. Noninvasive diagnosis of deep venous thrombosis: McMaster Diagnostic Imaging Practice Guidelines Initiative. Ann Intern Med. 1998; 128(8): 663-677.
34. Di Nisio M, Squizzato A, Rutjes AWS, et al. Diagnostic accuracy of D-dimer test for exclusion of venous thromboembolism: a systematic review. J Thromb Haemost. 2007; 5(2): 296-304.
35. McGee S, Abernethy WB Ⅲ, Simel DL. The rational clinical examination: is this patient hypovolemic? JAMA. 1999; 281(11): 1022-1029.
36. Call SA, Vollenweider MA, Hornung CA, et al. Does this patient have influenza? JAMA. 2005; 293(8): 987-997.
37. Chartrand C, Leeflang MM, Minion J, et al. Accuracy of rapid influenza diagnostic tests: a meta-analysis. Ann Intern Med. 2012; 156(7): 500-511.
38. Guyatt GH, Oxman AD, Ali M, et al. Laboratory diagnosis of iron-deficiency anemia: an overview. J Gen Intern Med. 1992; 7(2): 145-153.
39. Punnonen K, Irjala K, Rajamäki A. Serum transferrin receptor and its ratio to serum ferritin in the diagnosis of iron deficiency. Blood. 1997; 89(3): 1052-1057.
40. Infusino I, Braga F, Dolci A, et al. Soluble transferrin receptor (sTfR) and sTfR/log ferritin index for the diagnosis of iron-deficiency anemia: a meta-analysis. Am J Clin Pathol. 2012; 138(5): 642-649.
41. Hussein S, Prieto J, O'Shea M, et al. Serum ferritin assay and iron status in chronic renal failure and haemodialysis. Br Med J. 1975; 1(5957): 546-548.
42. Milman N, Christensen TE, Pedersen NS, et al. Serum ferritin and bone marrow iron in non-dialysis, peritoneal dialysis and hemodialysis patients with chronic renal failure. Acta Med Scand. 1980; 207(3): 201-205.
43. Blumberg AB, Marti HR, Graber CG. Serum ferritin and bone marrow iron in patients undergoing continuous ambulatory peritoneal dialysis. JAMA. 1983; 250(24): 3317-3319.
44. Kalantar-Zadeh K, Höffken B, Wünsch H, et al. Diagnosis of iron deficiency anemia in renal failure

patients during the post-erythropoietin era. Am J Kidney Dis. 1995; 26(2): 292-299.

45. Fernández-Rodríguez AM, Guindeo-Casasús MC, Molero-Labarta T, et al. Diagnosis of iron deficiency in chronic renal failure. Am J Kidney Dis. 1999; 34(3): 508-513.
46. Intragumtornchai T, Rojnukkarin P, Swasdikul D, et al. The role of serum ferritin in the diagnosis of iron deficiency anaemia in patients with liver cirrhosis. J Intern Med. 1998; 243(3): 233-241.
47. Ford AC, Talley NJ, Veldhuyzen van Zanten SJ, et al. Will the history and physical examination help establish that irritable bowel syndrome is causing this patient's lower gastrointestinal tract symptoms? JAMA. 2008; 300(15): 1793-1805.
48. Whited JD, Grichnik JM. The rational clinical examination: does this patient have a mole or a melanoma? JAMA. 1998; 279(9): 696-701.
49. Green AD, Colón-Emeric CS, Bastian L, et al. Does this woman have osteoporosis? JAMA. 2004; 292(23): 2890-2900.
50. Dargent-Molina P, Piault S, Bréart G. Identification of women at increased risk of osteoporosis: no need to use different screening tools at different ages. Maturitas. 2006; 54(1): 55-64.
51. Xu D, Zou L, Xing Y, et al. Diagnostic value of ankle-brachial index in peripheral arterial disease: a meta-analysis. Can J Cardiol. 2013; 29(4): 492-498.
52. Boyko EJ, Ahroni JH, Davignon D, et al. Diagnostic utility of the history and physical examination for peripheral vascular disease among patients with diabetes mellitus. J Clin Epidemiol. 1997; 50(6): 659-668.
53. Christensen JH, Freundlich M, Jacobsen BA, et al. Clinical relevance of pedal pulse palpation in patients suspected of peripheral arterial insufficiency. J Intern Med. 1989; 226(2): 95-99.
54. Criqui MH, Fronek A, Klauber MR, et al. The sensitivity, specificity, and predictive value of traditional clinical evaluation of peripheral arterial disease: results from noninvasive testing in a defined population. Circulation. 1985; 71(3): 516-522.
55. Stoffers HE, Kester AD, Kaiser V, et al. Diagnostic value of signs and symptoms associated with peripheral arterial occlusive disease seen in general practice: a multivariable approach. Med Decis Making. 1997; 17(1): 61-70.
56. McGee SR, Boyko EJ. Physical examination and chronic lower-extremity ischemia: a critical review. Arch Intern Med. 1998; 158(12): 1357-1364.
57. Wong CL, Holroyd-Leduc J, Straus SE. Does this patient have a pleural effusion? JAMA. 2009; 301(3): 309-317.
58. Turnbull JM. The rational clinical examination. Is listening for abdominal bruits useful in the evaluation of hypertension? JAMA. 1995; 274(16): 1299-1301.
59. Perloff D, Sokolow M, Wylie EJ, et al. Hypertension secondary to renal artery occlusive disease. Circulation. 1961; 24: 1286-1304.
60. Krijnen P, van Jaarsveld BC, Steyerberg EW, et al. A clinical prediction rule for renal artery stenosis. Ann Intern Med. 1998; 129(9): 705-711.
61. Goldstein LB, Simel DL. Is this patient having a stroke? JAMA. 2005; 293(19): 2391-2402.
62. Runchey S, McGee S. Does this patient have a hemorrhagic stroke? clinical findings distinguishing hemorrhagic stroke from ischemic stroke. JAMA. 2010; 303(22): 2280-2286.
63. Hildner FJ, Ormond RS. Accuracy of the clinical diagnosis of pulmonary embolism. JAMA. 1967; 202(7): 567-570.
64. Stein PD, Terrin ML, Hales CA, et al. Clinical, laboratory, roentgenographic, and electrocardiographic findings in patients with acute pulmonary embolism and no pre-existing cardiac or pulmonary dis-

ease. Chest. 1991; 100(3): 598-603.

65. Nazeyrollas P, Metz D, Jolly D, et al. Use of transthoracic Doppler echocardiography combined with clinical and electrocardiographic data to predict acute pulmonary embolism. Eur Heart J. 1996; 17(5): 779-786.
66. West J, Goodacre S, Sampson F. The value of clinical features in the diagnosis of acute pulmonary embolism: systematic review and meta-analysis. QJM. 2007; 100(12): 763-769.
67. Worsley DF, Alavi A, Aronchick JM, et al. Chest radiographic findings in patients with acute pulmonary embolism: observations from the PIOPED Study. Radiology. 1993; 189(1): 133-136.
68. Moons KG, van Es GA, Michel BC, et al. Redundancy of single diagnostic test evaluation. Epidemiology. 1999; 10(3): 276-281.
69. Roy PM, Colombet I, Durieux P, et al. Systematic review and meta-analysis of strategies for the diagnosis of suspected pulmonary embolism. BMJ. 2005; 331(7511): 259.
70. Hogg K, Brown G, Dunning J, et al. Diagnosis of pulmonary embolism with CT pulmonary angiography: a systematic review. Emerg Med J. 2006; 23(3): 172-178.
71. PIOPED Investigators. Value of the ventilation/perfusion scan in acute pulmonary embolism: results of the Prospective Investigation of Pulmonary Embolism Diagnosis (PIOPED). JAMA. 1990; 263(20): 2753-2759.
72. Stein PD, Alavi A, Gottschalk A, et al. Usefulness of noninvasive diagnostic tools for diagnosis of acute pulmonary embolism in patients with a normal chest radiograph. Am J Cardiol. 1991; 67(13): 1117-1120.
73. Cochand-Priollet B, Guillausseau PJ, Chagnon S, et al. The diagnostic value of fine-needle aspiration biopsy under ultrasonography in nonfunctional thyroid nodules: a prospective study comparing cytologic and histologic findings. Am J Med. 1994; 97(2): 152-157.
74. Walfish PG, Hazani E, Strawbridge HT, et al. A prospective study of combined ultrasonography and needle aspiration biopsy in the assessment of the hypofunctioning thyroid nodule. Surgery. 1977; 82(4): 474-482.
75. Prinz RA, O'Morchoe PJ, Barbato AL, et al. Fine needle aspiration biopsy of thyroid nodules. Ann Surg. 1983; 198(1): 70-73.
76. Jones AJ, Aitman TJ, Edmonds CJ, et al. Comparison of fine needle aspiration cytology, radioisotopic and ultrasound scanning in the management of thyroid nodules. Postgrad Med J. 1990; 66(781): 914-917.
77. Cusick EL, MacIntosh CA, Krukowski ZH, et al. Management of isolated thyroid swellings: a prospective six year study of fine needle aspiration cytology in diagnosis. BMJ. 1990; 301(6747): 318-321.
78. Pérez JA, Pisano R, Kinast C, et al. Needle aspiration cytology in euthyroid uninodular goiter [in Spanish]. Rev Med Chil. 1991; 119(2): 158-163.
79. Piromalli D, Martelli G, Del Prato I, et al. The role of fine needle aspiration in the diagnosis of thyroid nodules: analysis of 795 consecutive cases. J Surg Oncol. 1992; 50(4): 247-250.
80. Bongiovanni M, Spitale A, Faquin WC, et al. The Bethesda System for Reporting Thyroid Cytopathology: a meta-analysis. Acta Cytol. 2012; 56(4): 333-339.
81. Giesen LGM, Cousins G, Dimitrov BD, et al. Predicting acute uncomplicated urinary tract infection in women: a systematic review of the diagnostic accuracy of symptoms and signs. BMC Fam Pract. 2010; 11: 78.

第 19.3 章

上級編: 診断
偶然以上の一致を測定する

Advanced Topics in Diagnosis
Measuring Agreement Beyond Chance

Thomas McGinn, Gordon Guyatt, Richard Cook, Deborah Korenstein, and Maureen O. Meade

この章の内容

臨床医たちは，しばしば意見が一致しない
観察者間の見かけ上の一致の一部は，常に偶然によるものである
偶然による一致の問題に対処するための代替選択肢
偶然による一致への 1 つの解決策: 偶然を補正した一致率，またはカッパ（κ）
κ を計算する
3 人以上の評価者，または 3 つ以上のカテゴリによる κ
κ の限界
κ の代替選択肢: 偶然に依存しない一致率であるファイ（ϕ）
他のアプローチと比べた ϕ の長所

臨床医たちは，しばしば意見が一致しない

患者の評価における臨床医の見解はしばしば一致しない．ある特定の身体的徴候の存在について2人の臨床医が相反する結論に達する場合，評価アプローチの違い，または結果の解釈の違いのいずれかがその不一致の原因かもしれない．同様に，診断検査を繰り返し適用した場合の不一致は，検査の適用の違いまたは結果の解釈の違いによる結果かもしれない．

さらに研究者らは，患者が**ランダム化試験 randomized trial**の適格要件に合致するかどうか，試験の患者が関心のあるアウトカムを経験したかどうか（たとえば，患者に一過性脳虚血発作や脳卒中が発生したかどうか，死亡を心血管死と分類すべきかどうかで意見が割れることがある），研究が**システマティックレビュー systematic review**の適格基準に合致するかどうか，などの問題での合意達成に苦心することがある．

観察者間の見かけ上の一致の一部は，常に偶然によるものである

ある特性の有無を判断する人が2人いれば，ときには単なる偶然で合意することがある．同様に，経験が浅く十分な知識のない臨床医でも，ときとして偶然の結果として身体所見に合意することがある．標的所見（身体所見，疾患，適格基準）の頻度が高いほど，このような偶然による一致は，標的所見（身体所見，疾患，適格基準）がたとえば，集団の80%以上で高頻度に発生している場合に起こりやすい．研究者らが生の一致率（または粗一致率）として一致を提示している場合，すなわち，一致した回数を単純に数えている場合，この偶然による一致によって誤った印象が生じる．

偶然による一致の問題に対処するための代替選択肢

この章では，偶然による一致に基づいて誤った結果が導かれる問題に対処するためのアプローチを説明する．われわれが，カテゴリデータ（患者を，軽症，中等度，重症，またはステージ1，2，3，4などの離散カテゴリに分類している）を扱う場合，偶然による一致に対処するための最も一般的なアプローチは**偶然を補正した一致率 chance-corrected agreement**である．偶然を補正した一致率は**カッパ kappa**（κ），もしくは**重み付けκ weighted κ**として定量化される．もう1つの選択肢は，**偶然に依存しない一致率 chance-independent agreement**，すなわち**ファイ phi**（ϕ）の使用である．これらの3つの統計量を使うことにより，観察者，研究者，もしくは測定結果間の非ランダムな一致を測定できる．

図 19.3-1

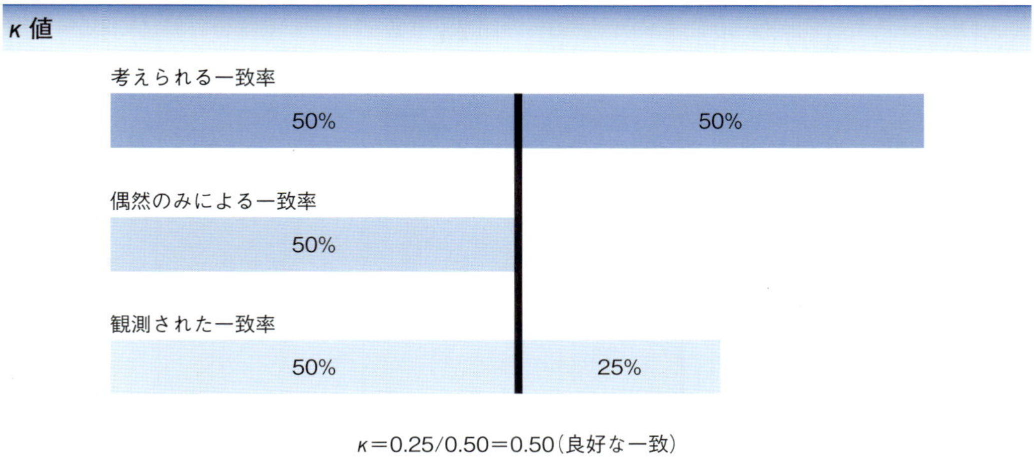

κ 値

出版社の許可を得て McGinn T, et al. CMAJ. 2004; 171（11）: 1369-1373[1] より転載.

偶然による一致への 1 つの解決策: 偶然を補正した一致率, またはカッパ（κ）

κの適用は，偶然による一致の大部分を除去し，偶然を超えた，偶然以上の一致がどの程度かを臨床医に教えてくれる．どんな判断に対しても，考えられる最大の一致率は常に 100%である．図 19.3-1 は偶然による一致率が 50%の場合を表しているため，偶然を超えた，偶然以上の一致率は 50%となる．この図によると，評価者らは 75%の一致率を達成した．この 75%のうち，50%は偶然のみによって達成された．残された 50%の一致率のうち，評価者らはその半分を達成し，結果として，κ 値は 0.25/0.50，すなわち 0.50 となる．

κ を計算する

κはどう計算するのか．2 人の観察者が，炎症を起こした胆嚢の検出に役立つと考えられるマーフィー徴候の存在を評価しているとしよう[2]．残念ながら，彼らはマーフィー徴候の有無を検出する技能がなく，彼らの評価は当て推量に等しい．たとえば彼らのいずれの推論の比率が五分五分である，つまり，マーフィー徴候ありと推論するときと，なしと推論するときが半々であるとしよう．平均して，評価者が 2 人とも同じ 100 人の患者を評価した場合，図 19.3-2 に示される結果となる．その図によると，生の一致率を記録する A，D の 2 つのマスが，観察全体の 50%を占めていることがわかる．したがって，単なる推定でも（したがって偶然により），評価者らは 50%の一致率を達成している．

図 19.3-2

2 人のレビュアが，標的陽性 50%，標的陰性 50%の比率で推量を行っている場合の偶然による一致率

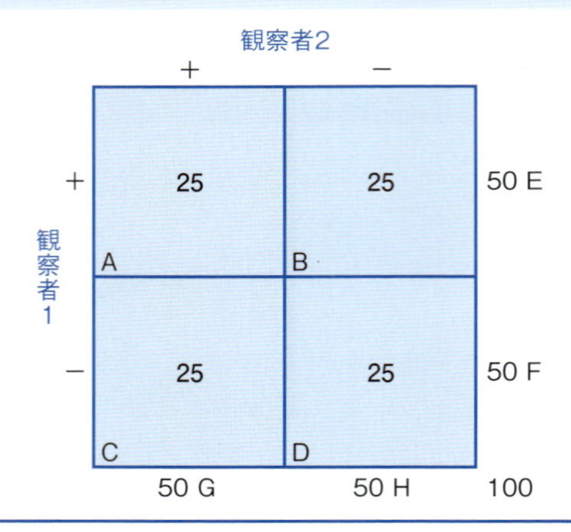

＋は標的陽性，－は標的陰性を意味する．ここでは，＋がマーフィー徴候あり，－がマーフィー徴候なしである．A: 観察者が 2 人とも徴候ありと判断した患者．B: 一方の観察者が徴候ありと判断し，他方の観察者が徴候なしと判断した患者．C: 一方の観察者が徴候なしと判断し，他方の観察者が徴候ありと判断した患者．D: 観察者が 2 人とも徴候なしと判断した患者．

出版社の許可を得て McGinn T, et al. CMAJ. 2004; 171(11): 1369-1373[1] より転載．

図 19.3-3

2 人のレビュアが，標的陽性 80%，標的陰性 20%の比率で推量を行っている場合の偶然による一致率

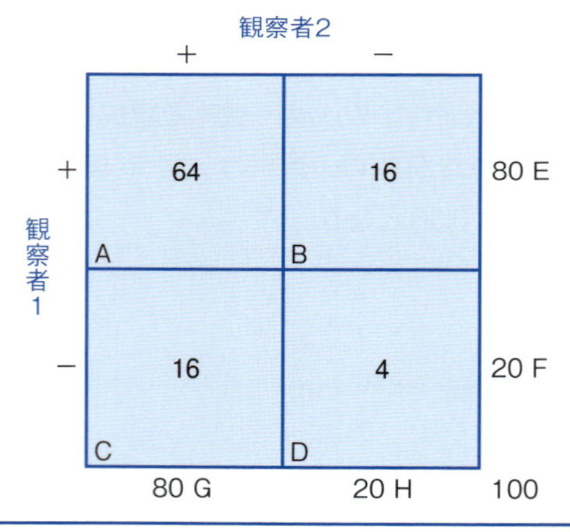

出版社の許可を得て McGinn T, et al. CMAJ. 2004; 171(11): 1369-1373[1] より転載．

では，評価者らが 100 人の患者を評価する作業を繰り返し，今度は各回が 80%は陽性，20%は陰性という比率を推量する場合はどうか．図 19.3-3 は，その平均的結果を表す．今度は，一致率（マス A と D の合計）が 68%に増加した．

表 19.3-1

陽性の割合と予期される偶然による一致率との間の関係

陽性の割合	偶然による一致率，割合（%）
0.5	0.5　（50）
0.6	0.52（52）
0.7	0.58（58）
0.8	0.68（68）
0.9	0.82（82）

出版社の許可を得て McGinn T, et al. CMAJ. 2004; 171(11): 1369-1373[1] より転載.

偶然によってどの程度の一致率が発生するのかを判断するための表を埋めるにはどのような計算を行えばよいのか．手順は，各マスについて，そのマスが位置する行に対応する観測総数に，そのマスが位置する列に対応する観測数を乗じ，患者総数で割る．たとえば，図 19.3-2 の例の場合，2 人のレビュアーの見解が陽性で一致した観測数を表すマス A のなかで偶然によるものと考えられる観測数がいくらかを計算できる．まず，観察者 1 がマーフィー徴候を特定する回数（50）に，観察者 2 がマーフィー徴候を特定する回数（やはり 50）を乗じ，これを患者総数である 100 で割る．同様に，マス D で予期される観測数を計算するためには，50×50（予期される陰性の観測数を示す 2 つの数）を 100 で割る．この計算や，本章のその他の計算の論拠のより詳細な実証を，Evidence-Based Medicine Tips シリーズにて紹介している[1].

このようにマスを埋めていく計算作業を繰り返すことで，陽性に分類される観測数の割合が極端なものであればあるほど（50%から離れるほど），偶然による一致率が高くなることがわかる．表 19.3-1 は，観察者 2 人が一方の分類（陽性か陰性，徴候の有無など）に振り分ける患者の割合が増加するにつれて，偶然による一致率が平均的にどう変化するかを示す．

図 19.3-4 は，仮想データセットを用いた κ の計算を示す．まず，観測された一致率を計算する．患者 40 人において，観察者 2 人が，マーフィー徴候あり（マス A）という見解で一致し，他の 40 人の患者において，徴候なし（マス D）という見解で一致した．したがって，一致した者の合計は 40＋40，すなわち 80 である．

次に，2 人の観察者が陽性と判断した検査の割合を乗じ（0.5×0.5），これを 2 人の観察者が陰性と判断した検査結果の積（0.5×0.5）と足すことによって，偶然による一致率を計算する．偶然による一致率の合計は 0.25＋0.25，すなわち 0.50，つまり 50%である．

これで，図 19.3-1 に示される原則に従って κ を計算できる．

$$\frac{(\text{観測された一致率})-(\text{偶然による一致率})}{(\text{考えられる一致率})-(\text{偶然による一致率})}$$

上記のケースに当てはめた場合，以下のようになる．

$$\frac{80-50}{100-50}=\frac{30}{50}=0.6$$

図 19.3-4

観測された一致率と予期される一致率

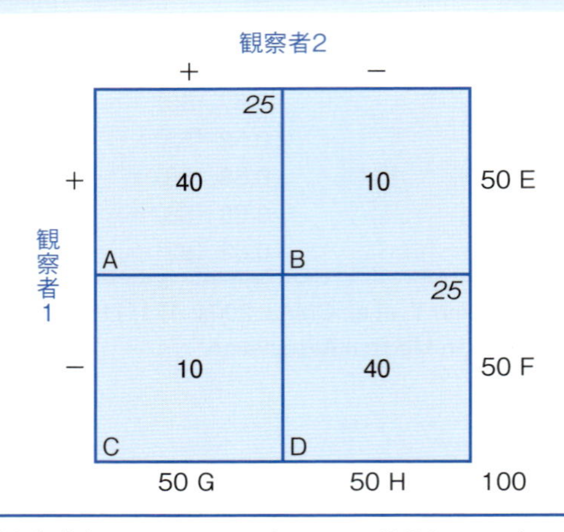

+は標的陽性，−は標的陰性を意味する．ここでは，+がマーフィー徴候あり，−がマーフィー徴候なしである．予期される偶然による一致率は，マス A および D にてイタリック体で示される．
出版社の許可を得て McGinn T, et al. CMAJ. 2004; 171(11): 1369-1373[1]より転載．

3 人以上の評価者，または 3 つ以上のカテゴリによる κ

3 人以上の評価者がいる場合でも，上記と同様の原則を用い，偶然を補正した一致率を計算できる[3]．さらに，評価者が患者を 3 種類以上に分類する場合でも（たとえば，心不全患者が New York Heart Association の機能分類のⅠ度，Ⅱ度，Ⅲ度，Ⅳ度に分類される），κ を計算できる．このような場合，いわゆる重み付け κ 統計量を採用することにより，中レベルの一致（たとえば，ある観察者がある患者をⅡ度の心不全に分類し，別の観察者が同じ患者をⅢ度の心不全に分類する）に対しては部分的な評価が下されることがある．重み付けとは，完全なる一致に対しては完全な評価を下し，部分的な一致に対しては部分的な評価（一致表における対角線からの距離に応じる）を下す計算を意味する[4]．

評価者らの κ レベルを評価する多くのアプローチが存在し，次が 1 つの選択肢である．0＝一致不良，0〜0.2＝やや一致，0.21〜0.4＝まあまあの一致，0.41〜0.6＝中程度の一致，0.61〜0.8＝かなりの一致，0.81〜1.0＝ほぼ完璧な一致[5]．

研究者らが臨床研究で計算した偶然を補正した一致率の例は次のとおりである．運動負荷試験における心臓 T 波の変化: κ＝0.25，頸静脈怒張: κ＝0.50，心臓カテーテル検査時の動脈狭窄: κ＝0.70，アルコール依存症のための CAGE 質問票スコア〔Cut down（減らす），Annoyed（苛立ち），Guilty（罪悪感），Eye-opener（目覚めの一杯）〕: κ＝0.82，救急科での腹部診察時の圧痛: κ＝0.42，検査時の網膜症の存在: κ＝0.72〜0.75．

κの限界

直感的に理解しやすく，また広く普及しているκ統計量には，重大な欠点がある．分布が極端になればなるほど偶然による一致率が高くなるために，偶然による一致を上回る一致は小さくなり，中程度のκ値ですら達成困難となる．そのため，さまざまなセッティングで同じ評価者を使用する場合，陽性評価の割合が極端になると，たとえ評価者の解釈能力が低下していなくても，κは減少していく[6-8]．

κの代替選択肢: 偶然に依存しない一致率であるファイ（φ）

この問題の 1 つの解決策として，φ統計量を使う偶然に依存しない一致率である[9]．この場合，まず 2 人の観察者間の一致率を示す 2×2 テーブルをもとに**オッズ比 odds ratio**(OR)が推定される．粗一致率，κ，φの公式を比較したものを図 19.3–5 に示す．

図 19.3–5 の OR（ad/bc）はφを算出するための基礎となる．ここでいう OR は，評価者 A が陽性評価を下した際に評価者 B が陽性評価を下すオッズを，評価者 A が陰性評価を下した際に評価者 B が陽性評価を下すオッズで割ったものである（第 12.2 章「結果を理解する: オッズ比についてもっと詳しく」を参照）．表の行と列を逆転させたとしても OR は変わらない．したがって，いずれの評価者を評価者 A とし，いずれの評価者を評価者 B とするかは考えなくてもよい．OR は一致率を示すごく一般的な指標である．この一致率は，−1.0（完全な不一致を示す）から 1.0（完全な一致を示す）の値をとる形式に変換することによってさらにわかりやすくなる．この変換を，φ統計では次の公式を用いて行う．

$$\phi = \frac{\sqrt{\mathrm{OR}}-1}{\sqrt{\mathrm{OR}}+1} = \frac{\sqrt{ad}-\sqrt{bc}}{\sqrt{ad}+\sqrt{bc}}$$

いずれのマージンも 0.5 である場合（つまり，いずれの評価者も，関心のある特徴について，患者の 50%が陽性で，50%が陰性であると判断した場合），φはκと等しい．

他のアプローチと比べたφの長所

他のアプローチと比較した場合，φの使用には 4 つの利点がある．

第 1 に，偶然による一致に依存しない，という点があげられる．そのため，結果の分布が陽性 50%，陰性 50%であろうと，陽性 90%，陰性 10%であろうと，φの値はほぼ同じである．この点で，φは前述のκとは異なる．

第 2 に，φはκとは違い，統計的モデリングアプローチが可能である．たとえば，このような融通性により，観察者らが患者，X 線写真，またはそれ以外の研究アウトカムを何度にもわたって評価

表 19.3-5

一致率の計算

		評価者 B	
		観測あり	観測なし
評価者 A	観測あり	A	B
	観測なし	C	D

生の一致率 $= \dfrac{a+d}{a+b+c+d}$

カッパ（κ） $= \dfrac{(\text{観測された一致率})-(\text{予期された一致率})}{1-(\text{予期された一致率})}$

観測された一致率 $= \dfrac{a+d}{a+b+c+d}$

予期された一致率 $= \dfrac{(a+b)(a+c)}{(a+b+c+d)^2}+\dfrac{(c+d)(b+d)}{(a+b+c+d)^2}$

オッズ比（OR） $= \dfrac{ad}{bc}$

ファイ（Φ） $= \dfrac{\sqrt{OR}-1}{\sqrt{OR}+1}=\dfrac{\sqrt{ad}-\sqrt{bc}}{\sqrt{ad}+\sqrt{bc}}$

する場合に，研究者らはすべての評価結果を活用できる[9]．使い慣れた OR ベースの回帰モデリングを通じて，合意の度合いにどの要素が影響するかを調べることもできる．

第 3 に，ϕ は複数の評価者ペア間の一致率の違いが統計的に有意かどうかを確認できるが，κ にはこの選択肢がない[9]．

第 4 に，ϕ は OR に基づくことから，いわゆる直接確率法を実施できる．この特徴は，サンプルが小さい場合，または観測結果の中に 0 のマスがある場合に特に有利である[10]．

κ および ϕ の相対的有用性については統計学者の間で意見が割れるかもしれない．臨床医の視点から最も重要なのは，いずれのアプローチも粗一致率より格段に優れているということである．

参考文献

1. McGinn T, Wyer PC, Newman TB, et al; Evidence-Based Medicine Teaching Tips Working Group. Tips for learners of evidence-based medicine, 3: measures of observer variability (kappa statistic). CMAJ. 2004; 171(11): 1369-1373.
2. Trowbridge RL, Rutkowski NK, Shojania KG. Does this patient have acute cholecystitis? In: Simel DL, Rennie D, eds. The Rational Clinical Examination: Evidence-Based Clinical Diagnosis. New York, NY: McGraw-Hill; 2009. http: //www.jamaevidence.com/content/3477555. Accessed February 10, 2014.
3. Cohen J. Weighted kappa: nominal scale agreement with provision for scaled disagreement or partial credit. Psychol Bull. 1968; 70(4): 213-220.
4. Landis JR, Koch GG. The measurement of observer agreement for categorical data. Biometrics. 1977; 33(1): 159-174.
5. Sackett D, Hayes R, Guyatt G, et al. Clinical Epidemiology: A Basic Science for Clinical Medicine. 2nd ed. Boston, MA: Brown & Co; 1991: 30.
6. Thompson WD, Walter SD. A reappraisal of the kappa coefficient. J Clin Epidemiol. 1988; 41(10): 949-958.
7. Feinstein AR, Cicchetti DV. High agreement but low kappa, I: the problems of two paradoxes. J Clin Epidemiol. 1990; 43(6): 543-549.
8. Cook R, Farewell V. Conditional inference for subject-specific and marginal agreement: two families of agreement measures. Can J Stat. 1995; 23(4): 333-344.
9. Meade MO, Cook RJ, Guyatt GH, et al. Interobserver variation in interpreting chest radiographs for the diagnosis of acute respiratory distress syndrome. Am J Respir Crit Care Med. 2000; 161(1): 85-90.
10. Armitage P, Colton T, eds. Encyclopedia of Biostatistics. Chichester, NY: John Wiley & Sons; 1998.

第 19.4 章

上級編: 診断
臨床予測規則

Advanced Topics in Diagnosis
Clinical Prediction Rules

Thomas McGinn, Peter Wyer, Lauren McCullagh, Juan Wisnivesky, PJ Devereaux, Ian Stiell, W. Scott Richardson, Thomas Agoritsas, and Gordon Guyatt

この章の内容

臨床シナリオ

あなたは都心部にある病院の救急科長である．限られた予算や効率の良い医療の必要性に直面したあなたは，軽度の外傷に対するX線検査のオーダー内容を調べ，その結果，膝や足関節の外傷に対するX線検査の割合が高いことに気がついた．あなたは，Ottawa Ankle Ruleを知っており，それは，足関節のX線検査を省略することが安全で，有害帰結に至らないと考えられる患者を特定するのに役立つ（図19.4-1）[1,2]．あなたは，自身の施設の医師や研修医のごく少数だけが現在，緊急部門でこのOttawa Ankle Ruleを使用していることを認識している．

あなたはOttawa Ankle Ruleの正確さ，あなたが所属する病院の患者集団への適用可能性，そして自身の診療でこの規則を実施すべきかについて関心を持つ．さらにあなたは，これらの規則の実施が臨床行動の変容をもたらし，**医療の質 quality of care**を損なわずしてコストを削減できるだろうかと考える．そこであなたは，原著論文を参照し，自分で**エビデンス evidence**を評価することを決断する．

図19.4-1

Ottawa Ankle Rule

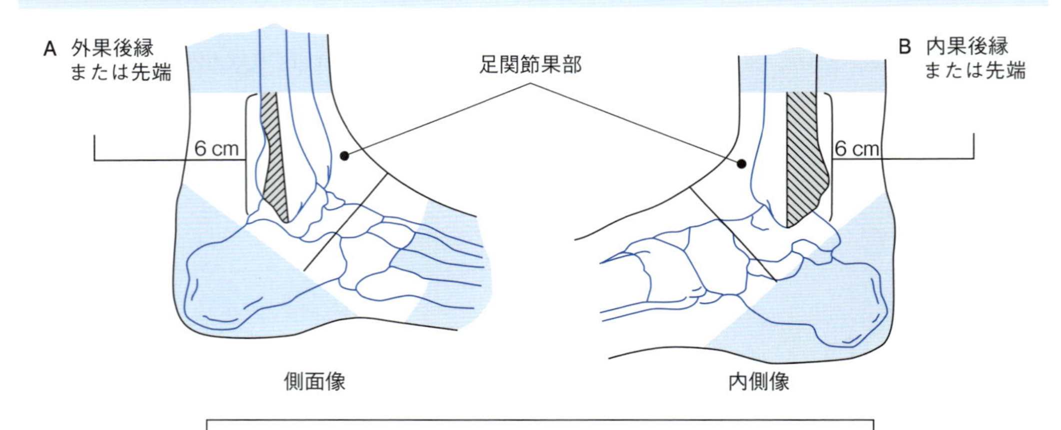

足関節のX線撮影は、足関節果部に何らかの痛みがあり、以下の所見のうちのいずれか1つでも該当する場合にのみ必要である．

1. Aにおける骨の圧痛
   または
2. Bにおける骨の圧痛
   または
3. 即座に、なおかつ救急科にて
   体重を支えることができない

JAMAの許可を得て，Stiell IG, et al. JAMA. 1994; 271(11): 827-832[3]より転載．

エビデンスを探す

疑問のすべてに答える最新の最良エビデンスの概要を迅速に取得するため，あなたはエビデンスに基づく医療情報源のピラミッドの上部で検索を開始する（第 5 章「最新の最良エビデンスを探す」を参照）．あなたは，自分の施設を通じてアクセス可能な事前評価済みのエビデンス情報源におけるオンラインサマリーを選択する．「ankle injury,」という用語を使って，「足首および足の傷害のイメージングのための決断ルール(Decision Rules for Imaging of Ankle and Foot Injuries.)」についての関連章がすぐに見つかる．この章には，足首骨折の Ottawa **臨床予測規則 clinical prediction rule** に関する詳細なオンライン参照，足首骨折の除外における精度，異なる集団やセッティングにおけるその検証，さまざまな救急センターで実施された場合のその影響が要約され提供されている．

しかし，あなたはまた，最初の派生論文に関心を持つが，これは，要約の章で引用されていないようである．これをすばやく見つけるため，PubMed，そして Clinical Queries（http://www.ncbi.nlm.nih.gov/pubmed/clinical）に移動し，「ankle Ottawa decision rules」と入力した．臨床研究部門では，検索フィルターとしてカテゴリー（category）で「Clinical Prediction Guide」，範囲（scope）で「Broad」を選択して派生研究を見つける．これにより，31 件の研究が検索され，そのうちの最古のものが 1992 年に発表された派生研究である[1]．

見つけた論文をレビューする上で，Ottawa Ankle Rule の正確さと影響について推論の強さを判断する基準が必要である．この章では，これらの疑問に答えるためのツールを提供する．

臨床予測規則とは何か

患者の診断と**予後 prognosis** を確立することは，医師の診療業務の中核である．われわれが下す診断ならびに患者の予後の評価が，しばしばわれわれの行動指針と患者への推奨を決定する．われわれは，臨床経験に基づき，病歴，身体診察，臨床検査から得られた所見の中から，診断と患者の予後を正確に評価するのに欠かせない所見がどれなのかを直感的に把握できる．直感はときとして非常に正確だが，間違っている場合もある．臨床予測規則（clinical prediction rule: CPR）は，臨床医による診断や予後評価の正確さ高める方向に働きかける．

われわれは，臨床予測規則を，病歴，身体診察，基本的臨床検査で構成される各要素が，個々の患者の診断，予後，そして予想される治療への反応に与える影響を定量化するための臨床手法と定義する．臨床予測規則は，リアルタイムの意思決定のために特定の患者に合わせて調整されるため，潜在的に大きなメリットがある．

「予測（prediction）」とは，臨床医が将来的な臨床イベントの可能性をより適格に評価できるよう支援することを意味する．「決断（decision）」とは，臨床医をある特定の行動へ導くことを意味する．臨床予測規則の適用によって，決断に至る場合もあれば，予測に至る場合もあるが，しばしば

図 19.4-2

臨床予測規則の開発とテスト

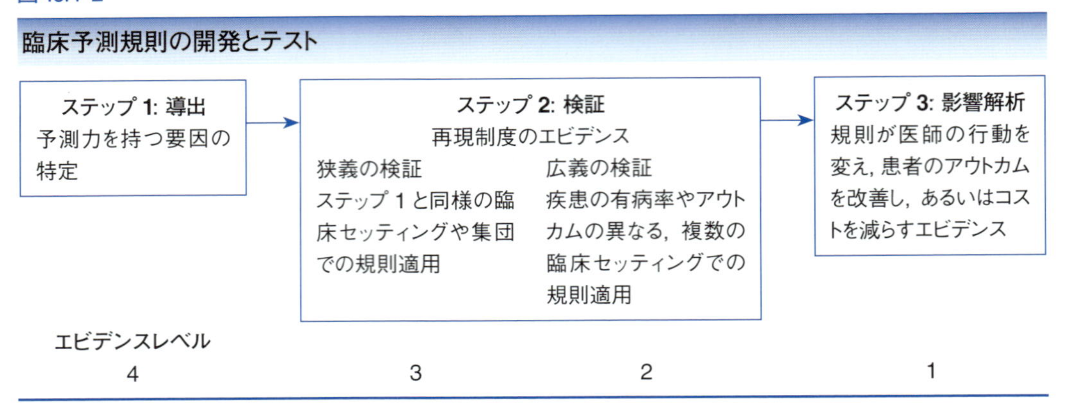

尤度比 likelihood ratio（LR）によって最もよく要約される，具体的な診断の検査前と検査後の可能性との間の変化につながる場合もある．この章では，「規則（rule）」のアウトプットが示唆された臨床行動指針なのか，将来的なイベントの発生確率なのか，それともある具体的な診断の尤度比の増減なのかにかかわらず，「臨床予測規則（clinical prediction rule）」という用語を使用する．

臨床予測規則から得られるのが決断なのか，予測なのか，診断確率の変化なのかにかかわらず，意思決定が複雑で，臨床的リスクが高かったり，もしくは患者の治療を損なわずしてコスト節減を達成する機会があったりする一般的な臨床状況において，臨床医は臨床予測規則を有用であると気付く可能性が高い．

臨床予測規則のユーザーズガイド

ユーザーズガイドにおけるわれわれの通常のアプローチ（**バイアスのリスク risk of bias**，結果，適用可能性）は，臨床予測規則には通用しにくい．というのも，臨床予測規則の開発と検証には，規則の作成もしくは導出，規則のテストもしくは検証，臨床行動に与える規則の影響の評価（影響解析）からなる 3 ステップが関わってくるからだ．検証の過程においては，規則の精度を徹底的にテストするために異なる臨床現場での複数の研究が必要となる（図 19.4-2）．

異なる著者が臨床予測規則の展開におけるさまざまなステップを個別に報告する場合がある．「検証（validation）」は導出のために使われた同じデータセットへの統計的手法の適用に限定されるが，著者らは予測規則の「導出と検証（derivation and validation）」として報告することが多い．ほとんどの場合，この種の統計的検証は，導出プロセスを超越した独立したステップとはみなされない．欄 19.4-1 は，臨床医が自身の診療における臨床予測規則の使用を支持するあらゆるエビデンスを評価するにあたって参考にできる，**エビデンスの階層 hierarchy of evidence** を示す．ここからは，臨床予測規則の開発と検証に関わるステップをレビューし，このプロセスの各段階を欄 19.4-1 に示すユーザーズガイドに関連付けることにする．

欄 19.4-1

臨床予測規則のユーザーズガイド: エビデンスの階層

レベル 1: その規則は，少なくとも 1 度は導出セットとは無関係の集団において検証され，なおかつ有益な結果を伴う臨床医の行動変容を示す影響解析が 1 度は実施されているか．答えが yes ならば，臨床医はその規則が自身の行動を変え，患者の意思決定を促し，患者アウトカムを改善し，コストを減らすという確信を持って，さまざまなセッティングで規則を使用できる．

レベル 2: その規則は，広範な患者や臨床医を組み込んだ 1 件の大規模な前向き多施設共同研究で精度が示されたか，もしくはより小規模な複数の異なるセッティングにて検証されているか．研究スタッフではなく，臨床データベース結果を使用するのではなく，臨床医によって適用されているか？　答えが yes で，ただし影響解析が存在しない場合，臨床医は確信を持ってさまざまなセッティングでその規則を使用できるが，患者アウトカムの改善については確信が持てない．

レベル 3: その規則は 1 件の狭義の前向きサンプルにて検証されているか．答えが yes ならば，臨床医は臨床予測規則の使用には慎重を期すべきであり，研究対象患者が自身の臨床セッティングの患者に類似している場合にのみ臨床予測規則を使用すべきである．

レベル 4: 規則が導出されたが検証されていないか．あるいは分割サンプル，大規模な後向きデータベース，あるいは統計的手法によってのみ検証されているか．答えが yes ならば，この臨床予測規則を臨床的に適用する前にさらなる検証が必要である．

臨床予測規則を開発する

検索の結果，Ottawa Ankle Rule に関わる論文が 3 件見つかった[1,2,4]．1 件目の論文は，規則の導出について説明していた[1]．臨床予測規則の開発者は，まず関心のあるアウトカム（この場合，足関節 X 線写真で明らかな骨折）の潜在的予測因子のリストを作成する．このリストは，典型的には病歴，身体診察，基本的臨床検査の項目を含む．次に，研究者らは患者群を調査し，①臨床予測因子に関する各患者の状態がどうか，②関心のあるアウトカム（この場合は足関節 X 線検査における骨折の有無）に関する各患者の状態がどうかを判断する[5]．統計的解析は，最も強力な予測因子はどれか，そして規則の予測力を損なうことなく除外可能な予測因子はどれかを明らかにする．典型的には，このプロセスで使用される統計的手法は，**ロジスティック回帰 logistic regression analysis** に基づく（第 15.1 章「相関と回帰」を参照）．研究者らがしばしば使う他の手法には，回帰解析に似た公式を作成する**判別解析 discriminant analysis**[6]，識別**危険因子 risk factor** に基づいて患者集団を細分化する**再帰分割解析 recursive partitioning analysis**[7]，**ニューラルネットワーク neural network**[8]がある．未検証の臨床予測規則は，通常，診療に適用できる状態ではない（欄 19.4-1 を参照）．それにもかかわらず，臨床医らは，臨床予測規則の開発を説明している論文から，診療に関係する情報を引き出すことができる．彼らは，最も重要な予測因子に注目し，自身の診療のなかでそれらを慎重に検討したいと考えるかもしれない．予測力を示さなかった変数を重視しない臨床医もいるだろう．最後に，未検証の規則が臨床的直感よりも正確な予後を提供するかもしれないという衝動に駆られる場合には，実際にその規則を使用することを選択する可能性がある．これは，規則が不確実性を減らすことを目指す予後モデルを扱う場合に特にあてはまる．

たとえば，肺炎による死亡を予測する臨床予測規則の開発において，研究者らは，白血球数がその後の死亡に影響しないことに気付いた[9,10]．したがって，臨床医は肺炎患者の入院に際して，白血球数をそれほど重視しないかもしれない．

たとえ厳格に導出したとしても，十分なことはまれである

厳格に導出された臨床予測規則でさえ一般的に臨床現場での適用の準備ができていない 3 つの理由がある．第 1 に，ある一連の患者集団から導出された予測規則が，所定の予測因子とアウトカムとの主に偶然のいたずらが原因で発生している関連を反映する場合がある．その場合，セッティングが同じでも，患者集団が異なれば一連の予測因子も異なってくる．この懸念は，患者数，イベントまたは診断の数，および評価された様々な危険因子を有する患者の数によって影響される．研究が非常に大規模で，多くの患者，多くのイベント，危険因子を有する多くの患者が含まれる場合，懸念が少なくなる．特に，数百のイベントを伴う数万人の患者が研究に含まれている場合，その心配は最小限になる．

第 2 に，予測因子が，集団や，規則を使用する臨床医，あるいは個々の研究デザインに関わるその他の側面に特有の場合がある．その場合，その規則は新たなセッティングでは機能しない．繰り返すが，数多くのセッティングにわたり実施された非常に大規模な研究では，この懸念が軽減されるか，おそらくなくなる．最後に，臨床セッティングにおける規則の適用可能性に関する問題のために，臨床医が包括的，あるいは正確に規則を実行できない場合，その規則は理論的には成立しても，実践では機能しない．大きなサンプルサイズでも，この問題には対処できない．

統計的方法は，誤解を招く結果をもたらす偶然のいたずらの問題に対処できる．たとえば，研究者らが集団を 2 つにわけ，一方の集団で規則を開発し，もう一方の集団で規則を検証する場合がある．あるいは，興味のある名前（たとえば，**ブートストラップ bootstrap** 法，または**ジャックナイフ jackknife** 法）を有する統計的方法を使用して，派生集団のサブセットにおける臨床予測ルールのパフォーマンスを推定してもよい．

同じセッティングや同一の患者集団での統計的検証は規則が真の関連性ではなく偶然のいたずらを反映する可能性を減らすが，妥当性を脅かす他の 2 つの要因には対処できない．臨床予測規則が実際の臨床セッティングで適用された場合に誤った情報を提供するリスクがあるため，検証を伴わずして開発された臨床予測規則はエビデンスの階層のレベル 4 に位置づけられる（欄 19.4–1）．この階層におけるレベル 4 から昇格するためには，臨床医による診療での規則の適用を評価する研究が必要である．

一例として，急性虫垂炎が疑われる徴候や症状を呈して救急科を受診した小児の中から低リスク群を特定するための規則を開発することを目的とした研究は，16 カ月間にわたって患者を組み入れた[11]．著者らは，研究計画の他の面は変えずに，研究期間における最後の 5 カ月間で組み入れた患者を「検証（validation）」群として定義することにした．著者らは，こうして完成したツールを，すでに検証済みで，そのため臨床適用が可能な状態の予測規則として紹介した．この規則は期待でき

るが，われわれの階層ではレベル 4 に分類される．

失神患者における深刻なアウトカム（心不全もしくは心室性不整脈を含む）を予測するために開発された臨床予測規則は，臨床での検証の重要性をさらに明らかにする．研究者らは，救急科を受診した 252 人の患者からのデータを使用して規則を導出し，その後 374 人の患者サンプルにおいて，その規則を前向きに検証しようとした[12]．この予測規則は，複数の臨床予測因子の有無により，患者に 0 から 4 のスコアを付けるものである．

残念ながら，導出群の患者からの結果を使用した場合，アウトカム不良のリスクが検証群の患者の 2 倍も高く推定されてしまう．たとえば，導出群では，スコアが 3 の患者におけるアウトカム不良のリスクは 52%だったが，これとは対照的に，検証群における同スコアの患者では，アウトカム不良の確率は 27%と大幅に低かった．結果のこのようなばらつきは，2 つの研究に組み込まれた失神患者の重症度が異なったためとも考えられるし，3 というスコアの作成基準が異なったためとも考えられ，あるいは各研究のサンプルサイズが小さいために偶然ということも考えられる．3 つの要素すべてが寄与していた可能性もある．

サンプルサイズが非常に大きい研究について言及したように，この階層の厳格な適用に疑問を抱かせる場合がある．一例として，Eagle ら[13]は 90 施設以上の病院，15,000 人の患者を対象とした大規模な多施設共同研究を実施した．この研究は，急性冠症候群を発症し，その後退院した患者における死亡の予測因子を評価した．予測規則は 15,000 人以上の患者を含む前向きなデータセットにより開発され，7,000 人以上の患者からなる第 2 の**コホート cohort** で検証された．

この研究は正式な前向き検証ではなく，検証の規模の大きさを考えても，この研究はエビデンスの階層のレベル 3 に移行するだろう（図 19.4–1，欄 19.4–1）．しかし，著者らは，6 カ月間の死亡を予測する 9 つの変数（高齢，心筋梗塞の既往，心不全の既往，受診時の脈拍数増加，受診時の収縮期血圧の低下，初期の血清クレアチニンレベルの上昇，初期の血清心臓バイオマーカーレベルの上昇，受診時の心電図における ST 低下，入院中に経皮冠動脈インターベンションを受けていない）を特定したが，臨床医ら規則の適用にかなりの困難を伴う可能性が高い．したがって，臨床現場での適用の実行可能性は未検査のままであり，実際の臨床使用における実行可能性と正確さを保証するためのさらなる研究が依然として残っている．われわれは，この研究をエビデンスの階層におけるレベル 2 の指定にできるとは考えないだろう．

階層をあがる（臨床予測規則の検証）

臨床予測規則が階層をあがるには，妥当性を示す追加的なエビデンスを提示しなければならない．われわれが検索した第 2 の論文は，Ottawa Ankle Rule の前向き検証を説明していた．臨床予測規則の検証では，診療の一環，すなわち臨床医が実際に患者の世話をすることによって規則の反復適用が同じ結果につながることを実証する．理想的には，さまざまな施設でさまざまな臨床医により，新規集団（導出セットの集団とは異なる有病率と疾患範囲を持つ）における前向きな規則の適用が必要である．予測規則が開発された当初のセッティングに限界があり，なおかつ規則の検証が同じ集団に限定される場合，別のセッティングに適用するには不安がある．同様のセッティングでの検証は，数多くの形式をとりうる．最も単純なものとしては，予測規則の開発後，研究者らは，再度同じ集団を用いて，新たな患者サンプルを抽出し，医師によって実際に規則が実施されたものとして規則のパフォーマンスを検証する．このように，開発段階で使用されたサンプルと同じかまたは非常に類似した，限定的，あるいは狭義の集団において検証された規則は，われわれの階層にてレベル 3 に分類され，臨床医はその臨床予測規則の潜在的な限界を認識すべきである（欄 19.4–1）．

導出段階において，研究者らがさまざまな施設で異質性のある集団から患者を抽出している場合，同じ集団においてその規則を検証することは強力な検証となる．そのセッティングの医師による新たな集団における検証は，臨床医にその規則の有用性に関する強い推論を提供し，これはエビデンスの階層のレベル 2 に相当する（欄 19.4–1）．規則が検証され，正確さが実証されたセッティングの数が多く，多様であるほど，臨床現場で実際に規則を使用している臨床医が検証を実行すると仮定して，検証されていないセッティングに一般化できる可能性も高くなる[14]．

ユーザーズガイドの適用

Ottawa Ankle Rule はオタワにある 2 件の大規模な大学病院の救急科で導出され，その後，同じ救急科からの大規模な患者サンプルにおいて前向きに検証された[2]．この段階の規則は，研究に関与した患者や医師の数が多く，多様であったことや，その規則が臨床医によって実際に患者に適用されたことから，エビデンスの階層のレベル 2 に分類される．それ以来，他の複数の研究[15-18]は，いくつかの臨床セッティングでその規則を検証し，比較的一貫した結果を示している．このエビデンスは，実際の臨床セッティングで規則が適用された場合の予測力に関するわれわれの推論をより強化する．

レベル 3 からレベル 2 への昇格の重要性を実証するために，心筋梗塞後の左室（left ventricular: LV）機能の保持を予測するために導出された規則について考えてみよう[19]．初期の導出と検証は，3 次医療施設に入院した 314 人の患者を対象に実施された．まず，162 人の患者を使って予測規則が導出され，次に同じセッティングにおける 152 人の患者について検証された．その結果，予測規則は，LV 機能の保持が示唆された患者の 99％で，予測は真であることを実証した．

開発のこの段階では，規則はレベル 3 とみなされ，検証研究に似たセッティング，すなわち似た心疾患集中治療室でのみ使用されるべきと考えられる．この規則は，より大規模な 2 件の試験においてさらに検証され，そのうちの 1 件は単一の施設からの患者 213 人を対象とし，もう一方のより大規模な試験は複数施設からの患者 1,891 人を対象とし，両方のケースで患者の治療の一部として臨床医によって適用された[20,21]．いずれのセッティングでも，規則によって LV 機能の保持が示唆された患者の 11％に，LV 機能の異常があった．この正確さの低下は，検証研究で予想されたものであり，診療における規則の使用や意義を変える．開発のこの段階では，われわれはこの規則はレベル 2 に該当するとみなす．つまり臨床医は，LV 機能が保持されている確率が約 90％ある患者を特定するために，相当の確信を持ってこの規則を臨床セッティングで使用できる．

強い方法論は検証的研究に対する確信を高める

研究者らが，検証的研究を似た狭義（レベル 3）の集団で実施したか，広義，多様，または独立した（レベル 2）集団で実施したかにかかわらず，多くの方法論的基準を遵守したならば，研究結果からより強い推論を得ることができる（欄 19.4-2）．その検証プロセスや方法論的基準に関する説明のフルテキストに興味のある読者は，Laupacis ら[5]の論文を参照するとよい．

研究対象患者における予測因子の状況を調べる評価者がアウトカムを知っている場合（すなわち，非盲検化），あるいは，アウトカム評価者が患者における予測因子の状況を知っている場合，評価にバイアスが生じる可能性がある．

欄 19.4-2

臨床予測規則の検証のための方法論的基準

- 患者はバイアスのない方法で選択され，なおかつ疾患の重症度は多岐にわたっていたか
- すべての患者について，盲検化された標準基準の評価が実施されていたか
- アウトカムを知らない状態で，予測変数や実際の規則が明確かつ正確に解釈されていたか
- 組み込まれた患者は 100%追跡されていたか

たとえば，咳嗽を呈する患者における肺炎を予測するために開発された臨床予測規則では，著者らは，導出プロセスや検証プロセスにおける盲検化についてまったく言及していない[22]．病歴や身体診察の所見に関する知識が，盲検化されていない放射線専門医の判断に影響を与えた可能性がある．

ユーザーズガイドの適用

Ottawa Ankle Rule をテストした研究者らは，連続した患者を組み込み，全患者の X 線写真を撮影し，臨床予測因子を評価する臨床医に X 線検査の結果がわからないようにしたばかりでなく，放射線専門医にも臨床データがわからないようにした．

どのように規則の検出力を決めるか

臨床予測規則に関連するエビデンスのレベルにかかわらず，その有用性はその予測力に依存する．イベントを経験する患者とそうでない患者（または診断を受けた患者と診断を受けていない患者）を区別する能力に依存している．研究者らは，結果をさまざまな形式で報告する可能性がある．

ユーザーズガイドの適用

まず，研究結果によってある特定の行動方針が決まる場合がある．たとえば，Ottawa Ankle Rule の足関節に関する記述によると，X 線検査は内果および外果付近に痛みがあり，なおかつ体重を支えることができず，内果および外果の後縁または先端における骨の圧痛を持つ患者のみが適応であるとしている（図 19.4-1）[2]．この決断の根底にあるのは，診断検査としての規則に関連する尤度比（likelihood ratio: LR）である（第 18 章「診断検査」を参照）．開発プロセスでは，骨折患者の全員が陽性結果（**感度 sensitivity** 100%）となったが，骨折のない患者の 40%のみが陰性結果（**特異度 specificity** 40%）であった．これらの結果は，仮に臨床医が陽性結果を持つ患者全員に X 線検査の指示を出す場合，骨折が見逃されることは一切なく，骨折のない患者の 40%において検査を回避できることを意味する．

これらの結果は Ottawa Ankle Rule の検証研究で確認された．検査は，100%の感度を維持し，この推定値を取りまく 95%**信頼区間 confidence interval**（CI）は 93%から 100%であった[2]．感度の真の値が，信頼区間の下限である 93%と低かった場合，一部の臨床医はこの臨床予測規則を使用することを躊躇するかもしれない．とはいえ，この規則を採用した臨床医が骨折を見逃すことがあったとしても，それはまれである．

臨床予測規則の結果を報告する他の方法は，標的状態やアウトカムの確率に関してある特定の結果を示すことである．研究者らが，予測規則の結果をこのような形式で報告する場合，暗にすべての臨床情報を盛り込んでいる．したがって，臨床医は，診断の尤度や患者の予後を判断する際に，独立した情報を考慮する必要がなくなる．たとえば，最近 Wells ら[23]によって導出され，検証された肺動脈塞栓のための予測規則は，3 次医療施設の入院患者と外来患者を正確に，肺動脈塞栓の確率が低い（3.4%，95%CI: 2.2〜5.0%），中程度（28%，95%CI: 23.4〜32.2%），高い（78%，95% CI: 69.2〜89.6%）のカテゴリに分類した．

最後に，研究者らは，予測規則の精度に関する結果を LR，または**絶対リスク absolute risk** もしくは**相対リスク relative risk** として報告する場合がある．LR が使用されているということは，臨床医が**検査前確率 pretest probability**（あるいは規則前確率）を算出する際には，その他の独立した情報を使用すべきであることを暗に示唆している．その上で，臨床医は規則から算出された LR を基に**検査後確率 posttest probability** を設定できる（LR 使用のためのアプローチについては，第 18 章「診断検査」を参照）．たとえば，アルコール依存症を検出するための CAGE〔Cut down（減らす），Annoyed（苛立ち），Guilty（罪悪感），Eye-opener（目覚めの一杯）〕予測規則の精度は LR を使用して報告されている（たとえば，CAGE スコアが 0/4 では LR=0.14，1/4 では LR=1.5，2/4 では LR=4.5，3/4 では LR=13，4/4 では LR=100）[24]．この例では，疾患（アルコール依存症）の割合は，当該コミュニティにおける疾患の**有病率 prevalence**，または検査前確率を決定する可能性がある提示患者の他の特徴（たとえば，アルコール依存症の家族歴，または患者のパートナーがアルコール依存症であること）と CAGE 予測規則のスコアの組み合わせによって決まる．

臨床予測規則の臨床的影響を検証する

正確な予測規則でも，行動変容やアウトカム改善にはいたらない場合がある．

第 1 に，臨床医の直観による確率の推測が，規則よりも良いとは限らないものの，規則と同じくらい良いかもしれない.

第 2 に，臨床予測規則を使用することは，関連する予測変数を覚えることと，しばしば標的アウトカムを有する患者の確率を決定するための計算を必要とするため，計算が煩雑かもしれず，結果として臨床医はその規則を使用しないか，間違って使用する可能性がある．コンピュータ，タブレット，モバイルデバイスでアクセスされるデジタルアルゴリズムは，臨床医が計算を実行するのに役立ち，複雑な臨床予測規則で必須となる可能性が高くなる.

第 3 に，臨床予測規則の結果に応じた処置を行うのに実用面での障壁があるかもしれない．たとえば，Ottawa Ankle Rule の場合，臨床医が訴訟から身を守ることを気にするあまりに，予測規則によって骨折の確率がごくわずかであることが示唆されているにもかかわらず，X 線検査を指示することがあるかもしれない．このような理由からわれわれは，さまざまな集団での精度を示すエビデンスを伴う臨床予測規則をレベル 2 に分類しており，レベル 1 に昇格するには影響に関する研究からの肯定的結果が得られなければならないとしている.

理想的には，臨床予測規則の影響に関する研究は，患者またはヘルスケア実務者を臨床予測規則の適用群と非適用群に**ランダム割り付け randomize** し，すべての関連アウトカム（生活の質，罹患，資源の活用を含む）を追跡する．すべての患者の治療に規則を盛り込むのは研究に参加する臨床医であると考えられることから，個々の患者のランダム割り付けは不適切であると考えられる．適切な代替手段としては，施設や診療セッティングのランダム割り付けを行い，これらのより大きい単位に適切な分析を実施するか，または**クラスターランダム化 cluster randomization** を行うことである〔このアプローチはクラスター**ランダム化臨床試験 randomized clinical trial**（RCT）に対応する〕．このようなより大きな単位でのランダム割り付けに適した解析を実施する方法がある．もう 1 つの研究デザインとして，単一の集団を対象に臨床予測規則の使用前後を調査する方法があるが，前後比較研究の選択は推論の強さを大幅に減らすだろう.

ユーザーズガイドの適用

Ottawa Ankle Rule の影響を調査した研究者らは，1 件の非ランダム化研究を実施し，規則が実行されたある病院と，実行されなかった**対照 control** 病院を比較した[3]．結果は，規則実行の肯定的な影響を示唆した．次に，彼らは 6 つの救急科を予測規則の使用群と非使用群にランダム割り付けした[4]．研究の開始直前に 1 つの施設が研究から脱退したため，救急科は合計 5 つとなり，そのうちの 2 つは介入群に，3 つは通常治療群に割り付けられた．この介入では，施設全体の会議で予測規則を紹介し，規則を要約したポケットカードを配布し，救急科の随所で規則を掲示し，各患者診療録に印刷済みのデータ収集フォームを適用した．対照群の介入では，印刷済みのデータ収集フォームが導入されただけで，各診療録には Ottawa Ankle Rule が添付されなかった．研究には適格患者が合計で 1,911 人組み込まれ，1,005 人は対照群に，906 人は介入群に割り付けられた．X 線検査の実施は，介入群では 691 回，対照群では 996 回要請されていた．指示を出す医師に注目した解析によると，X 線検査の紹介を受けた患者の平均割合は対照群では 99.6%，介入群では 78.9%であった（P=0.03）．介入群では 3 人の骨折が見過ごされたことが確認されているが，有害アウトカムには至らなかった．このようにして，研究者らは，Ottawa Ankle Rule により，有害アウトカムを増加させずして資源の効率的活用が促されることが実証したことから，この臨床予測規則はエビデンスの階層におけるレベル 1 に昇格する（欄 19.4-1）.

診療に及ぼす臨床予測規則の影響に関する研究は，概して臨床医の行動にほとんど変化をもたらすことはなかった．これらの結果は，しばしば不十分な採用の結果であった（たとえば，臨床医が臨床予測規則を使用しない場合，アウトカムを改善できない）．外来患者および入院患者のセッティングにおける電子カルテや**臨床決断支援 clinical decision support system** システムツール（第 11.6 章「臨床決断支援システム」を参照）の普及や増加は，医療現場における臨床予測規則を実施し，潜在的に採用を増加させる手段を提供する．しかし，これを成功させるには，ワークフローの問題やその他の使用上の障壁に対処するためのユーザビリティテストの科学を適用する必要がある．

いくつかの都市のプライマリケア施設で実施されたあるRCTは，肺炎と連鎖球菌性咽頭炎の疑いのある患者の治療に関する２つの臨床予測規則を診療所の電子健康記録に組み込むことの影響を調べた[25]．臨床決断支援の採用率が非常に低いことから，試験を開始する前に，ユーザートレーニングと情報技術支援グループと組み合わせて，ユーザビリティテスト（大声で話す，臨床シナリオを模擬する，実際のテストに近い）とプロセスの変更を反復的に行った．これらの介入は，高い採択率をもたらし，患者アウトカムに大きな影響を与えた(広域スペクトラム抗菌薬の指示減少)[26,27]．

予測規則の中には，本質的に，その使用条件として臨床効果に関するエビデンスを必要とするものがある．たとえば，市中肺炎患者における死亡リスクを層別化するための Pneumonia Outcomes Research Team（PORT）規則は，それ単独では臨床医が取るべき措置を示唆するものではない[28]．原著研究の著者らは，異なるリスク分類に属する患者を外来患者や入院患者としての治療，あるいは集中治療室での治療に適切に割り付けるよう推奨した．しかし，各患者の診療をどこで行うかの判断は最終的に治療を担当する医師の裁量にゆだねられるものであり，PORT 重症度スコアは，そのプロセスの中で臨床医が考慮すべき一要因にすぎない．ある前後比較研究[29]は，PORT スコアを救急科ベースのクリニカルパスの一環として組み込み，PORT スコアを利用できた臨床医が，低リスク患者を外来患者として治療する傾向が強いことを実証した．最近では，Yealy ら[30]が PORT 規則の臨床的影響を調べる RCT に対する堅固な提案を発表し，その予備的研究結果より，PORT 規則の臨床的価値が確認されている[31]．

臨床予測規則のメタアナリシス

臨床予測規則が普及するにつれ，同一イベントを予測する複数の規則や，複数の集団や各種セッティングで導出および検証された単一の規則に直面することが珍しくなくなってきた．**システマティックレビュー systematic review**，ならびに適切であれば**メタアナリシス meta-analysis** は，予測の質やエビデンスレベルの評価に望ましい手法である．研究者らは，診断検査の特性に関する最良の推定値を得るのにメタアナリシスを使用するのと同じように，臨床予測規則の予測力に関する最良の推定値を得るためにメタアナリシスを使用してきた[32]．臨床予測規則のシステマティックレビューやメタアナリシスを実行することは，異なる臨床予測規則を構成するさまざまな予測変数のために非常に困難である[32]．

ユーザーズガイドの適用

Ottawa Ankle Rule に対処したシステマティックレビューとメタアナリシス[33]は，4,249 人の成人患者を組み込んだ 6 件の研究結果を要約した．著者らは，統合感度は 98.5%（95%CI: 93.2〜100%），統合特異度は 48.6%（95%CI: 43.4〜51.0%）と計算した．したがって，これらの研究からの統合エビデンスは，Ottawa 予測規則が急性の膝損傷に遭った患者における膝の骨折を正確に除外することを示唆する．

臨床シナリオの解決

あなたは，足関節のけがのために救急科を受診した患者における不要な X 線検査を減らすための Ottawa decision rule の使用を支持するレベル 1 のエビデンスをみつけた[3,4]．そのため，自身の診療でも自信を持ってこの規則を使用できると感じる．一方，別の研究から，コスト削減を実現するために同僚の行動変容を促すことの難しさにも気付く．Cameron と Naylor[34]は，Ottawa Ankle Rule の使用について熟知している臨床医が他の 16 人の医師に当該規則の使用法を指導したイニシアチブを報告した．これらの医師は，スライド，諸経費に関するデータ，13 分間の教育ビデオなどによる指導を受け，規則の使用法について現場や地域で同僚を指導するよう指示を受けて，各自の救急科に戻った．残念ながらこのプログラムによって足関節の X 線検査の使用が変化することはなかった．

Graham ら[35]は，足関節や足に関する規則の認知度と活用について把握するために，5 カ国の救急専門医を対象とした構造化調査を実施した．カナダ，英国，米国の回答者では規則の認知度が 91%から 99%だった．しかし，規則を認知していた米国の医師で，実際にその規則を必ず，あるいはほとんどの場合使用していたのはわずか 32%だった．

これとはまったく対照的に，カナダや英国では，80%を超す回答者がツールを常時使用していた（この差は，医療過誤による訴訟のリスクが異なることに関連すると考えられる）．カナダの救急科の医療スタッフのみを対象とした同様の調査では，約 90%の回答者が診療で規則を活用していると述べ，その規則を重要な手法であると強く信じていた．しかし，かなりの割合，すなわち 50%以上の回答者が，Ottawa Ankle Rule は足関節の X 線検査を指示するかどうかの判断を左右する決め手にはならないと述べた．

この結果は，たとえレベル 1 の臨床予測規則が入手可能でも，医師の行動を変えるための現地実行戦略を必要とする可能性があることを示している．医師の行動を変える方法を見つけることは，知識転換（knowledge translation）という新分野における主要課題とみなされる[36]．

結論

臨床予測規則は，臨床決断に必要な情報を提供し，医療の質と患者の満足度を維持しながら臨床医の行動変容をもたらし，不要なコストを削減する可能性を秘めている．臨床医にとっては，規則の強さや考えられる効果を評価し，日々の診療にレベル 1 の規則を効率的に盛り込む方法を模索することが課題である．臨床予測規則が，確率の推定値，LR，推奨される行動などを提供するシステムの中に組み込まれるようになれば，その重要性は増すと考えられる．

参考文献

1. Stiell IG, Greenberg GH, McKnight RD, et al. A study to develop clinical decision rules for the use of radiography in acute ankle injuries. Ann Emerg Med. 1992; 21(4): 384-390.
2. Stiell IG, Greenberg GH, McKnight RD, et al. Decision rules for the use of radiography in acute ankle

injuries: refinement and prospective validation. JAMA. 1993; 269(9): 1127-1132.
3. Stiell IG, McKnight RD, Greenberg GH, et al. Implementation of the Ottawa ankle rules. JAMA. 1994; 271(11): 827-832.
4. Auleley GR, Ravaud P, Giraudeau B, et al. Implementation of the Ottawa ankle rules in France: a multicenter randomized controlled trial. JAMA. 1997; 277(24): 1935-1939.
5. Laupacis A, Sekar N, Stiell IG. Clinical prediction rules: a review and suggested modifications of methodological standards. JAMA. 1997; 277(6): 488-494.
6. Rudy TE, Kubinski JA, Boston JR. Multivariate analysis and repeated measurements: a primer. J Crit Care. 1992; 7(5): 30-41.
7. Cook EF, Goldman L. Empiric comparison of multivariate analytic techniques: advantages and disadvantages of recursive partitioning analysis. J Chronic Dis. 1984; 37(9-10): 721-731.
8. Baxt WG. Application of artificial neural networks to clinical medicine. Lancet. 1995; 346(8983): 1135-1138.
9. Fine MJ, Auble TE, Yealy DM, et al. A prediction rule to identify low-risk patients with community-acquired pneumonia. N Engl J Med. 1997; 336(4): 243-250.
10. Fine MJ, Hanusa BH, Lave JR, et al. Comparison of a diseasespecific and a generic severity of illness measure for patients with community-acquired pneumonia. J Gen Intern Med. 1995; 10(7): 359-368.
11. Kharbanda AB, Taylor GA, Fishman SJ, et al. A clinical decision rule to identify children at low risk for appendicitis. Pediatrics. 2005; 116(3): 709-716.
12. Martin TP, Hanusa BH, Kapoor WN. Risk stratification of patients with syncope. Ann Emerg Med. 1997; 29(4): 459-466.
13. Eagle KA, Lim MJ, Dabbous OH, et al; GRACE Investigators. A validated prediction model for all forms of acute coronary syndrome: estimating the risk of 6-month postdischarge death in an international registry. JAMA. 2004; 291(22): 2727-2733.
14. Justice AC, Covinsky KE, Berlin JA. Assessing the generalizability of prognostic information. Ann Intern Med. 1999; 130(6): 515-524.
15. Lucchesi GM, Jackson RE, Peacock WF, et al. Sensitivity of the Ottawa rules. Ann Emerg Med. 1995; 26(1): 1-5.
16. Kelly AM, Richards D, Kerr L, et al. Failed validation of a clinical decision rule for the use of radiography in acute ankle injury. N Z Med J. 1994; 107(982): 294-295.
17. Stiell I, Wells G, Laupacis A, et al; Multicentre Ankle Rule Study Group. Multicentre trial to introduce the Ottawa ankle rules for use of radiography in acute ankle injuries. BMJ. 1995; 311(7005): 594-597.
18. Auleley GR, Kerboull L, Durieux P, et al. Validation of the Ottawa ankle rules in France: a study in the surgical emergency department of a teaching hospital. Ann Emerg Med. 1998; 32(1): 14-18.
19. Silver MT, Rose GA, Paul SD, et al. A clinical rule to predict preserved left ventricular ejection fraction in patients after myocardial infarction. Ann Intern Med. 1994; 121(10): 750-756.
20. Tobin K, Stomel R, Harber D, et al. Validation in a community hospital setting of a clinical rule to predict preserved left ventricular ejection fraction in patients after myocardial infarction. Arch Intern Med. 1999; 159(4): 353-357.
21. Krumholz HM, Howes CJ, Murillo JE, et al. Validation of a clinical prediction rule for left ventricular ejection fraction after myocardial infarction in patients>or=65 years old. Am J Cardiol. 1997; 80(1): 11-15.

22. Heckerling PS, Tape TG, Wigton RS, et al. Clinical prediction rule for pulmonary infiltrates. Ann Intern Med. 1990; 113(9): 664-670.
23. Wells PS, Ginsberg JS, Anderson DR, et al. Use of a clinical model for safe management of patients with suspected pulmonary embolism. Ann Intern Med. 1998; 129(12): 997-1005.
24. Buchsbaum DG, Buchanan RG, Centor RM, et al. Screening for alcohol abuse using CAGE scores and likelihood ratios. Ann Intern Med. 1991; 115(10): 774-777.
25. Mann DM, Kannry JL, Edonyabo D, et al. Rationale, design, and implementation protocol of an electronic health record integrated clinical prediction rule (iCPR) randomized trial in primary care. Implement Sci. 2011; 6: 109.
26. Li AC, Kannry JL, Kushniruk A, et al. Integrating usability testing and think-aloud protocol analysis with "near-live" clinical simulations in evaluating clinical decision support. Int J Med Inform. 2012; 81(11): 761-772.
27. McGinn TG, McCullagh L, Kannry J, et al. Efficacy of an evidence-based clinical decision support in primary care practices: a randomized clinical trial. JAMA Intern Med. 2013; 173(17): 1584-1591.
28. Atlas SJ, Benzer TI, Borowsky LH, et al. Safely increasing the proportion of patients with community-acquired pneumonia treated as outpatients: an interventional trial. Arch Intern Med. 1998; 158(12): 1350-1356.
29. Yealy DM, Fine MJ, Auble TE. Translating the pneumonia severity index into practice: a trial to influence the admission decision [abstract]. Ann Emerg Med. 2002; 9: 361.
30. Yealy DM, Auble TE, Stone RA, et al. The emergency department community-acquired pneumonia trial: methodology of a quality improvement intervention. Ann Emerg Med. 2004; 43(6): 770-782.
31. Yealy DM, Auble TE, Stone RA, et al. Effect of increasing the intensity of implementing pneumonia guidelines: a randomized, controlled trial. Ann Intern Med. 2005; 143(12): 881-894.
32. Irwig L, Macaskill P, Glasziou P, et al. Meta-analytic methods for diagnostic test accuracy. J Clin Epidemiol. 1995; 48(1): 119-130, discussion 131-132.
33. Bachmann LM, Haberzeth S, Steurer J, et al. The accuracy of the Ottawa knee rule to rule out knee fractures: a systematic review. Ann Intern Med. 2004; 140(2): 121-124.
34. Cameron C, Naylor CD. No impact from active dissemination of the Ottawa Ankle Rules: further evidence of the need for local implementation of practice guidelines. CMAJ. 1999; 160(8): 1165-1168.
35. Graham ID, Stiell IG, Laupacis A, et al. Awareness and use of the Ottawa ankle and knee rules in 5 countries: can publication alone be enough to change practice? Ann Emerg Med. 2001; 37(3): 259-266.
36. Straus SE, Tetroe JM, Graham ID. Knowledge translation is the use of knowledge in health care decision making. J Clin Epidemiol. 2011; 64(1): 6-10.

Part E

予後
Prognosis

第 20 章

予後

Prognosis

Adrienne G. Randolph, Deborah J. Cook, and Gordon Guyatt

この章の内容

臨床シナリオ

小児科医のあなたは明日，妊娠 26 週で生まれた乳児を，出生後 4 カ月目の最初の外来診療で診察する予定である．あなたは，家族をよく知っており，妊娠 35 週で生まれ現在 3 歳になる健康な女の子である彼らの年長の子どもを世話している．この乳児は，新生児集中治療室に長期間滞在していたが，生後 3 週間は呼吸補助の必要性は比較的少なかった．新生児科医によれば，乳児は非常に元気で，早産児でしばしば起こる合併症のいずれも経験していない．彼はまた，家族に対して，「赤ちゃんは，早産で生まれたことに関連する長期的な神経認知的および運動合併症のリスクがある．この早産で生まれた一部の新生児は正常な生活を送っているが，多くは軽度の障害を抱えているものの，中等度から重度の障害に発展する可能性は非常に低い」と警告している．あなたの小児科診療現場には妊娠 27 週未満で生まれた 5 人の子どもがおり，全員が大きな神経発達上の問題を抱えている．専門的な経験に基づくと，あなたはこの新生児科医が家族に過度に楽観的な見通しを提示したのではないか疑問に思う．あなたは自分で**エビデンス evidence** を調べることにした．

エビデンスを探す

あなたは診療所の無料インターネット接続を使用して，PubMed 経由で National Library of Medicine のウェブサイトで MEDLINE にアクセスする．関心のある集団について適切な検索語を見つけるために，まず，Medical Subject Headings に「未熟児（premature）」と入力すると，妊娠 28 週前に生まれた人間の乳児として定義された“Infant, Extremely Premature”という用語があることがわかる．それを選択し，Clinical Queries の関連リンクをクリックする．臨床研究カテゴリで，検索フィルタで「予後（prognosis）」を選択し，範囲（scope）を「Narrow」に制限する．すると，31 件の臨床研究と 5 件の潜在的なレビューが取得される．最初に**システマティックレビュー systematic review** を探すが，複数の超未熟児**コホート cohort** のアウトカムを評価するのに適切なものは見つからない．しかし，検索結果の 2 つ目の**1 次研究 primary study** は有望であると思われ，それは「Neurodevelopmental Outcome in Extremely Preterm Infants at 2.5 Years After Active Perinatal Care in Sweden」[1]というタイトルの論文である．この研究は，2004 年から 2007 年の間にスウェーデンで妊娠 27 週間前に生まれた超未熟児の**連続サンプル consecutive sample** の前向きコホートについて認知，言語および運動発達を報告している[1]．

なぜ，そしてどのように予後を測定するのか

臨床医は，大きく分けて 3 通りの方法で患者を助ける．すなわち，医療および健康関連の問題の診断または除外，**害 harm** を上回る長所のある治療を提供し，今後どうなりそうかを示す．臨床医は，第 2，第 3 の目標を達成するためには**予後 prognosis** の研究（疾患によってもたらされると考えられる**アウトカム outcome** や，それらのアウトカムがどのような確率で発生すると予期されるのかを調べる研究）を必要とする．

予後を把握しておくことで，臨床医は正しい治療決断を下すことができる．患者が介入なしで改善する可能性が高い場合，臨床医は特に高額，あるいは有毒な可能性のある治療を推奨すべきではない．患者の有害アウトカムの**リスク risk** が低い場合は，有益な治療ですら行う価値がないかもしれない．その一方で，一部の患者は臨床医がどんな治療を行った場合でも不良なアウトカムを経験することになる．どのような治療を考える場合でも，予後を理解し，予期される今後の経過を提示することで，臨床医は安心感と希望を与えるだけでなく，長期的障害や死亡に向けた心の準備を促すことができる．

患者の予後を推定するためには，われわれは似た臨床症状のある患者集団におけるアウトカムを評価する．次に，年齢のような人口統計的変数や，**併存症 comorbidity** によって定義されるサブグループに注目することで予後を明らかにし，当該患者がどのサブグループに属するかを判断する．どの患者が経過良好または不良となるかに影響を与える変数や因子を**予後因子 prognostic factor** とよぶ．

この章では，臨床医が患者の相談を行う上で役立つと考えられ，予後に関する信頼できる情報を含む可能性のある論文の使用方法に注目する（欄 20-1）．

欄 20-1

予後に関する論文のユーザーズガイド

バイアスのリスクはどれほど深刻か
- 研究の患者サンプルは代表的だったか
- 患者らは予後が類似している群に分類されたか
- 研究の追跡は十分に完了しているか
- 研究のアウトカム基準は客観的かつバイアスがないか

結果は何か
- 時間とともにアウトカムはどれくらい起こりやすいか
- 尤度の推定値はどれくらい精確か

結果を患者の治療にどのように適用できるか
- 研究対象患者とその治療は自身が診察している患者と似ていたか
- 追跡に十分長期間だったか
- 自身が診察する患者の治療のために研究結果を使用できるか

バイアスのリスクはどれほど深刻か

研究の患者サンプルは代表的だったか

バイアス bias とは真実からの系統的差異をいう．研究対象となっている患者群の有害アウトカムの可能性が系統的に過大評価または過小評価される場合，その予後研究にはバイアスがある．研究のサンプルが関心のある集団とは系統的に異なり，そのために患者の予後が関心ある集団よりも良好または不良となるという理由からサンプルにバイアスがあると考えられる場合，そのサンプルは代表的でない（unrepresentative）という．

どうすれば，代表的でないサンプルを見分けることができるのか．まず，研究に組み込まれる前に患者がなんらかのふるいにかけられたかどうか判断しよう．ふるいにかけられているのだとすれば，その結果として抽出されたサンプルは，根底にある関心のある集団とは系統的に異なる可能性が高い．そのようなふるい分けの 1 つとして，患者をプライマリケア施設から 3 次医療施設へと導く一連の紹介過程である．3 次医療施設は，まれで珍しい疾患や重篤な疾患を持つ患者を治療することが多い．3 次医療施設の患者のアウトカムを記述した研究は，地域社会で一般的に見受けられる疾患を有する患者には適用できないかもしれない(**紹介バイアス referral bias** としても知られる)．一例として，C 型肝炎ウイルス（HCV）の感染によって引き起こされる慢性肝炎は，長年にわたり肝線維症，肝硬変さらには肝細胞がんに至る可能性がある．研究者らは，肝生検で診断された肝硬変への進行率は，患者の募集方法によって大きく異なることがあることを発見した[2]．同じ人口学的地域または医療施設から由来する一群の患者において，患者の募集が集団ベースの輸血後 HCV 調査レジストリか，総合病院への紹介か，または第 3 次紹介センターかによって，初回肝生検からの平均推定 20 年後の肝硬変進行率には，それぞれ 6%，12%，23%とばらつきがあった[2]．第 3 次紹介コホートは，他の患者群よりも高率で肝硬変を発症しやすくする他の**危険因子 risk factor** を有する可能性がある．

患者らは予後が類似している群に分類されたか

群全体のアウトカムを各参加者に適用できるほど，研究参加者群全体の各メンバーが類似している場合，予後研究は最も役立つ．これは，患者らが病気の経過で明確に定義された同じ時期にある場合にのみ真実となりうる．臨床経過におけるポイントは早期である必要はないが，一貫している必要はある．たとえば，脊髄損傷患者の予後を評価する研究では，急性傷害直後の院内死亡，リハビリセンターへの初期移行後の患者アウトカム，または退院してから自宅での独立した対処に関する患者群の能力に焦点をあてることができる．

患者が同じ病期にあることを確認した後，あなたは患者のアウトカムに影響するかもしれない他の要因を考慮しなければならない．年齢や重症度などの要因が予後に影響する場合，若年者と高齢者，軽症患者と重症患者に対して同じ予後を提示すれば，それはいずれのサブグループにとっても誤りである．たとえば，外傷性脳損傷 8,509 人の患者アウトカムを評価した研究[3]では，患者の四分位範囲（24 歳）に等しい年齢の増加ごとに，障害後 6 カ月の不良アウトカム（死亡または重症もしくは中等度の障害）のリスクが約 2 倍であった．両側または片側の瞳孔反応がなく，Glasgow Coma Scale の運動活動サブカテゴリで無反応または伸展反応がない，より重症の初期神経学的症状を有する患者も，不良アウトカムをもたらすリスクが著しく高かった．6 カ月時点で不良アウトカムを示す患者のパーセンテージは，初診時に両側瞳孔が反応，片側瞳孔のみ反応，または瞳孔がともに反応しなかった患者では，それぞれ 35%から 59%に増加して 77%であった．瞳孔反応のある 20 歳男性の家族に対して，研究群全体にわたる全体的な中間的予後（予後不良アウトカムの可能性が

48%）を提供することは，非常に誤った情報が伝えられることになる．

研究者らは，すべての重要な予後因子を考慮するばかりでなく，それらの予後因子の相互関係についても考慮しなければならない．もし年齢ではなく重症度が真にアウトカムを決定し，重症度の高い患者が高齢の傾向がある場合，年齢と疾患の重症度を同時に検討していない研究者らは，年齢が重要な予後因子であるという誤った結論を下してしまうかもしれない．たとえば，フラミンガム研究では，研究者らは脳卒中の危険因子を調査した[4]．心房細動とリウマチ性心疾患を持つ患者における脳卒中の発生率は，1,000 人年につき 41 人で，これは，心房細動は持つがリウマチ性心疾患を持たない患者における発生率と似ていた．しかし，リウマチ性心疾患を持つ患者はそうでない患者よりもはるかに若年であった．この場合，リウマチ性心疾患の影響を適切に把握するためには，リウマチ性心疾患を持つ若年者とそうでない若年者における脳卒中の相対リスクと，リウマチ性心疾患を持つ高齢者とそうでない高齢者における脳卒中の相対リスクを個別に検討しなければならない．このような個別の検討のことを，**調整解析 adjusted analysis** という．年齢で調整を行った場合，リウマチ性心疾患と心房細動を持つ患者では，心房細動は持つがリウマチ性心疾患を持たない患者と比べ，脳卒中の発生率が 6 倍高いことがわかった．

多くの変数が予後に大きな影響を与える場合，研究者らは，最も強力な予測因子を決定するために，**回帰分析 regression analysis** のような統計的手法を使用すべきである．このような解析は，すべての重要な予後因子をすべて同時に考慮する上で臨床医の手引きとなる**臨床決断規則 clinical decision rule** へと導くかもしれない（第 19.4 章「臨床予測規則」を参照）．

どうすれば，群間でそれらのリスクについて十分に似ていると決断できるか．自身の臨床経験や研究対象となっている疾患の生物学的な理解に基づき，研究者らが見過ごした要因で，非常に異なる予後を有するサブグループを定義する要因を考えつくことができるか．その疑問への答えが yes の場合，バイアスのリスクが高いだろう．

研究の追跡は十分に完了しているか

数多くの患者の経過がわからなくなった場合，予後研究のバイアスのリスクが高くなる．それは，追跡された患者がそうでない患者よりも系統的に高い，または低いリスクを抱えているかもしれないからである．**追跡 follow-up** に協力しない患者の数が増えるほど，バイアスのリスクも高まる．

追跡からの脱落 lost to follow-up が何人であれば多すぎるとみなされるのか．答えは脱落した患者の割合と関心のある有害アウトカムを有する患者の割合との関係に依存し，有害事象を有する患者の数に比べて，予後不明の患者の数が大きくなるほど，バイアスのリスクが大きくなる．たとえば，ある研究において，特にハイリスク群（糖尿病を持つ高齢患者のような）の 30%が長期追跡中に有害アウトカム（心血管死のような）を経験したとしよう．患者の 10%が追跡から脱落していた場合，死亡した患者の真の割合は最低で約 27%，最高で 37%となるだろう．この範囲であれば，臨床上の意義が明らかに変化することはなく，追跡からの逸脱が研究のバイアスのリスクを高めることはないだろう．しかし，これよりもはるかに低リスクの患者サンプル（たとえば，それ以外の点では健康な中高年患者）の場合，観測されるイベント発生率は 1%程度かもしれない．この場合，追跡から脱落した10%の患者全員が死亡したと想定した場合，11%のイベント発生率の持つ意義は大きく異なってくるかもしれない．

追跡ができなくなった患者が追跡しやすい患者とは異なる点を持つ場合，追跡からの大きな脱落がバイアスのリスクはより深刻なものとなる．たとえば，ある研究では，研究者らは，神経症の患者186人中180人の追跡を行った[5]．追跡できた180人の患者のうち，60%が容易に追跡された．これらの患者における死亡率は3%であった．180人のうちの40%は追跡が困難であった．これらの患者における死亡率は27%であった．

研究のアウトカム基準は客観的かつバイアスがないか

アウトカムイベントには，客観的かつ容易に測定可能なもの（たとえば，死亡），ある程度の判断を必要とするもの（たとえば，心筋梗塞），測定に相当の判断と労力を必要とするもの（たとえば，障害，生活の質）がある．研究者らは，研究の**標的アウトカム target outcome**を明記し，可能なかぎり，客観的測定に基づいた基準を用いるべきである．

遷延性の無意識状態における脳損傷を持つ小児の研究は，アウトカム測定に関わる問題の良い例である[6]．研究の評価者らは，小児の家族メンバーが小児との交流を根拠がない楽観的に解釈する頻度が高いことに気付いた．そのため，研究者らは，影響を受けた小児の社会的反応の発達に関する家族メンバーの報告書を調査要員が確認することを要求した．

ユーザーズガイドの適用

冒頭の臨床シナリオに戻って，超未熟児のアウトカムを評価した研究者らは[1]，積極的な周産期治療が利用可能であるセッティングで，スウェーデンにおいて妊娠27週未満で生まれたすべての乳児のアウトカムを記録した．これには，診療への簡単で自由なアクセス，分娩時の生命維持装置提供のための低閾値，および超未熟児の第3次治療センターへの移転が含まれていた．これは集団ベースのサンプルであるため，代表的であり紹介バイアスのない可能性がある．乳児は，強い予後因子であることが知られている出生時の妊娠期間に基づいて予後判定グループに分類された．生きて生まれた超未熟児707人のうち，497人（70%）が1歳の時点でまだ生存していた．これらの乳児の456人（92%）において，2.5歳時に神経発達アウトカムが評価された．追跡からの脱落について最も一般的な死亡ではない理由は，出生時に割りあてられた身元番号の誤りであった．訓練を受けた心理学者は，Bayley Scales of Infant and Toddler Development（Bayley-Ⅲ）を使って，認知，言語，および運動発達を評価した．Bayley-Ⅲはスウェーデンで標準化されていなかったため，研究者らはスウェーデン出生登録簿からランダムに選択しマッチングした**対照群 control group**を含めた．視覚障害および聴力障害および脳性麻痺の発症は，それぞれ小児眼科医と小児神経学医によって評価された．追跡評価は臨床診療の一環として実施されたため，アウトカム評価者は，患者が超未熟児として生まれたという事実は盲検化されなかった．出生状況を把握できていることは将来の臨床アウトカムの評価にバイアスをかける可能性があるが，多くの評価は標準化された客観的基準を使用していることにあなたは安心した．

結果は何か

時間とともにアウトカムはどれくらい起こりやすいか

予後またはリスクの研究の結果は，しばしば特定の期間が経過した後（たとえば，28日，3カ月，12カ月，5年）の特定のアウトカム（たとえば，死亡，歩行不能，透析依存）を有する患者の割合またはパーセンテージとして報告される．これらの結果を描写するより有益な方法が，**生存曲線 survival curve**（またはその逆に，経時的にこれらのイベントが発生しない確率）である（第9章「治療はリスクを減らすか，結果を理解する」を参照）．イベントはyes/no形式で示され（たとえば，死亡，脳卒中，がん再発），研究者らは，これらが発生した時期を把握していなければならない．図20-1は，2つの生存曲線を示しており，1つは心筋梗塞後の生存率[7]，もう一方は人工股関節置換術後の再置換手術の必要性[8]を示す．心筋梗塞後の死亡の確率はイベント発生直後で最も高い（初めは急勾配の下降曲線を示し，その後横ばいになっている）のに対し，かなりの期間が経過するまで，人工股関節の再置換術を必要とする患者は現れない（対照的に，この曲線は最初が横ばいで，その後，急勾配になっている）．

尤度の推定値はどれくらい精確か

研究が提示する予後の推定が精確であるほど，われわれにとって有用なものとなる．通常，著者

図20-1

生存曲線

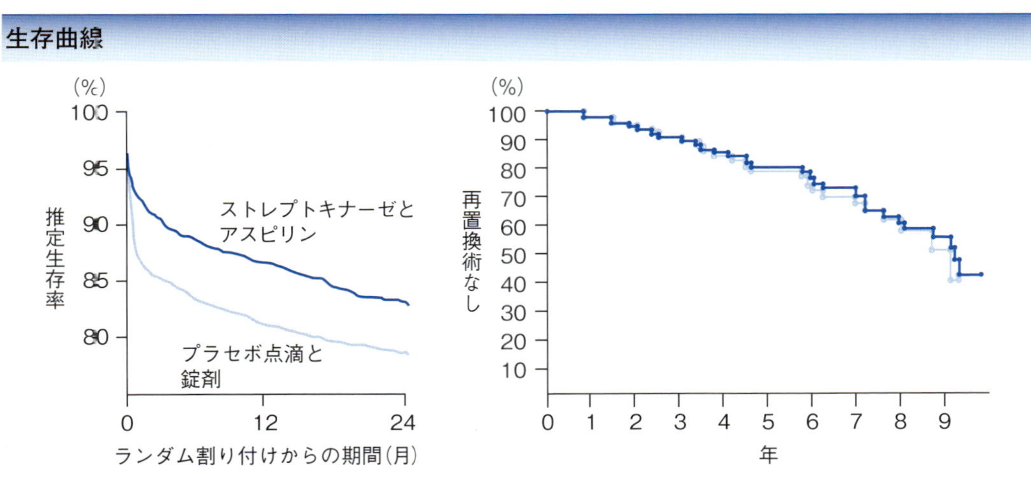

左: 心筋梗塞後の生存率．右: 人工股関節置換術の結果〔初めての人工股関節置換術を受けた後，新たな手術（再置換術）を必要とせずして生存した患者の割合〕．

ISIS2 Collaborative Group. Lancet. 1988; 2（8607）: 349-360[7]より転載，著作権 © 1988 Elsevier（左）．Journal of Bone and Joint Surgery の許可を得て Dorey F, et al. J Bone Joint Surg Am. 1989; 71(4): 544-548[8]より転載（右）．

らは有害アウトカムのリスクを，関連する95%**信頼区間 confidence interval**（CI）とともに報告する．研究にバイアスがなければ，95%CIは，真のリスクがその範囲にありそうだろうという，リスク範囲を定義する（第10章「信頼区間: 単一研究またはメタアナリシスは十分大きいか」を参照）．たとえば，認知症患者の予後の研究では，初診後5年の推定生存率である49%を取りまく95%CI（すなわち，39%～58%）を提示している[9]．ほとんどの生存曲線では，追跡期間の前の方が，後ろの方よりも多くの患者の結果を含む（追跡からの脱落や，患者が同時期に研究に組み込まれないことによる）．つまり，生存曲線は早期の段階でより精確であり，曲線の左側部分の狭い信頼区間からも伺える．

評価された患者数およびイベント数が，結果に対するわれわれの確信性に影響を及ぼす．表20-1は，極端な結果（すべての患者がアウトカムを持つか，またはすべての患者がアウトカムを持たないか）の場合，含まれる患者の数が約40～50人になるまで信頼限界がかなり広がっており，数が数百に達するまで狭くはない[10]．分子が0または1で，サンプル中に少なくとも30人の患者がある場合，「3のルール（the rule of 3s）」とよばれる単純な方程式を適用することができ，100×3を患者数で割った値で95%CI上限を推定できる[11]．

ユーザーズガイドの適用

2.5歳まで生存し，神経発達を評価できた456人の小児のうち，42%が健常者，31%が軽度の障害者，27%が中等度または重度の障害者と分類された[1]．しかし，軽度または障害なしの小児の割合は，22週間で40%から26週間で83%に増加した．男児は中程度から重度の障害のリスク（31%）が女児（23%）より高かった．図20-2は，出生時の妊娠期間にしたがって対照群と比較した2.5歳の修正年齢におけるBayley-

表20-1

極端な結果に対する95%信頼限界[a]

分母が以下の場合	%が0%の場合，真の%は以下のように高くなりうる	%が100%の場合，実際の%は以下のように低くなりうる
1	95%	5%
2	78%	22%
3	63%	37%
4	53%	46%
5	45%	55%
10	26%	74%
25	11%	89%
50	6%	94%
100	3%	97%
150	2%	98%
300	1%	99%

a: Sackett DL, et al. Clinical Epidemiology: A Basic Science for Clinical Medicine. 2nd ed. Toronto, Ontario: Little Brown & Company; 1991.[10]より転載.

図 20-2

妊娠期間別の超未熟児に関する修正年齢 2.5 歳における Bayley scales of Infant and Toddler development による認知，言語，運動の平均複合スコア（対照群と比較）

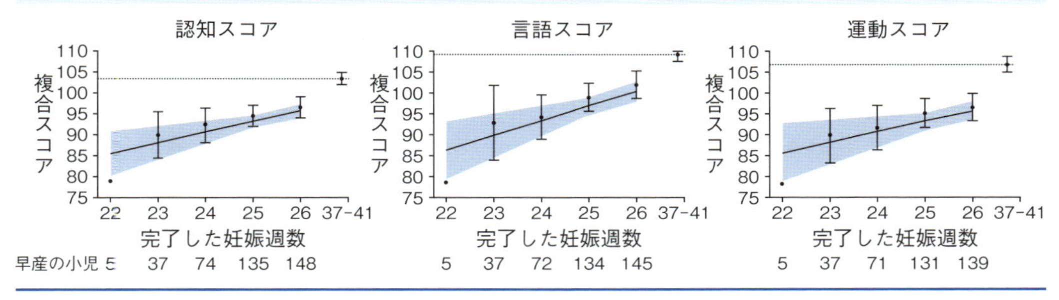

水平線は対照群の平均を示し，垂直バーは平均値の 99%信頼区間（CI）を示す．

早産群における小児のそれぞれのスコアに対する 99%CI を有する回帰直線は，完了週の妊娠期間を示す GA を含む以下の式に基づく．認知スコア＝83.12＋(GA−21)×2.517，P<0.001; 言語スコア＝82.78＋(GA−21)×3.551，P<0.001; 運動スコア＝83.24＋(GA−21)×2.523，P=0.001.

Serenius F, et al. JAMA. 2013; 309(17): 1810-1820[1]より再掲.

Ⅲの認知，言語および運動の平均複合スコアを示す．図 20-2 に示すように，妊娠 26 週で生まれた乳児の 99%信頼限界は，そのグループの患者数が最大（n=148）であることが一部の理由で，妊娠 23 週で生まれた乳児群（n=37）の非常に広い CI に比べて，非常に幅が狭い．

結果を患者の治療にどのように適用できるか

研究対象患者とその治療は自身が診察している患者と似ていたか

研究対象患者を明瞭に，なおかつ自身の患者と比較できるくらいに十分に詳しく，著者らは記載すべきである．予後研究において見過ごされがちで，アウトカムに大きな影響を与えるかもしれない 1 つの要因が，治療である．治療戦略は，施設間で著しく異なることが多く，新しい治療法が利用可能になったり，古い治療法が人気を回復したりするにつれ，経時的に変化する．事実，超未熟児のコホートを研究している研究者らは，スウェーデンの医療地域における 1 年間の死亡率の大きな違いが周産期診療のばらつきによることを後に報告した[12].

追跡は十分長期間だったか

病気はしばしば，アウトカムイベントが発現するよりもかなり前から存在するため，研究者らは関心のあるアウトカムの検出には長期間にわたって患者を追跡しなければならない．たとえば，早期乳がんの女性の一部における再発は，最初の診断と治療から何年も経過してから起こることがある[13]．予後研究は，欄 20-1 に示されるバイアスのリスクの基準を満たしていれば，短期間のアウトカムについてはバイアスのない評価を提供するかもしれないが，患者が長期間の予後に興味がある場合はほとんど有用性がないだろう．

自身が診察する患者の治療のために研究結果を使用できるか

予後データはしばしば，治療に関する賢明な判断を下すための基盤と提供する．予後の結果が適切な治療の選択には役立たないとしても，不安を抱えた患者や親戚の相談には役立つことがある．無症候性の裂孔ヘルニアや無症候性の大腸憩室炎のような状態は，全体的予後がきわめて良好であることから，無病（nondisease）とよばれてきた[14]．一方，一様に予後不良を示す結果が提示された場合，それは臨床医にとって患者や家族と話し合いを行う 1 つのきっかけとなり，末期医療についての相談へとつながっていく．

臨床シナリオの解決

超未熟児の研究で説明されている積極的な周産期および追跡治療は，あなたの患者が受けた優れた出生前治療や新生児集中治療と類似しているようである．同じレベルの集中的な追跡治療が提供されていると仮定すると，その研究はあなたの治療下にある小児について予後の良い推定値を提供する可能性が高いと結論づける．小児科医と親としては，学習問題が時にはそれらを明らかにする小学校入学まで，多くの認知問題が検出されないことがわかる．そのコホートが 6 歳まで追跡されていれば理想的であったが，さらに多くの患者が追跡から脱落する可能性が高いことに気づく．あなたを悩ませた 1 つの問題は，多くの小児が 2.5 歳に達する前に死亡したことである．さらなる調査により，妊娠 25～26 週間で生まれた児の約 84%が 2.5 歳まで生存していたことに安心できる．ほとんどの死亡例は，22～23 週間の妊娠期間に生まれた児（約 38%が 2.5 歳まで生存）に発生した．あなたは新生児科医に同意できると結論づける．この時点で，この女児は，中等度から重度の障害を有する重要な可能性，軽度の障害を有する実質的な可能性，および神経認知障害を伴わずに正常に発達する一部の可能性さえ有している．

参考文献

1. Serenius F, Källén K, Blennow M, et al; EXPRESS Group. Neurodevelopmental outcome in extremely preterm infants at 2.5 years after active perinatal care in Sweden. JAMA. 2013; 309(17): 1810-1820.
2. Sweeting MJ, De Angelis D, Neal KR, et al; Trent HCV Study Group; HCV National Register Steering Group. Estimated progression rates in three United Kingdom hepatitis C cohorts differed according to method of recruitment. J Clin Epidemiol. 2006; 59(2): 144-152.
3. Steyerberg EW, Mushkudiani N, Perel P, et al. Predicting outcome after traumatic brain injury: development and international validation of prognostic scores based on admission characteristics. PLoS Med. 2008; 5(8): e165, discussion e165.
4. Wolf PA, Dawber TR, Thomas HE Jr, et al. Epidemiologic assessment of chronic atrial fibrillation and risk of stroke: the Framingham study. Neurology. 1978; 28(10): 973-977.
5. Sims AC. Importance of a high tracing-rate in long-term medical follow-up studies. Lancet. 1973; 2(7826): 433-435.
6. Kriel RL, Krach LE, Jones-Saete C. Outcome of children with prolonged unconsciousness and vegetative states. Pediatr Neurol. 1993; 9(5): 362-368.

7. ISIS-2 (Second International Study of Infarct Survival) Collaborative Group. Randomised trial of intravenous streptokinase, oral aspirin, both, or neither among 17,187 cases of suspected acute myocardial infarction: ISIS-2. ISIS-2 (Second International Study of Infarct Survival) Collaborative Group. Lancet. 1988; 2(8607): 349-360.
8. Dorey F, Amstutz HC. The validity of survivorship analysis in total joint arthroplasty. J Bone Joint Surg Am. 1989; 71(4): 544-548.
9. Walsh JS, Welch HG, Larson EB. Survival of outpatients with Alzheimer-type dementia. Ann Intern Med. 1990; 113(6): 429-434.
10. Sackett DL, Haynes RB, Guyatt GH, et al. Clinical Epidemiology: A Basic Science for Clinical Medicine. 2nd ed. Toronto, Ontario: Little Brown & Company; 1991.
11. Hanley JA, Lippman-Hand A. If nothing goes wrong, is everything all right? interpreting zero numerators. JAMA. 1983; 249(13): 1743-1745.
12. Serenius F, Sjörs G, Blennow M, et al; EXPRESS study group. EXPRESS study shows significant regional differences in 1-year outcome of extremely preterm infants in Sweden. Acta Paediatr. 2014; 103(1): 27-37.
13. Early Breast Cancer Trialists' Collaborative Group. Systemic treatment of early breast cancer by hormonal, cytotoxic, or immune therapy. 133 randomised trials involving 31,000 recurrences and 24,000 deaths among 75,000 women. Lancet. 1992; 339(8784): 1-15.
14. Meador CK. The art and science of nondisease. N Engl J Med. 1965; 272: 92-95.

第 21.1 章

上級編: 予後
遺伝子関連に関する論文の使い方

Advanced Topics in Prognosis
How to Use an Article About Genetic Association

Elizabeth G. Holliday, John P. A. Ioannidis, Ammarin Thakkinstian,
Mark McEvoy, Rodney J. Scott, Cosetta Minelli, John Thompson,
Claire Infante-Rivard, Gordon Guyatt, and John Attia

この章の内容

遺伝子型の出現比率はハーディー・ワインベルグ平衡にあるか

研究者は複数の比較対照について補正を行っているか

結果は，他の研究のものと一致しているか

研究の結果はなにか

関連の大きさと精確さはどの程度か

結果を患者の治療にどのように適用できるか

遺伝的関連により，容易に測定可能な臨床的変数を上回る予測力が得られるのか

絶対的遺伝的効果と相対的遺伝的効果は何か

リスクに関わる対立遺伝子が自身の患者に認められると考えられるか

遺伝子情報を知ることが患者の利益になるか

臨床シナリオの解決

はじめに

この章は，**遺伝子関連研究 genetic association study** を診療の参考とする臨床医のための指針を提供する．この章では，遺伝子関連研究に限定し，**遺伝子連鎖 linkage** 研究のような他の種類のデザインは対象外として，遺伝子関連研究の理解に必要となる遺伝子の主要概念について要約することから始める．次に，単一候補遺伝子解析と**ゲノムワイド関連解析 genome wide association study**（GWAS）における遺伝子関連の概念について説明する．われわれは，概念を立証しこの分野で使用される専門用語の解説を行うための事例として，***APOE* 遺伝子多型 polymorphism** とそのアルツハイマー病との関連を使用する．次に，疾患**表現型 phenotype** の定義や有病（diseased）群と無病（nondiseased）群との間に存在しうる差異を含めて，これらの研究の**妥当性 validity** を判断する上での重要課題について，民族や集団層別化の可能性に着目しながら列挙する．また，ハーディー・ワインベルグ平衡の評価を含め，遺伝子マーカーデータの信頼性を評価する方法について議論する．さらに，多重比較に関連する問題についても議論する．

最後に，診療への結果の適用可能性に関する問題について検討する．遺伝子関連の大きさと精確さの評価について，そして遺伝子関連の把握により，容易に測定可能な臨床的変数を上回る予測力が得られるのかについて，指針を提示する．また，相対的には遺伝的リスク risk が高くても，**絶対リスク absolute risk** は非常に低い場合があることから，絶対効果対相対効果について議論する．さらに，ある特定の遺伝的リスクとしての**対立遺伝子 allele** がある特定の患者に認められる可能性を評価するアプローチについても議論する．最後に，遺伝子情報を知ることが患者の利益（benefit）になると考えられるかを判断するための指針を提供する．遺伝子を変えることはできないため，当該遺伝子情報がその他の医療介入を計画したり行動変化を促したりする上で有用と考えられるかを検討しなければならない．

ヒトゲノム計画（Human Genome Project）により，疾患の遺伝的決定因子への関心は高まった．単一遺伝子が関与する一般的なメンデル遺伝病（たとえば，囊胞性線維症，ハンチントン病）の決定因子は確立されている．最近の研究では，環境，行動，遺伝因子の随伴効果によって生じる慢性疾患を例に，人の罹患や死亡の主な原因への遺伝的性質の関わりについて取り上げている．2007 年以来，研究者らは，GWAS で無数の遺伝子変異（多型）の検定を行うことにより，冠動脈疾患[1-3]，2 型糖尿病[4-6]，脳卒中[7-9]，多発性硬化症[10-12]，乳がん[13,14]，統合失調症[15]，双極性障害[16,17]，関節リウマチ[18,19]，クローン病[16,20]，アルツハイマー病[21-26]のような慢性疾患の遺伝的決定因子を突き止めようとしてきた．出版済みの GWAS は，国立衛生研究所の出版済みゲノムワイド関連解析カタログ（Catalog of Published Genome-Wide Association Studies）に登録されている[27]．このカタログには 2014 年 3 月時点で 1,844 件の出版済み GWAS が登録され，そのうち 40 件はアルツハイマー病に関するものであった．

遺伝子と疾患の関連を調べる研究の基本構成は比較的単純である．従来の疫学的研究において曝露（たとえば，コレステロール）の違いが**健康アウトカム health outcome**（たとえば，心筋梗塞）に関連付けられるように，遺伝子関連研究では，DNA 配列の違い（たとえば，コレステリルエステルトランスフェラーゼ遺伝子における DNA 変異）がアウトカム（たとえば，心筋梗塞）に関連付けられる．

臨床シナリオ

55 歳男性が，アルツハイマー病の発症リスクを懸念して受診する．男性の祖父が 70 代でアルツハイマー病を発症し，父親が 65 歳でアルツハイマー病と診断されている．男性は 20 代からの喫煙者で，電気技師を職業とし，過去 5 年間は降圧薬（サイアザイドとβ遮断薬）を服用している．コレステロール値の検査は受けたことがない．最近男性は遺伝子検査に関する新聞記事を目にし，アルツハイマー病のリスクを調べる遺伝子検査として，特に *APOE* 遺伝子を調べる検査を受けるべきかどうかについて，そしてこの遺伝子がアルツハイマー病の発症リスクにどう関わるのかについて相談しにきた．

エビデンスを探す

遺伝学に詳しい同僚が，参考になるウェブサイトとして HuGE Navigator[28]を紹介してくれ，このウェブサイトにはアルツハイマー病と 1,500 以上の遺伝子の関連に関する 2,600 件を超える出版物があったが，これらを全部調べるのは気が遠くなる作業である．事前評価済みのエビデンス情報源を調べてみたところ，アルツハイマー病の遺伝的性質に関する章がみつかる．対立遺伝子，**一塩基多型 single nucleotide polymorphism**（SNP），遺伝子関連研究などの用語を目にする．あなたは，基本的な遺伝学的知識を洗い直し，遺伝子関連研究の読み方について改めて勉強し直す必要があると認識する．

背景概念

遺伝子設計図

1953 年，James Watson と Francis Crick は DNA のらせん階段（二重らせん）構造を提示した（図 21.1-1）．階段の両側は鎖（strand）とよばれ（らせん状のはしごにも類似），糖（デオキシリボース）とリン酸塩分子が交互に連なった構造を成す．はしごの段はアデニン（A），チミン（T），グアニン（G），シトシン（C）から成る 4 種類の塩基を構成する窒素を含む環状化合物により構成される．はしごの各段はこれらの塩基の対により構成され，アデニンは常にチミンと，そしてシトシンは常にグアニンに結合して環状構造を形成する．したがって，らせん状のはしごの格段は塩基対（base pair）とよばれる．1 つの塩基と，それに関連した糖とリン酸の集合体のことを，ヌクレオチド（nucleotide）という．

らせん階段を形成する長い二本鎖 DNA は，1 つの染色体を構成し，その染色体上にはたくさんの遺伝子が存在し，1 つの遺伝子は一般的に 1 つの蛋白質をコードする一続きの DNA である．精子に

図 21.1-1

DNA の成分と構造

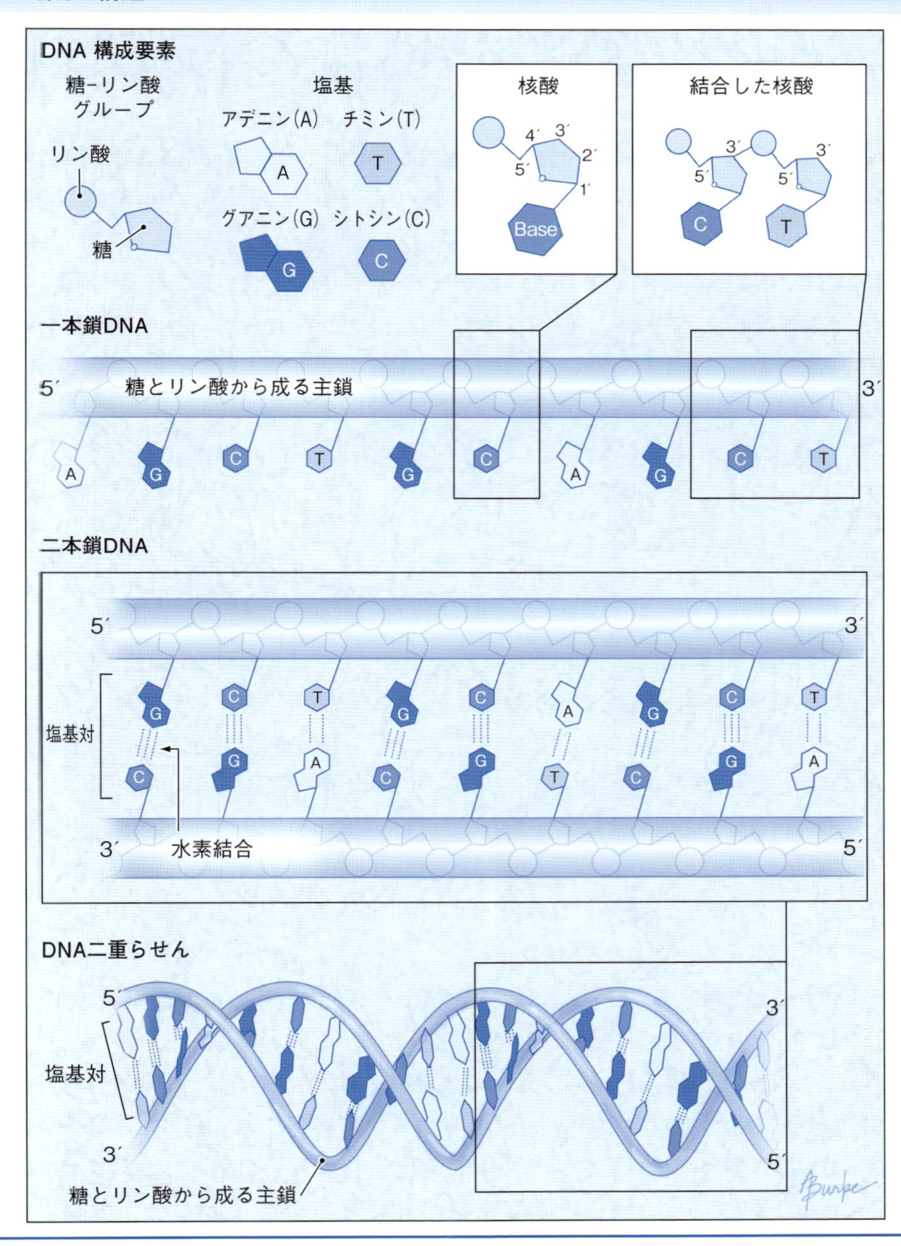

DNA はヌクレオチドは糖（デオキシリボース）ならびに，5' の炭素に結合したリン酸基と 1' の炭素に結合した塩基（アデニン，チミン，グアニン，またはシトシン）により構成される．1 つのヌクレオチドのリン酸基が，その直前のヌクレオチドの 3' の炭素に結合することでヌクレチオドとヌクレチオドが繋がって 1 つの DNA 鎖を形成することから，DNA 鎖は 5' から 3' へ向かう方向性を持つ．互いに逆向きの 2 つの DNA 鎖が合わさって，塩基と塩基の水素結合により結ばれた二重らせんを形成する．アデニンは常にチミンと，そしてグアニンは常にシトシンと結合する．塩基対の配列が，遺伝子情報を形成する．

含まれる23本の染色体と，その対となる卵子に含まれる23本の染色体が受精時に結合して形成される，ヒトのDNA総数のことを**ゲノム genome**とよぶ．したがって人はそれぞれ23対の染色体を持ち，そのうちの1対は，性別を決定する性染色体である．それ以外の22対には1から22の番号が付され，各遺伝子は2つのバージョンを持ち，1つは母性由来の染色体，もう1つは父性由来の染色体に存在する（図21.1-2）．

DNAは，細胞や組織を作り出す蛋白質や，細胞内の生化学的反応を促進する触媒となる酵素を合成するための設計図である．DNAにコードされている情報から，**転写（transcription）**と**翻訳（translation）**という2段階工程経て蛋白質が合成される．

第1段階では，DNAが細胞核内のメッセンジャーRNA（mRNA）に転写される（図21.1-3）．次に，mRNAが細胞核外の細胞質へと移動して，**リボソーム ribosome**として知られる細胞の蛋白質合成装置に到達する．この第2段階において，コードに基づいてアミノ酸を1つずつ結合しながらmRNA分子が蛋白質に翻訳される．これらの転写と翻訳のプロセスにより，遺伝子に含まれる遺伝子情報が蛋白質に変換されたものが，他の遺伝子やそれらの蛋白質，調節分子，および環境曝露と相まって，最終属性としての表現型（たとえば，髪の色，身長，血栓性素因）を決定する．

個人差

ヒトDNAにおける塩基対の全配列を同定するという，ヒトゲノム配列の解読により，異なる個人間において，ゲノム配列の99%以上が完全に同一であることが明らかになった[29]．一方，ヒトゲノムは33億塩基対を持つことから，このような高度な類似性を持ってしてもなお異なる2人の個人間でゲノムには何千万通りもの違いが存在しうることになる[30-32]．集団において低頻度(たとえば，1%未満）でみられる配列の違いはしばしば低頻度変異（low-frequency variant）とよばれるのに対し，より高頻度（たとえば，1%以上）でみられる違いは共通変異（common variant）とよばれる．多型ともよばれるこれらの変異は，いくつかの異なる形態を取る（図21.1-4）．

1. 単一の塩基対の識別における変異を，SNP（「スニップ」と発音する）とよぶ．多型の圧倒的多数がこのタイプのもので，これまでに3,500万種を超えるSNPが登録されている[32]．SNPは検出が比較的容易で，ヒトの遺伝子変異の大多数はSNPによるものであることから，遺伝子と疾患の関連を調べる研究の多くはSNPに着目してきた．SNPの一部は，遺伝子の翻訳領域に存在する（すなわち，蛋白質をコードする部分．そのうち，非同義SNPでは，合成された蛋白質においてアミノ酸配列に変化が生じるが，同義SNPの場合はアミノ酸配列に変化が生じない）．それ以外のSNPは，蛋白質を直接コードはしないが，細胞で作られる蛋白質量を制御するような他の方法によって細胞機能に影響を及ぼす可能性がある染色体領域に存在する．SNPは膨大な数に上るため，その命名は紛らわしいが，「rs」(*r*eference SNPの頭文字）から始まるID番号（たとえば，rs1228756）を用いるのが最も一般的な命名体系である．
2. コピー数の多様性は主に3つのタイプに分類される．第1に，DNA配列の短い領域の挿入（insertion）や欠失（deletion）のことを，挿入多型（insertion polymorphism）または欠

図 21.1-2

男性の核型，染色体の構造およびマッピング，および *APOE* の位置

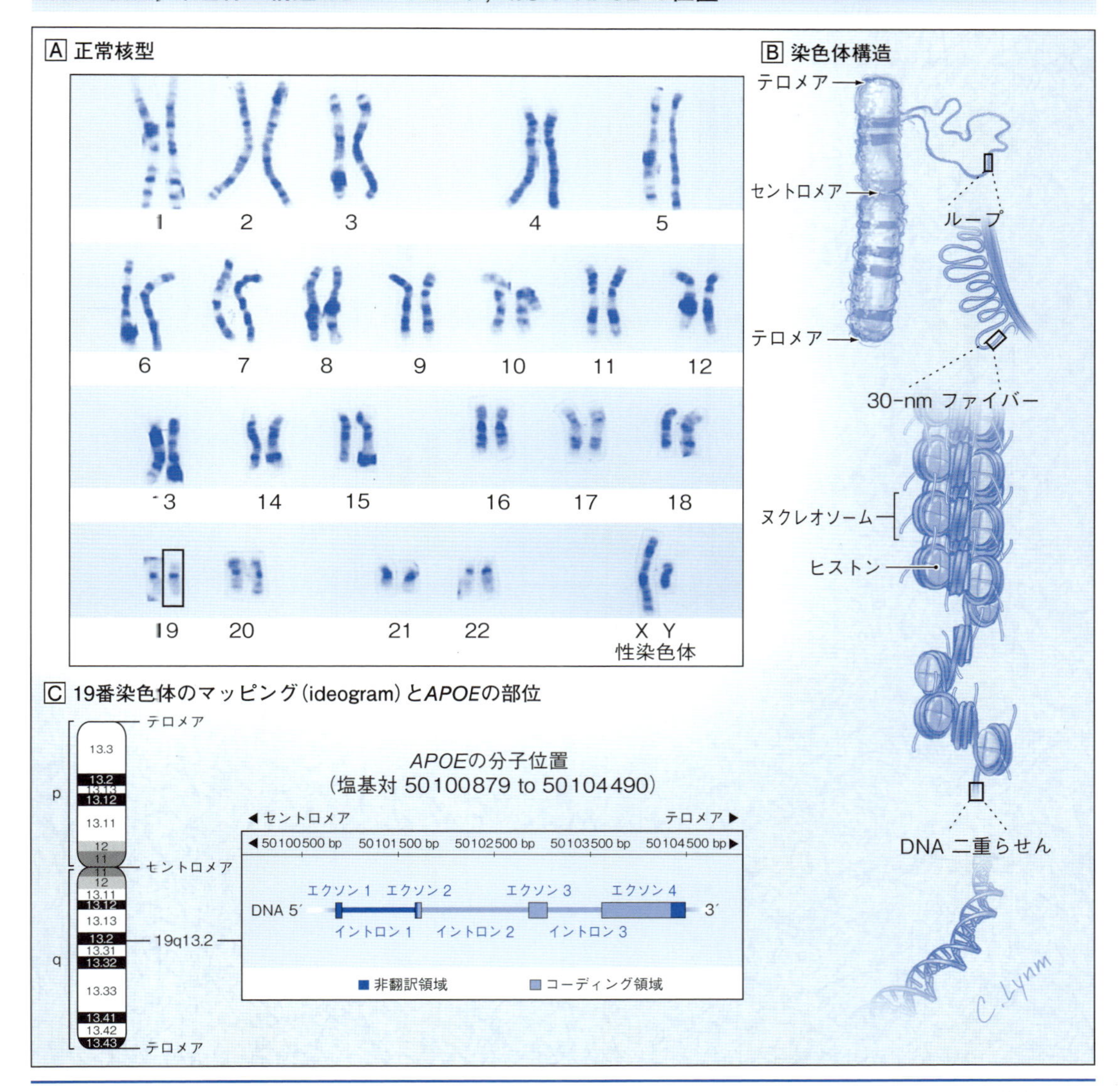

A: 一般的に人は 23 対の染色体を持つ．各対の一方は母性由来，もう一方は父性由来である．核型に表示される染色体は，分裂していない細胞から採取し，ギムザ染色し，大きさ順に並べたものである．B: DNA の二重らせんはヒストンと呼ばれる蛋白質に巻き付き，ヌクレオソームとよばれる小さな構造体を形成する．これらのヌクレオソームが互いに連なり合い，染色体を構成する複数のループを形成する．染色体のほぼ中央に位置する部位をセントロメアといい，染色体の両側にある末端部をテロメアという．C: セントロメアは厳密には染色体の中央にはないため，p（フランス語で「小さい」を意味する petit の頭文字）と呼ばれる短腕と q と呼ばれる長腕に分かれる．*APOE* 遺伝子は 19 番染色体にあり，この染色体は調節機能を担う配列（非翻訳領域）とコード機能を担う配列からなる．メッセンジャー RNA への転写時に除去される遺伝子領域のことをイントロンという．残る領域であるエクソンには，最終的な蛋白質をコードする配列が含まれる．

図 21.1-3

転写と翻訳

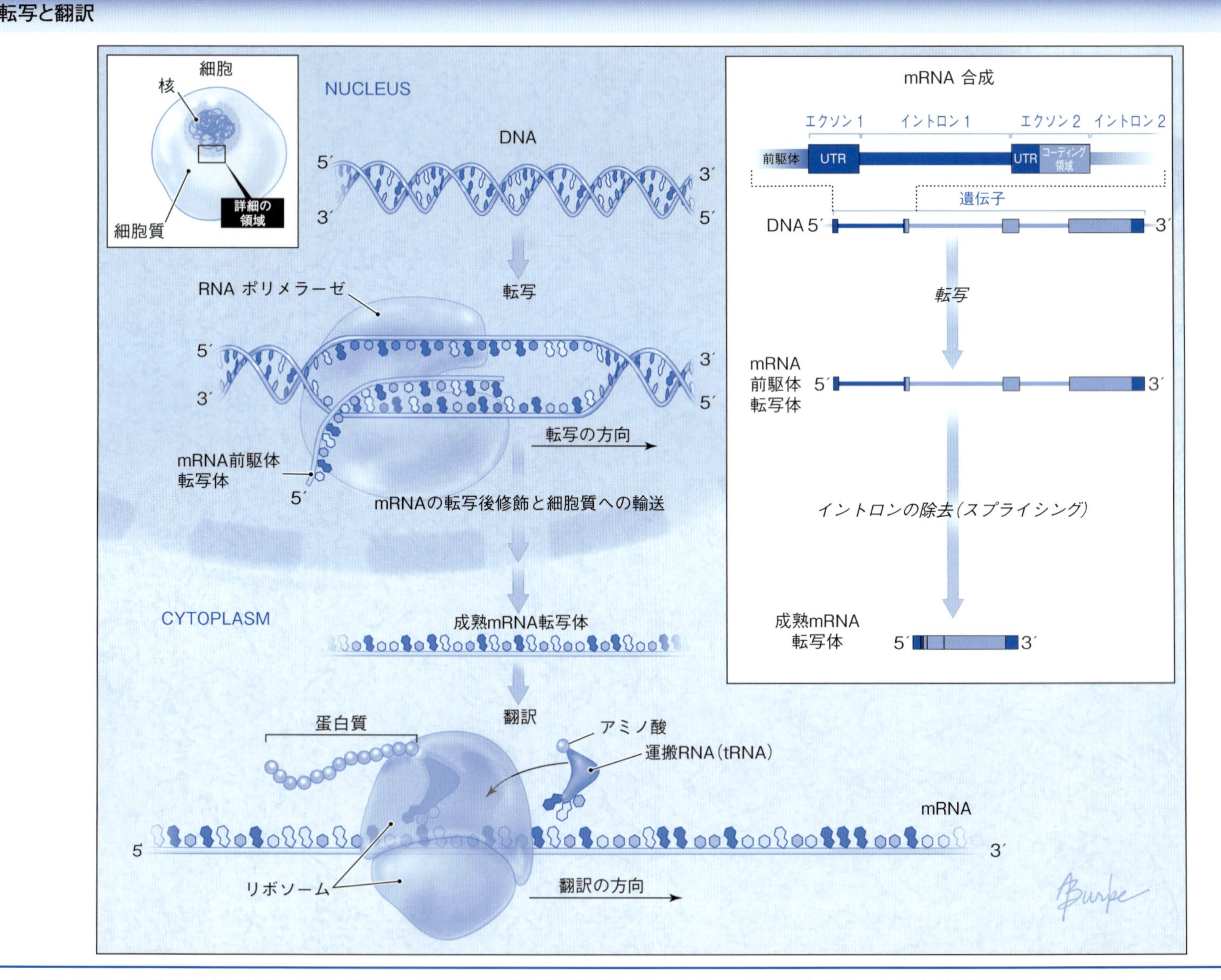

転写時，DNA の二重らせんは分断され，RNA ポリメラーゼが 1 つの DNA 鎖を鋳型としてメッセンジャー RNA を合成する．mRNA 前駆体に存在するイントロンとよばれる領域が除去されることで成熟した mRNA が形成され，細胞質へと輸送される．リボソームは，mRNA の配列をもとに蛋白質を合成する．3 つの塩基の並びがアミノ酸の種類を指定し，そのアミノ酸を

図 21.1-4

共通（野生型）対立遺伝子および 4 種類の遺伝的多型

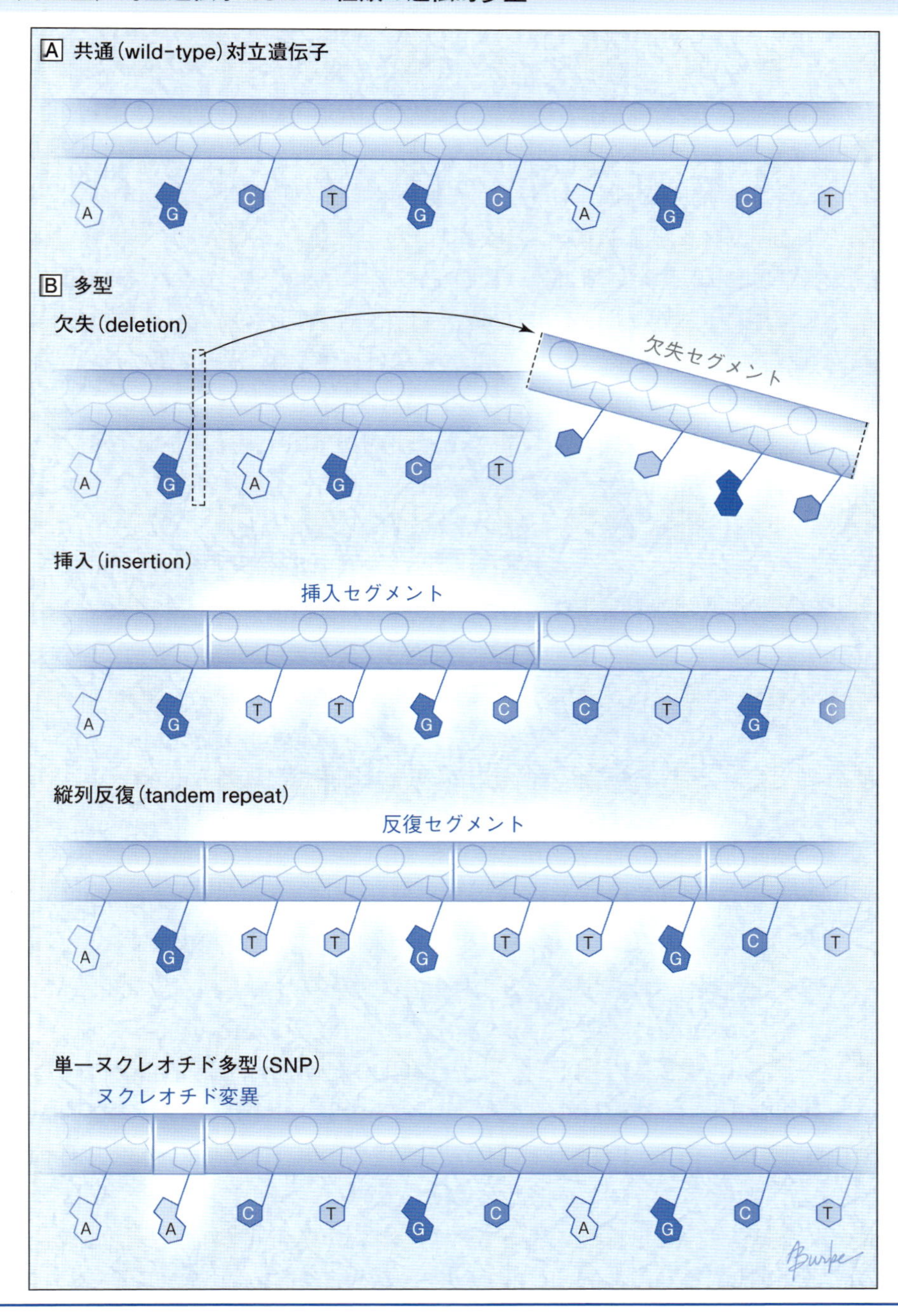

DNA 多型には，欠失（共通対立遺伝子と比較した場合に DNA 配列が欠如していること）と挿入（共通対立遺伝子と比較した場合に DNA 配列が追加されていること）がある．同じ配列が複数回繰り返されるリピートが発生する場合もある．リピート領域の大きさや反復回数によってこれらの変異の名称は変わり，サテライト，マイクロサテライト，ミニサテライト，あるいはコピー数変異とよばれる．塩基対 1 カ所における変異である一塩基多型（SNP）は，ヒトゲノムのなかで最もよくみられるタイプの多型である．

失多型（deletion polymorphism），あるいは InDel とよぶ．今日までに，100 万を超える短い InDel が登録されている[32]．第 2 に，DNA 配列の比較的大きな領域の欠失や重複（duplicaion）は，反復配列における反復回数の相違，すなわちコピー数の変異をもたらす．第 3 に，DNA 配列の短い領域（通常は 2〜5 塩基対）が頭尾結合して複数回（数回〜100 回以上）反復するタイプの変異を，縦列型反復配列（short tandem repeat）という．変異のタイプによって，配列の繰り返し回数が異なる．

3. ゲノム上のある特定の位置における DNA 配列の順序の逆転（inversion）は，数塩基対から 10 万塩基対に及ぶ場合がある．

ある特定の多型が取りうる異なる形態，すなわち異型（variant）のことを，**対立遺伝子 allele** という．たとえば，臨床シナリオにおける *APOE* 遺伝子には，それぞれ *e2*，*e3*，*e4* の 3 つの対立遺伝子がある（e はエプシロンの頭文字．歴史的理由から e1 は存在しない）．この名称から判断すると，この多型は 3 つの異なるタイプの 1 型多型（SNP）の組み合わせであり，いずれも，合成された蛋白質のアミノ酸配列を変化させる非同義（nonsynonymous）SNP である．DNA 鎖上の，ある特定の対立遺伝子が存在する箇所のことを，**遺伝子座 locus** という．遺伝学者らは，集団のなかで最も多くみられる配列の遺伝子のことを，**野生型対立遺伝子 wild-type allele** とよんでいるが，われわれはもう少し控えめな表現を取ってこれらの遺伝子のことを共通対立遺伝子（common allele）とよび，それほど多くは存在しない対立遺伝子のことを**変異型対立遺伝子 variant allele** とよぶことにする．対立遺伝子の違いによって蛋白質の形態に変化が生じてしまう非同義 SNP が SNP 対立遺伝子全体に占める割合はごく限られている〔ほとんどの SNP 対立遺伝子は同義（synonymous）SNP である〕．これらの異なる形態の蛋白質のことを，**アイソフォーム isoform** という．

APOE 遺伝子には 3 つの対立遺伝子があることから，3 種の蛋白質アイソフォームが作り出される．*APOE* 対立遺伝子のうち，*e3* 対立遺伝子は白人集団に最も高頻度（78%）でみられる共通対立遺伝子である．*e2* と *e4* は変異型対立遺伝子である（白人集団における発現頻度はそれぞれ 6%，16%）．生理学的には apoE 蛋白質アイソフォームはコレステロールを輸送する血漿蛋白である．これらの蛋白質は，標的細胞の表面にある apoE 受容体に結合すると，細胞内に取り込まれ，代謝される．3 つの *APOE* 対立遺伝子に対応する 3 つの蛋白質アイソフォームのうち，e2 アイソフォームは，e3 や e4 アイソフォームと比較し，apoE 受容体との結合力，または親和性が劣る．

人は誰もがそれぞれの染色体のコピーを，1 つは母性由来，もう 1 つは父性由来として，2 つ持つことから，*APOE* 遺伝子も，各染色体に 1 つずつあり，合計で 2 つを持つ．2 本の染色体は（*APOE* の場合は 19 番染色体），そのいずれもが *e3* 対立遺伝子を持つ場合（これを *e3*/*e3* と表す），一方が *e3* 対立遺伝子を，他方が *e2* 対立遺伝子を持つ場合（これを *e2*/*e3* と表す），あるいはそれ以外の組み合わせの対立遺伝子（たとえば，*e2*/*e4*，*e3*/*e3*）を持つ場合が考えられる．この略字表記は各個人の遺伝子型を表す．同一の対立遺伝子のコピーを 2 つ持つ個人のことを，**ホモ接合性 homozygous** である，またはホモ接合体（homozygote）であるという（すなわち *e3*/*e3* の組み合わせを持つ個人のことを，*e3* のホモ接合型を持つ，または *e3* のホモ接合体であるという）．2 つの異なる対立遺伝子（例: *e2*/*e3*）を持つ個人のことは，ヘテロ接合体（heterozygote），または**ヘテロ接合性 heterozygous** であるという．

e2/e3 を持つ個人では，e2 蛋白質と e3 蛋白質が作られる．そこで問題となるのが，いずれの蛋白質の機能が優性となるかである．変異型対立遺伝子が**優性 dominant** の場合，2 つの遺伝子うちいずれか 1 つにこの変異型対立遺伝子が存在しさえすれば，その生物学的活性がすべて発揮される．このような場合，他方の染色体上の対立遺伝子は，生物学的には「沈黙状態（silent）」のままとなる．これとは逆に，**劣性 recessive** の対立遺伝子は，両方の遺伝子に存在する（ホモ接合型である）場合にのみ機能に影響する．つまり，それ以外の場合は沈黙状態となる．2 つの異なる対立遺伝子（たとえば，*e2* と *e3*）から作り出された 2 つの異なる蛋白質アイソフォームのいずれも優性ではない場合，その蛋白質機能のモデルのことを，**相加的 additive** モデル，または per-allele モデルという．これらの優性モデル，劣性モデル，および相加モデルのことを，継承モデル（inheritance model）または遺伝モデル（genetic model）という．

結局のところ，*APOE* 対立遺伝子は，相加的に作用することがわかっている．したがって，*e2/e3* の組み合わせを持つ個人の場合，全体としての apoE 機能は，*e2* のホモ接合体の低親和性と *e3* ホモ接合体の高親和性の中間に位置することになる．複雑な疾患の遺伝子関連研究の大多数において，根底にある継承モデルはまだわかっていない．

集団レベルの遺伝子調査

遺伝学では，集団において関心のある対立遺伝子の分布について説明するのが一般的である．医学における連続変数のほとんどに正規分布が認められるのと同じように，ほとんどの対立遺伝子にはハーディー・ワインベルグ平衡（Hardy–Weinberg equilibrium: HWE）とよばれる分布が観察される．このハーディー・ワインベルグ法則は，ある特定の遺伝子座に *A*, *a* の 2 つの対立遺伝子が，それぞれ p，q の頻度で存在する場合，変異の発現後，任意交配を 1 世代経れば，集団における *AA*，*Aa*，および *aa* の組み合わせの遺伝子型頻度はそれぞれ p2，2pq，q2 となり，その後この集団におけるこれらの遺伝子頻度が一定となるというものである．対立遺伝子には *A* と *a* の 2 つしかないと想定すると，p+q=1 である．次に，*AA*，*Aa*，*aa* の 3 通りの遺伝子型が考えられることから，p2+2pq+q2=1 となる．遺伝子関連研究では，対立遺伝子の発現頻度に HWE が認められるかどうかを確認するのが一般的である．

集団において HWE からの逸脱が認められる場合，いくつかの集団効果の影響が考えられる．① HWE は任意交配に依存することから，近親交配（すなわち，近親者との結婚）は平衡からの逸脱を生じさせる．②遺伝的浮動とは，ある集団が孤立し，交配の機会が限定されるプロセスのことをいう（強制的近親交配）．③移住もまた HWE からの逸脱を生じさせる．④新たな突然変異の発生は HWE を乱すが，十分に大きな集団であれば通常は 1 世代で平衡に達する〔HWE における「平衡（equilibrium）」〕．⑤選択もまた HWE からの逸脱を生じさせる（たとえば，ある特定の対立遺伝子が選択的に排除されることによる胎児死亡）．

遺伝子型判定（タイピング）の質（たとえば，臨床検査ミス）や集団層別化における問題を含めて，HWE からの逸脱は，遺伝子関連研究の結果に**バイアス bias** が生じるような遺伝学的研究における方法論的問題を示唆する場合がある．集団層別化の具体的な意味についてはこの章の後半で説明する．

候補遺伝子アプローチ対ゲノムワイドアプローチ

遺伝子関連研究を実施する研究者らは，既知もしくは想定される生物学的仕組みや過去の研究結果に基づく調査のために遺伝子を標的にすることがある．このアプローチを候補遺伝子関連といい，**候補遺伝子研究 candidate gene study** のなかで評価される．

これとは別に，ゲノム全体を網羅して疾患との関連を調べるアプローチもあり，これによって遺伝子関連研究分野は近年大きな変貌を遂げた．このアプローチを取る研究では，考えられる候補遺伝子やそれらの作用機序に関する過去の仮説にとらわれることなく，ゲノム全体を網羅して何十万（最大で何百万）もの SNP を調査する．GWAS と称されるこの種の「不可知論（agnostic）」的アプローチは遺伝子関連の発見を加速化したが，ただしそれらの発見のいくつかについては，最終的には間違ったものであることが明らかになるかもしれない[33-35]．

この章の次のセクションでも説明するように，可能性のある遺伝子を多数調べることには，数多くの見かけ上の関連が発見されるリスクを伴う．そのため，最初に実施された GWAS で一見したところ強いシグナルが認められた SNP については，独立した研究で再現性が調査される．発見が単なる統計的偶然ではないことを明確に示すためにも，再現性研究は最初のデータと共に発表されることが多い[16]．候補遺伝子研究と不可知論的な GWAS の境界が曖昧になる場合があるが，両者の関係は相互排他的なものではない．GWAS は，再現性検証の対象となる新たな候補遺伝子を提案するが，過去の見かけ上の発見の影響をより高い精度で確認および推定するためにも使用される．

仮説検証型や不可知論的アプローチの別を問わず，遺伝子関連研究では通常，有病の人と無病の人の間に血縁関係がない集団ベースの調査が行われるのが一般的である．遺伝学的研究（候補遺伝子研究，またはゲノムワイド研究）は，ある特定の疾患を持つ個人が複数人存在する家族を対象に実施される場合もある．家族研究の方法と解釈は，集団ベースの研究のそれらとは根本的に異なるが[36,37]，本稿では，後者の議論に限定する．

連鎖不均衡

従来の疫学の 1 つの目標である因果関係の解明は，非因果的関連によって阻まれることがある．従来の疫学では，**調整解析 adjusted analysis** や**多変数解析 multivariable analysis** によりこの問題に対処する．たとえば，肥満と脳卒中の見かけ上の関連は，実は肥満によるものではまったくなく，肥満者に喫煙や糖尿病が多いことが原因かもしれない．この問題に対処するために，研究者らは，年齢，性別，喫煙，肥満などの考えられる**交絡変数 confounding variable** について調整を行うことになる（第 6 章「なぜ研究結果が誤解を招くのか: バイアスとランダム誤差」，および第 14 章「害（観察研究）」を参照）．

遺伝子関連研究では，ある SNP とアウトカム（たとえば，疾患の有無）の因果関係を立証することを目標とする場合がある．そのためには，ある特定の SNP の機能を，遺伝子内の近傍する他の複数の SNP から切り離す必要がある．しかし実際にはゲノムの領域は 1 つの単位として継承される傾向があるため（この現象を**連鎖不均衡 linkage disequilibrium** という），これは難しいかもしれない．したがって，ある SNP と疾患の関連がどれほど強いものであっても，それを確定的な因果関係とみなすことはできない．つまり，調査対象となっている SNP と連鎖不均衡の関係にある他の SNP が実際の原因変数である可能性は十分にある．この区別は，根底にある生物学的仕組みを理解することが目的なのだとすれば重要となるが，当該 SNP をリスクマーカーとして使用することのみが目的なのだとすれば，それほど重要なものではない．

DNA 配列に存在する複数の SNP に高い連鎖不均衡，あるいは**相関 correlation** が認められる場合がある．連鎖不均衡にある複数の SNP 対立遺伝子のことを**ハプロタイプ haplotype** といい，このような特定の SNP 対立遺伝子の組み合わせはセットで継承される傾向がある．

仮説例として，共通対立遺伝子頻度が 80%の SNP A と，共通対立遺伝子頻度が 60%の SNP B があるとしよう．SNP A と SNP B の間に連鎖不均衡（相関）がないのだとしたら，SNP A における対立遺伝子 *A* と SNP B における対立遺伝子 *B* は，0.80×0.60＝48%の確率（すなわち偶然）である．特定の染色体にセットで出現することになる．完全な連鎖不均衡にある場合（たとえば，2 つの SNP がきわめて近接し，セットで継承される場合），対立遺伝子 *A* は常に対立遺伝子 *B* とセットで出現するかもしれない．この連鎖不均衡の程度を表す方法はいくつかあるが，r^2（**相関係数 correlation coefficient** の 2 乗）のような指標を使用するのが最も一般的で，0 は 2 つの対立遺伝子がセットで出現するのは偶然以外の何ものでもないこと，1.0 は 2 つの対立遺伝子が常にセットで出現することを意味する．

これらの遺伝学の概念と用語が頭に入っていれば，あなたはもう，遺伝子関連研究のバイアスのリスク，結果，および適用可能性を評価できる．この章の残りの 2 つのセクションではこれらの点について取り上げる．

ユーザーズガイドの適用

あなたは，事前評価済みのエビデンス情報源におけるアルツハイマー病の遺伝的性質に関する章に改めて目を通してみる．引用されていた参考文献の中から，研究サイズ（n=6,852），追跡 follow-up 期間（最長 9 年），サンプルの選択方法（55 歳以上の一般的な地域住民）[38]，および選択されている研究デザイン（**症例対照 case-control** 研究ではなく**コホート cohort** 研究，第 14 章「害（観察研究）」を参照）に基づき，1 件の研究を選択した．著者らは，*APOE e3/e3* の組み合わせを持つ個人と比較した場合に *e3/e4* ヘテロ接合体におけるアルツハイマー病の相対リスク relative risk は 2.2〔95%**信頼区間 confidence interval**（CI）: 1.6～2.9〕，*APOE e4* ホモ接合体においては 7.0（95%CI: 4.1～11.9）と報告している．さらに，80 歳までにアルツハイマー病もしくは血管性認知症を発症する累積絶対リスクは，*APOE e4* ヘテロ接合体の場合で 15～20%，*APOE e4* ホモ接合体の場合で 40～50%であると報告している．

初期報告において関連が過大評価される傾向について

新たな関連について調べる初期の疫学的研究では，関連の大きさが過大評価される傾向がある[39]．候補遺伝子研究や数種類の変異のみを調べる研究では，このような過大評価は一般的に**出版**

バイアス publication bias が原因で生じる．つまり，これまでに報告されたことのない関連を調べる研究が有意な結果を示した場合にのみ出版されるケースである[40]．GWAS では，遺伝的**効果サイズ effect size** の過大評価は，「勝者ののろい（winner's curse）」，すなわち一見画期的な発見ではあるが，それが偶然によるものである場合に生じることが多い[41]．

GWAS の研究者らは，関連を宣言する閾値として厳格な *P* 値を設定することにより，偶然による関連を回避できるのではないかと考えるかもしれないが，残念ながらこれは間違いである．ある集団において，ある特定の遺伝子変異が関心のあるアウトカム（アルツハイマー病のような）と弱い関連を持つ状況を思い描いてみよう．この変異と疾患の関連が一見最も強く見えるのは，単なる偶然によってこの遺伝子変異の発現頻度が疾患症例と疾患のない対照との間で最も大きく異なることが示された個々の研究においてだろう．したがって，「肯定的（positive）」な結果を示す一連の研究は，上方へのバイアスが働いた遺伝的効果推定値を示すため，新たに発見された変異に関わる遺伝子関連を解釈する際には注意が必要である[42]．つまり，関連の大きさを正確に把握する要件としては，関連するすべての研究が出版されること，そしてそれらの研究を同時に検討することがあげられる．

本書の構成

本書の他の章でも使用されている 3 段階プロセスを採用する．①バイアスのリスクはどれほど深刻か．②結果は何か．③これらの結果は自身の患者の治療に役立つか（欄 21.1-1）．

欄 21.1-1

遺伝子関連研究の批判的吟味について

バイアスのリスクはどれほど深刻か

疾患表現型は，遺伝子情報について盲検化された人物によって適切に定義され，正確に記録されたか．
有病群と無病群の間における潜在的差異，特に民族の差異は適切に検討されたか
遺伝子変異の測定は公正かつ正確か．遺伝子型の出現比率はハーディー・ワインベルグ平衡にあるか
研究者らは多重比較についての推論の補正を行っているか
結果は，他の研究のものと一致しているか

結果は何か

関連の大きさと精確さはどうか

結果を患者の治療にどのように適用できるか

遺伝子関連により，容易に測定可能な臨床的変数を上回る予測力が得られるか
絶対効果と相対効果は何か．リスクに関わる対立遺伝子が自身の患者にありそうか
遺伝子情報を知ることが患者の利益になりそうか

バイアスのリスクはどれほど深刻か

従来の予後研究や病因学的研究と同様，遺伝子関連研究もコホートや症例対照デザインを使用する場合がある（第 14 章「害（観察研究)，および第 20 章「予後」を参照)．コホート研究では，遺伝的特徴（たとえば，*APOE e2/e2*，*e2/e3*，*e2/e4*）が異なる集団（たとえば，高齢者）を抽出し，誰が関心のあるアウトカム（たとえば，アルツハイマー病）を持つかを確認するために前向きに時間の経過とともに追跡する．従来の症例対照研究では，研究者らは疾患を持つ人たち（症例患者またはアルツハイマー病患者)，ならびに同じ背景を持つ集団のなかから疾患を持たない人たちを選択し，それらの 2 集団の遺伝的特徴を決定する．

従来の疫学における症例対照研究にはいくつかのバイアスが生じる可能性があるが，それらの多くは遺伝学的研究ではそれほど問題にはならない．多くの環境曝露とは対照的に，遺伝的「曝露(exposure)」は年齢や年月で異なることはなく，**想起バイアス recall bias** もなければ，参加者による曝露の選択もなく，曝露が疾患（あるいは治療）による影響を受けることもない．さらに症例対照デザインでは症例のサンプルサイズを大きくしやすいことから，検出力も高くなり，これは潜在的に小さな遺伝的効果を検出する上で特に重要となる．対照的に，コホートデザインでは症例数は小さくなるのが一般的だが，アウトカムの発生率や累積リスクの評価，さらには複数のアウトカムを調査できるなどのメリットがある．ここでは，遺伝学的研究で特に問題となるいくつかのバイアスについて説明する．

疾患表現型は，遺伝子情報について盲検化された人物によって適切に定義され，正確に記録されたか

関心のある疾患や特質に標準的な定義が存在しない場合，研究者らは複数の異なる定義を使って関連解析を行い，最も有意な結果のみを報告することにより，誤った関連が示される結果となる場合がある[43]．一方，一見単一の疾患に見えるものが，実際には，遺伝学的には異なるが臨床的には類似した多数の疾患である場合があり，これが原因で遺伝的異質性が生じる場合がある．このような場合，遺伝的原因が異なる複数の疾患の組み入れにより，真の関連が希薄化または不明瞭になることがある．

疾患の定義が適切に標準化されている場合でも，当該研究において疾患表現型が適切に測定されているかどうかを確認することが重要である．誤分類（ここでは，アルツハイマー病でない人をアルツハイマー病に分類したり，もしくはその逆に分類したりすること）は遺伝子関連の強さを左右する．誤分類が**ランダム誤差 random error** により生じている場合は，その関連は希薄化するだろう．誤分類のエラーが，各個人の遺伝子型についての事前知識による影響を受けている場合（たとえば，*APOE* 遺伝子型がアルツハイマー病の診断に影響する場合)，遺伝的効果が過大評価される可能性がある．したがって，表現型の判定を行う人は，遺伝子型の判定結果について**盲検化 blind** されるべきである（あるいは遺伝子型の判定を行う人は表現型の判定結果について盲検化される)．

ユーザーズガイドの適用

われわれの臨床シナリオでは，晩年期の認知症の原因が異なれば，その遺伝的決定因子も異なると考えられることから，アルツハイマー病患者を血管性認知症（よくある疾患）患者やレビー小体認知症（まれな疾患）患者と区別していない研究者らは，遺伝子関連を立証できないだろう．Slooter ら[38]はアルツハイマー病を血管性認知症と区別し，広く受け入れられている定義を使用した．さらに Slooter らは複数の検査を使用し，なおかつ適切な盲検化を行うことにより，測定誤差による誤分類を最小限に抑えるために細心の注意を払った．

有病群と無病群の間における，特に祖先に関わる潜在的差異が，適切に検討されているか

先述のとおり，従来の疫学的研究では関心のある疾患との関連や曝露群と非曝露群における不均等分布が原因でバイアスを生じさせるようないくつかの共通変数（このような変数を**交絡因子 confounder** という）も，遺伝疫学ではバイアスを生じさせにくい．しかし，有病集団と無病集団が異なる人種または民族構成の場合は，遺伝学的研究から誤った結果が導かれる可能性がある．このようなタイプの交絡のことを集団層別化（population stratification）という．この問題は，関心のある疾患を発症する可能性や症例と対照の比率が祖先によって異なる場合に発生する．祖先群間で，関心のある疾患とは無関係の遺伝的多型の対立遺伝子頻度までもが異なる場合は，誤った関連が導かれる結果となり，このような場合の関連は，関心のある疾患に関わる関連というよりは，むしろ祖先群に関わる関連である．

血縁関係にない個人間の関連解析では，共通祖先を有する集団を使用することでこの問題を回避しようとすることが多い．ヨーロッパの同質な集団であれば，自己申告で十分だが[16,44,45]，米国のように複数の祖先を持つ人々が混在する集団ではそういうわけにもいかない．この問題への対処法として，祖先の違いを確認して補正するための方法がいくつか存在する．これらの補正に使用されるのが，民族性の自己申告，家族ベースの対照，**主成分分析 principal components analysis**，または非連鎖マーカーのパターン[46,47]を調べるための遺伝子制御のような統計的手法である．たとえば，黒人における *CYP3A4-V* 多型と前立腺がんにみられた見かけ上の関連は，調査対象集団における祖先に関係する追加的な遺伝子マーカーで結果を補正すると，消失した[48]．

特定された遺伝子関連の解釈に影響しうる要因は祖先だけではない．たとえば，2 件の GWAS で 2 型糖尿病と *FTO* 遺伝子（脂肪量と肥満に関連する遺伝子）内の SNP との間に関連が認められた[4,49]．これらの研究では，肥満度指数（body mass index: BMI）に関係なく糖尿病患者と対照を選択していた．糖尿病患者と対照を BMI でマッチングさせた別の研究では，関連は認められなかった．つまり，その研究では糖尿病とその特定の SNP との間の関連は正確に同定されていたが，因果関係は，候補対立遺伝子と 2 型糖尿病の間のものではなく，おそらく候補対立遺伝子と BMI 調節または肥満との間のものであると考えられる．言い換えると，因果経路としては，その候補対立遺伝子が肥満の素因となり，肥満が糖尿病の素因となるといえる．候補対立遺伝子と糖尿病との間に直接の因果関係はない．この場合，関連は現実のものだが，因果関係の推論に誤りがある．

因果関係の問題について考えるとき，臨床医は，遺伝的に決定され，なおかつ関心のあるアウト

カムと関連すると考えられる重要な他の特徴において有病群と無病群が類似しているかどうかを検討すべきである．つまり，研究者らが統計的分析の中でこれらの特徴について補正を行っているかどうかを判断するとよい．

ユーザーズガイドの適用

臨床シナリオに戻ると，祖先とアルコール中毒はいずれも遺伝的な影響を受けやすい特徴で，アルツハイマー病と関連があるだろうと考える人もいるかもしれない．Slooter ら[38]はコホート全員を，遺伝的ばらつきがほとんどない同質な集団であると考えられるオランダの白人集団から組み入れた．これは，同じコホートを対象に最近実施された GWAS の結果により検証されている[50]．しかし Slooter らは飲酒歴を検討しておらず，一連の *APOE* 多型，またはこれらの多型と相関する変異が，アルコール中毒にも関連している場合，飲酒歴を検討しなかったことが *APOE* とアルツハイマー病の関連に交絡を生じさせる可能性がある．

遺伝子変異の測定は偏りがなく正確か

遺伝子タイピングエラーは遺伝子関連研究の妥当性を脅かす．生体試料（たとえば，サンプル），あるいは対立遺伝子の決定に用いられる分子技術の適用に問題があれば，遺伝子判定に失敗する場合がある．

遺伝子タイピングに用いられる生体試料が有病参加者と無病参加者とで異なることにより，遺伝子タイピングが不正確になる場合がある．たとえば，2 型糖尿病の GWAS の場合，1958 年に保管された血液が無病群の遺伝子判定の根拠となったが，有病群の遺伝子判定にはより最近採取された血液が使用された．古い血液では遺伝子タイピングエラーが起こり[51]，一部で**偽陽性 false positive** の SNP 関連が示された．

有病群と無病群のサンプルが同一の方法で採取および保管された場合でも遺伝子タイピングエラーが起こる可能性がある．検査室ベースの方法や DNA 情報は絶対に間違いがないと認識されがちだが，これらのデータには従来の疫学データと同様のエラーが起こりうる．候補遺伝子研究における遺伝子型タイピングエラー率は，無視できるレベルのものから 30%[52]に至るものまで，ばらつきは大きく，最良の研究においても数パーセント程度のエラー率がみられることはまれではなかった[53-55]．一般的に，GWAS のエラー率は比較的低いが，それでも研究者らは，遺伝子型タイピングエラーを最小限にし，高エラー率を示すマーカーの同定と除外に努めるべきである．もう 1 つの有用な情報としてあげられるのが，遺伝子判定によって明確な結果が得られるサンプル比率である．この割合が高くなければ，情報は役に立たない．GWAS を行う研究者らは，判定が得られたサンプルの割合が事前のサンプル比率（一般的には 95～98%）に満たない SNP については除外すべきである．この比率が高く設定されている場合でも，この比率がある特定の遺伝子型では他の遺伝子型よりも低くなる場合には（たとえば，ヘテロ接合体の方がホモ接合体よりも判定結果が不明瞭または誤りとなる可能性が高い場合には）バイアスをまぬがれない．

これらのエラーの原因を最も容易に特定できる立場にあるのが，生データを扱う研究者である．しかしながら，読者は，サンプルがどのように取り扱われたのか，どのような遺伝子タイピング手法が用いられたのか，何らかの品質チェックは行われたか，どのような場合に遺伝子タイピング結果を有効としたのかについてなんらかのルールが設定されていたか，そして欠損値がどの程度あるのかなどについての記載がないか探してみることができる．

ユーザーズガイドの適用

さて，臨床シナリオに話を戻すと，Slooter ら[38]は，遺伝子判定の詳細については，チームの過去論文を参照している[56]．その論文の中で Slooter らは，遺伝子タイピングはアウトカムの状態を知らない人達によって，独立して三重に実施されたと説明している．さらに，当初のコホートは 7,983 人だったが，*APOE* 遺伝子型を判定できなかったため参加者の 14%（n=1131）を除外しなければならなかったと説明している．この除外が根底にある遺伝子型（たとえば，ヘテロ接合体かホモ接合体）やアルツハイマー病に関係していた可能性がないかについては言及がなかったが，論文の内容を見る限り，その可能性はまずなさそうである．方法についての記載はなかったが，前向きコホートデザインであることを考えると，その後アルツハイマー病を発症したかどうかにかかわらず，サンプルは同じような条件下で保管されたと考えてよいだろう．また，盲検化が行われていたことから，疾患の有無についての知識が対立遺伝子の同定に影響を与えた可能性はないと推測してよいだろう．

遺伝子型の出現比率はハーディー・ワインベルグ平衡にあるか

HWE が認められないことは，遺伝子型タイピングエラーの 1 つの目安とはなるが，それは非特異的であり，なおかつ感度が低い可能性がある[57-59]．研究者らは，観測された遺伝子型の頻度が HWE に合致しているかをチェックするために統計的検定を実施する．候補遺伝子研究では，一般的に $P<0.05$ であれば，ハーディー・ワインベルグの「不均衡（disequilibrium）」状態にあるといえる．しかし，GWAS がそうであるように，多数の考えられる関連を同時に調査する場合，SNP 全体の 5% は，多重検定であるという理由だけで HWE に反することになってしまう．この場合，研究者らは，閾値としてより厳格な *P* 値，一般的に 10^{-4}～10^{-6}の範囲を採用する．実証研究によれば，不均衡状態はよくあることだが，多くの論文ではそのことが明示されていない[60,61]．最初のセクションでも述べたように，不均衡状態には，遺伝子型タイピングエラー以外にも数多くの原因が存在する．

読者は，研究者らが HWE を調べたことを示すエビデンスを探し，そのエビデンスがみつからなかった場合には結果に対して懐疑的になるべきである．誤った HWE が報告される場合もあることから，読者は無料で入手できる簡易な統計的プログラムを使用し，自分で HWE を確認してみてもよい（欄 21.1-2）[62]．コホート研究に関しては，研究者らは，研究対象集団全体を対象に HWE を調査すべきである．症例対照研究に関しては，一般集団を代表することが意図された対照である場合，研究者らは対照群について調査すべきである．

ユーザーズガイドの適用

われわれのシナリオでは，Slooter ら[38]は自分たちの研究対象集団に HWE が認められたとしている（n=6,852 の十分な検出力を有する研究において P=0.45）．これは 3 つの対立遺伝子からなるシステムのため，オンラインプログラムを使用した HWE の確認はできない．

欄 21.1-2

ハーディー・ワインベルグ平衡の確認

読者は，オンラインプログラムで，各遺伝子型グループに対して数値の入力を行うことにより，ある 2 対立遺伝子の一塩基多型（SNP）におけるデータがハーディー・ワインベルグ平衡（HWE）に合致するかどうかを確認することができる[62]．たとえば，ある論文で，対照 100 人のうち，野生型ホモ接合体は 80 人，ヘテロ接合体は 12 人，変異型ホモ接合体は 2 人と報告されていたとする．するとプログラムにより，3 つの遺伝子型グループの期待分布である χ^2値が算出され，対応する P 値が求められる．

遺伝子型	観察値（人）	期待値（人）
ホモ接合体の対照	80	79.2
ヘテロ接合体	18	19.6
ホモ接合体の変異型	2	1.2
マイナー対立遺伝子頻度	0.11	

χ^2=0.65
χ^2検定 P 値=0.42（自由度 1）
（P<0.05 ならば，HWE の不均衡）

仮説検定には，それが著者らにより行われた場合もオンラインプログラムを使用した場合も，限界がある．サンプルサイズが小さいため HWE 検定の多くは脆弱で，検出力が不十分であるために**偽陰性 false negative** 結果が出る可能性が高い．一方，サンプルサイズが非常に大きい場合は，何の意味も持たないような HWE からのわずかな逸脱ですら検出されてしまう場合がある．ゲノムワイド関連解析の場合，SNP の数が多ければ，HWE からの名目上有意な逸脱が予期される．たとえば，50 万個の SNP の検定を行った場合，そのうち 25,000 個は，単なる偶然により，HWE 検定で P<0.05 となるだろう．したがって GWAS では，憂慮に値する HWE からの逸脱を特定するには，より厳格な閾値を設定するのが適切である．

研究者は複数の比較対照について補正を行っているか

偽陽性結果の主な原因の 1 つとして，多重比較（multiple comparisons）の問題に十分な注意が払われていないことがあげられる．真の関連が存在しない中で，疾患アウトカムとの関連を確認するために 100 個の SNP を検定する候補遺伝子実験のシナリオから，この問題の大きさが見て取れる．閾値としての P 値を 0.05 のままにした場合，このシナリオで少なくとも 1 つの一見関連があるように見えるが実際には見かけ上のものに過ぎない正の関連が見つかる確率は，$[(1-(1-0.05)^{100})\times100]$，すなわち 99.4%と計算される．このような多重比較の問題について補正する最も簡単な方法が，ボンフェローニ法で，閾値となる P 値を独立した検定の数で割るというものである．

この例の場合は，P 値は 0.05/100，すなわち 0.0005 に設定されることになる．しかしこの方法は過度に慎重かつ厳格であることから，著者らにより，他の方法も数多く提案されている[45,63-66]（欄 21.1-3）[67,68]．

欄 21.1-3

多重比較について補正を行うためのいくつかの選択肢

ボンフェローニ補正 **Bonferroni correction** は過度に慎重かつ厳格な方法であることから，他の手法が数多く提案されている．比較的よく使用されているものを以下に 2 つあげる．

誤発見率（false-discovery rate）の計算では，一見したところ「発見（discovered）」と目される複数の関連（要求されるなんらかのエビデンスの閾値を満たした関連）のうち，やはり偽陽性結果であろうと予測されるものの割合を推定する．Benjamini-Hochberg 法は，各遺伝子座（または各一塩基多型）が独立している場合に使用されるのに対し[67]，Benjamini-Lui 法は，複数の遺伝子座の間に相関または連鎖不均衡がみられる場合に適用される[68]．いずれの方法も，ある研究内における一連の関連の P 値をランク付けし，ランキングリスト内の順位に応じてその P 値を補正するというものである．

同様に，誤報確率（false-report probability rate）は，研究の検出力およびある関連に予期される事前オッズ比が正しいと仮定した場合に，ある特定の統計的有意性を持って出現した関連が誤りである可能性を示すものである[45]．この方法の開発者が構築したユーザーフレンドリーなスプレッドシートを使用することで，この確率を簡単に算出できる[45]．

偽陽性（false positive）結果の可能性によっても，候補遺伝子関連研究は特に出版バイアスの影響を受けやすくなり，初期の研究で示された強い肯定的結果が容易に出版され，否定的結果の研究が出版されるまでに長い時間がかかってしまう傾向が強い[69]．このバイアスは，多重比較の存在を考慮するだけで補正できるものではない．

何百万個もの SNP を同時に検定する GWAS において，多重比較の問題の大きさは，従来の疫学では想像しえなかったレベルのものである．このような大規模な研究における偽陽性結果を回避するための，いわゆるゲノムワイドな有意性を主張できる閾値として認められているのが，$P<5\times10^{-8}$（通常の 5×10^{-2} ではなく）である[33,70]．これは，独立した 100 万回の検定に対するボンフェローニ補正に相当する．この厳格な閾値を，GWAS 結果の個別再現という雑誌側の一般的要件と組み合わせることが，見かけ上の結果に対する適切な防御手段となる．

ユーザーズガイドの適用

われわれのシナリオでは，Slooter ら[38]は *APOE* 多型のみの検定を行っているため（ただし，心筋梗塞，脳卒中，アルツハイマー病という 3 つのアウトカムを取り上げてはいる），多重比較について結果の補正を行ってはいない．Slooter らは，仮説を打ち立てるために膨大な事前作業を行っていることもあり，自分たちのチームが行っている研究は仮説生成のためのものではなく，仮説検証のためのものであると考えており，その考えは妥当である．

結果は，他の研究のものと一致しているか

診断，治療，**予後 prognosis**，**害 harm** に関するあらゆるユーザーズガイドには，再現を要件とする妥当性基準が含まれる場合がある．われわれは，他の種類の個別研究の検討においてはこの基準を取り入れていないが，多重比較の問題や，肯定的な結果の選択的出版を招く要因を考えると，遺伝子関連研究ではこの基準がとりわけ重要となる．推定される遺伝子関連は，それらが類似した別個の集団で再現されるまでは慎重な解釈を要する[71,72]．

SNP と複雑な疾患との間の遺伝子関連の多くは小さいことから（*apoE e2/e3/e4* で観察された**オッズ比 odds ratio**（OR）＞2.0 よりもはるかに小さい）[73]，かなり大規模な研究でも根底にある関連を検出できない場合がある[74]．したがって，個々の研究のほとんどはこれらの小さな効果サイズを検出するだけの大きさを備えていないことから，一般的に GWAS では，*P* 値が最低の SNP を選択し，選択した SNP を複数の新たな再現サンプル（別の GWAS や，ある特定の SNP のみを対象とした重点的研究）の中で検定することで，サンプルサイズと検出力を高め，その累積結果がゲノムワイドな有意性または類似した閾値を満たすようにする．さらに多くのチームによってこれらの関連の再現が継続される場合もあり，それらのデータ全てが関連の**信用性 credibility** を判断するうえで必要不可欠となる．

したがって臨床医は，治療，診断，予後，害の問題の場合と同様，遺伝子関連に関心を持つ場合も，まずは**システマティックレビュー systematic review** を探すべきである[75,76]．**ヒトゲノム疫学ネットワーク**（**Human Genome Epidemiology Network: HuGE Net**）グループは，遺伝子関連研究を対象としたコクラン相当組織として発足した．HuGE Net ウェブサイトには，今日までに実施された数多くの**メタアナリシス meta-analysis** が列挙されているほか[77,78]，どのような個別研究，GWAS，メタアナリシス，**シノプシス synopsis** が入手可能かを判断できる HuGE Navigator も提供している[28,79]．国立衛生研究所（National Institutes of Health）が管理する出版済みゲノムワイド関連解析カタログ（Catalog of Published Genome-Wide Association Studies）もまた，GWAS の検索に役立つ[27]．

MEDLINE で「apoE」および「dementia（認知症）」を検索語として，英語，およびメタアナリシスに限定した検索，あるいは HuGE Navigator を使用した検索を行うと，一般集団を対象とする 61 件のメタアナリシス，そして包括的シノプシスとして，すべてのアルツハイマー病の遺伝子関連研究を照合した 1 つのウェブサイトがみつかる[80]．出版済みゲノムワイド関連解析カタログも，アルツハイマー病の出版済み GWAS を 38 件列挙している[27]．これらを総合的にみると，*APOE e2/e3/e4* 多型に関する結果は，複数の研究にわたって大筋で一貫していた．このことは，*apoE* とアルツハイマー病の関連は，今日までに記録されたあらゆる遺伝子関連の中でも最も強いものであるという事実を反映したものだろう．

ユーザーズガイドの適用

Slooter ら[38]はバイアスを最小限に抑えたようである.

著者らは，アルツハイマー病と血管性認知症を区別し，アウトカムを決定するための適切な定義と慎重な測定方法を使用して，認知症の均質な患者集団を定義した.

著者らは，交絡因子として考えられるアルコールは報告に含めていなかったが，民族的にも均質なグループを選択し，有病群と無病群で特徴が類似していることを報告する表を提示している.

遺伝子型タイピングエラーが排除されていることを確認できるだけの十分な情報は報告されていなかったが，集団には HWE が認められており，その関連は非常に強いことから，それが遺伝子型タイピングエラーによるものとは考えにくい.

著者らは研究において多重比較の補正を行っていなかったが，彼らが調査対象としていたのは，関連を示唆する過去の研究に基づいて選択された多型 1 つのみである.

最も重要なポイントは，*APOE* とアルツハイマー病の特異的な関連は過去に何度も再現されていることである．その結果のメタアナリシスでも，研究間で結果は一貫していた.

以上から，われわれは研究の妥当性には満足でき，批判的吟味を続行する．次のセクションでは，遺伝子関連研究の結果の解釈方法，ならびにその情報を患者の治療という場面で適用する方法について議論する.

研究の結果はなにか

関連の大きさと精確さはどの程度か

研究者らは，ある関連が**統計的に有意 statistically significant** かどうかだけしか報告しないことがあるが，その場合，その情報は読者にとってほとんど役に立たない．結果の適用は，関連の大きさの把握に依存している（すなわち，リスクの増加が 1.4 倍なのと 8 倍なのとではわけが違う）.

幸いにも，研究者らは通常，従来の関連指標を使って遺伝子関連の大きさを報告する．すなわち，コホート研究では**相対リスク relative risk**（RR），症例対照研究では OR，イベントのタイミングを考慮する**生存分析 survival analysis** では**ハザード比 hazard ratio**（HR）が報告される（第 9 章「治療はリスクを減らすか．結果を理解する」を参照）．変異型対立遺伝子が優性の場合（すなわち，機能を支配する蛋白質アイソフォームを作り出す場合），それが 1 つのコピーにでも存在すれば，リスクは最大限に増加する．変異型対立遺伝子が劣性で 1 つの遺伝子にしか存在しない場合は，それによって作り出される蛋白質アイソフォームはその生物学的効果を発揮できない．つまり，両方の変異型対立遺伝子が存在することが，リスク増加の条件となる．いずれの場合も，単一の RR，OR，または HR により，関連の大きさが表される.

変異型対立遺伝子の影響が相加的である場合，それが一方の遺伝子にのみ存在することはリスクの増加につながり，両方の遺伝子に存在することはさらなるリスク増加につながる．研究者は，ヘテロ接合体（変異型対立遺伝子が一方の遺伝子にのみ存在）とホモ接合体（変異型対立遺伝子が両方の遺伝子に存在）の両方について RR，OR，または HR を提示しているかもしれない．一方，研究者が単一の変異型対立遺伝子の存在についてのみ RR，OR，または HR を提示している場合は，ホモ接合体に予期されるリスクについては読者が算出する必要がある．これには 2 つの方法がある．最も一般的なアプローチは，リスクの平方根をとる方法であり〔対数相加（log-additive）モデルまたは per-allele モデルまたは相乗リスクモデルという〕，もう 1 つのアプローチは，リスクの 2 倍をとる方法である〔線形相加（linear additive）モデルという〕．どちらの計算方法を使うかは，関連する生物学的仕組みに基づいて判断すべきだが，このような仕組みはわかっていないことが多い．

ユーザーズガイドの適用

Slooter ら[38]は，*e3/e3* と比較した場合に *e2/e3* ヘテロ接合体では RR が 0.5（95%CI: 0.3〜0.9）になることから，*APOE e2* がアルツハイマー病のリスクを減少させるのではないかと考えた．*e2* 対立遺伝子は比較的まれであることから，*e2/e2* グループは小さい．*e4* があるとアルツハイマー病のリスクが増加し（*e3/e4* ヘテロ接合体では OR: 2.2，95%CI: 1.6〜2.9），*e4* 対立遺伝子が 2 つ存在する場合では，リスクが 7.0（95%CI: 4.1〜11.9）と，対数相加モデル（2.2^2，つまり 4.8）や線形相加モデル（2.2×2，つまり 4.4）から想定されるリスクよりもさらに高い．これは何千人もの参加者を対象とした後期の再現であり，結果は出版バイアスがないと考えられる過去の文献と一致していることから，ここでは「勝者ののろい」が問題となるとは考えにくい．

推定値の確信性は，CI に反映される精確さ（precision）によっても左右される．小規模の遺伝子関連研究は検出力に欠けるため，実存する関連を検出できない場合がある[69]．RR を取り巻く CI の下限が 1.0 未満，上限が 1.0 よりも大きい場合，結果は偶然とみなされるが，その遺伝子がリスクの減少または増加をもたらす可能性が排除されるわけではない．つまり，サンプルサイズが小さいために，関連なし，あるいは関連ありの可能性が残るということである（また，CI が広い場合は，実証されていない関連が重要なものかもしれない）．初期の候補遺伝子研究は小規模なものが多かったが，今日の GWAS では，何千人もの症例と対照を含むサンプルが使用されるのが通例である．

サンプルサイズの問題への新たなアプローチとしては，メタアナリシスによる複数の個々の研究から得られた結果の統計的統合があげられる．実際，2007 年以降，何百件もの GWAS メタアナリシスが出版されており，近年発表された疾患の遺伝子関連のほとんどはメタアナリシスにより発見されたものである[81]．メタアナリシスでは，入手可能なサンプルサイズを拡大することにより，数多くの複雑な人の疾患の根底にある小さな遺伝的効果を検出するのに必要な検出力を確保する．また，サンプルが大きければ CI が狭くなることから，効果推定値もより精確となる．

小さな影響を検出するには大きなサンプルサイズが必要であり，どのような遺伝子変異も，それ単独の影響は小さいものと考えられる．実際，その顕著な例外が，*APOE* である．最近の GWAS 文献では，他の複雑な疾患の遺伝的影響のほとんどは OR または RR が 1.1〜1.4 である．これらの小さい，一見取るに足らない OR により，多遺伝子モデルまたはパネルにおいて数多くの遺伝子の影響を統合すること〔すなわち，各種リスク対立遺伝子の存在に対してポイントを割り当て，疾患の全体的リスクを算出する遺伝的リスク「プロファイル（profile）」〕への関心が高まるようになった[82]．たとえば，前立腺がんに関係する 5 つの SNP の研究では，存在するリスク対立遺伝子の増加に応じた疾患リスクが示されている[83]．すなわち，1 つの SNP に存在するリスク対立遺伝子のホモ接合型とヘテロ接合型ではORが1.6だったのに対し，4つのSNPに存在するリスク対立遺伝子のホモ接合型とヘテロ接合型ではORが最大4.5となった．しかし，特にそれぞれの遺伝子の影響の独立性が基本的前提として成立しないかもしれないという点において，これらの多遺伝子モデルの作成にはいくつかの潜在的な問題がある．

このような多遺伝子スコアが過去にアルツハイマー病を対象に算出され，厳格に検証されたことがあるのかどうかについては，われわれは把握していない．AlzGene[80]の関連研究のシノプシス，および国立衛生研究所のカタログ[27]によると，数十個のSNPが名目上統計学的に有意な関連を持ち，リスクプロファイル生成のために使用を検討してもよいことが示唆されている．*APOE*以外の全ての遺伝子は，対立遺伝子ごとの平均ORが1.3未満の小さなリスク増加をもたらすものである．

アルツハイマー病（およびその他の複雑な疾患）のリスクの根底にある変異の多くは小さな効果サイズを持つため，ORがきわめて小さいために入手可能なサンプルサイズでは検出しきれない変異が他にも数多く存在することは間違いない．このことから，多数の一般的遺伝子変異からなる大規模パネルから得られる統合効果を検討することへの関心が高まっている．事実，アルツハイマー病の症例3,290人と対照3,849人を組み入れた最近のGWASでは，アルツハイマー病リスクにおける症例と対照間の差のうちの24%は，各SNPの疾患との関連とは無関係に，ゲノム全体に分布するおよそ50万個の共通SNPの相加効果に起因する可能性が示された[84]．この所見は，既知の臨床的危険因子と，個々の影響はごく小さい何千もの未確認の共通遺伝子変異とが連携して作用することでアルツハイマー病が引き起こされている可能性を示唆するものである．したがって，アルツハイマー病と関連があると報告されているSNPの数は，GWASに組み入れられるサンプルの大きさに比例して増えるものと考えられる．アルツハイマー病に関する追加の遺伝子関連を同定しようとする進行中の取り組みは，個人のリスク予測に関して今後のSNP選択の一助となるかもしれない．

結果を患者の治療にどのように適用できるか

遺伝子関連により，容易に測定可能な臨床的変数を上回る予測力が得られるのか

遺伝子関連の即時的な臨床的有用性は，患者や臨床医への予後情報の提供にある．そのためには，遺伝子マーカーがそれ単独で従来の臨床的予測変数（年齢，性別，家族歴，たばこのようなその他の原因物質への曝露，血中脂質値のような簡単な臨床検査データ，高血圧のようなその他の危険因子）を上回る予測力を提供しなければならない．しかし，特に遺伝的多型がこれらの変数のいくつかを介して作用を発揮するような場合は（たとえば，脂質調節に関わる遺伝子は，低比重リポ蛋白の増加を介して，心血管リスクのようなアウトカムに影響を及ぼす），遺伝子マーカーが単独で寄与していることはおそらくないだろう．

一般的に，有用な遺伝的予測因子は，他のレベルでは測定できない生物学的影響を発揮する．その例外としては，生物学的因子の測定に大きな測定誤差や，日によってばらつきがある場合に，遺

伝子であれば高い正確性で測定できるケースがあげられる．前述の例では，ある個人の脂質濃度に生涯にわたって大きなばらつきや測定誤差がある場合，脂質濃度の調節に関与する患者の遺伝子変異を評価することで，より確定的な情報が得られる場合がある[85]．

遺伝子情報により，容易に測定可能な臨床的変数や臨床検査変数をはるかに上回る予測力がもたらされるかを決定するためには，臨床医は適切な分析を探す必要がある．その関連は他の臨床的変数について補正した後もなお認められるか．

2 値アウトカム dichotomous outcome の場合，もしあるとすれば，遺伝子情報によってどれだけの追加的予測力がもたらされるのかを判断するための統計的ツールがいくつか存在する．まず 1 つは，**受信者動作特性曲線 receiver operating characteristic curve**（ROC 曲線）下の面積を計算する方法で，これは，しばしば診断検査に対して使われるアプローチである[86]．図 21.1-5 に示すように，ROC 曲線は，縦軸に**真陽性 true positive** 率を，横軸に偽陽性率をプロットする．偶然を上回る予測力がない場合の ROC 曲線は，原点（0, 0）から上部右端（1.0, 1.0）へと伸びる対角線のような形を取る（図 21.1-5A）．曲線下面積は 0.5 となる．完全な予測力を持つ検査の視覚的イメージは，縦軸を真っすぐ上に 1.0 まで伸びる直線と横軸を真っすぐ横に 1.0 まで伸びる直線からなり，曲線下面積は 1.0 となる（図 21.1-5B）[87]．

図 21.1-5

APOE に関連する心血管リスクの受信者動作特性（ROC）曲線の例

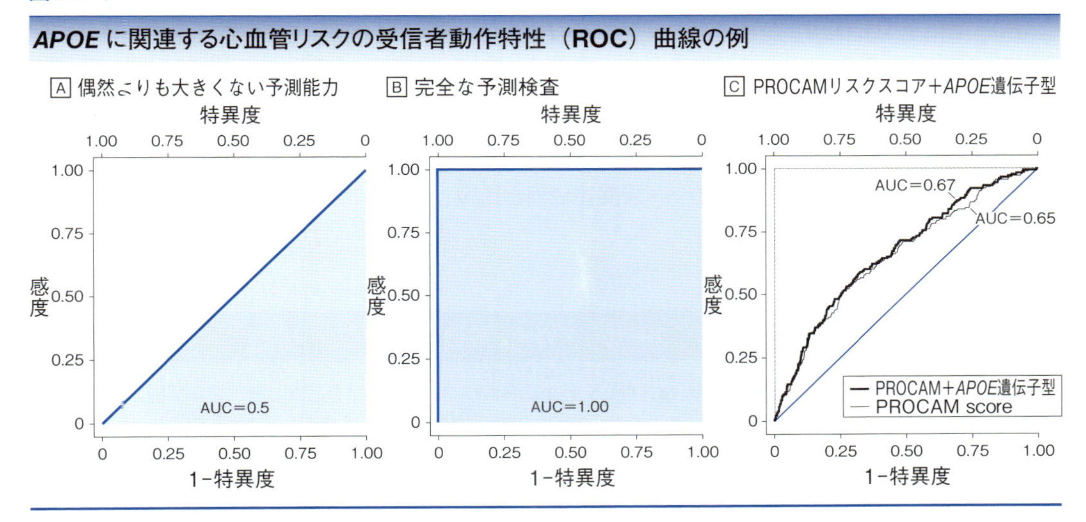

略語，AUC（area under the curve）: 曲線の下側の面積．
A: 偶然以上の予測力を持たない検査の ROC 曲線の例．B: 完全な予測力（100%の感度と特異度）を持つ検査の ROC 曲線の例．C: ミュンスター心血管疾患前向き研究（Prospective Cardiovascular Munster study: PROCAM）リスクスコアおよび *APOE* 遺伝子型を使用して算出された心血管疾患の ROC 曲線．PROCAM および *APOE* 遺伝子タイピングのデータがすべて揃っていた男性 2,451 人（適格者 3,012 人のうち）に基づき，*APOE* 遺伝子型を 3 分類（33, 22/23, 34/44.）のクラス変数として当てはめた．因子には，年齢，肥満度指数，総コレステロール値，トリグリセリド値，収縮期血圧，家族歴が含まれていた．PROCAM の他の因子については男性全員を対象には測定されていなかった．PROCAM スコアの ROC 値は 0.65〔95%信頼区間（CI）: 0.61〜0.70〕で，偽陽性率 5.0%に対し，検出率は 11.7%であった．単変量解析では，*APOE* 遺伝子型は P=0.01 水準で有意だった．多変量解析では，曲線下面積は 0.67（95%CI: 0.63〜0.71）（検出率: 14%）に増加したが，その増加は有意ではなかった（P=0.11）．Humphries SE, et al. Arterioscler Thromb Vasc Biol. 2004; 24（4）: 628-636[87]に基づくパネル C データ．

心血管疾患のリスク予測スコアを開発した2002年のミュンスター心血管疾患前向き研究（Prospective Cardiovascular Munster study）により，ROC曲線の使用例が提示されている（図21.1-5C）[88]．このモデルを，通常の臨床変数を用いてノースウィック・パーク心疾患研究Ⅱ（Northwick Park Heart StudyⅡ）に当てはめると，曲線下面積は0.65となる．候補遺伝子関連に基づく遺伝子情報を追加しても，この面積が有意に増加することはないことから，当時（2004年）は遺伝子タイピングによって新たに重要な予測情報が追加されることはなかったことがわかる[87]．

別の研究では，GWASによって進展が促されることが報告されている[89]．エディンバラ動脈研究（Edinburgh Artery Study）の一環として2013年に実施されたその研究は，冠動脈性心疾患のリスク予測に着目した．臨床的危険因子には年齢，性別，血圧，喫煙状態，糖尿病/耐糖能異常，総コレステロール値および高密度リポ蛋白質コレステロール値が含まれていた．これらの臨床変数が含まれていたモデルでは，曲線下面積が0.67となり，さらにこのモデルに，大規模なGWASのメタアナリシスで冠動脈性心疾患との関連が認められた36個のSNPを加えると，この面積は0.74となり，その増分は有意であった（P=0.001）．

遺伝子データによるリスク予測促進の最も顕著な例としてあげられるのは，1型糖尿病であろう．1型糖尿病の候補遺伝子研究およびゲノムワイド研究により，これまでに50を超える関連遺伝子変異が同定されており，これらを総合した場合の曲線下面積は0.9となり[90,91]，これまでに研究されてきたあらゆる疾患のなかで最も大きい．

*APOE*遺伝子型を使用したアルツハイマー病のリスク予測に関しては，Seshadriら[92]が，ロッテルダム研究（Rotterdam Study）の年齢と性別のみを含むモデルに*APOE*遺伝子型を追加することで，曲線下面積が0.83から0.85に増大することを示したが，その増分は統計的に有意ではなかった．このモデルに関連するSNP 2個を新たに追加すると，ごくわずかな面積の増加が認められ（P=0.002），この結果は他のアルツハイマー病関連変異と比較した場合に*APOE*の影響が比較的大きいことに合致していた．

ユーザーズガイドの適用

Slooterら[38]は，*APOE*遺伝子型を含む回帰モデルに年齢，性別，学歴を追加した．彼らが提示したRRは，いずれもこれらの臨床変数を考慮（すなわち，これらの臨床変数について補正）したものである．しかし，さらに総コレステロール値やアルツハイマー病の家族歴のような，アルツハイマー病に関係する他の臨床変数も考慮していれば，彼らの研究はより強固なものとなっていただろう．一般に，家族歴は測定が容易で，既知の遺伝的要素により個人の疾患のリスクを予測するのに役立つため，家族歴を統計的モデルに含めることは重要である．その上で，リスク遺伝子型の予測効用を評価するには*APOE*遺伝子型を含めることで家族歴による予測を上回る予測力の改善が得られるかを評価することができる．Slooterら[38]は家族歴を考慮していないため，遺伝子情報の有用性には疑念が残り，患者を助けるための情報活用が制限される．他の研究者らにより，*APOE*情報が家族歴を上回る追加的予測力を提供することが示されているが[93]，それは必ずしも標準的な基準に基づく専門家による臨床診断を上回るものではない．Mayeuxら[94]は，標準的な基準を使用した専門家による診断に*APOE*遺伝子型を追加することにより，曲線下面積が0.84から0.87に増加することを示したが，その増分は統計的に有意ではなかった．

絶対的遺伝的効果と相対的遺伝的効果は何か

変異型リスク対立遺伝子が存在しない患者では疾患のリスクが低いのであれば，対立遺伝子が存在する場合にリスクが 5 倍あるいは 10 倍増加する場合でも，絶対リスク増加は小さいと言えるだろう．逆に，ベースラインリスクが高い場合は，RR が少し増加するだけでも診療上の意思決定を左右しうる．また，RR が相加的である点にも注意したい．つまり，リスク遺伝子型による個人のリスク増加が，家族歴があることによるリスクに相加的に作用する場合がある．この例では，複数の症例対照研究の分析に基づき[95]，第一度近親者に認知症を発症した人がいれば，アルツハイマー病のリスクが 3.5 倍に増加すると報告している．罹患者のいる家族内での *APOE* 遺伝子型の集積が，リスク増加に部分的に寄与しているのかもしれない．

ユーザーズガイドの適用

Slooter ら[38]は，*APOE e4* ヘテロ接合体における RR を 2.2，*APOE e4* ホモ接合体に関わる RR を 7.0 と推定した．結果は，アルツハイマー病と血管性認知症で類似していた．Slooter らはベースラインリスクを考慮した上で，80 歳までにアルツハイマー病もしくは血管性認知症を発症する累積絶対リスクは，*APOE e4* ヘテロ接合体の場合で 15〜20%，*APOE e4* ホモ接合体の場合で 40〜50%であると推定している．これらの高い絶対リスク推定値は，他の研究でも確認されている[96]．

リスクに関わる対立遺伝子が自身の患者に認められると考えられるか

結果の適用に際し，臨床医は，患者の祖先集団や，その祖先集団における各対立遺伝子の出現頻度を考慮した上で，原因となる対立遺伝子がある特定の患者に存在する可能性を考えなければならない．様々な遺伝子および関心のある集団における対立遺伝子の出現頻度については，対立遺伝子頻度データベース（Allele Frequency Database）[97]または HapMap のウェブサイト[98]で確認できる．

同様に，遺伝子と疾患の関連が特定のサブグループに限定されている場合がある．たとえば，乳がんの強い家族歴を持つ若年性乳がん患者において，*BRCA1* が同定されている[99]．しかし，これらの患者グループは，乳がん患者全体の約 5%を占めるにすぎない．したがって，この遺伝子関連は妥当ではあるものの，強い家族歴のない晩期乳がん患者ではこの遺伝子の検査は不要である．*BRCA1* 変異の発生率の高いアシュケナージ系ユダヤ人などの特定の祖先集団では，乳がんや卵巣がんの女性を対象とした検査は適切かもしれない[100]．*BRCA1* 遺伝子型の有無を知ることで，これらの女性患者は将来的な乳がんおよびその他の婦人科がんの再発リスクを評価できる上，患者の家族にとっても関心のある情報かもしれない．

ユーザーズガイドの適用

われわれの臨床シナリオでは，対立遺伝子頻度データベース（Allele Frequency Database）[97]によれば，*APOE4* 対立遺伝子の出現頻度は，様々な祖先間で類似している．

遺伝子情報を知ることが患者の利益になるか

自分の遺伝子によって，これからずっと先に深刻な健康問題が起きるリスクが高まることを知ることは心配，不安，そして場合によっては生命保険や身体障害保険の支払額の増加など，大きな有害帰結を招きうる．これらの有害帰結は，リスク増加を知った後に講じることのできる有効な措置がない場合は，特に深刻なものとなる．

一方，遺伝子情報が，ある特定の有益な行動を促したり，有害な行動を回避したりすることにつながる場合がある．特に，関連の中には，ある特定の治療への反応が良好あるいは不良となる可能性にも関わるアウトカムに関係するものがある．たとえば，*TPMT* 遺伝子に存在する SNP は，抗がん剤メルカプトプリンによる致死的な有害事象の発生リスクが高い急性白血病の小児を同定できる[101]．この SNP の遺伝子タイピングにより，高リスク遺伝子型を持つ小児においては別の化学療法薬で代用することにより，深刻な罹患や死亡を回避できる．

関連が，治療ではなく疾患の進行に関わるリスクに関係する場合，遺伝子情報により，遺伝子以外の要因を介すリスクを低減するための行動変化が促されるかもしれない[102]．たとえば，初期のエビデンスは，グルタチオン S-トランスフェラーゼ遺伝子型（ニコチン代謝に影響）に関する情報を提供することが，禁煙率を左右する可能性を示唆している[103]．

一般の人々にとっては遺伝的リスクの理解は困難かもしれないうえ[104]，遺伝子情報の使用法や伝え方，遺伝子サービスを最適化する方法については，まだ不確実な部分がある．遺伝子サービスの影響に関するシステマティックレビュー[105]によると，行動アウトカムに関しては入り混じった結果が得られ，臨床アウトカムについては研究実績が少なく，遺伝学的知識は低い傾向があり，とりわけ一貫してみられた障壁は，プライマリケアスタッフにより自己申告された，遺伝子サービス提供における不十分さであった．そのほかの障壁としては，遺伝子検査における監督機能の欠如のほか，遺伝的リスクプロファイルへのアクセスによって個人の就職や医療保険加入が妨げられる可能性があることから，プライバシーや差別に関する懸念があげられていた．

遺伝子検査は消費者に直販されることからも，これらの不備には早急に対応する必要がある[106]．一般的な変異を調べるための遺伝子検査を販売するいくつかの会社では，妥当性や有用性が実証されていない適応についても大々的な消費者向け直接広告キャンペーンを展開しているケースも少なからずみられ[107]，そのうち少なくとも 1 つの検査については，米国食品医薬品局（US Food and Drug Administration）からゲノミクス会社に対し，販売停止命令が出されている[108]．

臨床シナリオの解決

われわれの批判的吟味を要約すると，Slooter ら[38]は疑問に対する最適な研究デザイン（縦断的コホート）を使用し，認知症の特徴を明確に示し（アルツハイマー病を血管性認知症と区別し），有病群と無病群とで民族性を類似させ，遺伝子タイピング結果に HWE が認められることを示した．彼らの結果は，同じ関連について取り上げた他の数多くの研究と一致している．*APOE e4* のコピーを 1 または 2 つ持つことによる RR はそれぞれ 2.2, 7.0 と大きく，原因となる対立遺伝子は高頻度でみられるものであり（白人集団全体の 25%が少なくとも 1 つの *APOE e4* 対立遺伝子を持つ），80 歳までにアルツハイマー病を発症する絶対リスクはヘテロ接合体変異群では 15%，ホモ接合体変異群では 40〜50%とかなり高い．最も深刻な限界としてあげられるのは，*APOE e4* を持つことによる，家族歴によるリスクを上回る増分リスクが考慮されていなかったことだろう．他の研究では *APOE e4* 遺伝子型は家族歴を上回る情報を提供するが[87]，必ずしも専門家による臨床診断を上回るものではないことが示されている[94]．それでも，一般の人が診断に到達するために *APOE* 遺伝子判定が果たせる役割はあるかもしれない．

以上から，あなたは患者に対し，遺伝子検査の結果としてアルツハイマー病のリスクが高いことがわかるかもしれないと伝えることができる．遺伝子検査の結果によっては，リスク増加率が家族歴による 3.5 倍を上回るかもしれないが，その増加幅はそれほど大きくはないものと考えられる．いくつかの企業により提供されている，ゲノム規模のプラットフォームを使用したより詳細な検査により，アルツハイマー病のリスクにわずかに影響する新たな遺伝子変異が明らかになるかもしれないが，これらの追加的情報の解釈は不確実である．

なぜ遺伝子情報を知りたいのかについて，患者と話し合ってみる価値はあるだろう．もしリスク増加を知ることで，アルツハイマー病のリスクを左右する他の要因を修正する意欲が高まるのだとすれば（たとえば，禁煙，降圧薬の遵守），遺伝子情報が良い励みとなるだろう．このような行動はアルツハイマー病のリスクだけでなく，脳卒中や他の疾患のリスクも減らすだろう．一方，陰性結果が男性に誤った安心感を与え，危険な行動が増えるのだとしたら，遺伝子検査のアウトカムはあまり望ましくないものとなるだろう．結論としては，Slooter ら[38]の論文とその意味を理解することは，患者との話し合いを経て最適な行動方針に到達するのに役立つだろう．

家族歴，喫煙，高血圧などによるリスクの高さについて患者と話し合った結果，患者は修正可能な危険因子，すなわち禁煙や，血圧改善のための運動を行い，コレステロール値の検査を受けることに取り組む決心をする．また，*APOE* 遺伝子型に起因する追加的リスクの程度が不確実なことから，遺伝子検査は受けないことにする．

参考文献

1. Samani NJ, Erdmann J, Hall AS, et al; WTCCC and the Cardiogenics Consortium. Genomewide association analysis of coronary artery disease. N Engl J Med. 2007; 357(5): 443-453.
2. Deloukas P, Kanoni S, Willenborg C, et al; CARDIoGRAMplusC4D Consortium; DIAGRAM Consortium; CARDIOGENICS Consortium; MuTHER Consortium; Wellcome Trust Case Control Consortium. Large-scale association analysis identifies new risk loci for coronary artery disease. Nat Genet. 2013; 45(1): 25-33.
3. Coronary Artery Disease (C4D) Genetics Consortium. A genome-wide association study in Europeans and South Asians identifies five new loci for coronary artery disease. Nat Genet. 2011; 43(4): 339-344.
4. Zeggini E, Weedon MN, Lindgren CM, et al; Wellcome Trust Case Control Consortium (WTCCC). Replication of genomewide association signals in UK samples reveals risk loci for type 2 diabetes. Science. 2007; 316(5829): 1336-1341.
5. Morris AP, Voight BF, Teslovich TM, et al; Wellcome Trust Case Control Consortium; Meta-Analyses of Glucose and Insulinrelated traits Consortium (MAGIC) Investigators; Genetic Investigation of ANthropometric Traits (GIANT) Consortium; Asian Genetic Epidemiology Network—Type 2 Diabetes (AGENT2D) Consortium; South Asian Type 2 Diabetes (SAT2D) Consortium; DIAbetes Genetics Replication And Meta-analysis (DIAGRAM) Consortium. Large-scale association analysis provides insights into the genetic architecture and pathophysiology of type 2 diabetes. Nat Genet. 2012; 44(9): 981-990.
6. Scott RA, Lagou V, Welch RP, et al; DIAbetes Genetics Replication and Meta-analysis (DIAGRAM) Consortium. Large-scale association analyses identify new loci influencing glycemic traits and provide insight into the underlying biological pathways. Nat Genet. 2012; 44(9): 991-1005.
7. Traylor M, Farrall M, Holliday EG, et al; Australian Stroke Genetics Collaborative, Wellcome Trust

Case Control Consortium 2 (WTCCC2); International Stroke Genetics Consortium. Genetic risk factors for ischaemic stroke and its subtypes (the METASTROKE collaboration): a meta-analysis of genome-wide association studies. Lancet Neurol. 2012; 11(11): 951-962.

8. Holliday EG, Maguire JM, Evans TJ, et al; Australian Stroke Genetics Collaborative; International Stroke Genetics Consortium; Wellcome Trust Case Control Consortium 2. Common variants at 6p21.1 are associated with large artery atherosclerotic stroke. Nat Genet. 2012; 44(10): 1147-1151.
9. Bellenguez C, Bevan S, Gschwendtner A, et al; International Stroke Genetics Consortium (ISGC); Wellcome Trust Case Control Consortium 2 (WTCCC2). Genome-wide association study identifies a variant in HDAC9 associated with large vessel ischemic stroke. Nat Genet. 2012; 44(3): 328-333.
10. Hafler DA, Compston A, Sawcer S, et al; International Multiple Sclerosis Genetics Consortium. Risk alleles for multiple sclerosis identified by a genomewide study. N Engl J Med. 2007; 357(9): 851-862.
11. Patsopoulos NA, Esposito F, Reischl J, et al; Bayer Pharma MS Genetics Working Group; Steering Committees of Studies Evaluating IFNβ-1b and a CCR1-Antagonist; ANZgene Consortium; GeneMSA; International Multiple Sclerosis Genetics Consortium. Genome-wide meta-analysis identifies novel multiple sclerosis susceptibility loci. Ann Neurol. 2011; 70(6): 897-912.
12. Sawcer S, Hellenthal G, Pirinen M, et al; International Multiple Sclerosis Genetics Consortium; Wellcome Trust Case Control Consortium 2. Genetic risk and a primary role for cell-mediated immune mechanisms in multiple sclerosis. Nature. 2011; 476(7359): 214-219.
13. Easton DF, Pooley KA, Dunning AM, et al; SEARCH collaborators; kConFab; AOCS Management Group. Genome-wide association study identifies novel breast cancer susceptibility loci. Nature. 2007; 447(7148): 1087-1093.
14. Garcia-Closas M, Couch FJ, Lindstrom S, et al. Genomewide association studies identify four ER negative-specific breast cancer risk loci. Nat Genet. Apr 2013; 45(4): 392-398, 398e391-392.
15. Ripke S, O'Dushlaine C, Chambert K, et al; Multicenter Genetic Studies of Schizophrenia Consortium; Psychosis Endophenotypes International Consortium; Wellcome Trust Case Control Consortium 2. Genome-wide association analysis identifies 13 new risk loci for schizophrenia. Nat Genet. 2013; 45(10): 1150-1159.
16. Wellcome Trust Case Control Consortium. Genome-wide association study of 14,000 cases of seven common diseases and 3,000 shared controls. Nature. 2007; 447(7145): 661-678.
17. Chen DT, Jiang X, Akula N, et al. Genome-wide association study meta-analysis of European and Asian-ancestry samples identifies three novel loci associated with bipolar disorder. Mol Psychiatry. 2013; 18(2): 195-205.
18. Plenge RM, Seielstad M, Padyukov L, et al. TRAF1-C5 as a risk locus for rheumatoid arthritis—a genomewide study. N Engl J Med. 2007; 357(12): 1199-1209.
19. Eyre S, Bowes J, Diogo D, et al; Biologics in Rheumatoid Arthritis Genetics and Genomics Study Syndicate; Wellcome Trust Case Control Consortium. High-density genetic mapping identifies new susceptibility loci for rheumatoid arthritis. Nat Genet. 2012; 44(12): 1336-1340.
20. Jostins L, Ripke S, Weersma RK, et al; International IBD Genetics Consortium (IIBDGC). Host-microbe interactions have shaped the genetic architecture of inflammatory bowel disease. Nature. 2012; 491(7422): 119-124.
21. Coon KD, Myers AJ, Craig DW, et al. A high-density wholegenome association study reveals that

APOE is the major susceptibility gene for sporadic late-onset Alzheimer's disease. J Clin Psychiatry. 2007; 68(4): 613-618.
22. Li H, Wetten S, Li L, et al. Candidate single-nucleotide polymorphisms from a genomewide association study of Alzheimer disease. Arch Neurol. 2008; 65(1): 45-53.
23. Reiman EM, Webster JA, Myers AJ, et al. GAB2 alleles modify Alzheimer's risk in APOE epsilon4 carriers. Neuron. 2007; 54(5): 713-720.
24. Kamboh MI, Demirci FY, Wang X, et al; Alzheimer's Disease Neuroimaging Initiative. Genome-wide association study of Alzheimer's disease. Transl Psychiatry. 2012; 2: e117.
25. Naj AC, Jun G, Beecham GW, et al. Common variants at MS4A4/MS4A6E, CD2AP, CD33 and EPHA1 are associated with lateonset Alzheimer's disease. Nat Genet. 2011; 43(5): 436-441.
26. Hollingworth P, Harold D, Sims R, et al; Alzheimer's Disease Neuroimaging Initiative; CHARGE consortium; EADI1 consortium. Common variants at ABCA7, MS4A6A/MS4A4E, EPHA1, CD33 and CD2AP are associated with Alzheimer's disease. Nat Genet. 2011; 43(5): 429-435.
27. National Human Genome Research Institute. A Catalog of Published Genome-Wide Association Studies. http: //www.genome.gov/gwastudies/. Accessed February 28, 2014.
28. Yu W, Gwinn M, Clyne M, et al. A navigator for human genome epidemiology. Nat Genet. 2008; 40(2): 124-125.
29. Lander ES, Linton LM, Birren B, et al; International Human Genome Sequencing Consortium. Initial sequencing and analysis of the human genome. Nature. 2001; 409(6822): 860-921.
30. International HapMap Consortium. A haplotype map of the human genome. Nature. 2005; 437(7063): 1299-1320.
31. Frazer KA, Ballinger DG, Cox DR, et al; International HapMap Consortium. A second generation human haplotype map of over 3.1 million SNPs. Nature. 2007; 449(7164): 851-861.
32. Abecasis GR, Auton A, Brooks LD, et al; 1000 Genomes Project Consortium. An integrated map of genetic variation from 1,092 human genomes. Nature. 2012; 491(7422): 56-65.
33. McCarthy MI, Abecasis GR, Cardon LR, et al. Genome-wide association studies for complex traits: consensus, uncertainty and challenges. Nat Rev Genet. 2008; 9(5): 356-369.
34. Pearson TA, Manolio TA. How to interpret a genome-wide association study. JAMA. 2008; 299(11): 1335-1344.
35. Visscher PM, Brown MA, McCarthy MI, et al. Five years of GWAS discovery. Am J Hum Genet. 2012; 90(1): 7-24.
36. Dawn Teare M, Barrett JH. Genetic linkage studies. Lancet. 2005; 366(9490): 1036-1044.
37. Risch N. Evolving methods in genetic epidemiology. Ⅱ. Genetic linkage from an epidemiologic perspective. Epidemiol Rev. 1997; 19(1): 24-32.
38. Slooter AJ, Cruts M, Hofman A, et al. The impact of APOE on myocardial infarction, stroke, and dementia: the Rotterdam Study. Neurology. 2004; 62(7): 1196-1198.
39. Ioannidis JP. Contradicted and initially stronger effects in highly cited clinical research. JAMA. 2005; 294(2): 218-228.
40. Ioannidis JP, Trikalinos TA. Early extreme contradictory estimates may appear in published research: the Proteus phenomenon in molecular genetics research and randomized trials. J Clin Epidemiol. 2005; 58(6): 543-549.
41. Ioannidis JP. Why most discovered true associations are inflated. Epidemiology. 2008; 19(5): 640-648.
42. Zollner S, Pritchard JK. Overcoming the winner's curse: estimating penetrance parameters from case-

control data. Am J Hum Genet. 2007; 80(4): 605-615.

43. Contopoulos-Ioannidis DG, Alexiou GA, Gouvias TC, et al. An empirical evaluation of multifarious outcomes in pharmacogenetics: beta-2 adrenoceptor gene polymorphisms in asthma treatment. Pharmacogenet Genomics. 2006; 16(10): 705-711.
44. Evangelou E, Trikalinos TA, Salanti G, et al. Familybased versus unrelated case-control designs for genetic associations. PLoS Genet. 2006; 2(8): e123.
45. Wacholder S, Chanock S, Garcia-Closas M, et al. Assessing the probability that a positive report is false: an approach for molecular epidemiology studies. J Natl Cancer Inst. 2004; 96(6): 434-442.
46. Barnholtz-Sloan JS, McEvoy B, Shriver MD, et al. Ancestry estimation and correction for population stratification in molecular epidemiologic association studies. Cancer Epidemiol Biomarkers Prev. 2008; 17(3): 471-477.
47. Pritchard JK, Rosenberg NA. Use of unlinked genetic markers to detect population stratification in association studies. Am J Hum Genet. 1999; 65(1): 220-228.
48. Kittles RA, Chen W, Panguluri RK, et al. CYP3A4-V and prostate cancer in African Americans: causal or confounding association because of population stratification? Hum Genet. 2002; 110(6): 553-560.
49. Frayling TM, Timpson NJ, Weedon MN, et al. A common variant in the FTO gene is associated with body mass index and predisposes to childhood and adult obesity. Science. 2007; 316(5826): 889-894.
50. Richards JB, Rivadeneira F, Inouye M, et al. Bone mineral density, osteoporosis, and osteoporotic fractures: a genome-wide association study. Lancet. 2008; 371(9623): 1505-1512.
51. Clayton DG, Walker NM, Smyth DJ, et al. Population structure, differential bias and genomic control in a large-scale, casecontrol association study. Nat Genet. 2005; 37(11): 1243-1246.
52. Akey JM, Zhang K, Xiong M, et al. The effect that genotyping errors have on the robustness of common linkage-disequilibrium measures. Am J Hum Genet. 2001; 68(6): 1447-1456.
53. Bogardus ST Jr, Concato J, Feinstein AR. Clinical epidemiological quality in molecular genetic research: the need for methodological standards. JAMA. 1999; 281(20): 1919-1926.
54. Mein CA, Barratt BJ, Dunn MG, et al. Evaluation of single nucleotide polymorphism typing with invader on PCR amplicons and its automation. Genome Res. 2000; 10(3): 330-343.
55. Pompanon F, Bonin A, Bellemain E, et al. Genotyping errors: causes, consequences and solutions. Nat Rev Genet. 2005; 6(11): 847-859.
56. Slooter AJ, Cruts M, Kalmijn S, et al. Risk estimates of dementia by apolipoprotein E genotypes from a populationbased incidence study: the Rotterdam Study. Arch Neurol. 1998; 55(7): 964-968.
57. Cox DG, Kraft P. Quantification of the power of Hardy-Weinberg equilibrium testing to detect genotyping error. Hum Hered. 2006; 61(1): 10-14.
58. Hosking L, Lumsden S, Lewis K, et al. Detection of genotyping errors by Hardy-Weinberg equilibrium testing. Eur J Hum Genet. 2004; 12(5): 395-399.
59. Leal SM. Detection of genotyping errors and pseudo-SNPs via deviations from Hardy-Weinberg equilibrium. Genet Epidemiol. 2005; 29(3): 204-214.
60. Salanti G, Amountza G, Ntzani EE, et al. Hardy-Weinberg equilibrium in genetic association studies: an empirical evaluation of reporting, deviations, and power. Eur J Hum Genet. 2005; 13(7): 840-848.
61. Xu J, Turner A, Little J, et al. Positive results in association studies are associated with departure from Hardy-Weinberg equilibrium: hint for genotyping error? Hum Genet. 2002; 111(6): 573-574.

62. Tufts University Comparative and Molecular Pharmacogenomics Laboratory. A simple calculator to determine whether observed genotype frequencies are consistent with Hardy-Weinberg equilibrium. http: //www.tufts.edu/~mcourt01/Documents/Court%20lab%20-%20HW%20calculator.xls. Accessed September 3, 2013.
63. Freimer N, Sabatti C. The use of pedigree, sib-pair and association studies of common diseases for genetic mapping and epidemiology. Nat Genet. 2004; 36(10): 1045-1051.
64. Ioannidis JP. Calibration of credibility of agnostic genomewide associations. Am J Med Genet B Neuropsychiatr Genet. 2008; 147B(6): 964-972.
65. Province MA. Sequential methods of analysis for genome scans. Adv Genet. 2001; 42: 499-514.
66. Sabatti C. Avoiding false discoveries in association studies. Methods Mol Biol. 2007; 376: 195-211.
67. Benjamini Y, Hochberg Y. Controlling the false discovery rate: a practical and powerful approach to multiple testing. J Royal Stat Soc Series B. 1995; 57(1): 289-300.
68. Benjamini Y, Yekutieli D. The control of the false discovery rate in multiple testing under dependency. Ann Stat. 2001; 29(4): 1165-1188.
69. Ioannidis JP, Ntzani EE, Trikalinos TA, et al. Replication validity of genetic association studies. Nat Genet. 2001; 29(3): 306-309.
70. Hoggart CJ, Clark TG, De Iorio M, et al. Genome-wide significance for dense SNP and resequencing data. Genet Epidemiol. 2008; 32(2): 179-185.
71. Chanock SJ, Manolio T, Boehnke M, et al; NCI-NHGRI Working Group on Replication in Association Studies. Replicating genotype-phenotype associations. Nature. 2007; 447(7145): 655-660.
72. Ioannidis JP, Boffetta P, Little J, et al. Assessment of cumulative evidence on genetic associations: interim guidelines. Int J Epidemiol. 2008; 37(1): 120-132.
73. Ioannidis JP, Trikalinos TA, Khoury MJ. Implications of small effect sizes of individual genetic variants on the design and interpretation of genetic association studies of complex diseases. Am J Epidemiol. 2006; 164(7): 609-614.
74. Moonesinghe R, Khoury MJ, Liu T, Ioannidis JP. Required sample size and nonreplicability thresholds for heterogeneous genetic associations. Proc Natl Acad Sci U S A. 2008; 105(2): 617-622.
75. Munafò MR, Flint J. Meta-analysis of genetic association studies. Trends Genet. 2004; 20(9): 439-444.
76. Salanti G, Sanderson S, Higgins JP. Obstacles and opportunities in meta-analysis of genetic association studies. Genet Med. 2005; 7(1): 13-20.
77. Khoury MJ, Dorman JS. The Human Genome Epidemiology Network. Am J Epidemiol. 1998; 148(1): 1-3.
78. Little J, Higgins J. The HuGENet HuGE Review Handbook. 2008; http: //www.hugenet.ca. Accessed September 3, 2013.
79. Human Genome Epidemiology Network. A navigator for human genome epidemiology. http: //www.hugenavigator.net/. Accessed September 3, 2013.
80. Bertram L, McQueen MB, Mullin K, et al. Systematic meta-analyses of Alzheimer disease genetic association studies: the AlzGene database. Nat Genet. 2007; 39(1): 17-23.
81. Evangelou E, Ioannidis JP. Meta-analysis methods for genome-wide association studies and beyond. Nat Rev Genet. 2013; 14(6): 379-389.
82. Yang Q, Khoury MJ, Friedman J, et al. How many genes underlie the occurrence of common complex diseases in the population? Int J Epidemiol. 2005; 34(5): 1129-1137.
83. Zheng SL, Sun J, Wiklund F, et al. Cumulative association of five genetic variants with prostate can-

cer. N Engl J Med. 2008; 358(9): 910-919.

84. Lee SH, Harold D, Nyholt DR, et al; ANZGene Consortium; International Endogene Consortium; Genetic and Environmental Risk for Alzheimer's Disease Consortium. Estimation and partitioning of polygenic variation captured by common SNPs for Alzheimer's disease, multiple sclerosis and endometriosis. Hum Mol Genet. 2013; 22(4): 832-841.
85. Kathiresan S, Melander O, Anevski D, et al. Polymorphisms associated with cholesterol and risk of cardiovascular events. N Engl J Med. 2008; 358(12): 1240-1249.
86. Irwig L, Bossuyt P, Glasziou P, et al. Designing studies to ensure that estimates of test accuracy are transferable. BMJ. 2002; 324(7338): 669-671.
87. Humphries SE, Ridker PM, Talmud PJ. Genetic testing for cardiovascular disease susceptibility: a useful clinical management tool or possible misinformation? Arterioscler Thromb Vasc Biol. 2004; 24(4): 628-636.
88. Assmann G, Cullen P, Schulte H. Simple scoring scheme for calculating the risk of acute coronary events based on the 10-year follow-up of the prospective cardiovascular Münster (PROCAM) study. Circulation. 2002; 105(3): 310-315.
89. Bolton JL, Stewart MC, Wilson JF, et al. Improvement in prediction of coronary heart disease risk over conventional risk factors using SNPs identified in genomewide association studies. PLoS One. 2013; 8(2): e57310.
90. Jostins L, Barrett JC. Genetic risk prediction in complex disease. Hum Mol Genet. 2011; 20(R2): R182-R188.
91. Clayton DG. Prediction and interaction in complex disease genetics: experience in type 1 diabetes. PLoS Genet. 2009; 5(7): e1000540.
92. Seshadri S, Fitzpatrick AL, Ikram MA, et al; CHARGE Consortium; GERAD1 Consortium; EADI1 Consortium. Genome-wide analysis of genetic loci associated with Alzheimer disease. JAMA. 2010; 303(18): 1832-1840.
93. Cupples LA, Farrer LA, Sadovnick AD, et al. Estimating risk curves for first-degree relatives of patients with Alzheimer's disease: the REVEAL study. Genet Med. 2004; 6(4): 192-196.
94. Mayeux R, Saunders AM, Shea S, et al; Alzheimer's Disease Centers Consortium on Apolipoprotein E and Alzheimer's Disease. Utility of the apolipoprotein E genotype in the diagnosis of Alzheimer's disease. N Engl J Med. 1998; 338(8): 506-511.
95. van Duijn CM, Clayton D, Chandra V, et al; EURODEM Risk Factors Research Group. Familial aggregation of Alzheimer's disease and related disorders: a collaborative re-analysis of case-control studies. Int J Epidemiol. 1991; 20(suppl 2): S13-S20.
96. Myers RH, Schaefer EJ, Wilson PW, et al. Apolipoprotein E epsilon4 association with dementia in a population-based study: The Framingham study. Neurology. 1996; 46(3): 673-677.
97. The ALlele FREquency Database. http: //alfred.med.yale.edu.Accessed February 28, 2014.
98. International HapMap Project. HapMap. http: //hapmap.ncbi.nlm.nih.gov/. Accessed February 28, 2014.
99. Miki Y, Swensen J, Shattuck-Eidens D, et al. A strong candidate for the breast and ovarian cancer susceptibility gene BRCA1. Science. 1994; 266(5182): 66-71.
100. National Comprehensive Cancer Network. Testing of women with breast or ovarian cancer. http: //www.nccn.org/index.asp. Accessed September 3, 2013.
101. McLeod HL, Krynetski EY, Relling MV, et al. Genetic polymorphism of thiopurine methyltransferase and its clinical relevance for childhood acute lymphoblastic leukemia. Leukemia. 2000; 14(4): 567-

572.
102. Marteau TM, Lerman C. Genetic risk and behavioural change. BMJ. 2001; 322(7293): 1056-1059.
103. Hamajima N, Suzuki K, Ito Y, et al. Genotype announcement to Japanese smokers who attended a health checkup examination. J Epidemiol. 2006; 16(1): 45-47.
104. Lipkus IM, McBride CM, Pollak KI, et al. Interpretation of genetic risk feedback among African American smokers with low socioeconomic status. Health Psychol. 2004; 23(2): 178-188.
105. Scheuner MT, Sieverding P, Shekelle PG. Delivery of genomic medicine for common chronic adult diseases: a systematic review. JAMA. 2008; 299(11): 1320-1334.
106. Hunter DJ, Khoury MJ, Drazen JM. Letting the genome out of the bottle—will we get our wish? N Engl J Med. 2008; 358(2): 105-107.
107. Janssens AC, Gwinn M, Bradley LA, et al. A critical appraisal of the scientific basis of commercial genomic profiles used to assess health risks and personalize health interventions. Am J Hum Genet. 2008; 82(3): 593-599.
108. Downing NS, Ross JS. Innovation, risk, and patient empowerment: the FDA-mandated withdrawal of 23 and Me's Personal Genome Service. JAMA. 2014; 311(8): 793-794.

Part F

エビデンスをまとめる

Summarizing the Evidence

第22章

システマティックレビューとメタアナリシスのプロセス

The Process of a Systematic Review and Meta-analysis

M. Hassan Murad, Roman Jaeschke, PJ Devereaux, Kameshwar Prasad, Alonso Carrasco-Labra, Thomas Agoritsas, Deborah J. Cook, and Gordon Guyatt

この章の内容

臨床シナリオ

心臓以外の手術を受けた患者はβ遮断薬を受けるべきか

あなたは，股関節置換術を受けた66歳の男性について2日間の周術期治療に関する一般外科医からの相談を受ける．患者は，2型糖尿病と高血圧の病歴を有する喫煙者である．心臓病の既往はない．血圧は135/80 mmHg．患者には心臓病の複数の**危険因子 risk factor**があるため，死亡，非致死性心筋梗塞，およびその他の血管合併症のリスクを減らすために，周術期のβ遮断薬による治療をすべきかどうかを検討している．

エビデンスを探す

この論争の的となっているトピックには多くの文献があることを認識して，最新の最良**エビデンス evidence**の正確かつ迅速な概要を提供する検索を実行することを決断する．疑問は治療に関するものであるため，このトピックを扱う**ランダム化臨床試験 randomized clinical trial**（RCT）の最近の**システマティックレビュー systematic review**と**メタアナリシス meta-analysis**を探すことに特に関心がある．無料の連合検索エンジン federated search engine のACCESSSS（http: //plus.mcmaster.ca/accessss，第5章「最新の最良エビデンスを探す」を参照）を使用して，beta blockers，perioperative，mortality の検索用語を入力する．

検索アウトプットの最上部にあるサマリーから，「心臓以外の手術に対する心臓リスクの管理（management of cardiac risk for noncardiac surgery）」に関連する2つの事前評価済みサマリーを見つける．いずれのサマリーも，最新の米国および欧州の**診療ガイドライン clinical practice guideline**への文献とともに，2008年に出版された大規模なシステマティックレビューとメタアナリシスの結果を引用している[1]．しかし，これらの章の最終更新は4～6カ月前に更新されていることに気づく．したがって，自身の検索アウトプットをさらに見下ろして，事前評価済みの研究をチェックし（第5章「最新の最良エビデンスを探す」を参照），疑問を取り上げ，4つの専門分野からの臨床医によって関連性と話題価値が高いと評価された，最近公開されたシステマティックレビューとメタアナリシスを迅速に特定する[2]．あなたは，このメタアナリシスを報告している論文のフルテキストをダウンロードする．

システマティックレビューとメタアナリシス: はじめに

定義

システマティックレビューは，焦点をあてた臨床上の疑問を系統的かつ再現可能な方法で扱う研究の要約である．システマティックレビューでは，治療効果，**予後 prognosis**，診断検査精度の推定値を提供でき，**質的研究 qualitative research** によって対処された「どのように（how）」と「なぜ（why）」の疑問に対するエビデンスを要約できる．この章では，他の種類の疑問についても言及するが，**患者にとって重要なアウトカム patient-important outcome** に関する治療介入または有害な**曝露 exposure** の影響を扱うシステマティックレビューに焦点をあてる．システマティックレビューには，しばしば単一の最良効果推定値を提供するためのメタアナリシス（統計的統合または異なる研究からの結果の集約）が伴う．研究を統合することは精確さ（precision）を高め〔すなわち，**信頼区間 confidence interval**（CI）を狭める〕，生成された単一の最良推定値が臨床決断の手助けとなる．したがって，著者がメタアナリシスを行わないことを選択して出版されたシステマティックレビューを目にするかもしれないし，システマティックレビューが実施されなかったメタアナリシス（つまり，研究は統計的に併合されたが，包括的，明示的，再現可能なアプローチに従って選択されなかった）に遭遇するかもしれない（図 22-1）．臨床的に最も有用なのは，この章で説明する方法の，メタアナリシスを伴って適切に実施されたシステマティックレビューだろう．

システマティックレビューとは対照的に，従来の**ナラティブレビュー narrative review** は，典型的には，疾患の複数の側面に対処し（たとえば，病因，診断，予後，治療），組み込まれた研究の選択について明確な基準を持たず，**1 次研究 primary study** に関連する**バイアスのリスク risk of bias** の系統的評価をせず，そして量的な最良推定値を提示することや，これらの推定値の確信性を等級付けする（rate）こともない．従来のナラティブレビュー論文は，臨床状態の広範囲な概観の所得には有用であるが，焦点をあてた臨床上の疑問に対して確信性があり偏りのない答えを提供しない可能性がある．

なぜシステマティックレビューを探索するのか

臨床上の疑問に答えるエビデンスを探すときは，最良の個別研究または複数の研究を探すのではなく，特にメタアナリシスを含むシステマティックレビューを探すことが望ましい．その理由は以下

図 22-1

研究デザインの重複: システマティックレビューとメタアナリシス

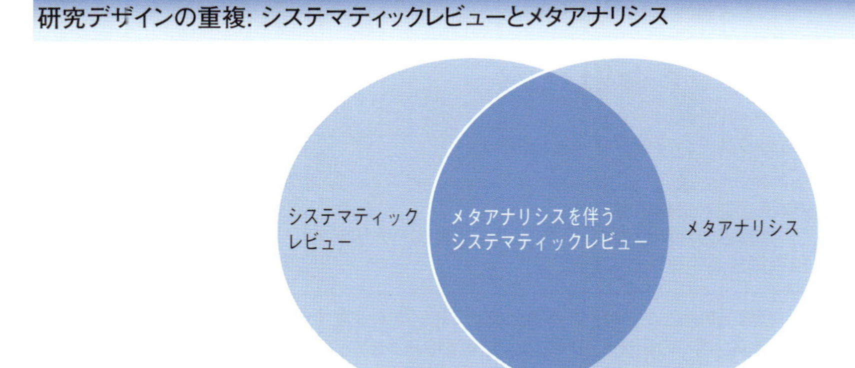

のとおりである.

1. 単一研究は，エビデンス総体（body of evidence）を代表するものではない傾向があり，その結果は誤解を招く可能性がある.
2. 数多くの研究を収集して評価することは，おそらく時間がかかる.
3. システマティックレビューには，精確さを高め，臨床決断を支援する最良の効果推定値を提供するためのメタアナリシスがしばしば伴われる.
4. システマティックレビューが適切に実行されたならば，関連するエビデンスのすべてについて，最良の効果推定値と裏づける確信性が提供されるだろう.
5. システマティックレビューには単一研究よりも広範囲の患者が含まれ，結果を目の前の患者に適用できるという確信を高める可能性が高い.

システマティックレビューとメタアナリシスのプロセスのシノプシス

このユーザーガイドを適用すると，システマティックレビューとメタアナリシスの実施プロセスを明確に理解するために有用であることがわかるだろう．図 22-2 は，プロセスがどのようにして疑問の定義から始まるかを示し，これは，レビューに含める研究を決定するための適格基準を指定することと同義である．これらの基準では，集団，曝露または介入，関心のあるアウトカムを定義する.

図 22-2

システマティックレビューとメタアナリシスの実施プロセス

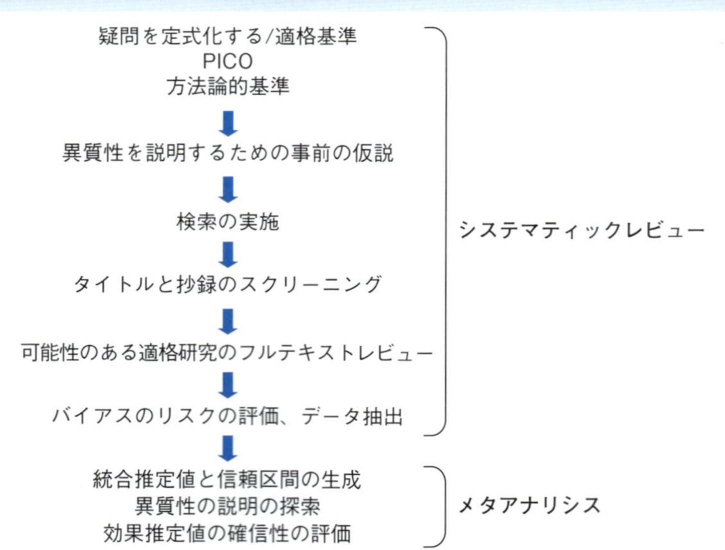

メタアナリシスを伴わないシステマティックレビューでは，要約推定値と信頼区間を生成するステップは適用できない．システマティックレビューにメタアナリシスを含み，個々の研究からの効果推定値を提示できるならば，異質性についての説明を探索し，推定値の確信性を等級付けすることが可能となる.

略語，CI: 信頼区間，PICO: 患者（patient），介入（intervention），比較（comparison），アウトカム（outcome）

システマティックレビューでは，バイアスのリスクを最小限に抑える研究に限定すべきかもしれない．たとえば，治療の疑問に対処するシステマティックレビューでは，しばしばRCTのみが含まれる．

選択基準を特定したうえで，レビュアは関連するすべての医学データベースの文献を系統的に検索することで，一般的には，関連する可能性がある多数のタイトルと抄録を得る．次に，選択基準をタイトルと抄録に適用し，収集する論文の数を減らす．さらにもう一度，レビュアは選択基準を適用するが，これは報告を完了するために適用する．

選別プロセスを完了した後，レビュアは，個々の研究のバイアスのリスクと各研究の抄録データを評価する．最後に，必要に応じて定量的な統合またはメタアナリシスを含めて，結果を要約する．メタアナリシスでは，関心のあるアウトカムのそれぞれに対する効果の**統合推定値 pooled estimate**（すなわち，併合された推定値）を，関連するCIとともに提供する．メタアナリシスは，結果の差異を説明（**異質性 heterogeneity**の探索）するために，組み込まれた研究全体の効果推定値における差異の検討が含まれることが多い．結果の差異を説明する可能性のある患者，介入，またはアウトカムに関して事前に特定された仮説に基づいている場合，探索はより確信性が高くなる（第25.2章「サブグループ解析の使い方」を参照）．

欄 22-1

システマティックレビュープロセスの信用性に関するユーザーガイド

レビューに，意味のある臨床上の疑問を明確に取り上げているか
関連する研究の検索は，詳細かつ系統的か
1次研究のバイアスのリスクは評価されたか
レビューに，研究間の結果の違いについて考えられる理由を取り上げているか
レビューに，診療に適用できる結果を提示しているか
研究の選択と評価は再現可能か
レビューは効果推定値の確信性を取り上げているか

効果推定値の信用性を判断する

システマティックレビューの結果を患者の治療に適用する際は，効果推定値を探すことができる．メタアナリシスを伴わないシステマティックレビューは，典型的には，個々の研究結果を提示する．メタアナリシスは，それぞれの関連アウトカムに対して，単一の統合（併合された）効果推定値と関連CIを追加する．統合推定値は，治療アウトカム（たとえば，死亡，心筋梗塞，生活の質，晩発性の破局的有害作用），診断検査の特性の推定値（たとえば，**尤度比 likelihood ratio**），または患者に起こりうるアウトカムの推定値（たとえば，予後）である可能性がある．臨床医は，これらの推定値について信頼できる程度を知る必要がある．

2つの根本的な問題がこの確信性を損なう可能性がある．1つは，システマティックレビューの著者がレビューを実施する際に適用した厳格さの程度である．これをレビューの**信用性 credibility**と

よぶ[3]．信用性とは，レビューのデザインと実施が，誤解を招く結果から保護される可能性の程度を意味する[4]．信用性は不適切または具体的でない適格基準，不適当な検索の実施，個別研究のバイアスのリスク評価の省略によって損なわれる可能性がある（レビューのプロセスの確信性において考慮されるべき問題については欄 22-1 を参照．これらの問題は，メタアナリシスの有無にかかわらず，すべてのシステマティックレビューにあてはまる）．

それにもかかわらず，方法論的基準を遵守している確信性の高いレビューでも，効果推定値の確信性（confidence in effect estimate）が非常に低くなる可能性がある．一般的な理由は以下である．個々の研究はバイアスのリスクが高く一貫性のない結果に悩まされる可能性があり，たとえ統合された（併合された）研究でもサンプルサイズが小さく結果が不精確で，研究に登録された患者が関心のあるものとは異なる場合がある．この章では，レビュープロセスの確信性評価を扱う．次章（第 23 章「システマティックレビューとメタアナリシスの結果の理解と適用」）では，レビュープロセスが信頼できる場合に効果推定値にどのくらいの確信を置くことができるかを判断するためのガイドを提供する．

プロセスは信用できるか

レビューは，意味のある臨床上の疑問を明確に取り上げているか

システマティックレビューは，従来のナラティブレビューに比べて，焦点が狭く，特定の患者，介入，比較，アウトカムによって定義される治療または害に関する特定の疑問に対処する．レビュー著者がメタアナリシスを実施する場合，疑問の範囲がどれほど狭いか広いかという問題が特に重要になる．さまざまな範囲のメタアナリシスについて 4 つの仮説的な例を見てみよう．

1. 死亡への影響の単一推定値を得るために，あらゆる種類のがんに対する，あらゆるがん治療法の結果を統合したメタアナリシス
2. さまざまな投与量による種々の抗血小板薬（アスピリン，スルフィンピラゾン，ジピリダモール，チクロピジン，クロピドグレルを含む）の主要血栓性イベント（心筋梗塞，脳卒中，下肢の急性動脈機能不全を含む）に対する効果の結果を統合したメタアナリシス
3. 臨床的に明らかなアテローム性動脈硬化（心臓，頭，下肢など）のある患者において，さまざまな投与量による種々の抗血小板薬の死亡に対する効果の結果を統合したメタアナリシス
4. 頸動脈疾患による一過性脳虚血発作（TIA）のある患者において，血栓性脳卒中を**予防 prevent** するために，さまざまな投与量のアスピリンを投与した場合の効果の結果を統合したメタアナリシス

臨床医は，あらゆるがんに対するあらゆる治療法を扱う最初のメタアナリシスには明らかに不快だろう．臨床医は，主要血栓性イベントと死亡に関する抗血小板薬についての第 2 と第 3 のメタアナリシスは範囲が広すぎるために役に立つとは考えない可能性がある．対照的に，ほとんどの臨床

医は，広範なアスピリン用量にわたる統合に関する懸念を表明するかもしれないが，アスピリンと血栓性脳卒中を扱った，より集中的な第4のメタアナリシスには満足する可能性がある．

メタアナリシスの範囲が広すぎるとか狭すぎるとかを決めるものは何だろうか．メタアナリシスが取り扱っている疑問が意味のあるものかどうかを決断する際，臨床医は基礎となる生物学が自分たちの期待に添ったものかどうか，組み込まれた患者の範囲にわたって同じ**治療効果 treatment effect**が得られるか予想できるかどうかを自問してみなければならない（欄22-2）．臨床医は研究に関する疑問の他の要素，つまり研究の介入とアウトカムの範囲においても生物学的に同じ治療効果を期待できるかどうかを問い直してみるべきである．臨床医は，他の種類の臨床上の疑問でも，同じような一連の疑問を組み立てることができる．たとえば，一連の患者，検査法，診断の**参照基準 reference standard**や**ゴールドスタンダード gold standard**の範囲を通じて，診断検査を調べる研究に関連した尤度比はほぼ同じであると期待できるだろうか[5]（第18章「診断検査」を参照）．

欄22-2

システマティックレビューの適格基準は適切か

組み込まれた患者の範囲（年齢の高い患者と低い患者，重症度の高い患者と低い患者など）は全般を通して似たような結果だといえるか

研究の介入または曝露の範囲（たとえば，治療の場合: 高い投与量と低い投与量，診断の場合: 専門家による検査の解釈と非専門家による検査結果の解釈など）は全般を通して似たような結果だといえるか

アウトカムを測定するための方法の範囲（追跡期間が短期と長期など）は全般を通して似たような結果だといえるか

臨床医が，あらゆる種類のがんに対するあらゆるがん治療にわたるデータを統合したメタアナリシスを受け入れないのは，いくつかのがん治療法が特定のがんに対して有効である一方で，他のものは有害であるということを知っているからである．これらの研究結果を統合しても，介入のほとんどについて意味がないかまたは誤った効果推定値が導かれることになる．一方，アテローム性動脈硬化症患者におけるすべての抗血小板薬と死亡に関するメタアナリシスを受け入れない臨床医は，抗血小板薬の生物学的差異によって治療効果に重要な差が生じる可能性が高いと主張するだろう．さらに，心臓，脳と頸部，下肢の血管におけるアテローム性動脈硬化に生物学的に重要な差があるとする主張もあるかもしれない．このメタアナリシスを支持する臨床医は，抗血小板薬も身体の各部位におけるアテローム性動脈硬化も生物学的メカニズムは類似しており，そのため治療効果の大きさも似ていると考えるかもしれない．

より焦点をあてたレビューの最後の疑問に関しては，ほとんどの臨床医は，TIAが右半球の脳虚血でも左半球の脳虚血でも，75歳以上でもそれよりも若い患者でも，男性でも女性でも，異なるアスピリン投与量でも，**追跡 follow-up**期間が1年から5年とまちまちでも，指導医によって診断された脳卒中患者でも専門家チームによって診断された脳卒中患者でも，アスピリンの生物学的な作用は同じだろうと考えるだろう．生物学的に似ていれば，治療効果の大きさも似ている可能性が高いため，TIA患者を対象としたアスピリンの研究を統合することにメタアナリシスの著者が納得す

るのももっともである．

臨床医の任務は，一連の患者，介入または曝露，アウトカムについて，介入が似たような効果を発揮すると考えられるかどうかを判断することである．臨床医がその判断を下せるかどうかは，レビュー著者が検討しようとする患者，曝露，アウトカムがどの範囲のものかを精確に記載しているかどうか，つまり，レビューのための明確な適格基準が提示されているかにかかっている．

これに加え，システマティックレビュー著者らはバイアスのリスクに関連した研究の組み入れ基準を明記しなければならない．一般に，これらは1次研究のバイアスのリスクを評価するために使われる最も重要な基準に一致すべきである[6](欄22-3)．適格基準を明確にすることで，疑問が意味のあるものであったかどうかの判断が容易になるばかりでなく，著者らが，自らが先に下した結論または信念を支持する研究を優先的に採用または除外する可能性も低くなる．

臨床医が，たとえそれが比較的狭義の疑問の場合でも，患者，介入，アウトカム指標の全般について同様の結果が得られるという確信が持てるか自問するのもよいかもしれない．TIA患者におけるアスピリンの疑問についていえば，基礎にあるアテローム性動脈硬化の重症度の高低，アスピリンの投与量の違い，追跡期間の長短で，効果が変わる可能性もある．したがって，結果を検討する際には，開始した前提が精確であるかどうか，つまり，患者，介入，アウトカムにわたって同じ効果があるかを尋ねる必要がある．次章でこの問題に戻る（第23章「システマティックレビューとメタアナリシスの結果の理解と適用」を参照）．

欄 22-3

バイアスのリスクが低い結果をもたらす可能性が最も高い論文を選択するためのガイド

治療: 患者はランダム割り付けされていたか
　　追跡は完了しているか
診断: サンプルとなった患者は，その疾患を持つ患者を代表していたか
　　診断の妥当性が，研究での病歴，身体診察，検体検査，画像検査に関する項目とは独立した信頼できる基準を使って評価されていたか
害: 研究者は，既知のすべてのアウトカム決定因子が似ていることを見出したか，または解析において相違に調整を加えたか
　　追跡は十分に完了していたか
予後: 患者サンプルが代表的なものだったか
　　追跡は十分に完了していたか

関連する研究の検索は，詳細かつ系統的か

入手可能な適格研究からのサンプルが，完全な，あるいは少なくとも代表的なものでなければ，システマティックレビューは誤った結果を示す危険性がある．この目的を達成するために，レビュアは文献データベースを検索する．ほとんどの臨床上の疑問では，単一のデータベースを検索するだけでは不十分であり，重要な研究を見逃すことになる．そのため，ほとんどの臨床上の疑問に関しては，MEDLINE，EMBASE，Cochrane Central Register of Controlled Trials が推奨されている[7]．

レビューの疑問の性質に応じては，他のデータベースの検索が必要な場合がある．システマティックレビュー著者らは，検索した文献の参考文献リストをチェックし，その分野の専門家に直接コンタクトをとってもよい．また，学会で発表され最近出版された抄録を調べ，博士論文の要約や製薬会社が行っている進行中の試験のデータまたは進行中の登録試験のデータベースを含めて，使用頻度の少ないデータベースを見ることも重要かもしれない．未公表の研究に関するもう1つの重要な情報源は，新薬の適用に関する米国食品医薬品局（Food and Drug Administration: FDA）のレビューである．非ステロイド性抗炎症薬の使用に関連するディスペプシアのリスクを評価した研究では，FDA記録を検索すると11件の試験が見つかったが，公開されたのはたった1件のみだったことが判明した[8]．FDA報告書の別の研究では，未発表の研究が数多く含まれ，それらの研究の所見は，効果推定値を大幅に変更する可能性があることがわかった[9]．システマティックレビューの著者が，研究の見つけるために何を実施したかを教えない限り，関連する研究が見逃された可能性がどれくらいあるかを知ることは困難である．

報告バイアス reporting bias は多くの様式で生じるが，最も典型的なものは，否定的な結果を示す研究が報告または出版されないことである．この **出版バイアス publication bias** があると，未出版の研究を含まないシステマティックレビューによって誤った結果が導かれてしまう可能性がある[10,11]．

もし著者らが未出版の研究をレビューに組み込むなら，報告書の完全版を入手するよう努め，同じ基準を用いて出版済み研究と未出版研究に関するバイアスのリスクを評価する必要がある．出版バイアスの可能性を調べるための方法としてはさまざまなものがあるが，そのいずれをとっても完全に満足のいくものはない．総サンプルサイズが限られた少数の研究に基づいたシステマティックレビューは，特にほとんどまたはすべての研究のスポンサーが研究結果に対して既得権益を持っている営利企業である場合，出版バイアスの影響を受けやすい．

研究者が多くのアウトカムを測定しながら，**実験的介入 experimental intervention** を支持するアウトカム，または介入を強く支持するアウトカムのみを報告した場合に生じる報告バイアスの形式も数多く認識されるようになってきている（**選択的アウトカム報告バイアス selective outcome reporting bias** とよばれる）．レビュアが1次研究の著者らに連絡し，結果が完全に開示されているという確証を得たことを報告している場合は，報告バイアスの懸念は薄れる．

レビュアは，1次研究の著者らに対して単に連絡をとる以上のこともするだろう．これらの研究者を自分たちのレビューの協力者として参加させてもよいし，その過程で個々の患者の記録が得られるかもしれない．このような，**個別患者データメタアナリシス individual patient data meta-analysis** は，有効な解析［真の **ITT（治療企図）intention-to-treat** 解析，詳細な情報に基づく **サブグループ解析 subgroup analysis** のような問題を取り上げている］を促し，システマティックレビューからの推論を強化する可能性がある．

1次研究のバイアスのリスクは評価されたか

たとえシステマティックレビューがRCTだけを含んでいても，使われた個々の研究がどの程度バイアスから回避できているかを知ることは重要である．研究方法の違いにより，結果の重大な違いを説明できることもある[12]．たとえば，より厳格性に欠ける研究は時には，治療介入や予防介入の有効性を過大評価する傾向がある[13]．異なる研究の結果が一貫していても，そのバイアスのリスクを決めることはやはり重要である．一貫性のある結果でも，バイアスのリスクが低い研究から得られたのではなく，バイアスのリスクが高い研究から得られたものならば説得力は弱くなる．

治療を扱っているようにみえる**観察研究 observational study** からの一貫した結果も懸念を引き起こすはずである．臨床医は計画的に予後の良い患者を選んで治療を受けるようにするかもしれず，これは時と場所に限らず行われている．大規模 RCT によってその後に否定された誤解を招く結果を見出した観察研究の例が数多くある．たとえば，かなりの数の前臨床および疫学的エビデンスから，抗酸化ビタミンが前立腺がんのリスクを低下させることが示唆された．しかし，3,553 人の健常男性の試験では，ビタミン E の栄養補助食品が前立腺がんのリスクを有意に増加させることが判明した[14]．同様に，検査室の実験では，抗酸化物質がアテローム性動脈硬化プラーク形成を遅らせるか，または予防することが示唆されたが，14,641 人の男性臨床医の試験では，ビタミン E とビタミン C の補給は，主要な心血管イベントのリスクを低下させなかった[15]．観察研究や RCT の誤解を招く結果に関する他の多くの例や議論は，第 11.2 章「ランダム化試験の驚くべき結果」を参照していただきたい．

バイアスのリスクを評価する唯一の正しい方法はない[16]．バイアスのリスクを評価するために長いチェックリストを使用するレビュアもいれば，その研究の主要な 3〜4 項目に焦点をあてるレビュアもいる．レビューの結果が信頼できるものかどうかを検討する際には，本書の他の章で説明した基準と同様のものを著者らが考慮しているかどうかを確認しよう〔第 7 章「治療（ランダム化試験）」，第 14 章「害（観察研究）」，第 18 章「診断検査」，第 20 章「予後」を参照のこと〕．レビュアは，研究を選択する際にはこれらの基準の閾値を下げて（適格基準を RCT に限定するような）適用し（欄 22-3），組み込まれた研究のバイアスのリスクを評価する際にはより広範囲に（**隠蔽化 concealment**，**盲検化 blinding**，利益のための**早期中止 stopping early** を検討するような）適用する必要がある．システマティックレビューの著者らは，レビューに含まれた各研究のバイアスのリスクの程度を明示的に報告しなければならない．

レビューは，研究間の結果の違いについて考えられる理由を取り上げているか

システマティックレビューに含まれる研究は，同一の結果を示す可能性は低い．レビューにメタアナリシスが含まれているかどうかにかかわらず，システマティックレビュー著者は結果のばらつきの理由を説明しようとすべきである．研究をメタアナリシスで併合すると，結果の違いが容易に定量化できるようになる．常に可能性のある説明の 1 つが偶然である．あるいは，登録された患者の特徴，介入が施行された方法，アウトカムが評価された方法，またはバイアスのリスクにおける差が原因である可能性がある．たとえば，その介入は若年患者よりも高齢患者，糖尿病がない患者よりも糖尿病患者においてより効果的かもしれない．研究間の結果の非一貫性はしばしば異質性とよばれる．

システマティックレビュー著者らは，異質性について可能性のある説明を仮定すべきで〔レビューを計画した際に，事前に（a priori)〕，サブグループ解析でその仮説を検定すべきである．サブグループ解析により重要な洞察が提供される場合があるが，誤解を招く可能性もある（第25.2章「サブグループ解析の使い方」を参照）．第23章「システマティックレビューとメタアナリシスの結果の理解と適用」では，異質性を評価する方法と，異質性が推定値の確信性にどのように影響するかを説明する．

レビューは，診療に適用できる結果を提示しているか

心筋梗塞のリスクが治療によって50%低下すると言われた場合，すばらしく聞こえるが，それは1%から0.5%，または40%から20%への減少を意味する可能性がある．前者の場合，**リスク差 risk difference**（**絶対リスク減少 absolute risk reduction** ともよばれる）は0.5%で，患者はかなりの有害作用，**負担 burden**，または費用を伴う治療を断る決定をする可能性がある．後者の状況では，そうではない可能性が高い．したがって，介入の絶対的な効果を知る必要がある．患者が治療で達成する絶対的な利益（benefit）〔または害（harm)〕は，**ベースラインリスク baseline risk**（無治療または標準治療を受けた場合のアウトカムの可能性）によって決まる．たとえば，スタチンは，致死的および非致死的な心血管イベント[17]を約25%減らすが〔**相対リスク relative risk**（RR），0.75〕，絶対的な利益は，Framinghamリスクスコア（または他のリスク層別方法）が低い患者よりも高い患者の方が大きい（欄22-4）．

欄22-4

絶対リスク減少の大きさに及ぼすベースラインリスクの影響

患者1	患者2
65歳男性喫煙者で，コレステロール値250 mg/dL，高密度リポ蛋白（HDL）30 mg/dL，収縮期血圧140 mmHg	50歳女性喫煙者で，コレステロール値175 mg/dL，HDL 55 mg/dL，収縮期血圧130 mmHg
今後10年間に心イベントを起こす絶対リスク: 28%	今後10年間に心イベントを起こす絶対リスク: 2%
スタチンによる治療後のリスク: 28%×0.75=21% 絶対リスク減少: 28%−21%=7%	スタチンによる治療後のリスク: 2%×0.75=1.5% 絶対リスク減少: 2%−1.5%=0.5%

われわれは主に絶対効果に関心があるが，相対効果は研究を通してより一貫している傾向がある（第9章「治療はリスクを減らすか．結果を理解する」を参照）．これは，2値アウトカムのメタアナリシスは，通常，相対リスク，**オッズ比 odds ratio**，または時折**ハザード比 hazard ratio**のような相対効果を組み合わせて提示すべきという理由である．それでは，本当に興味を持っている絶対効果をどのようにして決定するのだろうか．最良の方法は，患者のベースラインリスクの推定値を取得

して（理想的には，代表的な集団の観察研究，リスク層別化ツール，またはどちらも利用できない場合は，メタアナリシスのランダム化試験から）[18]，その患者のリスク差を推定するために相対リスクを使うことである[19].

レビュー著者らは，多かれ少なかれ有用で適用可能な方法で**連続変数 continuous variable** のアウトカムを提示できる．たとえば，加重平均差と標準化平均差は，複数の研究にまたがって統合するための共通の統計的アプローチを表す．しかし，臨床医は，慢性呼吸器疾患質問票（Chronic Respiratory Questionnaire: CRQ）尺度の加重平均差 0.71 単位として提示された呼吸リハビリテーションプログラムの効果の重要性を把握するのが難しいかもしれない．CRQ の**最小重要差 minimal important difference** が 0.5 単位であると言われると，それほど難しいことはないかもしれない．疾患特異的**健康関連 QOL health-related quality of life**（QOL）に対する治療効果が標準化平均差 0.71 であると言われれば，臨床医は少なくとも同じように難しくなる可能性が高い．この場合もやはり，0.2，0.5，0.8 が，小さい，中程度，大きな効果を表す可能性があると言えば，難易度は低くなるかもしれない．臨床医は，プログラムの結果として患者の 30％が肺機能の重要な改善を示していると言われると，難易度は最も低くなる可能性が高い（**治療必要数 number needed to treat** は約 3）[20].

研究の選択と評価は再現可能か

これまで見てきたように，システマティックレビューの著者らは，どの研究を組み入れるのか，そのバイアスのリスクはどれくらいか，どのデータを抽出するのかを決断しなければならない．これらの決断はレビュアの裁量に委ねられるため，誤り（すなわち，**ランダム誤差 random error**）とバイアス（すなわち，**系統誤差 systematic error**）の両方が生じやすい．それぞれの決断に複数の人が関わることによって誤りが防止され，レビュア間で偶然を超える良い一致があれば，臨床医はシステマティックレビューの結果により確信を持てる．システマティックレビュー著者らは，研究の選択とバイアスのリスクの評価における一致レベルを定量化するために，しばしば一致率を報告する（たとえば，**κ 統計量 κ statistic** のような**偶然を補正した一致率 chance-corrected agreement**）（第 19.3 章「偶然以上の一致を測定する」を参照）.

レビューは効果推定値の確信性を取り上げているか

これまで指摘してきたように，レビューは最適なシステマティックレビューとメタアナリシスに従って作成できるが，そのエビデンスは依然として効果推定値の確信性が低い場合がある．システマティックレビュー著者らは，推定値の確信性を低下させるバイアスのリスクだけでなく，不精確さ（imprecision）（すなわち，幅広い CI）や非一貫性（inconsistency）（すなわち，研究間の結果の大きなばらつき）についても明示的に対処することが理想である．システマティックレビュー著者が自身で明示的な評価を行わない場合は，少なくとも読者が自ら評価できるような情報を提供する必要がある．次の章（第 23 章「システマティックレビューとメタアナリシスの結果の理解と適用」）では，著者が明示的に対処していない場合に，システマティックレビュー著者または読者が，これらの問題に対処して効果推定値の確信性を適切に等級付けするための方法を詳細に説明する.

臨床シナリオの解決

冒頭のシナリオに戻ると, 検索したシステマティックレビューとメタアナリシスには, 心臓以外の手術を受けていた10,000人以上の患者が登録されβ遮断薬群または**対照群 control group**のいずれかにランダム化された11件の試験が含まれていた[2]. その試験では, 関心のある主要アウトカム（死亡, 非致死性心筋梗塞, 致死性脳卒中）が取り上げられていた. β遮断薬の投与量, 投与時期, 投与期間はすべて試験間でさまざまであった.

システマティックレビューの著者らは, MEDLINE, EMBASE, CINAHL, Cochrane Library Central Register of Randomised Controlled Trials, 他の試験データベース, 登録簿を検索した. 彼らはまた, 追加論文のために, 同定された論文や既報のシステマティックレビューの参照リストもチェックした. 検索では言語や地域を限定しなかった. 2人の独立したレビュアが試験の適格性を評価し, 研究を選択し, 意見の不一致は第3のレビュー著者らによって解決された. あなたが知りたい特性である, レビュアの間で合意のレベルは定量的には報告されていなかった.

システマティックレビューの著者らは, コクラン共同計画（Cochrane Collaboration）のバイアスのリスク評価法を使用した. 各試験のバイアスのリスクは, 割り付けの順番の生成, 割り付けの隠蔽, および参加者, 研究者, アウトカム評価者の盲検化を明示的に報告した. メタアナリシスの一環として, 著者らはバイアスのリスクが高い研究を除いた**感度分析 sensitivity analysis**を別に実施した. 出版バイアスも検査した. 彼らは, 読者が実施することを望んでいた1次研究の著者への連絡を実施したかどうかは記載していなかった.

全体として, あなたはこのシステマティックレビューとメタアナリシスの信用性は中等度から高いと結論し, 効果推定値とこれらの推定値に関連する確信性を調べることを決断する.

参考文献

1. Bangalore S, Wetterslev J, Pranesh S, et al. Perioperative beta blockers in patients having non-cardiac surgery: a meta-analysis. Lancet. 2008; 372(9654): 1962-1976.
2. Bouri S, Shun-Shin MJ, Cole GD, et al. Metaanalysis of secure randomised controlled trials of β-blockade to prevent perioperative death in non-cardiac surgery. Heart. 2014; 100(6): 456-464.
3. Alkin M. Evaluation Roots: Tracing Theorists' Views and Influences. Thousand Oaks, CA: Sage Publications Inc; 2004.
4. Oxman AD. Checklists for review articles. BMJ. 1994; 309(6955): 648-651.
5. Irwig L, Tosteson AN, Gatsonis C, et al. Guidelines for meta-analyses evaluating diagnostic tests. Ann Intern Med. 1994; 120(8): 667-676.
6. Oxman AD, Guyatt GH. The science of reviewing research. Ann N Y Acad Sci. 1993; 703: 125-134.
7. The Cochrane Collaboration. Cochrane Handbook for Systematic Reviews of Interventions. Version 5.1.0. http: //handbook.cochrane.org/. Accessed July 26, 2014.
8. MacLean CH, Morton SC, Ofman JJ, et al. How useful are unpublished data from the Food and Drug Administration in meta-analysis? J Clin Epidemiol. 2003; 56(1): 44-51.
9. McDonagh MS, Peterson K, Balshem H, et al. US Food and Drug Administration documents can provide unpublished evidence relevant to systematic reviews. J Clin Epidemiol. 2013; 66(10): 1071-1081.
10. Stern JM, Simes RJ. Publication bias: evidence of delayed publication in a cohort study of clinical research projects. BMJ. 1997; 315(7109): 640-645.
11. Ioannidis JP. Effect of the statistical significance of results on the time to completion and publication

of randomized efficacy trials. JAMA. 1998; 279(4): 281-286.

12. Moher D, Pham B, Jones A, et al. Does quality of reports of randomised trials affect estimates of intervention efficacy reported in meta-analyses? Lancet. 1998; 352(9128): 609-613.
13. Odgaard-Jensen J, Vist GE, Timmer A, et al. Randomisation to protect against selection bias in healthcare trials. Cochrane Database Syst Rev. 2011; (4): MR000012.
14. Klein EA, Thompson IM Jr, Tangen CM, et al. Vitamin E and the risk of prostate cancer: the Selenium and Vitamin E Cancer Prevention Trial(SELECT). JAMA. 2011; 306(14): 1549-1556.
15. Sesso HD, Buring JE, Christen WG, et al. Vitamins E and C in the prevention of cardiovascular disease in men: the Physicians' Health Study Ⅱ randomized controlled trial. JAMA. 2008; 300(18): 2123-2133.
16. Jüni P, Witschi A, Bloch R, et al. The hazards of scoring the quality of clinical trials for meta-analysis. JAMA. 1999; 282(11): 1054-1060.
17. Taylor F, Huffman MD, Macedo AF, et al. Statins for the primary prevention of cardiovascular disease. Cochrane Database Syst Rev. 2013; 1: CD004816.
18. Guyatt GH, Eikelboom JW, Gould MK, et al; American College of Chest Physicians. Approach to outcome measurement in the prevention of thrombosis in surgical and medical patients: Antithrombotic Therapy and Prevention of Thrombosis, 9th ed: American College of Chest Physicians Evidence-Based Clinical Practice Guidelines. Chest. 2012; 141(2)(suppl): e185S-e194S.
19. Murad MH, Montori VM, Walter SD, et al. Estimating risk difference from relative association measures in metaanalysis can infrequently pose interpretational challenges. J Clin Epidemiol. 2009; 62(8): 865-867.
20. Thorlund K, Walter SD, Johnston BC, et al. Pooling health-related quality of life outcomes in meta-analysis—a tutorial and review of methods for enhancing interpretability. Res Synth Methods. 2012; 2(3): 188-203.

第23章

システマティックレビューとメタアナリシスの結果の理解と適用

Understanding and Applying the Results of a Systematic Review and Meta-analysis

M. Hassan Murad, Victor M. Montori, John P. A. Ioannidis,
Ignacio Neumann, Rose Hatala, Maureen O. Meade,
PJ Devereaux, Peter Wyer, and Gordon Guyatt

この章の内容

前の章（第 22 章「システマティックレビューとメタアナリシスのプロセス」）では，**メタアナリシス meta-analysis** の有無にかかわらず**システマティックレビュー systematic review** のプロセスの**信用性 credibility** を評価する方法に関する指針を提供した．この章では，システマティックレビューが十分信用できるものならば，**エビデンス evidence** が必要とする推定値の確信性（confidence in estimate）を決定する方法を説明する．システマティックレビュー著者らは信用できるレビューと分析を行っている可能性があるが，それでも効果推定値にはほとんど確信できないかもしれない．前の章で議論した臨床シナリオに戻り，信用できるシステマティックレビューとメタアナリシス[1]からの介入の相対効果と絶対効果を取得し，これらの推定値の確信性〔エビデンスの質（quality of evidence)〕を決定する．推定値の確信性を判断するための一般的な枠組みは，**Grading of Recommendations Assessment, Development and Evaluation**（**GRADE**）ワーキンググループ[2]によって提供されるアプローチに基づいている．この章では，治療または害に関する疑問に焦点をあてる．しかし，この枠組みは，予後[3]や診断[4]のような他の種類の疑問にも適用できる．

臨床シナリオ

非致死性心筋梗塞，死亡，非致死的脳卒中の心臓血管合併症を予防するために，周術期のβ遮断薬を処方することを検討している，非心臓手術を受けた 2 型糖尿病と高血圧を持つ 66 歳男性喫煙者のシナリオを継続する．

メタアナリシスの要約推定値を理解する

システマティックレビューの著者が，単一の効果推定値を求めるために結果を統合するのは不適切であると決断した場合，システマティックレビューは個々の**1 次研究 primary study** の結果を記載する 1 つまたは複数の表で終わることもある．しかし，多くの場合システマティックレビューは，メタアナリシスを個々の研究結果を重み付けした平均値からの最良効果推定値で提示する〔しばしば，要約推定値（summary estimate）または**統合推定値 pooled estimate** とよばれる〕．重み付けのプロセスは，研究のサンプルサイズ，またはイベント数（第 12.3 章「何が信頼区間の幅を決めるか」を参照），またはより具体的には，研究の精確さに依存している．より精確な研究では，**信頼区間 confidence interval**（CI）が狭くなり，メタアナリシスの重みが大きくなる．

利益（benefit）や**リスク risk** の大きさの推定値に **2 値アウトカム dichotomous outcome**（yes/no）を取り上げている治療の疑問のメタアナリシスでは，**相対リスク relative risk**（RR）と**相対リスク減少 relative risk reduction**（RRR），または**オッズ比 odds ratio**（OR）と**相対オッズ減少 relative odds reduction** を求める必要がある（第 9 章「治療はリスクを減らすか．結果を理解する」を参照）．アウトカムが時間イベント（time-to-event）法（たとえば，**生存分析 survival analysis**）を用いて分析される場合，その結果を**ハザード比 hazard ratio** として提示できる．診断に関するメタアナリシスでは，**尤度比 likelihood ratio** または診断 OR の要約推定値を求める必要がある（第 18 章

「診断検査」を参照).

2 値アウトカムではなく**連続変数 continuous variable** の場合，メタアナリシスト（meta-analyst）は通常，2 つの選択肢のうちの 1 つを用いて研究データを集積する．もし，アウトカムが各研究において同じ方法で測定されているならば（たとえば，入院期間），各研究の精確さを考慮しながら研究からの結果は併合され，**加重平均差 weighted mean difference** とよばれる値が算出される．この尺度は，個々の研究で報告されたアウトカムと同じ単位（たとえば，治療による入院期間減少の統合推定値，1.1 日）を持つ．

しばしば 1 次研究で使用されたアウトカムの指標は似ていたとしても，完全には同じものではないことがある．たとえば，ある試験では検証ずみ質問票（慢性呼吸器疾患質問票）を使用して**健康関連 QOL health-related quality of life** を測定し，他の試験では別の検証ずみ質問表票(St. George's Questionnaire）を使用している場合がある．この状況の別の例は，うつ病の重症度に異なる尺度を使っている研究のメタアナリシスである．

もし患者と介入が各研究で似ている場合は，研究者が異なる測定ツールを使用していたとしても，QOL またはうつ病への効果推定値を生成することは価値があるかもしれない．この場合，統合推定値を生成する 1 つの方法は，治療と対照との間の平均差を求めて，これを標準偏差（standard deviation: SD）で割ったもので測定を標準化することである[5]．この計算から得られる**効果サイズ effect size** は，SD 単位で表される治療効果の要約推定値を提供する（たとえば，効果サイズ 0.5 は，研究全体の研究全般の治療の平均的な効果が SD 単位の半分であることを意味する)．効果サイズを理解するための経験則は，0.2 SD が小さな効果を，0.5 SD は中程度の効果，0.8 SD は大きな効果を示唆する[6]．

臨床医は効果サイズをどのように解釈するのかよくわからないことがあり，システマティックレビュー著者らは，いくつかの代替的説明の 1 つを使って読者の結果解釈を手助けする場合がある．1 つは，要約効果サイズを自然単位（natural unit）に逆変換することである（back-translation)[7]．たとえば臨床医は，慢性肺疾患の患者における歩行検査スコアの違いの意義には精通しているだろう．それで，研究者らは機能状態を示す数々の指標（たとえば，歩行検査，階段昇降）における治療の効果ナイズを，歩行検査スコアの違いに逆変換できる[8]．

さらに良いのは，たとえば，疼痛，疲労，または呼吸困難の重要な減少を経験した患者の割合など，連続アウトカムの 2 値アウトカムへの変換かもしれない．このような変換を実施する方法は，ますます十分に開発されてきている[9,10]．システマティックレビュー著者が臨床に適用できる準備ができた結果をどのように表示できるかの例は，第 22 章「システマティックレビューとメタアナリシスのプロセス」を参照していただきたい．

従来のメタアナリシスの結果は，通常，**フォレストプロット forest plot**（図 23-1，23-2，23-3）とよばれるものに描かれる．このフォレストプロットは，すべての研究からの効果（すなわち，結果）を示し，**点推定値 point estimate** は，研究の重みに比例した大きさの正方形として提示され，その CI は水平線として表される．1.0 にある実線は効果がないことを示し，破線はメタアナリシスによって併合された要約効果の中心を示す．併合された要約効果は通常，菱形で表示され，その幅は併合効果の CI を表している．CI の幅が広がるにつれて，効果の大きさに関する不確実性が増し，CI が

図 23-1

周術期β遮断薬を投与された患者における非致死性心筋梗塞のアウトカムに関するメタアナリシスの結果

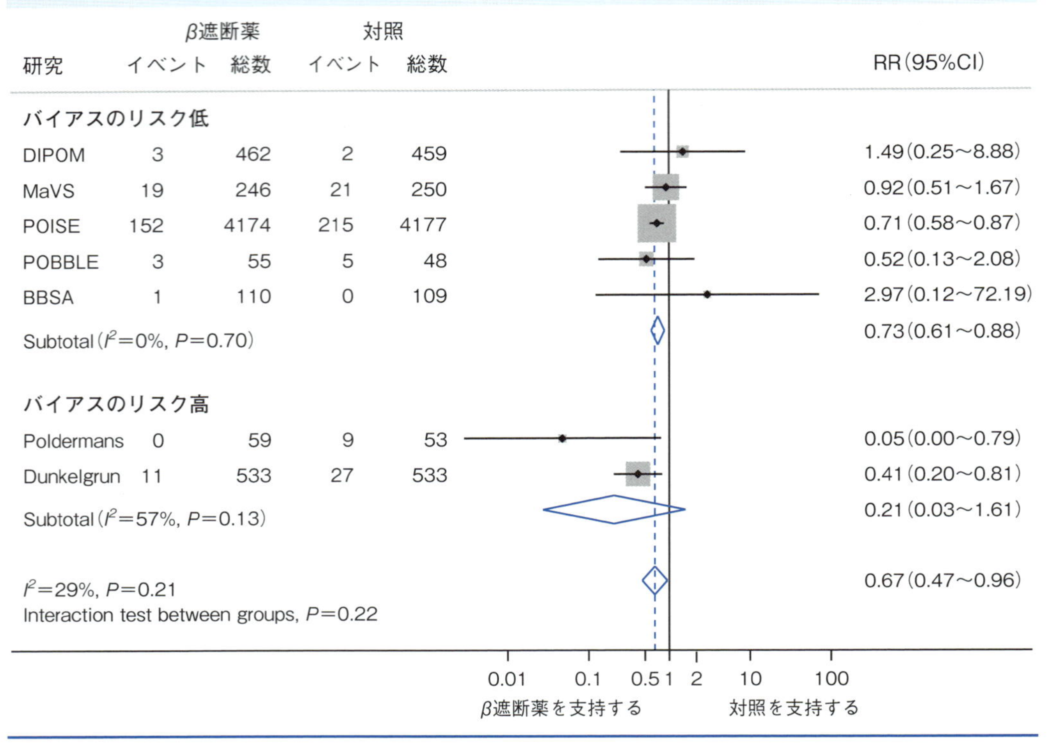

略語, BBSA: Beta Blocker in Spinal Anesthesia study, CI: 信頼区間, DIPOM: Diabetic Postoperative Mortality and Morbidity trial, MaVS: Metoprolol after Vascular Surgery study, POBBLE: Perioperative β-blockade trial, POISE: PeriOperative ISchemic Evaluation trial.
実線は効果なしを示す. 青破線はメタアナリシスの統合推定値の中心を示す. Bouri S, et al. Heart. 2014; 100 (6): 456-464[1] からのデータ.

効果なし（RR または OR が 1.0）をまたいでいる場合, その介入にまったく効果がないかどうかは不確実である（第 10 章「信頼区間: 単一研究またはメタアナリシスは十分大きいか」を参照）.

ユーザーズガイドの適用

周術期β遮断薬のシナリオに戻ると, あなたは, 非致死的心筋梗塞, 死亡, 非致死的脳卒中のアウトカムに関するメタアナリシスを含む信用できるプロセスをとったと考えられるシステマティックレビューを見出した[1]. フォレストプロットに, 関連するランダム化試験 **randomized trial** からのこれらのアウトカムの効果推定値を示す（図 23-1, 23-2, 23-3）.

β遮断薬の周術期投与は, 1 つの有害アウトカムである非致死的心筋梗塞のリスクを低下させる（RR 0.67, 95%CI: 0.47～0.96）. CI は 1.0（効果なし）と交差しないため, 要約効果は**統計的有意性 statistical significance** の閾値に達した（図 23-1）. しかし, β遮断薬は, 非致死性脳卒中のリスクを増加させる可能性が

図 23-2

周術期β遮断薬を投与された患者における死亡のアウトカムに関するメタアナリシスの結果

研究	β遮断薬 イベント	β遮断薬 総数	対照 イベント	対照 総数	RR (95%CI)
バイアスのリスク低					
BBSA	1	110	0	109	2.97 (0.12～72.19)
Bayliff	2	49	1	50	2.04 (0.19～21.79)
DIPOM	20	462	15	459	1.32 (0.69～2.55)
MaVS	0	246	4	250	0.11 (0.01～2.09)
Neary	3	18	5	20	0.67 (0.19～2.40)
POISE	129	4174	97	4177	1.33 (1.03～1.73)
Mangano	4	99	5	101	0.82 (0.23～2.95)
POBBLE	3	55	1	48	2.62 (0.28～24.34)
Yang	0	51	1	51	0.33 (0.01～8.00)
Subtotal (I^2=0%, P=0.68)					1.27 (1.01～1.60)
バイアスのリスク高					
Poldermans	2	59	9	53	0.20 (0.05～0.88)
Dunkelgrun	10	533	16	533	0.63 (0.29～1.36)
Subtotal (I^2=44%, P=0.18)					0.42 (0.15～1.23)
I^2=30%, P=0.16					0.94 (0.63～1.40)
Interaction test between groups, P=0.04					

0.01　0.1　0.5 1　2　10　100

β遮断薬を支持する　対照を支持する

略語，BBSA: Beta Blocker in Spinal Anesthesia study，CI: 信頼区間，DIPOM: Diabetic Postoperative Mortality and Morbidity trial，MaVS: Metoprolol after Vascular Surgery study，POBBLE: Perioperative β-blockade trial，POISE: PeriOperative ISchemic Evaluation trial.
実線は効果なしを示す．青破線はメタアナリシスの統合推定値の中心を示す．Bouri S, et al. Heart. 2014; 100 (6): 456-464[1] からのデータ.

高く，CI 下限はちょうど効果なしに触っている（RR 1.67, 95%CI: 1.00～2.80）（図 23-3）．CI が 1.0 と交差し，大きな減少（37%）と大きく増加（40%）を含んで幅広いことから，β遮断薬の死亡への影響はわからない（RR 0.94, 95%CI: 0.63～1.40）.

しかし，死亡と心筋梗塞のエンドポイント **end point** の結果にはかなりの非一貫性があり，特に，バイアスのリスク **risk of bias** が低い研究と高い研究では，異なる結果が生じることに気付いた．これは，どちらの結果がより信用できるかという問題を提起し，この問題は，この章の後でとりあげる.

絶対効果の推定値を理解する

システマティックレビューとメタアナリシスの目標は，多くの場合，エビデンス利用者（臨床医,

図 23-3

周術期β遮断薬を投与された患者における非致死性脳卒中のアウトカムに関するメタアナリシスの結果

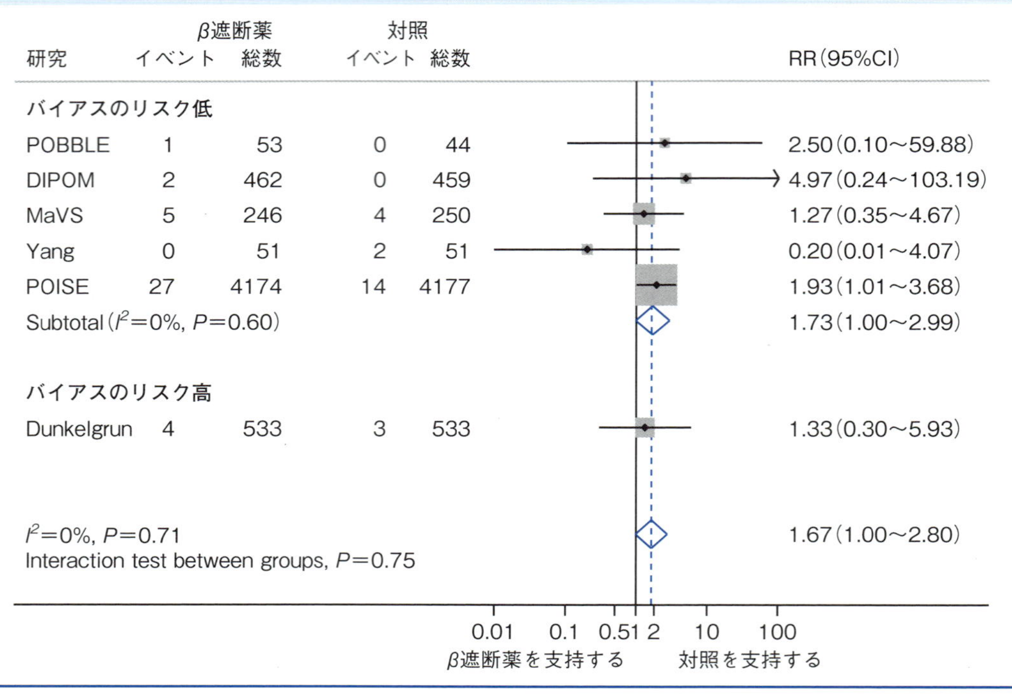

略語，BBSA: Beta Blocker in Spinal Anesthesia study, CI: 信頼区間，DIPOM: Diabetic Postoperative Mortality and Morbidity trial, MaVS: Metoprolol after Vascular Surgery study, POBBLE: Perioperative β-blockade trial, POISE: PeriOperative ISchemic Evaluation trial.
実線は効果なしを示す．青破線はメタアナリシスの統合推定値の中心を示す．Bouri S, et al. Heart. 2014; 100 (6): 456-464[1] からのデータ．

患者，政策決定者）に，**患者にとって重要なアウトカム patient-important outcome** のそれぞれに関する介入の最良効果推定値を提示することである．結果を解釈して適用する際は，最良の行動方針を決めるために望ましい帰結と望ましくない帰結とのバランスをとる必要がある．

前の章（第 22 章「システマティックレビューとメタアナリシスのプロセス」）で指摘したように，介入に関連した RR を知ることは，望ましい帰結と望ましくない帰結との間のトレードオフを決断するのには不十分であり，むしろ介入に関連した**絶対リスク absolute risk** を知る必要がある．たとえば，われわれがこれまでに提示した相対的な推定値は，心臓以外の手術においてβ遮断薬を使用すると心筋梗塞の RRR 33%を示唆するが，非致死性脳卒中は 67%増加することを示唆している．心筋梗塞の減少が 10%から 7%なのか，または 1%から 0.7%なのか，非致死性脳卒中の増加が 0.5%から 0.8%または 5%から 8%なのかによって，β遮断薬を使用するかどうかの決断は異なるだろう．

しかし，絶対効果の最良推定値に達する前に，保留中の疑問，つまり，相対効果の最も信頼できる推定値はすべての研究から由来しているか，またはバイアスのリスクが低い研究から由来しているかを解決する必要がある．この章の後半では，この問題を解決し絶対効果の最良推定値を提示する.

推定値の確信性（エビデンスの質）を等級付けする

あるエビデンスはより信頼性があるが，そうでないものもあるという，**エビデンスに基づく診療 evidence based practice** の第 2 の原則と一致して，エビデンスの適用には関心のあるアウトカムに対する介入効果の大きさの推定値にどれほど確信できるのかを等級付けする必要がある．確信性の等級（confidence rating）は，**診療ガイドライン clinical practice guideline** 作成者にとっては推奨を作成する際に，臨床医や患者にとっては自身の行動決定を決断する際に重要となる（第 26 章「患者の治療に関する推奨の使い方: 診療ガイドラインと決断分析」，第 28.1 章「推奨の強さの評価: GRADE アプローチ」を参照).

効果推定値に対するわれわれの確信性に関する判断は，単一研究ではなく，むしろエビデンス総体（body of evidence）に適用される．治療に関する決断では，推定値の確信性はアウトカムによって異なる可能性がある．歴史的に言えば，「質（quality)」という言葉は，バイアスのリスクおよび推定値の確信性と同義語として使用されてきた．その曖昧さのために，「質（quality)」という言葉の使用を回避する〔ただし，その用語を使用する際は確信性（confidence）と同義である〕．その代わりに，他の 2 つの用語（バイアスのリスクと推定値の確信性）を使用する．この章では，効果推定値の確信性（confidence in effect estimate）に焦点をあてている.

GRADE アプローチ

GRADE アプローチは，エビデンスの質を等級付けする（rate）いくつかのシステムの 1 つである．GRADE ワーキンググループとは，介入の影響についての疑問に関するシステマティックレビューと医療技術評価における推定値の確信性を等級付けする最適システムを開発し，診療ガイドラインのための推奨の強さを決定するために，2000 年に，共同作業を開始した医療専門家，研究者，ガイドライン作成者からなるグループである[2]．GRADE アプローチは広く普及しており，コクラン共同計画（Cochrane Collaboration)，英国 National Institutes of Clinical Excellence，世界保健機関（World Health Organization: WHO)，米国内科学会（American College of Physicians）を含め，世界中の 70 以上の組織によって支持されている[11,12]．その後数百の刊行物により，実行能性と有用性が実証され，その使用が評価され，GRADE アプローチに関する指針が提供されている.

GRADE は，効果推定値の確信性を 4 つのカテゴリに等級付けすることを提案している．つまり高，中，低，非常に低である．UpToDate を含むいくつかの組織は，低と非常に低を統合している．確信性が低いほど，根底にある真の効果は観察された効果推定値とは大きく異なる可能性があり，さらなる研究により推定値が変わる可能性が高い[13].

確信性の等級は研究デザインを検討することから始まる．最初，ランダム化試験は高い確信性，**観察研究 observational study** は低い確信性が割り当てられるが，いくつかの要因によってこれらの初期の等級が変わる可能性がある（図 23-4）．バイアスのリスク，非一貫性，**不精確さ imprecision**，**非直接性 indirectness**，または**出版バイアス publication bias** の懸念が高まる場合，確信性の等級は低下する可能性がある．確信性の等級の上昇は珍しく，主に効果サイズが大きい場合に発生する（図 23-4）．

GRADE によって定義されたこれらの要因は，システマティックレビュー著者が正式に GRADE を使用するかどうかに関わりなく，推定値の確信性に影響を及ぼすはずである．したがって，代替治療戦略のシステマティックレビューよるエビデンスの検討には，これらの要因を考慮する必要がある．ここでは，システマティックレビューとメタアナリシスの著者がどのようにこれらの基準を適用するかを説明する．

エビデンス総体のバイアスのリスクはどれほど深刻か

システマティックレビューの著者らは，個々の研究で測定されたアウトカムのそれぞれについてバイアスのリスクを評価する．**バイアス bias** とは，ランダム誤差ではなく系統誤差を示す（第 6 章「なぜ研究結果が誤解を招くのか: バイアスとランダム誤差」を参照）．

ランダム化試験では，**ランダム割り付け randomization** の問題（ランダム順番生成の不具合，または適切な**割り付けの隠蔽 allocation concealment** の欠如）がある場合，患者，介護者，研究者が**盲検化 blinded** されていない場合，または大多数の患者が**追跡から脱落 lost to follow-up** している場合に，バイアスのリスクが高くなる〔第 7 章「治療（ランダム化試験）」を参照〕．これらの問題の影響はアウトカムによって異なる可能性がある．たとえば，盲検化の欠如や不十分な割り付けの隠蔽は，死亡のような客観的で確かな臨床アウトカムよりも主観的なアウトカムに大きなバイアス

図 23-4

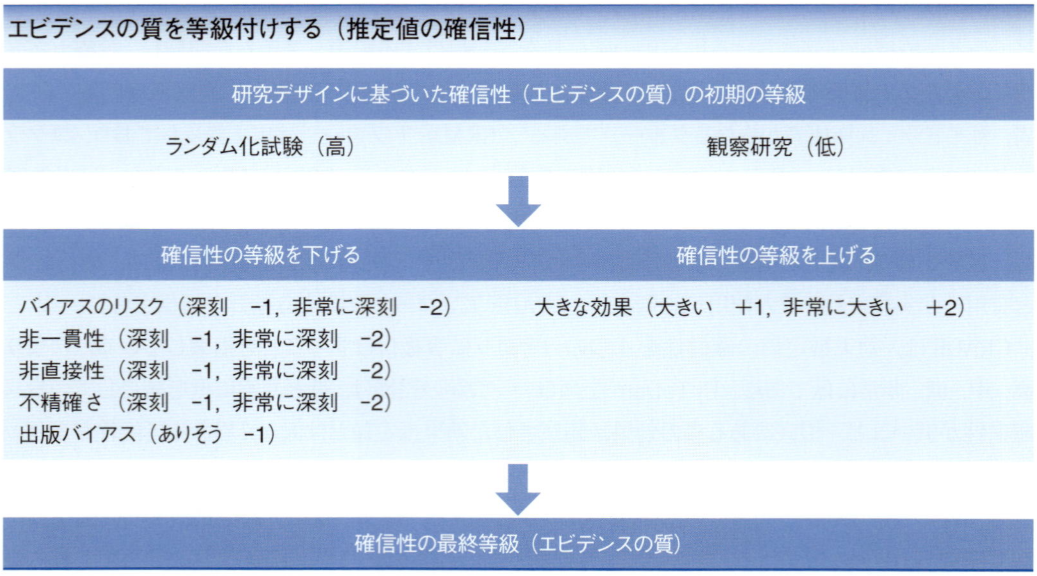

エビデンスの質を等級付けする（推定値の確信性）

研究デザインに基づいた確信性（エビデンスの質）の初期の等級	
ランダム化試験（高）	観察研究（低）

↓

確信性の等級を下げる	確信性の等級を上げる
バイアスのリスク（深刻 −1，非常に深刻 −2） 非一貫性（深刻 −1，非常に深刻 −2） 非直接性（深刻 −1，非常に深刻 −2） 不精確さ（深刻 −1，非常に深刻 −2） 出版バイアス（ありそう −1）	大きな効果（大きい ＋1，非常に大きい ＋2）

↓

確信性の最終等級（エビデンスの質）

をもたらす[14]．見かけ上の大きな効果のための試験の早期中止（stopping trial early）も治療効果を誇張する可能性がある（第11.3章「利益を理由に早期中止されたランダム化試験」を参照）[15]．観察研究において，バイアスのリスクの増加に関連する主要な懸念としては，**曝露 exposure** とアウトカムの不適切な測定，予後の不均衡に対する不十分な統計的補正，追跡からの脱落がある（第14章「害（観察研究）」を参照）．

理想的には，システマティックレビューの著者らは，個々の研究ごとにバイアスのリスク評価を提示し，含まれた研究のすべてに関する全体的なバイアスのリスクに関する声明を提供する．この判断の再現性は，システマティックレビューのプロセスの信用性に影響を及ぼす（第22章「システマティックレビューとメタアナリシスのプロセス」を参照）．GRADEアプローチに従うと，バイアスのリスクは，「深刻ではない（not serious）」，「深刻な（serious）」，「非常に深刻（very serious）」と表現できる．その結果，バイアスのリスクのレベルは，効果推定値の確信性の等級において，低下なし，もしくは，1または2段階低下（たとえば，高から，中または低の確信性）となりうる（図23-4）[13]．

ユーザーズガイドの適用

周術期のβ遮断薬に対処するシステマティックレビューとメタアナリシスの著者らは，コクラン共同計画のバイアスのリスク評価法を使用した（第22章「システマティックレビューとメタアナリシスのプロセス」を参照）．彼らは，各試験のバイアスのリスクを明示し，割り付け順序の生成，割り付けの隠蔽，参加者，研究者，およびアウトカム評価者の盲検化，追跡からの脱落の程度，**ITT（治療企図）原則 intention-to-treat principle** の使用が適切だったことを報告した．

分析に含まれた11件の試験のうち，2件はバイアスのリスクが高いと考えられ[16,17]，盲検化の欠如と，1件の試験では見かけ上の大きな利益のための**早期中止 stopping early** の限界が含まれていた[17]．これらの2つの試験結果は，その後，データの完全性に関する懸念が持ち上がった際にはさらに疑わしいものになった[1]．残りの9件の試験は，システマティックレビュー著者が適切なバイアス保護措置を講じているとみなされ，非致死的心筋梗塞，死亡，非致死脳卒中の3つの重要なアウトカムについては，全体的にはバイアスのリスクが低いエビデンス総体を示した．

研究間で結果は一貫しているか

治療効果の要約推定値を提供するメタアナリシスでは，解析に含まれた研究患者，介入，アウトカムの範囲で当該効果がほぼ同じであるという初期前提を立てる（第22章「システマティックレビューとメタアナリシスのプロセス」を参照）．一方，広範囲の患者，介入，アウトカム測定方法を網羅するようなメタアナリシスの疑問が構成されていれば，**サブグループ解析 subgroup analysis** による誤った効果を回避するのに役立ち（第25.2章「サブグループ解析の使い方」を参照），信頼区間の幅を狭め，広範囲の患者への適用が可能となる．その一方で，多種多様な研究結果を統合すれば，異なる患者集団，介入，曝露，アウトカムで効果の大きさがほぼ同じである，という解析の初期前提に反することになり，誤った結論につながる（たとえば，実際にはそのようなことはないが，異なる患者群または異なる介入治療方法に同じ効果推定値が適用される）．

このジレンマを解決するには，研究間で結果にどの程度の差があるか，すなわち研究結果のばらつきや**異質性 heterogeneity** を評価するとよい．欄 23-1 は，研究結果のばらつきを評価する 4 つのアプローチをまとめ，その後の解説の中でこれらの原則を詳細に説明する[18]．

欄 23-1

研究結果におけるばらつきを評価する

ばらつきの視覚的評価
- 点推定値はどの程度類似しているか
- 信頼区間の重なりはどの程度か

ばらつきを評価するための統計的検定
- yes/no 式の異質性検定（p 値で示される）
- 研究間の結果の違いによるばらつきを定量化するための I^2 検定

ばらつきの視覚的評価

メタアナリシスで統合されフォレストプロットに描かれている研究には，必然的にその点推定値に多少の非一貫性（異質性）を伴っている．ここで疑問となるのは，その異質性が一連の関連研究からの結果の統合から単一の要約効果を導き出すのに差し支える程度のものかどうかということである[19]．

図 23-5A と 5B に示された 2 件のメタアナリシスの結果を考えてみよう（それぞれ，メタアナリシス A，メタアナリシス B とする）．これらの研究の結果をレビューした臨床医は，一方または両方のメタアナリシスにおける単一の要約結果に納得できるだろうか．メタアナリシス A の結果は，研究全体にわたって単一の治療効果が根底にあるという前提を満たす可能性はきわめて低いようにみえるが，メタアナリシス B の結果は，前提と完全に一致する．したがって，われわれは統合推定値を A のすべての研究に適用することに納得できないが，B では納得できるだろう．

これらの推論を取り込むための規則を構築すると，「すべての研究が利益を示唆した場合，またはすべての研究が害を示唆した場合に，単一の要約効果に納得できる」（このケースでは，A ではなく B）．しかし，図 23-5C にはこのようなルールの限界が強調されている．この仮説メタアナリシス C では，効果なしの線の両側に点推定値が表示されているが，ここでは結果を統合することに納得できるだろう．

異質性を評価するより優れたアプローチは，複数の研究の点推定値の差の大きさに注目することである．点推定値に大きな違いがあれば（メタアナリシス A のように），臨床医は統合推定値にあまり確信をもてない．点推定値の違いが小さい場合（メタアナリシス B と C のように），メタアナリシスに含まれた研究患者，介入，アウトカムの範囲全体で，関心の効果は多かれ少なかれ同じであるという根本的な前提を裏付けることができる．

これと同様に重要で，研究の併合が適切かどうかを判断する際に臨床医が適用すべき第 2 の基準がある．CI の重なりが広い場合は（メタアナリシス B や C のように），点推定値の差の原因はやはり**ランダム誤差 random error**，または偶然であると考えられる．CI の重なりがない場合は（メタアナ

図 23-5

仮説のメタアナリシスの結果

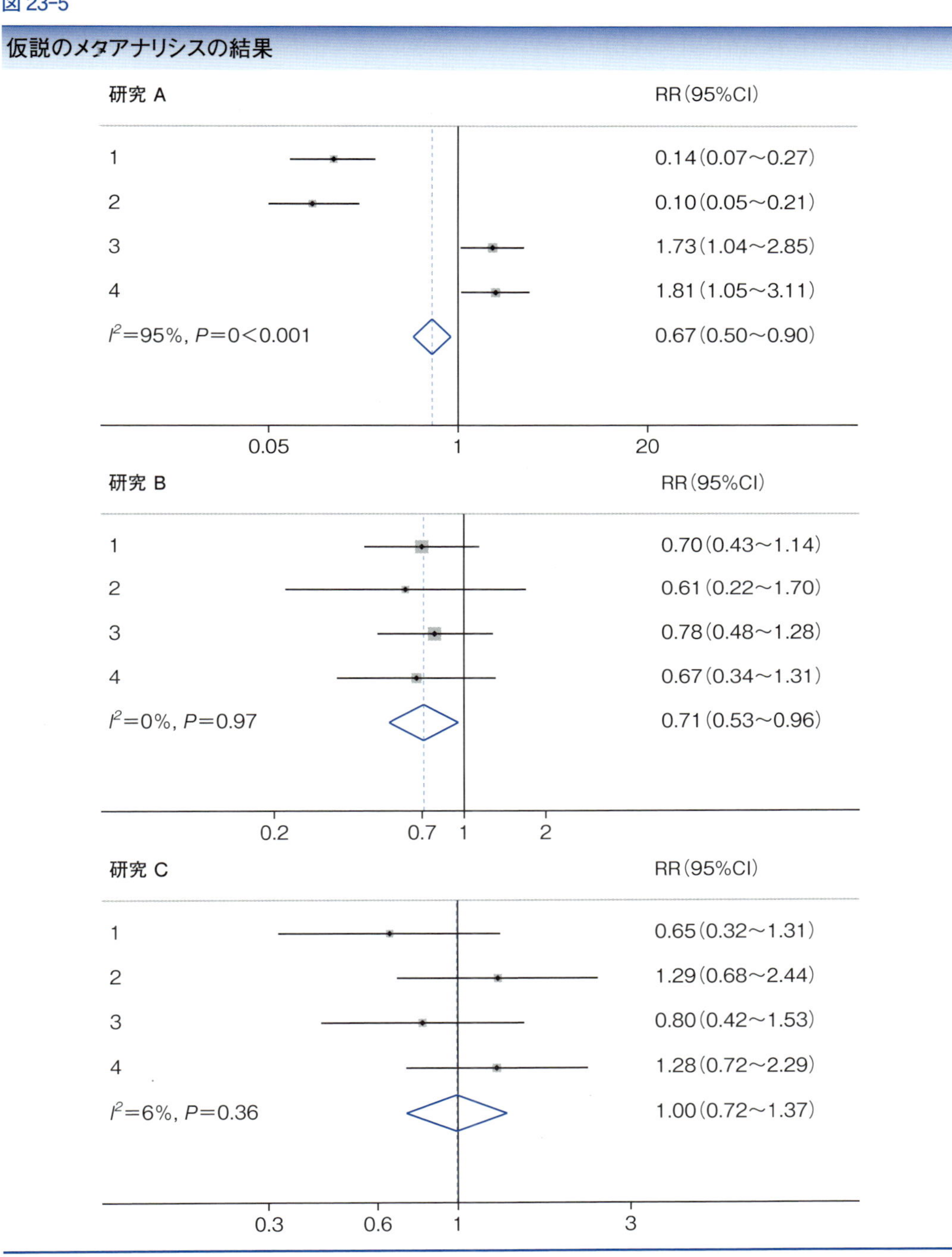

略語，CI: 信頼区間，RR: 相対リスク.

リシスAのように)，複数の研究で見かけ上の治療効果に差がある原因がランダム誤差にあるとは考えにくい．異質性の視覚的評価は有用であり，正式な統計的検定を使って補完的な情報を提供してもよい．

異質性の yes/no 式統計的検定

異質性検定 test for heterogeneity の**帰無仮説 null hypothesis**（第12.1章「仮説検定」を参照）は，各研究で根底にある効果が同じであるとする[20](たとえば，研究1から導かれたRRは，研究2，3，4からのRRと同じである)．したがって，帰無仮説では，個々の研究結果間の見かけ上のばらつきのすべては偶然によるものであると仮定している．最もよく使われる異質性検定である**コクラン Q Cochran Q** では，研究間の明らかなばらつきはすべて偶然によるものであるという帰無仮説を想定する．Cochran Q は，χ^2分布に基づき，観測されたのと同じ，あるいはそれよりも大きな研究間の結果の違いが，単なる偶然で発生する**確率 probability** を算出する．

メタアナリシストは，異質性検定の有意性について異なる閾値を検討する場合がある(たとえば，$P<0.05$ の従来の閾値または $P<0.10$ のより控えめな閾値)．しかし，一般原則として，異質性検定の P 値が低いことは，研究間の結果の違いがランダム誤差による可能性は低いことを意味する．したがって，低い P 値は，すべての患者の治療効果と治療の投与におけるすべての変動を表す単一の要約推定値の確信性を低下させる．一方，異質性検定の P 値が高いことは，統合研究の基礎となる仮定が真実であるという確信を高める．

図23-5Aでは，異質性検定に関連する P 値は小さく（$P<0.001$），すべての研究が同じ根本的効果を有する場合，この異質な結果を観察することはありそうにないことを示している．他方，図23-5BとCにおける対応 P 値はかなり大きい（それぞれ0.97および0.36)．したがって，これらの2つのメタアナリシスでは，観察された効果の違いは偶然による可能性がある．

メタアナリシスにサンプルサイズが小さくそれに応じてイベント数が少ない研究が含まれている場合，異質性検定の検出力は十分でない場合がある．逆に，サンプルサイズが大きく，そのためにイベント件数も多い研究が含まれているメタアナリシスでも，異質性検定によって統計的には有意であるが点推定値の違いは重要ではない誤った結果が導かれる可能性がある．これは，臨床医が自ら異質性の視覚的評価（点推定値の類似性，CIの重なり）を実施し，その状況において正式な統計的検定の結果を検討する必要があるもう1つの理由である．

異質性の大きさの統計的検定

I^2統計量 I^2 statistic は，ばらつきの統計的有意性よりむしろ，ばらつきの大きさに焦点をあてた異質性評価のための望ましい代替アプローチである[21]．I^2が0%の場合，個々の研究の点推定値のばらつきが偶然によるものであると考えるのが妥当で，臨床医は治療効果を示す単一の要約推定値に納得できる．I^2が上昇するにつれ，単一の要約推定値に対する不安は高まり，ばらつきを引き起こした偶然以外の要因を突き止める必要性が高まる．図23-6に，I^2の解釈のためのガイドを示す．

もしメタアナリシスの著者らによって提供された場合，I^2に関連する95%CIは，非一貫性の評価に関するさらなる洞察を提供できる．限られた数の比較的小規模研究のメタアナリシスのほとんど

図 23-6

I^2統計量の解釈

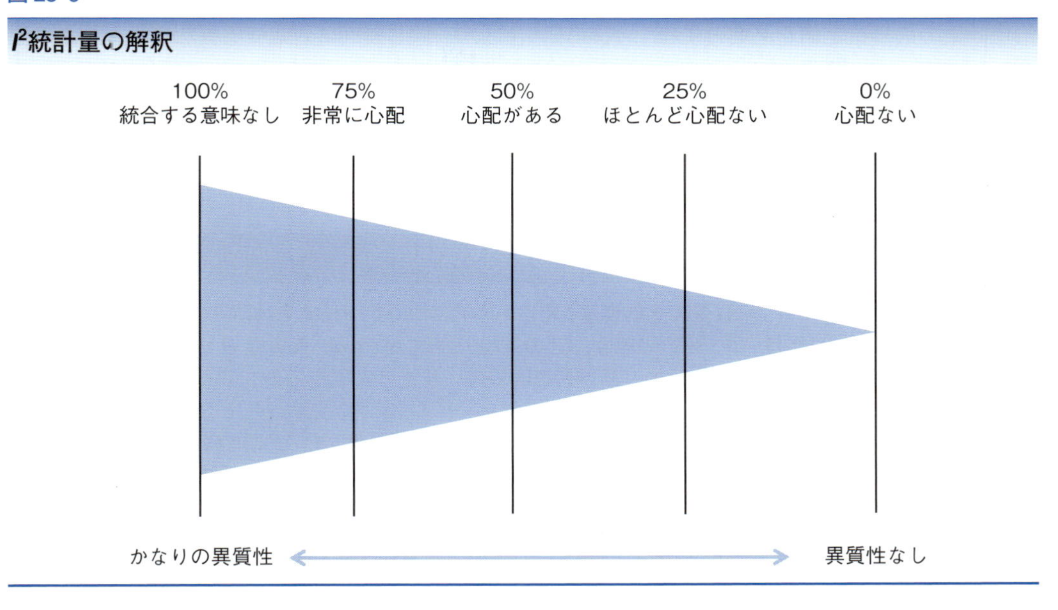

は，この CI は非常に大きく，非一貫性について強く推測する際に注意が必要であることを示唆している[22].

図 23-5A の結果は 75%以上の I^2（高い異質性を示唆する）だが，図 23-5B と C の結果はそれぞれ，0%と 6%の低い I^2（低い異質性を示唆する）である.

研究間の結果のばらつきが大きい場合はどうすべきか

第 22 章で紹介した信用性基準の 1 つは，著者が異質性についてありそうな説明をしているかである．研究間のばらつきが大きい場合，このような探査は非常に重要になる.

研究結果の差は組み込まれた集団の違い（たとえば，より重症の人で効果が大きく，重症でない人で効果が小さい），介入の違い（高用量では低用量よりも有効），比較対照の違い（たとえば，標準治療が最適な場合はそうでない場合に比べて効果が大きい），研究方法の違い（たとえば，バイアスのリスクが低い研究に比べて，バイアスのリスクが高い研究において効果が大きい）によって発生する．メタアナリシスの著者らは，サブグループ間での効果推定値の差が偶然によるものか否かを決定するために交互作用検定（test of interaction）を実施すべきである．見かけのサブグループ効果は，試験間比較ではなく試験内比較に基づいている，偶然による可能性が非常に低く，指定された方向を含めて事前に指定された少数の仮説に基づいている場合に真実である可能性が高い．これらの基準が満たされない場合，いかなるサブグループ仮説でも，高いレベルの疑念をもたらす（第 25.2 章「サブグループ解析の使い方」を参照)．研究結果の異質性に関連する統計分析におけるその他の問題は，第 25.1 章「固定効果モデルとランダム効果モデル」を参照していただきたい.

結局のところ，偶然により適切な説明ができないほどの研究間の異質性が残っているとすればどうだろうか．これは珍しいことではない．この状況では，メタアナリシスの著者らは結果を組み合わせてはならないと主張する人もいる．しかしながら，臨床医と患者は，依然として決断を知るために治療効果の最良推定値を必要とする．今後の研究により，同じ疑問に対処する異なる研究結果の違いを説明されるまでは，要約推定値は依然として治療効果の最良の推定値である．臨床医と患者は，最良の推定値を使って決断を下さなければならないが，研究間の説明できない相当の非一貫性がある場合，要約推定値の確信性を著しく低下させることになる[23]．

ユーザーズガイドの適用

図 23-1 と図 23-2 では，非致死的心筋梗塞と死亡の両方について，われわれは研究を通して点推定値に大きな違いがあることに気付いた．死亡の場合，CI の重なりはわずかである．異質性 P 値は 0.21 と 0.16 で統計的に有意ではないが，I^2は非致死的心筋梗塞では 29%，死亡では 30%であり，ありそうな説明を求める価値があるばらつきを示唆している．

データを調べると，バイアスのリスクが高い試験では，非致死性心筋梗塞のリスクが大幅に低下することがわかった．2 つの研究グループ間（バイアスのリスクが高い研究と低い研究）の交互作用検定の P 値は 0.22 で有意ではなく，2 つのサブグループ間の非致死性心筋梗塞における減少の違いは偶然による可能性が高いことを示唆している．

しかし，死亡のアウトカムでは，2 つの研究グループ間の交互作用検定の P 値は 0.4 で有意であり，観察された異質性はバイアスのリスクによって説明できることが示唆される（図 23-2）．これまで述べてきたように，バイアスのリスクが高い 2 つの研究データの完全性に関する疑問を考えるとバイアスのリスクが低い研究のみを使用する姿勢は正しいだろう．バイアスのリスクが低い研究の結果には一貫性がある（I^2は 0%で，異質性検定の P 値は 0.68）．

非致死性脳卒中のアウトカムのメタアナリシスは，I^2値が 0%，異質性検定の P 値が 0.71 で，試験間で一貫した結果を示している（図 23-3）．

結果はどれくらい精確か

メタアナリシスでは，研究全体にわたる平均推定値と，その推定値を取りまく CI，すなわち，特定の確率（一般に 95%）で真の効果が含まれる値の範囲を推定できる（第 10 章「信頼区間: 単一研究またはメタアナリシスは十分大きいか」を参照）．研究エビデンスを臨床上の疑問に適用する場合，CI の上限または下限が真実を表していれば，臨床行動が異なるかどうかを判断する必要がある．臨床決断が，CI の上限または下限が真の効果を表すかどうかにかかわらず，同じである場合，そのエビデンスは十分に精確である．もし，意思決定が CI 値の範囲にわたって変わるならば，そのエビデンスの確信性は低くなり，確信性の等級を下げるべきである（たとえば，高い確信性から中等度の確信性へ）[24]．

ユーザーズガイドの適用

非致死性心筋梗塞リスクに対する周術期β遮断薬について，その効果推定値の精度を決定するには，絶対効果を計算する必要があり，そのためには RR と対照群イベント発生率（すなわち，β遮断薬を投与されなかった患者のイベント発生率）の知識が必要となる．RR の最良推定値は，メタアナリシスに含まれるすべての試験ではなくバイアスのリスクが低い試験に焦点をあてたものであると判断したので，RR は 0.73（95%CI: 0.61～0.88）である（図 23-1）．最も大規模で，最も代表的な集団を登録した可能性がある試験[25]から対照群イベント発生率を取得した結果が，215/4177 人，つまり 52/1000 人である．次に，β遮断薬使用群における非致死性心筋梗塞リスクの減少を以下のように計算できる．

介入によるリスク＝対照群のリスク×相対リスク

＝52/1000×0.73＝約 38/1000

介入によるリスク差＝対照群のリスク－介入群のリスク

＝52/1000－38/1000＝－14（1000 人あたりの心筋梗塞，約 14 人少ない）

CI の限界値（この場合は 0.61 と 0.88）を点推定値（この場合は 0.73）に置き換えることで，**リスク差 risk difference** を取りまく CI を計算する同じプロセスを使うことができる．たとえば，CI の上限の場合:

介入によるリスク＝52/1000×0.88＝約 46/1000

対照群のリスク－介入群のリスク＝46/1000－52/1000＝－6

（1000 人あたりの心筋梗塞，約 6 人少ない）

したがって，β遮断薬を使用した場合の非致死性心筋梗塞の絶対差の推定値は，1,000 人あたり約 14 人少なく，CI は 1,000 人あたり約 6 人少ない～20 人少ない．

非致死性脳卒中の対応絶対差は，1,000 人あたり 2 人多く，その CI は 1,000 人あたり約 0～6 多く，死亡の場合の絶対差は 1,000 人あたり 6 人多く，その CI は 1,000 人あたり約 0～13 人多い（表 23-1）．

不精確さのために確信性の等級を下げるのは，常に判断次第である．非致死性脳卒中の確信性を下げる必要性には疑いがなく（効果の範囲は，非致死性脳卒中に関して差なしから，かなりの増加まで），死亡の確信性を下げる可能性が大きい（心筋梗塞の減少を考えると，1,000 人あたり 1 人の追加的死亡は許容できると考える者がいる可能性があるが，1,000 人あたり 6 人の死亡増加を些細なものと考える者はほとんどないだろう）．非致死性心筋梗塞に関して，われわれは，不精確さのために確信性を下げることはないと判断した（表 23-1）．

結果を自身の患者に直接適用できるか

意思決定のための最適なエビデンスは，関心のある介入を直接比較し，関心のある集団で評価し，関心のある患者にとって重要なアウトカムを測定した研究から得られる．研究における集団，介入，アウトカムが関心のあるもの（すなわち，目の前の患者）と異なる場合，われわれは効果推定値に確信できない．GRADE では，これらの問題のラベルとして「非直接性（indirectness）」という用語が使用される[26]．

したがって，たとえば，目の前の患者が非常に高齢で，そのような患者であれば，試験にはほとんど含まれていない可能性がある．試験で検査された薬物量は，患者の許容量を超えているかもしれない．

患者と介入の非直接性に関する決定は，効果の大きさにかなりの差異があると予期するほど生物学的または社会的要因が大きく異なっているかどうかの理解に依存している（第 13.1 章「個々の患者に結果を適用する」を参照）．高齢患者は，若年患者とは薬物代謝が異なるか．介入の利益を享受するずっと前に高齢患者の死亡の原因となる競合リスクはあるか．投薬の組織効果が高度に用量依存性であるというエビデンスはあるか．

非直接性の別の問題は，研究で評価されたアウトカムが患者の関心のあるアウトカムと異なる場合に発生する．試験では，それ自体は重要ではないが代理における変更が患者にとって重要なアウ

表 23-1

エビデンスプロファイル: 周術期β遮断薬の最良効果推定値と推定値の信頼性の明示的提示

確信性の評価			
アウトカム	心筋梗塞	脳卒中	死亡
参加者数（研究数）	10,189（5）	10,186（5）	10,529（9）
バイアスのリスク	深刻な限界なし	深刻な限界なし	深刻な限界なし
一貫性	深刻な限界なし	深刻な限界なし	深刻な限界なし
直接性	深刻な限界なし	深刻な限界なし	深刻な限界なし
精確さ	深刻な限界なし	不精確	不精確
報告バイアス	検出なし	検出なし	検出なし
結果の要約（Summary of Findings）			
確信性	高	中	中
相対効果（95%CI）	0.73（0.61〜0.88）	1.73（1.00〜2.99）	1.27（1.01〜1.60）
リスク差（1,000 人あたり）	14 人少ない(6 人少ない〜20 人少ない)	2 人多い（0 人多い〜6 人多い）	2 人多い（0 人多い〜6 人多い）

略語，CI: 信頼区間

トカムの変化を反映していると推定される検査アウトカムまたは**代理アウトカム surrogate outcome** を測定することが多い（第 13.4 章「代理アウトカム」を参照）．たとえば，われわれは，ヘモグロビン A1c について 2 型糖尿病に使用される薬物効果に関する優れた情報を有しているが，大血管疾患と微小血管疾患に対するそれらの影響に関する情報は限られている．ほぼすべての事例において，利用可能なすべてが代理に及ぼす影響である場合，患者にとって重要なアウトカムへの効果推定値に対する確信性を下げるべきである．

最後に，臨床医が 1 対 1（head-to-head）比較で調査されていない介入の中から選択しなければならない場合，異なる種類の非直接性が生じる．たとえば，骨粗鬆症を治療するための代替的なビスホスホネートを選択したいと思うかもしれない．各薬物をプラセボと比較した多くの臨床試験があるが，もしあったとしても，それらを互いに直接比較はほとんどない[27]．これらの状況下で治療法を比較するには，既存の比較結果を外挿する必要があり，複数の前提が必要となる（第 24 章「ネットワークメタアナリシス」を参照）[26]．

ユーザーズガイドの適用

心臓以外の手術におけるβ遮断薬使用[1]に関するエビデンスの直接性の評価としては，試験に参加したほとんどの患者の年齢は 50 歳から 70 歳の範囲であり，あなたの 66 歳患者と似ていた．ほとんどすべての試験では，あなたの患者の股関節手術と同様に，中等度の外科的リスクとして分類された外科手術を受けた患者が登録されていた．使われた薬物やその量は試験間でばらつきがあったが，一貫した結果により，あなたがよく知っている中等量のβ遮断薬を使うことができることが示唆された．死亡，非致死性脳卒中，非致死性梗塞が患者にとって重要なアウトカムである．全体として，システマティックレビューで提示された利用できるエビデンスは直接的で，患者に適用可能で，意思決定に必要な重要なアウトカム（利益と害）を取り上げていた．

報告バイアスの懸念はあるか

システマティックレビューの著者が対処する最も困難な種類のバイアスは，結果の大きさ，方向，または統計的有意性に基づいて，研究全体または特定のアウトカムのいずれかに関する資料を発表する原著研究の著者の傾向に由来する．この傾向に起因するエビデンス総体の系統的誤差を**報告バイアス reporting bias** とよぶ．研究全体が報告されていない場合，標準的な用語は出版バイアス（publication bias）である．出版バイアスの理由は，統計的に有意な結果を示さない研究（**否定的研究 negative study**）は明らかな差異を示す研究（**肯定的研究 positive study**）よりも，出版される可能性が低いことである．研究結果の大きさと方向性は，研究デザイン，関連性，または質よりも出版の決定要因となる可能性があり[28]，肯定的研究は否定的研究よりも 3 倍多く出版される可能性がある[29]．著者や研究スポンサーが特定のアウトカムや分析を選択的に操作して報告する場合，**選択的アウトカム報告バイアス selective outcome reporting bias** という言葉を使用する[30]．選択的報告バイアスは深刻な問題になりうる．経験的なエビデンスによれば，分析されたランダム化試験のプロトコルの半分は，出版された報告とプロトコルが異なっていることが示唆される[31]．結果が有意でないために出版が遅れた場合，著者らは用語として**タイムラグバイアス time lag bias** を使用してきた[32]．

選択的アウトカム報告はまた，誤解を招く効果推定値を生成する可能性がある．米国 FDA の報告には，しばしば多くの未発表の研究が含まれ，これらの研究所見は効果推定値を大幅に変える可能性があることがわかっている[33]．

報告バイアスは，研究の計画，実施，普及のほぼすべての段階で割り込む可能性がある．否定的結果の研究が成功して出版されたとしても，それでも**普及バイアス dissemination bias** をうける可能性がある．つまり，それほど普及していないジャーナルに掲載され，政策決定者から十分な注目を受けず，ナラティブレビュー（narrative review）として除外され（特定されるか否かは別として），システマティックレビューからも除外され（もし特定されなかったなら），政策ガイドラインの決定における影響も最小限または皆無かもしれない．一方，肯定的結果を示す研究も，すべての研究が同じように注目されるわけではない．たとえば，それらは，重要な結果を要約する後続のエビデンス要約やエビデンスのシ**ノプシス synopsis** に掲載される傾向が強い[34]．

出版バイアスと報告バイアスの帰結は，エビデンス総体を破損し，通常は**治療効果 treatment effect** の大きさの推定値を誇張する可能性がある．未公開研究を特定せず組み入れを行っていないシステマティックレビューは，治療効果について過度に楽観的な推定値を提示するリスクがある．

小規模研究に基づいたレビューやメタアナリシスではさらに出版バイアスのリスクが高くなる．

小規模研究は，統計的な検出力不足のために有意ではない結果を生み出す可能性が高く，簡単に隠蔽される．しかし，より大きな研究も無縁ではない．研究結果に満足しないスポンサーや著者らは，出版を遅らせるかもしれないし，読者数が限られているか，またはインパクトファクターが低い雑誌に発表される可能性もある[32]．

報告バイアスの一例はSalmeterol Multicenter Asthma Research Trial（SMART）で，それはサルメテロールまたはプラセボが，呼吸器関連死と生命を脅かすできごとからなる**複合エンドポイント composite end point**に与える影響を調べるためのランダム化試験だった．2002年9月，データ安全性監視委員会により，25,858人のランダム割り付けされた患者の検討が行われ，サルメテロール治療患者における主要アウトカムのほぼ有意な増加が示されたことを受け，スポンサーは研究を中止した．スポンサーがFDAに提出した解析結果は本来のプロトコルから大きく逸脱したもので，試験中止後6カ月間に発生したイベントも含まれており，サルメテロールに関連する危険を明らかに少なく見せていた．FDAは，具体的な調査を通じ，最終的にデータを入手し，サルメテロールによる呼吸関連死亡の増加の可能性を明らかにした結果が発表されたのは2006年1月のことである[35,36]．

報告バイアスへの対処法

出版バイアスを検出するためのいくつかの検定が開発されている（欄23-2）．残念ながら，すべてに深刻な限界がある．多くのメタアナリシスの著者が少ない研究を組み込んだ解析においてそれらを利用しているが，検定には多数の研究（理想的には30件以上）が必要である．さらに，いずれの検定でも，**標準基準 criterion standard**（または**ゴールドスタンダード gold standard**），すなわち，出版バイアスやその他のバイアスの存在が知れた現実のデータに照らし合わせた検証が実施されていない[37]．

欄23-2

報告バイアスに対処するための4つの手法

1. 小規模研究によってより大きな効果が示されていないか調べる
   a. ファンネルプロットの目視評価
   b. ファンネルプロットの統計的解析
2. 想定される出版バイアスを把握した後，図式を復元することによって，エビデンスを再構築する
   a. trim and fill
3. 統計的有意水準に応じた，出版の確率を推定する
4. データの出現に応じて経時的に効果サイズの変化を調べる

第1の検定カテゴリは，小規模研究の結果が大規模研究のものと違わないかを確認する．メタアナリシスにおいて組み込まれた研究の精確さ（サンプルサイズ，そして**標準誤差 standard error**の逆数または**分散 variance**によって測定される）を治療効果の大きさと関連付けた図では，結果としての表示が，引っくり返された漏斗（ファンネル）に似ているべきである（図23-7A）．このような

図 23-7

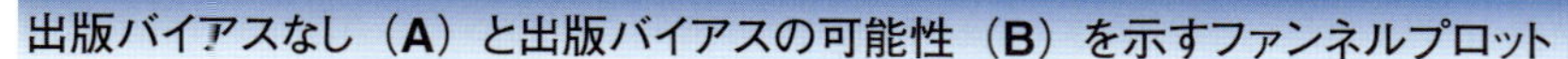

出版バイアスなし（**A**）と出版バイアスの可能性（**B**）を示すファンネルプロット

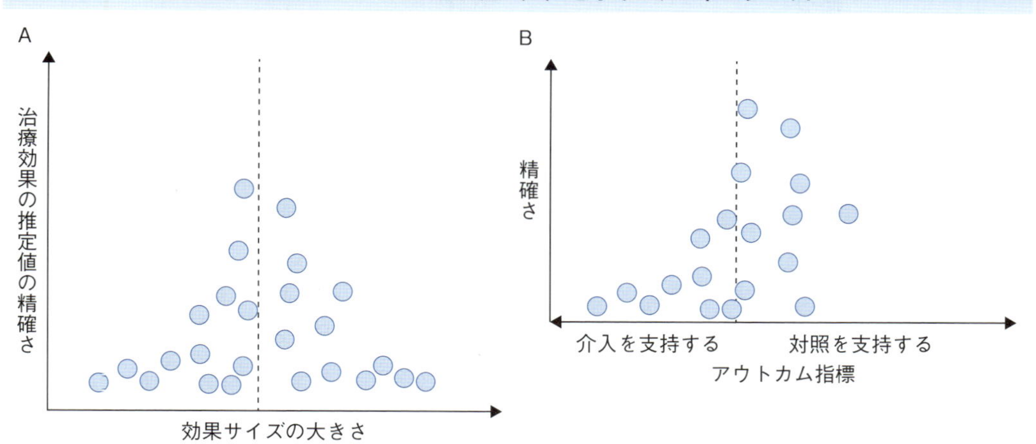

A: 丸印は，試験の点推定値を表す．分布のパターンは引っくり返された漏斗に似ている．大規模研究は，より要約推定値（破線）に近い傾向があり，この場合，小規模研究の効果サイズは，統合推定値の周りにほぼ対称的に分布している．
B: このファンネルプロットから，小規模研究は，要約推定値（大規模試験により決定づけられる）の周囲にも大規模試験の結果そのものの周囲にも対称的に分布していないことがわかる．右側底部にあるはずのいくつかの試験が欠損している．これは，出版バイアスの可能性，そして治療効果が真の効果よりも過大評価されている可能性を示唆する．

ファンネルプロット funnel plot は，点推定値（大規模試験により決定づけられる）または大規模な試験の結果そのものを取りまいて左右対称となるべきである．漏斗内の隙間や空き領域は，研究が実施されたが公開されていないことを示唆している（図 23-7B）．対称性の目視的決定は主観的なものである可能性があるため，メタアナリシストは，漏斗の対称性に統計的検定を適用することがある[37]．

漏斗の形状または検定が出版バイアスを示唆している場合でも，非対称性についての他の説明がありうる．小規模研究はバイアスのリスクが高い可能性があり，より大きな効果がそれによる可能性がある．一方，小規模研究では，より反応性の高い患者群を選択したか，介入をより細心に実施した可能性がある．最後に，常に偶然による可能性がある．

第 2 の検定は，欠損している情報を推定，補正し，その効果を検討するものである（**trim-and-fill 法**）．この第 2 の手法もまた，入手可能な研究件数が少ないことや，異質性のために，ほとんどのメタアナリシスには不適切である．

第 3 の検定は，統計的有意性水準に応じて出版の確率に差があるかを推定しようとするものである[38-40]．有意性を超える検定は，単一のメタアナリシスや類似のバイアスが働いている可能性がある同じ分野の複数のメタアナリシスの集合で使用できる．

最後は，データの蓄積に応じて時間とともにエビデンスが変わるかを調べることを目的とする検定である．継続的な効果の縮小は，タイムラグバイアスの特徴である[41]．

これらの理論的分析よりも説得力があるのは，システマティックレビュー著者が未発表研究の結果を得ることに成功し，実施されたすべての研究を完全に収集することであると思われる．

結果にアクセスできるように研究を前向きに登録することは，報告バイアスの最良の解決策である[42,43]．前向き登録は，出版バイアスを識別可能にするが，選択的なアウトカム報告バイアスと分析報告バイアスの可能性を特定するには，より詳細な情報が必要である．完全な報告が現実なものとなるまでは[44]，診療の手引きとして研究報告を活用する臨床医は，報告バイアスの危険性を常に意識しなければならない．

ユーザーズガイドの適用

周術期β遮断薬に対処しているシステマティックレビューとメタアナリシス[1]の著者らが作成したファンネルプロットは，左右対称的であると思われたが，プロットの対称性に関する統計的検定は有意ではなかった．含まれた患者総数（10,000 人以上）は，出版バイアスに対する懸念をさらに減らし，出版バイアスまたは報告バイアスのために確信性を下げる理由はない．

確信性の等級を上げる理由はあるか

観察研究からの効果推定値の確信性の等級を上げるいくつかの珍しい状況がある．重症変形性関節症の痛みや機能制限の軽減の股関節置換，アナフィラキシーにおける死亡予防のエピネフリン，糖尿病性ケトアシドーシスにおける死亡予防のインスリン，末期腎不全患者における延命の透析などの効果に関する確信性を考えてみよう[45]．これらの状況のそれぞれは，ランダム化試験がないにもかかわらず，実質的な治療効果を確信できる．なぜか．理由は，介入がなければ必然的に悪化すると考えられる状態の患者間で短期間に達成された非常に大きな治療効果である．

GRADE アプローチでは，効果の大きさに関する具体的な指針を提供している．リスクの減少または増加が 2 倍ある場合には確信性を 1 段階上げ，リスクの減少または増加が 5 倍ある場合には確信性を 2 段階上げる．たとえば，幼乳児の睡眠姿勢と乳幼児突然死症候群（sudden infant death syndrome: SIDS）の関係を調べた観察研究のシステマティックレビューとメタアナリシスでは，うつぶせ寝姿勢対あおむけ寝姿勢で起こる SIDS の OR が 4.9(95%CI: 3.6～6.6)であることがわかった[46]．1980 年代に開始された「あおむけ寝（Back to Sleep）」キャンペーンは，多くの国において SIDS 発症率の相対的低下と関連していた[46]．この大きな効果により，真の関連性があることの確信性が上がる．

エビデンスに基づく結果の要約: エビデンスプロファイル

開業医は，システマティックレビューで要約されたエビデンスを最適に適用するために，効果推定値の確信性（エビデンスの質）と効果の大きさを簡潔で容易に解釈可能な提示を必要とする．この情報は，利益と害をトレードオフし，患者にリスクを伝えるために必要である．また，患者に不確実性を伝えるためにエビデンス総体の確信性を知る必要がある．

システマティックレビューは，この要約を様々な方法で提供できる．GRADE ワーキンググループは，エビデンスプロファイル **evidence profile** とよばれるもの（または，**結果要約テーブル summary-of-findings table** とよばれる短縮バージョン）を推奨している．このようなテーブルでは，確信性の等級を含めて，患者にとって最も重要な重大アウトカムのそれぞれに対する介入の相対効果と絶対効果が提示される．アウトカムについて患者のベースラインリスクを層別化できれば，各リスク層別に絶対効果を別々に提示できる．

臨床シナリオの解決

表23-1は，周術期β遮断薬に対処するシステマティックレビューの結果を要約するエビデンスプロファイルを示す．心血管疾患または疾患の危険因子を有する患者は，周術期の非致死性梗塞リスクが1,000人中14人（1,000人あたり約6～20人）の減少を期待できる，高い確信性を裏付けるエビデンスがあることがわかった．残念なことに，死に至る危険性や非致死性脳卒中を発症するリスクが増加することも予想される．大部分の人々は，脳卒中に関連した障害や少なくとも同等に死亡を嫌うため，このエビデンスに直面した患者のほとんどは，周術期レジメンの一部としてのβ遮断薬を拒否するだろう．まさに，これは糖尿病の66歳男性がこのエビデンスについて話し合うときに決定するものである．

参考文献

1. Bouri S, Shun-Shin MJ, Cole GD, et al. Meta-analysis of secure randomised controlled trials of β-blockade to prevent perioperative death in non-cardiac. Heart. 2014: 100(6): 456-464.
2. Guyatt GH, Oxman AD, Vist GE, et al; GRADE Working Group. GRADE: an emerging consensus on rating quality of evidence and strength of recommendations. BMJ. 2008; 336(7650): 924-926.
3. Spencer FA, Iorio A, You J, et al. Uncertainties in baseline risk estimates and confidence in treatment effects. BMJ. 2012; 345: e7401.
4. Schünemann HJ, Oxman AD, Brozek J, et al; GRADE Working Group. Grading quality of evidence and strength of recommendations for diagnostic tests and strategies. BMJ. 2008; 336(7653): 1106-1110.
5. Rosenthal R. Meta-analytic Procedures for Social Research. 2nd ed. Newbury Park, CA: Sage Publications; 1991.
6. Cohen J. Statistical Power Analysis for the Behavioral Sciences. 2nd ed. Hillsdale, NJ: Lawrence Earlbaum Associates; 1988.
7. Smith K, Cook D, Guyatt GH, et al. Respiratory muscle training in chronic airflow limitation: a meta-analysis. Am Rev Respir Dis. 1992; 145(3): 533-539.
8. Lacasse Y, Martin S, Lasserson TJ, et al. Meta-analysis of respiratory rehabilitation in chronic obstructive pulmonary disease. A Cochrane systematic review. Eura Medicophys. 2007; 43(4): 475-485.
9. Thorlund K, Walter S, Johnston B, et al. Pooling health-related quality of life outcomes in meta-analysis—a tutorial and review of methods for enhancing interpretability. Res Synth Methods. 2011; 2(3): 188-203.
10. Guyatt GH, Thorlund K, Oxman AD, et al. GRADE guidelines: 13. Preparing summary of findings tables and evidence profiles-continuous outcomes. J Clin Epidemiol. 2013; 66(2): 173-183.
11. Guyatt GH, Oxman AD, Schünemann HJ, et al. GRADE guidelines: a new series of articles in the Journal of Clinical Epidemiology. J Clin Epidemiol. 2011; 64(4): 380-382.
12. Organizations. The GRADE Working Group. http: //www.gradeworkinggroup.org/society/index.htm.

Accessed April 9, 2014.
13. Balshem H, Helfand M, Schünemann HJ, et al. GRADE guide-lines: 3. Rating the quality of evidence. J Clin Epidemiol. 2011; 64(4): 401-406.
14. Wood L, Egger M, Gluud LL, et al. Empirical evidence of bias in treatment effect estimates in controlled trials with different interventions and outcomes: meta-epidemiological study. BMJ. 2008; 336(7644): 601-605.
15. Bassler D, Briel M, Montori VM, et al; STOPIT-2 Study Group. Stopping randomized trials early for benefit and estimation of treatment effects: systematic review and meta-regression analysis. JAMA. 2010; 303(12): 1180-1187.
16. Dunkelgrun M, Boersma E, Schouten O, et al; Dutch Echocardiographic Cardiac Risk Evaluation Applying Stress Echocardiography Study Group. Bisoprolol and fluvas-tatin for the reduction of perioperative cardiac mortality and myocardial infarction in intermediate-risk patients undergoing noncardiovascular surgery: a randomized controlled trial(DECREASE-Ⅳ). Ann Surg. 2009; 249(6): 921-926.
17. Poldermans D, Boersma E, Bax JJ, et al; Dutch Echocardiographic Cardiac Risk Evaluation Applying Stress Echocardiography Study Group. The effect of bisoprolol on perioperative mortality and myocardial infarction in high-risk patients undergoing vascular surgery. N Engl J Med. 1999; 341(24): 1789-1794.
18. Hatala R, Keitz S, Wyer P, et al; Evidence-Based Medicine Teaching Tips Working Group. Tips for learners of evidence-based medicine: 4. Assessing heterogeneity of primary studies in systematic reviews and whether to combine their results. CMAJ. 2005; 172(5): 661-665.
19. Lau J, Ioannidis JP, Schmid CH. Summing up evidence: one answer is not always enough. Lancet. 1998; 351(9096): 123-127.
20. Lau J, Ioannidis JP, Schmid CH. Quantitative synthesis in systematic reviews. Ann Intern Med. 1997; 127(9): 820-826.
21. Higgins JP, Thompson SG, Deeks JJ, et al. Measuring inconsistency in meta-analyses. BMJ. 2003; 327(7414): 557-560.
22. Ioannidis JP, Patsopoulos NA, Evangelou E. Uncertainty in heterogeneity estimates in meta-analyses. BMJ. 2007; 335(7626): 914-916.
23. Guyatt GH, Oxman AD, Kunz R, et al; GRADE Working Group. GRADE guidelines: 7. Rating the quality of evidence—inconsistency. J Clin Epidemiol. 2011; 64(12): 1294-1302.
24. Guyatt GH, Oxman AD, Kunz R, et al. GRADE guidelines 6. Rating the quality of evidence--imprecision. J Clin Epidemiol. 2011; 64(12): 1283-1293.
25. Devereaux PJ, Yang H, Yusuf S, et al; POISE Study Group. Effects of extended-release metoprolol succinate in patients undergoing non-cardiac surgery(POISE trial): a randomised controlled trial. Lancet. 2008; 371(9627): 1839-1847.
26. Guyatt GH, Oxman AD, Kunz R, et al; GRADE Working Group. GRADE guidelines: 8. Rating the quality of evidence—indirectness. J Clin Epidemiol. 2011; 64(12): 1303-1310.
27. Murad MH, Drake MT, Mullan RJ, et al. Clinical review. Comparative effectiveness of drug treatments to prevent fragility fractures: a systematic review and network meta-analysis. J Clin Endocrinol Metab. 2012; 97(6): 1871-1880.
28. Easterbrook PJ, Berlin JA, Gopalan R, et al. Publication bias in clinical research. Lancet. 1991; 337(8746): 867-872.
29. Stern JM, Simes RJ. Publication bias: evidence of delayed publication in a cohort study of clinical

research projects. BMJ. 1997; 315(7109): 640-645.
30. Chan AW, Hróbjartsson A, Haahr MT, et al. Empirical evidence for selective reporting of outcomes in randomized trials: comparison of protocols to published articles. JAMA. 2004; 291(20): 2457-2465.
31. Saquib N, Saquib J, Ioannidis JP. Practices and impact of primary outcome adjustment in randomized controlled trials: meta-epidemiologic study. BMJ. 2013; 347: f4313.
32. Ioannidis JP. Effect of the statistical significance of results on the time to completion and publication of randomized efficacy trials. JAMA. 1998; 279(4): 281-286.
33. McDonagh MS, Peterson K, Balshem H, et al. US Food and Drug Administration documents can provide unpublished evidence relevant to systematic reviews. J Clin Epidemiol. 2013; 66(10): 1071-1081.
34. Carter AO, Griffin GH, Carter TP. A survey identified publication bias in the secondary literature. J Clin Epidemiol. 2006; 59(3): 241-245.
35. Lurie P, Wolfe SM. Misleading data analyses in salmeterol(SMART) study. Lancet. 2005; 366(9493): 1261-1262, discussion 1262.
36. Nelson HS, Weiss ST, Bleecker ER, et al; SMART Study Group. The Salmeterol Multicenter Asthma Research Trial: a comparison of usual pharmacotherapy for asthma or usual pharmacotherapy plus salmeterol. Chest. 2006; 129(1): 15-26.
37. Lau J, Ioannidis JP, Terrin N, et al. The case of the misleading funnel plot. BMJ. 2006; 333(7568): 597-600.
38. Hedges L, Vevea J. Estimating effect size under publication bias: small sample properties and robustness of a random effects selection model. J Educ Behav Stat. 1996; 21(4): 299-333.
39. Vevea J, Hedges L. A general linear model for estimating effect size in the presence of publication bias. Psychometrika. 1995; 60(3): 419-435.
40. Ioannidis JP, Trikalinos TA. An exploratory test for an excess of significant findings. Clin Trials. 2007; 4(3): 245-253.
41. Ioannidis JP, Contopoulos-Ioannidis DG, Lau J. Recursive cumulative meta-analysis: a diagnostic for the evolution of total randomized evidence from group and individual patient data. J Clin Epidemiol. 1999; 52(4): 281-291.
42. Boissel JP, Haugh MC. Clinical trial registries and ethics review boards: the results of a survey by the FICHTRE project. Fundam Clin Pharmacol. 1997; 11(3): 281-284.
43. Horton R, Smith R. Time to register randomised trials. The case is now unanswerable. BMJ. 1999; 319(7214): 865-866.
44. Dickersin K, Rennie D. The evolution of trial registries and their use to assess the clinical trial enterprise. JAMA. 2012; 307(17): 1861-1864.
45. Guyatt GH, Oxman AD, Sultan S, et al; GRADE Working Group. GRADE guidelines: 9. Rating up the quality of evidence. J Clin Epidemiol. 2011; 64(12): 1311-1316.
46. Gilbert R, Salanti G, Harden M, et al. Infant sleeping position and the sudden infant death syndrome: systematic review of observational studies and historical review of recommendations from 1940 to 2002. Int J Epidemiol. 2005; 34(4): 874-887.

第24章

ネットワークメタアナリシス

Network Meta-analysis

Edward J. Mills, John P. A. Ioannidis, Kristian Thorlund,
Holger J. Schünemann, Milo A. Puhan, and Gordon Guyatt

この章の内容

臨床シナリオ

患者は 45 歳の女性で，4 時間から 24 時間持続する頻発頭痛のために就労することや，子どもの世話をすることができないでいる．彼女は非ステロイド性抗炎症薬で症状を治療する努力をし尽くし，追加治療を求めている．患者の片頭痛のためにトリプタンを推奨することに決めたが，利用可能な 7 つのトリプタンからいずれを選択すべきか疑問に思っている．この患者集団に異なるトリプタンを評価したネットワークメタアナリシス **network meta-analysis**（NMA）[1]を検索することにした．あなたはこのタイプの研究に精通しておらず，その方法と結果を評価する際に注意すべき特別な問題があるかどうかを知りたいと思う．

エビデンスを探す

あなたは，まず，なじみのエビデンスに基づくサマリーのウェブサイト検索ボックスに“migraine triptans”と入力する．片頭痛治療と利用可能なさまざまな薬物に関する薬物情報についていくつかの章が見つかる．しかし，単一レジメンを比較する**エビデンス evidence** が豊富にあるにもかかわらず，すべてのトリプタンが理想的には単一の**システマティックレビュー systematic review** で比較されているのだろうかと疑問に思う．そのようなレビューを検索するため，PubMed の Clinical Queries（http: //www.ncbi.nlm.nih.gov/pubmed/clinical，第 5 章「最新の最良エビデンスを探す」を参照）に“migraine triptans comparison”と入力する．可能性のあるシステマティックレビューのための幅広い検索フィルタを適用した結果ページの中央欄には，21 件の引用が収集される．最初の論文はあなたの疑問に最も関連性が高いものに思える．その論文は，あなたの患者集団内とは異なるトリプタンを評価するネットワークメタアナリシスである[1]．あなたはこの種の研究に精通しておらず，その方法や評価を評価する際に特別な問題があるかどうか疑問に思う．

はじめに

伝統的に，システマティックレビューとは，ある介入のメリットを別の介入（たとえば，**プラセボ placebo** または別の実薬介入）と比較して検討するものである．データは，たいていは**ランダム化臨床試験 randomized clinical trial**（RCT）であるが，一対比較メタアナリシス（pairwise meta-analysis）とよばれるものの適格基準を満たしたすべての研究から統合される．単一の RCT と比較し，**メタアナリシス meta-analysis** は差異の検出力が高く，適格基準を満たした RCT 全体において**治療効果 treatment effect** にどの程度重要な差異が存在するか，つまりしばしば**異質性 heterogeneity** とよばれるばらつきを調べるのを容易にする[2,3]．説明のつかない大きな異質性があれば，治療効果の推定値に対する読者の確信は低下するだろう（第 23 章「システマティックレビューとメタアナリシスの結果の理解と適用」を参照）．

従来の一対比較メタアナリシスの欠点は，1 つの介入対 1 つの比較対照だけの効果を評価し，複数の介入の相対的有効性について推論できないことである．しかし，多くの病状では，選択される介入はプラセボと比較される頻度が最も高く，たまに相互に比較されるだけである[4,5]．たとえば，関節リウマチ治療として 9 つの生物製剤の有効性を取り上げている 91 件の完了 RCT と進行中 RCT では，生物学的製剤を直接相互比較したものは 5 件のみである[4]．

最近，NMA〔多重治療比較（multiple treatment comparison）または混合治療比較（mixed treatment comparison）メタアナリシスとしても知られる〕とよばれる別の様式のメタアナリシスが出現している[6,7]．NMA アプローチでは，RCT において 1 対 1（head to head）比較が実施されているかどうかにかかわらず，可能性のあるすべての一対比較における効果サイズの推定値が提供される．図 24-1 に一般的な治療ネットワークの例を示す．

2 つの介入 A と B がお互いに 1 対 1 で比較されていない場合は，相対効果の推定値を提供できるのは，間接比較（indirect comparison）とよばれるものに由来する．2 つの介入（たとえば，図 24-2A のパロキセチンとロラゼパム）がそれぞれ別の介入 C（たとえば，プラセボ）と直接比較されている場合，間接比較を行うことができる．

たとえば，A（例，パロキセチン）が C（プラセボ）と比較して有害アウトカムのオッズをかなり低下させると仮定しよう〔**オッズ比 odds ratio**（OR），0.5〕．一方，介入 B（例，ロラゼパム）は，C と比較すると有害アウトカムに影響を与えない（OR，1.0）．そこで，A が C よりもかなり優れてい

図 24-1

考えられるネットワーク形状の例

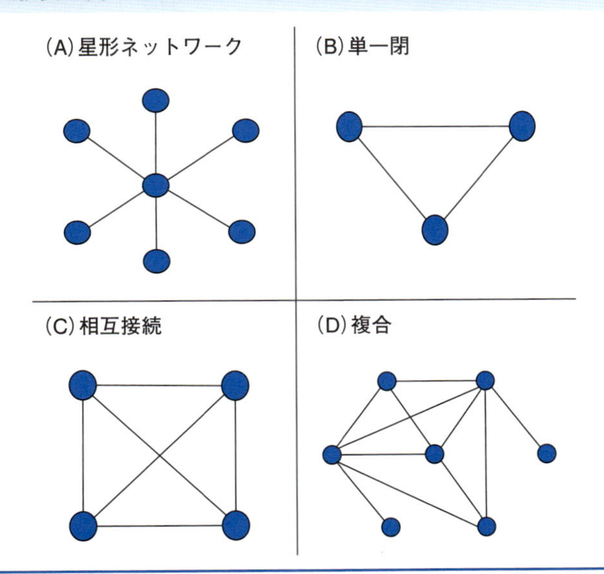

この図に 4 つのネットワークグラフを示す．各グラフの線は，1 つまたは複数の試験で直接比較が実施されていることを示す．図 24-1A はすべての介入がたった 1 つの相互比較対照を持つ星形ネットワークを示す（1A）．図 24-1B は 3 つの介入を含み，直接比較および間接比較の両方を計算するためのデータを提供できる単一閉ループを示す．図 24-1C は，複数のランダム化臨床試験において，すべての介入が互いに比較されている十分に接続されたネットワークを示す．図 24-1D は，複数のループを持つ複雑なネットワークの 1 例で，接続がないアームもある．

ると推測するのが妥当で，実際，A 対 B の OR の最良推定値は 0.5/1.0 または 0.5 となる．このような状況における OR の比率は，関心のアウトカムにおける A vs B の効果を推定する方法である[8].

直接エビデンスと**間接エビデンス indirect evidence** の両方を同時に含むネットワークメタアナリシス（図 24-2B，直接エビデンスと間接エビデンスの両方が利用可能であり，閉ループともよばれる例を参照）には，3 つの主な検討事項がある．第 1 は，従来のメタアナリシスにも必要な仮定である（23 章「システマティックレビューとメタアナリシスの結果の理解と適用」を参照）．一対比較のために利用可能な試験において，介入ごとに統合するのに十分な**均質性 homogenous** が研究に認められるだろうか．

第 2 に，ネットワークにおける各試験は，介入以外の点で（たとえば，集団，デザイン，アウトカムのような重要な特性において），十分に似ているか[9]．たとえば，薬物 A 対プラセボの試験が，薬物 B 対プラセボにおける集団と比較してその特徴がかなり異なる場合，それぞれがプラセボに対してどのようだったかに基づいて，A と B の相対効果を推測することには疑念が生じる．第 3 に，直接エビデンスと間接エビデンスが存在する場合に，直接エビデンスと間接エビデンスを一緒に統合することに確信できるほどその結果には十分な一貫性があるか．

図 24-2

単純な間接比較と単純な閉ループ

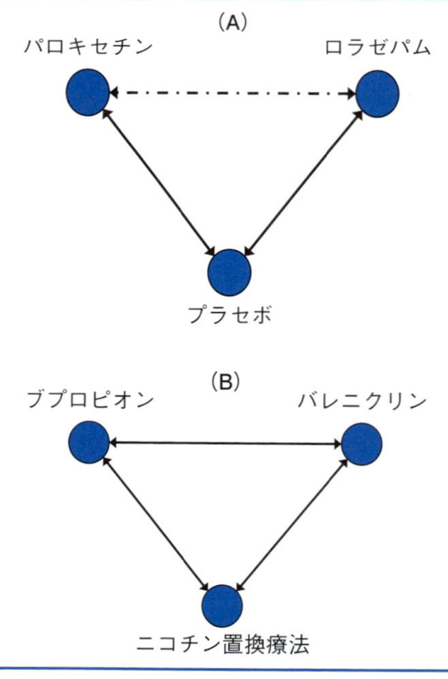

最初の例（A）では，プラセボと比較したパロキセチンの直接エビデンスと，プラセボと比較したロラゼパムの直接エビデンスがある．したがって，これらの 2 つの薬物に 1 対 1 比較が存在しない場合でも，パロキセチンをロラゼパムと比較した効果を決定するために，間接比較を適用できる．

第 2 の例（B）では，ニコチン置換療法をバレニクリンとブプロピオンの両方と比較した直接エビデンスがある．ブプロピオンとバレニクリンを比較した直接エビデンスもある．したがって，結果が直接エビデンスと間接エビデンスとの間に整合性があるかどうかを評価するのに十分な情報がある．

直接比較と間接比較の両方のエビデンスを含めることで，NMA は治療の相対的な効果推定値の精確さを高め，これらの治療の同時比較だけでなくランク付けさえも促進する可能性がある[7]．しかし，方法論的に複雑であることから，その解釈は困難であることが多い[10]．

臨床医が NMA に直面する課題の 1 つは，われわれの大部分がよく知っている**頻度論的分析手法 frequentist analysis** ではなく，通常**ベイジアン解析手法 Bayesian analysis** を使用するということである．臨床医はこれについてさらに心配する必要はなく，それを指摘する主な理由は，用語の違いに対する警告である．臨床医は，治療効果の推定値を取りまく**信頼区間 confidence interval**（CI）を考慮することに慣れている．ベイジアンで相当するものは**信用区間 credible interval** とよばれ，概念的には CI と同じ方法で解釈できる．

本書では，**バイアスのリスク risk of bias**，結果，結果の適用可能性という 3 つの質問を使って，NMA についてわかりやすく説明する．欄 24-1 には，システマティックレビューの評価に関連するすべての問題が含まれている．この章では，すべての問題を取り上げず，むしろ NMA で最も重要な，または異なるトピックについて説明する．

欄 24-1

批判的吟味のためのユーザーズガイド

バイアスのリスクはどれほど深刻か
- レビューには明白で適切な適格基準が含まれていたか
- 研究の選択と報告が偏っている可能性は低いか
- レビューは結果における研究間の違いについて考えられる説明をしているか
- 研究の選択と評価には再現性があるか
- 著者らは，一対比較ごとに効果推定値の確信性を等級付けしているか

結果は何か
- そのネットワークにはどれだけの量のエビデンスがあるか
- 結果は研究間で似ているか
- 直接比較と間接比較において結果は一貫しているか
- 治療のランク付けはどのように実施し，そのランク付けはどれほど確実か
- 結果は感度推定や考えられるバイアスに対して厳格か

患者の治療に結果をどのように適用できるか
- 患者にとって重要なアウトカムがすべて検討されているか
- 考えられるすべての治療選択肢が検討されているか
- 想定されているサブグループ効果は信用できるか
- 全体的なエビデンスの質は何か，またそのエビデンスにはどのような限界があるか

バイアスのリスクはどれほど深刻か

メタアナリシスには明白で適切な適格基準が含まれていたか

最適な患者治療に関わる疑問は，患者（P），介入（I），対照（C），アウトカム（O）のPICOフレームワークの観点から定式化できる．

適格基準が広ければ広いほど結果の**一般化可能性 generalizability**は高まるが，参加者間の相違点が大きく，その結果として異質性が大きければ，誤解を招く可能性がある．効果が似ているという想定のもとで異なる用量，あるいは同じクラスの異なる薬剤（たとえばスタチン系の全薬剤）から得られた結果が統合されている場合も，介入間の相違点が大き過ぎるといえるだろう．読者は，研究間の比較を信用させるために，異なる集団，異なる用量や同じクラスの異なる薬剤，または異なるアウトカムの組み入れにおいて過度に広義な基準が採用されてはいないか確認すべきである．

研究の選択と報告が偏っている可能性は低いか

NMAの中には，適格基準を満たすかもしれない試験を特定する手段として，他のシステマティックレビューの検索式を採用しているものがある．読者がこのようなアプローチを信頼できるのは，最近出版された試験を組み込むための検索が更新されている場合に限られる[11]．

適格基準を満たした介入に制限が設けられていない場合がある．その一方で，一連のある特定の介入，たとえば，自国で入手可能なものだけが組み入れられている場合もある．企業主導によるNMAの中には，委託された薬剤，ならびにその薬剤と直接競合する薬剤のみが検討されているものがある[12]．これでは，いくつかの状況における最適な薬剤が考慮されず，エビデンスに関する断片的な情報しか得られない傾向となる可能性がある．一般的には，すべての介入を含むのが最適であり[13]，なぜなら，明らかに最適でない，あるいはすでに廃止された介入に関するデータからでも，他の比較についての間接エビデンスが得られることがある[14]．

大うつ病のための12種類の治療薬を取り上げたあるNMAでは，著者らはプラセボ対照RCTを除外し，実薬の直接比較によるRCTだけを組み入れた[15]．しかし，抗うつ薬に関する文献には**出版バイアス publication bias**が存在することが広く認識されており[16,17]，プラセボ対照試験を除外すると，その解析結果は，利用可能なエビデンスによる利益（benefit）が得られる可能性はなくなる[18]．適格基準を満たした介入の除外，すなわちこのケースにおけるプラセボの除外は，統計的検出力を低下させるだけでなく全体的な結果を変えるかもしれない[14]．プラセボ対照試験は，その実施方法やバイアスの程度が直接比較試験とは異なる可能性がある（たとえば，プラセボ対照試験には多少の出版バイアスや，**選択的アウトカム報告 selective outcome reporting**と選択的分析報告があるかもしれない）．したがって，プラセボ対照試験の除外は一対比較における効果の**点推定値 point estimate**にも影響する可能性があり，各投与計画の相対的ランク付けに影響するかもしれない[14]．その後実施されたプラセボ対照試験も組み入れられた第 2 世代抗うつ薬のネットワークメタアナリシスでは，同じうつ病尺度を使った治療薬間の相対的差異のみに基づいて，著者らは先行 NMA とは異なる解釈を導いた[15,19,20]．

最後に，原著試験では，複数のアウトカムが取り上げられていることが多い．NMA のアウトカムの選択においては，データに基づく選択ではなく，患者にとっての重要性に基づいて選択されるべきで，利益と**害 harm** の双方を考慮すべきである．

メタアナリシスは結果における研究間の違いについて考えられる説明をしているか

かなりの臨床的なばらつきがある場合（これは通常，よくあることである），著者らは異質性を説明するために，**サブグループ解析 subgroup analysis** または**メタ回帰 meta-regression** を実施できる．このような分析により異質性を説明できた場合，その NMA は，治療している患者の臨床的な状況や特性に最適な結果を提供できるかもしれない[21]．たとえば，心血管疾患予防のために異なるスタチンを評価した NMA では，一次予防と二次予防の集団，異なるスタチン薬，および異なるスタチン用量から得られた結果をすべて統合することが適切かどうかに対処するためのメタ回帰を使った[22]．メタ回帰により，心イベントの既往や高血圧歴を有する者における高い有効性が示唆され，おそらくそのような集団におけるスタチン使用のより説得力のある症例を示唆している．

複数の対照介入を組み込むことで（たとえば，プラセボ，介入なし，より古い標準治療），治療ネットワークの堅牢性と連結性を高める可能性がある．しかし，そのためには対照群間における潜在的な違いを測定し，説明することが重要である．たとえば，プラセボ効果の可能性のために，**盲検化 blinded** RCT においてプラセボを受けた患者は，非盲検 RCT において介入を受けていない患者とは異なる反応を有する可能性がある．したがって，実薬 A 治療をプラセボと比較し，別の実薬 B 治療を介入なしと比較した場合，異なる対照群を選択すると誤った結果を生じる可能性がある（B は優れているように見えるが，A 試験における比較対照としてのプラセボ使用がその差の原因の可能性がある）．実薬介入と同様に，メタ回帰がこの問題に対処するかもしれない．

たとえば，禁煙療法の有効性を評価したある NMA では，プラセボ対照群と標準治療薬群を統合した上で，対照群の違いによって**効果サイズ effect size** が変わらないかをメタ回帰により調べている[23]．その結果，プラセボ対照を使用した試験では標準治療薬を使用した試験よりも効果サイズが小さく，異質性はこれにより説明されるものであった．

著者らは，一対比較ごとに効果推定値の確信性を等級付けしているか

一般的に NMA では，共通の効果推定値を 95%信用区間と共に治療効果が提示される．信用区間とは，一般的によく知られている CI のベイズ版である．治療ネットワークに K 個の介入が含まれ

る場合，$K x (K-1)/2$ 通りの一対比較が可能となる．たとえば，介入が 7 個ある場合には 21［7*(7−1)/2］通りの一対比較が可能である．

従来のメタアナリシスの著者と同様に，NMA の著者らは，各対比較（A 対 B，A 対 C，B 対 C など—6 個の介入がある NMA の例では 15 個の比較）に対する効果推定値の確信性（confidence in effect estimate）に対処する必要がある．これらの確信性に関する等級付けの必要性は，ある治療が他の治療より（たとえば，A 対 B）優れていることに関する強い推論（すなわち，推定値に関する高い確信性）がありながら，他の比較（A 対 C）の優位性の判定に関しては弱い推論（すなわち，推定値に関する非常に低い確信性）のみというエビデンスが正当なものであることを示すためである．

GRADE ワーキンググループは，推定値の確信性に対処するのに適した枠組みを提供している（第 23 章「システマティックレビューとメタアナリシスの結果の理解と適用」を参照）．関連するランダム化試験が，**割り付けの隠蔽 allocation concealment** や**盲検化 blinding** によるバイアスのリスクからの保護や，**追跡 follow-up** からの脱落の防止ができなかった場合，確信性が失われる〔第 7 章「治療（ランダム化試験）」を参照〕．統合推定値に関する CI（またはベイジアン NMA の場合は信用区間）が広い場合〔不精確さ（imprecision）〕，結果が研究ごとに異なり，その差異を説明することができない場合（**非一貫性 inconsistency**），集団，介入，またはアウトカムが，主要な関心事とは異なる場合（**非直接性 indirectness**），出版バイアスに懸念がある場合にも，確信性が失われる．

理想的には，一対比較のそれぞれについて，著者らは，直接比較（存在する場合）とそれに関連する確信性の等級，NMA の統合推定値に寄与した間接比較とその確信性に関する等級，NMA 推定値と関連する確信性の等級を提示する．直接比較の推定値の確信性を判定するための基準は十分に確立されている．これらの基準は間接推定値の確信性を評価する上でかなりの指針を提供するが，間接比較による推定値の確信性に関する判断には追加的な課題がある．これらの課題に対処するための基準はいまだ進化しており，NMA が依然として非常に新しい方法であることを反映している．

ユーザーズガイドの適用

臨床シナリオに戻ると，われわれは片頭痛の頓挫治療のための異なるトリプタンの有効性を比較した NMA を同定した[1]．関心のある患者には，前兆の有無を問わず，片頭痛を有する 18〜65 歳の成人が含まれていた．実験介入と対照介入には，経口トリプタン，プラセボ，無治療コントロールが含まれていた．関心のあるアウトカムは，頭痛発症 2 時間後および 24 時間後の無痛反応であった．RCT に組み込まれた患者は，国際頭痛学会による基準に基づく広範な診断基準を満たし，6 週間ごとに少なくとも 1 回の片頭痛を経験していた．評価されたアウトカムは患者にとって重要であり，その定義は試験間で一貫していた．さらに，著者らは，潜在的な効果修飾因子として用量を評価することを計画した．著者らは，出版された文献を系統的に検索し，業界の試験者と接触して未出版の RCT を探した．2 人のレビュアが独立して検索しデータを抽出した．著者らは対比較の効果推定値の確信性を等級付けしなかったが，確信性に関する結論を可能にする情報を提供した．著者らは，治療効果について OR を使った割合としてのイベントを報告した．

結果は何か

治療ネットワークにはどれだけの量のエビデンスがあるか

治療ネットワークにおけるエビデンスの量は，試験件数，総サンプルサイズ，治療薬および比較ごとのイベント件数から判断できる．さらに，そのネットワークにおける治療薬間の接続の程度もエビデンスの質を決定する重要な要素である．臨床医は，**ネットワークの形状 geometry of the network**〔ノード（node）とリンク（link）〕を理解することで全体像を確認し，何が何と比較されているのかを把握できる[24]．著者らは，ネットワークの構成を提示すべきである（図 24-1 の例のように）．

異なる介入がそれぞれ 1 つの共通した比較対照（たとえば，プラセボ）と比較されている場合，星型ネットワークとよぶ(図 24-1A)．星型ネットワークでは実薬治療間の間接比較のみが可能であり，特に試験数，患者数，イベント件数が限られている場合には，効果に対する確信性が低下する[25]．同じ介入に関して直接エビデンスと間接エビデンスの双方によるデータが存在する場合のネットワークを，閉ループ（closed loop）とよぶ（図 24-1B)．直接エビデンスが存在することは，関心のある推定値に対する確信性を高める．

多くの場合，治療ネットワークには間接リンクと閉ループが混在している（図 24-1C，D)．ほとんどのネットワークは，一部の比較に関しては多くの試験が存在するが，その他の比較に関してはごく少数かまたはないという不均衡な形状を持つ[24]．このような場合(多くの状況では，各一対比較に対する確信性の等級の必要性に関する議論で指摘したように)，一部の治療薬や比較ではエビデンスの確信性が高くても，他の治療薬や比較ではエビデンスの確信性が低いかもしれない．直接推定値，間接推定値，および NMA 推定値を取りまく信用区間は，各一対比較に関して入手できる情報量として有用な指標となる．

結果は研究間で類似しているか

一対治療比較の従来のメタアナリシスでは，結果はしばしば研究ごとに異なる．研究者は，サブグループ解析とメタ回帰を用いて，治療効果の相違についての可能な説明に対処できる．しかし，これらの分析は，少数の試験の存在下では限られており，見かけのサブグループ効果はしばしば誤ったものとなることがあり，この問題は適用性に関する議論で繰り返す[26-28]．

数多くの患者と研究を含むネットワークメタアナリシスでは，研究間の差異を説明するための強力な探索の機会を提示する．確かに，この章の前のセクションで指摘したように，「結果は研究間で類似しているか」は，NMA 著者が異質性の説明のために行った検索が参考になるかもしれない．

それにもかかわらず，従来のメタアナリシスにも当てはまるように，NMA では研究間の結果における説明できない違いが起こりやすい．理想的には，NMA 著者らは，各一対比較の結果を要約する際に，直接比較と間接比較の結果に関する非一貫性の程度を読者に警告すべきである（第 23 章

「システマティックレビューとメタアナリシスの結果の理解と適用」を参照).

直接比較と間接比較において結果は一貫しているか

治療薬の直接比較は，一般的に間接比較よりも信頼がおける．しかし，これらの1対1比較試験でも誤った推定値が導かれる場合がある（たとえば，利益相反により，使用される比較対照の選択が左右されたり選択的報告に至ったりする場合）．したがって，場合によっては間接比較からより信頼のおける推定値が得られることがある[29].

どの推定値が最も信頼できるかを決定するには（直接，間接，またはネットワーク），直接推定値と間接推定値に一貫性があるか，または矛盾しているかを評価する必要がある．ネットワークに閉ループがあれば，直接推定値と間接推定値が類似した効果を示しているかどうかを評価できる（図24-2B)．この種の非一貫性を確認する統計的手法があり，一般的に**非整合性 incoherence** 検定とよばれる[30,31].

あるグループは，直接エビデンスと間接エビデンスを比較した112個の介入について非整合性検定を適用した．全体の14%で結果に統計的な非一貫性があることを明らかにした[9]．同一の評価において，試験数が少なく主観的アウトカムが測定されている場合の比較では非整合性のリスクが高まることが示されている．

各一対比較について直接推定値と間接推定値を著者が提示することで，直接推定値と間接推定値の非整合性の程度を簡単に調べることができる．著者らは，直接推定値と間接推定値との差を偶然で説明できるかどうかを決定するために統計的検定を行うことができる．しかし，多くの場合，データ量には限界があり十分ではなく，統計的な有意差がない場合でも重要な違いが存在する可能性がある．

非整合性が存在する場合，著者と読者が考慮すべき多くの原因がある（欄24-2)．直接的な一対比較における説明のつかない異質性が，統合推定値の確信性を下げるように，説明できない非整合性は，ネットワーク推定値の確信性を下げる．実際，大きな非整合性が存在する場合，より信用できる推定値は，ネットワークからではなく直接比較（通常）または間接比較（めったにない）からもたらされる可能性がある．

欄 24-2

直接比較結果と間接比較結果の非整合性の原因として考えられる理由

偶然

結果の真の違い

- 組み入れられた参加者における違い（たとえば，組み入れ基準，臨床状況，疾患の範囲，ベースラインリスク，以前の反応に基づく選択）
- 介入における違い〔たとえば，用量，投与期間，事前投与（第2選択薬）〕
- 基礎的治療と管理における違い（たとえば，最近になって進化した治療や管理）
- アウトカムの定義や測定における違い

1対1（直接）比較におけるバイアス
分析が隠蔽化されていないことによる楽観的バイアス
出版バイアス
アウトカムと分析の選択的報告
早期中止された試験 stopped early trial や初期エビデンスにおける過大評価された効果サイズ
割り付けの隠蔽，盲検化，追跡からの脱落，ランダム割り付けされた全患者を対象とする分析（analysis as randomized）における限界
間接比較におけるバイアス
バイアスの原因となる上記の問題はいずれも間接比較の基盤となる直接比較の結果に影響する可能性がある

たとえば，術後疼痛に対するパラセタモールとコデインの併用療法の鎮痛効果について調べたメタアナリシスの場合，直接比較では当該介入がパラセタモールの単独療法よりも有効であることが示された（痛みの強度における平均差 6.97，95%CI: 3.56〜10.37）．一方，**調整間接比較 adjusted indirect comparison** では，パラセタモールとコデインの併用療法とパラセタモールの単独療法の間に有意差がみられなかった（−1.16, 95%CI: −6.95〜4.64）[32]．この例では，直接エビデンスと間接エビデンスとの間に統計的に有意な非整合性があった（P=0.02）．この非整合性の説明としては，直接比較試験ではベースライン時に痛みの強度が低い患者が組み入れられ，コデインによる追加療法への反応がより良好であった可能性が考えられる．

治療のランク付けはどのように実施し，そのランク付けはどれほど確実か

治療効果のほかに，各治療が他の全治療よりも優れている確率が示されていることがあり，この場合，全治療のランク付け（ranking）が可能となる[33,34]．これは説得力のあるアプローチではあるが，ランク付けにおける脆弱性，ランク間の差があまりにも小さく重要でない可能性，または研究における他の限界（たとえば，バイアスのリスク，非一貫性，非直接性）のために，誤解につながることがある．

われわれは，このような誤解を招くランク付けの1つの例をすでに示している．脆弱性股関節骨折を予防する薬物治療のNMAでは，10種類の治療において[24]，テリパラチドが第1位にランク付けされる可能性が最も高いとした著者らの結論は，テリパラチドを，プラセボを含めた他の全治療と比較したものであることから，低いあるいは非常に低い確信性にすぎなかった．

他の例として，直接作用型抗HCV薬について調べたNMAでは，テラプレビルとボセプレビルに持続性ウイルス陰性化における統計的有意差はみられなかった（オッズ比: 1.42, 95% CrI: 0.89〜2.25）．この結果を見ると，当該治療薬が最善治療である確率ではテラプレビル（93%）がボセプレビル（7%）をはるかに上回る[35,36]．しかし，この93%という確率はテレプレビルの誤解を招くほど強い支持を提供するものである．信用区間の下限からは，テラプレビルがかなり優れていることに関する確信性は非常に低い．

各一対比較からの推定値におく確信性を調査することで，ランク付けの信頼性を洞察し，そのような等級付けを提供することの重要性が明らかになる．

結果は感度推定や潜在的なバイアスに対して頑健か

NMAメタアナリシスの複雑さを考えると，著者らはいくつかの基準や仮定を変更した場合に結果がどう変わるかを示す感度分析を適用して，研究結果の頑健性を評価する場合がある．感度分析では，バイアスのリスクが低い試験のみに限定して分析する場合や，関連する異なるアウトカムを調べる場合がある．感度分析に関する考察はコクランハンドブック（Cochrane Handbook）で提供されている[37]．

たとえば，慢性閉塞性肺疾患（chronic obstructive pulmonary disease: COPD）の増悪予防に関するNMAでは，主要アウトカムとして発症率が使用されている．しかし，COPD試験における発症率の使用の是非をめぐってはいくつかの議論があることから[38]，過去における増悪経験の有無を2値アウトカムとした複数の感度分析が実施されている．これらの分析の結果は十分に類似しており，分析における頑健性が認められた[39]．

ユーザーズガイドの適用

臨床シナリオに戻ると，図24-3は2時間後の頭痛消失反応に関する治療薬のネットワークを示す．著者らは，片頭痛発作の治療と予防のためのトリプタンを調べた74件のRCTを組み入れた．プラセボを，エレトリプタン，スマトリプタン，リザトリプタン，ゾルミトリプタン，アルモトリプタン，ナラトリプタン，フロバトリプタンと，それぞれ15件，30件，16件，5件，9件，5件，4件の試験において比較した．これらの比較では，エビデンスの量はさまざまであった．たとえば，ナラトリプタンは，2件の試験でプラセボと比較されたのみであった．したがって，これらの推定値に対する確信性は低い可能性がある．スマトリプタンとリザトリプタンに関するエビデンスは，直接比較と間接比較の両方から由来する大量のエビデンスに基づいていた．スマトリプタン（n=30），リザトリプタン（n=20），エレトリプタン（n=16）が最も多くのリンクを有していたが，プラセボが最も接続されたノード（n=68）であった．共有が最も多い直接比較（n=4試験）は，スマトリプタンとリザトリプタン間であった（最も共有比較される2つの治療）．これらのうち，15個の比較は直接エビデンスに基づいているが，その直接接続のうち7個は1件だけの試験であり，いくつかの比較は間接エビデンスによってのみ情報が得られた．フロバトリプタンは他の治療とのつながりが悪かったため，この薬物に関連するすべての比較は，最高でも中等度の確信性しか保証できなかった．

63件の試験で2時間後の頭痛消失反応のアウトカムが報告され，25件の試験で24時間後の持続性の頭痛消失反応が報告された．著者らは，NMAを実施する前に，対比較メタアナリシスの異質性についてI^2値を使って評価した．しかし，彼らは具体的な値を報告しなかった．彼らは，閉ループからの直接比較と間接比較との間の整合性をチェックし，この情報を補足的なオンライン追加として提供した．直接エビデンスと間接エビデンスは一貫して類似しており，非整合性の統計的エビデンスはなかった（表24-1）．著者らはまた，用量の役割を評価するためにいくつかの感度分析を行った．

図24-4は，トリプタン対プラセボのNMAの結果を示す．2時間後の頭痛消失反応のために，著者らは，エレトリプタン，スマトリプタン，リザトリプタンがプラセボに対して最も大きな治療効果を示すことを見出した．結果は，24時間での頭痛消失反応の場合とほぼ同様であった．

各トリプタンと他のトリプタンとの比較的有効性を検討したところ，トリプタンのいくつかの相違については，エ

図 24-3

2 時間後の頭痛消失反応について片頭痛のトリプタン頓挫療法に関するネットワーク例で考慮された薬物の治療ネットワーク

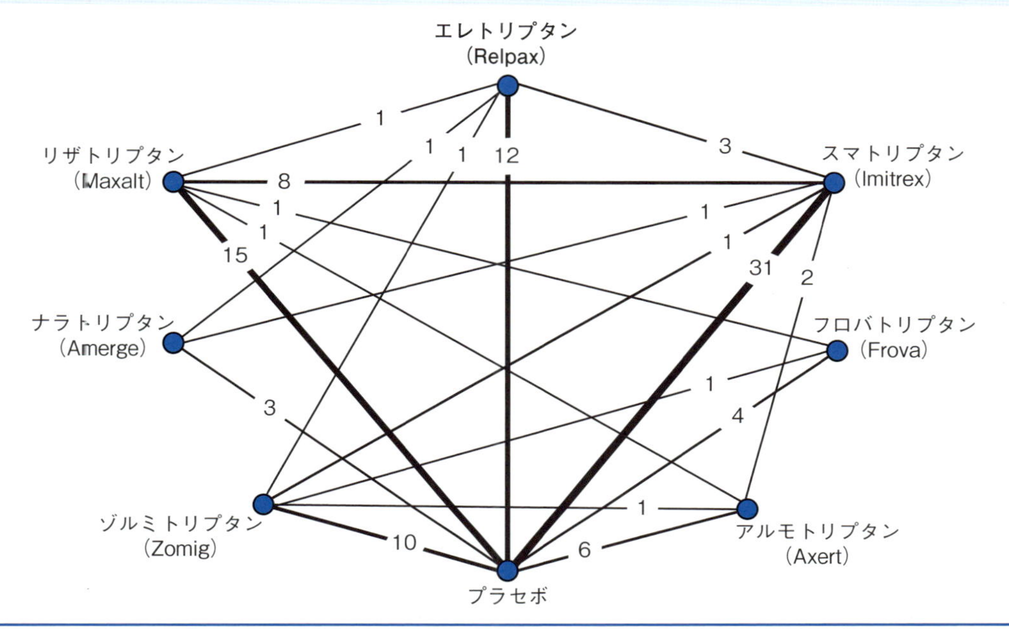

治療ノード間の線はランダム化臨床試験（RCT）で比較したものである．ライン上の数字は，特定の比較の RC 件数を示す．

表 24-1

通常量トリプタンによる 2 時間後の頭痛消失反応に関する一貫性のチェック

比較	試験数	直接推定値[a]	間接推定値[a]
非一貫性がチェックできた 3 つの治療ループ			
エレトリプタン（40 mg）対スマトリプタン（50 mg）	2	1.48（1.14〜2.79）	1.58（0.60〜5.87）
エレトリプタン（40 mg）対ゾルミトリプタン（12.5 mg）	2	1.52（0.96〜1.81）	1.21（0.35〜3.55）
エレトリプタン（40 mg）対ナラトリプタン（2.5 mg）	1	2.46（1.53〜3.98）	2.75（0.37〜19.8）
スマトリプタン（50 mg）対アルモトリプタン（2.5 mg）	1	1.49（1.12〜1.98）	1.07（0.63-〜1.76）
スマトリプタン（50 mg）対ゾルミトリプタン（12.5 mg）	1	1.12（0.87〜1.45）	0.72（0.42〜1.29）
スマトリプタン（50 mg）対フロバトリプタン（2.5 mg）	1	1.07（0.56〜2.04）	0.64（0.35〜1.15）
アルモトリプタン（2.5 mg）対ゾルミトリプタン（12.5 mg）	1	0.89（0.69〜1.15）	0.70（0.41〜1.19）
ゾルミトリプタン（12.5 mg）対フロバトリプタン（2.5 mg）	1	0.73（0.52〜1.02）	0.86（0.47〜1.62）
ナラトリプタン（2.5 mg）対フロバトリプタン（2.5 mg）	1	0.82（0.51〜1.20）	0.90（0.49〜1.79）

a: 1 対 1 試験の直接一対メタアナリシスおよび共通比較対照としてプラセボを用いた間接比較メタアナリシスからのすべての治療比較に対するオッズ比推定値と 95%信頼区間

図 24-4

主な多重治療比較メタアナリシス結果のフォレストプロット，トリプタン対プラセボ

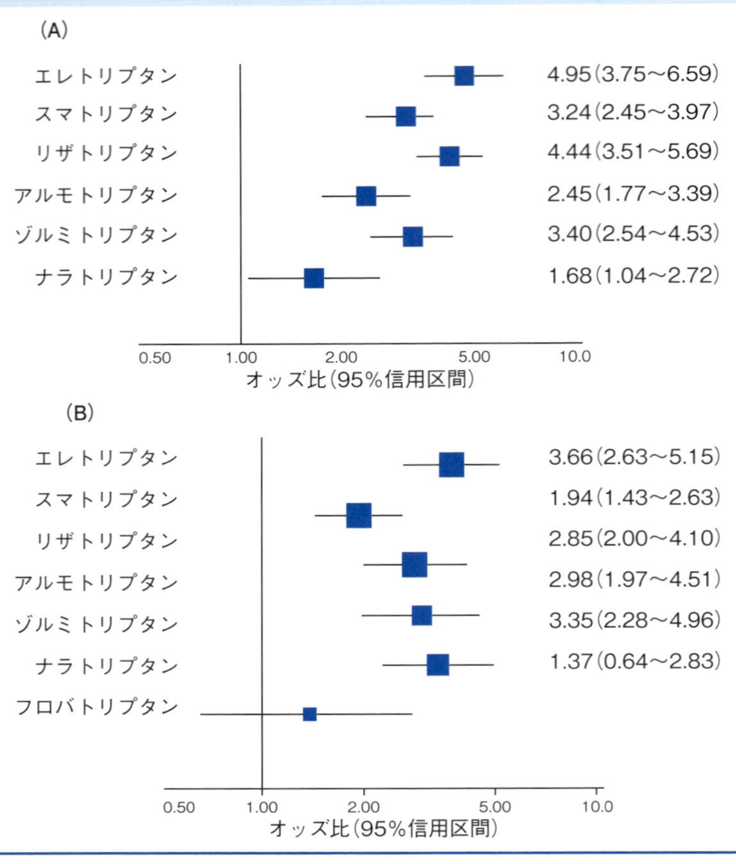

A: 2 時間後の頭痛消失反応，B: 24 時間持続の頭痛消失反応

ビデンスは少なくとも中等度の確信性であった．たとえば，エレトリプタンは，スマトリプタン（OR 1.53, 95%CI: 1.16〜2.01），アルモトリプタン（OR 2.03, 95%CI: 1.38〜2.96），ゾルミトリプタン（OR 1.46, 95%CI: 1.02〜2.09）およびナラトリプタン（OR 2.95, 95%CI: 1.78〜4.90）と比較して，2 時間後の頭痛消失反応において優位であった．

ナラトリプタンを除くすべての患者について，2 時間後と 24 時間後の対プラセボ治療効果に関して少なくとも中等度の確信性がある．エレトリプタンは，2 時間および 24 時間（54.1%）における頭痛消失反応において最良の治療である最大確率（68%）と関連していた．良好にランク付けされた唯一の他の薬物はリザトリプタンであった（2 時間で 22.6%，24 時間で 9.2%）．エレトリプタンと多数の他薬物との比較が少なくとも中等度の確信性があることを考慮すると，エリトリプタンの第 1 ランクにはかなりの重みがあった．

患者の治療に結果をどのように適用できるか

患者にとって重要なアウトカムがすべて検討されているか

多くの NMA では，関心のあるアウトカムが 1 つまたはごく少数報告されるのみである．たとえば，複数の降圧治療の有効性を比較した最近の NMA では心不全と死亡のみが調査対象となっているのに対し[40]，それよりも以前に実施された降圧治療に関するある NMA では，さらに冠動脈疾患と脳卒中も考慮されている[41]．メタアナリシスや NMA では有害事象が評価されていることが少ないことから，**1 次研究 primary study** における報告の不備が伺われる[42,43]．医療技術評価の提出や**エビデンスに基づく診療 evidence–based practice** の報告のために実施される NMA では，学術誌掲載のための比較的ページ数が少ない NMA と比べて複数のアウトカムが含まれ，害が評価されている傾向が強い[20]．

ユーザーズガイドの適用

著者らは，患者にとって重要なアウトカム（2 時間後と 24 時間後の頭痛消失反応）を評価した．主な省略は有害事象であり，有害事象においてトリプタンが大きく異なる場合，これは患者にとって重要な考慮事項となる．幸いにも，他のトリプタンよりも効果的であると思われる薬剤である，エレトリプタンも，少なくとも他のトリプタンと同様に認容されるように思われる[44]．

考えられるすべての治療選択肢が検討されているか

NMA では，調査対象となる治療が限定される場合がある．たとえば，過敏性腸症候群に関する NMA では，薬物だけに焦点が当てられ，食事，ペパーミントオイル，カウンセリングの RCT が無視されるかもしれない[45]．薬物の下位分類に焦点が当てられている場合も問題である．たとえば，関節リウマチでは，従来の薬物が奏効しない患者には生物学的製剤が投与される．入手可能な 9 種の生物学的製剤のうち 5 種は抗腫瘍壊死因子（tumor necrosis factor: TNF）薬である．最近実施されたある NMA では，抗 TNF 薬のみが考慮され，他の生物学的製剤は除外されていた[46]．他の生物学的製剤が抗 TNF 薬と同等またはより優れている場合，それらが除外されることにより，最良の生物学的製剤に関して臨床医に誤解を与えるリスクがある．

想定されているサブグループ効果のなかに信用性の高いものはあるか

研究において，患者の特徴に応じて治療の相対効果における重要な差異が納得のいく形で立証されているケースはまれである[47]．サブグループ解析の信用性を確認するための基準が存在する[47]．これらの基準には，比較が研究内か（サブグループ A とサブグループ B の両方が同じ研究に参加した場合，より強い比較），研究間か（一方の研究はサブグループ A を組み入れ，他方の研究はサブグループBを組み入れた場合，より弱い比較），サブグループ間の効果の差異が偶然では説明できないか，研究者は正確に方向性を特定した少数のサブグループ仮説を事前に作成していたか，である（25.2章，「サブグループ解析の使い方」を参照）．ネットワークメタアナリシスでは数多くのRCTの評価が可能で，様々なサブグループ解析の実施の余地があるかもしれないが，然るべき懐疑的アプローチと信用性基準の遵守が求められる．

たとえば，COPDのための吸入薬について調べたNMAでは，1秒間努力呼気容量（forced expiratory volume in 1 second: FEV_1）により測定した気道閉塞の重症度が，患者の反応に影響するかどうかが評価された[48]．FEV_1が予測値の40%以下の場合では，長時間作用性抗コリン薬，吸入コルチコステロイド剤，吸入コルチコステロイド剤を含む併用療法は，長時間作用型β刺激薬による単独療法よりも有意に増悪を減らしたが，FEV_1が予測値の40%を上回る場合ではそうではなかった．この差異は，吸入コルチコステロイド剤（交互作用のP値=0.02）と併用療法（P=0.01）では有意だったが，長時間作用性抗コリン薬では有意でなかった（P=0.46）．これらの分析が，強い生物学的論拠（より重度の気道疾患におけるより大きい炎症）に関する正確に仮定された方向性を含む事前仮説と，交互作用検定（test of interaction）の低いP値（すなわち，偶然では説明できない）に基づいているという事実は，サブグループ効果の信用性を強化する．しかし，これはグループ間の比較に基づいている．サブグループ効果についての妥当な判断は，中等度から高い信用性で，より重症の気道閉塞を有する患者への吸入コルチコステロイド使用を制限する臨床方針である．

臨床シナリオの解決

あなたは，2時間と24時間で片頭痛を止める際のトリプタンの役割について説得力のあるエビデンスがあると結論づける．しかし，トリプタンは薬剤クラスであるため，あなたはこの**クラス効果 class effect**が本当かどうかを評価することを選択する（第28.4章「クラス効果を理解する」を参照）．直接比較と間接比較からの利用可能なデータでは，エレトリプタンが他のいくつかのトリプタンより優れていることを示唆している．あなたは，エレトリプタンによる治療開始の利益を患者と話し合い，有害事象のエビデンスを探すことにする．

結論

NMAは同じ条件で提供された複数の治療法の中から選択する際に非常に貴重な情報を提供できるが，検討している治療の効果推定値におく確信性と，その確信性が比較によって異なる程度を判断することが重要である．著者がGrading of Recommendations Assessment, Development and Evaluation（GRADE）によって提案された基準を使ってこれらの確信性の等級を自ら提供すれば，仕事は簡単で，単純にその確信性の等級を調査するだけとなる．「高」または「中」と等級付けされた確信性は信頼性が高く，「低」または「非常に低」と等級付けされた確信性は信頼性がより低くなる．著者らがこれらの等級を提供していない場合は，読者は自身で評価する必要があり，それは難しいことである．

個々の研究でバイアスのリスクが低く，出版バイアスがありそうになく，結果が個々の直接比較や無治療対照の個々の比較で一貫していて，直接比較と間接比較でも一貫していて，サンプルサイズが大きく信頼区間が相当に狭く，ほとんどの比較がいくつかの直接比較を有している場合，いかなる比較の確信性もより高くなる．これらの特徴のすべてが存在し，効果サイズの違いが大きい場合，推定値に対する高い確信性が保証される．しかし，ほとんどの場合，いくつかの重要な推定値に対する確信性は，「中」または「低」の確信性だけの可能性が高い．最も重要な点は，著者が必要な情報を提供しない場合，どの比較が信頼できるものであるかを判断することは難しく，そのような場合には，直接比較のシステマティックレビューやメタアナリシスを検討し，患者の治療指針としてそれらを使うことが臨床医にとって最良かもしれない．

参考文献

1. Thorlund K, Mills EJ, Wu P, et al. Comparative efficacy of triptans for the abortive treatment of migraine: a multiple treatment comparison meta-analysis. Cephalalgia. 2014; 34(4): 258-267.
2. Lau J, Ioannidis JP, Schmid CH. Summing up evidence: one answer is not always enough. Lancet. 1998; 351(9096): 123-127.
3. Sacks HS, Berrier J, Reitman D, et al. Meta-analyses of randomized controlled trials. N Engl J Med. 1987; 316(8): 450-455.
4. Estellat C, Ravaud P. Lack of head-to-head trials and fair control arms: randomized controlled trials of biologic treatment for rheumatoid arthritis. Arch Intern Med. 2012; 172(3): 237-244.
5. Lathyris DN, Patsopoulos NA, Salanti G, et al. Industry sponsorship and selection of comparators in randomized clinical trials. Eur J Clin Invest. 2010; 40(2): 172-182.
6. Salanti G, Higgins JP, Ades AE, et al. Evaluation of networks of randomized trials. Stat Methods Med Res. 2008; 17(3): 279-301.
7. Lu G, Ades AE. Combination of direct and indirect evidence in mixed treatment comparisons. Stat Med. 2004; 23(20): 3105-3124.
8. Bucher HC, Guyatt GH, Griffith LE, et al. The results of direct and indirect treatment comparisons in meta-analysis of randomized controlled trials. J Clin Epidemiol. 1997; 50(6): 683-691.
9. Song F, Xiong T, Parekh-Bhurke S, et al. Inconsistency between direct and indirect comparisons of competing interventions: meta-epidemiological study. BMJ. 2011; 343: d4909.
10. Mills EJ, Bansback N, Ghement I, et al. Multiple treatment comparison meta-analyses: a step forward into complexity. Clin Epidemiol. 2011; 3: 193-202.
11. Liberati A, Altman DG, Tetzlaff J, et al. The PRISMA statement for reporting systematic reviews and meta-analyses of studies that evaluate health care interventions: explanation and elabo-ration. Ann Intern Med. 2009; 151(4): W65-94.
12. Sutton A, Ades AE, Cooper N, et al. Use of indirect and mixed treatment comparisons for technology assessment. Pharmacoeconomics. 2008; 26(9): 753-767.
13. Kyrgiou M, Salanti G, Pavlidis N, et al. Survival benefits with diverse chemotherapy regimens for ovarian cancer: meta-analysis of multiple treatments. J Natl Cancer Inst. 2006; 98(22): 1655-1663.
14. Mills EJ, Kanters S, Thorlund K, et al. The effects of excluding treatments from network meta-analyses: survey. BMJ. 2013; 347: f5195.
15. Cipriani A, Furukawa TA, Salanti G, et al. Comparative efficacy and acceptability of 12 new-genera-

tion antidepressants: a multiple-treatments meta-analysis. Lancet. 2009; 373(9665): 746-758.

16. Turner EH, Matthews AM, Linardatos E, et al. Selective publication of antidepressant trials and its influence on apparent efficacy. N Engl J Med. 2008; 358(3): 252-260.
17. Ioannidis JP. Effectiveness of antidepressants: an evidence myth constructed from a thousand randomized trials? Philos Ethics Humanit Med. 2008; 3: 14.
18. Higgins JP, Whitehead A. Borrowing strength from external trials in a meta-analysis. Stat Med. 1996; 15(24): 2733-2749.
19. Ioannidis JP. Ranking antidepressants. Lancet. 2009; 373(9677): 1759-1760, author reply 1761-1762.
20. Gartlehner G, Hansen RA, Morgan LC, et al. Comparative benefits and harms of second-generation antidepressants for treating major depressive disorder: an updated meta-analysis. Ann Intern Med. 2011; 155(11): 772-785.
21. Nixon RM, Bansback N, Brennan A. Using mixed treatment comparisons and meta-regression to perform indirect comparisons to estimate the efficacy of biologic treatments in rheumatoid arthritis. Stat Med. 2007; 26(6): 1237-1254.
22. Mills EJ, Wu P, Chong G, et al. Efficacy and safety of statin treatment for cardiovascular disease: a network meta-analysis of 170,255 patients from 76 randomized trials. QJM. 2011; 104(2): 109-124.
23. Mills EJ, Wu P, Lockhart I, et al. Comparisons of high-dose and combination nicotine replacement therapy, varenicline, and bupropion for smoking cessation: a systematic review and multiple treatment meta-analysis. Ann Med. 2012; 44(6): 588-597.
24. Salanti G, Kavvoura FK, Ioannidis JP. Exploring the geometry of treatment networks. Ann Intern Med. 2008; 148(7): 544-553.
25. Mills EJ, Ghement I, O'Regan C, et al. Estimating the power of indirect comparisons: a simulation study. PLoS One. 2011; 6(1): e16237.
26. Davey-Smith G, Egger MG. Going beyond the grand mean: subgroup analysis in meta-analysis of randomised trials. In: Systematic Reviews in Health Care: Meta-analysis in context. 2nd ed. London, England: BMJ Publishing Group; 2001: 143-156.
27. Thompson SG, Higgins JP. How should meta-regression analyses be undertaken and interpreted? Stat Med. 2002; 21(11): 1559-1573.
28. Jansen J, Schmid C, Salanti G. When do indirect and mixed treatment comparisons result in invalid findings? A graphical explanation. 19th Cochrane Colloquium Madrid, Spain October 19-22, 2011. 2011: P3B379.
29. Song F, Harvey I, Lilford R. Adjusted indirect comparison may be less biased than direct comparison for evaluating new pharmaceutical interventions. J Clin Epidemiol. 2008; 61(5): 455-463.
30. Lu G, Ades A. Assessing evidence inconsistency in mixed treatment comparisons. J Am Stat Assoc. 2006; 101(474): 447-459.
31. Dias S, Welton NJ, Caldwell DM, et al. Checking consistency in mixed treatment comparison meta-analysis. Stat Med. 2010; 29(7-8): 932-944.
32. Zhang WY, Li Wan Po A. Analgesic efficacy of paracetamol and its combination with codeine and caffeine in surgical pain—a meta-analysis. J Clin Pharm Ther. 1996; 21(4): 261-282.
33. Salanti G, Ades AE, Ioannidis JP. Graphical methods and numerical summaries for presenting results from multiple-treatment meta-analysis: an overview and tutorial. J Clin Epidemiol. 2011; 64(2): 163-171.

34. Golfinopoulos V, Salanti G, Pavlidis N, et al. Survival and disease-progression benefits with treatment regimens for advanced colorectal cancer: a meta-analysis. Lancet Oncol. 2007; 8(10): 898-911.
35. Diels J, Cure S, Gavart S. The comparative efficacy of telaprevir versus boceprevir in treatment-naive and treatment experienced patients with genotype 1 chronic hepatitis C virus infection: a mixed treatment comparison analysis. Paper presented at: 14th Annual International Society for Pharmaceutical Outcomes Research (ISPOR) European Congress; November 5-8, 2011; Madrid, Spain.
36. Diels J, Cure S, Gavart S. The comparative efficacy of telaprevir versus boceprevir in treatment-naive and treatment-experienced patients with genotype 1 chronic hepatitis. Value Health. 2011; 14(7): A266.
37. Higgins JP, Green S. Analysing data and undertaking metaanalyses. In: Cochrane Handbook for Systematic Reviews of Interventions. Oxford: Wiley & Sons; 2008.
38. Aaron SD, Fergusson D, Marks GB, et al; Canadian Thoracic Society/Canadian Respiratory Clinical Research Consortium. Counting, analysing and reporting exacerbations of COPD in randomised controlled trials. Thorax. 2008; 63(2): 122-128.
39. Mills EJ, Druyts E, Ghement I, et al. Pharmacotherapies for chronic obstructive pulmonary disease: a multiple treatment comparison meta-analysis. Clin Epidemiol. 2011; 3: 107-129.
40. Sciarretta S, Palano F, Tocci G, et al. Antihypertensive treatment and development of heart failure in hypertension: a Bayesian network meta-analysis of studies in patients with hypertension and high cardiovascular risk. Arch Intern Med. 2011; 171(5): 384-394.
41. Psaty BM, Lumley T, Furberg CD, et al. Health outcomes associated with various antihypertensive therapies used as first-line agents: a network meta-analysis. JAMA. 2003; 289(19): 2534-2544.
42. Hernandez AV, Walker E, Ioannidis JP, et al. Challenges in meta-analysis of randomized clinical trials for rare harmful cardiovascular events: the case of rosiglitazone. Am Heart J. 2008; 156(1): 23-30.
43. Ioannidis JP, Evans SJ, Gøtzsche PC, et al; CONSORT Group. Better reporting of harms in randomized trials: an extension of the CONSORT statement. Ann Intern Med. 2004; 141(10): 781-788.
44. Bajwa Z, Sabahat A. Acute treatment of migraine in adults. UpToDate website. http: //www.uptodate.com/contents/acute-treatment-of-migraine-in-adults. Accessed August 4, 2014.
45. Ford AC, Talley NJ, Spiegel BM, et al. Effect of fibre, antispasmodics, and peppermint oil in the treatment of irritable bowel syndrome: systematic review and meta-analysis. BMJ. 2008; 337: a2313.
46. Schmitz S, Adams R, Walsh CD, et al. A mixed treatment comparison of the efficacy of anti-TNF agents in rheumatoid arthritis for methotrexate non-responders demonstrates differences between treatments: a Bayesian approach. Ann Rheum Dis. 2012; 71(2): 225-230.
47. Sun X, Briel M, Walter SD, et al. Is a subgroup effect believable? Updating criteria to evaluate the credibility of subgroup analyses. BMJ. 2010; 340: c117.
48. Puhan MA, Bachmann LM, Kleijnen J, et al. Inhaled drugs to reduce exacerbations in patients with chronic obstructive pulmonary disease: a network meta-analysis. BMC Med. 2009; 7: 2.

第 25.1 章

上級編: システマティックレビュー 固定効果モデルとランダム効果モデル

Advanced Topics in Systematic Reviews Fixed-Effects and Random-Effects Models

M. Hassan Murad, Victor M. Montori, John P. A. Ioannidis,
Kameshwar Prasad, Deborah J. Cook, and Gordon Guyatt

この章の内容

メタアナリシスのためのデータ結合モデル

メタアナリシス meta-analysis では，複数の **1 次研究 primary study** からの結果が統計的に統合される．1 次研究の結果を統合するための手法を模索しているメタアナリスト（meta-analyst）は，**固定効果モデル fixed-effects model** または**ランダム効果（変量効果）モデル random-effects model** のいずれかを使うことができる[1]．

基礎となる仮定，統計的考察，モデルの選択が結果にどのように影響するかに基づいて，2 つのモデルの違いを説明する（表 25.1-1）．ただし，これはメタアナリシスの分野では議論の余地があり，表 25.1-1 の特徴付けを行っても専門家の統計学者は賛同しないことに注意してほしい．しかし，われわれが取るこのアプローチは，コクラン共同計画（Cochrane Collaboration）のアプローチとほぼ一致している．

固定効果モデルは，メタアナリシスに含まれる一連の研究を考慮し，すべての研究結果の根底をなす単一の真の値が存在すると仮定する[2]．つまり，同じ疑問に対処するすべての研究が無限大に大きく**バイアス bias** がまったくないものであれば，それらの研究すべてから同一の効果推定値が得られると仮定している．したがって，研究に**バイアスのリスク risk of bias** がないという前提で，観測される推定値が互いに異なる唯一の原因は，**ランダム誤差 random error** である[3]．これは，登録された患者，介入が施行された方法，アウトカムが測定された方法における違いが，効果の大きさに影響はない（または最小限）ことを前提としている．固定効果モデルの誤差項は，研究内のばらつき（研究の**分散 variance**）にのみ起因し，結果における研究間のばらつき（**異質性 heterogeneity** として知られる）は考慮されない（第 23 章「システマティックレビューとメタアナリシスの結果の理解と適用」を参照）．固定効果モデルは，このような共通の真の効果と，その真の効果にまつわる不確実性を推定することを目的とする．

ランダム効果モデルは，組み込まれた研究は，そのメタアナリシスにおいて対処された疑問を取

表 25.1-1

固定効果モデルとランダム効果モデルの比較

	固定効果モデル	ランダム効果モデル
概念的考察	この研究サンプルにおける効果を推定する． すべての研究で効果が同じと仮定する．	利用可能な研究がランダムサンプルである研究集団における効果を推定する． 研究ごとに効果が異なり，統合推定値は平均効果と推定する．
統計的考察	分散は研究内分散からのみ由来する．	分散は研究内と研究間の分散の両方から由来する．
実践的考察	狭い CI． 大規模研究は小規模研究よりもはるかに重みが大きい．	広い CI． 大規模研究は小規模研究より重みが大きいが，その勾配は固定効果モデルより小さい．

り上げた一連の研究のランダムサンプルであると仮定する[4]．特定の研究課題をとりあげる研究間には必然的に患者，介入，アウトカムに違いがあるため，推定されている真の効果は各研究で異なり，これらの効果は正規分布になるだろう．したがって，ランダム効果モデルの**統合推定値 pooled estimate** は，介入の単一効果を推定するのではなく，異なる集団，介入，アウトカム評価方法にわたる平均効果を推定するものである[3]．ランダム効果モデルでは，研究内のばらつきと研究間のばらつきの両方が考慮される．

固定効果モデル対ランダム効果モデル: 類似性

研究者は，新しい数学カリキュラムの研究に 50 人の教師を登録する．各教師について，研究者はクラスの半分が旧カリキュラムを受け，半分が新カリキュラムを受けるようにクラスをランダム割り付けする．研究者は，試験の得点を最適化するためのカリキュラムの有効性を評価する．

この実験で何を答えようとしているのだろうか．1 つ以上の可能性があり，1 つ以上の基礎となる仮説がある．

1. 50 人の教師のうち，2 つのカリキュラムが学生の試験の得点に与える影響は何か（仮説: 旧カリキュラムと新カリキュラムの効果はすべての教師で同じである）．
2. この数学コースを教える先生のうち，50 人はランダムサンプルであるが，学生の試験の得点に対する 2 つのカリキュラムの影響はなにか（仮説: 旧カリキュラムと新カリキュラムの効果は教師によって異なる．つまり，一部の教師は他の教師よりも新カリキュラムに適している）．

2 つのシナリオの違いは以下である．

疑問の観点: 50 人の教師におけるカリキュラムの効果に興味があるのか，またはすべての教師における効果に興味があるか．

仮説の観点: 旧カリキュラムと新カリキュラムの相対効果は，50 人の教師のそれぞれで同じか，教師間で異なるか．

教師を「研究」，カリキュラムを「治療」に置き換えると，固定効果モデル（質問 1）とランダム効果モデル（質問 2）についての疑問と仮説になる．

固定効果モデルとランダム効果モデルを実行するために使われるさまざまな統計的方法がある．固定効果モデルでは，研究が統合され分散の逆数によって重み付けされることを意味する「逆分散法（inverse variance method）」が使われる．この方法は，研究が小規模またはイベント発生率が低い場合に問題になる．この場合の固定効果モデルのより良い手法は，Mantel-Haenszel 法，または Peto **オッズ比 odds ratio** である[5]．その詳細について心配することはない．ここでのポイントは，さまざまなアプローチがあることであり，（知っていると考えているものもあるが）誰も最良のアプローチを知っているわけではなく，（幸いなことに，まれではあるが）選択した方法によっては結果に顕著な差が出る可能性がある.

また，研究間のばらつきの近似方法が異なる，ランダム効果モデルにも複数の方法がある．ランダム効果モデルを適用するために最も一般的に使用される方法は，DerSimonian and Laird 法であるが[4]，いくつかの代替選択肢がある[6-8]．ランダム効果モデルの方法でも，逆分散法または Mantel-Haenszel 法のいずれかを使って研究を重みづけできる.

実践的考察: 固定効果モデルとランダム効果モデルとの結果の違い

時々，結果は研究間で似ている．統計的統合に関しては，これは，研究間のばらつきが偶然によって完全に説明でき，研究間分散は 0 と推定されることを意味する．これは，I^2（これは，研究間のばらつきの推定値である）が 0%に相当している（第 23 章「システマティックレビューとメタアナリシスの結果の理解と適用」を参照)．このような状況下では，固定効果とランダム効果のモデルでは同じ結果が得られる.

ランダム化臨床試験 randomized clinical trial（RCT）の 2 値アウトカムを扱った Cochrane メタアナリシスの約 40%は，結果が研究間でかなり似ていて，ばらつきが偶然によって説明され，I^2は 0 である[9]．疫学研究のメタアナリシスではこれよりも少ない割合になる[10]．RCT メタアナリシスのさらに約 40%前後でも，推定された研究間分散は 0 ではないが大きくはないため，固定効果とランダム効果の両方のモデルは，かなり似た結果をもたらす．最後の 20%では，研究間のばらつきが大きく，固定効果モデルとランダム効果モデルは，重要な意味を持つ可能性のある異なる結果をもたらす.

モデル選択の精確さへの影響

ランダム効果モデルによる分散の推定には研究間で結果が異なる場合の研究間のばらつきが含まれるため，併合された（要約）推定値の**信頼区間 confidence interval**（CI）はより広くなる（表 25.1-1)．この意味では，ランダム効果モデルでは一般に，固定効果モデルよりも要約推定値の精確さについてより控えめな評価が生成される.

図 25.1-1A は，同じ標本サイズ（CI の幅が 4 研究すべてで同じであるため，わかる）の 4 つの研究を示している．研究間には大きなばらつきがある．結果として，その CI は，固定効果モデルの方がランダム効果モデルよりもはるかに狭くなる.

結果が研究間で大きなばらつきがない（すなわち，異種性が低い）場合，2 つのモデルの CI は似ているかまたは同じになる．図 25.1-1B にそのような状況を示す.

図 25.1-1

重要なばらつきの仮説的な例

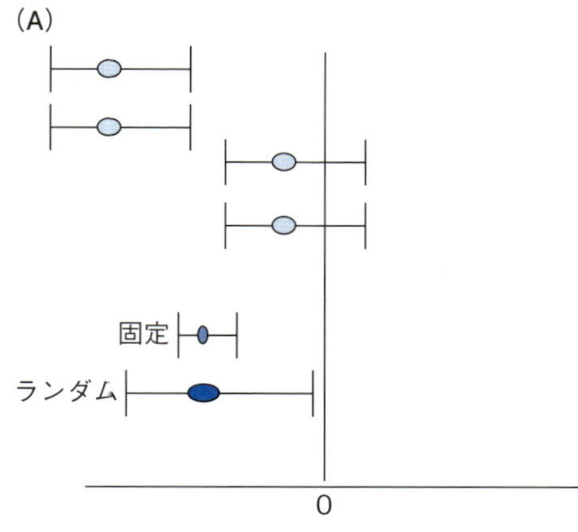

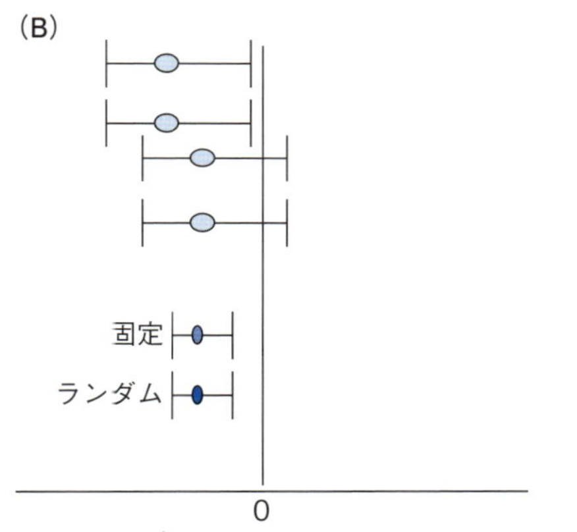

A: 固定 CI よりも広いランダム CI
B: ばらつきが最小限の仮説的例: ランダム CI は固定 CI と同である.

図 25.1-2

重要なばらつきと大規模研究とは異なる推定値をもつ小規模研究の仮想例

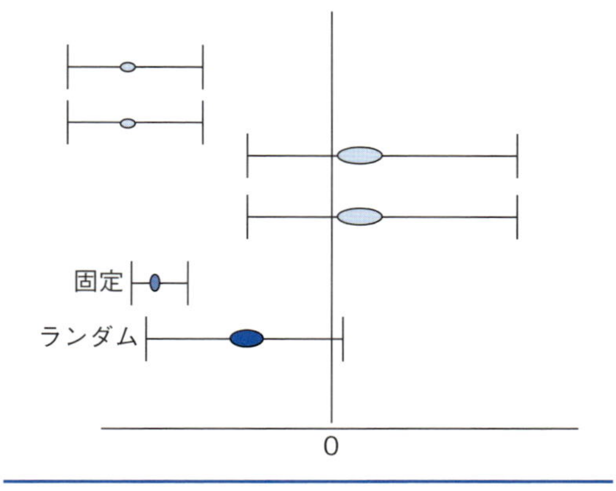

固定 CI よりも広いランダム CI とランダム点推定値は小規模研究に近づいている.

モデル選択の点推定値への影響

どちらのモデルにおいても，より大規模研究（またはより多くのイベントまたはより精確な結果を伴う研究）が，より大きな重みをもつ．しかし，ランダム効果モデルでは，要約推定値において小規模研究により大きな重みづけが与えられる（表 25.1−1）．その結果，要約推定値の方向と大きさは，小規模研究によって比較的大きな影響を受ける．したがって，小規模研究の結果が大規模研究の結果よりも差がないという結果〔**帰無結果 null result**（つまり**治療効果 treatment effect** なし）〕に近い場合，ランダム効果モデルの方が固定効果モデルよりも差がないという結果に近い要約推定値を示すことになる．小規模研究が大規模研究よりも差がある結果の場合，ランダム効果モデルによって推定される有益または有害な効果は，固定効果モデルよりも大きくなる．このようにランダム効果モデルの要約推定値は，小規模研究からより過大評価される可能性があるが，これはよくある現象である（第 23 章「システマティックレビューとメタアナリシスの結果の理解と適用」を参照）．図 25.1-2 に，両方のモデルを使用した要約推定値に対する小規模研究の効果を示す．

表 25.1–1 に概念的，統計的，実践的な考察に基づく 2 つのモデルの相違点に関する概要を示す．

2 つのモデル間で結果が異なる場合

われわれは皆，さまざまなことに情熱を持っており，統計学者や臨床試験者は，固定効果モデルとランダム効果モデルに情熱を持つ可能性がある．視点が異なるため，いずれのモデルを信じるべきかの答えは異なっている．予想どうり，われわれのアプローチは非常に賢明だと思うが，他の人は異なる回答を提供することに注意すべきである．

従うべき一連の指針が以下である．

1. 研究間のばらつきが少ない場合は，固定効果モデルとランダム効果モデルの点推定値と CI はほとんど変わらない．
2. 直感的には，特定の点推定値の正確さと適用可能性に関する不確実性は，研究全体の結果のばらつきが増すにつれて増加する．ランダム効果モデルでは，この不確実性をより広い CI で捕捉することから，この点では好ましい．たとえば，われわれのほとんどは，図 25.1–1A よりも図 25.1–1B の要約推定値をより快適に感じるだろう．さらに，ランダム効果モデルは概念的に魅力的である．われわれは利用可能な研究だけでなく，それをより広い集団に適用することに興味を持っている．さらに，真の効果は集団間で，したがって研究全体で異なる可能性が高い（表 25.1–1）．これらの理由から，一般に，ランダム効果モデルが好まれるかもしれない．
3. 固定効果モデルは，同じ質問に対処し全く異なる結果をもたらす 1 つ以上の小規模研究よりもある研究がはるかに大きくより信頼性が高い場合には，確かに望ましい．
4. メタアナリシスに含まれる研究数が非常に少ない（5 件未満）場合には，固定効果モデルが望ましい場合もあるが，研究間分散の推定が不正確になる可能性がある[11]．

点推定値と信頼区間が異なる例

例 1

あなたは，限局性腎腫瘍の患者を評価する外科医である．あなたには，部分的腎切除術と根治的腎摘出術の 2 つの治療選択肢がある．あなたは，がん死亡（cancer specific mortality）に対する 2 つの処置の相対的な効果を知りたいと思っている．そこで，2 つの介入を比較したシステマティックレビューとメタアナリシスを見つけた[12](図 25.1-3)．

システマティックレビュー著者らは，両方のモデルを用いて結果を提示した．固定効果モデルでは，結果は統計的に有意に部分的腎切除術を支持する〔ハザード比（HR）0.71，95%CI:

図 25.1-3

がん死亡に関する部分的腎切除術と根治的腎摘出術を比較したメタアナリシス[a]

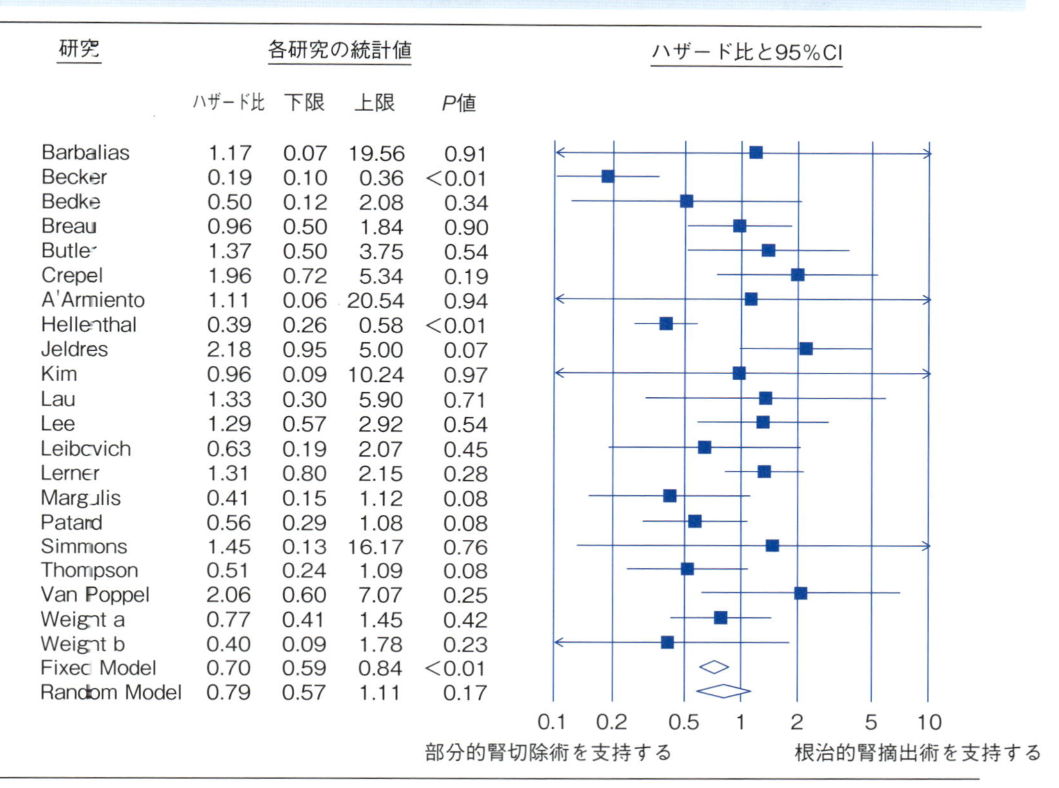

研究	ハザード比	下限	上限	P値
Barbalias	1.17	0.07	19.56	0.91
Becker	0.19	0.10	0.36	<0.01
Bedke	0.50	0.12	2.08	0.34
Breau	0.96	0.50	1.84	0.90
Butler	1.37	0.50	3.75	0.54
Crepel	1.96	0.72	5.34	0.19
A'Armiento	1.11	0.06	20.54	0.94
Hellenthal	0.39	0.26	0.58	<0.01
Jeldres	2.18	0.95	5.00	0.07
Kim	0.96	0.09	10.24	0.97
Lau	1.33	0.30	5.90	0.71
Lee	1.29	0.57	2.92	0.54
Leibovich	0.63	0.19	2.07	0.45
Lerner	1.31	0.80	2.15	0.28
Margulis	0.41	0.15	1.12	0.08
Patard	0.56	0.29	1.08	0.08
Simmons	1.45	0.13	16.17	0.76
Thompson	0.51	0.24	1.09	0.08
Van Poppel	2.06	0.60	7.07	0.25
Weight a	0.77	0.41	1.45	0.42
Weight b	0.40	0.09	1.78	0.23
Fixed Model	0.70	0.59	0.84	<0.01
Random Model	0.79	0.57	1.11	0.17

I^2=63%

略語，CI: 信頼区間.

a: Kim SP, et al. J Urol. 2012; 188(1): 51-57[12]より転載.

0.59～0.85，P<0.01〕．しかし，ランダム効果モデルを用いると，結果はもはや有意ではない（HR 0.79，95%CI: 0.57～1.11，P=0.17）．この分析は，かなりの異質性と関連していた（I^2=63%，異質性検定の P<0.01）．

われわれにとっては，極端な結果の違い〔いくつかの研究は利益（benefit）を確定するようであり，他の研究は**害 harm** の可能性を強く示唆する〕は，効果の要約推定値に対する確信性を大幅に低下させる．この確信性の低下は，この例ではより適切なランダム効果モデルのより広い CI に反映されている．

例 2

あなたは，心筋梗塞を発症している患者を評価しており，この状況で静注マグネシウムが使用されていたことを思い出した．あなたは，心筋梗塞患者の死亡に対するマグネシウムの影響を評価したシステマティックレビューとメタアナリシスを見つけた[13]（図 25.1-4）．このメタア

図 25.1-4

急性心筋梗塞の患者におけるマグネシウム治療と対照治療を比較したメタアナリシス[a]

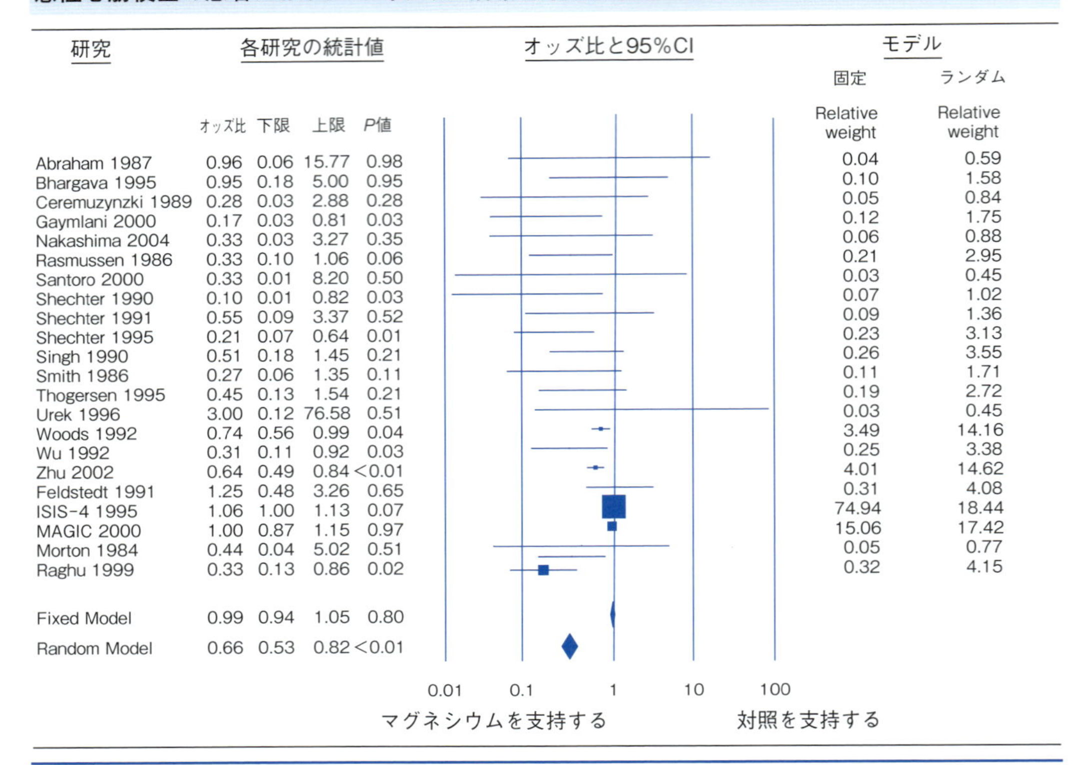

研究	各研究の統計値				モデル	
					固定	ランダム
	オッズ比	下限	上限	P値	Relative weight	Relative weight
Abraham 1987	0.96	0.06	15.77	0.98	0.04	0.59
Bhargava 1995	0.95	0.18	5.00	0.95	0.10	1.58
Ceremuzynzki 1989	0.28	0.03	2.88	0.28	0.05	0.84
Gaymlani 2000	0.17	0.03	0.81	0.03	0.12	1.75
Nakashima 2004	0.33	0.03	3.27	0.35	0.06	0.88
Rasmussen 1986	0.33	0.10	1.06	0.06	0.21	2.95
Santoro 2000	0.33	0.01	8.20	0.50	0.03	0.45
Shechter 1990	0.10	0.01	0.82	0.03	0.07	1.02
Shechter 1991	0.55	0.09	3.37	0.52	0.09	1.36
Shechter 1995	0.21	0.07	0.64	0.01	0.23	3.13
Singh 1990	0.51	0.18	1.45	0.21	0.26	3.55
Smith 1986	0.27	0.06	1.35	0.11	0.11	1.71
Thogersen 1995	0.45	0.13	1.54	0.21	0.19	2.72
Urek 1996	3.00	0.12	76.58	0.51	0.03	0.45
Woods 1992	0.74	0.56	0.99	0.04	3.49	14.16
Wu 1992	0.31	0.11	0.92	0.03	0.25	3.38
Zhu 2002	0.64	0.49	0.84	<0.01	4.01	14.62
Feldstedt 1991	1.25	0.48	3.26	0.65	0.31	4.08
ISIS-4 1995	1.06	1.00	1.13	0.07	74.94	18.44
MAGIC 2000	1.00	0.87	1.15	0.97	15.06	17.42
Morton 1984	0.44	0.04	5.02	0.51	0.05	0.77
Raghu 1999	0.33	0.13	0.86	0.02	0.32	4.15
Fixed Model	0.99	0.94	1.05	0.80		
Random Model	0.66	0.53	0.82	<0.01		

略語，CI: 信頼区間

a: Li J, et al. Cochrane Database Syst Rev. 2007; (2): CD002755[13]より転載.

ナリシスには 22 件の試験が含まれ，分析では中程度の異質性（I^2=63%）があった．これらの治験のほとんどは比較的小規模だったが，2 件はそうではなかった〔6,000 人以上の患者を対象とした Medical Research Council Adjuvant Gastric Infusional Chemotherapy 試験，50,000 人以上の患者を対象とした Fourth International Study of Infarct Survival（ISIS-4）試験〕．小規模試験の多くは，統計的に有意な明らかな死亡の減少を示した（たとえば，Gaymlani and Scechter 1990, Shechter 1995, Singh, Woods, Zhu, Morton, and Raghu 1990）．しかし，2 つの最大試験では有益性は見つけられなかった．この場合，われわれは 2 つの大規模研究の結果を信じる傾向がある．したがって，ランダム効果モデルの結果は誤解を招くことになる．図にはまた，各試験の相対的な重みを示す．たとえば，最大試験（ISIS-4）は，固定効果モデルの下で相対的な重さがほぼ 75%であるが，ランダム効果モデルではわずか 18%である．

結論

どのモデルが最良であるかについての正解はなく，状況によっては答えが異なる可能性がある．表 25.1-1 に，固定効果モデルとランダム効果モデルの基本的な違いを示す．この章の表と資料を考慮すると，読者は今自身で選択できる良い立場にいる．解析者がいずれのモデルを選択するかにはほとんど違いはないが，選択モデルに関連する影響を理解することは，研究結果に大きなばらつきがある状況を理解するのに役立つだろう．

参考文献

1. Fleiss JL. The statistical basis of meta-analysis. Stat Methods Med Res. 1993; 2(2): 121-145.
2. Anello C, Fleiss JL. Exploratory or analytic meta-analysis: should we distinguish between them? J Clin Epidemiol. 1995; 48(1): 109-118.
3. Lau J, Ioannidis JP, Schmid CH. Summing up evidence: one answer is not always enough. Lancet. 1998; 351(9096): 123-127.
4. DerSimonian R, Laird N. Meta-analysis in clinical trials. Control Clin Trials. 1986; 7(3): 177-188.
5. Mantel N, Haenszel W. Statistical aspects of the analysis of data from retrospective studies of disease. J Natl Cancer Inst. 1959; 22(4): 719-748.
6. Smith TC, Spiegelhalter DJ, Thomas A. Bayesian approaches to random-effects meta-analysis: a comparative study. Stat Med. 1995; 14(24): 2685-2699.
7. Warn DE, Thompson SG, Spiegelhalter DJ. Bayesian random effects meta-analysis of trials with binary outcomes: methods for the absolute risk difference and relative risk scales. Stat Med. 2002; 21(11): 1601-1623.
8. Sidik K, Jonkman JN. A simple confidence interval for meta-analysis. Stat Med. 2002; 21(21): 3153-3159.
9. Higgins JP, Thompson SG, Deeks JJ, et al. Measuring inconsistency in meta-analyses. BMJ. 2003; 327(7414): 557-560.
10. Ioannidis JP, Trikalinos TA, Ntzani EE, et al. Genetic associations in large versus small studies: an empirical assessment. Lancet. 2003; 361(9357): 567-571.
11. Higgins JP, Thompson SG, Spiegelhalter DJ. A re-evaluation of random-effects meta-analysis. J R Stat Soc Ser A Stat Soc. 2009; 172(1): 137-159.
12. Kim SP, Thompson RH, Boorjian SA, et al. Comparative effec-tiveness for survival and renal function of partial and radical nephrectomy for localized renal tumors: a systematic review and meta-analysis. J Urol. 2012; 188(1): 51-57.
13. Li J, Zhang Q, Zhang M, et al. Intravenous magnesium for acute myocardial infarction. Cochrane Database Syst Rev. 2007; (2): CD002755

第 25.2 章

上級編: システマティックレビュー
サブグループ解析の使い方

Advanced Topics in Systematic Reviews
How to Use a Subgroup Analysis

Xin Sun, John P.A. Ioannidis, Thomas Agoritsas,
Ana C. Alba, and Gordon Guyatt

この章の内容

臨床シナリオ

あなたは地域の外傷センターで働く臨床医である．治療の標準化を担当するあなたのユニット委員会は，傷害から3時間後に来院する外傷患者を治療するためにトラネキサム酸の使用について検討している．このトピックに関するほとんどすべての情報は，外傷患者をトラネキサム酸またはプラセボにランダム割り付けした単一の盲検化試験に由来する[1]．原著論文では，登録された患者の99%が追跡されており，全死亡の低下〔**相対リスク relative risk**（RR）0.91，95%**信頼区間 confidence interval**（CI）: 0.85〜0.97〕があったが，明らかなサブグループ効果はなかった[1]．

その後の出版物[2]では，出血による死亡を扱った追加分析に焦点を当て，外傷後3時間以内に治療された患者には大きな利益（benefit）をもたらし，3時間以上経過した後に治療した場合には害の可能性があるという強力なサブグループ効果を報告した．委員会の任務は，トラネキサム酸を傷害の3時間以上経過した傷害患者には投与すべきでないかどうかを決断することである．**サブグループ解析 subgroup analysis** に置く**信用性 credibility** があなたの決断を決めることになる．

サブグループ解析の課題

臨床医は治療の決断において，個々の患者と検討している治療に最も密接に適用される**エビデンス evidence** を使用する．この問題に取り組むために，臨床試験者や**メタアナリシス meta-analysis** を伴った**システマティックレビュー systematic review** の著者らは，他のグループ（すなわち，病気ではない患者）よりも治療に対して異なって反応する可能性のある患者群（すなわち，病気の患者），または多かれ少なかれ効果的な治療実施方法（たとえば，静脈内投与と経口投与）についてサブグループ解析を実施することがよくある[3,4]．サブグループ解析は治療を個別化するのに役立つかもしれないが，臨床医を誤解させる可能性もある．

たとえば，Second International Study of Infarct Survival（ISIS-2）の研究者は見かけのサブグループ効果を報告し，双子座または天秤座の星座に生まれた心筋梗塞患者は，他の星座に生まれた患者ほどアスピリンによる血管死亡の減少を受けることができないと発表した（表 25.2-1）[5]．交互作用検定（test for interaction）の統計的有意差（双子座と天秤座生まれの患者と他の星座の下で生まれた患者でアスピリン効果の差は，3/1000 の確率であった）にもかかわらず，研究者はサブグループ効果を信じることはなく，サブグループ解析の危険性を示す結果を報告した．表 25.2-2 に，

表 25.2-1

Second International Study of Infarct Survival のサブグループ解析

	患者数（%）		相対リスク（95%CI）	相対リスク減少または増加（%）
	アスピリン	プラセボ		
全患者における血管死	804/8587（9.4）	1016/8600（11.8）	0.79（0.73〜0.87）	20.7 減少
双子座または天秤座	150/1357（11.1）	147/1442（10.2）	1.08（0.87〜1.34）	8.4 増加
他の星座	654/7228（9.0）	868/7187（12.1）	0.75（0.68〜0.82）	25.4 減少

表 25.2-2

その後間違いであることが示されたサブグループ解析の例[a]

所見（引用）	誤りを証明した引用
術前放射線療法は，Dukes ステージ C の直腸がん患者の生存率を改善する[6,7]	8
β 遮断薬は，高齢者心筋梗塞や下壁心筋梗塞の患者において，急性心筋梗塞後に有効ではない[9]	10
血栓溶解療法は，心筋梗塞の 6 時間後では有効でない[11]	12
急性心筋梗塞のための血栓溶解療法は，心筋梗塞既往患者では効果がなく，有害である[11]	13
アスピリンには，女性の脳卒中二次予防効果がない[14,15]	16
一次予防のための降圧療法は，女性には効果がない[17,18]	19
症候性狭窄のための頸動脈内膜切除術の利益は，手術リスクの増大のために低用量のアスピリンのみを服用している患者では減少する[20]	21
アンジオテンシン変換酵素阻害薬は，アスピリンを併用する心不全患者に対しては死亡や入院を減うさない[22]	23
タモキシフェンクエン酸塩は，乳がんで 50 歳未満の女性には効果がない[24]	25
ラミフィバンは，血漿中濃度が 18～42 ng/mL の患者では 6 カ月死亡と 6 カ月非致死性心筋梗塞を減らすが，血漿中濃度がこの範囲外の患者では減少させない[26,27]	28
マンモグラフィスクリーニングは死亡を減少させるが，50 歳未満の女性では減少させない[29]	30
アムロジピンは，非虚血性心筋症に起因する慢性心不全患者においては死亡の減少をもたらすが，虚血性心筋症患者では減少させない[31]	32
チクロピジンは，黒人における再発性脳卒中，心筋梗塞，血管死の予防ではアスピリンより優れているが，白人ではそうではない[33]	34
血小板活性化因子受容体拮抗薬は，グラム陰性菌敗血症患者の死亡を減少させるが，他の敗血症患者では死亡を減少させない[35]	36
降圧療法は高齢者では効果がなく，有害である[37]	38
特発性肺線維症の患者では，軽度から中等度の患者でのみ，インターフェロンが全体的な死亡を減少させる[39,40]	41
一次予防のための埋め込み型除細動器治療の効果は，女性では小さい[42]	43
遺伝子組み換え組織因子経路阻害薬は，市中肺炎を有する患者を除いて，重症敗血症患者の死亡を減少させない[44,45]	46
アンジオテンシン受容体遮断薬は，New York Heart Association の機能分類の II～IV 度の心不全患者で，ACE 阻害薬とβ遮断薬を併用している場合は死亡を増加させるが，これらの薬剤クラスに属する薬剤を服用していない患者では死亡を減少させる[47]	48

a: 例は，引用文献の公表年に基づいて年代順に並べられている．もともとの多くの例が Rothwell PM. Lancet. 2005; 365 (9454): 176-186[49]にある

他の**ランダム化臨床試験 randomized clinical trial**（RCT）の著者が，生物学的により説得力のある効果に直面した際に，その後のエビデンスによって支持されないサブグループ効果を主張した 19 件の例を列挙する．

臨床科学者は，偶然が不均衡を作り出す程度を過小評価するかもしれない（別の例として欄 25.2-1 を参照）．われわれが記述した状況では，研究者は報告していたか（ISIS-2 の例[5]），または偶然のいたずらによって誤解されていた（表 25.2-2）．**治療効果 treatment effect** が患者群全体にわたって，または治療法にわたって似ている場合，サブグループ解析は一見魅力的だが実は誤ったサブグループの違いを明らかにする．

医学文献の読者にとっての課題は，サブグループ効果について信用性が高い報告と信用性が低い報告と区別することである．臨床医は，これを行うために研究著者らに頼ることはできない．407 件の RCT のシステマティックレビューでは，207 件のサブグループ解析が見つかった．著者らは，これらの 207 件のうち 64 件で主要アウトカムに関するサブグループ効果を主張した[50]．しかし，ほとんどの例において，その主張は，サブグループ解析の信用性のために広く使われている指針に耐えられるものでなかった[51,52]．このように，サブグループの主張は誤解をまねく可能性があった[53]．

さて今度は，いくつかの関連する一般的な問題について議論し，続いてサブグループ解析を評価するための推奨事項を検討する．われわれの議論は個々の RCT とシステマティックレビューに焦点をあてているが，この指針の原則は観察研究にもあてはまる．

欄 25.2-1

DICE 療法の奇跡

架空の研究で，Counsell ら[77]は，架空の治療に関する 44 件の独立した臨床試験をシミュレートするために，統計学教室の学生に，色の違うサイコロを繰り返し転がすよう指示した．参加者は 2 個組でサイコロを渡され，そのうちの一方は対照群に相当する通常のサイコロで，もう一方は 6 の面（6 は患者の死亡を意味する）をより多く，あるいは少なく出すよう仕掛けを施されたサイコロであると説明を受けた．2 個組みのサイコロには，赤，白，緑のものがあり，それぞれが異なる治療を代表していた．研究者らは，サンプルサイズ（2 個組みのサイコロを転がす回数），方法論的厳格さ（結果フォームを記入する際の誤り），操作者の経験レベルが異なる試験をシミュレートした．

赤いダイスのサブグループ解析では，統計的に有意な死亡の増加は認められなかった．フォームの誤りや熟練操作者によるデータ利用を除外して，白と緑のダイスを組み合わせてサブグループを作成した場合，その治療による 39%の相対リスク減少があった（P=0.02）．

しかし，参加者には意図的に誤った情報が与えられていた．というのも，ダイスには仕掛けなどなかったのだ．この研究は，サブグループ解析において完全にランダムな現象がどのように統計的に有意な結果を獲得できるかを報告したものである．

関心は相対効果であり，絶対効果ではない，サブグループの効果

心臓病や糖尿病がなく，血清総コレステロール値が正常で（200 mg/dL），高密度リポ蛋白質レベルが低下し（40 mg/dL），降圧療法を受けていない血圧 130/85 mmHg の 45 歳白人非喫煙女性

を考えてみよう．次の 10 年間における主要冠動脈イベントのリスクは 1.4%である[54](コレステロールを mg/dL から mM/L に変換するため 0.05259 を掛ける)．次に，心臓病や糖尿病がなく，血清総コレステロール値が上昇し（250 mg/dL)，高密度リポ蛋白レベルが低下し（30 mg/dL)，血圧 165/90 mmHg で，降圧薬を服用していない 65 歳男性喫煙者を考えてみよう．主要冠動脈イベントのリスクは 38%を超えている．

これらの 2 人は，脂質低下療法の候補として低リスクと高リスクのサブグループとして極端なものである．システマティックレビューとメタアナリシスにより，スタチン療法は主要冠動脈イベントの RR をサブグループ全体にわたって約 30%減少させることが明らかになっている[55]．このため，45 歳の女性は約 0.4%（ベースラインリスク 1.4%×30%)，65 歳の男性は 10%の絶対的減少を期待できる．したがって，低リスク患者と高リスク患者の間には，絶対的なサブグループ効果として大きな違いがあるが，相対効果という点では差がないと結論づけるだろう．一般的に，相対効果（たとえば，**リスク比 risk ratio**，**オッズ比 odds ratio**，**ハザード比 hazard ratio**）は，リスクグループ全体で同じであることが証明されているが，絶対効果（たとえば，**絶対リスク減少 absolute risk reduction**，**治療必要数 number needed to treat**）にははるかに大きなばらつきがある[56-58]．したがって，サブグループ解析における疑問は，絶対効果において違いがあるかどうかではなく，ほとんどの場合，相対効果において違いがあるかどうかである．

関心があるのは研究の開始時に特定できるサブグループである

RCT におけるサブグループ解析は，**ランダム割り付け randomization** の際に定義された変数に焦点をあてるべきである．**追跡 follow-up** 中に現れる特徴に基づく解析は，ランダム割り付けの原則に違反し，あまり妥当とはいえない．

たとえば，集中治療室（intensive care unit: ICU）における強化血糖管理と標準的血糖管理の RCT では，介入群と**対照群 control group** にランダム割り付けされた患者において死亡は同じだった．しかし，3 日以上 ICU 内にいた患者では，強化血糖管理群で死亡率が明らかに低かった[59]．滞在期間に関する決定は，介入群と対照群で異なる可能性があり，患者の予後に関連している可能性がある．たとえば，強化血糖管理が一過性の低血糖の発症を引き起こした可能性があるため，この群の患者は，対照群における同じような患者よりも長く滞在した可能性がある．長期間滞在した介入群の患者が予後良好群である場合，ランダム割り付けが最初に達成した予後バランスが失われ，このサブグループでは誤った治療効果が生じる．

ランダム割り付けによって達成された群間バランスは，最初にランダム割り付けされた群の患者を評価する場合にのみ保たれる．治療結果の可能性があるランダム割り付け後に出現する臨床的特徴によって患者をサブグループに分類すると，見かけ上の統計的な有意差が明らかになるかもしれないが，それは患者自身が異なることに起因しているためで（すなわち，治療を受けた患者と対照患者の予後が異なる)，治療効果のためではない．ランダム割り付けの時点で存在する特性ではなく研究の実施中に生じる特性に基づくサブグループの主張は信用性が低いだけである.

サブグループの主張は，由来する研究と同じ程度の信用性だけである

ランダム割り付けの隠蔽に失敗し，**盲検化 blinding** に失敗し，登録された患者の半分がフォローアップに失敗した RCT を考えてみよう．**バイアスのリスク risk of bias** が非常に高いため，臨床医はそのような研究のサブグループの主張には懐疑的であるべきと気付くだろう.

サブグループ効果は All-or-Nothing 的な決断ではない

サブグループ効果については，イエスかノーでその中間がない，絶対的な受け入れまたは拒絶として討論される場合がある．しかし，このアプローチは望ましくなく，破壊的であり，そのような判断に必然的に付随する不確実性を無視している．サブグループ効果の可能性を「確かに真実（certainly true)」から「確かに偽（certainly false)」までの連続したものとして見ることがより現実的である．この連続体のどこかに潜在的なサブグループ効果があるのかを理解する方が良い．確かに真実から確かに偽に至るまでの連続性の観点からサブグループ解析を見ると，真実または偽の明確な区分ではなく，ほとんどの場合,「おそらく真（probably true)」または「おそらく偽（probably false)」と適切に結論することが，この章のユーザーズガイドで使用するアプローチである.

サブグループ解析の解釈のための指針

臨床医は，個々の観察研究または RCT，システマティックレビューとメタアナリシスにおいてサブグループ解析に遭遇する．欄 25.2-2 に，サブグループ解析の信用性を決定するためのわれわれの基準を示す．これらの基準のうち 4 つは，個々の研究とシステマティックレビューの両方に適用され，5 つ目はシステマティックレビューのみに適用される.

欄 25.2-2

研究間比較と研究内比較の信頼性
サブグループの違いに関する可能性のある説明

研究間比較
- 仮説の違い
- 偶然
- 他の患者の違い
- 共介入の違い
- アウトカム測定の違い
- バイアスのリスクの違い

研究内比較
- 仮説の違い
- 偶然

サブグループの違いは，偶然で説明できるか

われわれは，偶然には，研究者や臨床医読者を誤解させる可能性のある強力で未評価の可能性があることを強調してきた．統計的検定は，研究結果を偶然だけで説明できる程度を決定するのに役立つ．

サブグループ 1 とサブグループ 2 とそれらの統合結果の仮想分析結果を示した図 25.2-1 を検討してみよう．研究者は，サブグループ 1 とサブグループ 2 の治療とコントロールの違いを偶然で説明できるとの仮説を検定すると仮定する．グループ 1 に関する答えは yes であり（CI は 1.0 の RR と重なっている）であり，グループ 2 は no である（CI は RR 1.0 を除外している）．研究者は，サブグループ効果を見出したとして，治療はサブグループ 2 では有効であるが，サブグループ 1 では有効ではないと結論付けるかもしれない．

このような結論は間違っているだろう．**点推定値 point estimate** が同じで，したがって CI が互いに完全に重なっているとすれば，治療効果はサブグループ A とサブグループ B で非常に似ている可能性が高い．したがって，CI の幅の差は（1 では差なしと重なり，2 では重なっていない），サンプルサイズの違い（グループ 2 の方がグループ 1 より大きい）またはイベントの数（グループ 2 の方がグループ 1 よりも多くのイベント）を反映している．この例では，サブグループ 1 とサブグループ 2 の効果の点推定値はまったく同じであるが，点推定値が大きく異なっていながら CI がかなり重複している場合にも同様の考えが適用される．

適切な統計的検定の**帰無仮説 null hypothesis** は，2 つのサブグループにおいて治療効果が同じであるということである．この結果は，その仮説を否定するエビデンスを提供していない．確かに，1 と 2 の点推定値が同じであり，適切な検定，すなわち交互作用検定を実施すると，$P > 0.99$ となるだろう．交互作用のための適切な検定を実施し，偶然がグループ間の相違を説明できると結論づけた場合，研究者は個別のサブグループ 1 およびサブグループ 2 ではなく全体の試験結果に焦点をあてるべきである．

研究者らは，アンジオテンシン変換酵素（angiotensin converting enzyme: ACE）阻害薬対利尿

図 25.2-1

不適切な統計的比較

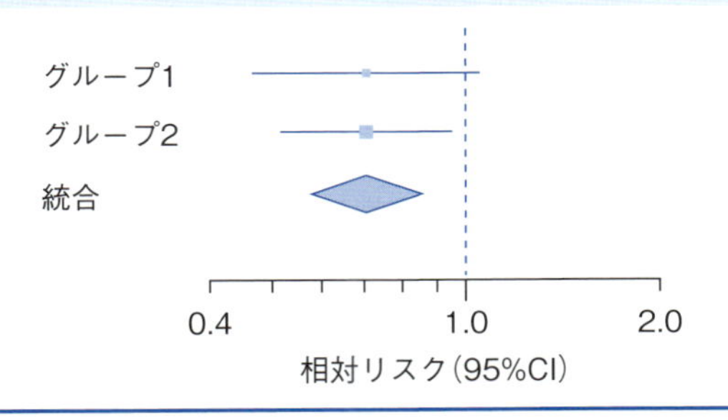

この図は，サブグループ 1 とサブグループ 2 とその統合結果に関する仮想の分析結果を示している．エラーバーは 95%信頼区間を示す．データマーカー（四角形）のサイズは，各グループが統合推定値に寄与する量を反映している．

薬ベースの降圧療法の RCT において,「高齢者, 特に男性における ACE 阻害薬を含む降圧療法を開始することが, 利尿薬治療よりもより良いアウトカムにつながるように思われる」[60]と結論付けた際に, この論理エラーを犯した. 研究者らは, 男性における相対リスク減少 RRR 17% (95%CI: 3〜29%), 女性における RRR 0% (95%CI: −20〜17%) に基づいて結論した. アウトカムに対する性別のサブグループ効果に関する適切な交互作用検定では, 男性における見かけ上の RRR 17%と女性における RRR 0%との間の差を偶然で説明できるかという疑問が提起される. 交互作用検定の P 値は 0.15 である. この P 値は, 真実が男性と女性で効果が同じであるとしたら, 偶然だけでわれわれが観察した (すなわち, それぞれ 17%と 0%) と同じかそれ以上に大きな男女間の差が見られる確率が 15%であることを提供している. ACE 阻害薬ベースの治療と利尿薬ベースの治療との差は, 男性では統計的に有意で女性では有意でなかったが, 2 つのグループを互いに直接比較し, 交互作用検定を実施した場合, データは帰無仮説と一致し, 性別による違いはなかった.

これと対照的に, 脛骨骨折患者におけるの後続手術率に対するリーマ使用と不使用の釘固定の相対効果に対処している RCT がある[61]. リーマ使用の釘固定では閉鎖骨折患者において後続手術を低下させたが (RR 0.67, 95%CI: 0.47〜0.76), 開放骨折患者においては後続手術を増加させた (RR 1.27, 95%CI: 0.91〜1.78). 研究者がリーマ使用と不使用の釘固定が閉鎖骨折と開放骨折での後続手術に関して同じ効果を有するという仮説に対処するために交互作用検定を実施したところ, $P=0.01$ であった. この研究で観察されたものと同じくらいかそれ以上に大きなグループ間の差は, わずか 1%の確率の偶然で起こりうるだろう. 偶然だけではサブグループの違いを説明することはできず, サブグループ効果が存在している可能性がある場合, 臨床医はわれわれがこの論文で提示する他の基準も考慮する必要がある.

偶然だけで明らかなサブグループの違いを説明できるかどうかを探るために, さまざまな統計的手法が利用できる[51,62,63]. 臨床医は, これらの交互作用検定の結果を評価する際, 効果の差異が定量的か (すなわち, 同じ方向であるが, 治療効果によって大きさが変わる) または定性的か (すなわち, 1 つのサブグループでは有益であるが, 別のサブグループでは有害である) に注意すべきである. サブグループにおける定性的な影響はまれである.

臨床医は, サブグループ間の違いを見つけられなかったとしても, その違いが存在しないことを意味するわけではないことも考慮すべきである. 研究参加者が不十分な数の場合, 違いの存在を見いだすことができないことがある (すなわち, 交互作用検定の検出力が低い). 一方, 適切な統計的検定の結果で, 明らかなサブグループ効果が偶然では説明できそうにないことがわかっても, その効果が実在することを意味するものではない. それは臨床医が可能性のある効果を真剣にとらえるべきであることを意味している.

サブグループの違いは, 研究全般にわたり一貫しているか

単一の研究から得られたデータの調査に基づき, ある患者サブグループにみられる反応の違いについての仮説が設定されることがある. サブグループの差は, その他の複数の研究で再現されることで信用性が高まり, 再現されなければその信用性が減退する. 試験の報告を読む際には, 考察セ

クションを注意深く読み，同様の試験におけるサブグループ解析の結果への言及がないか確認すべきである．研究者，自身の立場を支持するエビデンスに関連した文献を選ぶ傾向があるため，関連エビデンスについて系統的に検索したことに関する著者からの声明は，サブグループ解析の結果を支持する議論を強化する．表 25.2-2 に，サブグループ解析の再現失敗がサブグループの主張を弱体化させたいくつかの例を示している．再現に失敗したサブグループの主張には，かなりの疑念があることがわかる．

サブグループの違いは，方向が正確に指定された数少ない事前仮説の 1 つか

大きなデータセットのなかには，一定数の，明白だが実は誤ったサブグループの差がある．そのため，事前仮説ではなく事後仮説から明らかになった，見かけのサブグループの違いの信用性は疑わしい．

たとえば，一過性脳虚血性発作の患者に対するアスピリンの最初の大規模な試験では，アスピリンが脳血管疾患を持つ男性においては脳卒中予防効果があるが，女性には同効果が認められないことを明らかにしたものであった[64]．この結果のために，長期間にわたって脳血管疾患を持つ女性に対するアスピリン投与が控えられることとなった．しかし，研究者が予期していた結果ではなく，データを探す過程でたまたまみつかった結果である．この見かけ上のサブグループ効果は，その他の複数の研究，そしてこれらの研究を要約したメタアナリシスにより，間違いであることが明らかになった[65]．臨床医がこの事後所見に適切な疑念をいだいて再現を求めていれば，女性患者の脳卒中を予防する機会を見逃すことはなかったであろう．

仮説が事前に設定されているとしても，数多くの仮説が検定されている場合には，その仮説の確証に関連する推測の強さは減少するだろう．たとえば，研究者は敗血症患者を対象とした血小板活性化因子受容体拮抗薬（platelet-activating factor receptor antagonist）の RCT を実施した．262 人の患者全員に対する結果では，治療による小さな有益性が示唆されたが，統計的有意性の通常の閾値である $P<0.05$ とは合致しなかった．グラム陰性菌感染症患者 110 人のサブグループ解析からは，血小板活性化因子受容体拮抗薬に大きな，統計的に有意な利益があることが示された[66]．

その後に実施された 444 人のグラム陰性菌感染症患者を対象としたさらに大規模な仮説検証 RCT では，前試験のサブグループ解析において観察された見かけ上の有益性は再現できなかった[67]．この結果に研究者らは落胆したが，自らが最初に実施したサブグループ解析の限界を十分に理解していれば，第 2 の試験結果にそれほど驚きはしなかっただろう．というのも，グラム陰性菌感染症に対する血小板活性化因子受容体拮抗薬の追加的効果の可能性は，彼らが検定した 15 項目ものサブグループ仮説のうちの 1 つだった[68]．

分子医学の時代は，多重仮説検定の誘惑を増やし，分子解析のために実施できるサブグループ解析の候補は莫大となっている．遺伝子に基づく情報は生物学的に魅力的であることが多いが，データベースには，解釈が困難な数千または数百万の遺伝的または他の分子要因に関する情報が含まれる．多数のサブグループ仮説を検定すると，多重比較に関連する問題のために，誤解を招く結果が生じる可能性がある[69]．

たとえば，多くの研究では，治療または毒性に対する反応が異なる患者サブグループの薬理遺伝学的マーカーが同定されているが，追加のデータセットで検定した場合，真実と証明されるのはこれらの違いのほんの一握りであることが判明した．多数のゲノムおよび他の分子マーカーを考えると，サブグループの差異について検定する場合の統計的有意性の閾値は，はるかに厳しいものである．たとえば，何百万もの遺伝子変異が検査されている薬理ゲノム学においては，研究者と読者は，サブグループの違い（たとえば，推定される薬理遺伝学的マーカーの2コピーを持っている患者と持っていない患者）が $P<10^{-8}$ [70]と関連していないならば，重要な所見という主張に対してしは注意を払うべきではない．

仮説検定における最終的な問題は，効果の方向性の特定である．敗血症性ショックの患者778人についてバソプレシンとノルエピネフリンを比較したRCTでは，研究者らは，一次サブグループ解析を特定した．ノルエピネフリンを凌ぐバソプレシンによる死亡減少は，より重症の敗血症性ショック患者で恩恵を受けるようであった[71]．あまり重症でない症例（RR 0.74，95%CI: 0.55〜1.01，P=0.05）に比べて，重症な症例では高い28日死亡（RR 1.04，95%CI: 0.83〜1.3，P=0.76）が報告された．しかし，治療の割り当てとショックの重症度サブグループとの間の交互作用検定は有意ではなかった(交互作用 P=0.10)．治験薬のサブグループ効果の方向性を正確に特定できなかったため，あまり重症ではない患者でバソプレシンがノルエピネフリンよりも優れていたという推測をかなり弱める結果となった．臨床医は，サブグループの仮説とその方向が事前に指定されているかどうかに関する明示的な見解を探すべきである．

研究報告では，仮説が生じたのはデータが収集され分析される前なのか，途中なのか，後なのかに関する程度，または検定されたサブグループ仮説の数について明確に特定できないことが多い．研究者がこの情報を保留し，統計的に有意な仮説しか報告しない場合，読者は誤解を招くだろう．しかし，仮説が別のデータセットによって明確に示唆され，研究者が新しいRCTでその発見を再現する場合，臨床医は事前の特定ついて確信を持つことができる．

見かけのサブグループ効果を支持する既存の強い生物学的根拠があるか

サブグループの主張は，追加の外部エビデンス（研究室の研究またはヒト生物学における類似の状況のような）がそれをもっともらしくするならば，より信用できるものとなる．そのようなエビデンスは，3つの情報源，すなわち異なる集団（動物研究を含む）を対象とした研究，同様の介入におけるサブグループの違いの所見，その他の関連する中間アウトカムについての研究結果から得られる可能性がある．

どんな所見についても，それを支持する生物学的にもっともらしい説明をつけることには事欠かない．サブグループ効果の可能性を支持する生物学的エビデンスに関する1つの例は，以前に記載した見かけの効果に関係している．すなわち，アスピリンが男性では脳卒中減少効果があるが，女性ではそうでないと示唆した試験である[64]．その後の動物研究では，脳卒中リスクに対するアスピリン効果において観察された性差についての生物学的根拠が提供された[72]．しかし，その後の臨床試験では，実験動物で見出された生物学的根拠にかかわらず，アスピリンへの脳卒中反応には性差がないことが判明した[73].

生物学的根拠の最も有用な役割の 1 つは，現在の生物学の理解と矛盾する見かけのサブグループ効果に関する深刻な問題を提起することである．出生時の星座と心筋梗塞におけるアスピリン効果との見かけの交互作用（表 25.2–1）は，生物学的説明の欠如が，見かけのサブグループ効果の信用性を深刻に損なうという例を提供している．

メタアナリシスにおけるサブグループの主張: 研究内と研究間比較

これまで，このユーザーズガイドは個々の研究に対処してきた．システマティックレビューにおけるサブグループ効果の推論を行うには，前述の 4 基準の適用と，サブグループ間の比較が研究内か，または研究間かの検討が必要である．単一の試験では，比較は常に研究内である．すなわち，同じ RCT で患者の 2 つのグループ（たとえば，高齢者と若年者），または介入の 2 つの代替方法（たとえば，高用量と低用量）が評価された．しかし，メタアナリシスでは，必ずしもそうとは限らない．

骨折軽減に対するビタミン D の用量効果に関する論争を考えてみよう[74]．高用量の有益性を示唆する 1 つのメタアナリシスでは，非椎体骨折に対するビタミン D の効果を調べ，低用量（400 IU）の 2 つの研究と高用量（700～800 IU）の 5 つの研究の結果を報告していた[75]．低用量の研究からの**統合推定値 pooled estimate** は骨折への影響を示唆しなかったが，高用量の研究は RR として 23%の減少を示唆した（図 25.2–2）．交互作用検定では，個々の研究と同じ原則に従って，高用量研究と低用量研究の差が偶然によって説明できるかどうかを示し，結果は $P=0.01$ であった．

しかし，用量効果に関する推論は，研究内の比較ではなく，研究間のものであったため，限界がある．結果として，高用量研究と低用量研究の間に観察された違いに関してはいくつかの競合する説明が存在する．

欄 25.2–2 に，すべての研究間比較に存在する一般的な競合する説明を提供する．ビタミン D–骨折試験におけるビタミン D 投与量の仮想効果に加えて，研究結果の見かけの違いに関する説明には以下が含まれる．低用量研究の患者は適切な日光に曝されたが（そのため補充の必要がない），高用量研究の患者はそうではなかった．高用量の患者はカルシウムサプリメントを摂取したが，低用量の患者はそうではなかった．追跡調査の期間が，低用量研究と高用量研究で異なっていた．低用量研究では高用量研究よりバイアスのリスクが低かった．

適切にデザインされ実施された RCT からの研究内サブグループ差については，可能性のある説明は 2 つだけで，偶然と実際の効果である（欄 25.2–2）．システマティックレビューのサブグループ解析のほとんどは，研究間比較によって限定されている[76]．例外は，個別患者データメタアナリシス（individual patient data meta-analysis）で，ほとんどまたはすべての研究にそれぞれの関連サブグループからの患者データが含まれている．個別患者データメタアナリシスを実施する研究者は，研究内のサブグループの効果を比較し，それらの研究にわたって効果的に統合する洗練された

図 25.2-2

非椎体骨折に対するビタミン D 効果に対処した研究のメタアナリシス

情報源	イベント数 ビタミンD	イベント数 コントロール	総数 ビタミンD	総数 コントロール	相対リスク (95% CI)
ビタミンD 400 IU/d					
Lips et al, 1996	135	122	1291	1287	1.10 (0.87～1.39)
Meyer et al, 2002	69	76	569	575	0.92 (0.68～1.24)
統合					1.03 (0.86～1.24)
ビタミンD 700～800 IU/d					
Chapuy et al, 1994	255	308	1176	1127	0.79 (0.69～0.92)
Dawson-Hughes et al, 1997	11	26	202	187	0.39 (0.20～0.77)
Pfeifer et al, 2000	3	6	70	67	0.48 (0.12～1.84)
Chapuy et al, 2002	97	55	393	190	0.85 (0.64～1.13)
Trivedi et al, 2003	43	62	1345	1341	0.69 (0.47～1.01)
統合					0.75 (0.63～0.89)
すべての用量					0.82 (0.69～0.98)

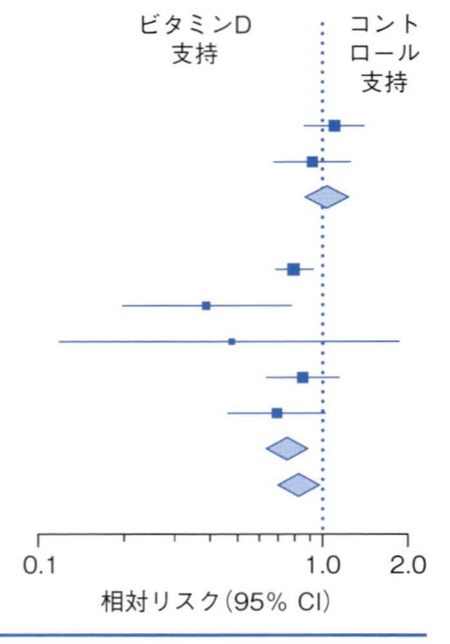

略語，CI: 信頼区間.
データマーカー（四角）のサイズは，統合推定値に対して各研究が寄与する量を反映している．Bischoff-Ferrari HA, et al. JAMA. 2005; 293（18）: 2257-2264[75]に基づく.

分析を行うことができる.

臨床シナリオの解決

最初のシナリオに戻ると，あなたの委員会はほとんどすべてのデータが 1 件の試験に由来しており，試験内比較を反映していることに気づく．傷害後 1 時間以内にトラネキサム酸を投与された患者の出血による死亡 RR は 0.68（95%CI: 0.57～0.82）で，傷害後 1～3 時間では 0.79（95%CI: 0.64～0.97），傷害後 3 時間以上では 1.44（95%CI: 1.12～1.84）である．この違いは偶然により説明できる可能性はきわめて低いようにみえる（$P<0.001$）．外傷患者は出血を悪化させる早期線維素溶解を示す．すなわち，トラネキサム酸はフィブリン溶解を阻害し，治療に対する強い生物学的根拠を提供する．フィブリン溶解は，3 時間で大きく消退する可能性があり，3 時間後に有益でなくなるという生物学的説明を提供している．事前指定は複雑である．傷害からの時間仮説は，特定の方向性に関する少数の事前仮説の 1 つであったが，解析計画では全死亡に焦点をあてた（研究者はサブグループ効果を見出せなかった）．原因別死亡の解析では，データの二次的調査の必要性を表している．最終的に，委員会は，サブグループ効果は完全に安全ではないものの，外傷後 3 時間以上経過した患者にトラネキサム酸を投与しないことは十分に信用できると判断する.

結論

このユーザーズガイドに提示されたサブグループ解析の評価基準（欄 25.2-3）は，臨床医が定義可能な患者サブグループにおける治療に対する異なる反応の主張の信用性を評価するのに役立つ．これらの基準は，臨床医がサブグループの主張を評価する際に実用的に適用できる中核基準として意図されている．サブグループの主張を評価する際の意味合いをより深く理解しようとする読者にとっては，より包括的な基準が利用できる[52]．さらに，われわれはランダム化試験とそのシステマティックレビューのデータに焦点をあてた．サブグループの主張は，観察データに基づいてますます増加しているが，集団全体での効果推定値と同様に，当然ながらかなり大きな疑念がある[53]．

極端な例であるが，これらの基準を適用して，臨床医は，事後的探索によって生成された研究間差異に基づいた，偶然によって容易に説明できる比較的小さな交互作用をときに見つけることがある．また，それほど頻繁ではない別の極端な例では，方向性を正確に指定したわずかな数のサブグループ仮説に従った一貫した結果を伴う試験内比較に基づいて，非常に小さな P 値（たとえば，0.01 未満）の交互作用を見つけることもある．前者は懐疑的に見られるべきである．後者はより信頼性が高く，臨床的意思決定に使用することができる．

これらの極端な例の結果については，治療の実施や回避に関連するリスク，患者の**価値観や意向 values and preferences** を含めて，いくつかの要因を考慮する必要がある．われわれが提案した基準に基づいたサブグループの主張の信頼性に関する判断は，そのような決断において重要な役割を果たす可能性が高い．

欄 25.2-3

サブグループ反応の見かけの違いが本当かどうかを判断するための指針

個々の研究とシステマティックレビューの問題

サブグループの違いは，偶然で説明できるか

サブグループの違いは，研究全般にわたり一貫しているか

サブグループの違いは，方向が正確に指定された数少ない事前仮説の 1 つか

見かけのサブグループ効果を支持する既存の強い生物学的根拠があるか

メタアナリシスのみの問題

サブグループの違いは，研究間ではなく，研究内比較によって示唆されているか

参考文献

1. Shakur H, Roberts I, Bautista R, et al; CRASH-2 trial collaborators. Effects of tranexamic acid on death, vascular occlusive events, and blood transfusion in trauma patients with significant haemorrhage (CRASH-2): a randomised, placebo-controlled trial. Lancet. 2010; 376(9734): 23-32.
2. Roberts I, Shakur H, Afolabi A, et al; CRASH-2 collaborators. The importance of early treatment with tranexamic acid in bleeding trauma patients: an exploratory analysis of the CRASH-2 randomised controlled trial. Lancet. 2011; 377(9771): 1096-1101, e1-e2.
3. Pocock SJ, Assmann SE, Enos LE, et al. Subgroup analysis, covariate adjustment and baseline comparisons in clinical trial reporting: current practice and problems. Stat Med. 2002; 21(19): 2917-2930.
4. Sun X, Briel M, Busse JW, et al. The influence of study char-acteristics on reporting of subgroup analyses in randomised controlled trials: systematic review. BMJ. 2011; 342: d1569. doi: 10.1136/bmj.d1569.
5. ISIS-2 (Second International Study of Infarct Survival) Collaborative Group. Randomised trial of intra-

venous streptokinase, oral aspirin, both, or neither among 17,187 cases of suspected acute myocardial infarction: ISIS-2. ISIS-2 (Second International Study of Infarct Survival) Collaborative Group. Lancet. 1988; 2(8607): 349-360.

6. Roswit B, Higgins GA Jr, Keehn RJ. Preoperative irradiation for carcinoma of the rectum and rectosigmoid colon: reportof a National Veterans Administration randomized study. Cancer. 1975; 35(6): 1597-1602.
7. Rider WD, Palmer JA, Mahoney LJ, et al. Preoperative irradiation in operable cancer of the rectum: report of the Toronto trial. Can J Surg. 1977; 20(4): 335-338.
8. Duncan W, Smith AN, Freedman LS, et al. The evaluation of low dose pre-operative X-ray therapy in the management of operable rectal cancer: results of a randomly controlled trial. Br J Surg. 1984; 71(1): 21-25.
9. Andersen MP, Bechsgaard P, Frederiksen J, et al. Effect of alprenolol on mortality among patients with definite or suspected acute myocardial infarction. Preliminary results. Lancet. 1979; 2(8148): 865-868.
10. Reduction in mortality after myocardial infarction with long-term beta-adrenoceptor blockade: multicentre international study: supplementary report. BMJ. 1977; 2(6084): 419-421.
11. Yusuf S, Peto R, Lewis J, et al. β blockade during and after myocardial infarction: an overview of the randomized trials. Prog Cardiovasc Dis. 1985; 27(5): 335-371.
12. Gruppo Italiano per lo Studio della Streptochinasi nell' Infarto Miocardico (GISSI). Effectiveness of intravenous thrombolytic treatment in acute myocardial infarction. Lancet. 1986; 1(8478): 397-402.
13. ISIS-2 Collaborative Group. Randomised trial of intravenous streptokinase, oral aspirin, both, or neither among 17,187 cases of suspected acute myocardial infarction: ISIS-2. Lancet. 1988; 2(8607): 349-360.
14. Fibrinolytic Therapy Trialists' (FTT) Collaborative Group. Indications for fibrinolytic therapy in suspected acute myocardial infarction: collaborative overview of early mortality and major morbidity results from all randomised trials of more than 1000 patients. Lancet. 1994; 343(8893): 311-322.
15. The Canadian Cooperative Study Group. A randomized trial of aspirin and sulfinpyrazone in threatened stroke. N Engl J Med. 1978; 299(2): 53-59.
16. Fields WS, Lemak NA, Frankowski RF, et al. Controlled trial of aspirin in cerebral ischemia. Stroke. 1977; 8(3): 301-314.
17. Antiplatelet Trialists' Collaboration. Collaborative overview of randomised trials of antiplatelet therapy, I: prevention of death, myocardial infarction, and stroke by prolonged antiplatelet therapy in various categories of patients. BMJ. 1994; 308(6921): 81-106.
18. Anastos K, Charney P, Charon RA, et al; The Women's Caucus, Working Group on Women's Health of the Society of General Internal Medicine. Hypertension in women: what is really known? Ann Intern Med. 1991; 115(4): 287-293.
19. Medical Research Council Working Party. MRC trial of treatment of mild hypertension: principal results. Br Med J (Clin Res Ed). 1985; 291(6488): 97-104.
20. Gueyffier F, Boutitie F, Boissel JP, et al; The INDANA Investigators. Effect of antihypertensive drug treatment on cardiovascular outcomes in women and men: a meta-analysis of individual patient data from randomized, controlled trials. Ann Intern Med. 1997; 126(10): 761-767.
21. Barnett HJM, Taylor DW, Eliasziw M, et al; North American Symptomatic Carotid Endarterectomy Trial Collaborators. Benefit of carotid endarterectomy in patients with symptomatic moderate or severe

stenosis. N Engl J Med. 1998; 339(20): 1415-1425.

22. Taylor DW, Barnett HJM, Haynes RB, et al; ASA and Carotid Endarterectomy (ACE) Trial Collaborators. Low-dose and high-dose acetylsalicylic acid for patients undergoing carotid endarterectomy: a randomised controlled trial. Lancet. 1999; 353(9171): 2179-2184.
23. Cleland JGF, Bulpitt CJ, Falk RH, et al. Is aspirin safe for patients with heart failure? Br Heart J. 1995; 74(3): 215-219.
24. Flather MD, Yusuf S, Køber L, et al; ACE-Inhibitor Myocardial Infarction Collaborative Group. Long-term ACE-inhibitor therapy in patients with heart failure or left-ventricular dysfunction: a systematic overview of data from individual patients. Lancet. 2000; 355(9215): 1575-1581.
25. Early Breast Cancer Trialists' Collaborative Group. Effects of adjuvant tamoxifen and of cytotoxic therapy on mortality in early breast cancer. An overview of 61 randomized trials among 28,896 women. N Engl J Med. 1988; 319(26): 1681-1692.
26. Early Breast Cancer Trialists' Collaborative Group. Tamoxifen for early breast cancer. Cochrane Database Syst Rev. 2001; 1(1): CD000486.
27. Moliterno DJ. The PARAGON B International Steering Committee. Patient-specific dosing of IIb/IIIa antagonists during acute coronary syndromes: rationale and design of the PARAGON B study. Am Heart J. 2000; 139(4): 563-566.
28. PARAGON Investigators. International, randomized, controlled trial of lamifiban (a platelet glycoprotein Ⅱb/Ⅲa inhibitor), heparin, or both in unstable angina. Circulation. 1998; 97(24): 2386-2395.
29. Global Organization Network (PARAGON)-B Investigators. Randomized, placebo-controlled trial of titrated intravenous lamifiban for acute coronary syndromes. Circulation. 2002; 105(3): 316-321.
30. Frisell J, Lidbrink E, Hellström L, et al. Followup after 11 years-update of mortality results in the Stockholm mammographic screening trial. Breast Cancer Res Treat. 1997; 45(3): 263-270.
31. Nystrom L, Andersson I, Bjurstam N, et al. Long-term effects of mammography screening: updated overview of the Swedish randomised trials. Lancet. 2002; 359: 909-919.
32. Packer M, O'Connor CM, Ghali JK, et al; Prospective Randomized Amlodipine Survival Evaluation Study Group. Effect of amlodipine on morbidity and mortality in severe chronic heart failure. N Engl J Med. 1996; 335(15): 1107-1114.
33. Wijeysundera HC, Hansen MS, Stanton E, et al; PRAISEⅡ Investigators. Neurohormones and oxidative stress in nonischemic cardiomyopathy: relationship to survival and the effect of treatment with amlodipine. Am Heart J. 2003; 146(2): 291-297.
34. Weisberg LA. The efficacy and safety of ticlopidine and aspirin in non-whites: analysis of a patient subgroup from the Ticlopidine Aspirin Stroke Study. Neurology. 1993; 43(1): 27-31.
35. Gorelick PB, Richardson D, Kelly M, et al. Aspirin and ticlopidine for prevention of recurrent stroke in black patients: a randomized trial. JAMA. 2003; 289: 2947-2957.
36. Chainaut JF, Tenaillon A, Le Tulzo Y, et al; BN 52021 Sepsis Study Group. Platelet-activating factor receptor antagonist BN 52021 in the treatment of severe sepsis: a randomized, double-blind, placebo-controlled, multicenter clinical trial. Crit Care Med. 1994; 22(11): 1720-1728.
37. Albrecht DM, van Ackern K, Bender HJ, et al. Efficacy and safety of the platelet-activating factor receptor antagonist BN 52021 (Ginkgolide B) in patients with severe sepsis: a randomised, double-blind, placebo-controlled, multicentre trial. Clin Drug Investig. 2004; 24(3): 137-147.
38. Amery A, Birkenhäger W, Brixko P, et al. Influence of antihypertensive drug treatment on morbidity and mortality in patients over the age of 60 years: European Working Party on High blood pressure in the Elderly (EWPHE) results: sub-group analysis on entry stratification. J Hypertens Suppl. 1986; 4(6):

S642-S647.

39. Musini VM, Tejani AM, Bassett K, et al. Pharmacotherapy for hypertension in the elderly. Cochrane Database Syst Rev. 2009; (4): CD000028. doi: 10.1002/14651858.CD000028.pub2.
40. Raghu G, Brown KK, Bradford WZ, et al; Idiopathic Pulmonary Fibrosis Study Group. A placebo-controlled trial of interferon gamma-1b in patients with idiopathic pulmonary fibrosis. N Engl J Med. 2004; 350(2): 125-133.
41. King TE Jr, Albera C, Bradford WZ, et al; INSPIRE Study Group. Effect of interferon gamma-1b on survival in patients with idiopathic pulmonary fibrosis (INSPIRE): a multicentre, randomised, placebo-controlled trial. Lancet. 2009; 374(9685): 222-228.
42. Russo AM, Poole JE, Mark DB, et al. Primary prevention with defibrillator therapy in women: results from the Sudden Cardiac Death in Heart Failure Trial. J Cardiovasc Electrophysiol. 2008; 19(7): 720-724.
43. Santangeli P, Pelargonio G, Dello Russo A, et al. Gender differences in clinical outcome and primary prevention defibrillator benefit in patients with severe left ventricular dysfunction: a systematic review and meta-analysis. Heart Rhythm. 2010; 7(7): 876-882.
44. Abraham E, Reinhart K, Opal S, et al; OPTIMIST Trial Study Group. Efficacy and safety of tifacogin (recombinant tissue factor pathway inhibitor) in severe sepsis: a randomized controlled trial. JAMA. 2003; 290(2): 238-247.
45. Laterre PF, Opal SM, Abraham E, et al. A clinical evaluation committee assessment of recombinant human tissue factor pathway inhibitor (tifacogin) in patients with severe community-acquired pneumonia. Crit Care. 2009; 13(2): R36.
46. Wunderink RG, Laterre PF, Francois B, et al; CAPTIVATE Trial Group. Recombinant tissue factor pathway inhibitor in severe community-acquired pneumonia: a randomized trial. Am J Respir Crit Care Med. 2011; 183(11): 1561-1568.
47. Cohn JN, Tognoni G; Valsartan Heart Failure Trial Investigators. A randomized trial of the angiotensin-receptor blocker valsartan in chronic heart failure. N Engl J Med. 2001; 345(23): 1667-1675.
48. Heran BS, Musini VM, Bassett K, et al. Angiotensin receptor blockers for heart failure. Cochrane Database Syst Rev. 2012; 4: CD003040. doi: 10.1002/14651858. CD003040.pub2. Review.
49. Rothwell PM. Treating individuals 2. Subgroup analysis in randomised controlled trials: importance, indications, and interpretation. Lancet. 2005; 365(9454): 176-186.
50. Sun X, Briel M, Busse JW, et al. Credibility of claims of subgroup effects in randomised controlled trials: systematic review. BMJ. 2012; 344: e1553. doi: 10.1136/bmj.e155.
51. Buyse ME. Analysis of clinical trial outcomes: some comments on subgroup analyses. Control Clin Trials. 1989; 10(4) (suppl): 187S-194S.
52. Sun X, Briel M, Walter SD, et al. Is a subgroup effect believable? updating criteria to evaluate the credibility of subgroup analyses. BMJ. 2010; 340: c117.
53. Wang R, Lagakos SW, Ware JH, et al. Statistics in medicine: reporting of subgroup analyses in clinical trials. N Engl J Med. 2007; 357(21): 2189-2194.
54. Goff DC Jr, Lloyd-Jones DM, Bennett G, et al. ACC/AHA Guideline on the Assessment of Cardiovascular Risk: a 25.2: How to Use a Subgroup Analysis 527 report of the American College of Cardiology/American Heart Association Task Force on Practice Guidelines [published online ahead of print November 12, 2013]. Circulation. 2013; 2013. doi: 10.1016/j.jacc.2013.11.005.
55. Thavendiranathan P, Bagai A, Brookhart MA, et al. Primary prevention of cardiovascular diseases with statin therapy: a meta-analysis of randomized controlled trials. Arch Intern Med. 2006; 166(21):

2307-2313.

56. Furukawa TA, Guyatt GH, Griffith LE. Can we individualize the 'number needed to treat'? An empirical study of summary effect measures in meta-analyses. Int J Epidemiol. 2002; 31(1): 72-76.
57. Schmid CH, Lau J, McIntosh MW, et al. An empirical study of the effect of the control rate as a predictor of treatment efficacy in meta-analysis of clinical trials. Stat Med. 1998; 17(17): 1923-1942.
58. Deeks JJ. Issues in the selection of a summary statistic for meta-analysis of clinical trials with binary outcomes. Stat Med. 2002; 21(11): 1575-1600.
59. Van den Berghe G, Wilmer A, Hermans G, et al. Intensive insulin therapy in the medical ICU. N Engl J Med. 2006; 354(5): 449-461.
60. Wing LM, Reid CM, Ryan P, et al; Second Australian National Blood Pressure Study Group. A comparison of outcomes with angiotensin-converting: enzyme inhibitors and diuretics for hypertension in the elderly. N Engl J Med. 2003; 348(7): 583-592.
61. Bhandari M, Guyatt G, Tornetta P Ⅲ, et al; SPRINT Investigators. Study to prospectively evaluate reamed intramedually nails in patients with tibial fractures(S. P. R. I. N. T.): study rationale and design. BMC Musculoskelet Disord. 2008; 9: 91.
62. Furberg CD, Morgan TM. Lessons from overviews of cardiovascular trials. Stat Med. 1987; 6(3): 295-306.
63. Schneider B. Analysis of clinical trial outcomes: alternative approaches to subgroup analysis. Control Clin Trials. 1989; 10(4)(suppl): 176S-186S.
64. The Canadian Cooperative Study Group. A randomized trial of aspirin and sulfinpyrazone in threatened stroke. N Engl J Med. 1978; 299(2): 53-59.
65. Antiplatelet Trialists' Collaboration. Collaborative overview of randomised trials of antiplatelet therapy, Ⅰ: prevention of death, myocardial infarction, and stroke by prolonged antiplatelet therapy in various categories of patients. BMJ. 1994; 308(6921): 81-106.
66. Dhainaut JF, Tenaillon A, Le Tulzo Y, et al; BN 52021 Sepsis Study Group. Platelet-activating factor receptor antagonist BN 52021 in the treatment of severe sepsis: a randomized, double-blind, placebo-controlled, multicenter clinical trial. Crit Care Med. 1994; 22(11): 1720-1728.
67. Dhainaut JF, Tenaillon A, Hemmer M, et al; BN 52021 Sepsis Investigator Group. Confirmatory platelet-activating factor receptor antagonist trial in patients with severe gram-negative bacterial sepsis: a phase Ⅲ, randomized, double-blind, placebo-controlled, multicenter trial. Crit Care Med. 1998; 26(12): 1963-1971.
68. Natanson C, Esposito CJ, Banks SM. The sirens' songs of confirmatory sepsis trials: selection bias and sampling error. Crit Care Med. 1998; 26(12): 1927-1931.
69. Ioannidis JP. Microarrays and molecular research: noise discovery? Lancet. 2005; 365(9458): 454-455.
70. Panagiotou OA, Ioannidis JP; Genome-Wide Significance Project. What should the genome-wide significance threshold be? empirical replication of borderline genetic associations. Int J Epidemiol. 2012; 41(1): 273-286.
71. Russell JA, Walley KR, Singer J, et al; VASST Investigators. Vasopressin versus norepinephrine infusion in patients with septic shock. N Engl J Med. 2008; 358(9): 877-887.
72. Kelton JG, Hirsh J, Carter CJ, et al. Sex differences in the antithrombotic effects of aspirin. Blood. 1978; 52(5): 1073-1076.
73. Antiplatelet Trialists' Collaboration. Collaborative overview of randomised trials of antiplatelet therapy, Ⅱ: reduction in venous thrombosis and pulmonary embolism by antiplatelet prophylaxis among surgi-

cal and medical patients. BMJ. 1994; 308(6923): 235-246.

74. Dietary Reference Intakes for Vitamin D and Calcium. Washington, DC: Institute of Medicine; 2011.
75. Bischoff-Ferrari HA, Willett WC, Wong JB, et al. Fracture prevention with vitamin D supplementation: a meta-analysis of randomized controlled trials. JAMA. 2005; 293(18): 2257-2264.
76. Contopoulos-Ioannidis DG, Seto I, Hamm MP, et al. Empirical evaluation of age groups and age-subgroup analyses in pediatric randomized trials and pediatric meta-analyses. Pediatrics. 2012; 129 (suppl 3): S161-S184.
77. Counsell CE, Clarke MJ, Slattery J, et al. The miracle of DICE therapy for acute stroke: fact or fictional product of subgroup analysis?　BMJ. 1994; 309(6970): 1677-1681.

Part G

エビデンスから行動へ
Moving from Evidence to Action

第 26 章

患者の治療に関する推奨の使い方: 診療ガイドラインと決断分析

How to Use a Patient Management Recommendation: Clinical Practice Guidelines and Decision Analyses

Ignacio Neumann, Elie A. Akl, Per Olav Vandvik, Thomas Agoritsas, Pablo Alonso-Coello, David M. Rind, Nancy Santesso, Paul Elias Alexander, Reem A. Mustafa, Kameshwar Prasad, Shannon M. Bates, Holger J. Schünemann, and Gordon Guyatt

この章の内容

臨床シナリオ

産科医のあなたは，5年前に特発性深部静脈血栓症を発症し，合併症なしに6カ月間ワルファリンで治療されている31歳の妊婦を診察している．患者はもはや抗血栓薬を使用しておらず，それ以外は健康である．妊娠に伴う血栓症リスク上昇の可能性から，残りの妊娠期間の低分子ヘパリン（LMWH）による予防の可能性を検討している．

議論のために，まず，エビデンスに基づく推奨を検索したところ，診察ガイドライン[1]から次の推奨事項を見つけた．「再発性静脈血栓塞栓症（venous thromboembolism: VTE）の中～高リスク（単回の特発性VTE，妊娠中またはエストロゲン関連VTE，または長期の抗凝固療法を受けていない特発性VTEの複数回既往）の妊婦に対して，臨床的な警戒や日常的治療よりも予防的量または中等量のLMWHによる分娩前予防を提案する（低い確信性の効果推定値に基づく，弱い推奨）」．

あなたは，「低い確信性の効果推定値に基づく，弱い推奨」という声明文に不快感を持った．あなたは，その推奨とその論拠を理解するために，さらに読むことにする．

推奨を作成する

一般に，患者の治療に関する推奨は，**診療ガイドライン clinical practice guideline**の文脈で作成される（第5章「最新の最良エビデンスを探す」を参照）．しかし，**決断分析 decision analysis**に由来する指針を見つけることもできる．両方のアプローチの信用性評価には似た基準が適用される[2-5]．

診療ガイドライン

診療ガイドラインは，患者の治療を最適化するための推奨事項を含むステートメントである．それらは，理想的には，**エビデンス evidence**の**システマティックレビュー systematic review**と代替治療選択肢の利益（benefit）と**害 harm**の評価によって知らされる[2]．推奨を作るために，ガイドラインパネリストは臨床上の疑問を定義し，関連する**アウトカム変数 outcome variable**を選択し，関連エビデンスのすべてを検索して統合し，効果推定値の確信性（confidence in effect estimate）を等級付けし，系統的なアプローチに依存するが最終的には合意に基づいて，エビデンスから推奨へ移行する[6]．ガイドラインパネルは，読者へ完全に情報を提供するために，推奨事項だけでなく，その推奨が基づいている重要な情報を提供すべきである（28.1章「推奨の強さの評価: GRADEアプローチ」を参照）．

決断分析

決断分析は，治療選択肢の有益な効果と有害な効果に関するエビデンスと，それらの効果に関連した価値観や意向とを統合するための正式な方法である．臨床決断分析は，構造化アプローチ（**決断樹 decision tree**）として構築され，通常，分析に用いた決定樹の構造を示す1つかそれ以上の図が含まれる．

図 26-1 は，血栓予防を検討している妊婦のシナリオを簡略化した決断樹を示す．患者には 2 つの選択肢がある．すなわち，LMWH による予防を使用するか使用しないか．決断は，「決断分岐点（decision node）」とよばれる四角いマークで示される．決断分岐点から伸びる線は，検討対象となっている臨床戦略を表す．

「偶発分岐点（chance node）」とよばれる丸いマークは，各臨床戦略の後に発生する可能性があるさまざまなイベントを表す．患者は，血栓性または出血性のイベントを起こすかもしれないし起こさないかもしれないが，決断分析では両方のイベント確率を推定する必要がある．三角形または四角形は結果状態を識別する．

決断分析はまた，それぞれのアウトカムイベントが望ましいか（出血なしまたは血栓性イベントなし），または望ましくないか（いずれかの有害事象）の程度にも対処する（技術的言語として，**効用値 utility** において）．確率と効用値を組み合わせることで，決断分析者は各治療選択肢の相対的価値を判断できる[7]．アウトカムにコストが含まれる場合の決断分析は**経済分析 economic analysis** であり，健康上の変化と資源支出との間のトレードオフを要約することになる（第 28.2 章「経済分

図 26-1

簡略化決断樹の例

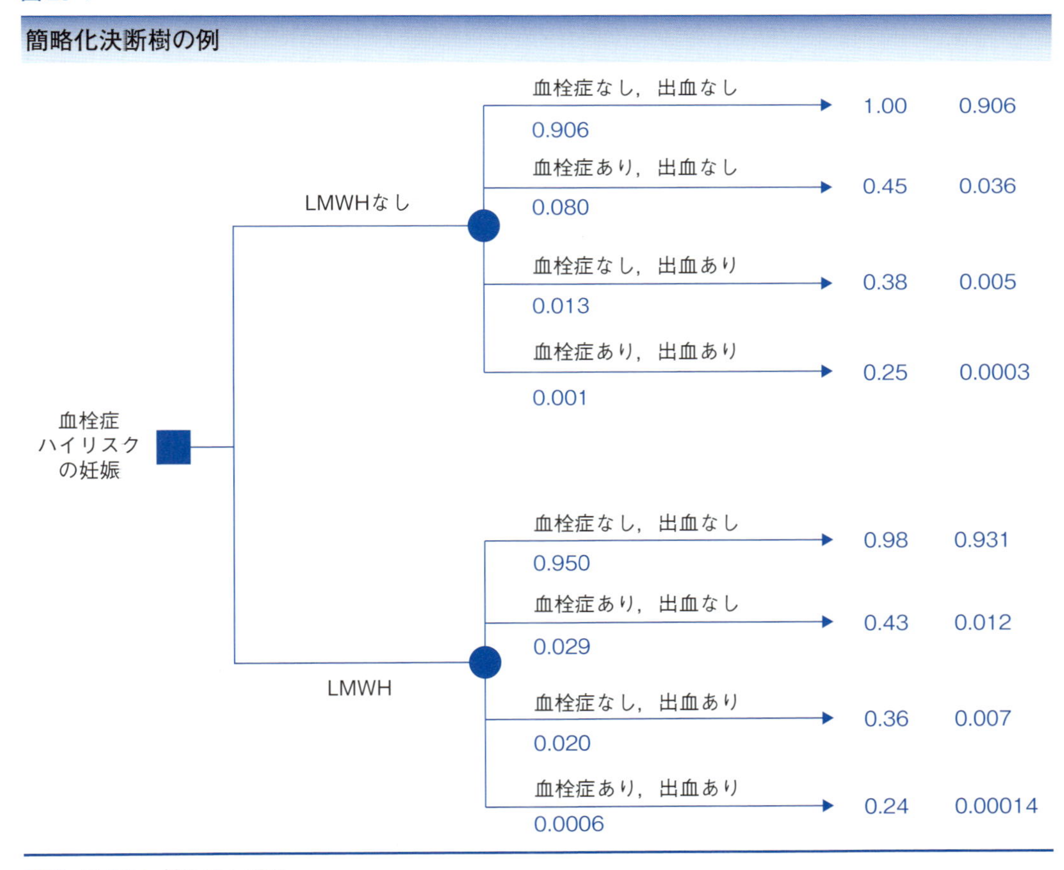

略語，LMWH: 低分子ヘパリン

析」を参照).

決断樹の例

図 26-1 に戻って，決断の各アーム（予防なし対 LMWH）には，1 つの偶発分岐点があり，そこから起こりうるアウトカムが 4 通りある（出血ありなし，血栓症ありなしからなる 4 通りの組み合わせ）．この図は，決断に関連する確率を表している．予防なし戦略においては，出血あり血栓症ありの確率は 0.1%，出血あり血栓症なしの確率は 1.3%，出血なし血栓症ありの確率は 8%，出血なし血栓症なしの確率は 90.6%である．LMWH 予防戦略では，出血あり血栓症ありの確率は 0.06%，出血あり血栓症なしの確率は 2%，出血なし血栓症ありの確率は 2.9%，出血なし血栓症なしの確率は 95%である[1,8].

図 26-1 には，各健康状態に関連する価値が 0 から 1 のスケールで示されており，1 は完全な健康の効用値を表し，0 は死亡の効用値を表す．予防なし戦略では，否定的アウトカムのない健康状態（血栓または出血なし）は完全な健康状態であり，1.0 の効用値を示す．血栓症または出血イベントの発生により，健康状態の価値を血栓症の場合は 0.45 に，出血の場合には 0.38 に減少させる．否定的アウトカムの両方が同時に発生した場合，対応する効用値はさらに低い，0.25 となる．LMWH 群では，**治療の負担 burden of treatment** の追加により，4 つの健康状態の効用値はわずかに低くなる．

決断分析における最後のステップは，各々起こりうる行動過程について，総期待値（各アウトカムに関連した確率と効用値の合計）を算出することである．われわれが提示した確率と効用値の具体的な組み合わせによると，予防なしブランチの値は (0.906×1.0)+(0.080×0.45)+(0.013×0.38)+(0.001×0.25)，つまり，0.947 である．LMWH ブランチの値は (0.950×0.98)+(0.029×0.43)+(0.020×0.36)+(0.0006×0.24)，つまり，0.950 である．この例では，予防戦略がより望ましいが，2 つの選択肢間における期待値の差（「相対効用」とよばれる）は比較的小さい．

図 26-1 に示したモデルは，いくつかの点で過度に簡略化されている．たとえば，致命的なイベントまたは潜在的な長期罹患（たとえば，頭蓋内出血や血栓症後症候群の発生後）の可能性を考慮していない．また，健康状態の時間も考慮していない．たとえば，合併症を伴わずに重大な出血を起こすと，エピソード中の効用値がかなり低下する可能性があるが，ほとんどすべて患者は，比較的迅速に完全な健康状態に戻るだろう．**マルコフモデル Markov model** とよばれるシミュレーションを使った**多状態推移モデル multistate transition model** は，実生活に近い分析を可能にする．たとえば，多状態推移モデルを用いた分析では，開始シナリオや決断樹のような患者（VTE 再発の高リスク）の場合，LMWH を用いた分娩時予防は資源の費用対効果が高いと結論している[9].

推奨を評価する

欄 26-1 に，ガイドラインまたは決断分析が信頼できる推奨を提供する程度を決定するための指針を示す．

欄 26-1

治療の推奨を評価するためのユーザーズガイド

臨床上の疑問は明確で包括的か
- 推奨された介入は明確かつ実行可能か
- 代替案は明確か
- 患者にとって重要な関連アウトカムのすべてが明示的に考慮されていたか

推奨は最新の最良エビデンスに基づいているか

各アウトカムについて価値観や意向が適切に指定されているか

著者らは推奨の強さを示しているか
- 推奨のグレード
- 感度分析

推奨を支持するエビデンスは容易に理解できるか
- 強い推奨の場合，その強さは適切か
- 弱い推奨の場合，提供された情報は協議による意思決定に役立つか

利益相反の影響は最小限に抑えられたか

臨床上の疑問は明確で包括的か

ガイドラインと決断分析からの最も有用な患者の治療に関する推奨は，推奨された行動，それらが比較される代替選択肢，適用する対象，適用状況を標準化された様式を使って明確に詳述することだろう．

推奨された介入は明確かつ実行可能か

推奨があまりにも漠然としていて参考にならない場合がある．たとえば，診療ガイドラインからのこの推奨を考えてみよう[10]．「糖尿病性足感染症の外来患者と入院患者の双方について，臨床医は，様々な専門分野の専門家による，好ましくは多分野の糖尿病フットケアチームによる，十分に調整されたアプローチの提供を試みるべきである」．この推奨で明確でないことは，「試み」の義務のレベル，「十分に調整された（well-coordinated）」治療を行うことに関与するもの，そして「さまざま」に含まれる専門分野の内容である．

対照的に，National Foundation for Health Care Excellence[11]の別のガイドラインは，推奨されている内容を明確にしている．「入院治療を必要とする糖尿病性足の問題を持つ患者の治療について，多分野のフットケアチームが管理することを推奨する．多分野のフットケアチームには，糖尿病専門医，関連専門知識を持つ外科医，糖尿病専門看護師，足病医，皮膚専門看護師が含まれていなけ

ればならない」.

代替案は明確か

ガイドラインパネリストが推奨を作成する際，他よりも具体的な行動方針を選択する．その代替選択肢が明確でない場合，その推奨の意義は不明瞭なままである．たとえば，「子宮マッサージは産後出血の治療に推奨される」という推奨[12]では，代替選択肢が明示されていないために解釈が難しくなる可能性がある．パネリストは，他の治療手段に優先して第1選択治療として子宮マッサージを行うことを提案しているのか，それとも他の併用措置に加えて推奨しているのだろうか．ガイドライン内においてその推奨を他と比較することで，パネリストは，単独の介入ではなく，他の手段に加えて子宮マッサージを使用すべきであることを意味すると推測できるが，推奨文はガイドライン全文を読まなくても理解できるほど明確にすべきである．対照的に，「われわれは，分娩後出血の女性の初期輸液蘇生について，コロイドに優先して，等張クリスタロイドを推奨する」という推奨[12]は，その代替選択肢を明白にすることによってより明確なメッセージを提供している．

あなたは気づいたかもしれないが，前セクションで提示された糖尿病の足の問題の管理に関する両方の推奨事項では，**対照群 control group** は明確に定義されていない．「フットケアチームがない」という選択肢は暗黙的な比較対照であるように見えるが，この治療戦略が何を伴うのかは不明である．

決断分析を使用する臨床医は，比較の選択肢が明示的であるため，選択肢が曖昧であるという問題に直面することはない．

患者にとって重要な関連アウトカムのすべてが明示的に考慮されていたか

介入の利益と害のバランスは，どのようなアウトカムが考慮されるかによって異なる．臨床医は，ガイドラインパネルまたは決断分析者が**患者にとって重要なアウトカム patient-important outcome** をすべて含めたかどうかを判断する必要がある．

> たとえば，米国胸部専門医学会（American College of Chest Physicians: ACCP）の抗血栓症ガイドラインの第8版（AT8）では，抗凝固薬が禁忌の脳卒中患者に弾性ストッキングを使用することが推奨されていた[13]．しかし，抗血栓ガイドラインの第9版（9th edition of the antithrombotic guidelines: AT9）では，それを使用しないよう提案された[14]．両方のガイドラインパネルは，死亡，肺塞栓症，症候性深部静脈血栓症のアウトカムを考慮したが，AT9パネリストはまた，弾性ストッキングにより皮膚合併症のリスクが4倍増加すると考えた．すなわち，1カ月の治療で患者1,000人あたり39人〔95%**信頼区間 confidence interval**（CI），1,000人あたり17～77人〕多い[15]．推奨の変更は，この皮膚合併症の追加的考慮が原因である．

患者にとって重要と考えられる典型的なアウトカムには，死亡，罹患（たとえば，重大な出血，慢性疾患の急性増悪，入院），患者報告アウトカム（patient-reported outcome）（たとえば，QOL，機能状態）が含まれる．**代理アウトカム surrogate outcome**（たとえば，脂質レベル，骨密度，認知機能検査）は，患者にとって重要なアウトカムとは適当に関連するが，決して重要ではない（第 13.4 章「代理アウトカム」を参照).

さらに，AT8 では，ビタミン K 拮抗薬で治療された患者は，4 週間以下の間隔で国際標準比（international normalized ratio: INR）モニタリングが提案されていた[16]．この推奨は，主に，頻繁なモニタリングが INR の治療範囲時間を拡大するという代理アウトカムに基づいていた．しかし，AT9 では，4 週間ごとではなく，12 週間までの INR 検査頻度が示唆された[17]．この推奨は，12 週間ごとのモニタリングでは血栓性イベントや重大出血が増えないことが判明した研究に基づいている．どちらの推奨も，明確に定義されたアウトカムに基づいている．しかし，アウトカムは最初のケースでは代理であり，2 番目のケースではより適切な，患者にとって重要なものであった．

介入によって影響を受けそうにないアウトカムは，典型的には，意思決定には関係しないため，考慮されない可能性がある．たとえば，死亡は非常に重要なアウトカムである．しかし，アレルギー性鼻炎の治療に鼻腔内抗ヒスタミン薬を使用するかどうかの決断には，その介入が死亡の確率に影響を与えそうにはないため，関連性がない．

推奨は最新の最良エビデンスに基づいているか

ガイドラインパネリストと決断分析者は，最新または更新されたシステマティックレビュー，好ましくはメタアナリシスを含むものにおける介入の利益と害の推定値と，それらの効果推定値に関する確信性の評価を基礎とすべきである．このようなメタアナリシスによるシステマティックレビューがない場合，ガイドラインパネリストは独自のレビューを実施したり，あまり系統的ではないエビデンス要約を提供したりする可能性がある．臨床医は，関連エビデンスを特定し，要約するために使用されたプロセスに関する説明を探し，このプロセスがどの程度信用できるものかを判断すべきである．また，文献検索が行われた日付もチェックすべきである（第 22 章「システマティックレビューとメタアナリシスのプロセス」を参照).

最新の最良エビデンスを使用しない推奨には，不十分または有害な治療を促すリスクがある．たとえば，長年，ガイドラインパネルは，化学療法後の好中球減少症患者におけるキノロンの予防効果を示唆する重要なエビデンス総体（body of evidence）を無視していた[18]．この集団における抗菌薬の予防的使用を提案したのは，2010 年の米国の感染症学会によるガイドラインだけである[19]．これは，積極的な調査が行われている地域でのガイドラインの迅速かつ時折の更新が必要であることを強調している（第 5 章「最新の最良エビデンスを探す」を参照).

各アウトカムについて価値観や意向が適切に指定されているか

アウトカムへの治療効果を評価することは，主に測定の問題であり，科学の問題である．アウトカムに意向を反映させることは価値観の問題である．たとえば，40〜49 歳の女性におけるマンモグラフィーによる定期スクリーニングに関連するアウトカムについて考えてみよう．乳がんの死亡は非常に小さく疑わしい減少であり，偽陽性の可能性が比較的高い（典型的には不必要な追跡検査や時には乳房の不必要な生検につながる)[20](第 28.3 章「スクリーニングに関する推奨」を参照)．ガイドラインパネルは，推奨を作成するためにアウトカムのトレードオフをする際，これらの 2 つのアウトカムそれぞれに付された価値を考慮しなくてはいけない．がん死亡の非常に小さい減少に高い値を割り当てるパネルは，スクリーニングを支持するが，不必要な処置を避けることに高い価値を割り当てるパネルは，それを支持しない．したがって，臨床医は，推奨を知るために使用された**価値観や意向 values and preferences** に関する明示的な記述を探すべきである．

推奨を決めるのはだれの価値観によるべきか．理想的な状況下では，推奨は患者の価値観や意向を探索した関連研究のシステマティックレビューに基づくべきである[21]．残念ながら，そのようなエビデンスはまだまれである．患者の価値観や意向に関する経験的なエビデンスがない場合，ガイドラインパネルや決断分析者は協議による意思決定に定期的に携わる臨床医の経験に頼る可能性がある．もう 1 つの選択肢は，推奨作成プロセスにおける代表的な患者と消費者の関与である[22]．しかし，臨床医や患者が典型的な患者を代表することができるかどうかを確認することは困難であり，おそらくは部分的にしか実現可能ではない．

価値観や意向に関する情報源が何であれ，それを明示的かつ透明にすることは可能である．残念なことに，そのようにできないままであることは，現行の診療ガイドラインにおける最も一般的な深刻な欠点である．対照的に，決断分析では，各アウトカムに特定の健康効用値（health utility）が割りあてられるため，明示的で定量的な値の指定が必要となる．しかし，決断分析における価値観や意向は明白であるかもしれないが，その出所が問題となる可能性がある．たとえば，児童の健康に関する 54 件の**費用効用分析 cost-utility analysis** のシステマティックレビュー（45 件の決断分析を含む）では，健康状態を評価するために使用された情報源は分析の 35%が著者自身の判断であり，他の 11%では価値観や意向が述べられていない[23]．

著者らは推奨の強さを示しているか

信頼できる推奨は，推奨の強さと，推奨を支持する効果推定値の確信性の等級（confidence rating)〔エビデンスの質（quality of evidence）としても知られている〕を特定すべきである[2]．**感度分析 sensitivity analysis** は，決断分析から生じる結論の強さを探るために使用される．

推奨のグレード

推奨には数十のグレーディングシステムがある[24]．しかし，最も一般的に使用される 3 つのアプローチは，**Grading of Recommendations Assessment, Development and Evaluation**（GRADE)[25]，米国心臓協会（American Heart Association: AHA)[26]，米国予防サービスタスクフォース（US Preventive Services Task Force: USPSTF)[27]である．これらのシステムの違いはこの章の範囲外であるが，われわれは 2 つの重要な類似点について言及する．

図 26-2

異なるグレーディングシステムにおける推奨の方向と強さ

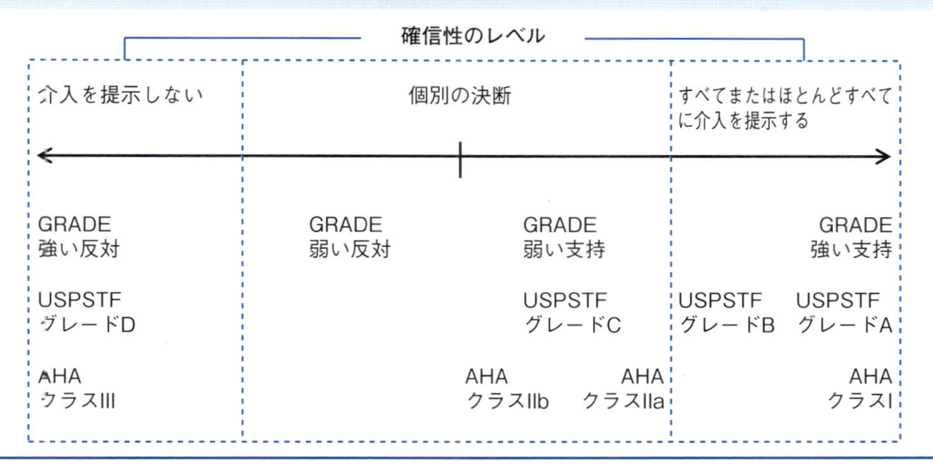

略語, AHA: 米国心臓協会, GRADE: Grading of Recommendations Assessment, Development and Evaluation, USPSTF: 米国予防サービスタスクフォース

これらの 3 つのシステムでは，効果推定値の確信性の等級（すなわち，エビデンスの質）を特徴とする．効果推定値の確信性とは，特定の推奨を支持するのに十分信用できる程度を表す（図 26-2）．GRADE アプローチでは，4 つのレベルの確信性，すなわち，高，中，低，非常に低が指定される（第 23 章「システマティックレビューとメタアナリシスの結果の理解と適用」を参照）．AHA と USPSTF のシステムは，3 つのレベルの確信性を指定する．すなわち，AHA アプローチでは A，B，C，USPSTF アプローチでは高，中，低である．

これらの 3 つのシステムは別の重要な特徴を共有しており，すべてまたはほとんどすべての患者に適用すべき（または回避すべき）推奨（すなわち，強い推奨）と，患者の価値観，意向，環境によって個別化する必要がある推奨（すなわち，弱い推奨）を区別する（図 26–2）．

感度分析

決断分析者は，不利益，利益，価値観の推定値を変更し，これらの変動する推定値が予想されるアウトカムに及ぼす影響を決定するために，データの不確実性を系統的に探索する感度分析を使用する．感度分析では，代替案の相対的効用値（relative utility）がアウトカムの可能性または価値の推定値における不確実性によってどの程度影響を受けるかという疑問を提起する．決断分析の結果が様々な確率推定値と様々な価値で変化しない場合，臨床医はその推奨を強いものと考えることができる．確率または価値の異なる妥当な値によって最終決断が変わる場合，その結論ははるかに弱くなり，真の確率を考えれば正しい選択が異なり，患者の選択は意向に応じて変わる可能性がある．

推奨を支持するエビデンスは容易に理解できるか

強い推奨の場合，その強さは適切か

強い推奨の臨床医へのメッセージは，「即実施（just do it）」である．したがって，不適切に強いとグレード付けされた（graded）推奨は，かなりの望ましくない結果をもたらす可能性がある．

望ましい帰結が望ましくない帰結をかなり上回り，患者の価値観や意向については合理的な確信がありばらつきが少なく，提案された行動方針の利益がその費用を正当化するならば，その効果推定値におく高い確信性は強い推奨を支持するだろう．介入効果に関してかなりの不確実性がある場合（効果推定値の確信性が低い），臨床医は一般に弱い推奨を期待すべきである（第 28.1 章「推奨の強さの評価: GRADE アプローチ」を参照）．

ガイドラインパネルは，効果推定値の確信性が低いまたは非常に低いにもかかわらず，強い推奨を適切に提示することがある．表 26-1 は，これが起こりうる 5 つの典型的状況を示している．臨床医は，低いまたは非常に低い確信性に基づいた強い推奨を注意深く検討しなければならない．表 26-1 に記載されている状況に該当しない場合は，推奨が不適当にグレード付けされた可能性がある．たとえば，2005 年から 2011 年までの内分泌学会ガイドラインを系統的に調査した結果，総数 357 件の推奨のうち 121 件が，効果推定値の確信性が低いまたは非常に低いことに基づく強い推奨であることが判明した．これらの 121 件のうち，わずか 35 件（29%）が表 26-1 に示されている状況の 1 つと一致しており，したがって明らかに適切である[31]．この結果は，効果推定値が低いまたは非常に低い確信性に基づいた強い推奨に直面した際には注意が必要であることを強調している．

決断分析では，確率推定値を変化させ価値を変化させた後に，治療選択肢の相対的効用値がほとんど変化せず，好ましいとする選択肢が変化しない場合には，強い推奨と似たようなものになる．臨床医は，どの変数が感度分析に含まれているか，各変数についてどのような範囲が設定されたか，もしあればどの変数が検討中の治療戦略の相対的望ましさを変更したかを調べるべきである．

理想的には，決断分析者はすべての確率推定値を感度分析に適用する．調べようとする範囲は，データ源に依存すべきである．推定値が，**バイアスのリスク risk of bias** が低く，CI が狭い大規模**ランダム試験 randomized trial** から得られたものである場合，調べる推定値の範囲は狭い場合がある．バイアスのリスクが大きい場合や，利益と不利益の推定値の精度が低い場合は，幅広い値を調べる感度解析が適切となる．また，決断分析者は，データ源によって再び決定される値の範囲を使って感度分析による効用値を調べるべきである．大多数の患者または一般大衆の有識者と代表者が，アウトカムの状態に似た等級付けをした場合，研究者は，感度分析において狭い範囲の効用値を使用できる．しかし，評価が小規模グループの評価者からのものであった場合，または典型的な効用値の推定値を幅広く変化させた場合，研究者は感度分析においてより広い範囲の効用値を使用すべきである．

弱い推奨の場合，提供された情報は協議による意思決定に役立つか

推奨，特に弱い推奨は，推奨に基づいて行動するために必要な重要な基礎情報を明示的に提供すべきである．ガイドラインでは，この情報は通常，備考欄，推奨の論拠，または推奨に伴うテーブ

表 26-1

低いまたは非常に低い確信性に基づいた強い推奨を正当化する 5 つの典型的状況

典型的状況	健康アウトカムの効果推定値の確信性（エビデンスの質）		利益と害のバランス	価値観や意向	資源の検討	推奨	例
	利益	害					
致死的状況	低または非常に低	重要でない（非常に低～高）	介入は，致死的状況において死亡を減少させる可能性がある．有害事象は影響がない	不確実であるが潜在的な救命利益に非常に高い価値をおく	利益と比較したわずかな増分コスト（また資源利用）は介入を正当化する	強い推奨賛成	季節性インフルエンザの直接エビデンスによれば，鳥インフルエンザ患者はオセルタミビル使用により利益を受ける可能性がある（効果推定値の確信性は低い）．この疾患の高死亡率，効果的な代替選択肢がないことを考えて，WHO は鳥インフルエンザ患者に対して治療しないことよりもむしろオセルタミビル使用に賛成する強い提言をした[28]．
不確実な利益，確実な害	低または非常に低	高または中	ありえるが不確かな利益．相当に確立された害	不確実な利益よりも確信できる有害事象には，はるかに高い価値をおく	利益と比較した高い増分コスト（または資源利用）は介入を正当化しない可能性がある	強い推奨反対	特発性肺線維症の患者では，アザチオプリン+プレドニゾンによる治療は，無治療と比較して可能ではあるが不確かな利益をもたらす．しかしながら，介入は，実質的に確立された害に関連している．国際ガイドラインでは特発性肺線維症患者に対してコルチコステロイドとアザチオプリンの併用治療を実施しないよう推奨されている[28]．
潜在的には同等だが，1 つの選択肢は明らかにリスクやコストが少ない	低または非常に低	高または中	利益の大きさは，不確実であるが代替案と明らかに似ている．競合代替案の 1 つについては害やコストが少ないことを確信している	害の減少に高い価値をおく	利益と比較した高い増分コスト（または資源利用）は介入を正当化しない可能性がある	強い推奨，害が少なくより安価	質の低いエビデンスによれば，早期ステージの外辺縁部（MALT）B 細胞リンパ腫の患者におけるヘリコバクター・ピロリ除菌は，放射線療法や胃切除術の代替選択肢と同じ完全寛解率をもたらすが，害，罹患，コストが少ないことには高い確信性がある．その結果，UpToDate では，MALT リンパ腫患者に対しては，放射線療法ではなく，ヘリコバクター・ピロリ除菌が強く推奨された[29]．

(*Continued*)

JCOPY 498-04866

表 26-1

低いまたは非常に低い確信性に基づいた強い推奨を正当化する 5 つの典型的状況 (*Continued*)

典型的状況	健康アウトカムの効果推定値の確信性（エビデンスの質）		利益と害のバランス	価値観や意向	資源の検討	推奨	例
	利益	害					
利益が同じことに対する高い確信性，1 つの選択肢リスクが多く，コストがかかる可能性	高または中	低または非常に低	利益の大きさは代替治療戦略と同じであることが確立されている．最良の（しかし不確実な）推定値では，1 つの代替案がかなり有害である	潜在的な害の増加を回避することに高い価値をおく	利益と比較した高い増分コスト（または資源利用）は介入を正当化しない可能性がある	大きな害の可能性のある介入に対する強い推奨	抗凝固療法を必要とし受胎計画または妊娠中の女性において，確信性の高い推定値では，異なる抗凝固薬で似た効果が示唆されている．しかし，間接エビデンス（低い確信性の効果推定値）は，経口直接トロンビン阻害薬（例，ダビガトラン）や Xa 因子阻害薬（例，リバロキサバン，アピキサバン）による胎児への潜在的な害が示唆されている．AT9 ガイドラインでは，受胎を計画している女性または妊婦に対してこのような抗凝固薬の使用に反対する推奨が作成されている[1]．
甚大な害の可能性	重要でない（低または非常に低）	低または非常に低	介入の潜在的な重要な害，利益の大きさはさまざま	潜在的な害の増加を回避することに高い価値をおく	利益と比較した高い増分コスト（または資源利用）は介入を正当化しない可能性がある	介入に反対する強い推奨	アンドロゲン欠乏症の男性では，テストステロン補給により生活の質が改善される可能性がある．確信性の低いエビデンスでは，テストステロンが前立腺がん患者のがん転移を増加させることを示唆している．米国内分泌学会は，前立腺がん患者のテストステロン補充に反対する推奨を作成した[30]．

略語，AT9: 抗血栓ガイドラインの第 9 版，MALT: 粘膜関連リンパ組織，WHO: 世界保健機関

表 26-2

summary-of-findings テーブル: VTE 既往妊婦における LMW ヘパリン予防的用量と予防なしを比較した分娩前と分娩後 VTE の予防[1]

アウトカム	RR (95%CI)	妊娠中に予想される絶対効果 予防なしのリスク	 LMWH によるリスク差	効果推定値の確信性
症候性 VTE	0.36 (0.20〜0.67)	低リスク		非直接性[b]と不精確さ[c]のため, 低
		20/1000 の VTE	13 少ない/1000 (16 少ない〜7 少ない)	
		中〜高リスク[a]		
		80/1000 の VTE	51 少ない/1000 (65 少ない〜30 少ない)	
大出血	1.57 (1.32〜1.87)[d]	分娩前期間		
		3/1000 の出血	1 多い/1000 (1 多い〜3 多い)[e]	非直接性[a]と不精確さ[f]のため, 低
		分娩後期間		
		10/1000 の出血	6 多い/1000 (3 多い〜8 多い)[d]	
治療の負担	・・・	負担の増加なし	毎日の注射	高

略語, CI: 信頼区間, LMWH: 低分子ヘパリン, RR: 相対リスク, VTE: 深部静脈塞栓症

a: 単回の特発性 VTE, 妊娠中またはエストロゲン関連 VTE, または長期の抗凝固療法を受けていない特発性 VTE の複数回既往

b: 集団は非直接的である (すなわち, 妊婦が含まれている).

c: 95%信頼区間は限界利益を含んでいる.

d: Collins らのシステマティックレビュー[32]に基づく相対効果の推定値

e: Greer らのシステマティックレビュー[8]に基づく LMWH を使用した女性における大出血の絶対効果の推定値

f: 95%信頼区間は限界害 (marginal harm) を含んでいる.

Bates SM, et al. Chest. 2012; 141 (2 suppl): e691S-736S[1]より転載.

ルに記載されている. GRADE ワーキンググループは, コクラン共同計画 (Cochrane Collaboration) と協力して, この目的のための特定の表, すなわち**結果要約テーブル summary-of-findings table** を設計した. このテーブルでは, 重要なアウトカムすべての確信性の等級と, 相対効果と絶対効果の関連推定値が示される. 表 26-2 に, この章の冒頭に示した臨床シナリオに関連する summary-of-findings テーブルを示す. 後で議論するように, summary-of-findings テーブルは協議による意思決定 (shared decision making) を容易にできる[33]. GRADE の summary-of-findings テーブルに見られる絶対効果の測定値は, 通常, 決断の決定樹に表示される.

利益相反の影響は最小限に抑えられたか

エビデンスの解釈に関わる判断と最終的な推奨の決定は，**利益相反 conflict of interest** を受けやすい可能性がある．医学では，ガイドラインパネリストや意思決定者が製薬業界との金銭的関係を報告する場合がよくある[34-36]．非金銭的利益相反もよくあり，金銭的利益相反よりもさらに大きな影響を及ぼす可能性がある[37,38]．この利益相反には知的利益相反（たとえば，推奨に関連する研究の以前の出版）と専門家の利益相反（たとえば，乳がんスクリーニングについての推奨を作成する放射線科医，または前立腺がんスクリーニングを推奨する泌尿器科医）が含まれる[39,40]．

臨床医は，ガイドラインパネリストや決断分析者の利益相反に関する声明を確認でき，通常，刊行物の始めまたは終わり，または補足ファイルに見つけることができる．臨床医は，これらの利益相反を管理するためにどのような戦略が実施されているかを確認する必要がある．利益相反のない大規模な代表者のパネリストによるガイドラインまたは決断分析，あるいは著者権限の地位に利益相反のない参加者を置いたもの，または金銭的利益相反と非金銭的利益相反の両方の影響を制限する規則を実施したものは，そうでないものと比べてより信用性が高い．利益相反のある専門家を除外したガイドラインは，利益相反の影響を制限する可能性があるが，ガイドラインの信用性を損ない許容可能性を脅かす可能性がある．臨床医はまた，推奨事項がガイドライン全体または推奨事項別に収集され管理されているかどうかを確認することもできる．潜在的な利益相反の影響は，後者のアプローチでは減少する可能性がある．

AT9 ガイドラインは，これらの戦略に関するいくつかの実行例を示している[38]．利益相反のない方法論的専門家が，推奨を作成する 14 パネルのそれぞれの委員長として選ばれ，主にその章を担当した．最終的にガイドライン全体の責任を負った実行委員会の委員長と他の 2 人のメンバーは，利益相反のない方法論的専門家だった．金銭的利益相反と知的利益相反の両方は，推奨事項別の基準で評価された．主要な利益相反のあるパネリストは，原則として意思決定への参加から除外されていた．このアプローチを実施する際の課題は，利益相反を管理するための最適な戦略に到達するために努力が必要であることを強調している[41,42]．

ユーザーズガイドの適用

臨床上の疑問は明確で包括的か

この章の冒頭に提示されている推奨事項は，提案されていること（「予防的量または中等量の LMWH による分娩前予防」），比較（「臨床的な警戒または日常的な治療ではなく」）を明確に示している[1]．表 26-2 に示されているように，ガイドラインパネリストは，患者にとって重要な可能性がある症候性血栓塞栓症，大出血，治療の負担のアウトカムを検討した．

推奨は最新の最良エビデンスに基づいているか

公表された AT9 ガイドラインの方法論セクションでは，以下の記述がある．「関連するエビデンスを特定するために，チームは…システマティックレビューと原著研究について，Medline, Cochrane Library, Database of Abstracts of Reviews of Effect の文献検索を実施した」，「レビューの質は評価された．可能な限り，最新の質の高いシステマティックレビューが要約推定値の情報源として使用された」[43]．この戦略は，推奨が発行された時の最新の最良エビデンスに基づいていることを確実にした.

各アウトカムについて価値観や意向が適切に指定されているか

ガイドライン作成者は, 抗血栓治療についての患者の意向に関するシステマティックレビューは, 妊婦の研究を特定していないことに留意した. このガイドラインに参加している経験豊かな臨床医による異なるアウトカムの等級付け練習では, VTE（深部静脈血栓症または肺塞栓症）の 1 エピソードが 1 件の重症頭蓋外出血とほぼ同等であることが示唆された. パネリストの臨床経験によれば, LMWH を数カ月間自己注射するという負担に直面した場合, 全員ではないがほとんどの女性が長期間の予防を選択し, これは VTE の予防に比較的高い価値を, 自己注射には比較的高い許容可能性をおいたことを示唆している. これらの価値観や意向が推奨を作成するために使用された.

著者らは推奨の強さを示しているか

この推奨は, GRADE アプローチを使って「弱い」と分類された.

推奨を支持するエビデンスは容易に理解できるか

この推奨には, 患者にとって重要なアウトカムの絶対推定値を提供する summary-of-findings テーブル（表 26-2）が添付されていた. この情報がどのようにして協議による意思決定に役立つのかについて引き続き議論できる.

利益相反の影響は最小限に抑えられたか

先に説明したように, AT9 ガイドラインでは, 推奨に及ぼす利益相反の影響を軽減するためのいくつかの戦略が実施された.

推奨事項をどのように使用すべきか

強い推奨

パネルの評価が鋭敏である場合, 臨床医は, 根底にあるエビデンスを徹底的に, またはおおざっぱでも見直したり, 患者との詳細な議論をしたりすることなく, すべてのまたはほとんどすべての状況において, 患者のすべてまたはほとんどに強い推奨を適用できる. ある代替案の効用値が他の選択肢よりも実質的に大きく, この相対的効用値が感度分析に対して頑強である場合には, 決断分析についても同様である. このような状況で患者とのエビデンスの議論が依然として役立つことがあるかどうか, たとえば, それが治療への遵守を高めるかどうかは不明のままである.

たとえば, アレルギー性鼻炎と喘息への影響ガイドラインでは, 成人のアレルギー性鼻炎の治療について鼻腔内抗ヒスタミン薬ではなく鼻腔内グルココルチコイドを推奨した（強い推奨）[44]. この推奨は, 重要な有害事象を伴わずにグルココルチコイドによる**症状 symptom** の重要な軽減（鼻漏, 鼻閉塞およびかゆみ）に基づいていた. 効果推定値は, バイアスのリスクが低く, 治験間での一貫した結果, 精確な効果（狭い CI), 集団に適用可能な結果を有するランダム化試験のシステマティックレビューから由来していた. ガイドラインパネルの推論では, すべての, またはほとんどすべての情報を得た患者がグルココルチコイドを選択することは著しく妥当である. したがって, 鼻腔内抗ヒスタミン薬よりも鼻腔内グルココルチコイドの有益性や潜在的な害について患者と詳細な議論する必要はない.

臨床医が強い推奨を遵守しなければならないという特異な状況が常に存在する．たとえば，心筋梗塞の状況におけるアスピリンは強く推奨されるが，アスピリンにアレルギーのある患者に治療を施すのは誤りである．しかし，幸いにもそのような独特な状況はまれである．

弱い推奨

患者の価値観や意向はもちろん，エビデンスを慎重に考慮すると，大規模ランダム化試験やシステマティックレビューの臨床分野においても，多くの推奨は弱い．たとえば，AT9で発行された600を超える推奨の3分の2が弱い推奨であった[17]．

弱い推奨は通常，患者の価値観や意向に敏感であるため，提案された一連の行動の潜在的な利益と害をとりあげた患者との議論を含む協議による意思決定アプローチが，最良エビデンスと患者の価値観や意向の両方を反映する最適な方法となる（第27章「意思決定と目の前の患者」を参照）．弱い推奨を使うためには，臨床医は根底にあるエビデンスを理解する必要がある．

たとえば，米国内科学会（American College of Physicians）は，認知症患者にコリンエステラーゼ阻害薬またはメマンチンを使用することを提案している（弱い推奨）[45]．この推奨は，認知と全体機能の悪化を遅らせるための薬物のわずかな利益に対する高い確信性を保証するランダム化試験のエビデンスに基づいている．ガイドラインパネリストは，生活の質が特により進行した認知症で悪いと判断された場合，家族は認知症進行のわずかな遅延を望ましい目標として見なすことができない可能性があると指摘した．さらに，その効果の大きさは小さく，薬物に付随する有害作用もある．パネルは，情報を得た患者（またはその家族）が異なる選択をすると合理的に期待した．

臨床シナリオの解決

このガイド，特に表26-2にある情報を確認した後，推奨が信頼できるものであると判断し，冒頭のシナリオに提示されたような患者と協議による意思決定を行うことを計画する．患者との会合では，妊娠中のLMWHの効果と無治療の効果（女性1,000人あたり症候性VTEが51人少ない）について議論することから始まり，その後有害作用に関する情報（妊娠中と分娩後を追跡された女性1,000人あたり7件多い母体出血）について議論し，数カ月間の連日注射が意味する治療の潜在的な負担について言及する（注射の負担を除いたすべてのアウトカムについては効果推定値の確信性は低い）．ガイドラインパネルが正しい場合，ほとんどの患者は，血栓性イベントのリスクを低下させることにより高い価値を置き，出血リスクの不確実なわずかな増加や治療による特定の負担にはより低い価値をおくだろう．そのような患者は予防を選択する．しかし，パネルが正しい場合，一部の患者は治療を拒否する．

したがって，患者が利用可能な最良エビデンスを理解し，その決断が患者の価値観や意向と一致することを確実にするために，協議による意思決定が必要である．患者がVTE予防を選択した際でも驚くことではない．

参考文献

1. Bates SM, Greer IA, Middeldorp S, et al. VTE, thrombophilia, antithrombotic therapy, and pregnancy: Antithrombotic Therapy and Prevention of Thrombosis, 9th ed: American College of Chest Physicians Evidence-Based Clinical Practice Guidelines. Chest. 2012; 141 (2 suppl): e691S-736S.
2. Graham R, Mancher M, Wolman DM, et al. eds. Clinical Practice Guidelines We Can Trust. Washing-

ton, DC: National Academies Press; 2011.

3. Laine C, Taichman DB, Mulrow C. Trustworthy clinical guidelines. Ann Intern Med. 2011; 154(11): 774-775.
4. Qaseem A, Forland F, Macbeth F, et al; Board of Trustees of the Guidelines International Network. Guidelines International Network: toward international standards for clinical practice guidelines. Ann Intern Med. 2012; 156(7): 525-531.
5. Shekelle P, Woolf S, Grimshaw JM, et al. Developing clinical practice guidelines: reviewing, reporting, and publishing guidelines; updating guidelines; and the emerging issues of enhancing guideline implementability and accounting for comorbid conditions in guideline development. Implement Sci. 2012; 7: 62.
6. Schünemann HJ, Wiercioch W, Etxeandia I, et al. Guidelines 2.0: systematic development of a comprehensive checklist for a successful guideline enterprise. CMAJ. 2014; 186(3): E123-E142.
7. Kassirer JP, Moskowitz AJ, Lau J, et al. Decision analysis: a progress report. Ann Intern Med. 1987; 106(2): 275-291.
8. Greer IA, Nelson-Piercy C. Low-molecular-weight heparins for thromboprophylaxis and treatment of venous thromboembolism in pregnancy: a systematic review of safety and efficacy. Blood. 2005; 106(2): 401-407.
9. Johnston JA, Brill-Edwards P, Ginsberg JS, et al. Cost-effectiveness of prophylactic low molecular weight heparin in pregnant women with a prior history of venous thromboembolism. Am J Med. 2005; 118(5): 503-514.
10. Lipsky BA, Berendt AR, Cornia PB, et al; Infectious Diseases Society of America. 2012 Infectious Diseases Society of America clinical practice guideline for the diagnosis and treatment of diabetic foot infections. Clin Infect Dis. 2012; 54(12): e132-e173.
11. National Institute for Health and Care Excellence. Diabetic foot problems: Inpatient management of diabetic foot problems (CG119). London, England: National Institute for Health and Care Excellence; 2011.
12. World Health Organization. WHO recommendations for the prevention and treatment of postpartum haemorrhage. Geneva, Switzerland: World Health Organization; 2012.
13. Albers GW, Amarenco P, Easton J, et al. Antithrombotic and thrombolytic therapy for ischemic stroke: American College of Chest Physicians Evidence-Based Clinical Practice Guidelines (8th Edition). Chest. 2008; 133(6 suppl): 630S-669S.
14. Lansberg MG, O'Donnell MJ, Khatri P, et al. Antithrombotic and thrombolytic therapy for ischemic stroke: antithrombotic therapy and prevention of thrombosis, 9th ed: American College of Chest Physicians Evidence-Based Clinical Practice Guidelines. Chest. 2012; 141(2 suppl): e601S-36S.
15. Dennis M, Sandercock PA, Reid J, et al; CLOTS Trials Collaboration. Effectiveness of thigh-length graduated compression stockings to reduce the risk of deep vein thrombosis after stroke (CLOTS trial 1): a multicentre, randomised controlled trial. Lancet. 2009; 373(9679): 1958-1965.
16. Ansell J, Hirsh J, Hylek E, et al; American College of Chest Physicians. Pharmacology and management of the vitamin K antagonists: American College of Chest Physicians Evidence-Based Clinical Practice Guidelines (8th Edition). Chest. 2008; 133(6 suppl): 160S-198S.
17. Holbrook A, Schulman S, Witt DM, et al; American College of Chest Physicians. Evidence-based management of anticoagulant therapy: Antithrombotic Therapy and Prevention of Thrombosis, 9th ed: American College of Chest Physicians Evidence-Based Clinical Practice Guidelines. Chest. 2012; 141(2 suppl): e152S-84S.

18. Hughes WT, Armstrong D, Bodey GP, et al. 2002 guidelines for the use of antimicrobial agents in neutropenic patients with cancer. Clin Infect Dis. 2002; 34(6): 730-751.
19. Freifeld AG, Bow EJ, Sepkowitz KA, et al; Infectious Diseases Society of America. Clinical practice guideline for the use of antimicrobial agents in neutropenic patients with cancer: 2010 update by the Infectious Diseases Society of America. Clin Infect Dis. 2011; 52(4): e56-e93.
20. US Preventive Services Task Force. Screening for breast cancer: U. S. Preventive Services Task Force recommendation statement. Ann Intern Med. 2009; 151(10): 716-26, W-236.
21. MacLean S, Mulla S, Akl EA, et al; American College of Chest Physicians. Patient values and preferences in decision making for antithrombotic therapy: a systematic review: Antithrombotic Therapy and Prevention of Thrombosis, 9th ed: American College of Chest Physicians Evidence-Based Clinical Practice Guidelines. Chest. 2012; 141(2 suppl): e1S-23S.
22. Nilsen ES, Myrhaug HT, Johansen M, et al. Methods of consumer involvement in developing healthcare policy and research, clinical practice guidelines and patient information material. Cochrane Database Syst Rev. 2006; (3): CD004563.
23. Griebsch I, Coast J, Brown J. Quality-adjusted life-years lack quality in pediatric care: a critical review of published cost-utility studies in child health. Pediatrics. 2005; 115(5): e600-e614.
24. Atkins D, Eccles M, Flottorp S, et al; GRADE Working Group. Systems for grading the quality of evidence and the strength of recommendations I: critical appraisal of existing approaches BMC Health Serv Res. 2004; 4(1): 38.
25. Guyatt GH, Oxman AD, Schünemann HJ, et al. GRADE guidelines: a new series of articles in the Journal of Clinical Epidemiology. J Clin Epidemiol. 2011; 64(4): 380-382.
26. American College of Cardiology Foundation and American Heart Association. Methodology Manual and Policies From the ACCF/AHA Task Force on Practice Guidelines (2010). http: //my.americanheart.org/professional/StatementsGuidelines/PoliciesDevelopment/Development/Methodologies-and-Policies-from-the-ACCAHA-Task-Force-on-Practice-Guidelines_UCM_320470_Article.jsp. Accessed August 4, 2014.
27. US Preventive Services Task Force. Grade definitions. http: //www.uspreventiveservicestaskforce.org/uspstf/grades.htm. Accessed August 4, 2014. 26: How to Use a Patient Management Recom mendation 545
28. Schünemann HJ, Hill SR, Kakad M, et al; WHO Rapid Advice Guideline Panel on Avian Influenza. WHO Rapid Advice Guidelines for pharmacological management of sporadic human infection with avian influenza A (H5N1) virus. Lancet Infect Dis. 2007; 7(1): 21-31.
29. Freedman AS, Lister A, Connor RF. Management of gastrointestinal lymphomas. UpToDate. http: //www.uptodate.com. Accessed March 27, 2014.
30. Bhasin S, Cunningham GR, Hayes FJ, et al; Task Force, Endocrine Society. Testosterone therapy in men with androgen deficiency syndromes: an Endocrine Society clinical practice guideline. J Clin Endocrinol Metab. 2010; 95(6): 2536-2559.
31. Brito JP, Domecq JP, Murad MH, et al. The Endocrine Society guidelines: when the confidence cart goes before the evidence horse. J Clin Endocrinol Metab. 2013; 98(8): 3246-3252.
32. Collins R, Scrimgeour A, Yusuf S, et al. Reduction in fatal pulmonary embolism and venous thrombosis by perioperative administration of subcutaneous heparin. Overview of results of randomized trials in general, orthopedic, and urologic surgery. N Engl J Med. 1988; 318(18): 1162-1173.
33. Treweek S, Oxman AD, Alderson P, et al; DECIDE Consortium. Developing and Evaluating Communication Strategies to Support Informed Decisions and Practice Based on Evidence (DECIDE): pro-

tocol and preliminary results. Implement Sci. 2013; 8: 6.
34. Norris SL, Holmer HK, Ogden LA, et al. Conflict of interest in clinical practice guideline development: a systematic review. PLoS One. 2011; 6(10): e25153.
35. Neuman J, Korenstein D, Ross JS, et al. Prevalence of financial conflicts of interest among panel members producing clinical practice guidelines in Canada and United States: cross sectional study. BMJ. 2011; 343: d5621.
36. Choudhry NK, Stelfox HT, Detsky AS. Relationships between authors of clinical practice guidelines and the pharmaceutical industry. JAMA. 2002; 287(5): 612-617.
37. Ioannidis JP. Why most published research findings are false. PLoS Med. 2005; 2(8): e124.
38. Guyatt G, Akl EA, Hirsh J, et al. The vexing problem of guidelines and conflict of interest: a potential solution. Ann Intern Med. 2010; 152(11): 738-741.
39. Norris SL, Burda BU, Holmer HK, et al. Author's specialty and conflicts of interest contribute to conflicting guidelines for screening mammography. J Clin Epidemiol. 2012; 65(7): 725-733.
40. Dahm P, Kunz R, Schünemann H. Evidence-based clinical practice guidelines for prostate cancer: the need for a unified approach. Curr Opin Urol. 2007; 17(3): 200-207.
41. Neumann I, Karl R, Rajpal A, et al. Experiences with a novel policy for managing conflicts of interest of guideline developers: a descriptive qualitative study. Chest. 2013; 144(2): 398-404.
42. Neumann I, Akl EA, Valdes M, et al. Low anonymous voting compliance with the novel policy for managing conflicts of interest implemented in the 9th version of the American College of Chest Physicians antithrombotic guidelines. Chest. 2013; 144(4): 1111-1116.
43. Guyatt GH, Norris SL, Schulman S, et al. Methodology for the development of antithrombotic therapy and prevention of thrombosis guidelines: Antithrombotic Therapy and Prevention of Thrombosis, 9th ed: American College of Chest Physicians Evidence-Based Clinical Practice Guidelines. Chest. 2012; 141(2 suppl): 53S-70S.
44. Brozek JL, Bousquet J, Baena-Cagnani CE, et al; Global Allergy and Asthma European Network; Grading of Recommendations Assessment, Development and Evaluation Working Group. Allergic Rhinitis and its Impact on Asthma (ARIA) guidelines: 2010 revision. J Allergy Clin Immunol. 2010; 126(3): 466-476.
45. Qaseem A, Snow V, Cross JT Jr, et al; American College of Physicians/American Academy of Family Physicians Panel on Dementia. Current pharmacologic treatment of dementia: a clinical practice guideline from the American College of Physicians and the American Academy of Family Physicians. Ann Intern Med. 2008; 148(5): 370-378.

第27章

意思決定と目の前の患者

Decision Making and the Patient

Victor M. Montori, Glyn Elwyn, PJ Devereaux, Sharon E. Straus,
R. Brian Haynes, and Gordon Guyatt

この章の内容

はじめに

エビデンスに基づく医療 evidence-based medicine（EBM）の３つの基本原則の１つとして，臨床決断を下すのにはエビデンス **evidence** だけでは決して十分ではないという点があげられる（第２章「エビデンスに基づく医療とは何か」を参照）．臨床医は患者の（臨床的，社会的，経済的な）ジレンマを理解し，患者にとって最適な治療に関係するエビデンス総体（body of evidence）を特定するためのノウハウを必要とする．しかし，それだけでは十分ではない．エビデンスに基づく医療の実践においては，臨床決断が患者の**価値観や意向 values and preferences** に合致することが必要である．

われわれは，健康と生活に対する患者の視点，優先順位，信条，期待，価値観，目標を含む包括的用語として，価値観や意向という表現を使用する．より精確には，この表現は各個人が治療選択肢それぞれについての利益（benefit），**害 harm**，コスト，および不便さを考慮して用いるというプロセスの意味で用いられる．

臨床医は，患者の価値観や意向を考慮することにより，命を救う治療を受けることを断る患者や，臨床医の視点からは，すべての望みが絶たれ緩和治療がより懸命な道に見えると思われてもなお助かりたいという気持ちから実薬治療を受けようとする患者を理解できるようになる．また，政策上の決断や**診療ガイドライン practice guideline** の内容が，同じエビデンスに基づきながら状況や文脈で異なることも，価値観や意向の違いによるものである．有益な効果の推定値の確信性が低い場合や，重要な利益とその利益と同程度の重要性を持つ不利益とが拮抗しているような場合，価値観や意向の考慮は必要不可欠となる．

意思決定にどのようなアプローチが可能か

欄 27-1 は，重要な決断に直面した臨床医と患者にとって理論的に利用可能な意思決定のアプローチを要約している．

欄 27-1

意思決定アプローチ

患者の価値観や意向に一致した決断を下すための努力がほとんど，あるいはまったくない

パターナリスティックアプローチまたはペアレンタルアプローチ: 臨床医には，患者の価値観や意向を明確にし，患者の立場に立って決断を下すという姿勢がほとんどない．

患者の価値観や意向に一致した決断を確実にするためのアプローチ

臨床医を最適なエージェントとするアプローチ: 臨床医は，患者の価値観や意向を確認し，患者の立場に立って決断を下す．

情報に基づく意思決定: 臨床医が患者に情報を提供し，患者が決断を下す．

協議による意思決定: 患者と臨床医の両方が，決断のために，情報またはエビデンス，そして価値観や意向を提示する．

パターナリスティックアプローチ

臨床医が患者に対し，選択肢に関する最低限の情報しか与えず，患者からの意見を聞かず決断を行うようなスタイルのことを，一般的にパターナリスティック（paternalistic）アプローチまたはペアレンタル（parental）アプローチといい，患者の価値観や意向は考慮されない．これは，患者が自らの希望を口にする機会がないことを意味するのではなく，その意思表示が遅れて，あるいは診療経過の途中で行われる場合がある．たとえば，治療の選択肢が患者の価値観や意向と一致していない場合に，患者はその決断に従わなかったり，あるいは診察を受けた直後に治療プランを放棄してしまったりする．エビデンスに基づく医療では意思決定のプロセスにおいて患者の価値観や意向を尊重し配慮することが求められている．したがって，このペアレンタルアプローチは，患者の自主性を侵害しているという点で，EBM に反しているといえる．

臨床医を最適なエージェントとするアプローチ

理論上は，わざわざ患者を交えて意思決定を行うようにしなくても，患者の価値観や意向に一致した決断を行うことは可能である．そのためには，臨床医は患者の価値観や意向を評価し，それを一連の代替的措置の利益とリスクに関するエビデンスと照らし合わせて患者の立場に立って考えなければならない．

一部の専門家は，ときとして臨床医を最適なエージェント（clinician-as-perfect-agent）とするモデルと称されるこのアプローチを実行するのは不可能と考えている[1]．それは彼らが，患者が一連の選択肢について，どのような利益，害，コスト，不便さが考えられるのかを比較検討するというプロセスの深い理解を確信できるような効果的な方法が存在しないという立場に立つからである．

その一方で，患者の価値観や意向を引き出すためのツールで，期待効用理論（expected utility theory）とよばれるものに依存しているアプローチを提供する専門家もいる．また，これらのツールと組み合わせて使用することで，患者の価値観を考えられる代替治療戦略の重要なアウトカムの可能性について数値〔効用値（utility）〕を引き出す**決断分析 decision analysis** というモデルも提案されている（第 26 章「患者の治療に関する推奨の使い方: 診療ガイドラインと決断分析」を参照）．これらのモデルには限界があり，①心理学者は，患者が決断分析の元となる仮説に準拠した決断を下すわけではないことを見つけ[2,3]，また，②日々の診療において使うには難しすぎる[4]．さらに，このようなツールの裏づけとなる仮説を支持する経験的エビデンスは限られており[5]，このような分析をもとに下された決断は，一連の問題について理解した合理的な考えを持つ患者が下す決断とは異なる場合がある．

情報に基づく意思決定アプローチ

非常に独特な意思決定の方法として，決断を任された患者自身が，臨床医からは最小限の意見しか得ずに，すべての決断に関連のある情報を入手し，選択肢を検討して決断を下す場合がある．しばしば「情報に基づく意思決定（informed decision-making）」と称されるこのアプローチは，患者と臨床医がそれぞれに独自の専門的見解を持つということを認める．患者の専門は，自分の価値観や意向，そして置かれている状況（夜勤へのシフト，錠剤服用を手助けする介護者の不在，研究室試験への参加，開示されていない代替薬剤の使用のような，治療の**アドヒアランス（遵守）adherence**，治療の忍容性，治療の効果に影響を与える可能性のある個人的，社会的な要因）についてである．

臨床医は，決断における技術的側面の専門家である（すなわち，エビデンスに基づいた各選択肢の長所と短所に関する情報と，実際に決断した経験）．患者についてこのアプローチを選択した場合，完全な情報をはっきりと提示することが臨床医の主な役割となる[6]．

協議による意思決定アプローチ

このアプローチでは，患者と臨床医が双方向の意見交換を行う．臨床医は臨床研究から得られたエビデンスを分担し，患者は個人的な経験，社会的関係，そして素人の病気相談を通して得られるいわゆる「患者領域（patient space）」にてアクセス可能なエビデンス，技術資料，あるいはインターネットを分担する．この双方向の意見交換には，個人的情報も含まれる（すなわち，価値観や意向の基盤となるような情報を共有する）．患者と臨床医の双方が提示された価値観や意向を明確に認識しながら選択肢を検討し，最善の行動について，双方が合意を達成する．このモデルは，「協議による意思決定（shared decision-making）アプローチ」とよばれている[7,8]．

協議による意思決定に関しては多くの記述がある[8]．1つのモデルでは，チームトーク，オプショントーク，決断トークの3種類の「トーク（talk）」を持つ臨床医のアイデアを使用する[9]．欄 27-2は3種類のトークを説明し，図 27-1は提案された配列を示し，患者が一連の代替的措置についての理解を得るのを支援し，そうすることで，情報に基づく意向を構築し，やがて良好な決断に至る．ある臨床医は，協議による意思決定を，臨床医自身の価値観や意向を示すことも必要とされ，それによって決断が影響される場合がある．EBMを実践する医療者は，2つの理由からこれを望ましくないと考えるかもしれない．第1の理由は，哲学的な問題である．臨床医は患者のアウトカムが悪かった場合に後悔したり，起訴されたりすることでこれら選択の結果を経験するかもしれないが，しかし実際に治療に耐え，選択の結果を背負うことになるのは，ほかならぬ患者である．第2の理由は，患者と臨床医が歴史的にお互いに関係してきたことに関連している．患者は，臨床医が明らかにしたものと不安を抱えるようであれば，価値観や意向を明らかにしたくないかもしれない．この懸念は，特に予防治療の決断において，両者はその違いに気づいているものの患者と臨床医がときに異なる価値観や意向を持つことがあるというエビデンスによってより重要となる（欄 27-3）．

図 27-1

意思決定アプローチとエビデンスに基づく医療

アプローチ	ペアレンタル	最適なエージェントとしての臨床医	協議による意思決定	情報を与えられた患者による意思決定
選択肢に関する情報フローの方向と情報量	臨床医 ► 患者	臨床医 ► 患者	臨床医 ◄► 患者	臨床医 ► 患者
価値観や意向に関する情報フローの向き	臨床医 ► 患者	臨床医 ◄ 患者	臨床医 ◄► 患者	臨床医 ◄ 患者
検討	臨床医	臨床医	臨床医，患者	患者
決断者	臨床医	臨床医	臨床医，患者	患者
EBM の原則との一貫性	専門的分野に特化した決断でないかぎり，あるいは選択肢がある場合には，no	yes	yes	yes

略語，EBM: エビデンスに基づく医療．Charles C, et al. Soc Sci Med. 1997; 44（5）: 681-692[7]より修正後転載

欄 27-2

協議による意思決定のトークモデル

チームトーク（team talk）

チームトークは，合理的な選択肢が存在し，それらの選択肢を患者がより詳細に検討する方法を理解できるよう臨床医が手助けすることを患者に認識させる．チームトークの構成要素は次のとおりである．

一歩離れて見る．要約し，次のように言ってみよう．「さて問題を特定したので，次は何をすべきかについてチームで考えてみよう」．

選択肢を提供する．患者は選択の提示内容を誤解し，臨床医が無能で，情報を提供しない，またはその両方であると考えることがあることに注意する．このリスクを軽減するために次のように言ってみよう．「これらの治療法がどのように異なっているかについて良い情報があり，議論したいので，一緒に検討しましょう」．

選択肢を正当化する．個々の価値観や意向，不確実性の役割を尊重することの重要性を強調する．

個々の価値観や意向については，異なる問題がある人々にとって他の人よりも重要であることを説明することは容易に理解されるべきである．次のように言ってみよう．「治療は異なる結果をもたらします．いくつかは他の人よりもあなたにとってより重要です」．

不確実性については，患者はしばしば医療の不確実性の程度，つまりエビデンスがない可能性があり，個々のアウトカムが個々のレベルで予測できないことがあることを認識していない．次のように言ってみよう．「治療は必ずしも効果的ではなく，有害作用を経験する可能性もさまざまです」．

患者の反応を確認する．選択肢からの選択は戸惑うかもしれず，一部の患者は懸念を表明するかもしれない．提案される表現は次である．「続けましょうか」「選択肢について話しましょうか」．

終了を延期する．一部の患者は，臨床医に何をすべきかを伝えてほしいと尋ねることがある．このような場合には，終了を延期するか先延ばして，あなたがそのプロセスを支援したいと願っていることを患者に安心させるようにすべきである．次のように言ってみよう．「私の意見を分かち合い，良い決断を下すのを手助けできることをうれしく思う．しかし，その前に，選択肢をより詳細に説明して，何が重要なのか理解できるようにしてもよいでしょうか」．

オプショントーク（option talk）

オプショントークは，合理的な治療選択肢を明確にし，患者がそれらを比較するのを助ける行為である．オプショントークの構成は次のとおりである．

患者の知識をチェックする．十分に情報を得ている患者でさえ，その選択肢とそれに伴う害や利益を部分的にしか認識していないか，誤った情報を知らされている可能性がある．次のように訪ねてチェックしてみよう．「あなたの状態の治療についてどのようなことを見聞きしていますか」

選択肢を列記する．わかりやすい構造を提供するので選択肢の明確なリストを作成する．それらを書き留めて，次のように言ってみよう．「詳細について述べる前に選択肢をリストアップさせてください」．妥当ならば，注意深い待機の選択肢を含めるか，積極的監視のような積極的な用語を使用すべきである．

選択肢を説明する．対話して，価値観や意向を調べる．選択肢を実用的な用語で説明する．2 つの治療法がある場合は，次のように言ってみる．「どちらの選択肢も同じく定期的に投薬を受けます」．明確な違い（手術対投薬），延期が可能な場合，決定が可逆の場合は指摘する．すなわち，次のように言ってみる．「これらの選択肢は，他の人と比べてあなたには異なる意味を持つので，説明したい」．

害と利益を説明する．異なる選択肢の良い点と悪い点を明確にすることは，協議による意思決定の中心である．フレーミング効果のような効果的なリスクコミュニケーションと，絶対的および相対的な条件でリスクデータを提供することの重要性について学ぶ．「チャンクとチェック」と呼ばれるプロセスである，情報を大量に提供し，患者が理解できるかどうかを確認する．

患者の決断支援ツールを提供する．これらのツールはオプションを可視化し，時間を節約することができる．臨床遭遇で使用するのに十分簡潔なものもある．次のように言ってみる．「これらのツールは，選択肢の詳細を理解し，一緒に決定を下すのに役立つように設計されています．これらを一緒に見てみましょう」．

選択肢をまとめる．選択肢を再度列挙し，再検討を求めることによって理解を評価する．これは「ティーチバック（teach-back）」法とよばれ，誤解をチェックする良い方法である．

決断トーク（decision talk）

ここでは患者に「何が最も重要か」と尋ねる努力をし，そうすれば，代替案を比較する方法をよりよく理解できるようになる．彼ら自身の意見を形作り，患者と協力して賢明で十分に考慮された決定を下す次のステップを踏むのが最善方法であることを見てみよう．決断トークの構成要素には次のものが含まれる．

患者の価値観や意向に焦点をあてる．意向を形作るよう患者を導く．提案される表現は以下である．「あなたの視点から見ると，あなたにとって最も重要なのは何ですか」．患者の優先性に応じて，選択肢のどの側面が他ではなくその選択肢を選ぶことにつながるかを患者が検討できるよう手伝う．

意向を引き出す．患者が希望するならば，もっと時間を与えたり，喜んでガイドしたりする代替策を用意する．

決断に移行する．決定を延期するか，決定を下す必要性をチェックしてみる．提案された表現は次である．「決定する準備はできましたか」「もっと時間が必要ですか」，「もっと質問がありますか」，「もっと議論すべきことはありますか」．

レビューを提供する．終了する利点は，可能であれば，患者に意思決定を見直すことを思い出させることである．

欄 27-3

患者と担当医は，似た価値観や意向を共有しているか

Devereaux ら[10]は，確率トレードオフ（probability tradeoff）という手法を用いて，脳卒中リスクを持つ 61 人の患者と，心房細動の患者を治療した 63 人の臨床医において，脳卒中に対する嫌悪の相対的な強さを測定した．本コラムのなかの図は，患者と臨床医が，100 人の患者を治療する際に，脳卒中を 8 人（重症 4 人と軽症 4 人）予防するために，最大で何人の上部消化管出血の過剰を許容できるかを示している．この図は次のようなことを示している．①脳卒中を回避したいという意思には，患者と臨床医との間でばらつきがある．②患者の方が臨床医よりも脳卒中になるのを嫌がる．③臨床医は臨床経過の中で発生する悪いアウトカム（たとえば，脳卒中）よりは，自分が処方することによって「引き起こした」悪いアウトカム（たとえば，出血）の方を嫌がる．もし患者の意向に基づいて治療を行うべきであるとすれば，これらのデータからは以下のように勧められるだろう．すなわち，意思決定の過程において臨床医が患者の価値観や意向を取り込むことができなければ，その臨床医は本来適切に推奨すべきである場合でも抗凝固療法に反対する立場を取るため，患者は，どの臨床医にかかるかによって，受けたい治療を受けられる場合と受けられない場合があることになる．

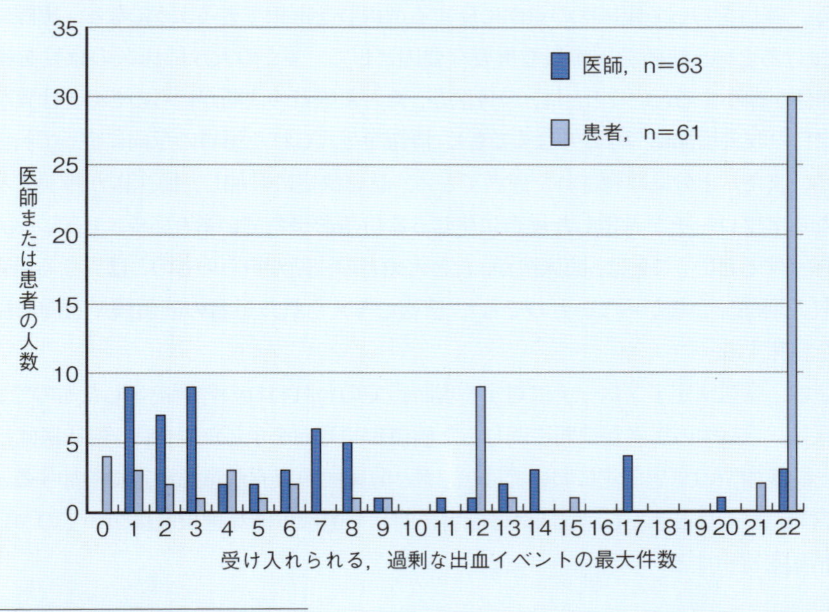

BMJ Publishing Group の許可を得て，Devereaux PJ, et al. BMJ. 2001; 323（7323）: 1218–1222[10]より転載．

対照的に，どのような一連の選択肢を実行したいかを決定し，それを患者に提供するのはほかならぬ臨床医であることから，いかなる意思決定方法にも臨床医の意向が反映されるものであると反論する声もあるだろう．この立場からすると，協議による意思決定を行うことによって，臨床医の価値観や意向を，暗黙裡ではなく，明確に検討できるという長所がある．さらに，患者は臨床医の意向にも関心を持っているようである．患者の自主性を尊重しようとしたことのある臨床医であれば，だれもが，「あなただったらどうしますか」といったような質問をされたことがあるのではないだろうか．このように，協議による意思決定は，意思決定プロセスにおいて患者の価値観や意向が盛り込まれるので，臨床医に自分のことを気にかけてもらいたい，という患者の願望にも応えるものである．

図 27-2

チームトーク，オプショントーク，決断トーク: 協議による意思決定の容易化

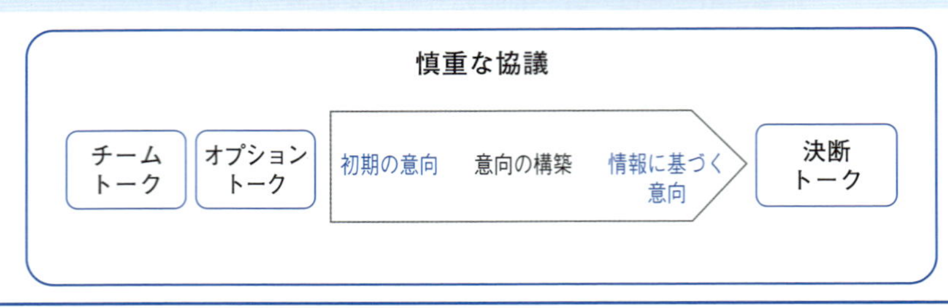

以上から，協議による意思決定をうまく機能させるためには，臨床医と患者の力関係の差を大幅に縮小させる必要があることがわかる．力関係の差が最小限になることによってのみ，情報を与えられた患者が，確信を持って臨床医の意向に反する選択肢を選択できるようになる．実際には，侵襲的処置を受けるという決断を下す最も重要な要因として，多くの人が臨床医の意見を報告している[11]．力関係が縮小するということは，臨床医が，たとえ患者の決断が自らのものとは異なる場合でも（また自らの収入増加につながらなくても），情報を与えられた患者の意向に従って行動することを意味する．また，十分に教育された患者でさえ，意思決定に参加し，臨床医が推奨するアプローチとは異なるアプローチを希望した場合に生じうる紛争を恐れているというエビデンスがある[12]．力関係が縮小するということは，臨床医が，たとえ患者の決断が自らのものとは異なる場合でも（また自らの収入増加につながらないものでも），情報を与えられた患者の価値観や意向に従って行動することを意味する．

図 27-2 は，意思決定アプローチに対する現時点でのわれわれの理解を示したものである．この理解に従えば，診察中の患者が決断に関与した価値観や意向を示した場合に，臨床医はそれを察知できる．一般参加型の意思決定においては，患者と臨床医の双方が意思決定に参加するという極端な場合も含め，どんなときでも，臨床医は患者に対して選択可能な選択肢についてのエビデンスに基づいた情報を提供する．

この患者に対してどの意思決定アプローチを用いるべきか

どの調査からも，目前の決断についての情報を受け取りたいという患者の考えが一貫して伺えるが[13]，多くの患者は，決断の責任は臨床医に負ってもらいたいと考えている[14,15]．その理由は，決断を取り囲んでいる激しい葛藤，理解不足，身体または認知機能の障害，自信の欠如，他の人々が責任を取ることを好む一般的な人間の傾向である．しかし，もっと問題なのは，患者がアクセスできるような形式での情報が臨床医から伝達されていない場合（すなわち，ヘルスリテラシーや数学的知識を必要とするような専門用語の使用[16]）や，患者側に意思決定に参加した経験がないとか参加したいという期待がないことで，患者が意思決定に参加していない場合，または臨床医に失望したり怒ったりするのを恐れる場合である.

以上のことを考えると，臨床医は選択肢に関する情報を提示し，患者が望むような決断アプローチを適応すべきかもしれない. さらにこれらの検討から，どの方法が最も患者に適しているかを判断するためには，患者の気持ちになって考える必要があり，また，場合によっては同じ診察時間内に，あるいは各決断について検討する過程で，患者の参加の程度が変化する場合があるため，臨床医は常に柔軟に対応する必要があることが示唆される.

治療の決断において患者が担いたいと考えている責任の度合いは患者の価値観や意向によって異なるため，一般参加型の意思決定スタイルを通じて共感でき柔軟性があるアプローチにはいくつかの長所がある. 話し合いの中に臨床医の価値観や意向をどの程度反映させ，最終的な意思決定のプロセスで臨床医と患者のどちらがより積極的に関与するのかということに，患者の望む意思決定方法を反映させることができる. 多くの臨床医は，特に低所得国の患者を中心に，貧困層や教育水準の低い患者が意思決定に参加する傾向が低いという印象を持っている. 確かにそうかもしれないが，一方で，臨床医が最適な情報を共有し，患者の話を聞き，患者の気持ちになって考えることで，そのような患者でも自らの治療に関する決断に参加できるし，また参加することに興味を持っていることに気づかされるかもしれない.

まとめると，臨床決断に患者の価値観や意向を取り入れようと考える EBM 実践者は，患者に対し，各選択肢の本質を効果的に伝え，情報を与えられた患者が意思決定プロセスにどの程度参加したいと考えているのかを患者の気持ちになって明らかにし，その患者の意思を最大限に尊重し，自らの価値観や意向が決断に至るまでのプロセスに影響を与えている場合には，それを特定し，はっきりと認識すべきである.

この患者に関わる難しい決断をする際，どのようなツールが使えるか

患者の決断支援ツール

選択肢の内容を効果的に伝達するための手段として，研究者は患者の**決断支援ツール decision aid** と称されるツールを考案し評価した. これらのツールは，臨床医が臨床経験を通して明らかにしたと考えられるリスクとリスク減少の概念を伝えるための直感的アプローチを用いる 1 つの方法である. 決断支援ツールは，疾患，治療選択肢，そして起こりうるアウトカムについての説明および確率的情報を患者にとってわかりやすい形式で提示する[17-19]. 適切に作られた決断支援ツールは，文献の**システマティックレビュー systematic review** に基づき，アウトカムとその確率についての正確な要約を作成する. 確率の要約の正確さに疑問を抱く臨床医は，その確率のエビデンスとなった **1 次研究 primary study** をレビューし，本書の原則を使って，その正確さを判断するとよい. さらに，適切に構築された決断支援ツールは，定量的な意思決定の背景となる知識をほとんど持たない患者に対して，評価された効果的な情報伝達の方法を提供してくれるものである. 一般的に，決断支援

図 27-3

患者が冠動脈リスクを軽減するためにスタチンを服用すべきかどうかを決定するための決断支援ツールのサンプル

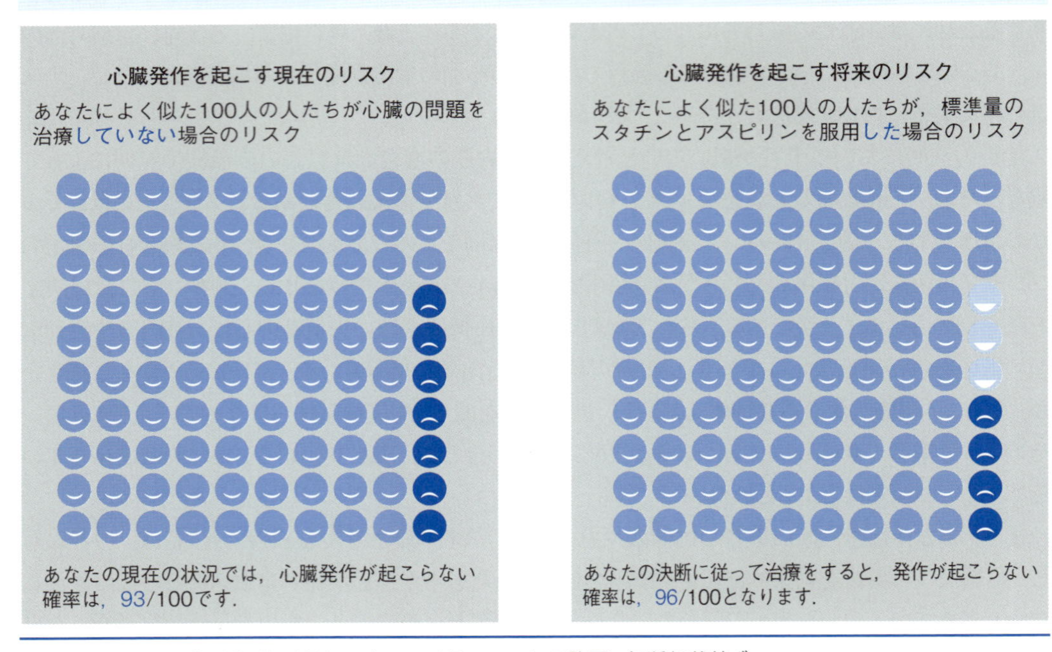

Mayo Foundation for Medical Education and Research の許可．無断転載禁ず．

ツールは，アイコン配列のような視覚的なイメージを使って，介入がある場合とない場合の重要なアウトカムを経験する人の割合を示す（図 27-3）．

決断支援ツールは，診療にどのような影響を与えるのか．コクランレビュー（Cochrane review）では，スクリーニングと治療の決断を助ける決断支援ツールに関する 86 件の**ランダム化試験 randomized trials** が同定された[18]．通常の治療と比較し，決断支援ツールは意思決定への患者の参加度〔**相対リスク relative risk** 1.4，95%**信頼区間 confidence interval**（CI): 1.0〜2.3〕と，患者の知識を高め（知識調査での得点が 19/100 ポイント，95%CI: 13〜24)，臨床医との決断の相違を減らした（−9.1/100，95%CI: −12〜−6)．しかし，このシステマティックレビューの著者らは，決断支援ツールによって意思決定プロセス，**健康アウトカム health outcome**，治療遵守，または医療使用やコストの削減に対する患者の満足度が一貫して高まることはないという結論を出している．

ガイドラインと同様に，利益相反のある開発者がエビデンス，選択肢，アウトカムを公平に提示できない場合，決断支援ツールは問題となる可能性がある．ガイドラインのように，決断支援ツールが患者使用に安全であり，患者や臨床医を誤解させないようにするための基準が開発されている[20,21]．

まとめると，決断支援ツールは，患者の知識を向上させ，意思決定プロセスの質とそのアウトカムを反映するための措置を改善する．日常的な臨床実践において決断支援ツールを使用することはまれであり，これには多くの実施上の障壁が存在する[22]．臨床医が通常の患者治療に統合できるような簡単な決断支援ツールがあれば，採用が改善されるだろう．意思決定における患者の参加度が高められ，それによって，情報を与えられた患者の意向が医療上の決断に与える真の影響度が反映されることになる[23]．ランダム試験では，診察中に使用できる簡単なツールは，意思決定における患者の参加を増やし，それによって，情報を与えられた患者の価値観が医療上の決断に与える影響度が反映されることがわかった[24-28]．このエビデンスは，治療法の選択，服薬遵守，臨床アウトカム，または医療使用やコストに決断支援ツールを使用することの一貫した影響を明らかにしていない．

今この患者に関わる意思決定にもっと時間と労力をかけるべきか

時間の障壁

EBM 実践に関心があり，情報を与えられた患者の価値観や意向に配慮した臨床決断を下したいと考えている臨床医は，すべての決断において上述の方法の 1 つあるいは複数を使用すべきだろうか．診療における最大の制約は，時間である．多くの臨床医は，診察を重ねる度に，前回よりもやるべきことが増えていく[29-31]．患者の問題に一緒に取り組むことは，診察中にすべきその他の活動（たとえば，記録，通常の予防治療[32]）と競合するが，このような追加の活動や需要に対応するために診察時間を延長できるわけではない．そのため，選択肢について患者に説明し，意思決定への参加を促す上で，時間が大きな壁となっていることを口にする臨床医が多いのも不思議ではない[33]．時間の制約がある場合にどうしたらよいのかについて，欄 27-4 にヒントを示す．

欄 27-4

時間の問題への解決策

重要な決断について話し合うための時間を作る
話し合いのための特別なフォローアップの診察時間を確保する
時間のかかる方法は，重要な決断に限定する
時間のかかる方法は，重要な問題に対応するときのためにとっておく
時間のかかる方法は，困難な決断を下すときのためにとっておく
助けを借りる
可能であれば，意思決定のための話し合いを行う時間と専門知識を持つ同僚に患者を紹介する
決断支援ツールを利用する

重要な決断と重要でない決断

患者が直面する決断の多くは，決定的に重要なものではない．つまり患者と臨床医によって間違った選択がされたとしても（すなわち，十分な議論を経ずして選択が行われた場合），有害な結果

はわずかであり，また少なくとも限定的なものである．多忙な臨床医は，このような重要性の低い状況に時間を割くよりは，非常に重要な結果に関係する選択に関わる決断が，患者の価値観や意向に合ったものであることを確実にするために努力したいと考えるだろう．

しかし，ある患者にとってどうでもよいことが，他の患者にとっては非常に大きな重要性を持つことがある．手にちくちくとした痛みのある良性病変を持つ農家の人がいて，皮膚科専門医が患者の同意を得てから病変の凍結治療を決断するまでの迅速さについて考えてみよう．その一方で，ハンドモデルとして働く女性が同様の皮膚病変を持っていた場合，この皮膚科専門医はどういった治療方法をとるだろうか．この女性は，同じ病変を持つ他のすべての患者と比較し，高額な美容整形を回避することよりも，目に見える瘢痕を回避することの方に格段に大きな価値を置くと考えられることから，治療の同意を得るための手順も，ずっと複雑なものになるだろう．

簡単な決断と難しい決断

簡単な決断の場合（すなわち，**患者にとって重要なアウトカム patient-important outcome** を達成するうえで非常に有効性が高く，なおかつ実施が簡単で，安価かつ安全であることから，情報を与えられた患者であればほぼ全員の患者が選択するだろうと考えられる選択肢が存在する場合），意思決定は迅速に行われる．これは，救急科における急性冠症候群の患者にアスピリンを投与する場合があてはまる．このような状況では，一文で論拠とプランについて説明すれば十分である．

しかし，介入の利益と不利益がもっと拮抗しているような状況もある．たとえば，冠動脈イベントの予防のために低用量アスピリンの日常投与を検討する場合，臨床医は患者と話し合いを行うべきである．この薬剤の使用は，冠動脈リスクの上昇とともに増加する出血リスクと関連している．したがって，アスピリンが冠動脈リスクや大腸がんに及ぼす好ましい効果を含めた，潜在的な利益に対して，この不利益を考慮する必要がある[34]．

上記の 2 つの状況（情報を与えられた患者であればほぼ全員が支持するであろう明確な決断と，きわどい選択）は，ガイドラインパネルによって提示される強い推奨ならびに弱い推奨に対応すべきである（第 26 章「患者の治療に関する推奨の使い方: 診療ガイドラインと決断分析」，28.1 章「推奨の強さの評価: GRADE アプローチ」を参照）．もし，ガイドラインパネルが適切に機能するならば，臨床医は強い推奨は「即実施（just do it）」と解釈し，弱い推奨は患者との協議による意思決定が必要であると解釈することができる．最初は簡単な決断のように見えていたのに，臨床医と患者が意思決定に思ったよりも時間を要する場合がある．ライフスタイルや慢性疾患の薬物治療のようないくつかの決断には，再検討と再確認または改訂を必要とする．患者が起こりうる有害作用について学ぶかまたは経験するか，処方を変更してそれに対する支払いを行うか，あるいは代替の解決策を模索するたびに，再検討が必要となるかもしれない．これらの決断の探索について費やされた時間やリソースは，患者がそもそもどうしてこれらの介入が行われたかについて再確認させることになり，治療に従うことを促進させるかもしれない（これが，図 27-3 で説明した糖尿病患者におけるスタチン使用に関する決断支援ツールの動機でもある）．

誤った情報を与えられた参加者

臨床医がエビデンスを歪めて認識している場合がある．このような誤った認識は，紛らわしい販売メッセージが，同僚を通じて非公式に，あるいは企業が出資する医学生涯教育や診療室での詳細な個別説明を通じて正式に，臨床医に伝わったことに起因すると考えられる．研究の 1 次報告において誤解を招く形で研究結果が発表されていた場合，臨床医がエビデンスを歪めて解釈してしまう原因となる（第 13.3 章「臨床試験結果の誤解を招く提示」を参照）．ガイドラインを作成するパネルの中には，その推奨が利益相反の影響を受ける専門家が含まれる可能性がある．これは，ガイドライン遵守が金銭的インセンティブ（すなわち，**医療の質に基づく支払制度 pay-for-performance program**）と関係している場合に特に問題となる．臨床医が推奨する治療が，あまりにも高価であったり，侵襲的であったり，新しすぎる場合，患者は何かがおかしいと気づくかもしれない．意思決定に十分に参加することができなかった場合，そのような患者は診察後に治療を放棄するか，臨床医への信頼をなくすか，または別の医者に診てもらおうとするだろう．

患者には誤った情報が知らされる可能性がある．歪められたエビデンスは，従来のメディアによる広告宣伝，素人医療，健康関連出版物，ソーシャルネットワーク，インターネット，そして誤解に基づくまたは利益相反のある臨床医を通じて患者に伝わる．安定狭心症の冠動脈ステントを受けた患者の 75%以上が，この治療後に，心筋梗塞と死亡のリスクを低下させると信じている（高い確信性のエビデンスとは対照的に）と考えてみよう[35]．印刷物で目にした内容を正しいと思い込んだ患者は，それによって勇気付けられ，必要もない介入あるいは適切な情報を与えられていれば望まないと思われる介入を処方するよう，主治医に要請するかもしれない．時間やスキルに限界のある患者は，自らが希望する介入がどれかを知った上で臨床医の診察を受けるため，その希望を聞き入れられたことで満足して診察室を後にするかもしれないが，臨床医の方は，選択された処置について不安が残るだろう[36]．

そのため，臨床医は，自身または自身の患者の知識基盤が歪められていることが疑われるような決断については，より慎重に時間をかけて検討すべきである．臨床医は，自分自身の理解が限られているか不正確であると疑われるときには，情報源に時間を費やすべきであり，患者が歪んだ知識ベースを持っていると疑われるときには，より慎重に時間をかけるべきである．臨床医の知識基盤を補正する戦略には，この医学文献ユーザーガイドで説明するスキルを使ったさまざまな情報源（第 5 章「最新の最良エビデンスを探す」を参照）からの，有効性の主張と強い推奨を支持するエビデンスのレビューが含まれる．患者の知識基盤を補正する方法はあまり知られていないが，1 つの案として，エビデンスレビューに患者を参加させる方法が考えられる．それ以外にも，入手可能であれば，エビデンスに基づく決断支援ツールを使用する方法もある．

複数の慢性状態を有する患者

新たな予防または治療介入の追加についての簡単な決断は，多すぎる医療選択肢を提供されている慢性状態の患者では難しい可能性がある．これは，複数の慢性的な症状を抱える患者，若年でますます一般的になっている状況，特に不利な立場に置かれている患者で最も頻繁に起こる[37]．これらの患者にとって，それぞれの選択肢は，その治療に内在する一連の潜在的な利益と害を伴うだけでなく，**治療の負担 burden of treatment** を表す治療に必須なセットとしてのモニタリングと治療の増加をもたらす．新規の介入は，患者の確立された治療プログラムに対する患者の注意，エネルギー，および時間を競う必要がある．この比較の最終結果には，新治療への最適または不十分な遵守，または確立された治療の中止が含まれる可能性がある．

臨床医は，治療の負担に直面する患者能力を評価する必要がある．この能力に影響するものには，患者の回復力，リテラシー，身体的および精神的健康，財務能力，社会資本，環境における支援レベルが含まれる．臨床医は，新しい治療法を加えることが患者の価値観や嗜好に合致するだけでなく，結果としての治療法がいかに実現可能であるかを考慮する必要がある．治療は，価値の低い介入を中断して，優先順位を付ける必要があるかもしれない．このような治療は，限られたまたは不明瞭な利益（生活の質または**予後 prognosis** に小さなまたは不確かな影響も及ぼすことなく生化学的または生理学的測定値を改善する）と引き換えに，患者に重大な負担（投与が困難，高額，重症有害作用）を課す．治療プログラムの優先順位付けは，臨床医と患者との共同審議の別のテーマでもある．この努力は，時には低侵襲医療 minimally disruptive medicine と呼ばれ，生活の中で最小限の治療負担を課しながら，患者の健康目標を追求する[38]．

その他の解決策

臨床医は，決断を下す目的のために次回の診察日を設定し，そのときまで決断を先延ばしにすることもできる．これは，臨床医がこれらの焦点が絞られた診察のための時間をスケジュールに組み込む心積もりがあることを前提にする．助けを借りるもう 1 つの選択肢として，協議による意思決定を行う時間と専門知識を併せ持つ同僚の専門医に患者を紹介する方法がある．プライマリケアチームは，チームがパートナーシップを結んだ患者との意思決定に集中するために，チームメンバー（医師，看護師，薬剤師，または介護治療者）を指定できる．医療施設によっては，決断指導員（看護師または他の医療専門家である場合が多い）から重要な決断についての詳細な考察を得ることができる[39]．

患者の決断支援ツールを利用する

重要な決断を検討している患者にとって，家族，友人，相談役と一緒にレビューするために自宅に持ち帰ることのできる教育的資料があれば役に立つだろう．そうすれば，次の診察までに質問をまとめて，最終決断を行うことができるかもしれない．Cochrane Decision Aid Registry（http://decision aid.ohri.ca/cochinvent.php）にある Cochrane Inventory には，このような決断支援ツールが 300 以上も存在する．Ottawa Health Decision Centre によって管理されるこの目録は，決断支援ツールとその目的についての説明を提供し，各ツールの開発者に連絡をとったり，入手を問い合わせたりするための連絡先情報も提供している．残念ながら，これらのツールの約 8 割は，臨床的な評価が行われていない[40].

より有望なアプローチは，臨床で遭遇する決断支援ツールを利用することである．このようなツールは，特定の状況について時間的制約で効率的であるように最適に設計されている（多くの場合，ユーザー中心のアプローチを使用している）．これらのツール（たとえば，発行カード，オプショングリッド）の数と性質は，日常治療における有効性と実行可能性のエビデンスが蓄積され，現在も拡大している[24-28]．このエビデンスは，臨床診療の間に使用するための簡単なツールによりプライマリケア相談の時間が約 3 分増えることを示唆している（例として，http: //shared decisions. mayoclinic.org および http: //www.option grid.org で入手可能）.

結論

エビデンスに基づく医療では，患者の治療の決断には利用可能な最良エビデンスと患者の価値観や意向の両方を反映すべきと強調しつづけている（第 2 章「エビデンスに基づく医療とは何か」を参照）．選択肢は，臨床医と患者の双方に最適な情報が提供され，患者にとって最も重要なことを尊重することを確実にする臨床医と協力して患者が選択するものでなければならない．また，選択された決断は，十分な情報を与えられた患者の決断と一致すべきであるとしている．この目標達成は大きな課題であり，臨床研究の対象分野としても有意義である．臨床医は，臨床決断には各種の方法が存在し，各方法を個々の患者に合わせて調整する必要性について認識すべきである．臨床医は，意思決定プロセスにおいて，エビデンスと意向をどう組み合わせるのかについても理解すべきで，自身と患者に適した方法を模索する過程で入手可能な限られたエビデンスを利用すべきである．

参考文献

1. Gafni A, Charles C, Whelan T. The physician-patient encoun-ter: the physician as a perfect agent for the patient versus the informed treatment decision-making model. Soc Sci Med. 1998; 47(3): 347-354.
2. Gafni A. When does a competent patient make an irrational choice [letter]? N Engl J Med. 1990; 323(19): 1354.
3. Kahneman D, Tversky A. Prospect theory: an analysis of deci-sions under risk. Econometrica. 1979; 47(2): 263-292.
4. Elwyn G, Edwards A, Eccles M, et al. Decision analysis in patient care. Lancet. 2001; 358(9281): 571-574.
5. Gafni A, Birch S. Preferences for outcomes in economic evaluation: an economic approach to addressing economic problems. Soc Sci Med. 1995; 40(6): 767-776.
6. Charles C, Gafni A, Whelan T. Decision-making in the physician-patient encounter: revisiting the shared treatment decision-making model. Soc Sci Med. 1999; 49(5): 651-661.
7. Charles C, Gafni A, Whelan T. Shared decision-making in the medical encounter: what does it mean? (or it takes at least two to tango). Soc Sci Med. 1997; 44(5): 681-692.
8. Makoul G, Clayman ML. An integrative model of shared decision making in medical encounters.

Patient Educ Couns. 2006; 60(3): 301-312.

9. Elwyn G, Tsulukidze M, Edwards A, et al. Using a 'talk' model of shared decision making to propose an observation-based measure: Observer OPTION 5 Item. Patient Educ Couns. 2013; 93(2): 265-271.
10. Devereaux PJ, Anderson DR, Gardner MJ, et al. Differences between perspectives of physicians and patients on anticoagulation in patients with atrial fibrillation: observational study. BMJ. 2001; 323 (7323): 1218-1222.
11. Mazur DJ, Hickam DH, Mazur MD, et al. The role of doctor's opinion in shared decision making: what does shared decision making really mean when considering invasive medical procedures? Health Expect. 2005; 8(2): 97-102.
12. Frosch DL, May SG, Rendle KA, et al. Authoritarian physicians and patients' fear of being labeled 'difficult' among key obstacles to shared decision making. Health Aff (Millwood). 2012; 31(5): 1030-1038.
13. Gaston CM, Mitchell G. Information giving and decision-making in patients with advanced cancer: a systematic review. Soc Sci Med. 2005; 61(10): 2252-2264.
14. Levinson W, Kao A, Kuby A, et al. Not all patients want to participate in decision making: a national study of public preferences. J Gen Intern Med. 2005; 20(6): 531-535.
15. Beaver K, Bogg J, Luker KA. Decision-making role preferences and information needs: a comparison of colorectal and breast cancer. Health Expect. 1999; 2(4): 266-276.
16. Montori VM, Rothman RL. Weakness in numbers. The challenge of numeracy in health care. J Gen Intern Med. 2005; 20(11): 1071-1072.
17. Whelan T, Gafni A, Charles C, et al. Lessons learned from the Decision Board: a unique and evolving decision aid. Health Expect. 2000; 3(1): 69-76.
18. Stacey D, Légaré F, Col NF, et al. Decision aids for people facing health treatment or screening decisions. Cochrane Database of Syst Rev. 2014; 1: CD001431. doi: 10.1002/14651858.CD001431.pub4.
19. Charles C, Gafni A, Whelan T, et al. Treatment decision aids: conceptual issues and future directions. Health Expect. 2005; 8(2): 114-125.
20. Elwyn G, O' Connor A, Stacey D, et al; International Patient Decision Aids Standards (IPDAS) Collaboration. Developing a quality criteria framework for patient decision aids: online international Delphi consensus process. BMJ. 2006; 333(7565): 417.
21. Joseph-Williams N, Newcombe R, Politi M, et al. Toward minimum standards for certifying patient decision aids: a modified delphi consensus process. Med Dec Making. 2013; 34(6): 699-710.
22. Elwyn G, Scholl I, Tietbohl C, et al. "Many miles to go…" a systematic review of the implementation of patient decision support interventions into routine clinical practice. BMC Med Inform Decis. 2013; 13(suppl 2): S14. doi: 10.1186/1472-6947-13-S2-S14.
23. Elwyn G, Frosch D, Volandes AE, et al. Investing in deliberation: a definition and classification of deci-sion support interventions for people facing difficult health decisions. Med Decis Making. 2010; 30(6): 701-711.27: Decision Making and the Patient 559
24. Weymiller AJ, Montori VM, Jones LA, et al. Helping patients with type 2 diabetes mellitus make treatment decisions: statin choice randomized trial. Arch Intern Med. 2007; 167(10): 1076-1082.
25. Mullan RJ, Montori VM, Shah ND, et al. The diabetes mellitus medication choice decision aid: a randomized trial. Arch Intern Med. 2009; 169(17): 1560-1568.
26. Montori VM, Shah ND, Pencille LJ, et al. Use of a decision aid to improve treatment decisions in

osteoporosis: the osteoporosis choice randomized trial. Am J Med. 2011; 124(6): 549-556.
27. Hess EP, Knoedler MA, Shah ND, et al. The chest pain choice decision aid: a randomized trial. Circ Cardiovasc Qual Outcomes. 2012; 5(3): 251-259.
28. Branda ME, LeBlanc A, Shah ND, et al. Shared decision making for patients with type 2 diabetes: a randomized trial in primary care. BMC Health Serv Res. 2013; 13: 301. doi: 10.1186/1472-6963-13-301.
29. Zuger A. Dissatisfaction with medical practice. N Engl J Med. 2004; 350(1): 69-75.
30. Yarnall KS, Pollak KI, Østbye T, et al. Primary care: is there enough time for prevention? Am J Public Health. 2003; 93(4): 635-641.
31. Mechanic D, McAlpine DD, Rosenthal M. Are patients' office visits with physicians getting shorter? N Engl J Med. 2001; 344(3): 198-204.
32. Getz L, Sigurdsson JA, Hetlevik I. Is opportunistic disease prevention in the consultation ethically justifiable? BMJ. 2003; 327(7413): 498-500.
33. Légaré F, Ratté S, Gravel K, et al. Barriers and facilitators to implementing shared decision-making in clinical practice: update of a systematic review of health professionals' perceptions. Patient Educ Couns. 2008; 73(3): 526-535.
34. Vandvik PO, Lincoff AM, Gore JM, et al; American College of Chest Physicians. Primary and secondary prevention of cardiovascular disease: Antithrombotic Therapy and Prevention of Thrombosis, 9th ed American College of Chest Physicians Evidence-Based Clinical Practice Guidelines. Chest. 2012; 141(2 suppl): e637S-e668S.
35. Rothberg MB, Sivalingam SK, Ashraf J, et al. Patients' and cardiologists' perceptions of the benefits of percutaneous coronary intervention for stable coronary disease. Ann Intern Med. 2010; 153(5): 307-313.
36. Mintzes B, Barer ML, Kravitz RL, et al. Influence of direct to consumer pharmaceutical advertising and patients' requests on prescribing decisions: two site cross sectional survey. BMJ. 2002; 324(7332): 278-279.
37. Barnett K, Mercer SW, Norbury M, et al. Epidemiology of multimorbidity and implications for health care, research, and medical education: a cross-sectional study. Lancet. 2012; 380(9836): 37-43.
38. May C, Montori VM, Mair FS. We need minimally disruptive medicine. BMJ. 2009; 339: b2803.
39. Woolf SH, Chan EC, Harris R, et al. Promoting informed choice: transforming health care to dispense knowledge for decision making. Ann Intern Med. 2005; 143(4): 293-300.
40. Ottawa Hospital Research Institute. Decision Aid Library Inventory(DALI). Patient Decision Aids website. http: //decisionaid.ohri.ca/cochinvent.php. Updated June 25, 2012. Accessed August 4, 2014.

第28.1章

上級編: エビデンスから行動へ
推奨の強さの評価: GRADEアプローチ

Advanced Topics in Moving from Evidence to Action
Assessing the Strength of Recommendations:
The GRADE Approach

Ignacio Neumann, Elie A. Akl, Per Olav Vandvik, Pablo Alonso-Coello,
Nancy Santesso, M. Hassan Murad, Frederick Spencer,
Holger J. Schünemann, and Gordon Guyatt

この章の内容

臨床シナリオ

あなたはプライマリケア医師で，60歳男性の重症心血管イベントとがんの**1次予防 prevention**のためにアスピリンを使用する可能性を検討している．患者は高血圧を有しているが，サイアザイドで適切にコントロールされており，それ以外は健康で，糖尿病や脂質異常症はなく，喫煙もせず，心臓病の家族歴もない．

決断をするために，まず，エビデンスに基づいた推奨を検索し，次の項目を見つけた．「多くの成人では，アスピリンの利益はリスク（主に出血）を上回る．50歳以上の大出血のリスクがない人では，低用量アスピリン（75〜100 mg）を推奨する（**効果推定値 effect estimate**に対する中等度の確信性に基づく弱い推奨）」[1].

対応する本書ユーザーズガイド（第26章「患者の治療に関する推奨の使い方：診療ガイドラインと決断分析」を参照）を読んだあと，弱い推奨は，個別の決断が必要であるという特定グループ（たとえば，ガイドラインパネル）の判断を反映することを知る．しかし，アスピリン使用に関する弱い推奨の論拠が気になり，**エビデンス evidence**から推奨に移行するための**Grading of Recommendations Assessment, Development and Evaluation（GRADE）**アプローチをもっと理解する良い機会であると判断する．

推奨の方向と強さ

他のエビデンスの等級付け（rating）システムに基づく推奨と同様に，GRADEアプローチで作成された推奨は，推奨の方向（介入に賛成または反対する）を指定し，強いまたは弱いと分類される．

強い推奨は，すべてまたはほとんどすべての患者に適用され，臨床医が（パネルの判断を信頼する心づもりができていれば）根底にあるエビデンスについて徹底的に（またはおおざっぱにでも）見直すことや，患者との利益とリスクの議論を必要としないことを示す．対照的に，弱い推奨は，ほとんどの患者に適用されるが全員には適用されない．弱い推奨を効果的に使用するためには，臨床医は推奨の方向性と強さを左右する重要な要素を理解し検討する必要がある．弱い推奨は通常，患者の**価値観や意向 values and preferences**に敏感であるため，協議による意思決定（shared decision making）に患者を参加させる準備が必要である（第27章「意思決定と目の前の患者」を参照）．

GRADEの推奨を作成する

GRADEは，エビデンスの要約（たとえば，**システマティックレビュー systematic review**や**メタアナリシス meta-analysis**）からの推定値の確信性を評価するための構造を提供し，ガイドラインの文脈では，エビデンスから推奨への移行も提供する．図28.1-1は，エビデンスの統合やエビデンスから推奨への移行を含む，GRADEの推奨を作成するステップを示している．最初のステップでは，ガイドラインパネリストは，標的集団，関心の介入，適切な比較対照を特定することを含む臨床上の問題を定式化する．概念的には，最終的な推奨はこの疑問に対する答えを表す．疑問を定式化したならば，ガイドラインパネリストは，関連するアウトカムを選択し，それらの重要性を意思決定に，重大（critical），重要（important），重要ではない（not important）と等級付けする．つまり，パネルは，推奨を作成する上で重大なアウトカムと重要なアウトカムを考慮する．ガイドラインパ

図 28.1-1

GRADE の推奨作成におけるステップ

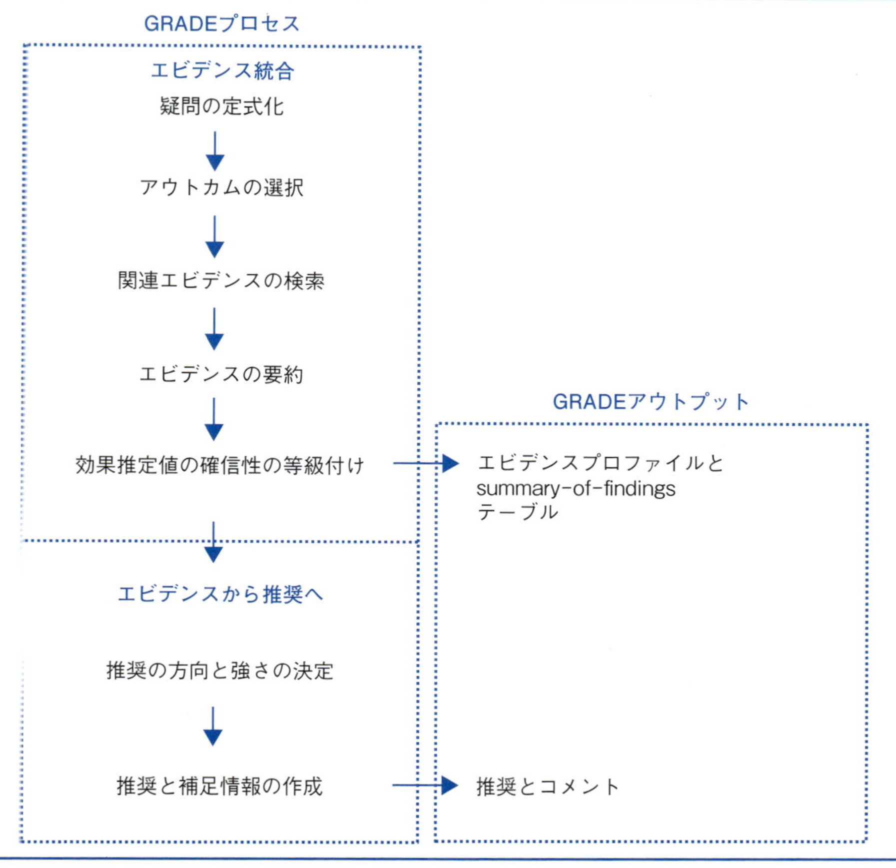

略語，GRADE: Grading of Recommendations Assessment, Development and Evaluation.

ネリストは次に，既存のシステマティックレビューとメタアナリシスを使用するか，または自らレビューを実施することにより，これらのアウトカムについての比較対照に対する介入の相対効果と絶対効果の両方の推定値を提供する要約を含めて，関連研究のすべてを検討する．

次に，エビデンスの要約を使用して，ガイドラインパネリストは，各アウトカムの効果推定値の確信性（confidence in estimate of effect）を高（high），中（moderate），低（low），非常に低（very low）に等級付けする（第 23 章「システマティックレビューとメタアナリシスの結果の理解と適用」を参照）．GRADE ワーキンググループは，エビデンスの要約について 2 つの標準的な表形式，**エビデンスプロファイル evidence profile と summary-of-findings（結果要約）テーブル**を開発した．エビデンスプロファイルは，効果推定値の確信性評価における判断の詳細な記録を提供し，効果の相対推定値と絶対推定値の両方を提示する（表 28.1-1）．summary-of-findings テーブルは，同じ情報についてより簡潔な要約を提供する（表 28.1-2）[2]．

次のステップは，エビデンスから推奨に移ることである．パネリストは，GRADE の推奨の方向

表 28.1-1

エビデンスプロファイル: 心血管疾患の一次予防におけるアスピリン（**75～100 mg**）対アスピリンなし[a]

質評価							効果		確信性	重要性
研究数（参加者数）	研究デザイン	バイアスのリスク	非一貫性	非直接性	不精確さ	その他の要因	相対効果（**95%CI**）	絶対効果（**10** 年間）		
死亡										
9（100,076）	RCT	深刻ではない	深刻ではない	深刻ではない	深刻[b]	深刻ではない	RR 0.94（0.88～1.00）	6 少ない/1000（12 少ない～0 少ない）	⊕⊕⊕○ 中	重大
心筋梗塞（非致死性イベント）										
9（100,076）	RCT	深刻ではない	深刻ではない	深刻ではない	深刻ではない	深刻ではない	RR 0.77（0.69～0.86）	19 少ない/1000（26 少ない～12 少ない）	⊕⊕⊕⊕ 高	重大
脳卒中（非致死性の虚血性脳卒中と出血性脳卒中）										
9（95,000）	RCT	深刻ではない	深刻ではない	深刻ではない	深刻[b]	深刻ではない	RR 0.95（0.85～1.06）	有意な差はないが，3 少ない/1000（10 少ない～4 多い）	⊕⊕⊕○ 中	重大
頭蓋外大出血										
9（95,000）	RCT	深刻ではない	深刻ではない	深刻ではない	深刻ではない	深刻ではない	RR 1.54（1.30～1.82）	16 多い/1000（7 多い～20 多い）	⊕⊕⊕⊕ 高	重大
がんの発症										
6（35,535）	RCT	深刻[c]	深刻ではない	深刻ではない	深刻[d]	深刻ではない	HR 0.88（0.80～0.98）	がんが 6 少ない/1000（10 少ない～1 少ない）	⊕⊕○○ 低	重要

略語，CI: 信頼区間，HR: ハザード比，MI: 心筋梗塞，RCT: ランダム化臨床試験，RR: 相対リスク

a: この表に含まれるベースラインリスクは，Framingham スコアの中リスク患者からのものである．これらのリスクは，冒頭のシナリオで提示された患者に対応する．

b: 95%CI には，かなりの利益と利益なしまたは害の両方が含まれている

c: 2 つの大規模研究は元のメタアナリシスから任意に除外された．

d: 絶対推定値には，十分な利益と限界的な影響が含まれている．

データは，Vandvik PO, Lincoff AM, Gore JM, et al. Primary and Secondary Prevention of Cardiovascular Disease: Antithrombotic Therapy and Prevention of Thrombosis, 9th ed: American College of Chest Physicians Evidence-Based Clinical Practice Guidelines. Chest. 2012; 141: e637S.

表 28.1-2

エビデンスプロファイル: 心血管疾患の一次予防におけるアスピリン（75〜100 mg）対アスピリンなし[a]

アウトカム	患者数（研究数）	相対効果（95%CI）	想定絶対効果（10 年間）		効果推定値の確信性（GRADE）
			アスピリンなし	アスピリンによるリスク差（95%CI）	
死亡	100,076（9）	RR 0.94（0.88〜1.00）	100/1000 の死亡	6 少ない/1000（12 少ない〜0 少ない）	⊕⊕⊕○ 中（不精確さのため）[b]
心筋梗塞（非致死性イベント）	100,076（9）	RR 0.77（0.69〜0.86）	83/1000 の心筋梗塞	19 少ない/1000（26 少ない〜12 少ない）	⊕⊕⊕⊕ 高
脳卒中（非致死性の虚血性脳卒中と出血性脳卒中）	95,000（9）	RR 0.95（0.85〜1.06）	65/1000 の脳卒中	有意な差はないが，3/1000 少ない（10 少ない〜4 多い）	⊕⊕⊕○ 中（不精確さのため）
頭蓋外大出血	95,000（6）	RR 1.54（1.30〜1.82）	24/1000 の出血	16 多い/1000（7 多い〜20 多い）	⊕⊕⊕⊕ 高
がん（発症）	35,535（6）	HR 0.88（0.80〜0.98）	50/1000 のがん	6 少ない/1000（10 少ない〜1 少ない）	⊕⊕○○ 低（不精確さとバイアスのリスクのため）[c,d]

略語，CI: 信頼区間，HR: ハザード比，MI: 心筋梗塞，RCT: ランダム化臨床試験，RR: 相対リスク

a: この表に含まれるベースラインリスクは，Framingham スコアの中リスク患者からのものである．これらのリスクは，冒頭のシナリオで提示された患者に対応する．

b: 95%CI には，かなりの利益と利益なしまたは害の両方が含まれている．

c: 2 つの大規模研究は元のメタアナリシスから任意に除外された．

d: 絶対推定値には，十分な利益と限界的な影響が含まれている．

データは，Vandvik PO, Lincoff AM, Gore JM, et al. Primary and Secondary Prevention of Cardiovascular Disease: Antithrombotic Therapy and Prevention of Thrombosis, 9th ed: American College of Chest Physicians Evidence-Based Clinical Practice Guidelines. Chest 2012; 141: e637S.

（direction）と強さ（strength）を熟考しながら次の 4 つの要因を検討する．すなわち，①効果推定値の全体的な確信性，②利益（benefit）と害 harm のバランス，③患者の価値観や意向の不確実性とばらつき，④資源の検討である（表 28.1-3）．推奨と関連コメントが，GRADE プロセスの最終成果物である（図 28.1-1）．われわれが強調しているように，このプロセスでは，効果推定値に対する確信性は推奨の強さに重要な影響を及ぼすが，2 つはまったく別のものである．つまり，高い確信性の推定値と低い確信性の推定値のどちらも，強い推奨または弱い推奨のいずれかと関連する可能性がある．

表 28.1-3

推奨の強さを決定する要因

	以下の場合，強い推奨が正当化される	以下の場合，一般的に弱い推奨を予想すべきである
効果推定値の全体的な確信性	効果推定値には高いまたは中等度の確信性がある（または確信性が低いまたは非常に低い場合の特別な状況）	効果推定値には低いまたは非常に低い確信性がある
	AND	OR
利益と害のバランス	利益は明らかに害を上回る，またはその逆	利益と害が拮抗している
	AND	OR
患者の価値観や意向における不確実性とばらつき	十分に情報を得た患者のすべてまたはほとんどすべてが同じ選択をする	十分に情報を得た患者が選択するものにはばらつきや不確実性がある
	AND	OR
資源の検討（任意）	介入の利益は，すべてまたはほとんどすべての状況において明らかに正当化される（または否定される）	介入の利益は，状況によっては正当化されないかもしれない

エビデンスから推奨へ

効果推定値の全体的な確信性

効果推定値の確信性〔エビデンスの質（quality of evidence）としても知られている〕は，通常，アウトカムによって異なる．たとえば，われわれは，まれな重症の有害作用が発生する頻度よりも，新しい介入の利益の推定値にほとんど常に確信がある．したがって，システマティックレビューの著者とガイドラインパネリストは，各アウトカム（each outcome）の推定値に確信性を提示しなくてはならない（第 23 章「システマティックレビューとメタアナリシスの結果の理解と適用」を参照）．また，GRADE ガイドラインでは，効果推定値に対する全体的な確信性（overall confidence）も提示されるが，それは意思決定にとって重大と考えられるアウトカムのなかで最も低い等級を表す．

「高」および「中」の効果推定値の確信性は，効果推定値が特定の推奨を支持するのに十分信用できるものであるというパネルの判断を反映している．望ましい帰結（利益）が望ましくない帰結（害，**負担 burden**，コスト）を明らかに上回っている場合，高い確信性と中等度の確信性が，特定の行動方針に賛成または反対する強い推奨を正当化する．しかし，望ましい帰結と望ましくない帰結が拮抗している場合，効果推定値の確信性が高くても強い推奨につながることはないだろう（表

28.1-3).

たとえば，**バイアスのリスク risk of bias** が低く，結果を集団に適用できる**ランダム化試験 randomized trial** のシステマティックレビューによるエビデンス（**不精確さ imprecision** による中等度の確信性）では，非弁膜性心房細動の患者において，アスピリンと比較してワルファリンを使用すると，脳卒中リスクは減少するものの出血リスクと**治療の負担 burden of treatment** が増加することが示されている．脳卒中リスクが高い人〔たとえば，うっ血性心不全，高血圧，75 歳以上の年齢，糖尿病，脳卒中または一過性虚血発作の既往，（Cardiac failure, Hypertension, Age, Diabetes Stroke system（$CHADS_2$））スコア 3〜6 点〕においては，望ましい帰結としての，年間治療患者 1,000 人あたり脳卒中減少 40 人〔95%の**信頼区間 confidence interval** (CI): 23〜51 人少ない〕は，望ましくない帰結としての，年間治療患者 1,000 人あたりの出血増加 8 人（95%CI: 1 人少ない〜10 人多い）や検査室モニタリングと生活習慣変更の必要性を明らかに上回る．その結果，ワルファリンに賛成する強い推奨が適切である[3].

しかし，脳卒中の中リスク患者（たとえば，$CHADS_2$スコア 1 点）では，望ましい帰結と望ましくない帰結のバランスはより拮抗している．アスピリンに対するワルファリンの使用は，年間治療患者 1,000 人あたり脳卒中イベントを 9 件（95%CI: 5〜11 件少ない）減らすが，脳卒中リスクが高い人と同じ出血と治療負担をもたらす．このような状況では，効果推定値の確信性が中等度にもかかわらず，ワルファリンを支持する弱い推奨がより適切である[3].

「低」および「非常に低」の効果推定値の確信性は，検討している一連の代替的措置に関連するアウトカムについてかなりの不確実性があるというガイドラインパネルの判断を反映している．このような状況では，不確実な利益や害に対するさまざまな態度は，情報を与えられた患者が選択するものにばらつきをもたらす可能性が高く，GRADE アプローチを使用するガイドラインパネルは，ほとんどの場合，弱い推奨を発行することが多い.

たとえば，**観察研究 observational study** のエビデンスによると，カリウムが豊富な食事は心血管リスクを低下させる可能性があることが示唆されている．しかし，効果推定値の確信性は低い（観察研究から由来している）[4].

介入には有害作用はなく，追加費用もほとんどないが，不確実な利益が食事を変える努力を正当化しないと判断する人もいれば，そうする準備ができている人もいるだろう．この場合，介入の利益に関する不確実性は，情報を与えられた患者が選択するもののばらつきの原因となる．したがって，弱い推奨（エビデンスに応じて情報を与えられた人のほとんどが食事を変更するかどうかについてのパネルの判断に応じて，賛成または反対）が適切である[4].

一般に，効果推定値の全体的な確信性が低いまたは非常に低い場合，弱い推奨を予想すべきである．したがって，低いまたは非常に低い確信性しか保証できないエビデンスに基づいて強い推奨を提供しているパネルを見つけた場合は，そのパネルの判断について疑念を抱くべきである．このような状況では，なぜその推奨が強いとグレード付けされたのかを慎重に検討する必要がある．

しかし，ガイドラインパネルは，効果推定値の確信性が低いまたは非常に低いにもかかわらず，強い推奨を適切に提示することがある．表 28.1-4 に，重要な効果推定値の確信性が低いにもかかわらず，強い推奨が正当化される 5 つの典型的状況を示す．

たとえば，低い確信性のエビデンスは，アンドロゲン欠乏症の男性では，テストステロン補充療法が健康を改善することを示唆している．しかし，**間接エビデンス indirect evidence**（効果推定値の低い確信性）は，テストステロンが前立腺がんを含むホルモン依存性がんの転移の一因になっている可能性を示唆している．ガイドラインパネルは，情報を与えられたアンドロゲン欠乏症と前立腺がんを有する男性のすべてまたはほとんどすべてが，健康におけるテストステロンの控えめな利益のために転移が促進されるようなリスクを冒さないことを選択すると合理的に考えるならば，テストステロンに反対する強い推奨を提示することが適切だろう[5]．

利益と害のバランス

利益と害のバランスは，推奨の方向性と強さの両方を決定づける重要な決定因子である．比較対照に対する介入の正味の利益（望ましくない帰結に対する望ましくない帰結）が小さい場合，ガイドラインパネルは一般的に弱い推奨を配布する（表 28.1–3）．このバランスに関するパネルの判断には，害に対する利益の大きさ（治療の負担を含む）と，典型的な患者が利益と害に与える相対的重要性という 2 つの要素が関係している．

たとえば，脳卒中リスクが低い非弁膜性心房細動の患者（たとえば，$CHADS_2$スコア 0）でワルファリン使用を無治療と比較すると，年間治療患者 1,000 人あたり脳卒中が 5 人減るが（95%CI: 1,000 人あたり 4〜6 人少ない），年間治療患者 1,000 人あたり大出血が 8 人増え（95%CI: 1,000 人あたり 1〜25 人多い）[3]，治療に伴う負担も増加する．正味の利益に関する決定は，患者が脳卒中，負担，出血のアウトカムにおく相対的価値に大きく依存する．典型的な患者は，脳卒中とその長期的な帰結の回避に非常に高い価値を置く．利用可能な最良推定値では，情報を与えられた患者の場合，脳卒中の回避は出血イベントの回避よりも 3 倍重要であることを示唆している[6]．この因子を考慮すると，脳卒中リスクが低い心房細動患者では，脳卒中の減少が出血の増加よりも重要である．つまり，患者 1,000 人あたり 5 人の脳卒中の減少（3 を掛ける）と患者 1,000 人あたり 8 人の大出血増加（1 を掛ける）である．しかし，特に脳卒中リスクが低い心房細動患者は典型的には若年で併存疾患がない可能性が高いことを考えると，この正味の利益は小さく，治療の負担は相当である．心房細動および脳卒中のリスクが低い患者が典型的に若く，併存疾患がないことを考慮すると，実質的な利益は小さく，治療の負担は大きい．その結果，このシナリオでは，情報提供を受けた患者のほとんどがワルファリンを使用しないことを選択する可能性がある．しかし，一部の人はその反対の選択肢を決定するかもしれない．したがって，この状況でのワルファリンに対しては弱い推奨が適切である[3]．

表 28.1-4

低いまたは非常に低い確信性に基づいた強い推奨を正当化する 5 つの典型的状況

典型的状況	健康アウトカムの効果推定値の確信性（エビデンスの質）		利益と害のバランス	価値観や意向	資源の検討	推奨	例
	利益	害					
致死的状況	低または非常に低	重要でない（非常に低～高）	介入は，致死的状況において死亡を減少させる可能性がある．有害事象は影響がない	不確実であるが潜在的な救命利益に非常に高い価値をおく	利益と比較したわずかな増分コスト（また資源利用）は介入を正当化する	強い推奨賛成	季節性インフルエンザの直接エビデンスによれば，鳥インフルエンザ患者はオセルタミビル使用により利益を受ける可能性がある（効果推定値の確信性は低い）．この疾患の高死亡率，効果的な代替選択肢がないことを考えて，WHO は鳥インフルエンザ患者に対して治療しないことよりもむしろオセルタミビル使用に賛成する強い提言をした[12]．
不確実な利益，確実な害	低または非常に低	高または中	ありえるが不確かな利益．相当に確立された害	不確実な利益よりも確信できる有害事象には，はるかに高い価値をおく	利益と比較した高い増分コスト（または資源利用）は介入を正当化しない可能性がある	強い推奨反対	特発性肺線維症の患者では，アザチオプリン+プレドニゾンによる治療は，無治療と比較して可能ではあるが不確かな利益をもたらす．しかしながら，介入は，実質的に確立された害に関連している．国際ガイドラインでは特発性肺線維症患者に対してコルチコステロイドとアザチオプリンの併用治療を実施しないよう推奨されている[13]．
潜在的には同等だが，1 つの選択肢は明らかにリスクやコストが少ない	低または非常に低	高または中	利益の大きさは，不確実であるが代替案と明らかに似ている．競合代替案の 1 つについては害やコストが少ないことを確信している	害の減少に高い価値をおく	利益と比較した高い増分コスト（または資源利用）は介入を正当化しない可能性がある	強い推奨，害が少なくより安価	ヘリコバクター・ピロリ陽性の早期節外 MALT リンパ腫患者におけるヘリコバクター・ピロリ除菌．質の低いエビデンスによれば，早期ステージのヘリコバクター・ピロリ除菌は，放射線療法や胃切除術の代替選択肢と同じ完全寛解率をもたらすが，害，罹患，コストが少ないことには高い確信性がある．その結果，UpToDate では，MALT リンパ腫患者に対しては，放射線療法ではなく，ヘリコバクター・ピロリ除菌が強く推奨された[14]．

(*Continued*)

表 28.1-4

低いまたは非常に低い確信性に基づいた強い推奨を正当化する 5 つの典型的状況 (*Continued*)

典型的状況	健康アウトカムの効果推定値の確信性（エビデンスの質）		利益と害のバランス	価値観や意向	資源の検討	推奨	例
	利益	害					
利益が同じことに対する高い確信性，1 つの選択肢はリスクが多く，コストがかかる可能性	高または中	低または非常に低	利益の大きさは代替治療戦略と同じであることが確立されている．最良の（しかし不確実な）推定値では，1 つの代替案がかなり有害である	潜在的な害の増加を回避することに高い価値をおく	利益と比較した高い増分コスト（または資源利用）は介入を正当化しない可能性がある	大きな害の可能性のある介入に対する強い推奨	抗凝固療法を必要とし受胎計画または妊娠中の女性において，確信性の高い推定値では，異なる抗凝固薬で似た効果が示唆されている．しかし，間接エビデンス（低い確信性の効果推定値）は，経口直接トロンビン阻害薬（例，ダビガトラン）や Xa 因子阻害薬（例，リバロキサバン，アピキサバン）による胎児への潜在的な害が示唆されている．9th edition of the antithrombotic guidelines（AT9）ガイドラインでは，受胎を計画している女性または妊婦に対してこのような抗凝固薬の使用に反対する推奨が作成されている[7]．
甚大な害の可能性	重要でない（低または非常に低）	低または非常に低	介入の潜在的な重要な害，利益の大きさはさまざま	潜在的な害の増加を回避することに高い価値をおく	利益と比較した高い増分コスト（または資源利用）は介入を正当化しない可能性がある	介入に反対する強い推奨	アンドロゲン欠乏症の男性では，テストステロン補給により生活の質が改善される可能性がある．確信性の低いエビデンスでは，テストステロンが前立腺がん患者のがん転移を増加させることを示唆している．米国内分泌学会は，前立腺がん患者のテストステロン補充に反対する推奨を作成した[5]．

略語，AT9: 抗血栓ガイドライン第 9 版，MALT: 粘膜関連リンパ組織，WHO: 世界保健機関

具体的な推奨を評価するためにGRADEを使用する臨床医は，ガイドラインパネルが，介入の利益と害をバランスさせる際に考慮する介入の絶対効果を提示するだけでなく，トレードオフを行うために使用した典型的な価値観や意向の判断を説明していることを期待すべきである.

患者の価値観や意向の不確定性とばらつき

われわれは価値観や意向の重要な役割を強調してきた. ガイドラインパネルが患者の価値観や意向について非常に不確かであるか，またはこれらには大きなばらつきがあると考える場合，弱い推奨がふさわしい（表28.1-3).

たとえば，ビタミンK拮抗薬（vitamin K antagonist: VKA）は，妊娠8週後に使用された場合の胎児喪失，胎児出血，催奇形性に関連している[7]. 妊娠を試みている長期VKA治療を受けている女性は，妊娠が達成された際に頻繁な妊娠検査の実施をしながら非経口的抗凝固薬をワルファリンに切り替えるか，または受胎前にVKAを非経口的抗凝固薬で置き換えるかの選択に直面する. 両方のオプションには限界がある. 小規模の観察研究では，妊娠初期の6～8週間ではVKAが安全であることを示唆する確信性の低い推定値が提示されている[8]. これは，負担と注射費用を考慮して，妊娠が達成されるまでワルファリンの使用を続けることを好む女性には，限定的ではあるもののいくらかの安心感を提供する. このシナリオにおいて情報提供された患者が好むものは不明なままであるが，さまざまである可能性が高い. 結果としては，弱い推奨が適切であるが，方向性は疑問である. 抗血栓ガイドライン第9版では，妊娠が達成されるまではVKA使用を支持する弱い推奨を公布した[7].

資源の考慮

保健予算は，家族，組織，国のいずれであっても，公正に分配されるべきである. たとえ**患者にとって重要なアウトカム patient-important outcome** に関する重要な利益につながる介入だけに焦点をあてていたとしても，資源の制約によっては，利益をもたらすすべての人にそれらを提供することは不可能かもしれない. 競合する健康ニーズと希少な資源の存在は，利益が適度でコストが高い場合ガイドラインパネルは，有益な治療法に対して反対する推奨を提示するかもしれない.

健康に関する**経済分析 economic analysis** がこれらの決断を下す指針を提供する（第28.2章「経済分析」を参照). 経済分析は，候補介入の利益や害とそれらに関連する資源使用を提示する. この分析により，使用資源量に関連したより大きな利益をもたらす介入を容易に選択できる.

強い推奨は，推奨された一連の行動措置の利益が，すべてのまたはほとんどすべての状況においてその資源利用を正当化できるというパネルの判断を反映している. 配信モード間における資源利用のばらつきの場合（たとえば，小児科健診は，医師，看護師，ナース・プラクティショナーの実践により行うことができる)，または推奨が適用されるセッティングにおける資源利用のばらつきの場合（たとえば，低所得国と高所得国)，ガイドラインパネルは弱い推奨を発行する可能性が高い

(表 28.1–3).

たとえば，安定した慢性閉塞性肺疾患（chronic obstructive pulmonary disease: COPD）を有する人々における吸入グルココルチコイド使用の利益と害のバランスは拮抗している．ランダム化試験からのエビデンスでは，吸入グルココルチコイド使用が症状や悪化のリスクを減少させるが，肺炎リスクを増加させる[9]．このエビデンスは，COPD 患者，特に症状が強い患者，または最適量の長時間作用型の吸入気管支拡張薬による長期投与にもかかわらず頻繁に悪化する患者において，一部のガイドライン作成者が吸入グルココルチコイドの使用を提案することにつながっている[10]．しかし，大きな効果を達成するためには長期間にわたる相当量の薬物を必要とし，介入の費用も比較的高い．世界保健機関（World Health Organization: WHO）のガイドラインパネルは，資源が限られている状況では，多くの環境において吸入グルココルチコイドによる小さな利益はその高コストを正当化するものではないと考え，したがって，介入に反対する強い推奨を示した[11]．対象とするガイドラインの読者が異なる資源利用の状況においては弱い推奨が適切であり，または異なるセッティングについて異なる推奨が必要となる．

資源の問題が推奨にどのように影響するかを学ぶことは，その推奨が自身のセッティングに関連しているかどうか，関連しているならばどのように関連しているのかを評価するのに役立つ．しかし，資源利用の問題はガイドラインパネル審議には必ずしも含まれず，一部のパネルは推奨を作成するための資源を考慮しないことを合理的に選択するかもしれない．

臨床シナリオの解決

あなたは，推奨の方向と強さについて議論された 4 つの要因の影響を調べることにする．このため，ガイドライン本文と表 28.1-1 と表 28.1-2 に目を向ける．

効果推定値の全体的な確信性

表に示されるように，ガイドラインパネリストは，死亡，心筋梗塞，脳卒中，頭蓋外大出血，がん発生の 5 つのアウトカムを考慮していた．最初の 4 つは意思決定にとって重大で，最後は重要と考えられた．バイアスのリスクが低いランダム化試験から得られた効果推定値，試験間の一貫した結果，精確な効果（狭い CI），集団への適用可能な結果から，心筋梗塞と頭蓋外大出血の効果推定値の確信性は「高」と等級付けされた．しかし，死亡と脳卒中のアウトカムについては，95%CI は，かなりの利益と利益なしまたは害の両方を含んでいたため，パネリストはその確信性を「中」に下げた．最後に，がんの発生のアウトカムについては，絶対推定値には相当な利益と限界的効果（不精確さ）が含まれており，このアウトカムを報告している元のメタアナリシスから 2 つの大規模研究を除外していることに懸念（バイアスのリスク）があったため，その確信性は「低」と等級付けされた．典型的には，効果推定値の全体的な確信性は重大なアウトカムにわたる最低の等級であり，この場合はがんの発生率（「低」の等級）が意思決定には重要だが重大ではないと判断されたため，「中」の等級である（第 23 章「システマティックレビューとメタアナリシスの結果の理解と適用」を参照）．

利益と害のバランス

60 歳で冠動脈疾患の平均リスク（10 年間で 10〜20%）と悪性腫瘍の平均リスク（約 5%）のベースラインリスク **baseline risk** を考慮すると，アスピリンの使用は，10 年間で，死亡を 1,000 人あたり 6 人（95% CI: 12〜0 人少ない），非致死性心筋梗塞を 19 人（95%CI: 26〜12 人少ない），新規のがん 6 人（95% CI: 10〜1 人少ない）を予防する．しかし，同じ期間に頭蓋外大出血を 16 人（95%CI: 7〜20 人多い）生じさせる（表 28.1-1 と 28.1-2）. 情報を与えられた患者のほとんどは, 出血の可能性よりも死亡, 血管イベント, がんの回避により高い価値を置くであろうし, アスピリンの使用は, 情報を与えられた患者には正味の利益（net benefit）として認識されるだろう. しかしながら, 考慮されたイベントのすべてが一次予防集団ではまれであるため, この利益の絶対的な大きさは小さい.

患者の価値観や意向の不確定性とばらつき

アスピリンの正味の利益は絶対的な意味では非常に小さい. 情報を与えられた患者の一部は, 死亡, 血管イベント, がんのリスクをわずかに減少させるために長期薬物療法の使用を許容し, 出血リスクに耐えることになる. しかし, 他の人は, その効果が不便さやわずかな出血リスクを正当化するには十分な大きさではないと考える可能性があり, 結果として彼らはアスピリンを使用したいとは思わないだろう. したがって, 情報を与えられた患者が選択できるものにはばらつきがあると予期できる.

資源の考慮

この推奨では, 資源の利用は明示的に考慮されていなかった. しかし, アスピリンの費用が最小であるため, コストの問題はこの推奨において重要な役割を果たしているとは考えにくい.

これらの要因を統合する

アスピリンの利益（死亡, 心筋梗塞, がんの発生の低下）はリスク（出血や負担増加）よりも大きいため, ガイドラインパネルはアスピリンを支持する推奨を出した.

推奨の強さに関しては, 効果推定値の中等度の全体的な確信性は強い推奨を正当化するかもしれない. しかし, 利益の大きさが小さいことや患者の価値観や意向におけるばらつきの可能性があることから, パネルは推奨を弱くグレード付けする（grade）のが適切である.

推奨に関するパネルの論拠を理解した今, あなたは 1 次予防のためのアスピリン使用を検討する 60 歳男性を協議による意思決定に参加させる立場にいる.

参考文献

1. Spencer FA, Guyatt GH. Aspirin in the primary prevention of cardiovascular disease and cancer. In: Basow DS, ed). UpToDate. Waltham, MA: UpToDate; 2013. http: //www.upto date.com/contents/aspirin-in-the-primary-prevention-of-cardiovascular-disease-and-cancer. Accessed April 10, 2014.
2. Guyatt G, Oxman AD, Akl E, et al. GRADE guidelines, 1: intro-duction-GRADE evidence profiles and summary of findings tables. J Clin Epidemiol. 2011; 64(4): 383-394.
3. You JJ, Singer DE, Howard PA, et al; American College of Chest Physicians. Antithrombotic therapy for atrial fibrillation: Antithrombotic Therapy and Prevention of Thrombosis, 9th ed: American College of Chest Physicians Evidence-Based Clinical Practice Guidelines. Chest. 2012; 141(2)(suppl): e531S-e575S.
4. World Health Organization. Potassium intake for adults and children. Geneva, Switzerland: World Health Organization (WHO); 2012. http: //www.who.int/nutrition/publications/guide lines/potassium_intake_printversion.pdf. Accessed April 10, 2014.
5. Bhasin S, Cunningham GR, Hayes FJ, et al; Task Force, Endocrine Society. Testosterone therapy in men with androgen deficiency syndromes: an Endocrine Society clinical practice guideline. J Clin Endocrinol Metab. 2010; 95(6): 2536-2559.
6. Devereaux PJ, Anderson DR, Gardner MJ, et al. Differences between perspectives of physicians and patients on antico-agulation in patients with atrial fibrillation: observational study. BMJ. 2001; 323 (7323): 1218-1222.
7. Bates SM, Greer IA, Middeldorp S, et al; American College of Chest Physicians. VTE, thrombophilia, antithrombotic therapy, and pregnancy: Antithrombotic Therapy and Prevention of Thrombosis, 9th

ed: American College of Chest Physicians Evidence-Based Clinical Practice Guidelines. Chest. 2012; 141 (2) (suppl): e691S-e736S.

8. Schaefer C, Hannemann D, Meister R, et al. Vitamin K antagonists and pregnancy outcome: a multicentre prospective study. Thromb Haemost. 2006; 95(6): 949-957.
9. Yang IA, Clarke MS, Sim EH, et al. Inhaled cortico-steroids for stable chronic obstructive pulmonary disease. Cochrane Database Syst Rev. 2012; 7: CD002991. doi: 10.1002/14651858.CD002991.pub3.
10. Erbland ML. Role of inhaled glucocorticoid therapy in stable COPD. In: Basow DS, ed. UpToDate. Waltham, MA: UpTo Date; 2013. http: //www.uptodate.com/contents/role-of-inhaled-glucocorticoid-therapy-in-stable-copd#H14. Accessed April 10, 2014.
11. World Health Organization. Prevention and control of NCDs: Guidelines for primary health care in low-resource settings. Geneva, Switzerland: World Health Organization; 2012. http: //apps.who.int/iris/bitstream/10665/76173/1/9789241548397_eng.pdf. Accessed April 10, 2014.
12. Schünemann HJ, Hill SR, Kakad M, et al; WHO Rapid Advice Guideline Panel on Avian Influenza. WHO Rapid Advice Guidelines for pharmacological management of sporadic human infection with avian influenza A (H5N1) virus. Lancet Infect Dis. 2007; 7(1): 21-31.
13. Raghu G, Collard HR, Egan JJ, et al; ATS/ERS/JRS/ALAT Committee on Idiopathic Pulmonary Fibrosis. An official ATS/ERS/JRS/ALAT statement: idiopathic pulmonary fibrosis: evidence-based guidelines for diagnosis and management. Am J Respir Crit Care Med. 2011; 183(6): 788-824.
14. Freedman AS, Lister A, Connor RF. Management of gastrointes-tinal lymphomas. In: Basow DS, ed. UpToDate. Waltham, MA: UpToDate; 2013. http: //www.uptodate.com/contents/manage ment-of-gastrointestinal-lymphomas. Accessed April 10, 2014.

第 28.2 章

上級編: エビデンスから行動へ

経済分析

Advanced Topics in Moving from Evidence to Action
Economic Analysis

Ron Goeree, Michael F. Drummond, Paul Moayyedi, and Mitchell Levine

この章の内容

臨床シナリオ

あなたは大きな地域病院所属の胃腸科専門医であり，結腸直腸がんによる死亡を減らすためにはもっと大腸内視鏡スクリーニング **screening** を行うべきであるとする圧力が内視鏡検査サービスに重くのしかかっているものの，内視鏡設備を拡大する資金がない．作業負荷の約 50%は，ディスペプシア（dyspepsia）の患者を対象とした上部消化管内視鏡検査に費やされている．1 つの選択肢として，55 歳未満の警告症状を呈さないディスペプシアの患者を対象に，優先的な治療戦略としてヘリコバクター・ピロリ（*Helicobacter pylori*）検査・治療を行うことで，上部消化管内視鏡検査の需要を抑制する方法が考えられる．この戦略は，H・ピロリを検出するための非侵襲的検査（たとえば，血清学的検査または尿素呼気試験）を実施し，陽性結果の患者には抗菌薬治療を行い，また陰性結果の患者に対しては，消化性潰瘍の可能性が低いことを伝えて安心させるというものである．しかし，あなたはこの新たなアプローチを推奨することにためらいを感じている．一部の医師は，すべての患者に対して迅速に内視鏡検査を実施することが，最も効果的な治療を選択するうえで有効であると考えている．さらに，H・ピロリ検査・治療戦略は，結局すべての患者が内視鏡検査を受けるのでは資源の節減にはつながらない．そこであなたは，アドバイスを提供する前に，H・ピロリ検査・治療戦略と内視鏡検査の迅速実施を比較した正式な**経済分析 economic analysis** を探すことを決断する．

エビデンスをさがす

つい最近**経済評価 economic evaluation** に関する短期ワークショップに参加したばかりのあなたは，英国の National Health Service Economic Evaluation Database（NHS EED）が優れた情報源であることを知っている．このデータベースには，完全な経済評価の**構造化抄録 structured abstract** が含まれるほか，方法論に関する論文やコストに関する研究への参照文献も提供され，Cochrane Library の検索の絞り込みとして「経済評価」を選択する高度検索を介して利用可能である（http: //onlinelibrary.wiley.com/cochranelibrary/search）．あなたの病院は Cochrane Library と契約していないが，York 大学の Centre for Reviews and Dissemination のウェブサイトを介して無料でアクセスできる（http: //www.crd.york.ac.uk/crdweb）．

最初に「NHS EED」の横にあるボックスを選択し，ドロップダウン選択肢の“Any field”を選択し，“dyspepsia AND endoscopy AND helicobacter”の 3 つの検索語を入力する．その結果，NHS EED データベースで 56 件がヒットする．あなたは結果をスキャンし，一覧の 16 番目の構造化抄録が Ford らの論文[1]であることを見つけるが，それは 5 件の**ランダム化臨床試験 randomized clinical trail**（RCT）からの**メタアナリシス meta-analysis** に基づいた経済分析で，1,924 人の患者が組み込まれ，検査・治療戦略と迅速内視鏡検査の比較を報告したものである．どうやら，これ以上質の高い**エビデンス evidence** はなさそうであると考え，あなたはこの論文を取得する．

なぜ経済分析なのか

臨床医は，個々の患者の治療に関する決断を下すだけでなく，臨床方針確立の一役を担う．また，より広い視野から，医療方針の作成に関与する臨床医もいる（消化性潰瘍の治療のために利用可能な資源を増やすべきだろうか，のような疑問に対処する場合）．

患者集団に対して決断を下す場合，臨床医は利益（benefit）と**リスク risk** を天秤にかけるだけでなく，それらの利益が医療費用に見合うかどうかについても考慮する必要がある．また臨床医は，自らが実行する介入について，費やされる資源を正当化するだけの利益があることを同僚医師や医療政策決定者が納得できるように説明することを求められることが多くなってきた．

一般的に，経済分析とは，資源利用（resource use）と期待されるアウトカムに関して，複数の治療，プコグラム，戦略を比較する一連の定型的，定量的な手法を用いて，限られた資源の配分を正当化するのに役立つ[2-4]．コスト（cost）のみで 2 つの治療または戦略を比較することを**費用分析 cost analysis** とよぶが，意思決定の半分の情報，すなわち資源利用に関する情報しか得ることができない．一方，複数の戦略の帰結のみを比較した場合は（治療の有効性に関する RCT のような），意思決定における健康上の利益に関する情報しか得られない．完全な経済学的比較では，比較される一連の戦略のコストと帰結の両方が取り上げられる．

経済評価は，資源配分（resource alloacation）に関する決断を下すものではなく，決断を下すために必要な情報を提供するものである．医療分野で広く適用される経済分析は，病院のような大規模施設の管理や，地域政策，国家政策の決定を含めて，さまざまなレベルでの決断に必要な情報を提供してきた[4]．

コスト: 単にもう 1 つのアウトカムか

コストはある意味で，生理機能，**生活の質 quality of life**，罹患イベント（たとえば，脳卒中や心筋梗塞），死亡のように，治療効果の評価を行う臨床医が考慮すべき**アウトカム変数 outcome variable** の 1 つにすぎない．コストとその他のアウトカムとの間には基本的な類似点がある一方で，これから説明するような重要な違いも存在する．

臨床決断におけるコストの役割は，議論の余地がある

医療政策の策定においてコストを考慮することの重要性を否定する人はまずいないと考えられるが，個々の患者の意思決定におけるコストの関連性については，依然として意見が分かれる．分配の公正に対し，**義務論的 deontologic** 立場から極端な主張をする人は，担当患者のニーズに最大限応じることこそが臨床医の唯一の責任であると主張するだろう．一方，**冷静な結果主義者 consequentialist** や**功利主義者 utilitarian** の視点からすると，個々の患者の意思決定であっても，臨床医

はより広い社会的視野から物事を捉えるべきだとする主張もあるだろう．このように広い視野から物事を捉える場合の決断では，ある特定の患者の治療への資源配分が他の患者に与える影響が考慮されるべきである．

医療技術の発達に伴い，その潜在的な利益やコストは上昇するが，低資源消費型アプローチと比べた場合の限界利益は小さいことが多い．このような状況下では，医療資源の配分に関する議論は，より切実となる[5]．われわれは，個々の臨床医は主として担当患者のニーズへの対応に専心すべきだが，患者へのアドバイスが資源に与える影響についても無視すべきではないと信じている．というのも，ある患者への対応において資源問題を無視したことが，結局は他の患者に費やすことのできる資源に影響するためである．つまり，資源配分の決定には常に**機会コスト opportunity cost** を考慮する必要がある．この見解に反対意見を持つ読者のために，この章は引き続き医療方針の決断について検討していく．

コストは他のアウトカムよりも変動しやすい

臨床医がディスペプシアの患者に対し，このヘリコバクター・ピロリ検査・治療戦略を実施した場合，それがトロントの患者でもシンガポールの患者でも，ディスペプシアに与える相対効果は類似していると考えられる．事実，生活の質，罹患，死亡などといった従来型のアウトカムにおける**治療効果 treatment effect** は，地理的状況，患者集団，介入の実行方法を問わず，ほとんどの状況で類似していることが示されている（第 25.2 章「サブグループ解析の使い方」を参照）．

一方，臨床的**エンドポイント end point** とは対照的に，コストは行政管轄区域によって大きく異なり，またその違いは医師，その他の臨床医や医療従事者，入院，医薬品，サービス，医療機器を含めた，治療のさまざまな要素の絶対的コストと相対的コストの両方に及ぶ．

たとえば，深部静脈血栓症（deep venous thrombosis: DVT）に対する外来での低分子ヘパリン（low-molecular weight heparin: LMWH）治療と，入院による未分画ヘパリン治療を比較すると，当時の米国の LMWH 価格はカナダの 2 倍以上もしたにもかかわらず，米国の方がカナダよりも費用対効果が高かった[6]．これは，米国では LMWH の価格よりも入院日数短縮の対価がはるかに高かったためである．

国際間，国家間，地域間，あるいは州の間の境界をまたがないような場合でも，大きなコスト差が認められることがある．隣接する病院の間でも，大量の医薬品をより低価格で購入するための製薬会社との契約交渉に成功するかしないかといった差が生じる．その結果，医薬品の価格が隣の病院と 2 倍以上違うという事態が発生し，どちらの薬剤を使うかという資源面での影響が両病院間で大きく異なってくる．

コストは治療の構成によっても左右されるが，治療の構成は行政管轄区域によって大きく異なる．同じサービスでも，医師によって提供される場合もあれば，ナース・プラクティショナーによって提供される場合もあり，また，それが外来で行われる場合もあれば入院の場合もあり，患者に当該サービスを受ける資格があるかどうかの裁定に関連する治療費がかかる場合とかからない場合がある．米国における DVT の入院治療の例のように，医師によって，入院で治療費が最もかかる形でサービスが提供された場合は，外来や，治療費がそれほど高くない施設でサービスが提供された場合と比べ，支出は多くなる．

資源消費（resource consumption）が，医療提供を行う現場のコストや組織に大きく依存していることは，コストに関するデータの多くが特定の行政管轄区に特有のものであり，移行可能性（transferability）も限られていることを意味する．RCT に関わるもう 1 つの問題として，試験の実施が診療パターンを変えて，RCT の内容とはかけ離れた他のセッティング，あるいは自身のセッティングに対しても**一般化可能性 generalizability** がなくなってしまうことがある．たとえば，高用量の非ステロイド性抗炎症薬服用患者の胃潰瘍を予防するミソプロストールの経済分析において，Hillman と Bloom[7]は，Graham ら[8]が実施した RCT から得られたデータを使用していた．この**盲検化 blinded** RCT は 3 カ月にわたって実施され，ミソプロストール（1 日 400 mg と 800 mg）とプラセボの比較が行われた．経済分析の重要な論点は，ミソプロストールによる潰瘍の予防によって，ミソプロストールの投入コストが相殺されるような医療費節減が達成されるのではないかという点であった．しかし，この研究では内視鏡検査が毎月実施されていた．通常の診療では，内視鏡検査は症状に応じて実施される．つまり，この試験の結果を解析して臨床医が把握できるのは，患者が毎月定期的な内視鏡検査を受けた場合のミソプロストール投与のコストへの影響であり，これは通常の診療とはあまりにもかけ離れていて参考にならない情報といえる．

コスト情報の利用は，分配の公正の疑問を提起する

医療政策の決断においては，限られた資源を効率的に配分するためにコストの情報を利用しなければならない．ある 2 つの治療法について，従来型の治療と比較し，かつあらゆる帰結を考慮した上で，両者がともに 1,000 人の患者を 1 年間治療するごとに 100 万ドルのコストがかかると仮定してみよう．治療 A の場合，この支出によって 200 人の患者におけるディスペプシアの症状の予防という利益が達成される．治療 B の利益は，胃がんを 1 症例回避できる，というものである．もし，資源にかぎりがある環境において治療 A と治療 B のいずれかを選択するとすれば，どちらがよいだろうか．

あなたがこの選択を不愉快に感じるのであれば，あなたは仲間に恵まれている．競合する 2 つの治療のいずれかを選択することは，ロジスティックスの面でも，倫理的，政治的にも非常に困難な課題である．この例は，経済分析を使って資源配分を決定するためには，コストと利益をトレードオフしなければならないこと，そしてまったく異なる患者でのまったく異なるアウトカム，この場合では，ある患者集団におけるディスペプシアの予防と，別の患者集団における 1 症例の胃がんの予防に対処しなければならないことを示している．

経済分析は，その特有の難題に解決策を提供する

コストの変動性の問題

コスト以外のアウトカムに関しては，どちらの戦略が資源消費に効果的かを評価するための２つの基本的方法がある．

１つ目は，複数の介入を比較した単独の研究，理想的にはRCTを行うことである．このアプローチでは，臨床医が戦略Aを選択した場合と戦略Bを選択した場合とで何が起こるのか（平均値であり，推定値の精確さによって左右される）を追究する．

２つ目のアプローチは，臨床決断の後に発生する一連のイベントを示した決断分析モデルを構築するもので，入手可能なすべてのエビデンスを利用し，考えられるすべてのアウトカムが発生する確率を推定し，発生したコストも盛り込む．この第２のアプローチでは，臨床医が戦略Aを選んだ場合と戦略Bを選んだ場合とで何が起こりうるのかを追究する．**決断分析 decision analysis** における，“これから起こりうることをモデル化する”アプローチによって，研究者はRCTにおいて提供された治療の特異性や，行政管轄区域によるコストの変動性の問題に対処できる．

Grahamら[8]による高用量の非ステロイド性抗炎症薬を服用中の患者における胃潰瘍予防のためのミソプロストールに関するRCTにおいて行われていた，不要な内視鏡検査の例を見てみよう．HillmanとBloom[7]はその後の解析において，内視鏡で確認された病変の40%は何の症状も呈さなかったことを考慮し，観察された潰瘍発症率を調整している．また，試験に参加した患者の**アドヒアランス adherence** は，実際の診療で期待されるものよりも良好であったと考えられることから，評価可能なコホートにおける潰瘍発症率に基づき，実際の診療ではその有効性の60%しか達成されないと仮定し，より低いアドヒアランスに対する調整を行った．

決断分析を通したモデル化により，研究者は上記以外の問題にも対処できる．たとえば，**追跡 follow-up** 期間が足りない場合は，既存のデータを用い，長期的に何が起こるのかを推測すればよい．決断分析により，さまざまなコストの仮定と治療の組み合わせ方法を調べ，それらを別の仮定に変えた場合の結果の感度を計算できる（第26章「患者の治療に関する推奨の使い方: 診療ガイドラインと決断分析」を参照）．

決断分析アプローチにおける主な限界は，仮定に欠陥がある場合に正確な状況が把握できないという点である．たとえば，製薬業界がAustralian Department of Healthに提出した326件の薬剤経済分析に関するレビューでは，218件（67%）に大きな問題が認められ，その多くは詳細なレビューを実施しないと特定できないものであった[9]．

利益相反 conflict of interest のない厳格な経済分析でも，基礎となる仮定が不正確である場合には誤った結果が導き出されてしまう．初期の決断分析の手法を用いたある**費用対効果分析 cost effectiveness analysis** によって，心房細動を持つ高齢患者におけるリズムコントロール達成の試みは，心拍数コントロールのみに基づく方針と比べ，より費用対効果が高いという結論が示された[10]．しかし残念ながら，その後実施された複数のRCTによって，リズムコントロールによる利益に関す

る著者らの仮定が不正確なものであることがわかった[11]．より妥当性の高い仮定に基づくその後の経済分析では，心拍数コントロールによるアプローチが明らかに優れていることが示された[12]．

上記 2 つのアプローチを融合させるのが理想的なのかもしれない．この場合，RCT から得られたデータに基づいて解析が行われるとともに，実際に RCT が適用されると思われる状況に結果を適合させた解析的決断ベースのモデル化が行われる[13]．しかし，このような融合に基づくアプローチにおいても，平均的な患者の価値観を用いる必要がある．これらの平均値は，個々の患者の**価値観や意向 values and preferences** とは異なる場合があり，異なる価値観が異なる決断につながることがある（第 27 章「意思決定と目の前の患者」を参照）．臨床医は，経済分析の基礎をなす仮定に目を向けることで，自身の患者に結果を適用すべきかどうかを洞察できるようになるであろう．これはつまり，著者らによって仮定が明確にされていれば，それだけ経済分析の**信用性 credibility** が高まることを意味する．

もう 1 つ，コストの変動性の問題における 1 つの側面を解決する方法がある．代替となる戦略ごとに要する資源を著者が提示していれば，研究結果を利用する側は，それらの資源が自身のセッティングでどれだけのコストを要するかを検討することができる．実際，資源消費はコストに集約される．経済的な問題について検討する臨床医は，この点に留意するとよいだろう．

利益，リスク，コストをトレードオフする

これまで述べてきたように，経済分析においては各種アウトカムの相対的価値と，健康に対する金銭価値のトレードオフの問題に対処しなければならない．一般的に医療経済学者は 3 つの戦略を用いる．

その 1 つは，延長できた生存年数，症状の出なかった患者，予防できた胃がんのような，物理単位や自然単位（natural unit）を使用して，**患者にとって重要なアウトカム patient-important outcome** について報告する方法である（**費用対効果分析 cost-effectiveness analysis**）．

2 つ目のアプローチは，各種アウトカムに対して重み付けを行い，**質調整生存年 quality adjusted life-year**（QALY）などといった複合的なアウトカム指標を作成する方法である（これは**費用効用分析 cost-utility analysis** とよばれ，費用対効果分析のサブカテゴリとして分類される場合がある）．質調整では，身体的，精神的機能に障害のある期間には，完全な健康状態で過ごした期間よりも低い価値が設定される．0 が死亡，1.0 が完全な健康状態を示す尺度では，障害が大きいほど，特定の**健康状態 health state** の効用値は低くなる．

そして 3 つ目のアプローチでは，延長できた生存年数，予防できたディスペプシア，予防できた胃がんの数に対して，研究者が金銭価値を設定する．このような**費用便益分析 cost-benefit analysis** においては，生存年数の延長や有害事象の予防などといった特定のアウトカム達成に寄与するプログラムや製品に対して，医療消費者がいくら支払う意志があるかが検討される．

ユーザーズガイドの適用

われわれのシナリオの研究では，Ford ら[1]は主な解析手法として費用対効果分析を選択し，「ディスペプシアの症状の出なかった患者」というアウトカムを使用している．このアプローチの強みは，著者らが実施した個別患者データメタアナリシスからの直接アウトカムデータを用いている点である．一方，主な短所としては，アウトカム指標としてディスペプシアしか取り上げていない点である．そのため，消化器病学や医療一般におけるその他の介入と，費用対効果や金額に見合う価値を比較することは困難である．

獲得 QALY のようなより一般的なアウトカム指標を使用していれば，このような比較もしやすかったであろう．しかし，ディスペプシアの症状における小さな変化は，QALY のような測定基準では認識すらされない場合がある．したがって，QALY はディスペプシアに対する 2 つの治療戦略の利益について小さな差を検出する方法としては，適切なアプローチとはいえないかもしれない．また，歯の根管治療における局所麻酔の価値などのように，短い時間に限定される利益についても，十分に大きな差として反映されない場合がある．しかし，医療における資源配分のより大きな局面においては，ディスペプシアの症状の改善による利益をその他の医療分野におけるアウトカムと比較するために，QALY のような指標が必要となってくる．

経済分析の活用

経済分析におけるいくつかの課題について概説してきたので，ここからは，医学文献ガイドにおけるわれわれの従来の構造を提起したい．すなわち，結果は妥当か（**バイアスのリスク risk of bias** があるか）．結果は何か．その結果を患者の治療にどのように適用できるか．われわれが重要な基準として提唱する第 26 章の「患者の治療に関する推奨の使い方: 診療ガイドラインと決断分析」，推奨はすべての関連する患者集団，治療選択肢，起こりうるアウトカムを考慮しているか，治療選択肢が関連する各アウトカムに関係しているエビデンスの**システマティックレビュー systematic review** はあるか，アウトカムに関連する価値観や意向の適切な記載があるか，これらの欄 28.2-1 に提示した問題は，経済分析にも適用される．

欄 28.2-1

経済分析に関する論文のユーザーズガイド

結果は妥当か

推奨は，すべての関連する患者集団，治療選択肢，起こりうるアウトカムを考慮していたか

- 研究者は十分に幅広い観点を持っていたか
- 関連する患者サブグループに対して，個別に結果が報告されていたか

選択肢が各疑問のアウトカムに関連しているエビデンスのシステマティックレビューやサマリーは存在するか

- コストは正確に測定されていたか
- 研究者はコストと帰結のタイミングを考慮していたか

結果は何か

- 各戦略の，増分コストと増分効果はどれほどか
- 増分コストと増分効果は，サブグループ間で異なるか
- 不確実性の許容で結果はどれくらい変わるか

結果を患者の治療にどのように適用できるか

- 治療の利益はコストやリスクに見合うか
- 自身のセッティングで，同様のコストを期待できるか

結果は妥当か

経済分析のデザインにおける限界には，リスクを超えた問題も含まれている．したがって，この章では，バイアスのリスクとその他の問題に対処するために，**妥当性 validity** という用語を引き続き使用する．

研究者は十分に幅広い観点を持っていたか

研究者は，患者，病院などの医療機関，第三者支払機関（保険会社，薬剤給付プログラム，一部の国々では国や地方自治体），または社会全体など，いくつもの観点からコストならびに帰結を評価することができる．それぞれの観点は，提起される問題に応じて重要であるが，医療資源の配分を行う場合は，より広い視野で評価することが最も適切である．たとえば，代替となる治療方法が病院の予算に与える影響を推定する場合は，その病院の観点から評価を行うとよいだろう．しかし，経済評価は通常，広い視野から政策に関する情報を提供することを目的としたものである．たとえば，早期退院プログラムを評価する場合，病院費用を報告するだけでは不十分である．なぜなら，早期退院した患者はより多くの地域資源を消費すると考えられるためである．

経済分析を実施する際により限定的な視点を考慮するのは，主として，変更によって主な予算統括責任者にどういった影響が及ぶのかを評価するためである．というのも，新しい治療の導入に先立って予算を調整する必要があるかもしれないからだ．これはしばしば**サイロ効果 silo effect** とよばれる現象である．たとえば，Feldman ら[14]は，中等度から重度のアルツハイマー病治療のためのドネペジルは，介護者の負担軽減につながるため社会全体の視点から価値があると報告している．しかしその一方で，その薬剤を支払う組織にとっては非常に大きなコスト負担となる．同じ施設の内部でも，予算という狭い観点がより重要視されることがある．2 つの投薬計画を比較する経済分析において，薬剤予算に含まれる医薬品コストが，病院内のその他の資源利用に影響がある場合は，その相対コストのみに焦点を置くことは間違っている．前述の DVT の例をあげると，LMWH による外来治療は入院コストを減少させるが，薬剤コストの支払者にとってはコストの増大となるだろう．コスト（たとえば，移動にかかるコストや休暇）によって治療へのアクセスが減少する場合は，特に患者の視点から検討する価値もあるだろう．さらに，コミュニティケアプログラムがあったとしても，これによって非公式の訪問看護のコストが重くのしかかってくる場合は，参加できない患者も出てくるだろう．しかし全体論として，経済分析は所得の喪失や生活の質への影響のような治療の帰結を測定することによって，患者の視点を統合するものである．

社会的観点からすると，コストについて判断する場合は，治療が患者の勤労能力に与える影響，すなわち国の生産性への貢献度について考慮すべきである．生産性の変化（productivity change）（**間接コスト indirect cost** や**間接便益 indirect benefit** としてよく知られている）を検討対象に含めるべきか否かは，いまだに頻繁に議論される問題である．医療システムにおいてもみられるように，生産性の変化は資源利用の変化を反映するものである．しかしその一方で，従業員の短期休職は生産損失にはつながらない場合もある．さらに，長期休職者がでた場合は，雇用者が過去に解雇した人を再雇用することも考えられる．

ユーザーズガイドの適用

表 28.2-1 は，2 つの代替治療戦略のために患者 1 人当たりの総費用を計算する際に Ford ら[1]が使用したコストの概要を示したもので，そのコストはプライマリケアとセカンダリケアの両方に及んでいることがわかる．あなたが医療従事者である場合，環境の違いによって，一部のコストが非現実的なものに映るかもしれない．これは，単位コストを異なる行政管轄区域に適用できないという重要な問題を浮き彫りにしている．表 28.2-1 は，著者らが，医療システム全体に関わる意思決定を行う人の視点を採用したことを示している．公的資金が投入されているシステムであれば，これは政府または国の健康保険機関に相当する．民間資金が投入されているシステムであれば，これは医療費用を保障する保険会社の視点に相当する．

表 28.2-1

ヘリコバクター・ピロリの検査・治療戦略と内視鏡検査について患者 1 人あたりの総コストを算出するために使用した一連のコスト

変数	費用: ドル（2003 年）
一般医による診察	170
外来診察	232
入院 1 日	550
PPI（1 カ月，単回投与）	99.99
H_2RA（1 カ月）	112.99
消化管運動改善薬（1 カ月）	70
制酸剤（1 カ月）	8.49
除菌療法	152
尿素呼気試験	80
内視鏡検査	450
バリウム造影検査	99.69
腹部の超音波スキャニング	118

略語，H_2RA: H_2受容体拮抗薬，PPI: プロトンポンプ阻害薬

文献は，Ford AC, et al. Gastroenterology. 2005; 128（7）: 1838-1844[1]．著作権 © 2005 Elsevier

関連する患者サブグループに対して，結果は個別に報告されているか

コストと帰結は，年齢や性別，疾患の重症度が異なる患者の間では異なってくると考えられる．特に考えられるのは，治療で**予防 prevent** しようとしている有害アウトカムの**ベースラインリスク baseline risk** に関わる差異である．たとえば，薬剤介入なしの場合と比較し，高コレステロール値に対処するための治療の費用対効果は，患者のリスクが増加するほど高くなる．女性より男性，若者より中高年，コレステロール高値，高血圧，糖尿病，心臓疾患の家族歴などの危険因子がない人よりある人の方が，費用対効果は高くなる[15]．

冠動脈疾患の治療のために薬物溶出ステントとベアメタルステントとを比較した研究は，患者群間にはかなりの違いがある可能性を報告している．著者らは，薬物溶出ステントの費用対効果は，患者のベースラインリスク要因に応じて，QALY あたり 420,000 から 900,000 カナダドル以上に大幅に変化することを見つけた[16]．

一次予防と二次予防を比較すると，費用対効果の結果に及ぼすベースラインリスクの影響は明らかである．たとえば，慢性腎疾患の進行を遅くするための蛋白尿のスクリーニング検査の費用対効果について，Boulware ら[17]らは，50 歳以上のすべての患者においては獲得 QALY あたりのコストは 283,000 ドルであるが，50 歳以上の高血圧患者ではたった 19,000 ドルになることが明らかとなった．費用対効果比の違いの大部分は，患者における慢性腎疾患の発症リスクに起因するものであった（すなわち，慢性腎疾患を発症する可能性がほとんどない場合は，それだけ得られる利益は限られる）．

コストは正確に測定されたか

経済評価におけるコストと帰結の範囲は誰の視点を採用するかで決まるが，それらの測定と評価は数多くの問題をはらんでいる．第 1 に，臨床医は，治療によって消費または提供される資源の物理的数量について，その価格や単位コストとは切り離して調べてみるべきである．これにより，資源への金銭的価値の割り当て方について詳細に吟味できるばかりではなく，価格は場所によって異なることから，あるセッティングにおける研究結果が他のセッティングではどのような結果を示すかを推定することが可能となる．

次に，コストやコスト節減を評価するためのアプローチは複数存在する．その 1 つは，公表されている料金を活用するというものである．しかし，会計システムの精巧さ，医療施設や第三者支払機関の相対的な交渉力などによって，料金が真の機械コストとは異なる場合がある[18]．コストと料金との間に系統的なずれがある場合は，解析において**コスト料金比 cost-to-charge ratio** に基づいて料金の調整が行われることがある．料金とコストの関係は，施設によって大きく異なると考えられるため，単純な調整では不十分かもしれない．第三者支払機関の視点からすると，料金は実際に支払われた額となんらかの関連性を持つものの，一部の環境では支払額が支払者によって変わってくる．一方，社会的視点からすると，ある特定の治療を提供するために他所で断念しなければならない利益を反映した実際のコストを把握したいと考えるだろう．

たとえば，Taira ら[19]は，経皮的冠動脈血行再建術のための 2 つの手法についてコストと料金の比較を行っている．入院費で比較すると，2 つの手法の平均コスト差は 21,311 ドルであった．しかしコストと部門別の費用請求額比で比較した場合の差異はたったの 5,454 ドルであった．すなわち，見かけ上のコストの差が，治療によって消費された社会資源の真の価値の反映ではなく，病院の会計システムや交渉力により作り上げられたにもかかわらず，臨床医は「コスト（cost）」が高いことを理由に一方の治療を行わないように説得されていた可能性がある．

ユーザーズガイドの適用

Fordら[1]は，これら2つの治療戦略の米国におけるコストを提示した．薬剤コストは，医薬品の平均小売価格を基準にした．技術料を含む医師のコストは，米国医師会（American Medical Association）の治療コードブックと2003年のメディケアの診療報酬表から取得した．使用された資源の数量は（たとえば，通院の回数やバリウム造影検査の回数），5件RCTが組み込まれた個別患者データメタアナリシスにおける患者1,924人のうちの1,771人に基づいて算出した．そのため，コスト推定値の正確さは，資源利用のデータよりも単位コストの正確さに依存する部分が大きいと思われる．

（薬物などの）公表料金または簡単に入手可能なコストが実際に支払われた額と異なる理由はいくらでもある．この問題を解決するには，研究結果がある特定のセッティングにどれだけあてはまるのかについて検討するしかない．ここからは，その問題に立ち返って説明したい．

研究者はコストと帰結のタイミングを考慮したか

コストと帰結の測定および評価に関わる最後の問題としては，タイミングの違いによる調整の問題があげられる．一般的に，人々はできるだけ早く利益を得て，コストの負担は先延ばしにしようとする．これは，将来の不確実性に起因するものであり，一般的に資源は，投資することでプラスの利益を上げるためである．これを考慮した手法として経済評価で認められているのは，将来発生する費用や帰結を現在の価値に対して割り引く方法で，将来の費用や便益により低い重み付けを設定するものである．US Panel on Cost-Effectiveness in Health and Medicine[17]は，米国国債に適用される物価変動調整後の利回りに基づき，年3%の割引率を提案した．これは，北米で実施された研究で最も多く使用されている割引率である．健康アウトカムもコストと同じ率で割り引くべきかどうかについては，依然として議論が続いている[20-23]．

ユーザーズガイドの適用

Fordら[1]は，解析の期間が12カ月と短かったことから割り引きは行っていないが，この期間内でコストと利益のタイミングの差を調整していたとしても，結果にはほとんど影響しなかったと考えられる．著者らによると，2つの治療戦略が長期に及ぶディスペプシアの経過に与える影響についてはほとんどデータがなく，6年間の追跡を行った研究が1件あるものの，12カ月後の時点における資源利用度の差はその後も持続したが，症状の状態には差がなかったと指摘している．さらに長期的な問題としては，治療戦略の選択によって胃がん患者の生存コストや生存率が異なるかということがある．長期的な臨床試験が存在しない場合，胃がんの発症率はモデル化によって推定する必要がある．長期的な影響がある場合は，コストと効果は正式に考慮される必要があり，それらが主に将来でてくるものならば，コストと効果は割り引かれることになる．

結果は何か

各戦略の，増分コストと増分効果はどれほどか

コストは使用された資源の量とその単位コスト，または価格との積であるということを念頭に置いたうえで，各治療選択肢のコストについて考えてみよう．これらのコストには，医師の時間，看護師の時間，診断検査，薬剤などといった，治療を「産出（produce）」するのに要したコストも含めるべきである．これは，先行費用（up-front cost）と称されるコストである．さらに，将来消費される資源や，治療に起因する臨床イベントに関連する資源もあることから，下流コスト（downstream cost）も含めるべきである．

ユーザーズガイドの適用

Ford らは[1]，プライマリケアと 2 次医療の両方のコスト（プライマリケア，外来患者のディスペプシアのコンサルテーション，ディスペプシアが原因での入院コストを含む），ディスペプシアの処方薬のコスト（制酸薬の合計投与量，除菌治療の実施回数に基づく），ならびに検査回数（バリウム造影検査，上部消化管内視鏡検査，腹部の超音波スキャニング，呼気検査の回数）を検討対象に加えたと述べている．資源の利用度については 1 年間追跡していた．これは解析に加えられた臨床試験の追跡期間に相当した．

著者らは，結果を重み付け平均差で提示し，95%**信頼区間 confidence interval**（CI）を加えた．内視鏡検査戦略は，検査・治療戦略よりも 389 ドル高かった（95%CI: 276〜502 ドル）．著者らによると，負担増の大部分は，迅速内視鏡実施群における検査費用に起因している（重み付け平均差 318 ドル，95%CI: 285〜350 ドル）．

2 つの治療戦略の有効性における差は，ディスペプシアの症状スコアの合計値，ならびに 12 カ月後の時点でディスペプシア症状がないこと（**相対リスク relative risk** で表される）の 2 つの方法で測定している．全体としては，内視鏡検査群では 12 カ月後の時点でディスペプシア症状を有する者が 82%であったのに対し，検査・治療群では 86%であり，相対リスクにして 0.95（95%CI: 0.92〜0.99）に相当する．

コストと効果の関連を視覚的に表現できる費用対効果平面図を用いると，結果の意味する内容が明確になる（図 28.2-1）．平面図上の横軸は実験的介入（すなわち，内視鏡検査）と対照となる治療戦略（すなわち，検査・治療）の効果の差を表し，これが対照の右側を指していることから，介入の方が優れた効果があることを示している．縦軸はコストの差を表し，対照よりも上を指していることから，介入の方が対照よりもコストが高いことを示している．つまり，今回の介入の効果とコストの点推定値 point estimate は，この費用対効果平面図上の点 A として表される．

もし点 A が第 2 象限にあった場合，当該介入は対照戦略よりも有効性が高く，コストも低いため，対照よりも**優性 dominant** である．第 4 象限であれば，その逆に，対照の方が実験的介入よりも効果が高くコストも低く，優性である．第 1 象限では，個人が支払う意思がある（効果 1 単位あたりの）最大増分コストによって選択が左右される．第 3 象限では，実験的介入の方で資源消費が少ないことから，個人が許容可能な効果の減少によって選択が左右される．

（内視鏡検査戦略と検査・治療戦略の比較の場合のように），実験的介入の方が高い効果があるものの，コストも高い場合は（つまり第 1 象限），**増分費用対効果比 incremental cost-effectiveness ratio**〔(ICER)，すなわち実験的介入によって得られた単位利益あたりのコスト，ここでは 12 カ月後に症状のない患者を 1 人増やすのに要する増分コスト〕が算出できる．図 28.2-1 で，原点と点 A を結ぶ線の傾きが ICER を表している．閾値〔最高の閾値は，1 単位の利益を獲得するための支払い意思額（willing to pay）で，この例では 12 カ月後に症状のない患者を 1 人増やすためのそれ〕を選択することによって，実験的介入の費用

図 28.2-1

費用対効果平面図

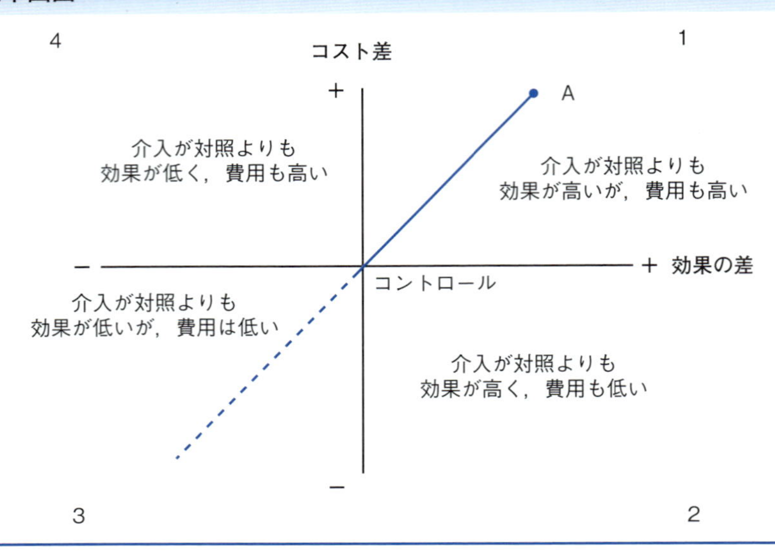

対効果の有無（コストが閾値を超えるか超えないか）を示すことができる．この例では，たとえ症状のない患者を 1 人増やすことに対する支払い意志額が 1,000 ドルだったとしても（著者らはこの閾値を非常に高いと考えている），内視鏡検査は望ましい戦略とはいえないことを示唆している．

増分コストと増分効果は，サブグループ間で異なるか

経済分析のための妥当性基準の 1 つとして，異なる患者サブグループ間では費用対効果が異なる可能性を考慮する必要がある．すでに述べてきたように，特に問題となるのが，実験的介入によって予防しようとしている有害アウトカムのリスクが患者群間で大きく異なる場合である．

ユーザーズガイドの適用

Ford らは[1]，あらかじめ指定しておいた**サブグループ解析 subgroup analysis** を実施し，性別，年齢（50 歳未満，50 歳以上），試験への組み入れ時点における主症状（心窩部痛か，胸焼けか），そしてヘリコバクター・ピロリの初めの感染状態に応じた 12 カ月後の症状の状態を調べた．この解析からは，50 歳以上の患者では内視鏡検査の迅速実施の方がわずかではあるが，**統計的に有意に statistically significant** 症状改善効果が高く，50 歳未満では効果に差はないとの結果が明らかになった．心窩部痛を主症状とした患者，胸焼けを主症状とした患者，ヘリコバクター・ピロリの感染状態については，2 つの治療方針の効果に全体として差は認められなかった．サブグループによるコストや費用対効果の差が報告されていないことから，たとえば 50 歳以上の患者で内視鏡検査の迅速実施の効果が高いという理由でこの戦略に費用対効果があるといえるのかどうかは不明である．その他のサブグループでは，効果が類似していることからしても，費用対効果に差がある可能性は低いであろう．

財政上の制約があるなかで，多くの治療がかなりの高額な費用にもかかわらず健康改善に及ぼす影響はわずかであることを考えると，費用対効果について研究者がサブグループ解析を実施すること（および薬剤費償還機関が要求すること）がますます一般的になっている．このような解析によって，全体的な資金調達の意思決定と，特定の条件や制約を課すべきかどうかを知ることができる[16]．

不確実性の許容で結果はどれくらい変わるか

経済分析の主要なアウトプットは，選択しようとする治療戦略のコストと効果に影響を与える各主要変数の最良推定値に基づく（しばしば，**基本ケース base case** と称される）．しかし，解析で使用されたデータや主な方法における仮説の選択，結果を他のセッティングに一般化したいという願望は，必ず不確実性をはらんでいる．こうした不確実性の原因の影響を調べることは，前のセクションで取り上げた，患者サブグループ間の費用対効果における異質性の可能性を考える上でも参考になる．

経済分析における不確実性に対処するための従来のアプローチは，**感度分析 sensitivity analysis** を実施して，1 つ（一元感度分析）または複数（多元感度分析）の主要変数の推定値を変化させ，研究結果に与える影響を評価するものである．しかし，過去 10 年間に，さまざまな種類の不確実性を特定し解析することに注意が向けられてきた（たとえば，方法論的，構造的，パラメータ）[24]．方法論的推論〔たとえば，割引率（discount rate），または検査や処置のコスト推定方法〕や，一般化可能性の問題（たとえば，診療パターンや単位コストが異なる別の地域にその結果を適用する）に関連する不確実性の究明や，決断分析モデルにおける構造化仮説（たとえば，治療比較対照の数，またはモデルで許容される 1 年あたりのディスペプシア発症件数）の検証のために，いまだに多くの研究者が，同時に 1 つまたは複数の変数を変化させる，この従来型の感度分析〔しばしば決定論的感度分析（deterministic sensitivity analysis）とよばれる〕を実施している．

研究者がパラメータの不確実性（すなわち，経済モデルにおける変数を取り囲む不確実性）にどう対処しているのかを説明するために，胃食道逆流症（gastroesophageal reflux disease: GERD）患者を治療するための代替アプローチについて行った経済評価を取り上げてみたい[25]．胃食道逆流症は慢性の再発寛解型疾患であることから，初期治療と二次予防〔すなわち，維持（maintenance）〕の両方の要素を兼ね備えている．患者の長期治療のために使用可能な薬剤〔H_2受容体拮抗薬（histamine$_2$-receptor antagonist: H_2RA），プロトンポンプ阻害薬（proton-pump inhibitor: PPI）〕，服用量，薬剤の組み合わせが幾通りか存在する．たとえば，PPI は症状緩和や再発予防には効果的だが，H_2RA よりもはるかに高価である．その結果，専門家は再発への対処にはステップアップ療法を適用し，維持療法としてはステップダウン療法を適用するという方法を支持することが多い．

この研究では，著者らは 6 種類の治療戦略のコストと効果を推定していた[25]．また，主な効果指標としては，1 年間で GERD 症状がなかった週数を使用していた．慢性の再発寛解型疾患におけるこの種のアウトカム指標には，治療が成功する確率，治療が成功するスピード，GERD 再発の確率が 1 つの指標に統合されるという長所がある．表 28.2-2 は，この解析から得られたコスト，効果，そして費用対効果をまとめたものである．

表 28.2-2

GERD 患者の代替的な治療戦略におけるコスト，効果，費用対効果の基本ケース解析結果

戦略	患者 1 人あたりの年間予測コスト	週数で示される，患者 1 人あたりの年間予測 GERD 罹患（罹患なし）期間	増分コスト，ドル（ΔC）	増分効果（ΔE，GERD を回避できた週数）	ΔC/ΔE
C，維持療法における H_2RA[a]	657	10.41（41.59）	—[a]	—[a]	—[a]
A，断続的な PPI	678	7.778（44.22）	21	2.63	8
E，ステップダウン維持療法における H_2RA	748	6.17（45.83）	70[b]	1.61[b]	44[b]
B，維持療法における PPI	1,093	4.82（47.18）	345[c]	1.35[c]	256[c]
D，ステップダウン維持療法における PA	805	12.60（39.40）	NA[d]	NA[d]	劣性
F，ステップダウン維持療法における PPI	955	5.54（46.46）	NA[d]	NA[d]	劣性

略語，GERD: 胃食道逆流性疾患，H_2RA: H_2受容体拮抗薬，PA: 消化管運動改善薬（prokinetic agent），PPI: プロトンポンプ阻害薬，NA: データなし．
a: 参考文献は，参照戦略は，増分コスト，増分効果，費用対効果には関係ないことを示している．
b: 戦略 A と比較した場合．
c: 戦略 E と比較した場合．
d: 劣性であるからことから，これらの戦略については，増分コストや増分効果は計算されない．

経済分析において複数の代替案を比較する場合，研究者はまず基本ケースに基づいて各治療戦略のコストと効果を推定し，他より劣性の治療戦略がないか，あるいはある治療戦略の組み合わせが他の治療戦略の組み合わせよりも優性でないかを判断する．表 28.2-2 に示すように，この例では代替戦略（D）が C，A，E よりも劣性で，F が E と B の組み合わせよりも劣性であることを示している．第 2 のステップとしては，非劣性の治療戦略を効果に応じて順位付けし，1 つの治療戦略から次の治療戦略に移る際の ICER を算出する（表 28.2-2 の最後列を参照）．著者らは，コストと効果に関するこれらの結果を費用対効果平面図（図 28.2-2）上にグラフ表示し，ICER（治療戦略 C, A, E, B を結ぶ一連の傾きのある線分）を示すことができる．図 28.2-2 におけるこれらの一連の線分は，GERD 患者の治療のための**効率的フロンティア efficiency frontier** と称される．基本ケースに基づく費用対効果が効率的フロンティアよりも上に位置する場合，その治療や戦略は劣性であるとみなされる．

方法論的推論に関連する不確実性の調査や，決断分析モデルにおける構造化仮説に関しては，解析者は従来型の決定論的感度分析を使って，これらの解析から得られた結果を基本ケースから得られた結果（すなわち，表 28.2-2 と図 28.2-2）と比較することによって，これらのモデルで入力された仮説で結果がどの程度左右されるかを確認する．パラメータの不確実性については，不確実性

図 28.2-2

H_2受容体拮抗薬の価格と比較した費用対効果平面図と感度分析

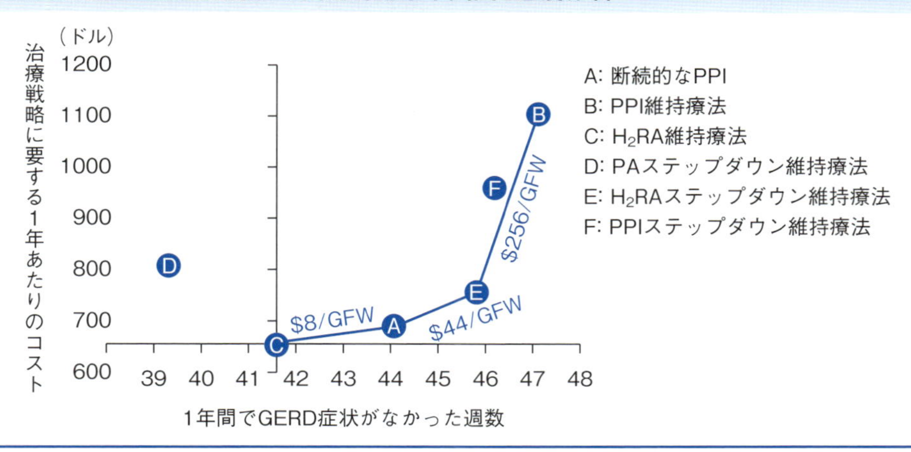

略語, GERD: 胃食道逆流症, GFW: GERD がなかった週, H_2RA: H_2受容体拮抗薬, PA: 消化管運動改善薬（prokinetic agent）, PPI: プロトンポンプ阻害薬

の解析は，各主要変数に関して，真の値を基に考えられる一連の値の分布を発生させるというものである．解析においては，これらすべての変数を同時に変化させる．コンピュータによるランダム発生装置は，各分布から任意の点を繰り返し描き，その描かれた各点が，各治療戦略の代替案に対するコストと効果の 1 つのペアをもたらす．シミュレーションを繰り返すことで（モンテカルロシミュレーション），内在する不確実性の推定値を提供する多数のコストと効果のペアが発生する[26]．このアプローチ，は不確実性の確率論的分析または**確率的感度分析 probabilistic sensitivity analysis**（PSA）とよばれる．PSA モデルで定義される分布の情報源としては，RCT から得られた患者レベルの試験データを使用することが普通だが，レジストリ，管理データベース，調査，場合によっては専門家の意見を情報源とすることもできる．しかし，これらのデータ情報源に関連するバイアスのリスクが高くなるにつれて，研究者はエビデンスの情報源としての RCT からの質を低下させることになる．

図 28.2-3(A) は，Goeree ら[25]による GERD の例における PSA の結果を示したものである．図 28.2-3(A) のような形で不確実性を描写することで，試験ベースの解析におけるサンプリングのばらつきや，決断分析モデルにおけるパラメータの不確実性についての視覚的イメージは伝わるが，公共政策に関する意思決定の場合，このような提示方法は解釈が困難である．1 つの費用対効果平面図上ですべての不確実性を要約するという問題を克服するには，**費用対効果受容曲線 cost-effectiveness acceptability curve**（CEAC）を使用してサンプリングのばらつき（試験），またはパラメータの不確実性（モデル）の影響を示すことができる．ICER の公式を変換することで，増分純利益（incremental net benefit: INB）を求めることができる（$INB = \lambda\Delta E - \Delta C$）．このとき，$\lambda$〔天井比（ceiling ratio）〕は，GERD 罹患を 1 週間回避することに対する第三者支払機関または患者の支払い意志額の最大値を示す．試験におけるサンプリングのばらつきや，モデルのシミュレーション

図 28.2-3

GERD 治療のための確率的感度分析と費用対効果受容曲線

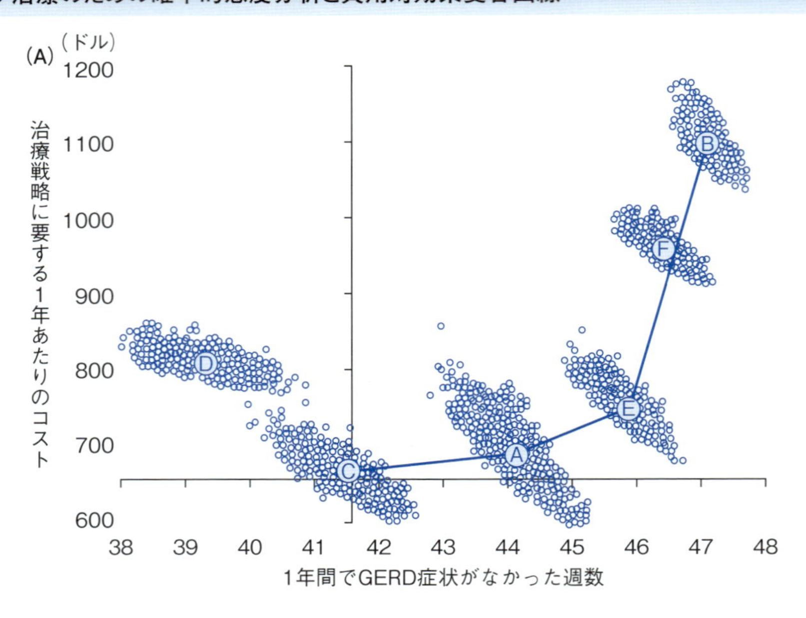

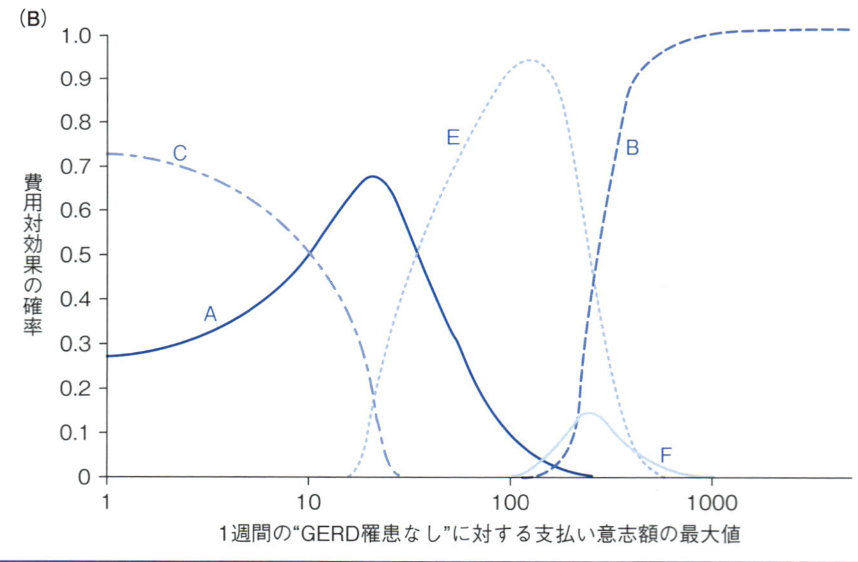

(A): GERD 治療のための確率的感度分析，(B): GERD 治療のための費用対効果受容曲線．(A) の線分は，治療成功率，イベント発生率，コストの最良推定値を用い，胸焼けの症状を持つ患者を治療するためのいくつかの戦略における，基本ケースに基づく費用対効果を表す．点は，コストやアウトカムにおける不確実性をすべて考慮した場合の真の値をもとにして考えられる費用対効果を表す．(A)，(B) ともに，図中の A から F のラベルは次の試験群を示す．A: 断続的な PPI，B: PPI 維持療法，C: H_2RA 維持療法，D: PA ステップダウン維持療法，E: H_2RA ステップダウン維持療法，F: PPI ステップダウン維持療法．

略語，GERD: 胃食道逆流性疾患，H_2RA: H2 受容体拮抗薬，PA: 消化管運動改善薬 (prokinetic agent)，PPI: プロトンポンプ阻害薬結果に増分純利益を適用することにより，任意の天井比（λ）に対し，ある治療や治療戦略が費用対効果を持つ確率を推定することができる．

図 28.2–3(B) は，GERD 例の CEAC を示したものである．この CEAC は，1 つの図のなかにサンプリングのばらつきやパラメータの不確実性がすべて同時に示され，意思決定者は自らの基準に従って，GERD の症状を 1 週間回避するための支払い意志額を決めることができるため，とても便利である．たとえば，図 28.2–3(B) では，1 週間の“GERD なし”に対する支払い意思額が最高 10 ドルしかなかった場合，戦略 C が望ましい選択肢になる．10 ドルから 80 ドルまでであれば，戦略 A が望ましく，80 ドルから 250 ドルまでであれば戦略 E，250 ドル以上であれば戦略 B が望ましいということになる．

結果を患者の治療にどのように適用できるか

経済研究の結果と推定値の精確さを確認したので，今度は解釈における 2 つの重要な問題に目を向けてみることにしよう．第 1 に，意思決定の参考とするためには，臨床医は ICER をどう解釈すればよいのかという問題，そして第 2 に，研究から得られたコストおよび効果を，自身の診療セッティングにどの程度適用できるのかという問題がある．

治療の利益はリスクやコストに見合うか

内視鏡検査戦略の増分効果（incremental effectiveness）（1 年後のディスペプシアの状態），ならびに増分コストを推定し，仮にこれらのデータがあなたの診療セッティングに適用可能であるとした場合，あなたは新たな利益が追加コストに見合うものかどうかをどう判断するだろうか．内視鏡検査戦略と検査・治療戦略とを比較した ICER を，資金の割り当てられたその他の医療介入と比較してみるのも 1 つの方法である．しかし，「12 カ月後の時点でディスペプシアの症状がない患者の割合」は特異なアウトカムであることから，そのような比較を行うことはできない．

次に，ディスペプシアの症状のない患者を 1 人増やすことに対し，どの程度の**支払い意志額 willingness to pay** があれば内視鏡検査に費用対効果があるといえるのかを調べてみる方法もある．著者らはこの解析を実施し，約 18 万ドルの支払い意志額が必要であることを示し，これは妥当な金額ではないとして，小さな追加的効果のために，内視鏡検査戦略に必要な追加的コストを支払う価値はないという結論を出した．

異なる疾患や条件を超えて適用できる単位（QALY など）を使った結果が利用できず，研究者が支払い意志アプローチに偏って，支払い意志額閾値（症状のない患者を 1 人増やすことに対する支払い意志額など）を選択した場合，著者が設定した閾値がその状況にはあてはまらないことが考えられる．このような場合，CEAC を作図することによって，支払い意志額に対する独自の閾値を設定することが可能となる．図 28.2–3(B) に示すように，意志決定者は，異なった支払い意志額別に，ある特定の治療戦略の費用対効果の確率を即座に確認することができる．

ICERやCEACを使ったこのような解釈方法については，理論的レベル[27,28]と実用的レベル[29]の両方から議論されてきた．一部の医療経済学者[27]は，増分費用対効果により順位付けされた介入に基づいて資源配分の優先度を決めることが効率的な資源配分につながるという主張を堅持しているが，手法，データ，根本的な仮説の違いなどといった実際的な問題を取り上げてこれに反対する意見も多い．

したがって臨床医は，ICERから結論を導く際には注意が必要である．最終的な基準は，現場の機会コストである．新たなプログラムに費用がかかるために，その他の医療介入を提供する能力が低下してしまうのだとすれば，ほかにどのようなサービスに支障をきたし，その帰結はどういったものなのだろうか．たとえば，患者全員を対象とした内視鏡検査の迅速実施は，他のどのようなプログラムの質（スクリーニングのための大腸内視鏡検査など）の低下につながるのだろうか．医療現場における既存のプログラムの中からあるプログラムを選択するには実務的な困難が伴う．というのも，既存のプログラムやサービスの多くは評価されたことがないからだ．そのため，このようなプログラムやサービスを縮小したり排除したりすることによって生じる機会コストは未知，または推測に頼るしかない．

自身のセッティングで，同様のコストを期待できるか

コストまたは帰結があなたのセッティングでは異なる場合は，研究から得られた費用対効果比，費用効用比，費用便益比を適用することはできない．同じような治療の帰結を期待できるかどうかに関しては，第13.1章「個々の患者に結果を適用する」で詳細に説明しているため，この章では，コストに焦点を置く．

ユーザーズガイドの適用

Fordら[1]の内視鏡検査の研究では，5件の実用的な臨床試験から得られたデータを使用している．いずれの試験も組み入れ基準と除外基準が広く設定されていたため，多くの臨床セッティングにおけるディスペプシアの患者の組み合わせを反映していると考えられる．さらに，単位コストが提示されているため，結果を自身のセッティングに適用可能かどうかも判断できるはずである．地域によって変わりうるコストとしては，薬剤と内視鏡検査が考えられる（米国では他諸国と比べて高額である）．著者らはこの問題を認識し，内視鏡検査の単位コストを50ドルから80ドルまで減少させて感度分析を実施した．これは欧州諸国で一般的な価格に相当する．このような状況下でも，12カ月後の時点でディスペプシアの症状のない患者を1人増やすことに対する支払い意志額が4万ドルに達した場合にのみ，内視鏡検査の迅速実施に費用対効果があることが明らかとなった．この研究で利用された資源をあなた自身のセッティングに適応できるかどうかの評価はさらに難しい問題である．上述の5件の試験はイングランド，スコットランド，ウェールズ，デンマーク，オランダで実施されたものである．診療パターン，資源の入手可能性，医療提供者や医療施設が直面する財政上のインセンティブ，資源の相対価格（ある国である品目が特に安価であった場合，その使用頻度は増えると考えられる）の違いにより，資源利用のパターンは国によって違ってくると考えられる．Fordら[1]はこのような国家間の差異の可能性を認識しながらも，その差は大きな問題ではないだろうと主張している．資源の利用の仕方が5カ国間で類似していることを示す報告がなされていれば，この主張も説得力のあるものになっていたかもしれないが，それでも米国への適用可能性については疑問が残る．その一方で，臨床医が試験で使用されていたのと同じ治療実施計画書に従うとすれば，結果として資源の利用は類似すると考えられる．

臨床シナリオの解決

メタアナリシスに基づく経済分析によれば，上部消化管内視鏡検査はヘリコバクター・ピロリ検査・治療戦略と比較して，1 年後のディスペプシアの症状を治療する効果は高いが，同時に高価でもある．あなたは，この論文に記載されているコストと効果は，自身が所属する医療施設にも適用可能であると判断する．委員会のメンバーは全員，その地域病院にとって（むしろ誰にとっても）1 年後に症状のない患者を 1 人増やすために 18 万ドルの資金を拠出するのは高すぎるとの考えで一致している．委員会は，目の前にある現実的な選択肢，すなわち検査・治療アプローチの方をより有力視している．というのもこのアプローチを採択することで，スクリーニングのための大腸内視鏡検査の実施率が高まるためであり，研究によれば，これによって健康上の利益が増し，スクリーニングのための内視鏡検査よりも優れた費用対効果がもたらされるようである[30]．そこで，委員会は，警告症状を呈さない 55 歳未満の消化不良の患者に対してはヘリコバクター・ピロリ検査・治療戦略を支持することを決断する．その地域病院は，非侵襲的な方法でヘリコバクター・ピロリを診断する手段として，13C-尿素呼気試験キットと解析のための資金を提供することに同意する．

参考文献

1. Ford AC, Qume M, Moayyedi P, et al. *Helicobacter pylori* “test and treat” or endoscopy for managing dyspepsia: an individual patient data meta-analysis. Gastroenterology. 2005; 128(7): 1838-1844.
2. Eisenberg JM. Clinical economics. A guide to the economic analysis of clinical practices. JAMA. 1989; 262(20): 2879-2886.
3. Detsky AS, Naglie IG. A clinician’s guide to cost-effectiveness analysis. Ann Intern Med. 1990; 113(2): 147-154.
4. Elixhauser A, Luce BR, Taylor WR, et al. Health care CBA/CEA: an update on the growth and composition of the literature. Med Care. 1993; 31(7 Suppl): JS1-JS11, JS18-JS149.
5. Ubel P. Pricing Life: Why It’s Time for Health Care Rationing. Cambridge, MA: MIT Press; 2000.
6. O’Brien B, Levine M, Willan A, et al. Economic evaluation of outpatient treatment with low-molecular-weight heparin for proximal vein thrombosis. Arch Intern Med. 1999; 159(19): 2298-2304.
7. Hillman AL, Bloom BS. Economic effects of prophylactic use of misoprostol to prevent gastric ulcer in patients taking nonsteroidal anti-inflammatory drugs. Arch Intern Med. 1989; 149(9): 2061-2065.
8. Graham DY, Agrawal NM, Roth SH. Prevention of NSAID-induced gastric ulcer with misoprostol: multicentre, double-blind, placebo-controlled trial. Lancet. 1988; 2(8623): 1277-1280.
9. Hill SR, Mitchell AS, Henry DA. Problems with the interpretation of pharmacoeconomic analyses: a review of submissions to the Australian Pharmaceutical Benefits Scheme. JAMA. 2000; 283(16): 2116-2121.
10. Catherwood E, Fitzpatrick WD, Greenberg ML, et al. Cost-effectiveness of cardioversion and antiarrhythmic therapy in nonvalvular atrial fibrillation. Ann Intern Med. 1999; 130(8): 625-636.
11. de Denus S, Sanoski CA, Carlsson J, et al. Rate vs rhythm control in patients with atrial fibrillation: a meta-analysis. Arch Intern Med. 2005; 165(3): 258-262.
12. Marshall DA, Levy AR, Vidaillet H, et al; AFFIRM and CORE Investigators. Cost-effectiveness of rhythm versus rate control in atrial fibrillation. Ann Intern Med. 2004; 141(9): 653-661.
13. O’Brien B. Economic evaluation of pharmaceuticals. Frankenstein’s monster or vampire of trials? Med Care. 1996; 34(12)(suppl): DS99-DS108.
14. Feldman H, Gauthier S, Hecker J, et al; Donepezil MSAD Study Investigators Group. Economic evaluation of donepezil in moderate to severe Alzheimer disease. Neurology. 2004; 63(4): 644-650.
15. Mihaylova B, Briggs A, Armitage J, et al; Heart Protection Study Collaborative Group. Cost-effectiveness of simvastatin in people at different levels of vascular disease risk: economic analysis of a ran-

domised trial in 20,536 individuals. Lancet. 2005; 365(9473): 1779-1785.
16. Goeree R, Bowen JM, Blackhouse G, et al. Economic evaluation of drug-eluting stents compared to bare metal stents using a large prospective study in Ontario. Int J Technol Assess Health Care. 2009; 25(2): 196-207.
17. Boulware LE, Jaar BG, Tarver-Carr ME, et al. Screening for proteinuria in US adults: a cost-effectiveness analysis. JAMA. 2003; 290(23): 3101-3114.
18. Finkler SA. The distinction between cost and charges. Ann Intern Med. 1982; 96(1): 102-109.
19. Taira DA, Seto TB, Siegrist R, et al. Comparison of analytic approaches for the economic eval-uation of new technologies alongside multicenter clinical trials. Am Heart J. 2003; 145(3): 452-458.
20. Parsonage M, Neuburger H. Discounting and health benefits. Health Econ. 1992; 1(1): 71-76.
21. Cairns J. Discounting and health benefits: another perspec-tive. Health Econ. 1992; 1(1): 76-79.
22. van Hout BA. Discounting costs and effects: a reconsideration. Health Econ. 1998; 7(7): 581-594.
23. Smith DH, Gravelle H. The practice of discounting in economic evaluations of healthcare interventions. Int J Technol Assess Health Care. 2001; 17(2): 236-243.
24. Bilcke J, Beutels P, Brisson M, et al. Accounting for methodological, structural, and parameter uncertainty in decision-analytic models: a practical guide. Med Decis Making. 2011; 31(4): 675-692.
25. Goeree R, O'Brien BJ, Blackhouse G, et al. Cost-effectiveness and cost-utility of long-term management strategies for heartburn. Value Health. 2002; 5(4): 312-328.
26. Briggs A. Handling uncertainty in economic evaluation. In: Drummond M, McGuire A, eds. Economic Evaluation in Healthcare: Merging Theory With Practice. Oxford, England: Oxford University Press; 2001: 172-214.
27. Johannesson M, Weinstein MC. On the decision rules of cost-effectiveness analysis. J Health Econ. 1993; 12(4): 459-467.
28. Birch S, Gafni A. Changing the problem to fit the solution: Johannesson and Weinstein's (mis) application of economics to real world problems. J Health Econ. 1993; 12(4): 469-476.
29. Drummond M, Torrance G, Mason J. Cost-effectiveness league tables: more harm than good? Soc Sci Med. 1993; 37(1): 33-40.
30. Sonnenberg A, Delcò F, Inadomi JM. Cost-effectiveness of colonoscopy in screening for colorectal cancer. Ann Intern Med. 2000; 133(8): 573-584.

第28.3章

上級編: エビデンスから行動へ
スクリーニングに関する推奨

Advanced Topics in Moving from Evidence to Action
Recommendations About Screening

Kirsten Jo McCaffery, Gemma Louise Jacklyn, Alexandra Barratt,
John Brodersen, Paul Glasziou, Stacy M. Carter, Nicholas R. Hicks,
Kirsten Howard, and Les Irwig

この章の内容

臨床シナリオ

あなたは，患者の友人が最近乳がんと診断され，「用心するにこしたことはない」という理由で，マンモグラフィーによる**スクリーニング screening** を受けるよう勧められたので心配している 50 歳女性にアドバイスしているプライマリケア医である．

この女性は乳がんまたは卵巣がんの家族歴はなく，乳房のしこりもない．患者は，スクリーニングを受けるべきかどうかについてあなたの意見を求めている．あなたは，マンモグラフィーによるスクリーニングの試験には，乳がんによる死亡減少と，不必要な検査と過度の治療が行われることになるかもしれない**過剰検出 overdetection** や**偽陽性 false positive** 結果が存在する可能性があることを知っている．患者が決断を下すのを助けるためにこれらの効果が非常に重要であることをあなたは知っているが，それらの効果の大きさについては不確実である．そのための手助けとして，スクリーニングの評価方法，スクリーニング検査結果の解釈方法，乳がんスクリーニングについての妥当で関連性が高い最新の**診療ガイドライン clinical practice guideline** または推奨がないかどうか知る必要がある．

この章では，スクリーニングに特有のものに焦点をあてながら（欄 28.3-1），第 26 章「患者の治療に関する推奨の使い方: 診療ガイドラインと決断分析」で紹介した具体的な問題を精査する．

欄 28.3-1

考慮すべき問題

バイアスのリスクはどれほど深刻か
- その介入が無症候性疾患患者に利益をもたらすことを示すランダム化試験のエビデンスは存在するか
- スクリーニングのランダム化試験のための研究デザイン
- データは，バイアスがない方法で特定，選択，統合されたか

推奨は何で，それらは自身の患者の治療に役立つか
- 利益はどれほどか
- 害はどれほどか
- 利益と害のバランス
- 利益や害を，さまざまな人で，かつ異なるスクリーニング戦略で，どのように比較するか
- 価値観や意向の影響はどれほどか
- 費用対効果はどれほどか

エビデンスを探す

米国予防サービスタスクフォース（US Preventive Services Taskforce: USPSTF）[1,2]による診療ガイドラインがオンラインで入手可能である．そこであなたは，そのウェブサイトから，2009 年 USPSTF ガイドライン 2002 の完全版，ならびにその推奨の根拠となった**システマティックレビュー systematic review** と 2009 年の更新版を入手する．

表 28.3-1

スクリーニング検査結果と根底にある疾患状態との関係の要約

スクリーニング検査の結果	参照基準の結果		
	疾患または危険因子あり		疾患または危険因子なし
陽性	A: 真陽性．将来症状を引き起こすことになる疾患または危険因子	B: 真陽性（重要でない疾患）．別の原因によって死亡するまで無症状の疾患または危険因子	C: 偽陽性
陰性	D: 偽陰性．検査で見落とされたが，将来症候性になる疾患	E: 偽陰性（重要でない疾患）．検査で見落とされたものの将来も重要ではない疾患	F: 真陰性

感度＝(A＋B)/(A＋B＋D＋E)，特異度＝F/(C＋F)

スクリーニング検査の結果と根底にある疾患との関連

表 28.3-1 は，スクリーニング検査の結果と根底にある疾患または**リスク risk** 状態との関連性を示す．A 群は，**真陽性 true positive** 結果を受け，患者にとって重要な疾患を有する人たちである．この集団の一部の人たちはスクリーニングの利益（benefit）を享受することになり，それは効果的な治療を受けた人たちである．たとえば，スクリーニングでフェニルケトン尿症が明らかになった子どもの場合，大きく長期的な利益を得ることができる．なぜなら，**症状 symptom** の発症後にこの疾患を治療するよりも，無症候性疾患に対するより効果的な治療法が存在するからである．A 群の他の人々は，真陽性の結果が得られたにもかかわらず利益を得ることがなく，これは，疾患の早期発見と治療が，より後期の発見と治療に比較して，利益をもたらさない場合に生じる．そのような場合，スクリーニングは，寿命を延長するのではなく，「疾患の時間（disease time）」を延長するものとして記述されている．

B 群は，結果が真陽性であっても将来の健康に影響を及ぼさない疾患を持っている人たちである．これらの人々は，疾患のための現在の病理学的な基準は満たしているものの，その疾患は一生涯，臨床的に重要な症状を呈することはない．言い換えれば，過剰検出（過剰診断とも呼ばれる）を経験する．彼らがスクリーニングを受けていなければ，症状を経験することもなく，スクリーニングされた状態とは無関係の原因で死亡し，**標的疾患 target disease** を有していることを知らされることも決してなかったであろう．

たとえば，50 歳代の男性で，スクリーニングで低悪性度の前立腺がんが発見された人を考えてみよう．彼は前立腺がん治療を受け，治療の副作用として尿失禁やインポテンスを発症し，その後 80 歳代になって冠動脈疾患により死亡する．彼に知られてなかったならば，彼は症状を有することも，また前立腺がんで死ぬことにもなっていなかった．がんはスクリーニングではなくても見つからず，スクリーニング検査を受けていたかどうかにかかわらず，彼の寿命は同じだったはずである．スクリーニングを実施したために，この男性は前立腺がん診断と治療の有害作用に30年間にわたって対処しなければならなくなった．これは過剰治療を伴った過剰検出の例である．そのようなアウトカムは仮説的でもまれでもなく，50〜70歳の男性におけるスクリーニングで発見された前立腺がんの約50%は，スクリーニングによって検出されなかった場合と同じように，生涯において臨床的に無症候のままであろう[3]．また，乳がんスクリーニングにおいては非浸潤性乳管がん（ductal carcinoma in situ: DCIS）の一部，あるいはむしろその大部分は，過剰検出であると考えられる[4]．浸潤性乳がんの過剰検出の推定値は，1.7%から54%の範囲である[5]．乳がんと前立腺がんのスクリーニングでは過剰検出は特に重要であり，理由は害が即時であるのに対し，検出から潜在的な死亡に対する利益までには長いギャップがある（7〜10年）からである．

危険因子 risk factor（高血圧やコレステロール値上昇のような）のスクリーニングは，疾患（心疾患，脳血管疾患，腎疾患のような）のスクリーニングと比較して，過剰検出の可能性を高くする．スクリーニングが危険因子である場合，何年か後の1件の患者にとって重要な有害事象を**予防 prevent** するためには，数多くの人々にスクリーニングを実施し，長年治療しなければならない[6]．

C群は，偽陽性（false positive）の結果の人たちである（すなわち，検査結果は陽性であるが，基礎疾患，病理所見，危険因子はない）．これらの人々は，マンモグラフィーでの異常結果の後の不安や生検による合併症のような，スクリーニングで検出された異常の調査に伴う**害 harm** によって悪影響を受ける可能性がある．

D群は，患者にとって重要な疾患について**偽陰性 false negative** の結果を有する人たちである．これらの人々は，後に症状が現れ，寿命が短くなる可能性がある疾患を有しているにもかかわらず，陰性の検査結果を有する患者である．間違った確信のために症状の発現や，検査の実施が遅れたりした場合は，害を被ることになる．スクリーニングを受けた患者は，検査結果が陰性だったにもかかわらず実はある疾患を持っていたと知った場合は，精神的に落ち込み，怒りを感じるだろうし，彼らの経験は医療への信頼を損なう可能性がある．

E群の人々は，偽陰性の検査結果を有すると考えられるかもしれないが，実際には，誤った結果によって害されることはなく，それは見逃された疾患は，決して臨床的に明らかにならないように運命づけられていたからである．**ランダム化臨床試験 randomized clinical trial**（RCT）と**コホート研究 cohort study** で収集された経験的データから，A群+B群，C群，D群，F群の値を得ることが可能である．しかし，現時点では，重要ではない（病状の進行していない）疾患と生物学的に重要な疾患を区別する能力が非常に限られているため，A群，B群，E群の値がほとんどのスクリーニングプログラムに含まれていると正確には言えない．

最後に，F群において，真陰性（true negative）結果を持つ人々は，正確に病気がないという安心観と関連した利益を経験するかもしれないが，この正確な結果を達成するために不便さと不安，および個人的なコスト負担を経験する可能性がある．

バイアスのリスクはどれほど深刻か

USPSTF ガイドラインと更新版を評価するには，**バイアスのリスク risk of bias** の程度を知る必要がある．スクリーニングについて考える最も良い方法は治療的介入として考えることである．そうすることで，スクリーニングの方針を支持するために必要な**エビデンス evidence** がすぐに明らかになる．すなわち，**患者にとって重要なアウトカム patient-important outcome** について，スクリーニングありとスクリーニングなしの効果を調べる RCT である[5,7]．

その介入が無症候性疾患患者に利益をもたらすことを示すランダム化試験のエビデンスは存在するか

考慮すべき深刻な問題は，スクリーニングが有益であるというエビデンスにバイアスが生じる可能性である．スクリーニングを推奨するガイドラインが，スクリーニングを従来型の治療と比較した RCT に基づいている場合，より確信を持つことができる．これは，RCT が**観察研究 observational study** よりもバイアスが少ないためである（第 6 章「なぜ研究結果が誤解を招くのか: バイアスとランダム誤差」を参照）．

過去には，観察研究のデータに基づいて，いくつかのスクリーニングプログラムが適切に導入された（たとえば，フェニルケトン尿症のスクリーニング）が，それは患者にとって重要なアウトカムへの影響に対する高い確信性を保証する非常に大きな**効果サイズ effect size** があったためである（第 23 章「システマティックレビューとメタアナリシスの結果の理解と適用」を参照）．しかし，他のスクリーニングプログラムではいくつかの間違いが生じていて，それらでは観察的な方法によってもたらされた偏ったものより効果サイズが小さかった．たとえば，神経芽細胞腫のスクリーニングは，観察研究からのエビデンスに基づいていくつかの管轄区域で実施されたが，その後撤回された．実際には，偽陽性結果と過剰診断による害は，観察研究で過大評価されていた利益をはるかに上回ったためである[8]．

観察研究が誤解される可能性があるのには，いくつかの理由がある．上記のように，生存期間は，診断時点から測定されるが，患者が長生きしたからではなく，スクリーニングによって患者自身が疾患を認識している時間が長くなるために延長されてしまう場合がある（**リードタイムバイアス lead-time bias**）．さらに，スクリーニングはそもそも進行の遅い疾患を検出するものが多く，そのため，**予後 prognosis** も良好であることから，スクリーニングで疾患が発見された人々は，臨床症状を呈した患者と比べて経過が良く，長生きするように見えてしまう（**レングスタイムバイアス length-time bias**）[9]．

われわれは今日，害に対する有益性を評価できるようにするため，意図された利益と意図しない害について RCT からの包括的なエビデンスを提出することなく，スクリーニングプログラムを実施してはならないと主張する．

図 28.3-1

スクリーニングのランダム化試験の研究デザイン

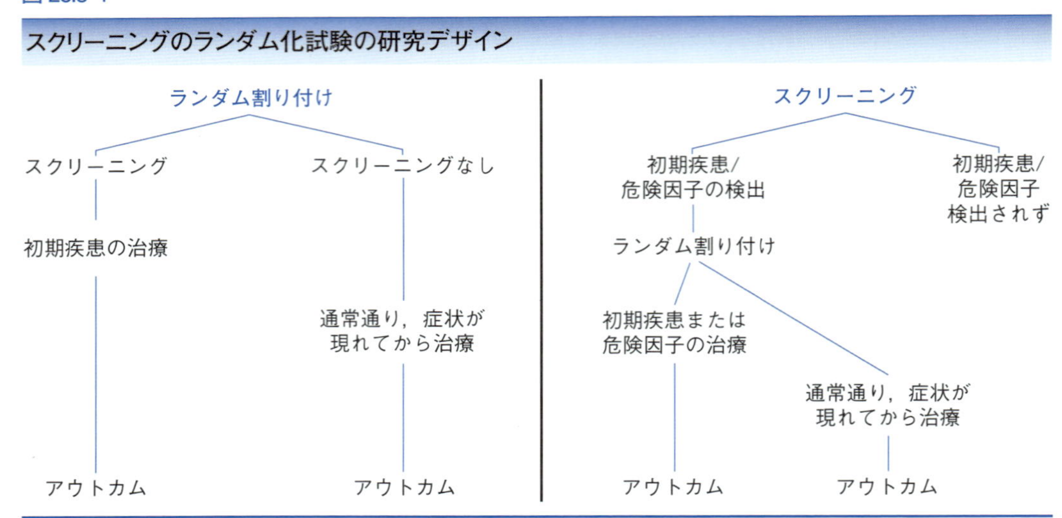

JAMA の許可を得て，Barratt A, et al. JAMA. 1999; 281（21）: 2029-2034[6]より転載.

スクリーニングのランダム化試験のための研究デザイン

研究者らは，スクリーニングの効果を調べるのに，2 つの研究デザインのうちの 1 つを選択するとよい．1 つのデザインは，スクリーニングを受けてその後異常が見つかった場合には治療を受ける人々と，スクリーニングを受けず，そのため症候性疾患が発生した場合にのみ治療を受ける人々に**ランダム割り付け randomization** される，スクリーニングプロセス全体を評価する方法である（早期発見と早期介入，図 28.3-1 参照）．がんスクリーニング（たとえば，乳がん，結腸直腸がん，前立腺がん，肺がん，卵巣がんのスクリーニング）の試験で，このデザインが使われている[10-14]．

もう 1 つは，すべての参加者がスクリーニングを受け，研究者らが陽性結果の者を，治療を受ける群と受けない群とにランダム割り付けする方法である（図 28.3-1）．治療を受けた者の状態が改善した場合，早期治療が功を奏すると結論付けることができる．スクリーニングによって疾患そのものではなく，疾患のリスクを増大させる要因を検出する場合，研究者はこの研究デザインを用いることが多い．高血圧と高コレステロール値のスクリーニングプログラムの試験では，この研究デザインを利用している[15]．この章で概説する原則は，スクリーニング問題に取り組む際に使用される 2 つの研究デザイン双方に適用される（図 28.3-1）．

研究者らがいずれのデザインを使用しているかにかかわらず，スクリーニングの RCT は，常に早期発見と早期治療の併用効果を調査している．公正な比較のためには，早期発見のために早期に実施された，スクリーニングが陽性の人々に適用されるフォローアップの診断検査とスクリーニング結果が真陽性の場合に受けることになる治療が，**対照群 control group** における人々に利用可能な診断検査と治療と，同じ基準と質であることが重要である．彼らがより良い（たとえば，より感度のよい診断検査が使用される）場合，アウトカムはスクリーニングに有利にバイアスが働くだろう．実際に，この問題はがんスクリーニング試験で遭遇している[16]．

ガイドラインが信頼できるものであるためには，エビデンスを適切に収集し，批判的に吟味し，分析しなければならない（または，他の厳格なプロセスを使用する）（第 22 章「システマティックレビューとメタアナリシスのプロセス」を参照）．エビデンスをレビューした後，ガイドライン作成者は，利益と害に関するエビデンスの要約を，たとえば，バランスシートに提供すべきである[17]．理想的には，これらの利益と害がサブグループ集団や異なるスクリーニング戦略によってどのように異なるかについての情報も提供すべきである．さらに，効果推定値の確信性（confidence in effect estimate）の判断を提供すべきで，それは高（high）から非常に低（very low）までのばらつきがある可能性がある．これらはアウトカムごとに異なる可能性があるため，著者らはアウトカムごとに推定値の確信性を提供すべきである（第 23 章「システマティックレビューとメタアナリシスの結果の理解と適用」を参照）．

データは，バイアスがない方法で特定，選択，統合されたか

すべてのガイドラインについていえることだが，ガイドライン作成者は検討対象として選択した研究のための**組み入れ基準 inclusion criteria** と**除外基準 exclusion criteria** を設定し，包括的検索を行い，組み入れた研究のバイアスのリスクを評価しなければならない．

ユーザーズガイドの適用

USPSTF の推奨[1,2]は，RCT のシステマティックレビューからのマンモグラフィーによるスクリーニングの利益と，システマティックレビュー，**メタアナリシス meta-analysis**，最近公開された文献を含めた複数の情報源から得られたスクリーニングの害に関する情報に基づいている．2000 年から 2005 年までの Breast Cancer Surveillance Consortium のデータも，マンモグラフィーによるアウトカムとフォローアップ検査の調査に使われた．さらに，USPSTF は，乳がんスクリーニングの最適な開始年齢と中止年齢について，Cancer Intervention and Surveillance Modeling Network Breast Cancer Modeling Group からの報告を要請した．

USPSTF は，スクリーニングに関するエビデンスを，その質と正味の利益の大きさに基づいて等級付けするために，標準化された包括的なアプローチを使用している．等級（rating）の範囲は，A（正味の利益が実質的に大きいという高い確実性がある）から，B（正味の利益が中程度であるという高い確実性，または正味の利益が中程度から実質的に大きいことに中等度の確信性がある），C（正味の利益が小さいことに中等度の確実性がある），D（害が利益を上回ることに中等度または高い確実性がある）である．評価が I の場合は，現在のエビデンスが，エビデンスが欠如している，質が悪い，または矛盾しているために当該サービスの利益と害のバランスを評価するには不十分であることを示す．

USPSTF は，50 歳から 74 歳の女性の乳がんスクリーニングに関するエビデンスに B の等級を割りあて，正味の利益が中程度であるという中等度の確実性を示している．似た等級が **Grading of Recommendations Assessment, Development and Evaluation（GRADE）**を使って得られている．利益を示すバイアスのリスクが最小限の RCT がいくつかあるが，複数の試験にわたるバイアスのリスクのばらつき，いくらかの結果の**非一貫性 inconsistency**，推定値の**不精確さ imprecision**，害に関する不完全な評価のために，中等度の質にグレードダウンとなった可能性がある．

推奨は何で，それらは自身の患者の治療に役立つか

ユーザーズガイドの適用

この女性にアドバイスする次のステップは，マンモグラフィースクリーニングを続けた場合の，彼女が経験する可能性のある利益と害のバランスを考慮することである.

利益はどれほどか

研究者らは，スクリーニングプログラムの利益を推定するには，どのアウトカムを測定しなければならないのか．もし治療が効果的であれば，検査結果が陽性だった人々の一部は死亡の減少や生活の質の向上を得ることになる．利益は，有害アウトカムにおける**絶対リスク減少 absolute risk reduction** または**相対リスク減少 relative risk reduction**（RRR）として推定できる．有害アウトカムを1件減らすための**スクリーニング招待必要数 number of people needed to invite to screening**（NNI）もまた，利益を示すための1つの方法である（第9章「治療はリスクを減らすか．結果を理解する」を参照）.

利益が死亡の減少である場合，疾患特異的死亡と全死亡の両方の減少（すなわち，あらゆる可能性のある原因による死亡）の判断に基づいて判断する方がよい．標的状態は，典型的には多くの死亡原因のうちの1つであり，特にスクリーニングで検出された疾患の治療が生命を脅かす合併症（たとえば，大動脈瘤修復）を有することができる場合，全死亡と疾患特異的死亡の減少を明らかにするためには，非常に大規模な研究が必要の可能性がある．ほとんどの場合，政策決定者は，疾病特異的死亡の減少のみを実証することに満足しなければならなかった．研究者らは，少なくともスクリーニング試験におけるすべての死亡に関するデータを収集し，スクリーニング群の死亡のいかなる増加も検出し，調査できるようにすべきである.

有害アウトカムの**予防 prevention** に加え，ダウン症を調べるための出生前スクリーニングなどのように，異常の存在について知ることを1つの利益であると考える人もいるだろう．スクリーニングの利益としてもう1つ考えられるのは，家族の一員または友人における標的状態の発症や有力メディアによる議論が原因で不安を感じている場合には，陰性結果がでることで安心感を得られるという点である．しかし，スクリーニングプログラム自体が，たとえば広く周知されて不安を生じさせた場合，不安の解消が利益であると主張することは非常に疑問である[18,19].

ユーザーズガイドの適用

USPSTF の 2002 年システマティックレビューには，39 歳から 75 歳の女性におけるマンモグラフィー（単純 X 線写真）のメタアナリシスが 7 件含まれている[1]．著者らは，平均 14 年の追跡 follow up 後に RRR が 16%（95%CI: 9%〜23%）であると報告した．これは乳がんによる死亡 1 件を防ぐための NNI 1,224 と同等である.

スクリーニングの利益に関しては常に不確実性がある．スクリーニングの評価は，比較的まれな疾患を発症するリスクが低い無症状の人々に対処しているため，一般に**統計的に有意な statistically significant** 効果を明らかにするためには非常に大規模な試験が必要である．

前述のように，スクリーニング試験のほとんどは，疾患特異的死亡を主要アウトカムとして使用するため，全死亡への影響については不確実性が残ることが多い[20]．

ユーザーズガイドの適用

この章の臨床シナリオに対するこのエビデンスの**一般化可能性 generalizability** についても不確実性がある．マンモグラフィー試験の大半は 1960 年代から 1980 年代に行われた．それ以来，マンモグラフィー技術は改善されており[21]，臨床的に検出された乳がんやスクリーニングで発見された乳がんの治療法はますます有効になり，スクリーニングの利益が軽減される可能性がある[22]．DCIS の**発生率 incidence** はスクリーニングにより増加し[23]，乳がんによる全死亡率は減少している[1,2,24]．また，対象年齢，スクリーニング間隔，マンモグラフィービュー，追跡期間に関して，試験と国際スクリーニングプログラムとの間には相違がある．

一般に，スクリーニングによる利益は時間的に固定しておらず，より進行した疾患に対する治療の有効性，安全性，利用可能性が高まるにつれて，低下する．進行性疾患のための安全で効果的で手頃な治療法で，有害作用が少なく容易に入手できるものがあれば，スクリーニングの利益としての死亡はほぼゼロになる．これは睾丸がんの場合に発生し，現在も数カ国がスクリーニングを続けている．スクリーニングの利益はまた，危険因子または疾患の**有病率 prevalence** が低下するにつれて減少する．いくつかのケースでは，スクリーニングは本来有用であったが，結核感染の減少による結核スクリーニングや，喫煙率が大幅に低下した場合の腹部大動脈瘤スクリーニングのような，根底にある疾患の有病率減少のためもはや価値がなくなっている．

害はどれほどか

- **偽陽性結果**: USPSTF の**レビュー review**[1,2]によると，従来，検査精度データはある一時点の検査に基づいて報告されるが，スクリーニングプログラムの場合は，ある一定期間にわたって得られる陽性結果の累積データを使用することがより適している．10 回のマンモグラフィー検査後の偽陽性結果の累積リスクは，21〜49%の範囲にあると報告されている．最近では，米国の乳がんサーベイランス・コンソーシアム（Breast Cancer Surveillance Consortium）のデータを用いた研究によると，40 歳でスクリーニングを開始する女性では，10 年後に少なくとも 1 回の偽陽性のリコールを受ける累積確率は，毎年スクリーニングで 61.3%，隔年スクリーニングで 41.6%であった[25]．生検推奨の偽陽性の累積リスクは，毎年スクリーニングで 7.0%，隔年スクリーニングで 4.8%であった．

50 歳でスクリーニングを開始する女性では，結果は似ている．上記で引用された米国の研究[25]はまた，初回のスクリーニングでの推定偽陽性率は 16.3%で，その後は 9.6%であった．これは，10 回の隔年スクリーニング検査を受けた 50 歳から 69 歳のヨーロッパ女性におけるスクリーニングの偽陽性結果の推定累積リスク 19.7%と比べると低い[26].

偽陽性の結果に関連する有害作用は，マンモグラフィースクリーニングの主なリスクの 1 つである．たとえば，偽陽性結果を有する女性についての**質的研究 qualitative study** では，参加者は，スクリーニングによる異常結果後にがんの疑いがなくなるまで，否定的な心理社会的影響(たとえば，不安，睡眠および行動への悪影響）を報告した[27]．否定的な影響は長期間にわたって持続した[26]．スクリーニング後 1，6，18，36 カ月の定量的**縦断研究 longitudinal study** において，偽陽性のスクリーニング結果を有する女性は，スクリーニングで陽性でなかった女性より有意に（$p<0.01$）高い（より悪い）平均スコアを有し，乳がんスクリーニングの心理学的結果に特有の検証済み 12 次元質問票スコアはそれぞれ 12，6，9，4 であった[28,29]．痛みや傷跡を含む，乳房の良性のしこりに関する生検に伴う身体的害もある[30,31].

- **過剰検出と過剰治療**: マンモグラフィースクリーニングに関連する重大な害は，過剰検出であり，結果として臨床的に現れないことが決まっている疾患に対する過剰治療（overtreatment）である．たとえば，マンモグラフィースクリーニングに関する 3 件の RCT による最近のメタアナリシスでは，スクリーニングに招待された女性の場合，スクリーニング期間中に診断されたがんの 19%が過剰検出であることが判明した[32]．30 年間の米国データに基づく観察研究では，早期乳がんの 100%の増加が報告されており，進行がんの減少はごくわずか（8%）であり，過剰検出はマンモグラフィースクリーニングの主要帰結であると強く示唆している(図 28.3-2)[33]．症状や死亡を引き起こさないことが決まっている乳がんの除去や治療は，不必要な手術，放射線療法，ホルモン補助療法，化学療法につながり，そのすべてが重要な有害帰結をもたらす．

過剰検出の害には，不安の増大，がんリスクの高まり，睡眠行動や性的行為に対する否定的効果のような，否定的な心理的影響も含まれる．また，偏見，恥や罪悪感，関係，家族，保険状況への影響も含めて，がん患者として分類されるという悪影響がある．

- **偽陰性結果（がんの見逃し）**: 先述のように，陰性結果の有害帰結としては，間違った確信や，その後の有症候性疾患の診断遅延が考えられる．マンモグラフィースクリーニングでは，定期的にスクリーニングを受ける女性において発生するがんの 61%から 89%が検出される[1,2]．つまり，中間期がんの発生率（スクリーニングで見逃されたがん，ならびにスクリーニングとスクリーニングの合間に新たに発症するがんを含む）は 11%から 39%である．
- **その他の害**: USPSTF レビュー[2]は，放射線誘発性乳がんのシステマティックレビューからのデータを報告している．低線量の放射線**曝露 exposure** では，リスクは一貫していなかったが，高線量曝露は乳がんリスクの増加と関連していた[34]．カナダの分析によると，40 歳から 55 歳の女性が毎年 100,000 人，その後 74 歳まで隔年スクリーニングが実施され，マンモグラフィーによる放射線曝露が 86 人の乳がんと 11 人の乳がん死亡を引き起こすことが判明した[35]．デジタルマンモグラフィー（より低い放射線量を使用し，現在米国でのスクリーニングの主要な形態である）がリスクを減らすはずである[25].

スクリーニングによって臨床的に重要な疾患を有することが発見された人々は，早期検出と早期治療の利益を経験するかもしれないが，治療による早期の身体的および心理社会的有害作用も経

図 28.3-2

乳がんの発症率に関する 30 年間のスクリーニングマンモグラフィーの効果

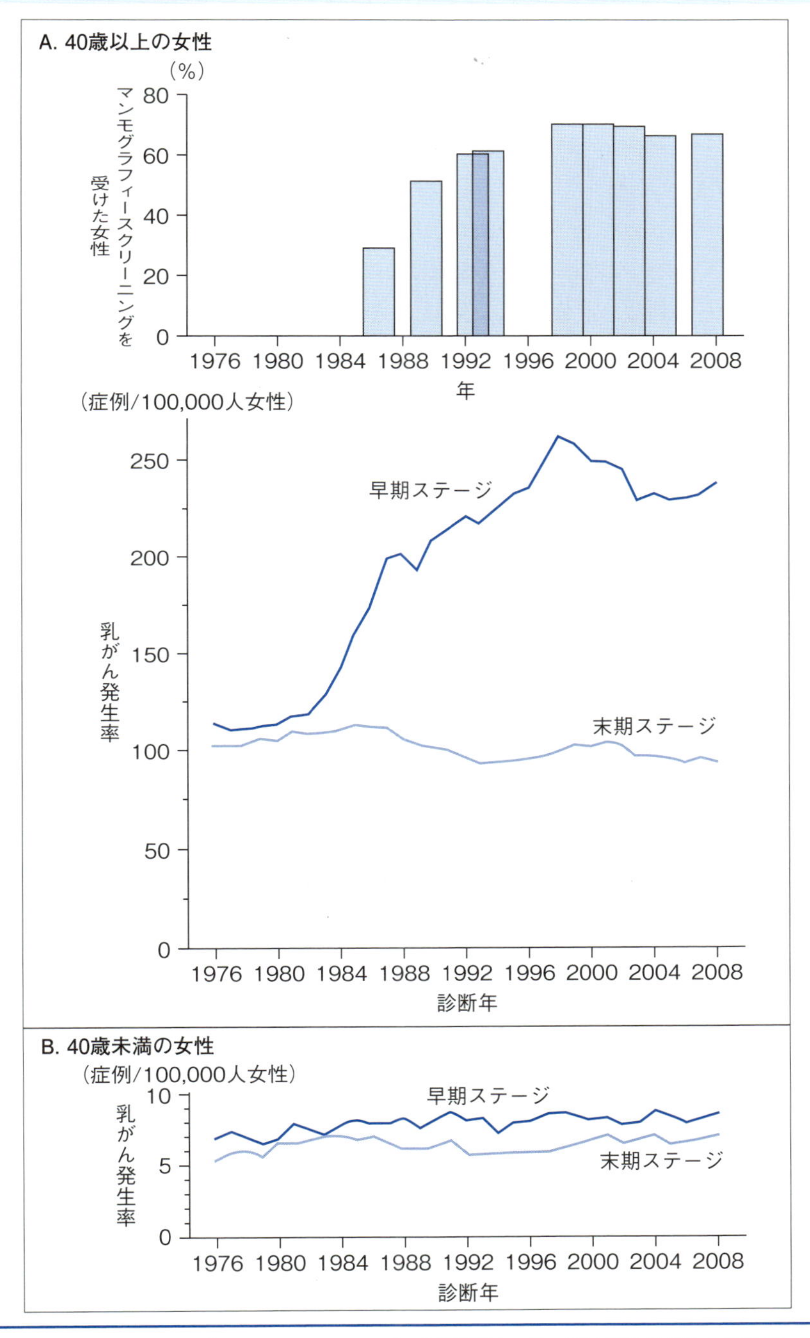

A: 40 歳以上の女性におけるマンモグラフィースクリーニングの自己報告とステージ特異的乳がんの発生率．B: 一般にマンモグラフィースクリーニングに曝露されていない女性における，ステージ特異的乳がんの発生率（40 歳未満）．
Massachusetts Medical Society の許可を得て，Bleyer A, et al. N Engl J Med. 2012; 367（21）: 1998-2005[33]から再掲．

験する可能性がある．健康エコノミストは，現在の利益，害，コストを将来発生するものよりも重要と考えることが多いことに気づいている．つまり，将来のアウトカムとコストが割り引かれている[36]．将来よりも現在に対する意向は，人が年をとるにつれてより顕著になる[37]．健康上の他の場所でコストをより効果的に費やすことになれば，スクリーニングの**機会コスト opportunity cost** による社会的害もありえる．この議論の後半では，費用対効果の点について取り上げる．

利益と害のバランス

女性がマンモグラフィースクリーニングを受ける場合，利益と害の可能性を認識しているあなたは，どのようにこれらの利益と害を互いにバランスさせることができるだろうか．

残念なことに，USPSTF のガイドライン[1,2]には，定期的にスクリーニングを受けた，あるいは受けなかった，40 歳，50 歳，60 歳の人々の利益や害のバランスシートのような，わかりやすい形式での乳がんスクリーニングに関する情報は含まれていない[38]．そのようなデータ[38]は，RCT で報告された利益と害の割合を地域集団に適用することによって得られ，次いで，マンモグラフィースクリーニングを検討している女性のための**決断支援ツール decision aid** を開発するために使用されている[39,40]．われわれは最近，このアプローチをオーストラリアの女性に使用した初期推定値を更新し[38]，50 歳で隔年スクリーニングを開始する女性についての，20 年間のアウトカムに関するバランスシートを表 28.3-2 に示す．たとえば，1,000 人の 50 歳女性について 20 年間隔年スクリーニングを実施すると，467 人が少なくとも 1 回リコールされ（要精検），そのうち 412 人が偽陽性となり，122 人が生検を受ける．スクリーニングを受けた女性のうち 73 人は乳がんの診断で，スクリー

表 28.3-2

女性 1,000 人を対象として隔年スクリーニングを実施した場合のリコールされた数と乳がんと診断された人数，死亡数の推定値と推定値における確信性

20 年間のイベント	50 歳女性を対象に 20 年間の隔年スクリーニングを受けた 1,000 人中のイベント数	スクリーニングを受けていない 50 歳女性 1,000 人中のイベント数	推定値の確信性
要精検	467		高
偽陽性	412		高
生検実施	122		高
すべての乳がん	73	44	高
スクリーニング発見	55		高
侵襲性がん	62	43	高
DCIS	11	1	高
中間がん	18		高
過剰検出がん	19		中
総死亡	86	89	中
乳がんによる死亡	8	12	中

略語，DCIS: 非浸潤性乳管がん

ニングを受けていない女性では 44 人が乳がんの診断を受ける．スクリーニングを受けた女性において，乳がんと診断された 73 人のうち，55 人がスクリーニングによって見つかったがんを有している．ガイドライン委員会は，スクリーニングについての患者との話し合いに役立つスクリーニングに関する現地の推奨事項を作成する際に，このようなバランスシートを委託することができる．

バランスシートからは，乳がんスクリーニングの利益と害を予想することができる．これは，50 歳から女性 1,000 人を対象にマンモグラフィーによる隔年スクリーニングを実施した場合，20 年間で乳がんによる死亡を約 4 件予防することができるが，その一方で，同期間中におよそ 412 人の偽陽性結果を経験する女性と 19 人の過剰検出がんを有する女性が発生することを示している．数十万人の女性の記録による最近のスクリーニングプログラム統計から直接得られているので，われわれはこのテーブルの推定値の大部分に高い確信を置くことができる．しかし，過剰検出がんの数やスクリーニングをうけた女性の死亡数の推定値は，マンモグラフィースクリーニングの RCT に基づいている．これらはかなり良好な試験であったが，20〜50 年前に実施されたもので，現在のスクリーニング慣行に対する適用可能性は不確実である．

このようなバランスシートを解釈する際には，上記の提示とは異なり，患者にとって重要である可能性のある利益や害をすべて含んでいないことが多いと考える必要がある．たとえば，最近のあるレビューでは，スクリーニングの最も重要な害である過剰検出と偽陽性所見は，57 件のがんスクリーニング試験のうちそれぞれ 7％と 4％で報告されているにすぎなかった[41]．

われわれはすでにバイアスのリスクの可能性を減らすという RCT データの利点を検討した．しかし，現実世界のセッティングに試験データを適用することにも困難が伴う．ランダム化試験は，実際に利用可能なものよりも質の高いスクリーニングプログラムやその後の介入を提供することが多い．現実世界でのスクリーニングと介入が試験のものと同じ質でない場合，試験データから計算されたものよりも利益は小さくなり，害が大きくなるだろう．

利益や害を，さまざまな人で，かつ異なるスクリーニング戦略で，どのように比較するか

USPSTF ガイドライン更新版[2]は，50 歳から 74 歳の女性を対象としたスクリーニングを推奨しているが，その推奨にはいかなる等級（強から弱）もない．GRADE アプローチを使うと，試験の質と結果のばらつき，害に対する利益のバランスの不確実性，スクリーニングの利益と害に関する女性の**価値観や意向 values and preferences** のばらつきのため，弱い推奨に傾くだろう．これは，情報に基づく個別の意思決定が適切であることを示唆している．

乳がんの発症と死亡は年齢とともに大幅に増加するため，利益と害の大きさは，年齢によって変わるだろう．確かに，USPSTF[2]は，50 歳前にスクリーニングを開始するという決定は，特定の利益と害に関する女性の価値を含む，個々のものであり，その女性の状況を考慮に入れるべきであると推奨している．

害に対する利益のバランスは，スクリーニング間隔，スクリーニングの検査および戦略のような他の要因にも左右される．スクリーニングの利益は，将来のある時点で経験されるのに対し，初回

のスクリーニングの直後を含めて，いつでも害が経験される可能性があることに留意することが重要である．

疾患リスク

女性がスクリーニングの利益を享受する可能性は，根本的な疾患リスクの理解に依存している．広い範囲の疾患リスクにおいてRRRが一定していると想定した場合，疾患リスクが高い人ほど利益は大きくなる．たとえば，乳がんによる死亡は年齢とともに増加し，スクリーニングから得られる死亡減少の利益もまたそれに応じて大きくなる[2]．しかし，乳がんによる損失生存年数は，死亡率が最も高い年齢，ならびに余命の長さの両方に関連する．

家族歴などの因子は疾患リスクを増加させるため，スクリーニングの利益も大きくなる．USPSTF[1,2]は，BRCA1やBRCA2の突然変異が同定されない平均リスクの人々にのみ焦点を当てている．既知の突然変異のために非常に高いリスクの家族の女性におけるスクリーニングの利益と害の評価は非常に異なってくる．乳がんの生涯リスクが26%～84%であるこのような女性は[42]，予防的乳房切除術および卵巣摘出術のような予防的選択肢の検査やアドバイスのために遺伝カウンセリングクリニックまたは臨床遺伝学者に紹介されることがある．しかし，BRCA1やBRCA2変異は，集団全体では非常にまれである（集団全体の1%未満に同定され，乳がんであると診断された女性の約5%未満である）．このカテゴリーの女性には，リスク評価に関するガイドが用意されている．たとえば，米国国立がん研究所（US National Cancer Institute）の乳がんリスク評価ツール（Breast Cancer Risk Assessment Tool）[43]を参照してほしい．しかし，これは，乳がんや卵巣がんの家族歴がないために女性には関係ないものである．

スクリーニングの間隔

この女性がスクリーニングから正味の利益を得る確率は，スクリーニングを開始する時期とスクリーニングをうける頻度（スクリーニング間隔）に依存する．スクリーニング間隔が短くなると，スクリーニングプログラムの検出率（**感度 sensitivity**）に従ってがん検出における潜在的な有効性が向上する．

しかし，利益は，スクリーニング間隔の減少に直接的に逆比例することはめったにない．たとえば，通常よりも2倍の頻度でスクリーニングを実施した場合，理論的にはスクリーニングによって達成される相対的な死亡率減少が2倍になる可能性がある．しかし実際には，効果はもっと少ない．たとえば，子宮頸がんスクリーニングを5年ごと，3年ごと，そして2年ごとに実施した場合，55歳から69歳の女性における浸潤性子宮頸がんの発症率がそれぞれ83%，87%，87%減少すると考えられる[44]．

スクリーニング検査の回数に直接比例して害の発生頻度も増加する傾向になる．そのため，スクリーニング間隔を短縮すれば，スクリーニング間隔の増加の限界収益（もしあるならば）が逓減していく．結局，スクリーニング間隔を短縮することによる限界害が，その限界利益を上回ってしまうのである．たとえば，マンモグラフィースクリーニングの利益と害に対するUSPSTF評価のために実施されたモデリングでは，隔年スクリーニングは毎年スクリーニングによる死亡の利益のほとんど

（80%）を維持したが，偽陽性結果は少なく，過剰検出も少なかった[45]．

スクリーニング間隔の延長やスクリーニング開始年齢の変更は，過剰検出や過剰治療を含むスクリーニングの潜在的な害を低減するために，いくつかのスクリーニングプログラムで使用されている．たとえば，英国国家審査委員会（UK National Screening Committee）は，さもなければ自発退縮する若い女性の高悪性病変の過剰検出を減らすために，子宮頸がんスクリーニングの開始年齢を 25 歳に引き上げた．英国の集団ベースの大規模研究では，スクリーニングされた女性とスクリーニングされなかった女性を比較した場合，20 歳から 24 歳のスクリーニング女性は，30 歳までの女性とがん発症率に実質的に差異がなかった[46]．しかし，長期的な心理社会的な害（たとえば，心配，不安，罪悪感，不妊症や関係性に対する懸念），経済的費用（たとえば，治療や病気休暇），周産期死亡や有害な妊娠アウトカムに結び付く子宮頸部の治療に伴う潜在的な身体的害のエビデンスがある[47-50]．

検査特性

乳がんのスクリーニングに使用された検査の感度と**特異度 specificity** に応じて，同じ基礎リスク，開始年齢，スクリーニング間隔でも，あなたのアドバイスを求める女性は異なる正味の利益を得るだろう．これは，新しい検査がスクリーニングの目的で発売され，市場に出されるため，特に問題となる．新しい検査の感度が臨床試験で利用された検査よりも明らかに高く，その検査が重大な疾患の早期発見につながるとすれば，スクリーニングの利益は高まる（第 18 章「診断検査」）．しかし，すぐれた感度を持つこの新検査によって，たとえば低グレードの前立腺がんや低グレードの子宮頸部上皮異常[51]のような，臨床的に重要性の低い疾患が多く検出される場合は，害の可能性も高まることになる[51]．この上昇した感度は，臨床的に顕在化することが決まっている疾患に対する感度を増加させない場合，誤解を招くだろう．検査の特異度が高まり，偽陽性結果が減少した場合は，正味の利益が増加し，従来の検査では有用性がなかった集団においても検査が有用となる場合がある[52]．

（マンモグラフィーと比較して感度と特異度の双方を改善した）乳がんの検出を改善する可能性のある比較的新しい技術は，デジタル乳房トモシンセシス（digital tomosynthesis）や 3 次元マンモグラフィーである[53]．しかし，いまのところ，感度の増加が決して臨床的に徴候が明らかになることはないがん（過剰検出）と臨床的に徴候が明らかになるがんとどれほど関連があるかはわからない[53,54]．選択された高リスク女性の乳がんスクリーニングでは，磁気共鳴映像法（magnetic resonance imaging: MRI）は，マンモグラフィーに比べて感度が高い（特異度は低い）ことがわかっている．しかし，MRI が過剰検出に寄与し，患者のアウトカムを改善しない可能性があるという新たなエビデンスもある[55-57]．

ユーザーズガイドの適用

あなたのアドバイスを求めている女性のような平均リスクの女性については，今回は他の様式のスクリーニングを推奨しない可能性が高い[55,56]．

異常な結果を特定するために使用された閾値が増減された場合，スクリーニングの利益と害は変化する可能性がある．たとえば，腹部大動脈瘤（abdominal aortic aneurysm: AAA）スクリーニングでは，当局はスクリーニングプログラムで閾値を 30 mm から 25 mm に下げることを提案している[58]．しかし，大動脈の直径が 25〜29 mm であると最初に確認された男性の 15%のみが，10 年で手術を必要とするほど発達した大動脈直径（54 mm 超）を持つ[59]．これは，閾値を低下させると，無害な AAA 過剰検出の相当な増加につながり，その結果，AAA の発生率が倍以上になった．これにより，グループ A から E で特定された人々の数（表 28.3-1）と，利益と害の正味のバランスが変わってしまう．

価値観や意向の影響はどれほどか

価値観や意向は人によってさまざまである（第 27 章「意思決定と目の前の患者」を参照）．たとえば，ダウン症診断のための胎児スクリーニングを検討している夫婦の場合，ダウン症の子どもの出産と，羊水穿刺による医原性流産のリスクに対してどれだけの価値を置くかによって，選択は異なってくるだろう[60]．

乳房スクリーニングの潜在的な利益と害の範囲に関する女性の価値が，最良の決断に関する自身の評価を決定する．彼女はまた意思決定の方法に関しても意向があり，自身で情報を分析して選択したいと考えるかもしれない．彼女は意思決定が難しいと思い，何をすべきかを医師にアドバイスしてもらうことを望むかもしれないし，あるいは医師からの支援を得て協議による意思決定に参加したいかもしれない[61]．

害や利益の可能性を詳細に理解し，独立した，あるいは協議による意思決定をしたい場合，質の高い決断支援ツール（decision aid）が，難しい決定についてのバランスの取れた情報を，わかりやすい形式で提供できる[61]．治療に関する決断支援ツールの使用については数多くの評価が実施されてきており，患者の知識を高め，不安を抱かせることなく意思決定における葛藤を軽減できることが明らかになっている（第 27 章「意思決定と目の前の患者」を参照）．スクリーニングに関する決断を下すための患者用決断支援ツールがますます開発されている[39,40,62]．

この女性が信頼できる人の助けを受けてスクリーニングの提案を検討することを希望する場合はどうなるだろうか．“提案を検討する（Consider an Offer）”アプローチを開発した Entwistle と同僚は[63]，その場合の会話には以下のような可能性があると示唆している．

- 推奨を作成または提供しているのはだれか．
- 推奨の根拠は何で，スクリーニングの主な利益と害は何か．
- スクリーニング検査を他の人よりも適切なものにする要素があるか．
- スクリーニングから利益を得る人は誰で，そしてどのように保護されるか．
- この人はさらに情報を必要としているか．

この会話は，決断支援ツールよりも詳細な疫学情報を提供していないだろう．しかし，それは患者が自身の最善の利益にならないかもしれないスクリーニングに対して，たとえば，不道徳な商用プロバイダによる提供を評判の良い専門家プロバイダによって作られたものと対比し，または患者が，その検査が推奨されない年齢グループであるかどうかを判断して，警戒するのに役立つだろう．“Consider an Offer” アプローチは，最近，英国の集団スクリーニングプログラムに影響を与えている[64]．スクリーニングのための “Consider an Offer” は，スクリーニングを奨励するものではなく，また単に利益や害に関する情報を提供するものでもない．むしろ，上のリストに示されているように，提供される情報は意思決定の他の要因を認めており，スクリーニングの申し出を拒否することは妥当な選択となりえると認識している．

費用対効果はどれほどか

臨床医にとっての最大の関心事はスクリーニング参加者個人における利益と害のバランスだが，政策決定者は意思決定において費用対効果分析や現場の資源に関する問題について考慮する必要がある（第 28.2 章「経済分析」を参照）．

マンモグラフィースクリーニングに対する早期の費用対効果の推定値は非常に好ましいものであり，UK Forrest Report（1987）では，スクリーニングの効果として，獲得される**質調整生存年 quality-adjusted life-year**（QALY）あたり 3,309 ポンド（現在の，8,094 ポンド相当）のコストであることが推定された[65]．米国の費用対効果の推定値では，1990 年代における 50 歳から 69 歳の女性の年間スクリーニングは救命生存年数〔life-year saved（LYS）〕1 年あたり 15,000〜20,000 ドルであった[66,67]．

若い女性のスクリーニング（すなわち，発生率が低く，有効性が低い）と高齢女性のスクリーニング（競合死亡のため）については，**増分費用効果比 incremental cost-effectiveness ratio**（ICER）はより高くなった（すなわち，費用対効果的でない）．これらの推定値は，当時の他の予防的および治療的介入についての費用効果の推定値と比較して好ましいものであった（たとえば，降圧薬の費用対効果の推定値は LYS あたり 15,000 ドル[67,68]，冠動脈バイパス手術は LYS あたり 28,000 ドル，車のシートベルトとエアバッグは LYS あたり 32,000 ドル）．

しかし，これらの早期の推定値には，過剰検出と過剰治療のコストと，偽陽性による否定的な心理社会的影響による潜在的コストが含まれていなかった．それらは大きな死亡減少の利益を提供するスクリーニングに基づいていたが，最近の推定値は[1,2]，はるかに控えめである．過剰検出と過剰治療，死亡減少の最近の推定値を含む最近の研究では，3 年毎スクリーニング（スクリーニングなしと比較した場合）の費用対効果比が獲得 QALY あたり 20 ポンドであると報告された（第 28.2 章「経済分析」参照）[65]．

臨床シナリオの解決

冒頭の臨床シナリオに戻って，あなたは，USPSTF のガイドラインでは 50 歳から 74 歳の女性の隔年マンモグラフィースクリーニングが推奨されているが，そのガイドラインに従ってスクリーニングを受けるか，または利益と害を自身で検討しながら協議による意思決定を選択することのいずれかを選択することが非常に合理的であろうと伝える．

あなたと患者が協議による意思決定において直面している課題は，患者が第 2 選択肢をとることを決断すべきかということであり，潜在的に有害な帰結のリスクに対して乳がんによる死亡リスクの低減という利益に価値を置くかを決断することである．これらの有害な帰結には，スクリーニングに起因する偽陽性の可能性が高いこと，過剰検出された乳がんのリスク，がん治療の有害作用，ならびに調査や治療によって生じるコストおよび不安が含まれる．

あなたは，患者が潜在的なアウトカムに関する価値を明確にするのを手助けきないかと考える．たとえば，患者が定期的なマンモグラフィーの見通しに悩まされておらず，異常が検出された場合，過剰検出と過大治療の可能性があることを知っていながら喜んでスクリーニングを受けるということならば，おそらく彼女はスクリーニングを受けることを選択するだろう．しかし，彼女が不必要な検査や治療を回避することに高い価値を置いた場合，彼女は，利益が結局は大きくなったり小さくなったりする数年後にスクリーニングを再考することを選択するかもしれない．乳がんスクリーニングに関する協議に基づく意思決定を支援するために彼女をオンライン情報源に導くことも 1 つの選択肢である[69,70]．

参考文献

1. Humphrey LL, Helfand M, Chan BK, et al. Breast cancer screening: a summary of the evidence for the U. S. Preventive Services Task Force. Ann Intern Med. 2002; 137(5, pt 1): 347-360.
2. Nelson HD, Tyne K, Naik A, et al. Screening for breast cancer: an update for the U. S. Preventive Services Task Force. Ann Intern Med. 2009; 151(10): 727-737.
3. Barry MJ, Mulley AJ Jr. Why are a high overdiagnosis probability and a long lead time for prostate cancer screening so important? J Natl Cancer Inst. 2009; 101(6): 362-363.
4. Ernster VL, Ballard-Barbash R, Barlow WE, et al. Detection of ductal carcinoma in situ in women undergoing screening mammography. J Natl Cancer Inst. 2002; 94(20): 1546-1554.
5. Biesheuvel C, Barratt A, Howard K, et al. Effects of study methods and biases on estimates of invasive breast cancer overdetection with mammography screening: a systematic review. Lancet Oncol. 2007; 8(12): 1129-1138.
6. Barratt A, Irwig L, Glasziou P, et al. Users' guides to the medical literature, XVII: how to use guidelines and recommendations about screening: Evidence-Based Medicine Working Group. JAMA. 1999; 281(21): 2029-2034.
7. Sackett DL, Haynes RB, Tugwell P. Clinical Epidemiology: A Basic Science for Clinical Medicine. 2nd ed. Boston, MA: Little, Brown & Co; 1991.
8. Evans I, Thornton H, Chalmers I, et al. Testing Treatments: Better Research for Better Healthcare. 2nd ed. London, England: Pinter & Martin; 2011.
9. American College of Physicians. Finding and redefining disease. Effective Clinical Practice. March/April, 1999. http: //www.acponline.org/clinical_information/journals_publications/ecp/marapr99/primer.htm. Accessed March 31, 2014.
10. Anttila A, Koskela J, Hakama M. Programme sensitivity and effectiveness of mammography service screening in Helsinki, Finland. J Med Screen. 2002; 9(4): 153-158.
11. Zahl PH, Strand BH, Maehlen J. Incidence of breast cancer in Norway and Sweden during introduction of nationwide screening: prospective cohort study. BMJ. 2004; 328(7445): 921-924.
12. Hewitson P, Glasziou P, Watson E, et al. Cochrane systematic review of colorectal cancer screening using the fecal occult blood test (hemoccult): an update. Am J Gastroenterol. 2008; 103(6): 1541-1549.
13. Prorok PC, Andriole GL, Bresalier RS, et al; Prostate, Lung, Colorectal and Ovarian Cancer Screening Trial Project Team. Design of the Prostate, Lung, Colorectal and Ovarian (PLCO) Cancer Screening

Trial. Control Clin Trials. 2000; 21 (6) (suppl): 273S-309S.
14. Schröder FH, Hugosson J, Roobol MJ, et al; ERSPC Investigators. Screening and prostate-cancer mortality in a randomized European study. N Engl J Med. 2009; 360 (13): 1320-1328.
15. Frick MH, Elo O, Haapa K, et al. Helsinki Heart Study: primary-prevention trial with gemfibrozil in middle-aged men with dyslipidemia: safety of treatment, changes in risk factors, and incidence of coronary heart disease. N Engl J Med. 1987; 317 (20): 1237-1245.
16. Riboe DG, Dogan TS, Brodersen J. Potential biases in colorectal cancer screening using faecal occult blood test. J Eval Clin Pract. 2013; 19 (2): 311-316.
17. Eddy DM. Comparing benefits and harms: the balance sheet. JAMA. 1990; 263 (18): 2493-2505, 2498, 2501 passim.
18. Brodersen J, Siersma V, Ryle M. Breast cancer screening: "reassuring" the worried well? Scand J Public Health. 2011; 39 (3): 326-332.
19. Ostero J, Siersma V, Brodersen J. Breast cancer screening implementation and reassurance. Eur J Public Health. 2014; 24 (2): 258-263.
20. Sigurdsson JA, Getz L, Sjönell G, et al. Marginal public health gain of screening for colorectal cancer: modelling study, based on WHO and national databases in the Nordic countries. J Eval Clin Pract. 2013; 19 (2): 400-407.
21. Pisano ED, Gatsonis C, Hendrick E, et al; Digital Mammographic Imaging Screening Trial (DMIST) Investigators Group. Diagnostic performance of digital versus film mammography for breastcancer screening. N Engl J Med. 2005; 353 (17): 1773-1783.
22. Peto R, Davies C, Godwin J, et al; Early Breast Cancer Trialists' Collaborative Group (EBCTCG). Comparisons between different polychemotherapy regimens for early breast cancer: metaanalyses of long-term outcome among 100,000 women in 123 randomised trials. Lancet. 2012; 379 (9814): 432-444.
23. Kerlikowske K. Epidemiology of ductal carcinoma in situ. J Natl Cancer Inst Monogr. 2010; 2010 (41): 139-141.
24. Siegel R, Naishadham D, Jemal A. Cancer statistics, 2012. CA Cancer J Clin. 2012; 62 (1): 10-29.
25. Hubbard RA, Kerlikowske K, Flowers CI, et al. Cumulative probability of false-positive recall or biopsy recommendation after 10 years of screening mammography: a cohort study. Ann Intern Med. 2011; 155 (8): 481-492.
26. Hofvind S, Ponti A, Patnick J, et al; EUNICE Project and Euroscreen Working Groups. False-positive results in mammographic screening for breast cancer in Europe: a literature review and survey of service screening programmes. J Med Screen. 2012; 19 (suppl 1): 57-66.
27. Brodersen J, Thorsen H. Consequences of Screening in Breast Cancer (COS-BC): development of a questionnaire. Scand J Prim Health Care. 2008; 26 (4): 251-256.
28. Brodersen J, Thorsen H, Kreiner S. Validation of a conditionspecific measure for women having an abnormal screening mammography. Value Health. 2007; 10 (4): 294-304.
29. Brodersen J, Siersma VD. Long-term psychosocial consequences of false-positive screening mammography. Ann Fam Med. 2013; 11 (2): 106-115.
30. Yazici B, Sever AR, Mills P, et al. Scar formation after stereotactic vacuum-assisted core biopsy of benign breast lesions. Clin Radiol. 2006; 61 (7): 619-624.
31. Zagouri F, Sergentanis TN, Gounaris A, et al. Pain in different methods of breast biopsy: emphasis on vacuum-assisted breast biopsy. Breast. 2008; 17 (1): 71-75.
32. Independent UK Panel on Breast Cancer Screening. The benefits and harms of breast cancer screen-

ing: an independent review. Lancet. 2012; 380(9855): 1778-1786.
33. Bleyer A, Welch HG. Effect of three decades of screening mammography on breast-cancer incidence. N Engl J Med. 2012; 367(21): 1998-2005.
34. Armstrong K, Moye E, Williams S, et al. Screening mammography in women 40 to 49 years of age: a systematic review for the American College of Physicians. Ann Intern Med. 2007; 146(7): 516-526.
35. Yaffe MJ, Mainprize JG. Risk of radiation-induced breast cancer from mammographic screening. Radiology. 2011; 258(1): 98-105.
36. Shiell A, Donaldson C, Mitton C, et al. Health economic evaluation. J Epidemiol Community Health. 2002; 56(2): 85-88.
37. Peters E, Diefenbach MA, Hess TM, et al. Age differences in dual information-processing modes: implications for cancer decision making. Cancer. 2008; 113(12)(suppl): 3556-3567.
38. Barratt A, Howard K, Irwig L, et al. Model of outcomes of screening mammography: information to support informed choices. BMJ. 2005; 330(7497): 936-940.
39. Mathieu E, Barratt A, Davey HM, et al. Informed choice in mammography screening: a randomized trial of a decision aid for 70-year-old women. Arch Intern Med. 2007; 167(19): 2039-2046.
40. Mathieu E, Barratt AL, McGeechan K, et al. Helping women make choices about mammography screening: an online randomized trial of a decision aid for 40-year-old women. Patient Educ Couns. 2010; 81(1): 63-72.
41. Heleno B, Thomsen MF, Rodrigues DS, et al. Quantification of harms in cancer screening trials: literature review. BMJ. 2013; 347: f5334.
42. Malone KE, Daling JR, Doody DR, et al. Prevalence and predictors of BRCA1 and BRCA2 mutations in a population-based study of breast cancer in white and black American women ages 35 to 64 years. Cancer Res. 2006; 66(16): 8297-8308.
43. US National Cancer Institute. Breast cancer risk assessment tool. http: //www.cancer.gov/bcrisktool. Updated March 16, 2011. Accessed March 31, 2014.
44. Sasieni P, Adams J, Cuzick J. Benefit of cervical screening at different ages: evidence from the UK audit of screening histories. Br J Cancer. 2003; 89(1): 88-93.
45. Mandelblatt JS, Cronin KA, Bailey S, et al; Breast Cancer Working Group of the Cancer Intervention and Surveillance Modeling Network. Effects of mammography screening under different screening schedules: model estimates of potential benefits and harms. Ann Intern Med. 2009; 151(10): 738-747.
46. Sasieni P, Castanon A, Cuzick J. Effectiveness of cervical screening with age: population based case-control study of prospectively recorded data. BMJ. 2009; 339: b2968.
47. Arbyn M, Kyrgiou M, Simoens C, et al. Perinatal mortality and other severe adverse pregnancy outcomes associated with treatment of cervical intraepithelial neoplasia: meta-analysis. BMJ. 2008; 337: a1284.
48. Ferenczy A, Choukroun D, Arseneau J. Loop electrosurgical excision procedure for squamous intraepithelial lesions of the cervix: advantages and potential pitfalls. Obstet Gynecol. 1996; 87(3): 332-337.
49. Kyrgiou M, Koliopoulos G, Martin-Hirsch P, et al. Obstetric outcomes after conservative treatment for intraepithelial or early invasive cervical lesions: systematic review and meta-analysis. Lancet. 2006; 367(9509): 489-498.
50. International Agency for Research on Cancer. Cervix cancer screening. In: Handbooks of Cancer Pre-

vention. Lyon, France: International Agency for Research on Cancer; 2005.
51. Raffle AE. New tests in cervical screening. Lancet. 1998; 351(9098): 297.
52. Irwig L, Houssami N, Armstrong B, et al. Evaluating new screening tests for breast cancer. BMJ. 2006; 332(7543): 678-679.
53. Ciatto S, Houssami N, Bernardi D, et al. Integration of 3D digital mammography with tomosynthesis for population breastcancer screening (STORM): a prospective comparison study. Lancet Oncol. 2013; 14(7): 583-589.
54. Houssami N, Skaane P. Overview of the evidence on digital breast tomosynthesis in breast cancer detection. Breast. 2013; 22(2): 101-108.
55. Irwig L, Houssami N, van Vliet C. New technologies in screening for breast cancer: a systematic review of their accuracy. Br J Cancer. 2004; 90(11): 2118-2122.
56. Morrow M, Waters J, Morris E. MRI for breast cancer screening, diagnosis, and treatment. Lancet. 2011; 378(9805): 1804-1811.
57. Brennan ME, Houssami N, Lord S, et al. Magnetic resonance imaging screening of the contralateral breast in women with newly diagnosed breast cancer: systematic review and metaanalysis of incremental cancer detection and impact on surgical management. J Clin Oncol. 2009; 27(33): 5640-5649.
58. Thompson SG, Ashton HA, Gao L, et al; Multicentre Aneurysm Screening Study(MASS) Group. Final follow-up of the Multicentre Aneurysm Screening Study (MASS) randomized trial of abdominal aortic aneurysm screening. Br J Surg. 2012; 99(12): 1649-1656.
59. Darwood R, Earnshaw JJ, Turton G, et al. Twenty-year review of abdominal aortic aneurysm screening in men in the county of Gloucestershire, United Kingdom. J Vasc Surg. 2012; 56(1): 8-13.
60. Fletcher J, Hicks NR, Kay JD, et al. Using decision analysis to compare policies for antenatal screening for Down's syndrome. BMJ. 1995; 311(7001): 351-356.
61. O'Connor AM, Rostom A, Fiset V, et al. Decision aids for patients facing health treatment or screening decisions: systematic review. BMJ. 1999; 319(7212): 731-734.
62. Smith SK, Trevena L, Simpson JM, et al. A decision aid to support informed choices about bowel cancer screening among adults with low education: randomised controlled trial. BMJ. 2010; 341: c5370.
63. Entwistle VA, Carter SM, Trevena L, et al. Communicating about screening. BMJ. 2008; 337: a1591.
64. National Health Service. Approach to developing information about NHS Cancer Screening Programmes UK. London, England: National Health Service; 2012.
65. Pharoah PD, Sewell B, Fitzsimmons D, et al. Cost effectiveness of the NHS breast screening programme: life table model. BMJ. 2013; 346: f2618.
66. Rosenquist CJ, Lindfors KK. Screening mammography in women aged 40-49 years: analysis of cost-effectiveness. Radiology. 1994; 191(3): 647-650.
67. Feig S. Cost-effectiveness of mammography, MRI, and ultrasonography for breast cancer screening. Radiol Clin North Am. 2010; 48(5): 879-891.
68. Tengs TO, Adams ME, Pliskin JS, et al. Five-hundred lifesaving interventions and their cost-effectiveness. Risk Anal. 1995; 15(3): 369-390.
69. Gøtzsche PC, Hartling OJ, Neilsen M, et al. Screening for Breast Cancer with Mammography. 2nd ed. København, Denmark: The Nordic Cochrane Centre; 2012.
70. National Health Service. Informed choice about cancer screening. In: NHS breast screening: helping you decide. London, England: National Health Services; 2013.

第 28.4 章

上級編: エビデンスから行動へ
クラス効果を理解する

Advanced Topics in Moving from Evidence to Action
Understanding Class Effects

Edward J. Mills, David Gardner, Kristian Thorlund, Matthias Briel,
Heiner C. Bucher, Stirling Bryan, Brian Hutton, and Gordon Guyatt

この章の内容

臨床シナリオ

あなたの病院の薬事医療委員会は，コスト削減策として，薬剤師が同クラス内の薬剤をクラス内のジェネリックもしくは最も安価な薬剤で代用できるようにする戦略を推奨している．心血管疾患予防を主に扱う医師であるあなたにとっては，これは診療に重大な影響を及ぼすことになる．あなたの診療チームはこの新方針を疑問視し，直接**エビデンス evidence** があるわけでもないのに化学構造が似た薬剤であれば**患者にとって重要なアウトカム patient-important outcome** への作用も類似していると想定するのは間違いであると主張するメンバーもいる．スタチン剤はあなたの診療科で最も多く処方されている薬剤であり，あなたは，各種スタチン剤に治療上の**クラス効果 class effect** があるのか疑問に思う．

クラス効果のエビデンスを探す

クラス内の一連の医薬品が示す治療プロファイルが類似しているか，それとも異なるかを判断するのは容易ではない．一般に，ある医薬品が，生物学的構造が類似した他の医薬品と同様の作用を示すかどうかは，経験的データの評価と薬理学的・病態生理学的推論に基づいて判断される．前者の方法は万全ではなく，後者は主観的なものであることから，生物学的に類似した一連の医薬品がクラス効果を示すかどうかの判断を裏付けるには，厳格かつ再現可能なプロセスが必要となる．

クラス効果の検討に際しては，その前提は正しいかもしれないし間違っているかもしれないが，それぞれの医薬品が治療効果と安全性において類似していることを基本的前提とする．しかし，この前提を判断するための方法は十分に確立されていない[1]．ある医薬品が別の医薬品に十分類似しているかどうかの判断は，その名称や生物学的作用機序のみでなく，エビデンスプロファイルに基づいて行うべきである．

われわれは，一連の方法論的疑問を取り上げながら，代替薬剤が患者に対して，異なるスタチンによる代用を正当化するのに十分なほど似た有効性-安全性プロファイルを提供するかを判断するために 3-ヒドロキシ-3-メチルグルタリル補酵素 A 還元酵素〔3-hydroxy-methyl-3-methylglutaryl coenzyme A reductase inhibitors (statins): スタチン〕の臨床事例をレビューする．スタチン剤を例として選んだ理由としては，患者にとって重要なアウトカムを取り上げた 80 件を超える**ランダム化臨床試験 randomized clinical trial**（RCT）で入念に評価されてきたこと[2]，スタチン剤が現代医学の歴史の中で最も広く処方されている医薬品の 1 つであること，そして心血管疾患（cardiovascular disease: CVD）の 1 次および 2 次**予防 prevention** のために使用されていることがあげられる[3,4]．

薬剤は生物学的に似ているか

クラス効果には，一様に受け入れられている定義はない[1]．医薬品の正確な作用機序がわかっていることはまれだが，その生物学的標的はよく確立されている．すべての降圧薬が血圧を下げるが，その作用にはいくつかの別個の推定機序が関与している（利尿薬によるナトリウム利尿，カルシウムチャネル遮断薬による血管・細胞へのカルシウム流入抑制，アンギオテンシン変換酵素阻害薬による血管収縮作用を持つアンギオテンシンⅡの合成抑制など）．これらの異なる作用機序により，血圧には同様の変化が起こるかもしれないが，心血管疾患の罹患や死亡に及ぼす最終的な影響は異なる可能性があり，このケースでは異なる[5,6]．ある 2 つの治療薬の主要な薬理作用が同じでも，臨床効果は異なる場合がある．たとえば，異なる β 遮断薬の場合，同じ作用機序を持っていても心血管イベントリスクを抑える能力においては同等ではないかもしれない[7]．

生物学的薬剤

スタチンは，かつては低比重リポ蛋白（low-density lipoprotein: LDL）を低下させる能力を介してその薬効を発揮することで知られており，CVD イベントリスク減少という臨床的利益は，LDL が減少するほど大きくなる[8,9]．その後，血管炎症抑制，内皮機能改善，血栓形成防止を含めた作用もスタチンの利益に関連していることが示されている[10-12]．しかし，異なるスタチンでこれらの作用に差があるのかについては明確に確立されていないため，クラス効果や臨床的互換性には不確実性が浮上する．

薬物相互作用の違いについては，チトクローム（cytochrome: CYP）P450 による代謝を介して十分に確立されており，患者にとって重要なアウトカムに及ぼす影響も異なると考えられる[13]．ロバスタチン，シンバスタチン，アトルバスタチン，セリバスタチンは主にチトクローム P3A4 により代謝されるが，フルバスタチンは主に CYP2C9（CYP3A4 と CYP2C8 も関与）によって代謝される[14]．ロスバスタチンの代謝には主に CYP2C9 が関与し，プラバスタチンは CYP アイソザイムを介する代謝をほとんど受けない[14]．たとえば，ヒト免疫不全ウイルス（human immunodeficiency virus: HIV）感染のエイズ患者に対し，CYP3A4 代謝経路の強力な阻害薬である選択的プロテアーゼ阻害薬とスタチンを組み合わせて使用する場合，スタチンの用量依存性の有害作用を回避するためには，薬物相互作用リスクが最も低いスタチンへの自動的な薬剤代替が行われるのが望ましいだろう[15]．

たとえば，入院時にあるスタチンが自動的に別のスタチンで代用される場合，同等用量の判断には困難を伴うことが多い．各スタチンで認可されている用量範囲内であっても，承認されている最低用量から最高用量（あるいは臨床用量）に移行した場合の有効性，忍容性，安全性は同等ではないかもしれない[16]．たとえば，Pravastatin or Atorvastatin Evaluation and Infection Therapy（PROVE-IT）試験では[17]，アトルバスタチン 80 mg/日（最高推奨用量）にはプラバスタチン 40 mg/日（通常量ではあるが最高用量ではない）よりもすぐれたアウトカム改善が認められたが，いずれもが最高用量である 80 mg/日で投与された場合に両者にどのような差がみられるのかはわかっていない．

クラス効果について説得力のありそうなエビデンスはあるか

評価のためのエビデンスの形状はなにか

ある薬剤が，治療をしない場合や別の治療と比べた場合に，治療効果を発揮するのか，それとも有害作用を及ぼすのかの判断は複雑なことが多い（第 28.3 章「スクリーニングに関する推奨」を参照）[2]．意思決定は複数の情報源に基づいて行われるが，1 件またはわずかな RCT があっても，ある薬剤の相対的安全性と有効性を示す動かぬ証拠としては不十分である場合が多い[18]．様々な強さの介入がありうるなかで，入手可能な情報量は介入によって異なり，比較する介入によっては，最良エビデンスを提供するのが RCT 由来の**間接エビデンス indirect evidence** である場合もある（第 24 章「ネットワークメタアナリシス」を参照）．ある薬剤が別の薬剤よりも優れていることを示す 1 つの方法が，有力視されている薬剤には至適用量，有力視されていない薬剤には準至適用量を選択して行う 1 対 1（head-to-head）比較（直接比較）である[19,20]．このような状況では，**プラセボ placebo** との比較を介して双方の薬剤を至適用量で間接比較することにより，両者の相対効果をより正確に把握できるだろう[19]．慢性閉塞性肺疾患に使用される治療薬に関する入手可能なランダム化試験の幾何分布の例を図 28.4-1 に示す[21]．この図にはネットワークの複雑性のほか，ネットワーク内

図 28.4-1

COPD 治療薬を評価する試験の複雑なネットワーク

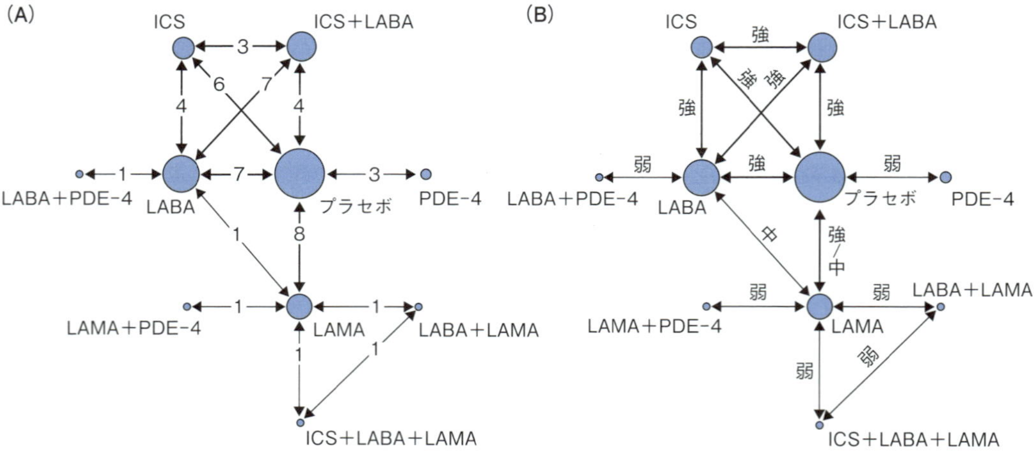

A: COPD 薬の評価のための複雑なネットワークの例．B: ネットワークの連結性を示す同じネットワーク．この図では，直線はランダム化臨床試験における 1 対 1 比較の直接エビデンスがどこにあるかを示している．各ノードのサイズは，ノードごとの相対的な患者数を表す．試験数，ネットワークの連結性，各比較における患者数によって，その比較が強い，中程度，または弱い推論を提供するかどうかが決定される．

略語，COPD: 慢性閉塞性肺疾患，ICS: 吸入コルチコステロイド，LABA: 長時間作用型β刺激薬，LAMA: 長時間作用型ムスカリン薬，PDE-4: ホスホジエステラーゼ 4 型阻害薬．

で連結の弱い箇所，中等度の箇所，強い箇所が示されている.

確信性の高い 1 対 1（直接）比較はあるか

複数の薬剤の治療上の類似性に関するエビデンスが単一試験から得られることはまれである[22]. むしろ，プラセボや実薬比較対照を使用した複数の RCT を含む大きなエビデンス総体(body of evidence）を検討する必要がある[23]. 最良エビデンスは，薬剤を通常用量で評価した大規模 RCT 由来の 1 対 1（直接）比較から得られる. しかし，ある標的状態に対する複数の代替選択肢を調べる際にこのような情報が入手できることはむしろ例外的である. 通常，入手可能なデータと言えば，固定用量や可変用量を使用した試験でプラセボとの比較を行ったものであり，このような試験は，標準的な薬物療法に対する**非劣性 noninferiority**，**同等性 equivalency**，または**優越性 superiority** を立証する試験と比べ，**統計的有意性 statistical significance** を実証しやすい（すなわち，費用も少なくリスクも低い)[24].

1 対 1 比較の試験における薬剤間の有意性なしを示す結果は，解釈に注意が必要である. 有意性なしの結果は，研究の**検出力 power** の不足が原因であることが多い. 有意性なしは同等性と同義ではなく，同等性を示すには，一般的により高度な統計的精度を必要とする（第 10 章「信頼区間: 単一研究またはメタアナリシスは十分大きいか」を参照)[24].

間接エビデンスをどのように使うことができるか

従来，複数の治療薬の間接比較とは，あたかも 1 つの試験の中で個々のアームの比較を行ったかのようにして，複数の異なる試験間で比較を行うというだけのものであった[25]. この単純なアプローチでは，ベースライン時の予後因子（たとえば，疾患の重症度）の違いが考慮されない[25]. 統合された間接推定値の間の差異を調べるための正式な検定を提供する**調整間接比較 adjusted indirect comparison** とよばれる方法がある[26]. この調整間接比較では，2 つの治療薬の比較対照が似ている必要がある（たとえば，治療薬 A 対プラセボ，治療薬 B 対プラセボ). この方法の限界は，一度に評価できる介入の数が 2 つに限られていることと，間接エビデンスのみが使用されることである.

最近になって開発された**ネットワークメタアナリシス network meta-analysis**〔多重治療比較メタアナリシス（multiple treatment comparison meta-analysis）ともいう〕という方法では，ある比較が連結されたネットワーク内で間接比較と同時に 1 対 1 評価を含めて，複数の介入を比較できる(図 28.4-1 および第 24 章「ネットワークメタアナリシス」を参照). 新しい介入の評価を急ピッチで進めている医療分野では 1 対 1 比較試験が避けられ，比較的新しい薬剤はどれも類似した比較対照を持つと考えられることから，この方法の意義は特に大きい[27]. しかし，ネットワークメタアナリシスの**信用性 credibility** を判断すること自体に困難が伴う場合もある（第 24 章「ネットワークメタアナリシス」を参照)[28].

ランダム化臨床試験におけるそのエンドポイントは患者にとって重要か

RCTで使用される**エンドポイント end point**には，患者にとって明らかに重要な指標もあれば，その重要性が疑わしい指標もある．**2値アウトカム binary outcome**（yesまたはnoで示されるアウトカム）には，患者にとってきわめて重要なもの（たとえば，全死亡や疾患特異的死亡）や，それほど重要ではないもの（たとえば，救急科の受診や入院）がある．**健康関連QOL health-related quality of life**のような**患者報告アウトカム patient-reported outcome**は特に重要性が高い可能性がある．代理を修正することで患者にとって重要なアウトカムへの影響を予測できるという信念から選択される**代理アウトカム surrogate outcome**は，それ自体必ずしも重要ではない（第13.4章「代理アウトカム」を参照）．

薬事医療委員会によって受理されるアウトカムについてのエビデンスレベルは，疾患の重症度や代理マーカーによって臨床イベントに変換されるエビデンスの強さによって異なる．代理指標の価値には，「強（strong）」（たとえば，HIV感染におけるウイルス量または統合失調症における抗精神病薬への遵守）から「弱（weak）」（たとえば，心血管疾患予測における高密度リポ蛋白とトリグリセリド値），「軽微（negligible）」（たとえば，前立腺がんのアウトカムの予測因子としての前立腺特異抗原）に至るまでの範囲がある（第13.4章「代理アウトカム」を参照）．初期のRCTでは代理アウトカムが取り上げられることが多く，その後実施される大規模なRCTで患者にとって重要な主要エンドポイントが評価され，さらにその後に実施される試験において，ある特定の集団における治療薬の適用可能性が判断される[29]．患者にとって重要なアウトカムを取り上げる最初の大規模試験では，十分に確立された有効な標準治療が存在しない分野において有効性の実証が行われる．標準治療が確立されると，その標準治療の存在下で新たな介入を評価する必要があるだろう（たとえば，治療薬＋標準治療 対 プラセボ＋標準治療）[30]．標準治療が確立される過程で，治療薬の作用機序の理解が深まり，疾患の進行に関する代理マーカーが受容されるようになるだろう[31-34]．

たとえば，HIV/エイズの抗レトロウイルス治療の有効性を評価した初期のRCTでは，当初エイズへの進行または死亡を主要エンドポイントとしていた[35]．その後の試験では，様々な治療薬を取り上げた多数のRCTにより，ウイルス量の減少に比例してエイズへの進行と死亡を遅らせることができることが明らかになったため，HIV RNAウイルス量の抑制という代理エンドポイントがエンドポイントとして使用されていた．

ユーザーズガイドの適用

あるネットワークメタアナリシスでは，CVDイベントの1次および2次予防のためのスタチンを評価した76件のRCTが分析対象となっていた[2]．これらの試験には，わずか38人の参加者を対象とした小規模な調査もあれば，20,536人もの参加者を対象とした大規模な研究もあった[2,16,36]．これらの試験における患者の25%は女性であった．6種のスタチンが組み入れられており，比較ごとのRCT件数は，少ないものでロスバスタチン対対照の5件（n=30,245）で，多いものではプラバスタチン対対照/プラセボの25件（n=51,011）であった．このネットワークを図28.4-2に示す[2]．

試験で使用された用量は，スタチンごとに低用量から高用量までさまざまであった．ネットワークメタアナリシスでは，メタ回帰法により，用量で結果が変わるかどうかが評価されており，用量が高いほどCVD死に対する治

図 28.4-2

CVD イベント予防のために異なるスタチンを使っている同定された研究

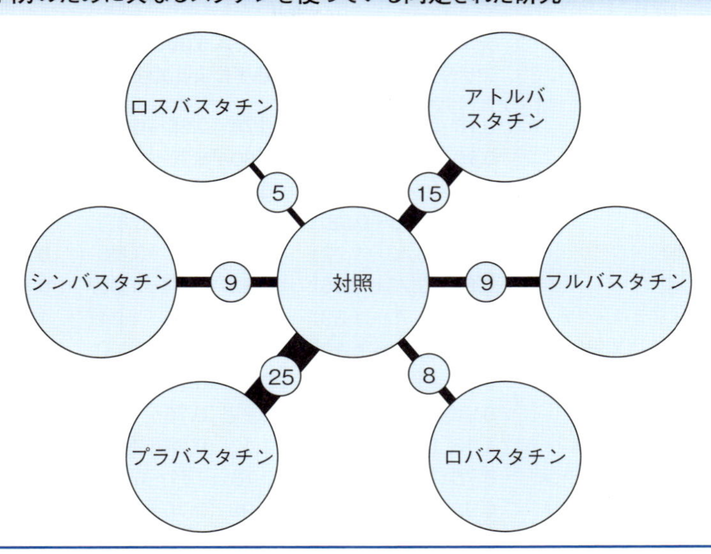

混合治療解析における組み込まれたランダム化臨床試験の幾何分布．ネットワーク内の各ノードは薬物治療を表し，各アームはその介入と共通比較対照との試験数とによって重み付けされている．CVD は心血管疾患を示す．
Mills EJ, et al. QJM. 2011; 104(2): 109-124[2].

療効果が改善することが，境界域の有意性にて示された〔**オッズ比 odds ratio**, 1.42, 95%**信頼区間 confidence interval**（CI）: 0.99～1.95〕．スタチンを対象に，等価用量で 1 対 1 比較を行った大規模試験が実施されていないことから，有用な 1 対 1 比較のエビデンスは特定されなかった[16]．したがって，入手可能な最良エビデンスは，プラセボまたは治療なしを比較対照とした間接比較由来のものである．

使用されていたエンドポイントは各臨床試験によって異なっていた．ただし，大多数の臨床試験が CVD 死に関する情報を提供していた．どのような分析でも，新たなエビデンスが加わることで CI は狭くなることから，表 28.4-1 に列挙されている新規 RCT を追加した場合は，既存のエビデンスに対するわれわれの解釈が変わる可能性がある．

結果は何か

試験の数は薬剤によって異なるか

通常，推定薬剤クラスでは，入手可能な RCT 件数が薬剤によって大幅に異なる．複数の RCT に組み入れられた数多くの患者を対象に評価された介入からは，あまり研究がされていない介入に比べて，強い推論を導くことができる[37]．複数の試験にわたって結果を統合することにより，**バイアスのリスク risk of bias** が高い試験が統合結果に及ぼす影響を，バイアスのリスクが低い複数の RCT のそれよりも，はるかに低減できるものと期待できる[19,38]．バイアスのリスクはともかくとしても，数多くのデータを含む**統合推定値 pooled estimate** は，より精確な効果推定値を提供するはずであ

表 28.4-1

スタチンと対照の一対比較メタアナリシスの結果

	元のネットワークメタアナリシス	アーム **5,000** 人の患者による試験	アーム **10,000** 人の患者による試験
プラバスタチン 対 対照	0.78（0.65～0.93）	0.78（0.68～0.89）	0.78（0.70～0.87）
アトルバスタチン 対 対照	0.80（0.65～0.96）	0.80（0.70～0.92）	0.80（0.72～0.89）
フルバスタチン 対 対照	0.61（0.41～0.88）	0.61（0.51～0.73）	0.61（0.53～0.70）
シンバスタチン 対 対照	0.74（0.56～0.98）	0.74（0.63～0.87）	0.74（0.65～0.84）
ロバスタチン 対 対照	0.73（0.43～1.22）	0.73（0.61～0.88）	0.73（0.64～0.83）
ロスバスタチン 対 対照	0.88（0.73～1.06）	0.88（0.77～1.00）	0.88（0.79～0.98）
アトルバスタチン 対 プラバスタチン	1.03（0.79～1.33）	1.03（0.85～1.24）	1.03（0.88～1.20）
フルバスタチン 対 プラバスタチン	0.79（0.51～1.19）	0.79（0.63～0.98）	0.79（0.66～0.93）
シンバスタチン 対 プラバスタチン	0.95（0.68～1.33）	0.95（0.77～1.17）	0.95（0.81～1.12）
ロバスタチン 対 プラバスタチン	0.94（0.55～1.60）	0.94（0.75～1.17）	0.94（0.79～1.11）
ロスバスタチン 対 プラバスタチン	1.13（0.87～1.46）	1.13（0.94～1.36）	1.13（0.97～1.31）
フルバスタチン 対 アトルバスタチン	0.76（0.50～1.18）	0.76（0.61～0.96）	0.76（0.64～0.91）
シンバスタチン 対 アトルバスタチン	0.93（0.66～1.31）	0.93（0.75～1.14）	0.93（0.78～1.12）
ロバスタチン 対 アトルバスタチン	0.91（0.53～1.58）	0.91（0.73～1.15）	0.91（0.77～1.11）
ロスバスタチン 対 アトルバスタチン	1.10（0.84～1.44）	1.10（0.91～1.33）	1.10（0.94～1.28）
シンバスタチン 対 フルバスタチン	1.21（0.76～1.97）	1.21（0.95～1.54）	1.21（1.01～1.46）
ロバスタチン 対 フルバスタチン	1.20（0.63～2.27）	1.20（0.93～1.55）	1.20（0.99～1.45）
ロスバスタチン 対 フルバスタチン	1.44（0.94～2.20）	1.44（1.15～1.80）	1.44（1.21～1.72）
ロスバスタチン 対 シンバスタチン	0.99（0.55～1.76）	0.99（0.77～1.26）	0.99（0.82～1.18）
ロスバスタチン 対 シンバスタチン	1.19（0.85～1.66）	1.19（0.97～1.46）	1.19（1.01～1.40）
ロスバスタチン 対 ロバスタチン	1.21（0.69～2.09）	1.21（0.96～1.51）	1.21（1.02～1.43）

プラセボ群については，各仮説試験において 5%の対照リスクが仮定されている．青字の結果は統計的有意性を示す．データは，元のネットワークメタアナリシス推定値および元の推定値に 1 件の大規模プラセボ対照試験（各スタチンに対して一定の効果が保持される）から得られたデータを追加したものである．追加された（仮説的）試験ごとのアームあたりの患者が，列タイトルに示されている．
略語，CI: 信頼区間，OR: オッズ比

る．

一方，ある治療薬に関するエビデンスが，サンプルサイズが限定された少数の RCT からのみ導かれたものである場合，バイアスのリスクが高い小規模試験が統合推定値に及ぼす影響は残念ながら大きいかもしれない[37]．ある薬剤は数多くの RCT で取り上げられているのに，同じクラスの別の薬剤を取り上げた RCT はほとんどない場合，これらの治療薬の比較を行うと，十分に評価された従来の治療薬よりも，情報量の限られている新しい薬剤の方が優れていることを示す誤った結果が導かれることがある．これは，限られた件数の試験に選択的出版がある場合に特に懸念される問題である（第 22 章「システマティック・レビューとメタアナリシスのプロセス」を参照）．

治療効果は薬剤間で似ているか

似た集団において同じ治療薬を同じ対照と比較した複数の RCT の間でも，単なる偶然によって生じる**点推定値 point estimate** と CI の**異質性 heterogeneity** が予期されるだろう．一対比較メタアナリシスにおいて，I^2は，複数の RCT によって示される治療効果の違いが偶然のいたずらを超えて大きいと考えられるかを評価するために最も多く使用されている統計量である（第 23 章「システマティックレビューとメタアナリシスの結果の理解と適用」を参照）[39]．I^2統計量は，0～100%の尺度で異質性の推定値を提供し，この推定値が低いほど異質性は小さい．間接比較やメタアナリシスにはこのような指標がない．

クラス内の異なる治療薬が似た作用を示すかを判断するには，CI に重なりがあるか，あるいは仮説検定が有意であるかを調べるとよい．クラス内のある 1 つの治療薬に確信できる治療効果がみられる場合がある〔たとえば，CVD 死の予防に対するシンバスタチンの場合，**相対リスク relative risk**（RR）0.74，95%CI: 0.56～0.98〕．同クラスに属するロバスタチンには，効果の大きさではきわめて似ているがあまり精確ではない，有意ではない治療効果がみられる（たとえば，RR 0.73，95%CI: 0.43～1.22）．

このような場合，クラス効果を信じない臨床医は，シンバスタチンの使用は推奨するが，ロバスタチンの使用は推奨しないだろう．クラス効果を受け入れる臨床医であれば，シンバスタチンの効果に確信を持ち，ロバスタチンもおそらく似た効果を持つものとして認めたいだろう（すなわち，参加者が増えれば，ロバスタチンの CI が狭くなり，シンバスタチンと似たものになると考えるだろう）．しかし，たとえばセリバスタチン（今では市場から回収された）などの別のスタチンに治療効果が認められなかった場合には（例，RR 1.00，95%CI: 0.90～1.20），この推論は弱まるかもしれない．

前段の例における 3 種のスタチンでは，CI に重なりがみられ，一貫して 3 剤には差がない．しかし，そのエビデンスは，根底にある真の差を除外するものではない．この例は，治療の有効性に関するエビデンスが，過去のエビデンスと新たなエビデンスとで合致していない場合にはクラス効果の確信性が減弱することを示している．この例は，統計的に有意な結果と有意ではない結果が含まれる場合を取り上げているが，すべての治療薬で結果が統計的に有意だが，そのうちの 1 つの薬剤に他の薬剤よりもはるかに大きな治療効果がみられる場合も，同様の問題が考えられるだろう．

十分な検出力を持つエビデンスの追加により，直接エビデンスまたは間接エビデンスの結果は変わるか

1 対 1 比較試験から得られたエビデンスのみに基づいてクラス効果に関する決断が導かれることはまずないだろう．十分な情報に基づいて推論を導くには，間接エビデンスが必要となる可能性がきわめて高い[40]．

ユーザーズガイドの適用

ある評価に新たな情報が加えられるにつれ，治療間の違いに対する臨床医の確信が強まるだろう．スタチンのネットワークメタアナリシスは，新たな試験が結果に重要な影響を及ぼすことを示唆している[2]．心血管 RCT においては，小さいが重要な治療効果を明らかにするために非常に大きなサンプルサイズが使われた[41]．スタチンのネットワークメタアナリシスでは[2]，シミュレーションにより，プラセボを対照とした 2 群間比較を行う仮想のスタチン RCT の介入群に（各スタチンにつき，RCT 1 件），それぞれ 5,000 人または 10,000 人の新たな患者を追加した場合に，既存の分析にどのような影響が及ぶかが調査された．このシミュレーションでは，原著 RCT に基づき，イベント発生率を一定としていた．

表 28.4-1 に示すように，新たな試験に異質性がなければ，点推定値は一定のままだが，CI は狭まる．原著の，RCT ベースのメタアナリシスでは，異なる治療薬間の違いは有意でなかった．それぞれの比較に 5,000 人の患者を追加すると（イベント発生率は同じとして），フルバスタチン，プラバスタチン，アトルバスタチン，ロスバスタチンの間に有意差が認められる．10,000 人の患者を追加すると，フルバスタチンとプラバスタチン，アトルバスタチン，シンバスタチン，ロスバスタチンとの間，さらにはロスバスタチンとシンバスタチン，ロバスタチンとの間に有意差が認められる．つまり，複数の RCT からなる非常に大きなデータベースにおいて，あるクラスに属する薬剤間に差が認められない場合でも，実は真の差が存在し，研究者が十分な数の患者を組み入れていないがために検出されていないだけとも考えられるのである．

有害事象は薬剤間で似ているか

クラス効果の解釈においては，代替薬の相対的な有効性だけでなく，その忍容性（tolerability）や安全性（safety）も十分に考慮する必要がある．忍容性は，臨床試験で報告されている有害事象や治療薬の使用中止の発生率を比較することで大まかに評価できる．しかし，特にまれで深刻な有害作用に関わる安全性については，通常の場合，**観察研究 observational study**（たとえば，**症例対照研究 case-control study** や**コホート研究 cohort study**）や有害事象の自己申告に基づく医薬品安全性監視システムを含めて，本質的にバイアスのリスクが高い形式の研究を考慮する必要がある．化学的，薬理学的分類が同じ治療薬の間では有害作用のプロファイルは大部分において類似していると考えられるが，深刻かつ特異的な有害作用がクラス内の 1 つの薬剤において特に多くみられることがある（たとえば，ピオグリタゾンとの比較したトログリタゾンによる肝不全）[42]．

安全プロファイルは一般的に，旧薬を新薬と比較する場合により明確となり，旧薬の代替調剤が裏付けられる．旧薬の有害作用が明らかに少ない場合，決断は容易である．代替調剤の判断が難しいのは，2 つの治療薬の忍容性が一見似ていて，代替薬として考えられている薬剤（通常は旧薬）に深刻な有害作用が発生する確率がきわめて低いことが実証されているのに対し，新薬と推定される深刻な特異的有害作用の関連性が明確にされていない場合である．

2 つの薬剤が既知のまったく異なる有害作用プロファイルを持つ場合も厄介である．たとえば，HIV 治療の一環として使用される非ヌクレオシド系逆転写酵素阻害薬（nonnucleoside reverse transcriptase inhibitor: NNRTI）であるネビラピンには，肝障害，重度の発疹，倦怠感をきたす慢性毒性と関連している[43]．もう 1 つの NNRTI であるエファビレンツは，一般的に忍容性ははるかに良いが，ネビラピンにはない精神症状が多くみられる[43]．ネビラピンは，精神疾患を発症している患者にとってはエファビレンツの代用薬となりうるが，特定の有害事象に対する感受性は人によって異なることから，このような代替調剤方針の影響を受ける患者全員にネビラピンが好ましいとは限らない．

エビデンスの全体的な質と限界は何か

クラス効果に関する質の高いエビデンスの特徴としては次のような側面がある．個々の研究のバイアスのリスクが低く**出版バイアス publication bias** がありそうにないこと，複数の研究の検出力が十分で，ナンプルサイズが大きく，CI も相応に狭いこと，同じように適切にデザインされたいくつかの RCT で結果が再現されていること，候補薬の生物学的特徴が似ていることである．推定クラス効果のほとんどにおいて，エビデンスはこれらの基準の一部は満たされても，すべてが満たされることはない．

ユーザーズガイドの適用

冒頭のシナリオに戻ると，スタチンのネットワークメタアナリシスに含まれる RCTs の件数には，ロスバスタチンではわずか 5 件でプラバスタチンでは 25 件と，不均衡がある．したがって，研究件数の多いスタチン剤に不利に働くようなバイアスの可能性を疑うべきである．スタチンの治療効果の大きさにはばらつきがみられた（表 28.4-1 の 1 列目参照）．ロスバスタチンの CVD 死減少の治療効果は有意ではなかった．異なるスタチンの理解を踏まえると，これは本当に効果がないことを意味しているのか，それともロスバスタチンの使用に関しては圧倒的に 1 次予防の試験が多かったこと（すなわちイベント件数が少ないことによる検出力低下）による産物によるものなのかは気になるところである[44]．

一部のスタチンには，他のスタチンとは異なる有害事象がみられる．たとえば，比較的古いスタチンであるセリバスタチンは，重度の横紋筋融解症のために市場から撤去されている[45]．現在入手可能なスタチンについては，間接比較により，各スタチンで安全プロファイルが微妙に異なることが示されている[36]．アトルバスタチンでは，プラバスタチンを比べた場合にアスパラギン酸アミノトランスフェラーゼ値の有意な上昇がみられ（OR: 2.21，95%CI: 1.13～4.29），シンバスタチンでは，ロスバスタチンと比べた場合にクレアチンキナーゼ値の有意な上昇がみられた（OR: 4.39，95%CI: 1.01～19.07）．

臨床シナリオの解決

シナリオの解決のためにわれわれが使用できるのは，スタチンには一定のクラス効果が認められるという弱い推論だけである．これらのスタチンの代謝にはいくつかの異なる生物学的作用機序が関係していることがわかっている．一部のエビデンスは，患者数や RCT 件数には不均衡があるスタチンの間接比較から由来している．最後に，これらのスタチンには，患者集団の違いだけでは完全に説明のつかない治療効果の違いがあるように見える．以上から，全てのスタチンが同じで相互に代用可能であるという確信は持てない．われわれはこれらの結果を薬事医療委員会に提示し，クラス効果に確信が持てない状況で，代替調剤という新方針を盲目的に実行してはならないと進言する．

結論

この章では，複数の異なる治療薬にクラス効果がみられるかを評価するために必要ないくつかの疑問を取り上げた．エビデンスによってクラス効果の推論が確実に裏付けられることはめったにない（すなわち，利益や有害作用のいずれに認められる差異も，重要性を持つにはあまりにも小さいものである）．したがって，広範なクラス効果があると結論し治療効果と有害作用の同等性を想定する前に注意を払うべきである．

参考文献

1. Furberg CD, Psaty BM. Should evidence-based proof of drug efficacy be extrapolated to a "class of agents"? Circulation. 2003; 108(21): 2608-2610.
2. Mills EJ, Wu P, Chong G, et al. Efficacy and safety of statin treatment for cardiovascular disease: a network meta-analysis of 170,255 patients from 76 randomized trials. QJM. 2011; 104(2): 109-124.
3. Mills EJ, Rachlis B, Wu P, et al. Primary prevention of cardiovascular mortality and events with statin treatments: a network meta-analysis involving more than 65,000 patients. J Am Coll Cardiol. 2008; 52(22): 1769-1781.
4. Briel M, Nordmann AJ, Bucher HC. Statin therapy for prevention and treatment of acute and chronic cardiovascular disease: update on recent trials and metaanalyses. Curr Opin Lipidol. 2005; 16(6): 601-605.
5. ALLHAT Officers and Coordinators for the ALLHAT Collaborative Research Group. The Antihypertensive and Lipid-Lowering Treatment to Prevent Heart Attack Trial. Major outcomes in high-risk hypertensive patients randomized to angiotensin-converting enzyme inhibitor or calcium channel blocker vs diuretic: The Antihypertensive and Lipid-Lowering Treatment to Prevent Heart Attack Trial (ALLHAT). JAMA. 2002; 288(23): 2981-2997.
6. Dahlof B, Sever PS, Poulter NR, et al; ASCOT Investigators. Prevention of cardiovascular events with an antihypertensive regimen of amlodipine adding perindopril as required versus atenolol adding bendroflumethiazide as required, in the Anglo-Scandinavian Cardiac Outcomes Trial-Blood Pressure Lowering Arm (ASCOT-BPLA): a multicentre randomised controlled trial. Lancet. 2005; 366(9489): 895-906.
7. Lindholm LH, Carlberg B, Samuelsson O. Should beta blockers remain first choice in the treatment of primary hypertension? A meta-analysis. Lancet. 2005; 366(9496): 1545-1553.
8. Baigent C, Keech A, Kearney PM, et al; Cholesterol Treatment Trialists' (CTT) Collaborators. Efficacy and safety of cholesterollowering treatment: prospective meta-analysis of data from 90,056 participants in 14 randomised trials of statins. Lancet. 2005; 366(9493): 1267-1278.
9. Bucher HC, Griffith LE, Guyatt GH. Systematic review on the risk and benefit of different cholesterol-lowering interventions. Arterioscler Thromb Vasc Biol. 1999; 19(2): 187-195.
10. Colivicchi F, Tubaro M, Mocini D, et al. Full-dose atorvastatin versus conventional medical therapy after non-ST-elevation acute myocardial infarction in patients with advanced nonrevascularisable coronary artery disease. Curr Med Res Opin. 2010; 26(6): 1277-1284.
11. Rajpathak SN, Kumbhani DJ, Crandall J, et al. Statin therapy and risk of developing type 2 diabetes:

a meta-analysis. Diabetes Care. 2009; 32(10): 1924-1929.

12. Colivicchi F, Guido V, Tubaro M, et al. Effects of atorvastatin 80 mg daily early after onset of unstable angina pectoris or non-Qwave myocardial infarction. Am J Cardiol. 2002; 90(8): 872-874.
13. Zhong HA, Mashinson V, Woolman TA, et al. Understanding the molecular properties and metabolism of top prescribed drugs. Curr Top Med Chem. 2013; 13(11): 1290-1307.
14. Willrich MA, Hirata MH, Hirata RD. Statin regulation of CYP3A4 and CYP3A5 expression. Pharmacogenomics. 2009; 10(6): 1017-1024.
15. Ray GM. Antiretroviral and statin drug-drug interactions. Cardiol Rev. 2009; 17(1): 44-47.
16. Mills EJ, O'Regan C, Eyawo O, et al. Intensive statin therapy compared with moderate dosing for prevention of cardiovascular events: a meta-analysis of>40 000 patients. Eur Heart J. 2011; 32(11): 1409-1415.
17. Cannon CP, Braunwald E, McCabe CH, et al; Pravastatin or Atorvastatin Evaluation and Infection Therapy-Thrombolysis in Myocardial Infarction 22 Investigators. Intensive versus moderate lipid lowering with statins after acute coronary syndromes. N Engl J Med. 2004; 350(15): 1495-1504.
18. Atkins D, Best D, Briss PA, et al; GRADE Working Group. Grading quality of evidence and strength of recommendations. BMJ. 2004; 328(7454): 1490.
19. Song F, Harvey I, Lilford R. Adjusted indirect comparison may be less biased than direct comparison for evaluating new pharmaceutical interventions. J Clin Epidemiol. 2008; 61(5): 455-463.
20. Gardner DM, Baldessarini RJ, Waraich P. Modern antipsychotic drugs: a critical overview. CMAJ. 2005; 172(13): 1703-1711.
21. Mills EJ, Druyts E, Ghement I, et al. Pharmacotherapies for chronic obstructive pulmonary disease: a multiple treatment comparison meta-analysis. Clin Epidemiol. 2011; 3: 107-129.
22. Guyatt GH, Mills EJ, Elbourne D. In the era of systematic reviews, does the size of an individual trial still matter. PloS Med. 2008; 5(1): e4.
23. Song F, Altman DG, Glenny AM, et al. Validity of indirect comparison for estimating efficacy of competing interventions: empirical evidence from published meta-analyses. BMJ. 2003; 326(7387): 472.
24. Piaggio G, Elbourne DR, Altman DG, et al; CONSORT Group. Reporting of noninferiority and equivalence randomized trials: an extension of the CONSORT statement. JAMA. 2006; 295(10): 1152-1160.
25. Glenny AM, Altman DG, Song F, et al; International Stroke Trial Collaborative Group. Indirect comparisons of competing interventions. Health Technol Assess. 2005; 9(26): 1-134, iii-iv.
26. Bucher HC, Guyatt GH, Griffith LE, et al. The results of direct and indirect treatment comparisons in meta-analysis of randomized controlled trials. J Clin Epidemiol. 1997; 50(6): 683-691.
27. Ioannidis JP. Perfect study, poor evidence: interpretation of biases preceding study design. Semin Hematol. 2008; 45(3): 160-166.
28. Mills EJ, Thorlund K, Ioannidis JP. Demystifying trial networks and network meta-analysis. BMJ. 2013; 346: f2914.
29. Food and Drug Administration. Dose-Response Information to Support Drug Registration. ICH-E4. http: //www.fda.gov/downloads/Drugs/GuidanceComplianceRegulatoryInformation/Guidances/ucm073115.pdf. Accessed August 4, 2014.
30. Prasad V, Cifu A, Ioannidis JP. Reversals of established medical practices: evidence to abandon ship. JAMA. 2012; 307(1): 37-38.
31. Buyse M, Molenberghs G. Criteria for the validation of surrogate endpoints in randomized experiments.

Biometrics. 1998; 54(3): 1014-1029.
32. Buyse M, Molenberghs G, Burzykowski T, et al. The validation of surrogate endpoints in meta-analyses of randomized experiments. Biostatistics. 2000; 1(1): 49-67.
33. Buyse M, Piedbois P. On the relationship between response to treatment and survival time. Stat Med. 1996; 15(24): 2797-2812.
34. Buyse M, Sargent DJ, Grothey A, et al. Biomarkers and surrogate end points—the challenge of statistical validation. Nat Rev Clin Oncol. 2010; 7(6): 309-317.
35. Kent DM, Mwamburi DM, Bennish ML, et al. Clinical trials in sub-Saharan Africa and established standards of care: a systematic review of HIV, tuberculosis, and malaria trials. JAMA. 2004; 292(2): 237-242.
36. Alberton M, Wu P, Druyts E, et al. Adverse events associated with individual statin treatments for cardiovascular disease: an indirect comparison meta-analysis. QJM. 2012; 105(2): 145-157.
37. Pereira TV, Horwitz RI, Ioannidis JP. Empirical evaluation of very large treatment effects of medical interventions. JAMA. 2012; 308(16): 1676-1684.
38. Mills EJ, Thorlund K, Ioannidis JP. Calculating additive treatment effects from multiple randomized trials provides useful estimates of combination therapies. J Clin Epidemiol. 2012; 65(12): 1282-1288.
39. Higgins JP, Thompson SG, Deeks JJ, et al. Measuring inconsistency in meta-analyses. BMJ. 2003; 327(7414): 557-560.
40. Madan J, Stevenson MD, Cooper KL, et al. Consistency between direct and indirect trial evidence: is direct evidence always more reliable?　Value Health. 2011; 14(6): 953-960.
41. Yusuf S, Collins R, Peto R. Why do we need some large, simple randomized trials?　Stat Med. 1984; 3(4): 409-422.
42. Rajagopalan R, Iyer S, Perez A. Comparison of pioglitazone with other antidiabetic drugs for associated incidence of liver failure: no evidence of increased risk of liver failure with pioglitazone. Diabetes Obes Metab. 2005; 7(2): 161-169.
43. Drake SM. NNRTIs-a new class of drugs for HIV. J Antimicrob Chemother. 2000; 45(4): 417-420.
44. Ridker PM, Danielson E, Fonseca FA, et al; JUPITER Study Group. Rosuvastatin to prevent vascular events in men and women with elevated C-reactive protein. N Engl J Med. 2008; 359(21): 2195-2207.
45. Staffa JA, Chang J, Green L. Cerivastatin and reports of fatal rhabdomyolysis. N Engl J Med. 2002; 346(7): 539-540.

第 28.5 章

上級編: エビデンスから行動へ

EBM を実践する医療者とエビデンスに基づく治療

Advanced Topics in Moving from Evidence to Action
Evidence-Based Practitioners and Evidence-Based Care

Gordon Guyatt, Maureen O. Meade, Jeremy Grimshaw,
R. Brian Haynes, Roman Jaeschke, Deborah J. Cook,
Mark C. Wilson, and W. Scott Richardson

この章の内容

エビデンスに基づく医療のエキスパートになるには時間と労力がかかる
すべての臨床医は EBM を実践する医療者になることができる
EBM を実践する医療者ばかりの世界は，エビデンスに基づく診療を保証するわけではない
行動変容戦略はエビデンスに基づく治療を達成する助けとなるだろう
エビデンスに基づくアプローチの専門的知識を有することのメリット

最高級のヘルスケアとは，最良エビデンスに合致した医療の実践を意味する（**エビデンスに基づくヘルスケア evidence-based health care**）．**エビデンスに基づく診療 evidence-based practice** を達成するには，独力で最良エビデンスを検索し，評価し，そして賢明に適用することのできる臨床医（**エビデンスに基づくエキスパート evidence-based expert**）を育成すればよいと誰もが直感的に感じるだろう．実際に，われわれは本書を通じて読者がエビデンスに基づくエキスパートになることを切に願っている．しかし，以下に示す考察は，エビデンスに基づくエキスパートを育成しても，それ単独では患者がエビデンスに基づくヘルスケアを受けられることを保証する最善の戦略にはならないことを示唆している[1]．

この章では，**エビデンスに基づく医療 evidence-based medicine**（EBM）の専門知識を養ううえでの課題について扱う．次に，エビデンスに基づく治療（evidence-based care）を提供するための代替的アプローチに注目する．このアプローチは，エビデンスに基づくサマリーや推奨を活用できる臨床医，すなわち **EBM を実践する医療者 evidence-based practitioner** を育成する．さらに，この戦略の限界を認識し，その解決策を提案する．最後に，高度な EBM スキルを追求すべき理由について，いくつか紹介するが，これらのスキルは EBM 実践の前提条件ではない．

エビデンスに基づく医療のエキスパートになるには時間と労力がかかる

臨床的ジレンマに対し，エビデンスに基づく解決策を見出すのに必要なスキルとしては，問題を厳密に定義し，最良エビデンスを特定するための効率的な検索を実施し，エビデンスを批判的に吟味し，そのエビデンスを患者の状況や価値観と照らし合わせて考慮することなどがあげられる．これらのスキルの基本習得は比較的簡単だが，効率的かつ高度な批判的吟味，そして個々の患者への適用に必要な専門知識を養うには，（いずれの分野における専門性の開発のように）時間，努力，および計画的な練習が必要である．

本書の上級編では，EBM エキスパートになるための課題に注目する．EBM エキスパートを目指すのならば，妥当な科学研究の原則への違反〔**早期中止の試験 stopped early trial**，**ITT（治療企図の原則）intention-to-treat principle** に従った解析，そして**アウトカム変数 outcome variable** の選択的報告のような問題〕についての理解を深め，またこれらの原則に注意しなければならない．さらに，たとえ**バイアスのリスク risk of bias** が低い研究でも，誤解を招く場合があることについて認識しておかなければならない（第 13.3 章「臨床試験結果の誤解を招く提示」における，誤解を防ぐための戦略，ならびに**代理エンドポイント surrogate end point** や**複合エンドポイント composite end point** の使用といった追加的問題にも注意すること）．要するに，臨床研究方法の新しい展開について引き続き学習し，臨床決断への影響を探るよう動機づけられなければならない．EBM エキスパートになることは喜ばしいことであるが，誰でも EBM エキスパートになれるというわけではない．

すべての臨床医は EBM を実践する医療者になることができる

EBM エキスパートになることの難しさを考えると，McMaster 大学の内科研修医のほとんどが，EBM の系統的訓練のための特別プログラムでさえ[2]，高度な EBM スキルを習得することには興味を示さないのも不思議ではない．学習者の反応は，英国の一般医の反応の投影であり，彼らは，しばしば他者によって作成されたエビデンスに基づくサマリー（72%），エビデンスに基づく診療ガイドラインまたはプロトコル（84%）を使用するが，圧倒的大多数の一般医（95%）は，「EBM スキルの習得（learning the skills of EBM）」は，「EBM への移行（moving…to EBM）」[3]のための最適な方法ではないと考えている．

われわれは，McMaster やその他の研修プログラム[4]において，エビデンスを批判的に吟味することに関心が低い研修医でも，患者の治療に関する問題を解決するために評価済みエビデンス（エビデンスに基づく情報源）の 2 次情報源の追跡，認識，そして活用について理解し，またそれを実施する能力を身につけることができることを確認している．このような，一連の限定的な EBM スキルを習得することで，研修医は，エビデンスに基づく治療を提供できる有能かつ定期的に更新される医師，すなわち EBM を実践する医療者になりえることになる．

EBM を実践する医療者ばかりの世界は，エビデンスに基づく診療を保証するわけではない

残念ながら，エビデンスに基づく情報源や推奨が利用可能で，それらを活用する能力を養った医療者がいたとしても，異なるレベルの医療システムで働く障壁があり，その多くは個々の医療者のコントロールを超えたレベルで動作するため，一貫したエビデンスに基づく治療を提供するには不十分である．これらの障壁には以下が含まれる．構造的障壁（たとえば，経済的阻害要因），組織的障壁（たとえば，不適切な技術の混合，設備や設備の不足），ピアグループの障壁（たとえば，望ましい診療に沿っていない治療の地域基準），専門的な障壁（たとえば，知識，態度，スキル），認知的障壁（ほとんどの診療は，忙しい環境での情報過多による習慣的な行動や発見的問題解決法に基づいており，作為または不作為につながる）[5]．さらに，EBM を実践する医療者は外部の製品販売（特に製薬会社による販売）の影響を受けやすい．これらの障壁はしばしば，最新の最良エビデンスよりも診療に強い影響力を持つ．従来の生涯教育は，エビデンスに基づく治療を最適化するには不十分である．

行動変容戦略はエビデンスに基づく治療を達成する助けとなるだろう

エビデンスに基づく治療を達成するには，医療者の行動変容を促進するための積極的な戦略（EBMの研修を超えて）がしばしば必要となる．継続的な教育ミーティングを含む様々な戦略が考えられる[6]．専門家との1対1の会話（**学術機関によるディテーリング academic detailing**）[7]，警告システムやリマインダーを含めた**コンピュータ決断支援システム computer decision support system**[8,9]，プリセプターシップ，**オピニオンリーダー opinion leader**のアドバイス[10]，そして対象を絞った**監査やフィードバック audit and feedback**[11]があげられる．エビデンスに基づく治療を達成するのに役立つ可能性のある行政戦略には，限定的な医薬品リストの提供，そして金銭的インセンティブ[12]〔たとえば，ペイフォーパフォーマンス（pay for performance）〕や施設の**診療ガイドライン clinical practice guideline**[13]の適用が含まれる．

これらの戦略はすべて，状況によっては効果があるが（ただし，行動の改善はわずかである），すべての状況において有効なものはない[14]．これは，地域の阻害要因と促進要因に対処するための行動変容戦略を設計し，調整する必要性を認識させている．たとえば，個々の医師のコントロール（例，処方する薬物の選択）における単純な行動に関連する医療者の知識や態度が重要な障壁に関わる場合には，学術機関によるディテーリングが有用かもしれない．重要な障壁が医療者のパフォーマンスに対する意識に関連する場合，監査とフィードバックが有用である．このように，エビデンスに基づく治療を達成するためには，行動変容に焦点をあてたさまざまな戦略が必要である．現在，さまざまな知識転換（knowledge translation）および実行戦略（implementation strategy）に関するエビデンスは不完全であり，われわれは，エビデンスに基づく医療者が知識転換や実行研究プロジェクトに参加することを奨励している．

エビデンスに基づくアプローチの専門的知識を有することのメリット

読者の皆さんにあっては，これまでの議論によって，医学文献ユーザーズガイドを引き続き閲読し学習することの意欲がそがれなかったことを願っている．しかし，エビデンスに基づく診療についてできるかぎり高いスキルを習得すべき説得力のある理由はいくつも存在する．

第1に，医師の診療を変化させるための試みが，ある特定の薬剤使用を増加させる，あるいは医療費用の減少などといった目標のために行われようとすることがあるが，これはエビデンスに基づく治療とはほとんど関連性がないものである．医学文献を解釈する高度なスキルを備えて初めて，薬剤による介入研究や限定的な医薬品リストがどこまで最良エビデンスと合致しているかを判断できる．

第2に，事前評価済みの**シノプシス synopsis**やエビデンスに基づく推奨が利用可能かどうかにかかわらず，高度な EBM スキルにより，効果的に原著論文を使用することが可能となる．

第 3 に，高度な EBM スキルは，医療コミュニティにおいて効果的なリーダーシップの役割を担うことを可能とする．特に，エビデンスに基づくエキスパートは，医療の環境における臨床政策やクリニカルパスの開発を支援し，診療ガイドライン委員会の有用なメンバーとなるための重要なスキルを備えている．

参考文献

1. Guyatt G, Meade M, Jaeschke R, et al. Practitioners of evidence-based care: not all clinicians need to appraise evidence from scratch but all clinicians need some EBM skills [editorial]. BMJ. 2000; 320(7240): 954-955.
2. Evidence-Based Medicine Working Group. Evidence-based medicine: a new approach to teaching the practice of medicine. JAMA. 1992; 268(17): 2420-2425.
3. McColl A, Smith H, White P, et al. General practitioner's perceptions of the route to evidence based medicine: a questionnaire survey. BMJ. 1998; 316(7128): 361-365.
4. Akl EA, Izuchukwu IS, El-Dika S, et al. Integrating an evidence-based medicine rotation into an internal medicine residency program. Acad Med. 2004; 79(9): 897-904.
5. Grimshaw JM, Eccles MP, Walker AE, et al. Changing physicians' behaviour: what works and thoughts on getting more things to work. J Contin Educ Health Prof. 2002; 22(4): 237-243.
6. Forsetlund L, Bjørndal A, Rashidian A, et al. Continuing education meetings and workshops: effects on professional practice and health care outcomes. Cochrane Database Syst Rev. 2009; (2): CD003030.
7. O'Brien MA, Rogers S, Jamtvedt G, et al. Educational outreach visits: effects on professional practice and health care outcomes. Cochrane Database Syst Rev. 2007; (4): CD000409.
8. Garg AX, Adhikari NK, McDonald H, et al. Effects of computerized clinical decision support systems on practitioner performance and patient outcomes: a systematic review. JAMA. 2005; 293(10): 1223-1238.
9. Shojania KG, Jennings A, Mayhew A, et al. The effects of on-screen, point of care computer reminders on processes and outcomes of care. Cochrane Database Syst Rev. 2009; (3): CD001096.
10. Flodgren G, Parmelli E, Doumit G, et al. Local opinion leaders: effects on professional practice and health care outcomes. Cochrane Database Syst Rev. 2011; (8): CD000125.
11. Ivers N, Jamtvedt G, Flottorp S, et al. Audit and feedback: effects on professional practice and healthcare outcomes. Cochrane Database Syst Rev. 2012; 6: CD000259.
12. Flodgren G, Eccles MP, Shepperd S, et al. An overview of reviews evaluating the effectiveness of financial incentives in changing healthcare professional behaviours and patient outcomes. Cochrane Database Syst Rev. 2011; (7): CD009255.
13. Grimshaw J, Eccles M, Tetroe J. Implementing clinical guidelines: current evidence and future implications. J Contin Educ Health Prof. 2004; 24(Suppl 1): S31-S37.
14. Grimshaw JM, Eccles MP, Lavis JN, et al. Knowledge translation of research findings. Implement Sci. 2012; 7(1): 50.

第 29 章

本書ユーザーズガイドの指導者用ガイド

Teachers' Guides to the Users' Guides

Peter Wyer, Deborah J. Cook, Per Olav Vandvik, W. Scott Richardson, Mahmoud Elbarbary, Regina Kunz, and Mark C. Wilson

この章の内容

臨床シナリオ

シナリオ 1

あなたは，朝の回診で敗血症性ショックの患者を診察している院内の集中治療室（intensive care unit: ICU）の主治医である．研修医は，その患者が乳酸リンゲル液 5 L 点滴後も依然として低血圧であることに気づき，デンプン溶液を投与すべきかどうかを尋ねる．

シナリオ 2

あなたは，2 人の主治医，1 人の特別研究員，2 人の先輩研修医，および 2 人の初期臨床研修医と，その週に入室した患者について詳しく議論するつもりの ICU の正午会議を待っている．その特別研究員は，入院指示の一環として予防介入に現在取り組んでおり，腹部大動脈瘤破裂の診断のために最初に入室した患者がヘパリン血栓予防を受けていないことを指摘した．いま，患者の手術の 2 日後，特別研究員はどのタイプのヘパリンを処方すべきか疑問に思っている．

シナリオ 3

あなたは，外科研修プログラムにおいてジャーナルクラブの指導医である．今月のセッションを割り当てられた研修医は救急科から入院したシナリオ 2 の大動脈瘤破裂患者を担当した．その研修医は，術後患者に対して低分子ヘパリンと他の予防的選択肢に関する文献レビューを行いたいと提案してきた．

これらの 3 つのシナリオは，**エビデンスに基づく臨床診療 evidence-based clinical practice**（EBCP）を開業医や臨床医の指導に関わる問題として提起している．臨床指導に携わっている医学文献ユーザーズガイド（ユーザーズガイド）の読者は，これらの概念を指導に取り入れるにはどうしたらよいかをすでに考え始めているに違いない．これに関し，この章ではいくつかの提案を示す．この議論に浸透するテーマは，あらゆるレベルでの EBCP 教育の基礎的な内容としての**システマティックレビュー systematic review** と診療ガイドラインに重点をおくことである．EBCP の範囲は急速に進化しており，EBCP の教育のための設定は広がっている．この章では，教育者に関連するいくつかの課題を特定し，革新的な対応例を示す．その後，開始シナリオといくつかの追加例に戻ることにする．

拡大するエビデンスと教育の宇宙における EBCP の指導

EBCP は，研修医やインターンのレベルでの教育介入として導入されてから 20 年以上もの間，医学教育の重要な要素として広く受け入れられてきた．エビデンスに基づく臨床診療スキルは，米国卒後医学教育認定評議会（Accreditation Council for Graduate Medical Education: ACGME）の Outcome Project[1] や Canadian Royal College of Physicians' CanMEDS プログラム[2,3] を含む，大学院医療教育のための能力主体の枠組み（competency-based frameworks）に含まれている．これらの枠組みは，次に，卒前教育を含む他のレベルでの臨床教育のガイドとして広く採用されるようになっている．いくつかのケースでは，その枠組みはさらなる変革を遂げている[4]．

能力主体の枠組みは，診療を重視した位置づけを強化するために役立っていたが，さらに主に批判的吟味に重点を置くようになり，その後「開始スキル（initiation skill）」（すなわち，実際の臨床的遭遇に対応した研究文献の探索を開始するために必要なスキル）とよばれるものに重点を置くように変わっていった[5,6]．EBCPを指導するための公表されたアプローチは，情報ニーズを認識する前提となる認知プロセスと対人スキルが十分に取り上げられていないことが指摘されている[7,8]．EBCPを学部学生に指導する報告の最近のシステマティックレビューでは，必要なスキルのカテゴリーとしての情報ニーズの数が少なく，そのようなレポートの数は少ないと考えられていることがわかった[9]．新たな文献は，EBCPをナラティブと関係スキルの両方に結びつける必要性に取り組んでいる[10-12]．

受け入れの拡大と臨床的関連性の増大にもかかわらず，臨床研修への日常的なEBCPの取り込みは，リソースの課題に直面している．それは，教員養成だけでなく，医学教育をより短くより効率的にするために呼びかけられているカリキュラム時間にも求められている[13]．研修医の短い勤務時間はこの問題を混乱させている．

最後に，関連するカリキュラムの努力は，内容の期間と質において変化する可能性がある．このような状況下では，Webベースの遠隔教育アプローチが魅力的になっている．**ランダム化試験 randomized trial**の結果は，コンピュータベースのEBCPコースが，関連する知識と態度を高めるために，講義の枠組みと同等に効果的であることを示唆している[14]．

コンピュータベースのEBCPプログラムの特に印象的な例は，EU–EBM（Evidence–Based Medicine）Unity Project[15,16]として欧州連合（European Union: EU）が最初に後援したものであり，その後，中南米の7カ国，アフリカ，アジア諸国[17]における包括試験に拡大している．このプログラムは，eラーニングとオンサイト促進（on–site facilitation）を組み合わせ，幅広いEBCPスキルをカバーする一連の教育および学習モジュールを含んでいる．オンサイト促進は，医療者自身の日常業務や役割と学習活動を統合するのに役立つ．このeラーニングはインターネットベース[15]のもので，Monash Universityのウェブサイト（http: //ebm–unity.med.monash.edu）からアクセスできる．欧州[16,17]および途上国[18]で実施された研究では，EU–EBM Unity Projectプログラムの適用により，EBCPの知識と関連する態度の達成が均一に観察されている．

EBCPの標準的な指導法への**診療ガイドライン clinical practice guideline**の取り込みを重視することは比較的最近であり，**Grading of Recommendations Assessment, Development and Evaluation（GRADE）**システム[19]と**エビデンス evidence**の質を等級付けするために使われる他のシステム，米国医学研究所（US Institute of Medicine）[20]およびガイドライン国際ネットワーク（Guidelines International Network）[21]の信頼できる診療ガイドラインの基準に関する最近の報告の出現を契機として増加している．2005年，David Eddyは，主に個々の患者治療への応用に限定された「エビデンスに基づく医療（evidence–based medicine）」の指導と集団に対する医療推奨に関わる「エビデンスに基づくガイドライン（evidence–based guidelines）」の指導の間の断片化の落とし穴を警告した[22]．Eddyは，エビデンスに基づくガイドラインとエビデンスに基づく個別の意思決定として，**エビデンスに基づくヘルスケア evidence–based health care**の2つの側面を指摘した[22]．エビデンスに基づくガイドラインを指導するには，教育者はガイドラインをエビデンスの統合情報として強調し，信頼できるガイドラインを信頼できないガイドラインから区別できるようにするスキルを教える必要がある（第26章「患者の治療に関する推奨の使い方: 診療ガイドラインと決断分析」を参照）[20]．

GRADE システムは，システマティックレビューか単一研究の報告かにかかわらず，入手可能な最良のエビデンス総体（body of evidence）の批判的吟味を教えるための構造を提供する（第 23 章「システマティックレビューとメタアナリシスの結果の理解と適用」を参照）．GRADE の構造は，**バイアスのリスク risk of bias**，結果，および適用可能性の評価の，通常のユーザーズガイド構造と密接に関連した魅力的な代替手段を提供する．GRADE アプローチは，意思決定のための効果推定値における確信性（confidence in effect estimate）として定義されるエビデンスの質に焦点をあてる[23]．エビデンスの質を評価することには，根本的な研究デザイン（たとえば，ランダム化試験または**観察研究 observational study**），および確信性を損なういくつかの要因を検討することが含まれる．すなわち，バイアスのリスク，**非一貫性 inconsistency**，**非直接性 indirectness**，**不精確さ imprecision**，**出版バイアス publication bias** である[24]．たとえば，**フォレストプロット forest plot** を報告している**メタアナリシス meta-analysis** に直面した場合，教育者は次のように質問するかもしれない．介入による最良の効果推定値は何か，そして効果推定値の確信性を下げた要因は何か．われわれの経験では，初心者でさえわずかな指導で，確信性を下げる 5 つのカテゴリーの要因を生み出すことができる．

EBCP に関連する構造化された経験を受けている臨床学習者は，医療の推奨作成のための進化する標準への曝露と，そのような推奨を個々の患者ニーズと調和させる課題に晒されているといってよい[25]．たとえば，GRADE システムで開発されたある推奨に直面した際，教育者は，弱い推奨と強い推奨の理解，エビデンスから推奨に移行する際にガイドラインパネルが検討し明示すべき要因を探索できる（第 28.1 章「推奨の強さの評価: GRADE アプローチ」を参照）．実際にガイドラインを適用するには，強い推奨と弱い推奨の概念的な理解が必要である．

近年浮上してきたEBCPの第 3 の側面は，ガイドラインと個々の意思決定を補完するものであり，特定の保健医療システムやセッティングにおいて，自国の臨床政策だけでなく，外部で開発されたガイドラインの適応（adapting）と実行（implementing）の課題である[26]．教育的観点からは，これは新たな課題を提起する．たとえば，カーネギー財団の報告書[13]では，現行の医学教育においてシステムレベルの治療，**質改善 quality improvement**，チームベースの治療を重大な欠点として強調していないことが明らかになった．国際的な EBCP の教育活動の中には，知識転換の原則と実践科学をそれらのカリキュラムアプローチに統合することが始められているものがある[27,28]．前述の European and international e-learning initiative によって開発されたカリキュラムデザインは，実践モジュールを含んでいる[15,17]．e ラーニングの枠組みは，今日の過大な医療教育の議題に対するさらに別の重要な要求に対する主要な解決策として浮上する可能性がある．

エビデンスに基づく医療と臨床指導: 単なる抄読会以上のものを

臨床現場で EBCP を教えるという課題に戻り，EBM の習得と指導は，その他の一連の複雑なスキルの習得や指導とどう異なるのだろうか．たとえば，EBCP は米国の卒前医学カリキュラムに組み込まれているが，EBCPに関連するスキルセットの優先順位と解釈は，さまざまなプログラムによって大きく異なる可能性がある[9]．EBCPに詳しくない医療者は，新たなアプローチの習得を求める要求を，押し付けがましく感じるかもしれない．その結果，EBCPの実践的な関連性を学習者に伝えようとする指導者は大きな課題に直面することがあるだろう．

われわれの3つのシナリオは，これらの課題の異なる局面を表したものである．第1のシナリオの場合，回診に対する時間的制約から，「敗血症性ショックに対してデンプン液よりもクリスタロイドを支持するエビデンスがあるため，クリスタロイドを使用する」というように，医師の部分では，おおざっぱで不透明な応答をもたらす可能性がある．同様に，第2のシナリオの場合，時間的制約はそれほど厳しい状況ではないが，研修医が自身の意思で適切な指導もなく，標準的な教科書や**ナラティブレビュー narrative review**のような情報源に基づく発表に限定し，プレゼンテーションを行おうとするかもしれない．第3のシナリオは，EBCPの概念の詳細が適切であると認識されそうなセッティングを表している．全ての場合において，認知している研究エビデンスをいかに説得力のある形で臨床上の意思決定プロセスに関連付けるかが課題となる．以下のセクションでは，上記ならびにその他のセッティングにEBCP指導を効果的に取り入れるための提案を示す．

双方向形式の指導アプローチは，臨床スキルの指導と更新にとって，従来の講義形式のアプローチよりも一般的に効果的であり[29-31]，EBCPの指導には特に適している[31]．表29-1にまとめた双方向式手法はEBCP固有のものではないが，EBCP指導に非常に適したものである[34]．

指導様式

Straus ら[34]とRichardson[35]は，EBCPを日常の臨床指導に組み込む上で非常に有効な3つのEBCP指導様式について説明している（表29-2）．それらは主に，研究エビデンスの知識を含む意思決定のための知識ベースを伝達し，議論することに重点を置く程度によって区別される．

冒頭の3つのシナリオは，これら3つの指導様式に対応したものである．ロールモデリング（role modeling）において，指導者は，診療や意思決定の伝達といった日常の局面として，診療ガイドラインと要約された臨床エビデンスを使用することを実演してみせる．EBCPの統合指導（integrated teaching）においては，指導者が要約された臨床エビデンスを，臨床トピックに関して教授される知識の中に自然な形で織り込んでいく．診療ガイドラインが存在する場合，指導者は信頼性[20]と地域の状況への適用可能性に関する問題を提起できる（第26章「患者の治療に関する推奨の使い方: 診療ガイドラインと決断分析」を参照）．

特定のEBCPスキルについて直接的指導（direct teaching）を行うには，エビデンスを探索し，吟味し，臨床決断に応用するための具体的方法について伝授する必要がある．これらの指導様式について，本章の残りの部分で説明していく．

表 29-1

エビデンスに基づく臨床診療（EBCP）を教えるためのアプローチ

EBCP を指導するための双方向性，自己学習法	
個人	教育的処方箋[a] EBCP スキルを必要とするような，患者にとって重要な問題を特定する
小グループによるプレゼンテーション	ロールプレイング チーム学習を合間に行う[b] 必要に応じ，役割と指針を決定する． ・タイムキーパー ・黒板係 ・会話が本題から逸脱するのを阻止する ・討議プロセスに時間制限を設け，議論の焦点を変える 「合いの手」は指導者の裏技 重要な疑問や診療の判断に関しては，答えを提示する前にグループメンバーの意見を求める グループとの意見交換をしないで疑問への解答を提供しない
大グループによるプレゼンテーション	チーム学習を合間に行う[b] バズグループ（buzz group）を合間に使う[c] 重要な疑問や診療の判断に関しては，答えを提示する前にまず聞き手の意見を求める グループとの意見交換をしないで疑問への解答を提供しない

a: 学習者に対し，EBCP スキルを必要とするような課題に挑戦するよう奨励すること．
b: チーム学習では，大きなグループを複数の小グループに分割し，各グループに 1 つあるいは複数の同一または関連したタスクを割り当て，その後グループ間で解決策を共有する[32,33]．
c: バズグループはチーム学習手法の一種と考えられるが，バズグループでは，各小グループはわずか 2，3 人によって構成される．

内容と状況を合致させる: エビデンスに基づく指導スクリプト

学習は，それが適用される状況下で行われた場合により効果が高く，行動変容につながる可能性も高くなる[36,37]．できるかぎり EBCP 指導を臨床指導の設定に集中することが特に重要である[29,35]．そのためには，臨床指導者は 3 つの指導様式それぞれに熟練している必要がある．

臨床指導者は，本書ユーザーズガイドの内容を，小さな個別のセグメントとして提示し，臨床上の問題についての議論に織り込んでいくとよいだろう．これは，重要な概念を，入念な準備をした上で，構造化し，双方向形式で提示するという，Irby[38]，Schmidt ら[39]，Wyer ら[40]が提唱する指導スクリプトに相当する．Schmidt ら[39]は，臨床トリガーに応答して意識的に持ちこたえることのできる形で記憶に埋め込まれた医学的状態に関する医療者の理論的かつ実践的な知識を具現化した，特定の臨床症状に特有のまとまった構造物として「病気スクリプト（illness script）」を同定した．Irby[38]は，臨床学習者らによって卓越していると特定された教育者は，患者の治療と臨床学習者の技能開発の両方を同時に含むシナリオに対応して，既存の「指導スクリプト（teaching script）」に

表 29-2

指導様式

様式	説明	目標	指導現場の例	内容の例
ロールモデリング (role modeling)	患者の治療の決断にエビデンスを取り込むことの提示	臨床決断や推奨を医療チームメンバーや患者に伝える	簡易病棟回診，申し送り，臨床指導とベッドサイドティーチング	病棟回診や申し送りの過程で，実際の患者の治療との関連性があるガイドラインのサマリー，システマティックレビューまたはメタアナリシス，あるいは関連性のある文献の迅速検索結果の提示
統合指導 (integrated teaching)	臨床指導に関連のある臨床エビデンスを統合することの検討	臨床スキル，評価の原則，そして疾患中心の治療について指導する	朝の報告会または全病棟回診，臨床トピックセッション，罹患や死亡に関する症例レビュー，質改善のためのミーティング	ケースディスカッションの延長線上で，関連性のある研究やシノプシスについての双方向性ディスカッション
直接的スキル指導 (direct skill teaching)	EBCP スキルが直接的な主題となる指導	学習者が臨床決断において独力で EBCP スキルを活用するための能力を養う	ジャーナルクラブ，統合された指導セッション中での EBCP「開拓(carve outs)」[a]	EBCP スキルを使った問題解決過程の系統的考察

略語，EBCP: エビデンスに基づく臨床診療

a: 適切なガイドラインまたはエビデンスサマリーを，妥当な説明からの逸脱を避けるための激励として使用するとよい．たとえば，引用した研究論文に示された診断検査の性能を参照する場合，尤度比の解釈の簡単な説明を付け加えるとよいだろう．

意識的にアクセスしていることを発見した．多くの場合，問題の教師は，準備された指導スクリプトを書き留めて，特定の患者や学習者のニーズに合わせて修正し適応したプロセスを記述できた[38]．

この章の後半では，このようなスクリプトに盛り込むことのできる短い指導セグメントの例を提供していく．われわれは臨床指導者に対し，本書を読み進めていく過程で，EBCP のスキルと概念を取り入れた独自のスクリプトの作成を検討し，そのスクリプトをどのような場面で適用するかについてあれこれ考えてみることを奨励する．本書には，さまざまな期間と複雑さのある数百の EBCP 指導スクリプトに関する資料が含まれている．

学習者のニーズと関心

効果的な指導スクリプトは，指導現場，指導期間，競合する需要，さらには学習者の事前知識，やる気，そして新たな内容を習得しようという意気込みに適した内容を網羅している．Irby[41]は，目

の前の患者の問題によって提起されるニーズに注意を払いつつ，学習者のニーズと知識のレベルに合わせて指導スクリプトを修正し，適合させる能力は，優れた臨床指導者の証しであると断定している．指導プログラムや診療現場にどの程度 EBCP を取り入れるのかによって，学習者の優先事項が決まると考えられる．医学生は病気に関する知識を患者の評価と治療に結びつけることに精通している可能性が高い．専門分野でローテーションを行う先輩研修医は，特定の診断と治療の選択肢や，それらの選択肢を知るためのガイドラインやエビデンス総体を検討する準備ができているだろう．EBCP が日常的には用いられず，学習者にとって未知の分野である場合は，まず疑問を提起し，それらの疑問を解消するために適切なオンライン情報検索を選択することに重点を置くのが最適であると考えられる（第 4 章「疑問は何か」，第 5 章「最新の最良エビデンスを探す」を参照）．一方，医学系の大学院教育の環境で，EBCP の習熟度が高く，臨床指導医によって一般的に EBCP が用いられている場合，入門レベルの研修医の主な関心事は，意思決定における日常的な臨床エビデンスの活用であると考えられる．この状況における指導の焦点は，診療ガイドライン内の推奨とシステマティックレビューと関連する **1 次研究 primary study** の結果をどのように解釈し，臨床診療に適用するかということであろう[42]．

効果的な臨床指導者は，学習者全員が意思決定において適切な事前に吟味された情報源に日常的にアクセスし，検討するのに十分なスキルを習得することを保証する．同時に，彼らは評価スキルを深める意欲をもっている少数の学習者を特定し，より高いレベルの専門知識を得るよう促す．そのような学習者は，最終的には，自身の医療セッティングにおいてエビデンスに基づく臨床政策を開発し，実行する専門性を構築し[26,43]，専門分野における EBCP 情報源や診療ガイドラインの開発に貢献するだろう（第 28.5 章「EBM を実践する医療者とエビデンスに基づく診療」を参照）[44]．

口頭でのシノプシス

批判的に吟味された複数の論文の口頭でのシノプシス（synopsis）は，診療への重要なエビデンスの取り込みを促す．このような批判的吟味の指導セッションを開始して数日もすると，参加者は，臨床上の問題に対処する論文から本質的な情報を取り戻すことが困難になることがある．演習が完了した直後に短い構造化した口頭要約を実践することは，プレゼンテーションの重要ポイントの認識を高め，臨床現場での思い出しを促すのに役立つかもしれない．このようなスキルを演習することは，学習者にとっても指導者にとってもメリットがあると考えられる．

図 29-1 は，口頭の研究シノプシスにおける 3 つの重要な要素，すなわち状況要因，内容，そしてコメントについてまとめたものである．指導者は，学習者に合わせて，患者が最も関心を持っている，**患者にとって重要なアウトカム patient-important outcome** への影響の大きさのような，ある特定の状況要因ポイントまたは内容の問題を強調できる．また，論文の特徴的な部分，または診療を変える可能性について強調することで，学習者を引きつけることができる．そして最後にあるコメントは，たとえばその論文が最新のものなのか，古典的なものなのか，それとも議論をよぶものなのか，あるいは異質なものなのかについて，または論文で取り上げられている疾患の負担を考慮した場合の妥当性についてなど，論文の重要な特徴を強調するために使用される．

図 29-1

口頭によるシノプシスの概要

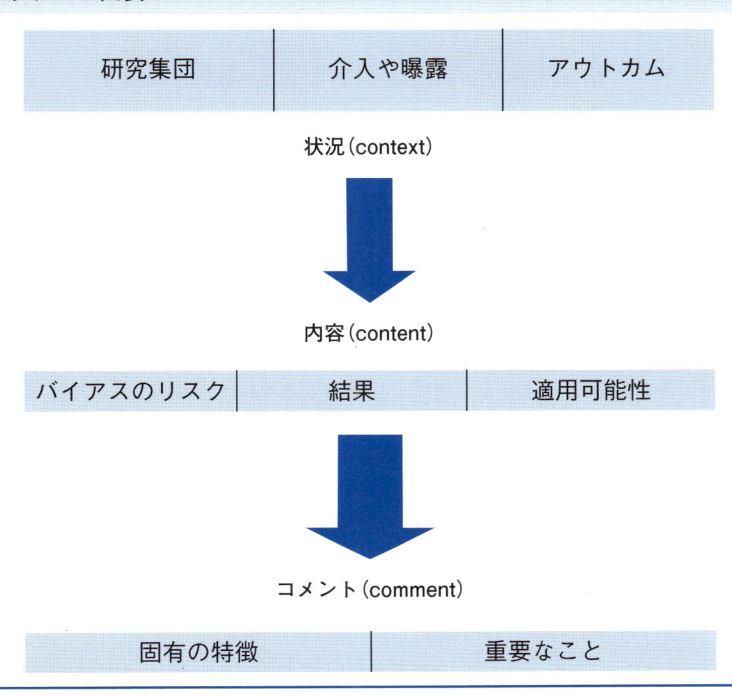

以下の例は，診療においてシノプシスを活用する例を示したものである．最初の 2 つの例はこの章の最初に示したシナリオに相当している．第 3 の例は，本書の治療に関する章を構成するのに使用した臨床例を引用したものである〔第 7 章「治療（ランダム化試験）」を参照〕．ここで提供されているスクリプトは，ベッドサイド治療の過程で，医療者とスタッフの間のコミュニケーションを抜粋したものである．それらは，そのような交流の全体を表すものではなく，患者の病気の経験や，最終的にすべての医療決断を決定する関係プロセスのような，臨床治療のナラティブな次元を捉えるものでもない[45]．

ユーザーズガイドの適用

例 1

状況

ICU 研修医：「リチャードソン夫人は，市中肺炎による敗血症性ショックの状態にあり，乳酸リンゲル 5 L を受けてもなお低血圧状態です．デンプン液を今すぐ投与すべきでしょうか」．

根底にある疑問：「敗血性ショックの重症患者において，クリスタロイドに対するデンプン液の緊急輸液療法の効果はどうか」

状況

ICU 主治医：「最近の適切に実施されたメタアナリシスで要約された，いくつかのランダム化臨床試験では，緊急輸液療法のためのデンプン液が評価され，重症敗血症においてデンプン液が死亡リスクの増加と関連しているという質の高いエビデンス[46]が提供されています．このメタアナリシスの結果はリチャード夫人にも当てはまり，彼女にはデンプン液を避けることを提案したいと考えます」．

例 2

状況

ICU 研修医：「ジョーンズ氏は，腹部大動脈瘤破裂の 2 日後です．彼の出血リスクは低下しましたが，5 年前，股関節手術後に肺塞栓症を発症したため，静脈血栓症の危険性が気になります．今日からヘパリンによる血栓予防を開始するのが安全だと思います．ならば，どのタイプのヘパリンを使用すべきでしょうか」．

根底にある疑問：「重症患者において，低分子量ヘパリンと未分画ヘパリンが静脈血栓塞栓症や大出血のリスクにどのような影響を与えるか」

内容とコメント

ICU 主治医：「静脈血栓塞栓症の予防に関して，低分子量ヘパリンが未分画ヘパリンよりも優れているかどうかは不明です．最近，内科的または外科的に重篤な患者におけるランダム化試験のメタアナリシスによって，深部静脈血栓症のリスクはこれらの 2 つの薬物間では著しく異なるわけではないものの，症候性肺塞栓症のリスクは低分子量ヘパリンによって有意に低いことが明らかにされています．大出血のリスクは増加せず，低分子ヘパリンによるヘパリン誘発性血小板減少症のリスクも低下する傾向があります[47]．バイアスのリスクが低い 2 つの試験のみがこの比較に寄与していますが，少数の参加者とイベントによる不精確さと異質性があるために，効果推定値の確信性は低いという結果になっています．薬価は現在のところ類似しており，低分子量ヘパリンを血栓性症予防に選択することが合理的です」．

例 3

状況

スミス氏は以前に末梢血管疾患，コントロールされた高血圧，高脂血症があると診断されているが，冠動脈疾患の既往はない．彼は，間欠性跛行が自分の身体機能と生活の質を制限していると，彼のプライマリケア医であるにあなたに伝えている．彼はすでに抗血小板薬のペントキシフィリン，スタチン，2 種類の降圧薬で治療中である．彼は以前にも理学療法プログラムを受けていたが，痛みや援助なしに日常生活の活動を完了できるほど遠くには歩くことができない．あなたは彼の歩行能力と生活の質を向上させるのを助けたいと思っている．あなたは，あなたのグループのメンバーである血管専門医に連絡していて，その彼女は，症候性末梢血管疾患の患者における抗血小板療法に対する強い推奨を提供する最近の信頼できるガイドラインに従って，ペントキシフィリンからアスピリンへの薬物療法の切り替えを推奨しています．彼女はまた，ラミプリルを使うべきだと示唆している．

根底にある疑問：「高血圧と間欠性跛行のある患者では，ラミプリルによる治療は運動耐容能と生活の質に優れているか」

内容とコメント

プライマリケア医：「最近公表された試験は，この疑問に関して利用可能な最良エビデンスを構成しています．この試験には，安定した間欠性跛行を有し，血管手術やアンジオテンシン変換酵素（angiotensin-converting enzyme: ACE）阻害薬治療歴のない 200 人以上の患者が含まれ，ラミプリルがトレッドミル試験による検査による痛みのない歩行距離ならびに既存のツールによる自覚的歩行耐用能と生活の質を向上させることを示唆しています[48]．この試験はランダム割り付けされ，**隠蔽 concealed** され，適切に**盲検化 blinded** され，94%が 6 カ月間**追跡 follow-up** され，**ITT（治療意図）intention-to-treat** の原則に従った分析が行われ，つまりバイアスのリスクは低いものです．ラミプリルを投与された患者らは，疼痛のない歩行時間が平均 1～2 分間増加したことを経験し，疾患特異的で患者が報告した機能的状態スケールにおいて 100 の尺度で 13～25 の改善，SF-36 の生活の質スケールの身体的側面において 100 の尺度で 5 の改善を報告しました．後者のスケールで 5 以上の変化は，「中程度」の大きさと考えられます．ラミプリルを服用している患者の 10% 未満が軽度のめまいと咳嗽を呈していました．実薬治療群で報告された他の有害アウトカムは他にはありませんでした」．

「この単一試験からのエビデンスは，ラミプリルがスミス氏のために試す価値があるかもしれないことを示唆しており，われわれは彼とそれについて話し合うべきです．患者の総数が少ないことや出版バイアスのリスクが懸念されるため，これを，低いまたは中等度のエビデンスと分類し，その患者にラミプリルを強く推奨するには追加の試験が必要になるでしょう」

口頭によるシノプシスは，指導者と学習者が，自身が行ったエビデンスの吟味を要約するために使用することができる1つの様式である．シノプシスは，学習者のための書面での訓練としても役立つ．EBCPの開発の早期には，1つの教育イニシアチブとして，教育的処方箋の要約書[34]が批判的に吟味されたトピック（critically appraised topics: CATS）の形で導入された[49]．これらは，経験豊富な指導者がレビューする，学習者による独立した文献検索や評価の手段を提供する．EBCPに関連するものを含む，学習者主導の練習問題の要約は，米国および他の地域における認定医療教育プログラムの評価および評価ツールの重要な部分となっている．

米国ACGMEのOutcomes Projectは，学習者のポートフォリオを評価，判断，文書化の手段として使用することを強く提唱している[50-52]．学習者主導の要約の新規使用がノルウェーから報告されている[53]．「ワークファイル（Work files）」は，遠隔学習フレームワークにおけるスキルの発揮と学習者評価のための手段として使用される．この枠組みは，卒前医学教育の状況で評価されているが，研修医訓練の一部または継続的な医学教育の一部としても使用される可能性がある[53]．

ポートフォリオ・エントリーのレビューは，指導者に直接的EBCPスキルを教育する有益な機会を与えるかもしれない．ここでは，実際の患者の治療にEBCP原則を適用する研修医学習者の能力を教師が直接垣間見ることができる．研修医ポートフォリオ・エントリーの構成要素には，患者プレゼンテーションの概要，検索の文書化，エビデンス要約，および問題の患者だけでなく同じような将来の患者に対処する自己改善計画が含まれてもよい．研修医学習者と教員指導者の双方は，ポートフォリオ・エントリーを準備し，レビューするために，本書ユーザーズガイドの関連する章を利用できる．

ポートフォリオ・エントリーは，直接的なEBMスキルの教育，およびEBMと一般臨床診療の統合的指導のための貴重な機会を提供する可能性を秘めている．しかし，時々オンラインで自由に投稿されるそのような要約（CATSに相当）には，厳密かつ信頼できる統合を反映していると誤解されるかもしれないという危険性がある[54,55]．したがって，それらは教育ツールとして厳密に評価し，さらに普及させないようにすべきである．

ユーザーズガイドの適用

関連するエビデンス総体のシノプシスが，いかにエビデンスに基づく臨床診療のロールモデリングのための効果的な手段を構成するかをこれまで見てきた．われわれの3つのシナリオが，この章で先に述べた3つの指導モードにどのように役立つかを簡単に見てみよう．

シナリオ1

シナリオ1は，重症敗血症を有する患者に対する急速輸液でデンプン液対クリスタロイドの選択に関係するエビデンスが，積極的な治療下での症例の本質的特徴およびいまだ下されていない決断を伝えるために要約され得ることを示している．ときには，そのような簡略化された要約は，統合指導の状況，またはジャーナルクラブのような直接的なEBCPスキルの取得が学習の焦点になるような場面で，より拡張された議論を生み出すことができる．臨床指導者は，ベッドサイド回診中に学習者に与えられた教育的処方箋を通じ，これらのアプリケーションを動かすことができる．

シナリオ 2

われわれが指摘したように，正午の会議が始まるのを待つ間に，ICUにおける血栓症予防について議論するシナリオ2は，ロールモデリングの機会を提供する．全病棟回診や症例検討会のような状況では，関連するエビデンスの議論が拡大される可能性がある．このような状況では，関連するシステマティックレビュー[47]に反映されたエビデンス総体の側面をより深く検討でき，おそらく，バイアスのリスク，精確さ，研究間の結果の一貫性，および特に，目前の状況に関連するエビデンスの直接性というGRADE基準を参照できる．特定の患者に加えて，臨床上の問題は，術後患者の集団についての血栓症予防に関するものである．したがって，低分子量ヘパリンと未分画ヘパリンの選択は，あなたのサービスまたはあなたの施設全体に求められ臨床政策や，品質審査委員会の関与につながる問題として，議論から浮かび上がる可能性がある．臨床学習者は，このプロセスに従うように効果的に割り当てられ，今日の医学教育において重要な欠点であるシステムに基づく治療の次元に参加することができる[13]．

シナリオ 3

ジャーナルクラブの良き相談相手として，指導者は学習者が自身の臨床診療から生じる経験や問題を引き出すように導くことができる．外科的な血栓症予防に関するエビデンスをレビューするためにジャーナルクラブを使用する研修医の提案は，ジャーナルクラブと臨床診療の問題間のギャップを埋める機会を提供する．すでに指摘したように，この臨床上の問題は，診療ガイドラインがエビデンス総体と推奨の両方の適切な情報源となる臨床政策の問題を示唆している．ジャーナルクラブまたは直接指導とEBCPスキルの取得の場は，ガイドラインの作成，適応，実行のさまざまな側面に学習者を紹介する機会を求めるようにさせる．この例では，手元の疑問に関連するガイドラインが利用可能であり[56]，都合よくエビデンスの要約と評価，エビデンスから推奨への移行のためのGRADEフレームワーク[23]が使われていた．ガイドラインには方法のセクションが含まれており，主要なエビデンステーブルは含まれていないが，含まれている研究の引用と，具体的な比較やアウトカムに割り当てられたエビデンスの等級付け理由の要約が別に提供されている．したがって，このガイドラインは，GRADEシステムとガイドラインの開発と報告プロセスの他の重要な側面に関する学習者の問題に基づく手段として使用できる．

ユーザーズガイドを活用して指導する

本書ユーザーズガイドには，教材やワークシート，その他の補助的教材などに組み込むのに適した実演や実例が豊富に含まれている．実際，ユーザーズガイドの本文には，もともとは双方向様式の指導スクリプトとして開発されたアプローチが反映されているケースが多い．一連のEBCP指導のヒントは，CMAJ[57-62]，およびJournal of General Internal Medicine[63-67]に掲載されている．トピックごとの要約を，表29-6に示す[40]．

CMAJやJournal of General Internal Medicineにおける論文は，患者の問題を解決するために医学文献を解釈して使用する際によく遭遇する問題に対処する方法を提示している．それらは，EBCP専門性のレベルおよびその使用に必要な時間によって異なる．略式アプローチは，ロールモデリング様式や統合指導様式での指導に最も適している．簡単な計算を伴う，より応用的で詳細な実演は，より多くの時間が利用可能で，直接的スキル指導が可能な状況に適している．診療に携わる学習者は，目前の臨床上の問題に直接関連する，小さく切り分けた EBCP スキルの指導を歓迎するだろう．一部の学習者は，当面の状況が必要とする以上の知識を追求するようになるだろうし，熟練の指導者であれば，このようなニーズを満たす応用スクリプトを準備することが可能である．

ユーザーズガイドにある指導用の素材

EBCP スキルの直接的指導を行うにあたっては，本書ユーザーズガイドの中から数多くの例を見つけ出すことができるだろう．たとえば指導者は，回答可能な形式の疑問に関する補助的な指導方法として，欄 4–1（第 4 章「疑問は何か」を参照）に示すフレームワークを，表 29–3 に提示されているようなワークシートに変換してもよいだろう．この表は，異なる状況におけるニーズと目標に対応するためにさまざまなバリエーションを持たせることができる．たとえば，状況，用途，学習目標に応じて，臨床上の疑問の種類の指定や，望ましい研究デザインに対応するために，この表に新たな行を追加することもできる．これらの領域が関係する状況では，指導医はさらに学習者に対し，これらの指定に合致する論文，統合，あるいは，シノプシスを検索するための望ましいオンライン情報源の選択を要求することで，さらに指導を強化することができる（第 5 章「最新の最良エビデンスを探す」を参照）．

同様に，治療，害，診断，予後その他の疑問に対処するこのユーザーズガイドから，個々の研究別にワークシートを作成したり，スキル主体のセミナーを企画したりすることも容易である．その 1 つの例として，欄 22–1（第 22 章「システマティックレビューとメタアナリシスのプロセス」を参照）を，表 29–4 に示すワークシートに変換可能である．

最後に，表 29–3 および表 29–4 に示すワークシートは，チーム学習による双方向式実習を，類似した課題に取り組む学習者サブグループに応用する直接的スキル指導の応用セッションにおいて使用するのが適切であるかもしれない[32,33]．

表 29–3

臨床上の疑問を定式化するためのワークシート

内容	コメントと臨床上の疑問
患者:	
介入または曝露と比較対照:	
アウトカム:	
臨床上の疑問の種類[a]:	
関連のある研究デザイン[a]:	

a: 任意

表 29-4

システマティックレビューのプロセスの信頼性を評価するためのワークシート

ガイド	コメント
プロセスは信用できるか．バイアスのリスクはどれほど深刻か	
レビューは，意味のある臨床上の疑問を明確に取り上げているか	
関連する研究の検索は，詳細かつ系統的か	
1 次研究のバイアスのリスクは評価されたか	
レビューは，研究間の結果の違いについて考えられる理由を取り上げているか	
レビューは，診療に適用できる結果を提示しているか	
研究の選択と評価は再現可能か	
レビューは効果推定値の確信性を取り上げているか	

ユーザーズガイドにある指導の秘訣一覧

表 29-5 は，ユーザーズガイド全体から厳選された内容のロードマップを示し，その多くは前述の論文に含まれている[40,69]．表 29-6 に，これらのオープンアクセス出版物への参照を示す．これらの資料に加えて，JAMAevidence のウェブサイト（http: //www.jamaevidence.com）には，多くの有用な教材やツールが用意されている．これらには，表 29-4 に示すようなワークシートのオンライン版が含まれている．

指導者の評価と学習者のスキル評価

スキルの判断や EBCP 指導の評価ツールの開発は，EBCP 発展における未開拓分野に相当する[70-72]．EBCP と批判的吟味の指導を評価した研究のレビューによって，自己評価やその他の妥当性が確認されていない指標への大幅な依存が報告されているが[73,74]，それらの評価ツールに対して信用できる心理測定評価が実施されているのはごくわずかである[75-77]．

複数のシステマティックレビューとメタアナリシスが，EBCP のための厳格に開発され，検証された評価ツール[9,78,79]，または関連する実践に基づく能力[80]が欠如していることを証明している．さらに，文献における心理学的に妥当なツールが非常に少ないなか，EBCP 知識とスキルの全範囲をカバーしようとしているのは，さらに少数である[6,9]．最近のある報告では，診療を主体とした学習と改善の観点から EBCP ドメインを定義するための厳密なアプローチから導かれたツールの検証について記述している[81]．このようなツールが完全に成熟するためには，大規模な検証研究が必要となるだろう．

表 29-5

医学文献ユーザーズガイドにある指導の秘訣のロードマップ（指導者用）[a]

内容の核心	ユーザーズガイドの章	図/表	学習者がつまずきやすいポイント
治療や害に関する疑問を取り上げた研究におけるバイアスの原因，およびバイアスを軽減する方法	第 6 章「なぜ研究結果が誤解を招くのか: バイアスとランダム誤差」	表 6-1	ランダム化試験と観察研究におけるバイアスのカテゴリとバイアス低減戦略を理解する
追跡からの脱落は，どういった場合に妥当性への深刻な脅威となるのか	第 7 章「治療（ランダム化試験）」	表 7-1	追跡からの脱落の重要性を評価する基準を提供する
相対リスクと絶対リスク[b]	第 9 章「治療はリスクを減らすか．結果を理解する」	図 9-1	ベースラインリスクが絶対リスク減少に与える効果を理解する
信頼区間と研究のサイズ[b]	第 10 章「信頼区間: 単一研究またはメタアナリシスは十分大きいか」	表 10-1	信頼区間が研究のサイズによってどのくらい変わるかを理解する
信頼区間の臨床的解釈[b]	第 10 章「信頼区間: 単一研究またはメタアナリシスは十分大きいか」	図 10-1	治療閾値によって結果の信頼性が決まることを理解する
バイアスとランダム誤差	第 11.1 章「バイアスとランダム誤差の説明」	図 11.1-1	バイアスが，研究のサイズとは無関係の系統誤差であることを理解する
利益を理由とした早期中止がなぜ問題なのか	第 11.3 章「利益を理由に早期中止されたランダム化試験」	図 11.3-1	利益を理由に早期中止された研究における点推定値および信頼区間の見かけ上の信頼性
ITT（治療企図）	第 11.4 章「ITT（治療企図）原則と曖昧な脱落」（および Montori と Guyatt[68]）	図 11.4-1	ランダム割り付け後の参加者除外によってランダム割り付けが損なわれるかもしれないことを理解する
P 値ならびに仮説検定[b]	第 12.1 章「仮説検定」	図 12.1-1	効果の有無を決める基準としての *P* 値の限界を理解する
オッズ	第 12.2 章「結果を理解する: オッズ比についてもっと詳しく」	図 12.2-3	オッズ，そしてどのような場合にオッズがリスクに近づくかを理解する
回帰	第 15.1 章「相関と回帰」	図 15.1-2, 15.1-4, 15.1-5	ほとんどの臨床医にとって回帰分析は苦手である
診断の意思決定における閾値	第 16 章「診断の過程」	図 16-2	診断閾値と治療閾値の決定因子
診断検査の研究における範囲とバイアス[b]	第 19.1 章「範囲バイアス」	図 19.1-1～19.1-3	なぜ研究集団における臨床的確実性の欠如によって，診断検査の性能推定値に系統誤差がもたらされるのか

(*Continued*)

表 29-5

医学文献ユーザーズガイドにある指導の秘訣のロードマップ（指導者用）[a]　(*Continued*)

内容の核心	ユーザーズガイドの章	図/表	学習者がつまずきやすいポイント
一致度の測定[b]	第 19.3 章「偶然以上の一致を測定する」	図 19.3-1	偶然が，測定された一致度に与える影響を理解する
カッパ（κ）値を計算する[b]	第 19.3 章「偶然以上の一致を測定する」	図 19.3-2～19.3-4	偶然の一致が有病率によって左右されることについて理解する
予測規則の評価	第 19.4 章「臨床予測規則」	図 19.4-2	導出，臨床評価，影響解析の違いを理解する

a: いずれの場合も，引用されている図と，それらに直接関係する本文を，双方向式の指導の秘訣として適用可能である.
b: これらのトピックは，EBCP Teaching Tips にて取り上げられたものである（表 29-6）.

より深く学びたい方へ

この章では，EBCP スキルの学習を促す目的で，ユーザーズガイドからの概念や素材を，さまざまな設定や状況に影響を及ぼすように提示する方法を例証してきた．われわれの提案に直接的，非直接的に関連する文献は数多く存在する．そのなかでも特にわれわれが注目したものをいくつかあげてみたい.

EBCP 指導の 3 様式という概念は，別の EBCP 著書のある章において紹介され，詳細な説明が提供されている[3]．EBCP 指導のアプローチは，問題に基づく学習，ならびに小グループでの学習に関わる考え方により，強く影響を受けてきた. BMJ に掲載された ABC of Learning and Teaching Medicine シリーズは，上記のトピックならびに関連するトピックについての使いやすい一連の論文を提示していて，無料で https: //annietv600.wordpress.com/2006/05/13/the-abc-of-learning-and-teaching-in-medicine-bmj-series-2003/から取得可能である[82]．同様に，成人学習理論ならびに関連する概念[83]は，専門的能力の習得に関する著作物と同様[84-86]，われわれが本章で詳述してきた概念に関連する可能性がある.「microteaching」(teaching on the run) に関する有用なシリーズがオーストラリア医学誌（Medical Journal of Australia）から利用可能である[87].

この章では，主に卒前および卒後医学研修セッティングを取り上げた．正式な臨床研修を終えた医師を対象とした直接的 EBCP スキル指導には固有の課題があり，学習目標と指導目標との間でより明確な折衝を必要とすることが多い．そういった意味で，部門会議で取り上げるアイテムとして，エビデンスに基づく臨床診療ワークショップ，医学生涯教育プログラム，複数の論文レビューの統合などを実施することの有用性は高いと考えられるが，これらは本章の議論の範囲外である[88,89].

表 29-6

医学文献ユーザーズガイドにある指導の秘訣のロードマップ（指導者用）

トピック	説明	参考文献
相対リスクと絶対リスク，治療必要数（NNT）	複数の関連性の指標間の関係を理解する	Barratt A, Wyer PC, Hatala R, et al. Tips for teachers of evidence-based medicine, 1: relative risk reduction, absolute risk reduction and number needed to treat. CMAJ. 2004; 171(4): 1-8.
長期フォローアップ研究のための NNT	意思決定のためのハザード比を解釈する	Barratt A, Wyer PC, Guyatt G, et al. NNT for studies with long-term follow-up. CMAJ. 2005; 172(5): 613.
信頼区間と *P* 値	信頼区間の臨床的な解釈と *P* 値の限界	Montori VM, Kleinbart J, Newman TB, et al. Tips for teachers of evidence-based medicine, 2: confidence intervals and p values. CMAJ. 2004; 171(6): 1-12.
カッパ（κ）値	偶然を上回る一致を理解し，算出する	McGinn T, Wyer PC, Newman TB, et al. Tips for teachers of evidence-based medicine, 3: understanding and calculating kappa. CMAJ. 2004; 171(11): 1-9.
異質性	試験結果におけるばらつきの評価，そしてどのような時に結果の統合が許容可能とされるのかについて	Hatala R, Keitz S, Wyer PC, et al. Tips for teachers of evidence-based medicine, 4: assessing heterogeneity of primary studies in systematic reviews and whether to combine their results. CMAJ. 2005: 172(5): 1-8.
範囲バイアス	検査性能の推定値における系統誤差が診断の確実性の欠如による場合	Montori VM, Wyer P, Newman TB, et al. Tips for teachers of evidence-based medicine, 5: the effect of spectrum of disease on the performance of diagnostic tests. CMAJ. 2005: 173(4): 1-7.
決断分析	臨床推論を指導するために意思決定分析と決断樹を活用する	Lee A, Joynt GM, Ho AMH, et al. Tips for teachers of evidence-based medicine: making sense of decision analysis using a decision tree. J Gen Intern Med. 2009; 24(5): 642-648.
尤度比	意思決定のための尤度比を導出し活用する	Richardson WS, Wilson, MC, Keitz SA, et al. Tips for teachers of evidence-based medicine: making sense of diagnostic test results using likelihood ratios. J Gen Intern Med. 2008; 23(1): 87-92.
予後の不均衡についての調整	交絡と調整について理解する	Kennedy CC, Jaeschke R, Keitz S. Tips for teachers of evidence-based medicine: adjusting for prognostic imbalances (confounding variables) in studies on therapy or harm. J Gen Intern Med. 2008; 23(3): 337-343.
オッズ比	オッズとリスクの関係を理解する	Prasad K, Jaeschke R, Wyer P, et al. Tips for teachers of evidence-based medicine: understanding odds ratios and their relationship to risk ratios. J Gen Intern Med. 2008; 23(5): 635-640.

(*Continued*)

表 29-6

医学文献ユーザーズガイドにある指導の秘訣のロードマップ（指導者用）　(*Continued*)

トピック	説明	参考文献
臨床規則予測	検査前確率と予測規則を理解する	McGinn T, Ramiro J, Wisnivesky J, et al. Tips for teachers of evidence-based medicine: clinical prediction rules（CPRs）and estimating pretest probability. J Gen Intern Med. 2008; 23(8): 1261-1268.

略語，NNT: 治療必要数

参考文献

1. Batalden P, Leach D, Swing S, et al. General competencies and accreditation in graduate medical education. Health Aff（Millwood）. 2002; 21(5): 103-111.
2. Royal College of Physicians and Surgeons of Canada. CanMEDS 2005 Framework. http: //www.royalcollege.ca/portal/page/portal/rc/canmeds/framework. Accessed August 12, 2013.
3. Frank JR, Jabbour M, Tugwell P, et al. Skills for the new millennium: report of the Societal Needs Working Group, CanMEDS 2000 Project. Ann R Coll Physicians Surg Can. 1996; 29(4): 206-216.
4. Nasca TJ, Philibert I, Brigham T, et al. The next GME accreditation system: rationale and benefits. N Engl J Med. 2012; 366(11): 1051-1056.
5. Chatterji M, Graham MJ, Wyer PC. Mapping cognitive overlaps between practice-based learning and improvement and evidence-based medicine: an operational definition for assessing resident physician competence. J Grad Med Educ. 2009; 1(2): 287-298.
6. Wyer PC, Naqvi Z, Dayan PS, et al. Do workshops in evidence-based practice equip participants to identify and answer questions requiring consideration of clinical research? a diagnostic skill assessment. Adv Health Sci Educ Theory Pract. 2009; 14(4): 515-533.
7. Epstein RM. Mindful practice in action(I): technical competence, evidence-based medicine, and relationship-centered care. Fam Syst Health. 2003; 21(1): 1-9.
8. Sestini P. Epistemology and ethics of evidence-based medicine: putting goal-setting in the right place. J Eval Clin Pract. 2010; 16(2): 301-305.
9. Maggio LA, Tannery NH, Chen HC, et al. Evidence-based medicine training in undergraduate medical education: a review and critique of the literature published 2006-2011. Acad Med. 2013; 88(7): 1022-1028.
10. Greenhalgh T. Narrative based medicine: narrative based medicine in an evidence based world. BMJ. 1999; 318(7179): 323-325.
11. Silva SA, Charon R, Wyer PC. The marriage of evidence and narrative: scientific nurturance within clinical practice. J Eval Clin Pract. 2011; 17(4): 585-593.
12. Silva SA, Wyer PC. The Roadmap: a blueprint for evidence literacy within a Scientifically Informed Medical Practice and Learning model. Eur J Person Centered Healthcare. 2013; 1(1): 53-68.
13. Cooke M, Irby DM, O'Brien BC. Educating Physicians: A Call for Reform of Medical School and Residency. San Francisco, CA: Jossey-Bass; 2010.
14. Davis J, Chryssafidou E, Zamora J, et al. Computer-based teaching is as good as face to face lecture-based teaching of evidence based medicine: a randomised controlled trial. BMC Med Educ.

2007; 7: 23.

15. Coppus SFPJ, Emparanza JI, Hadley J, et al. A clinically integrated curriculum in evidence-based medicine for just-in-time learning through on-the-job training: the EU-EBM project. BMC Med Educ. 2007; 7: 46.
16. Kulier R, Hadley J, Weinbrenner S, et al. Harmonising evidencebased medicine teaching: a study of the outcomes of e-learning in five European countries. BMC Med Educ. 2008; 8: 27.
17. Kulier R, Coppus SF, Zamora J, et al. The effectiveness of a clinically integrated e-learning course in evidence-based medicine: a cluster randomised controlled trial. BMC Med Educ. 2009; 9: 21.
18. Kulier R, Gülmezoglu AM, Zamora J, et al. Effectiveness of a clinically integrated e-learning course in evidence-based medicine for reproductive health training: a randomized trial. JAMA. 2012; 308 (21): 2218-2225.
19. Atkins D, Best D, Briss PA, et al; GRADE Working Group. Grading quality of evidence and strength of recommendations. BMJ. 2004; 328(7454): 1490-1494.
20. Committee on Standards for Developing Trustworthy Clinical Practice Guidelines. Clinical Practice Guidelines We Can Trust. Washington, DC: Institute of Medicine; 2011.
21. Qaseem A, Forland F, Macbeth F, et al; Board of Trustees of the Guidelines International Network. Guidelines International Network: toward international standards for clinical practice guidelines. Ann Intern Med. 2012; 156(7): 525-531.
22. Eddy DM. Evidence-based medicine: a unified approach. Health Aff(Millwood). 2005; 24(1): 9-17.
23. Guyatt G, Oxman AD, Akl EA, et al. GRADE guidelines, 1: introduction-GRADE evidence profiles and summary of findings tables. J Clin Epidemiol. 2011; 64(4): 383-394.
24. Guyatt GH, Oxman AD, Kunz R, et al; GRADE Working Group. What is "quality of evidence" and why is it important to clinicians?　BMJ. 2008; 336(7651): 995-998.
25. Eddy DM, Adler J, Patterson B, et al. Individualized guidelines: the potential for increasing quality and reducing costs. Ann Intern Med. 2011; 154(9): 627-634.
26. Straus SE, Tetroe JM, Graham ID. Knowledge translation is the use of knowledge in health care decision making. J Clin Epidemiol. 2011; 64(1): 6-10.
27. Lang ES, Wyer P, Tabas JA, et al. Educational and research advances stemming from the Academic Emergency Medicine consensus conference in knowledge translation. Acad Emerg Med. 2010; 17 (8): 865-869.
28. Wahabi HA, Al-Ansary LA. Innovative teaching methods for capacity building in knowledge translation. BMC Med Educ. 2011; 11: 85.
29. Coomarasamy A, Khan KS. What is the evidence that postgraduate teaching in evidence based medicine changes anything?　a systematic review. BMJ. 2004; 329(7473): 1017-1021.
30. Davis D, O'Brien MA, Freemantle N, et al. Impact of formal continuing medical education: do conferences, workshops, rounds, and other traditional continuing education activities change physician behavior or health care outcomes?　JAMA. 1999; 282(9): 867-874.
31. Ghali WA, Saitz R, Eskew AH, et al. Successful teaching in evidence-based medicine. Med Educ. 2000; 34(1): 18-22.
32. Haidet P, O'Malley KJ, Richards B. An initial experience with "team learning" in medical education. Acad Med. 2002; 77(1): 40-44.
33. Hunt DP, Haidet P, Coverdale JH, et al. The effect of using team learning in an evidence-based medicine course for medical students. Teach Learn Med. 2003; 15(2): 131-139.
34. Straus SE, Richardson WS, Glasziou P, et al. Evidence-Based Medicine: How to Practice and Teach

EBM. 4th ed. Edinburgh, Scotland: Elsevier Churchill Livingstone; 2011.

35. Richardson WS. Teaching evidence-based practice on foot. ACP J Club. 2005; 143(2): A10-A12.
36. Norman GR, Eva KW, Schmidt HG. Implications of psychology-type theories for full curriculum interventions. Med Educ. 2005; 39(3): 247-249.
37. Norman GR, Schmidt HG. Effectiveness of problem-based learning curricula: theory, practice and paper darts. Med Educ. 2000; 34(9): 721-728.
38. Irby DM. How attending physicians make instructional decisions when conducting teaching rounds. Acad Med. 1992; 67(10): 630-638.
39. Schmidt HG, Norman GR, Boshuizen HP. A cognitive perspective on medical expertise: theory and implication. Acad Med. 1990; 65(10): 611-621.
40. Wyer PC, Keitz S, Hatala R, et al. Tips for learning and teaching evidence-based medicine: introduction to the series. CMAJ. 2004; 171(4): 347-348.
41. Irby DM. What clinical teachers in medicine need to know. Acad Med. 1994; 69(5): 333-342.
42. Weingart S, Wyer P. Emergency Medicine Decision Making: Critical Choices in Chaotic Environments. New York, NY: McGraw-Hill Companies; 2006.
43. Straus SE, Tetroe JM, Graham ID. Knowledge Translation in Health Care: Moving from Evidence to Practice. 2nd ed. Oxford, UK: Wiley Blackwell; 2013.
44. Guyatt GH, Meade MO, Jaeschke RZ, et al. Practitioners of evidence based care: not all clinicians need to appraise evidence from scratch but all need some skills. BMJ. 2000; 320(7240): 954-955.
45. Charon R, Wyer P; NEBM Working Group. Narrative evidence based medicine. Lancet. 2008; 371(9609): 296-297.
46. Zarychanski R, Abou-Setta AM, Turgeon AF, et al. Association of hydroxyethyl starch administration with mortality and acute kidney injury in critically ill patients requiring volume resuscitation: a systematic review and meta-analysis. JAMA. 2013; 309(7): 678-688.
47. Alhazzani W, Lim W, Jaeschke RZ, et al. Heparin thromboprophylaxis in medical-surgical critically ill patients: a systematic review and meta-analysis of randomized trials. Crit Care Med. 2013; 41(9): 2088-2098.
48. Ahimastos AA, Walker PJ, Askew C, et al. Effect of ramipril on walking times and quality of life among patients with peripheral artery disease and intermittent claudication: a randomized controlled trial. JAMA. 2013; 309(5): 453-460.
49. Sauve S, Lee HN, Meade MO, et al. The critically appraised topic: a practical approach to learning critical appraisal. Ann R Coll Physicians Surg Can. 1995; 28(7): 396-398.
50. Carraccio C, Englander R. Evaluating competence using a portfolio: a literature review and web-based application to the ACGME competencies. Teach Learn Med. 2004; 16(4): 381-387.
51. Lynch DC, Swing SR, Horowitz SD, et al. Assessing practice-based learning and improvement. Teach Learn Med. 2004; 16(1): 85-92.
52. Mathers NJ, Challis MC, Howe AC, et al. Portfolios in continuing medical education: effective and efficient? Med Educ. 1999; 33(7): 521-530.
53. Kongerud IC, Vandvik PO. Work files as learning tools in knowledge management. Tidsskr Nor Laegeforen. 2013; 133(15): 1587-1590.
54. Wyer PC. The critically appraised topic: closing the evidencetransfer gap. Ann Emerg Med. 1997; 30(5): 639-640.
55. Wyer PC, Rowe BH, Guyatt GH, et al. Evidencebased emergency medicine: the clinician and the medical literature: when can we take a shortcut?　Ann Emerg Med. 2000; 36(2): 149-155.

56. Gould MK, Garcia DA, Wren SM, et al. Prevention of VTE in nonorthopedic surgical patients antithrombotic therapy and prevention of thrombosis, 9th ed: American College of Chest Physicians Evidence-Based Clinical Practice Guidelines. Chest. 2012; 141(2 Suppl): e227S-e277S.
57. Barratt A, Wyer PC, Hatala R, et al; Evidence-Based Medicine Teaching Tips Working Group. Tips for learners of evidencebased medicine, 1: relative risk reduction, absolute risk reduction and number needed to treat. CMAJ. 2004; 171(4): 353-358.
58. de Lemos ML, Wyer PC, Guyatt G, et al. NNT for studies with long-term follow-up. CMAJ. 2005; 172(5): 613-615.
59. Montori VM, Kleinbart J, Newman TB, et al. Tips for teachers of evidence-based medicine, 2: confidence intervals and p values. CMAJ. 2004; 171(6): 1-12.
60. McGinn T, Wyer PC, Newman TB, et al. Tips for teachers of evidence-based medicine, 3: understanding and calculating kappa. CMAJ. 2004; 171(11): 1-9.
61. Hatala R, Keitz S, Wyer P, et al; Evidence-Based Medicine Teaching Tips Working Group. Tips for learners of evidencebased medicine, 4: assessing heterogeneity of primary studies in systematic reviews and whether to combine their results. CMAJ. 2005; 172(5): 661-665.
62. Montori VM, Wyer P, Newman TB, et al; Evidence-Based Medicine Teaching Tips Working Group. Tips for learners of evidence-based medicine, 5: the effect of spectrum of disease on the performance of diagnostic tests. CMAJ. 2005; 173(4): 385-390.
63. Lee A, Joynt GM, Ho AMH, et al; EBM Teaching Scripts Working Group. Tips for teachers of evidence-based medicine: making sense of decision analysis using a decision tree. J Gen Intern Med. 2009; 24(5): 642-648.
64. Richardson WS, Wilson MC, Keitz SA, et al; EBM Teaching Scripts Working Group. Tips for teachers of evidence-based medicine: making sense of diagnostic test results using likelihood ratios. J Gen Intern Med. 2008; 23(1): 87-92.
65. Kennedy CC, Jaeschke R, Keitz S, et al; Evidence-Based Medicine Teaching Tips Working Group. Tips for teachers of evidence-based medicine: adjusting for prognostic imbalances (confounding variables) in studies on therapy or harm. J Gen Intern Med. 2008; 23(3): 337-343.
66. Prasad K, Jaeschke R, Wyer P, et al; Evidence-Based Medicine Teaching Tips Working Group. Tips for teachers of evidence-based medicine: understanding odds ratios and their relationship to risk ratios. J Gen Intern Med. 2008; 23(5): 635-640.
67. McGinn T, Jervis R, Wisnivesky J, et al; Evidencebased Medicine Teaching Tips Working Group. Tips for teachers of evidence-based medicine: clinical prediction rules (CPRs) and estimating pretest probability. J Gen Intern Med. 2008; 23(8): 1261-1268.
68. Montori VM, Guyatt GH. Intention-to-treat principle. CMAJ. 2001; 165(10): 1339-1341.
69. Williams BC, Hoffman RM. Teaching Tips: a new series in JGIM. J Gen Intern Med. 2008; 23(1): 112-113.
70. Dobbie AE, Schneider FD, Anderson AD, et al. What evidence supports teaching evidence-based medicine? Acad Med. 2000; 75(12): 1184-1185.
71. Hatala R, Guyatt G. Evaluating the teaching of evidence-based medicine. JAMA. 2002; 288(9): 1110-1112.
72. Straus SE, Green ML, Bell DS, et al; Society of General Internal Medicine Evidence-Based Medicine Task Force. Evaluating the teaching of evidence based medicine: conceptual framework. BMJ. 2004; 329(7473): 1029-1032.
73. Green ML. Graduate medical education training in clinical epidemiology, critical appraisal, and evi-

dence-based medicine: a critical review of curricula. Acad Med. 1999; 74(6): 686-694.

74. Shaneyfelt TM, Baum K, Bell DS, et al. Evaluating evidencebased medicine competence: a systematic review of instruments [Abstract]. J Gen Intern Med. 2005; 20(S1): 155.
75. Fritsche L, Greenhalgh T, Falck-Ytter Y, et al. Do short courses in evidence based medicine improve knowledge and skills? Validation of Berlin questionnaire and before and after study of courses in evidence based medicine. BMJ. 2002; 325(7376): 1338-1341.
76. Ramos KD, Schafer S, Tracz SM. Validation of the Fresno test of competence in evidence based medicine. BMJ. 2003; 326(7384): 319-321.
77. Taylor R, Reeves B, Mears R, et al. Development and validation of a questionnaire to evaluate the effectiveness of evidencebased practice teaching. Med Educ. 2001; 35(6): 544-547.
78. Oude Rengerink K, Zwolsman SE, Ubbink DT, et al. Tools to assess evidence-based practice behaviour among healthcare professionals. Evid Based Med. 2013; 18(4): 129-138.
79. Shaneyfelt T, Baum KD, Bell D, et al. Instruments for evaluating education in evidence-based practice: a systematic review. JAMA. 2006; 296(9): 1116-1127.
80. Lurie SJ, Mooney CJ, Lyness JM. Measurement of the general competencies of the accreditation council for graduate medical education: a systematic review. Acad Med. 2009; 84(3): 301-309.
81. Wyer P, Chatterji M. Designing outcome measures for the accreditation of medical education programs as an iterative process combining classical test theory and Rasch measurement. Int J Educ Psychol Assess. 2013; 13(2): 35-61.
82. Prideaux D. ABC of learning and teaching in medicine: curriculum design. BMJ. 2003; 326(7383): 268-270.
83. Bransford JD, Brown AL, Cocking RR. How People Learn: Brain, Mind, Experience and School. Washington, DC: National Academy Press; 2000.
84. Ananthakrishnan N. Microteaching as a vehicle of teacher training: its advantages and disadvantages. J Postgrad Med. 1993; 39(3): 142-143.
85. Ericsson KA. The Road to Excellence: The Acquisition of Expert Performance in the Arts and Sciences, Sports and Games. Mahwah, NJ: Lawrence Erlbaum Associates; 1996.
86. Ericsson KA. Deliberate practice and the acquisition and maintenance of expert performance in medicine and related domains. Acad Med. 2004; 79(10) (suppl): S70-S81.
87. University of Western Australia Faculty of Medicine. Dentistry and Health Sciences. Tip series. University of Western Australia website. http: //www.meddent.uwa.edu.au/teaching/on-therun/tips. Updated September 16, 2009. Accessed April 4, 2014.
88. Leipzig RM, Wallace EZ, Smith LG, et al. Teaching evidence-based medicine: a regional dissemination model. Teach Learn Med. 2003; 15(3): 204-209.
89. Murad MH, Montori VM, Kunz R, et al. How to teach evidencebased medicine to teachers: reflections from a workshop experience. J Eval Clin Pract. 2009; 15(6): 1205-1207.

用語集

用語	定義
Absolute Difference 絶対差	良好または有害なアウトカムの発生率における，実験群〔実験群リスク（EGR）〕と対照群〔対照群リスク（CGR）〕との間の絶対差は，対照群のリスクから実験群のリスクを引いて算出される（CGR-EGR）．たとえば，有害事象の発生率が対照群で20%，治療群で10%だった場合の絶対差は20%−10%=10%となる．
Absolute Risk〔or Baseline Risk or Control Event Rate（CER）〕 絶対リスク〔またはベースラインリスク，または対照群イベント発生率（CER）〕	イベントのリスク（例: 100人中10人の患者がイベントをもつ場合，絶対リスクをパーセントで表すと10%，割合で表すと0.10となる）．
Absolute Risk Increase（ARI） 絶対リスク増加（ARI）	実験群〔実験群リスク（EGR）〕と対照群〔対照群リスク（CGR）〕との間の有害アウトカムのリスクの絶対差は，実験群における有害アウトカムのリスクから対照群における有害アウトカム発生率を引いて算出される（EGR-CGR）．典型的には，有害な曝露または介入を示すのに用いられる（例: 有害アウトカムの発生率が治療群で20%，対照群で10%の場合，絶対リスク増加はパーセントで表すと10%，割合で表すと0.10となる）．絶対リスク減少，害必要数も参照のこと．
Absolute Risk Reduction（ARR）or Risk Difference 絶対リスク減少（ARR），またはリスク差	有害アウトカム発生率における，実験群〔実験群リスク（EGR）〕と対照群〔対照群リスク（CGR）〕との間の絶対差（リスク差）は，対照群における有害アウトカムのリスクから実験群における有害アウトカムのリスクを引いて算出される（CGR-EGR）．典型的には，有益な曝露または介入を示すのに用いられる（例: 有害アウトカムが対照群の患者の20%，治療群患者で10%の患者に認められた場合，ARRまたはリスク差は，パーセントで表すと10%，割合で表すと0.10となる）．
Academic Detailing（or Educational Outreach Visits） 学術機関によるディテーリング（または教育支援訪問）	臨床医の行動を変えるための戦略．訓練を受けた人物が，診療環境において医療専門家と面談し，診療を変える目的で情報提供を行う．これは製薬業界が多用する，「情報の個別説明（detailing）」とよばれる戦略である．製薬業界ではなく，学術団体または組織主導による医療専門家との相互のやり取りのことを，学術機関によるディテーリング（academic detailing）という．
Additive 相加的	遺伝子関連研究では，これは，その対立遺伝子のコピーなし，1コピー，または2コピーを有するものと比較した際に，その発現に比例して任意の形質が増加することを説明する（すなわち，対立遺伝子のコピーが1つであるものは，存在しないものより多くの形質を示し，順番に，2コピーのものは1コピーのものより多くの形質を示す）．
Adherence（or Compliance） アドヒアランス（または遵守，コンプライアンス）	患者が医療に関わる推奨事項に従う範囲，または臨床医が診断検査，モニタリング装置，介入要求，最適な患者治療を定めるその他の技術的指定事項の使用に関する推奨に従う程度．

用語	定義
Adjusted Analysis 調整解析	調整解析により，アウトカムに影響を与える可能性のある集団間の複数の予後因子（またはベースライン特性）の違いを考慮することができる．たとえば，実験群と対照群を比較する場合，実験群の年齢が平均的に高く，そのために対照群よりも有害アウトカムのリスクが高い場合，年齢で調整した分析は，未調整の分析よりも大きな治療効果を示す．
Adjusted Indirect Comparison 調整間接比較	直接的に比較〔1 対 1（head-to-head）〕されていないが，同じ第 3 の比較対照と比較された 2 つの介入の比較を可能にする統計的手法．この方法はランダム割り付けの原則を保持する．
Alerting（or Alerting system） 警告（またはアラートシステム）	臨床医の行動を変えるための戦略．コンピュータ決断支援システムの 1 種で，診療行為を必要とするような状況に対する臨床医の注意を促す（例: 範囲外の検査値を強調表示するシステムなど）．
Algorithm アルゴリズム	順序立った手順を明示的に示したもので，特定の臨床状況下で適用可能な分岐論理を伴う．このアルゴリズムは，「a であれば x を行う」，「b であれば y を行う」といった論理構成となっている．
Allele 対立遺伝子，アレル	遺伝子関連研究において，遺伝子のいくつかの変異体の 1 つで，通常遺伝子内の特定の部位を指す．
Allocation Concealment（or Concealment） 割り付けの隠蔽（または隠蔽化）	患者の登録を決定する人が，次の登録患者が介入群と対照群のいずれに組み込まれるのかを知らない場合，ランダム割り付けは隠蔽されたといえる（中央登録，または中身が見えないように密封され順番に番号が振られた封筒を用いるなどの手法が用いられる）．ランダム割り付けが隠蔽化されていない場合，予後の異なる患者が治療群または対照群に区別されて登録される可能性がある．予後良好の患者が実薬治療群に優先的に組み込まれ，介入の見かけ上の利益が誇張されてしまう問題が特に懸念される（場合によっては介入が有効であるという誤った結論に至る）．
α Level α 水準	比較されている群間において実際には差がないのに差があるという誤った結論が導かれる確率〔第 1 種の過誤（type I error）ともよばれる〕．典型的には，研究者は研究のサンプルサイズを計画する際に，“偽陽性”結果の確率がどの程度であれば許容可能とするかを決定する（例: 通常，研究者はα水準を 0.05 に設定する）．
Anchor Based アンカーに基づく	患者報告アウトカムの指標の解釈可能性を確立する 1 つの方法は，アンカーに基づいた〔もう 1 つは分布（distribution）に基づく〕方法である．アンカーに基づく方法では，独立した基準，またはアンカーを必要とし，アンカーは，それ自体が解釈可能で，調査対象になるツールと少なくとも中程度の相関がある．典型的には，アンカーは，患者報告アウトカムを測定するツールの最小重要差（minimum important difference）を定義できるようになっている．
Applicability 適用可能性	「一般化可能性 Generalizability」を参照．
As-Treated Analysis 実際の治療に基づいた解析	ランダム割り付けされた介入ではなく，受けた介入に応じて患者を含める．したがって，対照を受けた介入群患者を対照群に数え，介入を受けた対照群患者を治療群に数える．この解析は，達成された予後バランスについてのランダム割り付けを破壊し，誤った結果をもたらす可能性が非常に高い．

用語	定義
Audit and Feedback 監査とフィードバック	臨床医の行動を変えるための戦略．ある特定期間中の臨床医の業務遂行能力（例: 診療録レビューや診療の観察に基づく）を書面または口頭でまとめたもの．このサマリーには，診療改善の推奨事項が含まれる場合がある．
Background Questions 背景疑問	生理学，病理学，疫学，および一般的な治療に関するクリニカル・クエスチョンで，研修中の臨床医によって提起されることが多い．背景疑問への答えをみつけるには，教科書やナラティブレビュー論文を調べるのが最善である．
Base Case 基本ケース	経済評価における基本ケースとは，代替治療戦略のコストおよび効果に影響を与える重要な複数の変数のそれぞれに対する最良推定値の集まりである．
Baseline Characteristics ベースライン特性	研究の開始時点で研究参加者の特性を示す因子（例: 年齢，性別，疾患の重症度）．比較研究においては，初期段階でこれらの特性が群間で類似していることが重要である．両者がつり合っていない場合，あるいはその不均衡が統計的に調整されていなかった場合，これらの特性が交絡を生み，研究結果にバイアスが生じる可能性がある．
Baseline Risk〔or Baseline Event Rate or Control Event Rate（CER）〕 ベースラインリスク〔またはベースラインイベント発生率，または対照群イベント発生率（CER）〕	対照群の中で，有害アウトカムが確認された研究参加者の割合またはパーセント．
Bayesian Diagnostic reasoning ベイズの診断的推論	ベイズ推定の骨子は，まず事前確率または確率分布から始めて，そこに新たな情報を組み込むことで，事後確率または確率分布に到達するという点である．本書医学文献ユーザーズガイドに示される診断アプローチでは，診断医は直感的にベイズ理論に沿った考え方を持ち，情報が蓄積されるにつれて，検査前確率から検査後確率に移行することを前提としている．
Before-After Design（or One-Group Pretest-Posttest Design） 前後比較デザイン（または単一群検査前後比較デザイン）	研究者が，ある一群の研究参加者の状態を介入の実施前後で比較する研究．対照のある前後比較研究では，研究者らは，研究集団の特性やパフォーマンスと似た特性やパフォーマンスを有する対照集団を同定する．研究集団への介入導入の前後で，データを収集し，アウトカムを研究集団と対照集団の双方で測定する．介入後に観察された差，または変化スコア（各グループのベースラインからの差）は，介入に起因すると推測される．対照のない前後比較研究では，同じ研究セッティングにおいて介入を導入する前後でアウトカムを測定する．観察されたアウトカムの差異は，介入に起因すると推定される．
β Error（or TypeⅡ Error） β エラー（または第 2 種の過誤）	第 2 種の過誤としても知られているβエラーは，実際には帰無仮説（通常，治療効果が 0，たとえば相対リスクが 1.0 である）が真なのに，研究が帰無仮説を除外できない確率である．つまり，真の治療効果を見逃している確率である．サンプルサイズの計算では，βは通常 0.2 または 0.1 に設定される．
Bias（or Systematic Error） バイアス（または系統誤差）	根底にある真実からの系統的逸脱のことであり，研究のデザイン特性または実施方法が原因で生じる（たとえば，ランダム割り付けをしていないために治療効果が過大評価されるなど）．さまざまな文脈で生じるバイアスの種類を具体的に分類する著者もいる． 1．誘導効果または誘導バイアス Channeling Effect or Channeling Bias: 臨床医

（*Continued*）

用語	定義
	が患者の予後に基づいて治療を処方する傾向．この行動の結果，観察研究の場合，治療を受けた患者はそうでない患者と比べて高リスク群である可能性が高くなったり低くなったりして，治療効果の推定にバイアスが生じてしまう． 2. データ完全性バイアス Data Completeness Bias: 介入群でのエピソードを記録するためにはコンピュータ決断支援システム（CDSS）を使用し，CDSS を使用しない対照群では手作業で行う場合，データの完全性にばらつきが生じる． 3. 検出バイアス（または監視バイアス）Detection Bias or Surveillance Bias: 比較されている複数の集団のうち，ある 1 つの集団において，より注意深くアウトカムを調べる傾向． 4. 鑑別的検証バイアス Differential Verification Bias: 参照基準の選択が検査結果によって左右される場合（例: 陽性結果の患者は診断確定のための侵襲的検査を受け，陰性結果の患者には侵襲的検査を適用せずに長期追跡を行う），検査特性の評価にバイアスが生じる可能性がある． 5. 期待バイアス Expectation Bias: データを収集する面接者が，曝露またはアウトカムの発見に対する自身の期待に影響するような情報を把握している場合．診療においては，疾患の有無に関する予備知識によって臨床医による評価が左右されることがある． 6. 混合バイアス Incorporation Bias: 調査対象となっている診断検査が組み込まれた参照基準を研究者が使用した場合に発生する．その結果，標的陽性患者と標的陰性患者を鑑別する検査性能が実際よりも優れて見える方向にバイアスが働く． 7. 面接者バイアス Interviewer Bias: 面接者が，参加者におけるある特定の特徴に応じ，一部の参加者を他の参加者よりも綿密に調べること． 8. リードタイムバイアス Lead Times Bias: 診断の時点から測定が開始される生存のようなアウトカムが，患者がより長く生存したからではなく，スクリーニングによって疾患が認識されている時間が長くなるために延長されてしまう場合に発生する． 9. レングスタイムバイアス Length Time Bias: スクリーニングは進行が遅く予後も良好であるような疾患を検出する傾向であることから，スクリーニングで疾患が明らかになった患者は，臨床症状を呈した患者と比べて経過が良く，より長く生存するように見えてしまう場合に発生する． 10. 観察者バイアス Observer Bias: 参加者の特性に応じて観察者の観察が系統的に異なる場合に発生する(例: 治療群と対照群とで系統的に異なる観察を行う)． 11. 部分的検証バイアス Partial Verification Bias: 指標となる検査を受けた患者のうち，特定の患者サンプルのみに対して参照基準による検証が行われ，なおかつその患者サンプルがその検査結果によって決まる場合に発生する．たとえば，冠動脈疾患の疑いのある患者で運動負荷試験の結果が陽性の患者は，運動負荷試験の結果が陰性の患者よりも，冠動脈造影（参照基準）を受ける可能性が高いかもしれない． 12. 出版バイアス Publication Bias: 研究結果の方向や統計的に有意か否かによって研究が出版されるかどうかが決まる場合に発生する． 13. 思い出しバイアス Recall Bias: 真の曝露の程度とは無関係に，有害アウトカムを経験した患者とそうでない患者とで，曝露を思い出す公算が異なる場合に発生

(*Continued*)

用語	定義
	する. 14. 紹介バイアス Referral Bias: 患者の特性が，あるセッティング（プライマリケアなど）と，紹介を受けた患者のみが含まれる別のセッティング（2 次医療もしくは 3 次医療など）とで異なる場合に発生する. 15. 報告バイアス（または選択的アウトカム報告バイアス）Reporting Bias（or Selective Outcome Reporting Bias): 結果の大きさ, 方向, 統計的有意性に応じて，著者らが研究結果を差別して報告する傾向を持つこと. 16. 社会的望ましさによるバイアス Social Desirability Bias: 参加者が，事実ではなく, 社会的規範や社会的に望ましいとされる行動を意識して回答する場合に発生する（たとえば，アルコール消費量を少なめに報告するなど）. 17. 範囲バイアス Spectrum Bias: 診断検査の特性を評価する場合，標的陽性患者の疾患範囲には臨床医が診断に迷うようなあらゆる患者が含まれ，標的陰性患者には標的状態と混同されやすい状態を有する患者が含まれているのが理想的である．範囲バイアスは，このような理想的な集団とは異なる集団を対象に診断検査の精度の評価が実施された場合に発生することがある．範囲バイアスの 1 例としては，標的陽性集団の大部分が進行した疾患を有し，標的陰性の参加者らが健常もしくは無症候である状況があげられる．このような状況は, 一般的に診断に関わる症例対照研究で発生する（たとえば，進行疾患患者が健常者と比較されるなど）．このような研究は検査の有用性を過度に楽観視した推定を生じがちである. 18. 監視バイアス Surveillance Bias.「検出バイアス Detection Bias」を参照. 19. 検証バイアス Verification Bias.「鑑別的検証バイアス Differential Verification Bias」を参照. 20. 精査バイアス Workup Bias.「鑑別的検証バイアス Differential Verification Bias」を参照.
Binary Outcome 2 値アウトカム	連続体における増分値ではなく，2 つの分離した値のうちの 1 つをとるカテゴリ変数（例: 妊娠の有無，死亡か生存）.
Bivariable Regression Analysis 2 変数回帰分析	従属変数に関して評価中の独立変数がたった 1 つの場合の回帰. 「多変量回帰分析 Multivariate Regression Analysis，または多変数回帰分析 Multivariable Regression Analysis」も参照.
Blind（or Blinded or Masked） 盲検（または盲検化もしくはマスク化）	どの患者が治療群または対照群に割り付けられたのかが，患者，臨床医，データ収集者，アウトカム評価者，データ分析者にわからないようになっていること．診断検査の場合，検査結果の解釈を行う人に参照基準の結果がわからないようになっていること，逆の場合も同様に，参照基準の解釈を行う人には検査結果がわからないようになっていること.
Bonferroni correction ボンフェローニ補正	複数の比較を調整するための閾値 P 値に対する統計的調整．統計的有意性（α）の通常の閾値は 0.05 である．ボンフェローニ補正を行うために，臨界 P 値を比較の数で除算する．たとえば，10 件の仮説が検定されている場合，新しい臨界 P 値は α/10，通常は 0.05/10，または 0.005 となる．ボンフェローニ補正は簡単な調整を表すが，非常に保守的である（つまり，他の手法に比べて，有意な結果をもたらす可能性は低い）.

用語	定義
Boolean Operator (or Logical Operator) ブール演算子（または論理演算子）	電子データベースの検索の際に用いられる単語．演算子には，AND，OR，NOT があり，用語を結合させたり（AND/OR），その検索式から用語を排除したり（NOT）するために使用される．
Bootstrap technique ブートストラップ法	オリジナルサンプルで置換した観測データセットから再抽出したサンプルに基づき，標準誤差や信頼区間などのパラメータを推定するための統計的手法．
Burden 負担	「負担」という用語は，本書医学文献ユーザーズガイドでは 2 つの方法で使用されている．1 つは疾病の負担で，集団における疾病の頻度，および生活の質，罹患，死亡，および医療費に対する関連影響を指す．もう 1 つは，治療の負担で，最適な治療の利用，治療モニタリング，治療に伴う生活様式の制限，および他の治療との相互作用の可能性に関わる不便さを指す治療の負担である．
Burden of Illness 疾病の負担	「負担 Burden」を参照．
Burden of Treatment 治療の負担	「負担 Burden」を参照．
Candidate Gene Study 候補遺伝子研究	明示的な検討事項（既知または仮定された生物学または機能，以前の研究など）に従って検査される変異体を選択しながら，特定の遺伝的変異体とアウトカムまたは関心のある形質との関連性を評価する研究．
Case-Control Study 症例対照研究	曝露とアウトカムの関連を確認するための研究で，患者がアウトカムに基づいて抽出されている．有害と疑われる薬剤への曝露について，アウトカムを有する患者（症例）とそうでない患者（対照）の比較が行われる．
Case Series 症例シリーズ	同種の方法で治療を受けた一連の患者に関する研究報告であり，対照群を持たない．たとえば，臨床医が，足部潰瘍の予防に関する教育を受けた 25 人の連続した糖尿病患者の 1 つのアウトカムの特性について記述したものでもよい．
Case Study ケーススタディ	質的研究において，なんらかの境界域にある現象もしくはその時代の現象で，通常は現実社会上の現象により特徴付けられた症例の調査．
Categorical Variable カテゴリ変数	カテゴリ変数には名義変数（nominal variable）と順序変数（ordinal variable）がある．順序のない属性に基づいて定義されるカテゴリ変数（例: 入院，待機手術，緊急手術）のことを，名義変数という．一方，順序のある属性に基づいて定義されるカテゴリ変数（例: 身長を高，中，低とするような）のことを，順序変数という．
Censoring 打ち切り	打ち切りは，測定値または観測値が部分的にしかわかっていない場合に発生する．一部の変数の観測値が部分的にわかっている打ち切りデータの問題は，データ欠損の問題に関係している．多くの統計的方法を用いて，打ち切りデータを推定，補完，またはモデル化できる．
Chance-Corrected Agreement 偶然を補正した一致率	起こりうる一致のうち，偶然のみによる一致以上に達成された一致の割合で，κ 統計量によって測定されることが多い．

用語	定義
Chance-Independent Agreement 偶然に依存しない一致率	起こりうる一致のうち，偶然に依存せず，なおかつ観察結果の分布の影響を受けずに達成された一致の割合．Φ統計量によって測定される．
Channel ng Effect or Channel ng Bias 誘導効果または誘導バイアス	臨床医が患者の予後に基づいて治療を処方する傾向．この行動の結果，観察研究の場合，治療を受けた患者はそうでない患者と比べて高リスク群である可能性が高くなったり低くなったりして，治療効果の推定にバイアスが生じてしまう.「バイアス Bias」も参照．
Checklist Effect チェックリスト効果 χ^2 Test カイ 2 乗検定	より完全かつ構造化されたデータ収集による，医学的意思決定の改善（例: 臨床医が詳細なフォームに記入することが，意思決定の改善につながる）． 2 つ以上の集団におけるカテゴリ的なアウトカムの分布を比較するために使用される統計的有意性のノンパラメトリック検定．この検定の帰無仮説は，「根底にある分布が同じである」である．
Chromosome 染色体	遺伝情報を運ぶ細胞の核内の自己複製構造．
Class Effect（or Drug Class Effect） クラス効果（または薬剤クラス効果）	あるクラスに属する薬剤の大半またはすべてが類似した効果を発揮する場合（例: β 遮断薬またはカルシウム拮抗薬）．
Clinical Decision Rule (or Decision Rule, Clinical Prediction Rule, or Prediction Rule) 臨床決断規則（または決断規則，臨床予測規則，予測規則）	ある時点での診断や将来のイベントの見込みを予測するための複数の変数がはじめに吟味され，これらが最終的に統合されることによって生成される診療のためのガイド．ある状態になる見込みが十分に高い，または十分に低い場合，規則に従った一連の行動が提案される．
Clinical Decision Support System 臨床決断支援システム	臨床医の行動を変えるための戦略．臨床情報や患者情報を統合し，患者の治療における意思決定を支援するために用いられる情報システム.「コンピュータ決断支援システム Computer Decision Support System」も参照．
Clinical Practice Guideline（or Guideline or Practice Guideline） 診療ガイドライン（またはガイドライン）	臨床医の行動を変えるための戦略．ある特定の臨床状況での適切な医療に関する医師と患者の決断を支援するために系統的に策定されたステートメントまたは推奨．
Cluster Analysis クラスター分析	分析の単位とランダム割り付けの単位をマッチングした統計的手法で，そのランダム割り付けの単位は，患者や参加者以外（例: 学校，診療所）である.「クラスター割り付け Cluster Assignment，またはクラスターランダム割り付け Cluster Randomization」を参照．
Cluster Assignment（or Cluster Randomization） クラスター割り付け（または	介入群や対照群に，個人ではなく集団（例: 学校，診療所）を割り付けること．このアプローチは，個人単位での割り付けによって混入（contamination）が生じる可能性が高い場合に用いられる（例: ある学校内の青少年が新たな性教育プログラムを受

(*Continued*)

用語	定義
クラスターランダム割り付け）	ける群とそうでない群に割り付けられた場合，習得した情報が生徒間で共有される可能性が高いが，割り付けを学校単位で行う場合は，学校全体が新たな性教育プログラムを受ける群とそうでない群に割り付けられる）．クラスター割り付けは一般的にランダム割り付けされるが，ランダム割り付け以外の方法で（ただしこれは薦められない）治療または対照へのクラスター割り付けを行うことも可能である．
Cochrane Collaboration コクラン共同計画	Cochrane Library の一貫として，Cochrane Database of Systematic Reviews においてオンラインで公開されている 5,000 以上のコクランレビューの準備，更新，アクセス性の促進により，医療従事者，政策立案者，患者，患者支持者，介護者を支援する国際的なネットワーク．コクラン共同計画は，Cochrane Library の一環として，CENTRAL というデータベースにランダム化臨床試験の記録も用意している．
Cochrane Q コクランの Q 検定	研究間の結果における明らかなばらつきはすべて偶然によるものである，という帰無仮説を想定する異質性検定である．Cochrane の Q 検定は，観測されたのと同じ，あるいはそれよりも大きな研究間の結果の差異が単なる偶然で発生する確率を χ^2 分布に基づいて算出して，P 値で表す．「I^2 統計量 I^2 Statistic」も参照．
Coefficient 係数	「相関係数 Correlation Coefficient」を参照．
Coherence 整合性	ネットワークメタアナリシスにおける場合と同様に，直接エビデンスと間接エビデンスの間の治療効果推定値の一致．
Cohort コホート	共通したある特性または一連の複数の特性を有する集団．典型的には，疾患の発生率や，すでに起きた疾患の合併症の発病率（予後）を決定するために，その集団は一定期間にわたって追跡される．
Cohort Study（or Longitudinal Study or Prospective Study） コホート研究（または継続研究もしくは前向き研究）	関心のあるアウトカムを呈していないが推定上の原因に曝露しているコホートが，同じくアウトカムは認められないが推定上の原因に曝露していない同時コホートと比較される調査．両コホートは，関心のあるアウトカムの発生率を比較するために，時間軸に沿って前向きに追跡される．この研究が介入効果を調べるために使用された場合は，介入を受けたコホートが，介入を受けていない同時コホートと比較され，いずれのコホートも，関心のあるアウトカムの発生率の比較のために前向きに追跡される．コホート研究は後向きに実施されることもあり，そのような場合には，研究者以外の誰かが患者を追跡し，研究者がそのデータベースを取得して曝露とアウトカムの関連を評価する．
Cointervention 共介入	研究対象となっている介入以外の介入で，関心のあるアウトカムに影響を与え，なおかつ介入群と対照群とでは異なって適用される可能性があるために，研究結果にバイアスを生じさせる恐れのあるもの．
Comorbidity 併存症	研究対象となっている指標の異常以外で研究参加者に併存する疾患や状態．
Compliance（or Adherence） コンプライアンス（遵守）（またはアドヒアランス）	「アドヒアランス Adherence」を参照．
Composite End Point（or Composite Outcome）	研究者が，重要性の異なる各種エンドポイントの集合体に対する治療効果を測定する場合，これを複合エンドポイントという．複合エンドポイントに基づく推論は，次に示す

（*Continued*）

用語	定義
複合エンドポイント（または複合アウトカム）	まれな状況下で最も強くなる．①構成要素をなすエンドポイントが，患者にとっての重要性において類似している．②重要性の高いエンドポイントの発生頻度が，それほど重要性の高くないエンドポイントの発生頻度と少なくとも類似している．③強力な生物学的論拠によって裏付けられた結果により，構成要素をなすエンドポイント間で相対リスクが類似していることが示され，信頼区間が十分に狭い．
Computer Decision Support System（CDSS） コンピュータ決断支援システム（CDSS）	臨床医の行動を変えるための戦略．臨床情報や患者情報を統合し，患者の治療における意思決定を支援するために用いられるコンピュータベースの情報システム．コンピュータベースの臨床決断支援システムでは，詳細な個別患者データがコンピュータプログラムに入力され，分類され，コンピュータ化されたデータベースにおけるプログラムやアルゴリズムと照合され，患者別の評価や推奨が生成される．コンピュータ決断支援システムには，警戒，注意喚起，批評，解釈，予測，診断，提案などの用途がある．「臨床決断支援システム Clinical Decision Support System」も参照．
Concealment（or Allocation Concealment） 隠蔽化（または割り付けの隠蔽化）	「割り付けの隠蔽化 Allocation Concealment」を参照．
Concept 概念	理論の基本的構成単位である．
Conceptual Framework 概念的枠組み	相互に関係する見解や概念を組織化したもので，これらの見解や概念の関係を体系づける．
Conditional Probability 条件付き確率	ある別の状態のもとでのある特定の状態の確率（例: 事象 B が起きたことが既知の状況で事象 A が起きる確率）．
Confidence Interval（CI） 信頼区間（CI）	あるパラメータ（例: 平均，相対リスク）の真の値が存在すると見込まれる値の範囲．
Conflict of Interest 利益相反	研究者，著者，施設，レビュア，編集者が，他の人物や組織（研究のスポンサーなど）と金銭的または非金銭的関係を有するか，もしくは研究プロジェクトやプロジェクトのアウトカムに対して個人的利害を有しており，それが自身の解釈や行動に不適切な影響を与えるかもしれない場合は，利益相反が存在する．利益相反は，レビュー論文や意見に基づく論文だけではなく，デザイン，実施，分析，研究結果の解釈にバイアスを生じさせる可能性がある．
Confounder（Confounding Variable or Confounding） 交絡因子（または交絡変数もしくは交絡）	関心のあるアウトカムに関連する要因で，関心のあるアウトカムに曝露した患者とそうでない患者とで分布が異なるもの．
Consecutive Sample（or Sequential Sample） 連続サンプル（または順次サンプル）	一定の期間全体にわたって治療を受け，適格であると考えられる全患者が組み込まれたサンプル．

用語	定義
Consequentialist (or Utilitarian) 結果主義者（または功利主義者）	分配の公正に対する結果主義的，功利主義的見解では，臨床医は個々の患者の意思決定においても広義の社会的見地から，最大多数に最大幸福をもたらす行動を優先すべきであるとされる．このように広い視野から物事を捉える場合の決断においては，ある特定の患者の治療のための資源配分が他の人たちに与える影響が考慮される．これは，義務論的見解に代わる選択肢である．
Construct Validity 構成概念妥当性	測定理論における構成概念とは，われわれが測定したい領域に関する概念を理論的に導き出したものである．構成概念を理解することで，あるツールが妥当であればどのように機能すべきなのかを予測することができる．したがって，構成概念妥当性には，評価対象となっているツールとその他の指標（例: 患者の特徴やその他のスコア）の比較や，両者の間に存在すべき論理的関係の検討が含まれる．
Contamination 混入	治療群または対照群の参加者が，もう一方の群向けに意図して提供した介入を受けてしまった場合に発生する．
Content Validity 内容の妥当性	測定ツールが与えられた社会構造のすべての面を表す程度．
Continuous Variable（or Interval Data） 連続変数（または間隔データ）	理論的にはあらゆる値をとりうるが，実際には互いに小さな差がある数多くの値をとりうる変数（例: 身長）．連続変数は，間隔データと称される場合もある．
Control Event Rate（CER）（or Baseline Risk or Baseline Event Rate） 対照群イベント発生率（CER）（またはベースラインリスクもしくはベースラインイベント発生率）	「ベースラインリスク Baseline Risk」を参照．
Control Group 対照群	実験的介入を受けない集団．多くの研究で，対照群は通常の治療またはプラセボを受ける．
Control Group Risk（CGR） 対照群リスク	研究の対照群において発生するイベントのリスク．
Controlled Time Series Design（or Controlled Interrupted Time Series） 対照のある時系列デザイン（または対照のある分割時系列）	介入群では介入前後で数回にわたってデータが収集され，それと同時に対照群でのデータ収集も行われる．介入前に収集されたデータから，根底にある傾向や周期的（季節的）効果を推定することができる．介入後に収集されたデータからは，根底にある長期的傾向を考慮しながら介入効果を推定することができる．対照群を使用することで，時系列デザインの妥当性に関わる最大の脅威，すなわち介入と同時に別のイベントが発生し，そのいずれもがアウトカムに関連する可能性を有する状況に対処することができる．
Convenience Sample 便宜サンプル	参加者サンプルは，研究疑問や分析の重要性ではなく，主に研究者の便宜のために選択されたものである．これは，一般に量的研究における確率サンプリングや質的研究における目的的サンプリングより科学的に劣っているサンプリング手法と考えられている．

用語	定義
Correlation 相関	2 つの変数間の関連の強さ．関連の強さは，相関係数によって記述される．「相関係数 Correlation Coefficient」も参照．
Correlation Coefficient 相関係数	2 つの変数間の関連の強さと方向を数値で表したもの（r^2または R^2）．−1.0（完全なる負の関連）から 0（関連ゼロ），0 から最大で 1.0（完全なる正の関連）までの値をとりうる．分析が 2 変数である場合には，相関係数を r，決定係数を r^2として示され，多変数（または多変量）分析から相関係数を導き出される場合には，相関係数を R，決定係数を R^2として示される場合がある．
Cost Analysis 費用分析	さまざまな選択肢の中からコストのみの比較が行われる経済分析．この比較では，決断のための情報の半分にあたる，資源活用に関する情報しか得られない（残る半分の期待されるアウトカムに関する情報は得られない）．
Cost-Benefit Analysis 費用便益分析	コストと帰結（寿命の延長や生活の質の向上を含む）の両方が金銭的価値で示される経済分析．
Cost-Effectiveness Acceptability Curve 費用対効果受容曲線	費用対効果受容曲線は，ある特定の治療選択肢に対する一個人の最大支払い意志額（例: 1 年生存年を獲得するのに一個人が何ドル支払う意志があるか）を示す x 軸と，ある治療選択肢が他のすべての治療選択肢よりも費用対効果が高い確率を示す y 軸とを関連付けたグラフにプロットされる．曲線は，試験に基づいた経済評価におけるコストや効果の点推定値を取りまく不確実性，または決断分析モデルで使用された変数の値を取りまく不確実性から説明される．健康アウトカムに対する一個人の支払い意志額が増加すれば，当初は好ましくない（例: 獲得された生存年 1 年あたりのコストが高いなど）と考えられていた治療選択肢の費用対効果が増大する確率が高くなる．費用対効果受容曲線は，不確実性が経済評価の結果に与える影響を，感度分析の数多くの表や図を使用する代わりに単一の図で表現できることから，便利である．
Cost-Effectiveness Analysis 費用対効果分析	帰結が自然単位（例: 救命 1 件あたりのコスト，または出血イベント 1 件回避あたりのコスト）で表される経済分析．費用効用分析が費用対効果分析の下位区分に分類される場合がある．
Cost-Effectiveness Efficiency Frontier 費用対効果の効率的フロンティア	経済評価から得られた各治療選択肢のコストと有効性は，費用対効果平面図として知られる図にグラフ化することができる．費用対効果平面図ではコストが縦軸（上端が正の無限大，下端が負の無限大）に，生存年などの効果が横軸（左端が負の無限大，右端が正の無限大）にプロットされる．ある治療選択肢（たとえば通常の治療）が原点（すなわち 0）にプロットされ，その他すべての治療選択肢は，原点の治療に対して相対的にプロットされる．他のあらゆる治療選択肢と比べてコストが高く，効果が低い治療選択肢は，劣性とみなされる．一方，非劣性の治療選択肢を結んだ線分を引くことができるが，このような非劣性の治療選択肢を結んだ線分の組み合わせのことを，費用対効果の効率的フロンティアという．この方法で作図された場合，費用対効果の効率的フロンティアよりも上にあるあらゆる治療選択肢は，効率的フロンティア上の治療選択肢またはその組み合わせよりも非効率的（劣性 dominated）であるとみなされる．
Cost-Minimization Analysis 費用最小化分析	複数の選択肢の帰結がまったく同じで，相対的コストのみが問題となる状況下で実施される経済分析．

用語	定義
Cost-to-Charge Ratio 費用請求額比	費用と償還額に系統的な偏差がある場合，経済分析では実際のコストに近づけるために費用請求額比を用いた償還額の調整が行われる.
Cost-Utility Analysis 費用効用分析	帰結が，人々の意向によって調整された生存年として示されるタイプの経済分析．典型的には，質調整生存年（QALY）の増分あたりの増分コストが考慮される.
Cox Regression Model Cox 回帰モデル	2群間のベースライン特性や時間依存的特性の差の調整を生存データに反映させることを可能にする回帰手法.
Credibility（or Trustworthiness） 信用性（または信頼性）	質的研究において，読者が研究者の経験的解釈や記述を健全で洞察力のあるものとして信用できる程度を反映するために（「妥当性 validity」のような量的用語に優先して）使われる用語．信用性は，方法論に関する手続き上の説明からだけではなく，報告された結果の首尾一貫性や深みを評価することからも伺い知ることができる.
Credible Intervals 信用区間	信頼区間に対するベイジアンの類似.
Criterion Standard（or Gold Standard or Reference Standard） 標準基準（またはゴールドスタンダードもしくは参照基準）	新たなスクリーニングまたは診断検査の比較対照となる基準を提供する，確立された，または広く許容された正確さを持つ手法．この手法は単一，または単純な手法である必要はなく，患者の追跡による状態の経過観察や，患者のアウトカムに関する裁定委員会の合意などでもかまわない.
Critical Theory 批判理論	質的研究には，伝統として力関係とそれに関連する構成要素の本質を理解することに重点を置く傾向がある．多くの場合，それは社会における制度上の不公正の是正を促す意図を伴っている.
Critiquing（or Critiquing System） クリティーキング（またはクリティーキングシステム）	臨床医の行動を変えるための戦略．コンピューターによって臨床医の決断が評価され，妥当性評価や選択肢の提案が行われる決断支援アプローチ.
Cronbach α Coefficient クローンバックのα係数	クローンバックのαは，ある測定ツールにおける複数項目の信頼性，均質性，内的整合性の指標である．クローンバックのαは，項目間の相関の大きさや項目数に応じて増加する.
Cross-Sectional Study 横断研究	ある一時点，またはある特定の期間における所定の集団を観察すること．曝露とアウトカムは同時に測定される.
Data Completeness Bias データ完全性バイアス	介入群でのエピソードを記録するためにはコンピューター決断支援システム（CDSS）を使用し，CDSS を使用しない対照群では手作業で行う場合，データの完全性にばらつきが生じる．「バイアス Bias」も参照.
Data Dredging データの探り出し	2群間の特定のアウトカムにおける差や，患者サブグループ間の差を確認するために，明瞭かつ事前に設定された仮説を用いないで行うデータセットの探索.
Decision Aid 決断支援ツール	患者に対し，定量的，包括的，理解可能な形で行動計画の選択肢の利益と害を提示することを目的とするツール.
Decision Analysis	不確実な条件下で意思決定を行うための系統的アプローチ．このアプローチでは，利

(*Continued*)

用語	定義
決断分析	用可能なすべての選択肢を明らかにし，各選択肢で生じうるアウトカムの発生確率を推定し，各アウトカムを価値づけし，そしてその確率や評定に基づき，各選択肢の相対的メリットについて定量的に推定する．
Decision Rule (or Clinical Decision Rule) 決断規則（または臨床決断規則）	「臨床決断規則 Clinical Decision Rule」を参照．
Decision Tree 決断樹	ほとんどの臨床決断分析は決断樹として構築される．論文では，通常，分析に用いた決断樹の構造を示した 1 つ以上の図を掲載している．
Degrees of Freedom 自由度	統計的分析における，分析の検出力に関わる専門用語．自由度が高いほど，分析の検出力は高くなる．典型的には，自由度とはサンプルにおける観測数から，当該モデルにおいて推定された未知のパラメータの数を引いたものである．これには，いわゆる調整されたサンプルサイズが反映される．この調整は，モデルで推定する必要のある未知の事項の数に基づく．たとえば，2 標本 *t* 検定の場合，被験者は合計で 1 群目の被験者数 n1＋2 群目の被験者数 n2 となり，両群でそれぞれ平均値が推定されるため，自由度は n1＋n2－1－1，すなわち n1＋n2－2 となる．
Deontologic 義務論的な	分配の公正に対する義務論的アプローチでは，臨床医は自身が治療する患者個人のニーズをできるかぎり満たすことを唯一の責任とすべきであるという立場をとる．これは，結果主義者や，功利主義者の見解に代わる選択肢である．
Dependent Variable (or Outcome Variable or Target Variable) 従属変数（またはアウトカム変数もしくは目標変数）	関心のある目標変数．別の変数，すなわち独立変数に依存，または，応じて定まると想定される変数．
Detection Bias (or Surveillance Bias) 検出バイアス（または監視バイアス）	比較されている複数の集団のうち，ある 1 つの集団において，より注意深くアウトカムを調べる傾向．「バイアス Bias」も参照．
Determinants of Outcome アウトカム決定因子	標的イベントの発生の有無に対して強い影響力を持つ因子．
Dichotomous Outcome (or Binary Outcome) 2 値アウトカム	連続体における増分値ではなく，2 つの分離した値のうちの 1 つをとるカテゴリ変数（例: 妊娠の有無，死亡か生存）．
Differential Diagnosis (or Active Alternatives) 鑑別診断（または有効な選択肢）	患者の症状をもっともらしく説明可能な一連の診断群．
Differential Verification Bias	参照基準の選択が検査結果によって左右される場合（例: 陽性結果の患者は診断確定のための侵襲的検査を受け，陰性結果の患者には侵襲的検査を適用せずに長

(*Continued*)

用語	定義
鑑別的検証バイアス	期追跡を行う)，検査特性の評価にバイアスが生じる可能性がある．「バイアス Bias」も参照.
Dimensional Analysis 次元解析	複雑な現象が構成要素（属性，文脈，条件，プロセスまたは行動，意味）によって特徴づけられる，グラウンデッド・セオリー研究における分析のためのいくつかの可能なアプローチの 1 つ.
Directness 直接性	医療に関わる推奨事項のエビデンスの質をグレーディングする際に考慮すべき重要な要素．研究参加者，介入，アウトカム指標が，関心のある参加者，介入，アウトカム指標と類似している場合，エビデンスは直接的である.
Direct Observation 直接観察	「現場観察 Field Observation」を参照.
Discriminant Analysis 判別分析	ロジスティック回帰分析に類似した統計的手法で，ある特定のカテゴリ（名義 nominal）アウトカムの有無に関連する変数が識別される.
Disease-Specific Health-Related Quality of Life 疾患特異的健康関連QOL	「健康関連 QOL Health-Related Quality of Life」を参照.
Distribution Based 分布に基づく	患者報告アウトカムの指標の解釈可能性を確立するための 1 つの方法は，分布に基づく〔もう 1 つはアンカー（anchor）に基づく〕である．分布に基づく方法は，観察された効果の大きさとツールのスコアにおけるばらつきの測定値との関連について結果を解釈する．効果の大きさは，治療前後の患者スコアの差またはエンドポイントのスコアの差である場合がある．ばらつきの尺度として，研究者は，患者間のばらつき（例: ベースラインで患者において測定されたスコアの SD)，または患者内のばらつき（例: 患者が研究中に経験したスコアの変化の SD）を選択できる.
Document Analysis 文書解析	これは，質的研究における 3 つの基本的データ収集方法の 1 つである．文書を解釈するためのレビューが含まれる.
Dominant 優性遺伝子	遺伝子関連研究では，優性遺伝子は，ヘテロ接合体で発現される形質（すなわち，その対立遺伝子の 1 コピーがその効果を発現するのに十分である）を記述する.
Dominate 優性	経済評価では，関心のある介入が対照の戦略よりもより有効かつ低コストである場合，その介入は他の選択肢よりも優性であるとみなされる.
Dose-Response Gradient（or Dose Dependence） 用量反応勾配（または用量依存性）	有害または有益であると考えられる薬剤への曝露量や曝露期間の増加に応じてアウトカムのリスクが予期される方向に変化する場合に存在する.
Downstream Cost 下流コスト	将来的に消費される資源に起因し，なおかつ介入が原因で将来的に発生する臨床イベントに関連するコスト.
Drug Class Effect（or Class Effect）	「クラス効果 Class Effect」を参照.

(Continued)

用語	定義
薬剤クラス効果（またはクラス効果）	
Ecologic Study 生態学的研究	生態学的研究では，想定される危険因子への曝露やアウトカムを有する２つの集団間の関係が評価される．曝露は，個人レベルではなく，住民，コミュニティ，集団レベルで測定される．生態学的研究からは関連性に関する情報が得られるが，生態学的誤謬と称されるバイアスの影響を受けやすい．生態学的誤謬とは，集団で確認された関係が必然的に個人にも当てはまるとすることである（例: 食物脂肪摂取量の多い国で乳がん発症率が高くなるのだとすれば，高脂肪食を摂取する女性は乳がんを発症する可能性が高くなるはずである）．このような推論は正しいかもしれないが，集積されたデータによる裏づけは弱い．
Economic Analysis（or Economic Evaluation） 経済分析（または経済評価）	資源利用や期待されるアウトカムに関し，２つ以上の治療，プログラム，戦略を比較するために用いられる一連の定型的，定量的手法．
Educational Meeting（or Interactive Workshop） 研修会議（または双方向形式のワークショップ）	臨床医の行動を変えるための戦略．双方向形式の指導や議論を含むワークショップに，専門家が参加する．
Educational Outreach Visits（or Academic Detailing） 教育支援訪問（または学術機関によるディテーリング）	「学術機関によるディテーリング Academic Detailing」を参照．
Effect Size 効果サイズ	介入群と対照群のアウトカムの差を，なんらかのばらつきの指標（通常は標準偏差）で割ったもの．
Efficacy Analysis（Effectiveness Analysis） 効能分析（有効性分析）	この分析には，初期のランダム割り付けの有無にかかわらず，関心のある介入を受けた被験者の患者サブセットと，何らかの理由で欠落したデータがない患者サブセットが含まれる．このアプローチは，ランダム割り付けが達成する予後バランスを損ない，したがって治療効果の偏った推定値を提供する可能性があるため，効能または有効性のいずれかを教示しないという点で，名づけられていない．
Efficiency 効率	技術効率性とは，インプット（コスト）とアウトプット〔医療では質調整生存年（QALY）〕との関係のことである．同じかより少ない資源で，より多くのQALYを提供する介入は，より効率的である．技術効率性は，費用最小化分析，費用効果分析，費用効用分析を使用して評価される．配分効率性は，健康は社会が追求したいと望む唯一の目標ではないとするものであり，競合する目標の重み付けを行ってそれをコストに関連付けなければならないという認識に立つ．これは一般的に費用便益分析を通じて行われる．
Efficiency Frontier 効率的フロンティア	経済評価の結果として得られたコストや有効性が，増分費用効果比と共に費用対効果平面図上でグラフ化されることによって示される線分の組み合わせのことを，効率的フロンティアという．基本ケースに基づく費用対効果が効率的フロンティアよりも上に位置する場合，その戦略は劣性である（dominated）とみなされる．

用語	定義
Endpoint エンドポイント	ある研究における個人の追跡の完了または終了につながるイベントまたはアウトカム（例: 死亡や重大疾患）.
Equivalence Study（or Equivalence Trial or Noninferiority Trial） 同等性研究（または同等性試験または非劣性試験）	評価対象となっている介入において，患者にとって重要な優越性を一切排除した上で治療効果を推定する試験のことを同等性試験という. 同等性試験では，優越性の高い介入に関する意向を正当化するためには，2 つの介入間でアウトカムに最小限どの程度の差があれば十分だと患者が考えるかを事前に定義する必要がある. 試験終了時点での推定治療効果の信頼区間がこの差を除外していない限りは，著者らは同等性を主張することはできない. 同等性試験は，研究者がより安価，安全，簡単な（あるいは，最近ますます多く見受けられるように，スポンサーの収入を確保する方法としてより優れた）介入が，既存の介入に優れも劣りもしない（効能の面で）ことを確認したい場合に役に立つ.
Ethnography（or Ethnographic Study） エスノグラフィー（または民族誌学的研究）	質的研究において，研究対象となっている人々の世界観を把握することを目的とした，単一集団の文化または下位文化に注目した調査アプローチ.
Evidence エビデンス	エビデンスは広義では，系統的に収集されたものかどうかを問わず，あらゆる経験的観察であると定義される. 個々の臨床医による非系統的な観察も，生理学的実験も，それぞれ 1 つの情報源を構成するものである. 臨床研究エビデンスとは，臨床イベントの系統的観察を意味し，これは医学文献ユーザーズガイドの焦点となるものである.
Evidence-Based Expert エビデンスに基づくエキスパート	洗練された方法で，独自に最良エビデンスを見つけ出し，吟味して，それを患者の治療に思慮深く適用することのできる臨床医.
Evidence-Based Health Care（EBHC） エビデンスに基づくヘルスケア（EBHC）	個々の患者の治療に関する意思決定において，最新の最良エビデンスを良心的，明示的かつ思慮深く使用すること. エビデンスに基づく診療を行うためには，個々の臨床的な専門技能や患者の意向を，系統的研究や入手可能な情報源の検討から得られた最良の外部臨床エビデンスと統合する必要がある.
Evidence-Based Medicine（EBM） エビデンスに基づく医療（EBM）	エビデンスに基づく医療は，エビデンスに基づくヘルスケアの下位分類とみなされる. エビデンスに基づくヘルスケアには，エビデンスに基づく看護やエビデンスに基づく理学療法など，ヘルスケア実務に関わる医師以外の部門も含まれる. EBM の下位分類には，エビデンスに基づく手術や，エビデンスに基づく心臓病学が含まれる.「エビデンスに基づくヘルスケア Evidence-Based Health Care」も参照.
Evidence-Based Policy Making エビデンスに基づく政策決定	診療方針（例: 臨床医による資源利用），サービス方針（例: 資源配分，サービスのパターン），治療方針（例: 組織および財政機構）が，便益や費用対便益に関する研究エビデンスに基づく場合，それはエビデンスに基づく政策決定である.
Evidence-Based Practice（EBP） エビデンスに基づく診療（EBP）	エビデンスに基づく診療とは，患者治療に関わる判断がエビデンスに基づくヘルスケアの原則に合致した診療のことである. これはつまり，判断が，第 1 に複数の治療戦略の利益と不利益に関する最良エビデンスに合致しており，第 2 に個々の患者の価値観や意向に合致していることを意味する.

用語	定義
Evidence-Based Practitioner EBMを実践する医療者	エビデンスに基づくサマリーや推奨を，エビデンスに基づかないものと区別し，研究結果を十分に理解したうえでそれを思慮深く診療に適用し，判断が患者の価値観や意向に合致していることを保証することのできる臨床医.
Evidence Profile エビデンスプロファイル	エビデンスプロファイルは，代替治療戦略に対する構造化された臨床上の疑問に対処するエビデンス総体の表形式またはリスト形式の要約である．それには，最低限，研究数と患者数，研究デザイン，推定値における確信性の等級の上昇または低下の理由，および相対効果と絶対効果の指標が含まれる．エビデンスプロファイルは，summary-of-findingsテーブルの拡張バージョンである.
Evidentialism エビデンス主義	信念の正当化または理由がその信念に対するエビデンスの質によって決定されるという知識理論.
Exclusion Criteria 除外基準	参加者となりうる人々の研究参加を不適格とするような，あるいは研究のシステマティックレビューへの組み入れを不適格とするような特性.
Expectation Bias 期待バイアス	データを収集する面接者が，曝露またはアウトカムの発見に対する自身の期待に影響するような情報を把握している場合．診療においては，疾患の有無に関する予備知識によって臨床医による評価が左右されることがある．「バイアスBias」も参照.
Experimental Therapy (or Experimental Treatment or Experimental Intervention) 実験的治療（または実験的治療もしくは実験的介入）	標準的療法または対照の療法にとってかわる治療選択肢．多くの場合，新規の介入，または標準的薬剤の異なる投与量である.
Exposure 曝露	患者をそれにさらすことで健康に影響を与える可能性のある条件（有害である，または有益であると考えられる介入）.
Face Validity 表面的妥当性	ある測定ツールによって，測定しようと意図した対象を測定しているようにみえる程度.
Fail-Safe N フェイルセーフ数	あるメタアナリシスの結論を変えるために追加が必要な研究の最低限の件数を示す．その場合の研究とは，まだ見つかっていない否定的結果を示したものを指す．フェイルセーフ数が小さい場合，それはメタアナリシスの結論が出版バイアスの影響を受けやすいことを示唆する.
False Negative 偽陰性	標的疾患を有するのに，検査によって誤って疾患を有さないとされてしまう被験者.
False Positive 偽陽性	標的疾患を有さないのに，検査によって誤って疾患を有するとされてしまう被験者.
Federated Search Engine 連合検索エンジン	連合検索エンジンは，いくつかのオンライン情報源を同時に検索し，エビデンスに基づくヘルスケアの場合のように，包括的で最新の厳密な; 情報源が1つもない場合に特に役立つ．エビデンスに基づく連合検索エンジンの例には，ACCESSSS (http://plus.mcmaster.ca/accessss) とTrip (http://www.tripdatabase.com) がある.
Feedback Effect フィードバック効果	医学的な判断において，パフォーマンス評価とフィードバックを用いることにより，認められる改善効果.

用語	定義
Feeling Thermometer 感情温度計	感情温度計は，温度計として提示される視覚アナログ尺度である．通常は，0から100までの尺度で，0が死亡，100が完全な健康状態を表す．回答者はこの温度計を使用し，自身の健康状態，または仮定された健康状態に関わる効用に対する評価を示す．
Field Observation 現場観察	これは質的研究における3つの基本的データ収集方法の1つであり，研究者らにより，発生したイベントの確認と記録が随時行われるものである．現場観察には3つのアプローチがある．直接観察の場合，研究者は調査対象となっている環境についての詳細な現場記録をとる．非参加者観察では，研究対象との相互作用への研究者参加の度合いが比較的少ない．一方，参加者観察では，研究者は社会的状況の中で研究者として以上の役割（例: 臨床医，委員会の一員など）を引き受ける．
Fixed-Effects Model 固定効果モデル	メタアナリシスにおける効果の大きさの要約推定値を生成するためのモデルである．組み込まれた一連の研究に限定した推論が行われ，すべての1次研究の結果に，単一の真の値が存在すると想定する．つまり，すべての研究の規模が無限大であれば，完全に一致した効果推定値が示されることから，観測された効果推定値に差があるのはランダム誤差によるものであると想定する．このモデルでは研究内のばらつきのみが考慮され，研究間のばらつきは考慮されない．
Focus Group フォーカスグループ	「面接 Interview」を参照．
Follow-up（or Complete Follow-up） 追跡（または完全追跡）	研究に参加した全患者のアウトカムを研究者らがどの程度把握しているかを示す．追跡が完全であれば，全研究参加者のアウトカムが把握されていることになる．
Foreground Question 前景疑問	これらの臨床上の疑問は，熟練した臨床医によって提起されることが多く，文献の拾い読み（例: 私の患者に最適な治療を提供するにはどのような重要で新しい情報を把握しておくべきか）や問題解決（例: 患者の治療で浮上した具体的な疑問を定義し，これらの疑問を解決するために文献を参照する）の際に提起される．
Forest Plot フォレストプロット	フォレストプロットは，さまざまな研究で，介入と対照の効果の大きさを図示したものである．それは，各研究およびすべての研究を併合した統合推定値について，最良の推定結果とありそうな真実の範囲（信頼区間）を視覚的に表現する．縦線は効果がないことを表す．それぞれの正方形または点の面積（典型的には個々の研究を表す），またはダイヤモンド（典型的には統合推定値を表す）は，メタアナリシスにおける研究の重みに比例することがある．
Frequentist Analysis 頻度論的分析	利用可能なデータに重点を置く統計的アプローチ（統計分析に対する従来のアプローチ，ベイジアンと対照）．
Funnel Plot ファンネルプロット	システマティックレビューにおける出版バイアスの可能性を評価するためのグラフ手法．一般的に効果指標が横軸にプロットされ，各研究に関連するランダム誤差の指標が縦軸にプロットされる．出版バイアスがない場合，サンプリングのばらつきのためにグラフはじょうご（ファンネル）の形状となるはずである．NULL（ゼロ）結果や，介入の有害作用を示す結果の掲載を阻むバイアスが存在する場合，ファンネルプロットの1つの象限が部分的または完全に欠如する．

用語	定義
Generalizability（or External Validity） 一般化可能性（または外的妥当性）	研究結果が，研究されたもの以外のセッティングやサンプルに一般化できる程度.
Generic Health-Related Quality of Life 包括的健康関連 QOL	「健康関連 QOL Health-Related Quality of Life」を参照.
Genetic Association Study 遺伝子関連研究	多因子疾患に対する感受性の根底にあるゲノム変異体の同定および特徴付けを試みる研究.
Genome ゲノム	生物が所有する遺伝子情報（または遺伝子）の全集合体.
Genome-wide Association Study（GWAS） ゲノムワイド関連解析	ゲノム全体で 10 万～100 万以上のマーカーを使用することにより，遺伝子のばらつきと関心のあるアウトカムまたは形質との関連を評価する研究.
Genotype 遺伝子型	個体の全体的または特定の遺伝子の遺伝的構成.
Geometry of a Network ネットワーク形状	ネットワーク全体での治療とその比較の分布を図示したもの.
Gold Standard（or Reference Standard or Criterion Standard） ゴールドスタンダード（または参照基準もしくは標準基準）	「標準基準 Criterion Standard」を参照.
GRADE（Grading of Recommendations Assessment, Development and Evaluation）	Grading of Recommendations Assessment, Development and Evaluation（GRADE）アプローチは，明示的で包括的であり，ガイドライン組織によってますます採用されているエビデンスの質と推奨の強さを等級付けするためのシステムである．このシステムでは，効果推定値の確信性を 4 つのレベルのうちの 1 つ（高，中，低，または非常に低）に分類する．推奨は，強いまたは弱いとしてグレード付けされる.
Grounded Theory グラウンデッド・セオリー	質的研究における，現実世界の観察に基づいた理論を構築することを目的としたデータ収集，分析アプローチ.
Haplotype ハプロタイプ	近接していて一緒に遺伝する一塩基多型のために同じ染色体上で一緒に発生する傾向のある対立遺伝子.
Harm 害	介入への曝露による有害な帰結.
Hawthorne Effect ホーソン効果	参加者が自身の行動が観察されていることを認識した場合に，成績結果が改善する傾向.

用語	定義
Hazard Ratio ハザード比	研究の全期間を通しての，アウトカム（例: 死亡）の重み付け相対リスク relative risk．生存分析の中で報告されることが多い．
Health Cost（or Health Care Cost） 医療費（または医療費用）	消費された医療資源．これは，同資源を他の有意義な目的のために使用できないことを意味する（機会コスト opportunity cost）．
Health Outcome 健康アウトカム	所定の集団において発生する，あるいは介入への曝露に関連する，健康状態におけるあらゆる変化．これには寿命や生活の質，重大な疾患イベント，死亡における変化が含まれる．
Health Profile ヘルスプロファイル	健康関連 QOL（HRQL）のあらゆる重要な側面を測定するために，全集団（健常者，重症患者，そしてあらゆる健康問題を抱える患者）を対象に使用できるデータ収集ツールの 1 種．
Health-Related Quality of Life（HRQL） 健康関連 QOL（HRQL）	1．健康関連 QOL: 人の体調や，自身の健康状態に対する価値観の測定．このような測定には疾患特異的なものと包括的なものとがある． 2．疾患特異的健康関連 QOL: 疾患特異的 HRQL 指標は，ある特定の状態または疾患に関係する患者のあらゆる問題や経験を評価する． 3．包括的健康関連 QOL: 包括的 HRQL 指標は，HRQL の全関連分野を網羅した項目を含み，あらゆる種類の健康問題を抱える（あるいはまったく問題のない）人々に適用できるようにデザインされている．包括的 HRQL 指標は疾患や状態の枠組みを超えた比較を可能にする．
Health State 健康状態	ある一定期間内の一個人または集団の健康状況の区分（ある特定の時点で評価されるのが一般的である）．
Heterogeneity 異質性（不均質性）	システマティックレビューに含まれる個々の研究間の差．通常は研究結果の差のことをいう．この用語は，その他の研究の特性にも適用可能である．
Heterozygous ヘテロ接合性	個体は，その場所に 2 つの異なる対立遺伝子（母系染色体上に 1 つと父親に 1 つ）があれば，遺伝子位置でヘテロ接合性である．
Hierarchic Regression 階層的回帰	階層的回帰では，独立変数または予測変数（例: 年齢，性別，疾患重症度）と従属変数（またはアウトカム変数）（例: 死亡，運動能力）の関係を評価する．階層的回帰は，ある予測因子が別の予測因子の下位分類であるという点で標準的回帰とは異なる．下位の予測因子は，上位の予測因子の中に組み込まれている．たとえば，集中治療室（ICU）における生命維持装置の取り外しの可能性を予測する回帰分析では，国際研究に参加している場合，都市は国の中に，ICU は都市の中に組み込まれている．
Hierarchy of Evidence エビデンスの階層（ヒエラルキー）	通常では治療や予防の疑問に対処するためにエビデンスのタイプを分類し，組織化するためのシステムを指す．臨床医は，ヒエラルキーの中でも最も高い位置づけにあるエビデンスを探すべきである．
Historiography 歴史記述方法	歴史的イベントと共に，歴史的物語を文章にするアプローチを理解することに関係した質的研究方法．
Homogeneity 均質性	異質性の逆．

用語	定義
Homozygous ホモ接合性	個体は，その場所に 2 つの同一の対立遺伝子がある場合，遺伝子位置でホモ接合性である.
I^2 Statistic I^2統計量	I^2統計量は，異質性検定である．I^2は，Cochrane の Q に基づき，次の式から算出可能である．I^2=[100%×(Cochrane Q−自由度)]/Cochrane Q．I^2が負の値をとった場合は 0 に等しいとみなされるため，I^2値の範囲は 0%から 100%となり，それぞれ異質性なしから高い異質性を示す.
Imprecision 不精確さ	エビデンスの質を等級付けするにあたり，Grading of Recommendations Assessment, Development and Evaluation（GRADE）は，95%信頼区間（CI）の調査が不精確さに関する決定に最適な主要アプローチを提供することを示唆している．CI の下限と上限が真実を示す場合で，臨床行動が異なる場合には，エビデンスの質（すなわち，効果推定値の確信性）の等級を下げることが必要である．この規則の例外は，効果が大きく，CI のみでは強固な効果が示唆されながら，総サンプルサイズが大きくなく，イベント数も少ない場合に発生する．このような状況下では，不精確さのためにエビデンスの質の等級ダウンを検討すべきである.
Incidence 発症率	ある一定の期間内に発生する新たな症例の件数を，同期間内においてその疾患にかかる危険にさらされた人々のうちに占める割合として表したもの.
Inclusion Criteria 組み入れ基準	ある研究に組み入れ可能な集団，あるいはシステマティックレビューへの組み入れ可能な研究を定義する特性.
Inconsistency 非一貫性	推奨の Grading of Recommendations Assessment, Development and Evaluation（GRADE）システムでは，一貫性のために等級アップとなることはないが，非一貫性がある場合は質の等級ダウンとなることがある．一貫性を評価するための基準には，点推定値の類似度，信頼区間の重なりの程度，異質性検定や I^2のを含めた統計的基準が含まれる．異質性を探索するために，集団，介入，アウトカム，バイアスのリスクに関連して事前に決めた少数のサブグループを調べることができる.
Incoherence	ネットワークメタアナリシスにおける場合と同様に，直接エビデンスと間接エビデンスの間の治療効果推定値の不一致.
Incorporation Bias 混合バイアス	調査対象となっている診断検査が組み込まれた参照基準を研究者が使用した場合に発生する．その結果，標的陽性患者と標的陰性患者を鑑別する検査性能が実際よりも優れて見える方向にバイアスが働く. 「バイアス Bias」も参照.
Incremental Cost-Effectiveness Ratio 増分費用対効果比	一定量の便益が新たに獲得可能となった場合に，それが相当する価値の大きさ.
Independent Association 独立した関連	複数の潜在的予後因子の調整後（多くの場合，回帰分析の実施後）も，ある変数がアウトカムと関連している場合，その関連は独立した関連だとすることができる.
Independent Variable 独立変数	従属変数を生じる原因となるか，それに影響を及ぼすか，あるいは少なくとも従属変数と関連すると考えられる変数.
Indicator Condition	かなり頻繁に発生する臨床状況（例: 疾患，症状，外傷，健康状態）を指し，質の

(Continued)

用語	定義
指標状態	高い治療がそれに対して有益であることを示す十分なエビデンスが存在する状態．提供されている治療（診療録レビューや観察によって評価される）を推奨される治療と比較することによって治療の質を評価するために，指標状態が用いられる．
Indirect Costs and Benefits 間接コストと便益	患者への代替治療戦略が，患者やその患者の治療に関与する人々の生産性に与える影響．
Indirect Evidence 間接エビデンス	お互いに直接比較されていないが，共通の比較対照を有する治療の相対的効果に関係するエビデンス．間接エビデンスは，調整間接比較やネットワークメタアナリシスを含む，許容された統計的手法を用いて評価できる．
Indirectness 非直接性	効果推定値の確信性（エビデンスの質）を等級付けする際に，Grading of Recommendations Assessment, Development and Evaluation（GRADE）アプローチは直接性の検討を提案している．GRADE における直接性には 2 つの要素がある． 1 つ目は，研究エビデンスが関心のある患者や介入，患者にとって重要なアウトカムの測定に関する程度である．エビデンスが十分に非直接的である場合は推定値の確信性を等級ダウンする必要があり，それは 3 つの方法で発生する．（1）患者が関心のあるものと異なる場合，（2）介入が関心のあるものと異なる場合，（3）アウトカムが患者の関心のあるアウトカムと異なる場合（たとえば代理アウトカム）． 非直接性の 2 つ目の要素はまったく異なっている．それは，治療が 1 対 1 比較で試験されたかどうかに関係している．そうでなければ，第 3 の治療との比較に基づく推論（例えば，A と B を比較することに関心があり，A と B のそれぞれが C と比較してどのように遂行されたかについての推論）は，間接的である．
Individual Patient Data Meta-analysis 個別患者データメタアナリシス	それぞれの 1 次研究から得られた個別患者データを使用して統合推定値を計算するメタアナリシス．このアプローチによって，より正確な ITT（治療企図）解析や，より詳細な情報に基づくサブグループ解析を容易に実施できる．
Informational Redundancy 情報の冗長性	質的研究の分析において，新たなデータから新たなテーマや情報を生成できなくなる時点が冗長となる．これは，ほとんどの手法におけるデータ収集の適切な終了時点，そして手法によっては，分析の適切な終了時点とみなされる．
Informed Consent インフォームドコンセント	リスク，利益，ならびにその他の影響についての完全開示を受けた参加者による研究参加への（口頭もしくは書面における）意思表明．
Intention-to-Treat Principle ITT（治療企図）の原則	権威者の間でも ITT（治療企図）解析の定義は異なる．すべての人は，データが入手可能な患者が，どのような治療を受けたかにかかわらずランダム割り付けされたグループで分析されることを意味することにはすべてが同意している．ITT（治療企図）解析においてデータが入手できない（追跡からの脱落）患者をどのように扱うかは，議論の余地がある．医学文献ユーザーズガイドの著者は，「ITT（治療企図）」という用語は追跡データを持つ患者に限定すべきだと信じている．したがって，追跡から脱落した患者をどのように扱うかは，ITT（治療企図）とは別の問題でなければならない．
Internal Validity 内的妥当性	研究が妥当な結果をもたらすかどうかは，研究が十分適切にデザインかつ実行され，そのことによって研究結果が根底にある真の効果の方向性と大きさを正確に示しているかどうかによって決まる（つまり，内的妥当性の高い研究は，バイアスや系統誤差の可能性が低い）．

用語	定義
Interrater Reliability 評価者間信頼性	2 人以上の評価者が，根底にある特性を示す値が高い被験者と低い被験者とをどの程度一貫して区別できるかを示す（一般的にクラス内相関 intraclass correlation により測定される）.
Interrupted Time Series Design (or Time Series Design) 分割時系列デザイン（または時系列デザイン）	「時系列デザイン Time Series Design」を参照.
Interval Data (or Continuous Variability) 間隔データ(または連続変数)	「連続変数 Continuous Variability」を参照.
Intervention Effect (or Treatment Effect) 介入効果(または治療効果)	「治療効果 Treatment Effect」を参照.
Interview 面接	これは，質的研究における 3 つの基本的データ収集方法の 1 つである．面接者が質問を行い，対話を通じて参加者が自身の言葉で経験やイベントを解釈するように促す．最も一般的な 2 つの面接形式として，半構造的かつ詳細な個人面接，またはフォーカスグループと称される面接で，研究者が複数の参加者間の議論を促進するグループ面接である．定量的研究においては，面接者が会話を通じて参加者から情報を得るデータ収集手法であると定義される.
Interviewer Bias 面接者バイアス	面接者が，参加者におけるある特定の特徴に応じ，一部の参加者を他の参加者よりも綿密に調べること．「バイアス Bias」も参照.
Intraclass Correlation Coefficient クラス内相関係数	これは，患者間の分散を，患者間と患者内の分散を含めた総分散（total variance）と比較した再現性の指標である.
Intrarater Reliability 評価者内信頼性	1 人の評価者が経時的に繰り返し評価を実施した場合に，根底にある特性を示す値が高い被験者と低い被験者とをどの程度一貫して区別できるかを示す〔一般的にクラス内相関（intraclass correlation）により測定される〕.
Inverse Rule of 3s 3 の逆法則	3 の逆法則と称される大まかな経験則によると，イベントが平均して x 日に 1 度の頻度で発生する場合，95%の確信を持って少なくとも 1 件のイベントを観測するには，われわれは $3x$ 日間にわたって観察を行う必要がある.
Investigator Triangulation 研究者トライアンギュレーション	「トライアンギュレーション Triangulation」を参照.
Isoform アイソフォーム	蛋白質のアミノ酸配列の変異体.

用語	定義
Jackknife Technique（or Jackknife Dispersion Test） ジャックナイフ法（または，ジャックナイフ分散検定）	ある推定値の分散とバイアスを推定するための統計的手法．これは，モデルがそのモデルとは異なるサブサンプルに等しく適合しているかどうかを判断するために，研究サンプルから導出された予測モデルに適用される．
Judgmental Sampling（or Purposive Sampling or Purposeful Sampling） 判断サンプリング（または目的的サンプリングもしくは意図的サンプリング）	「目的的サンプリング Purposive Sampling」を参照．
Kaplan-Meier Curve（or Survival Curve） カプラン・マイヤー曲線（または生存曲線）	生存分析における生存のKaplan-Meier統計的推定値のグラフプロット．「生存曲線と生存分析 Survival Curve and Survival Analysis」も参照．
κ Statistic（or Weighted κ or κ Value） カッパ統計量（または重み付けκもしくはκ値）	偶然で期待される程度を超えた観察者間の一致の程度を示す尺度．κ値の範囲は0〜100であり，0は合意がないことを示し，通常は75より大きい値は優れた合意を示す．
Law of Multiplicative Probability 確率の掛け算の法則	独立した（互いに影響を及ぼしあうことのない）イベントでは，10回コインを投げて10回連続して表が出る確率は，(1/2)×(1/2)×(1/2)…というように，表が1回出る確率（1/2）を10回掛け合わせることによって求めることができるという法則．
Leading Hypothesis（or Working Diagnosis） 主仮説（または作業診断）	「作業診断 Working Diagnosis」を参照．
Lead Time Bias リードタイムバイアス	診断の時点から測定が開始される生存のようなアウトカムが，患者がより長く生存したからではなく，スクリーニングによって疾患が認識されている時間が長くなるために延長されてしまう場合に発生する．「バイアス Bias」も参照．
Length Time Bias レングスタイムバイアス	スクリーニングは進行が遅く予後も良好であるような疾患を検出する傾向であることから，スクリーニングで疾患が明らかになった患者は，臨床症状を呈した患者と比べて経過が良く，より長く生存するように見えてしまう場合に発生する．「バイアス Bias」も参照．
Levels of Evidence エビデンスレベル	診療の参考となる研究エビデンスのヒエラルキー．通常，「最も強い」から「最も弱い」の範囲をとる．
Likelihood Ratio 尤度比（LR）	LRは，スクリーニングや診断検査（臨床徴候や症状を含む）に関して，ある特定の検査が標的疾患を持つ患者において疾患があるという結果を出す可能性を，標的疾患を持たない患者において疾患があるという結果を出す可能性と比較したものである．LRが1の場合，それは検査後確率が検査前確率と変わらない．LRが1より大きいほど，検査後確率は検査前確率より大きくなる．LRが1よりも小さいほど，検査後確率は検査前確率より小さくなる．LRは，標的陽性で特定の検査結果（単一のカット

(Continued)

用語	定義
	ポイントを用いた場合は陽性または陰性結果のいずれか）を有する割合を，標的陰性で同じ検査結果を有する割合で割ることで算出される.
Likert Scale リッカート尺度	回答者自身が意見または感情の評点をマークして示す回答の段階的尺度．両極（「完全に反対である」から「完全に賛成である」など）を含んで，通常は３から９の段階をとる.
Linear Regression 線形回帰	回帰分析にて，従属変数または目標変数が連続変数であり，なおかつ従属変数と独立変数の関係が線形であると考えられる場合に用いられる用語.
Linkage 連鎖	特定の遺伝子座における遺伝子または他の DNA 配列の傾向が，単一の染色体上のそれらの物理的近接の結果として一緒に継承されること.
Linkage Disequilibrium 連鎖不平衡	異なる遺伝子座における対立遺伝子間の関連性の尺度.
Local Consensus Process 現場の合意プロセス	臨床医の行動を変えるための戦略の１つ．医療提供者の実務を変える提案への合意を取り付けるために，臨床医を議論に加えること.
Local Opinion Leader（or Opinion Leader） 現場のオピニオンリーダー（またはオピニオンリーダー）	臨床医の行動を変えるための戦略．これらの人物は，同僚から模範的な医療提供者として認められているか，もしくはある特定分野に関する専門技能を有すると考えられている.
Locus ローカス	特定の形質の遺伝子が位置する染色体上の部位または特定の一塩基多型が位置する遺伝子上の部位.
Logical Operators（or Boolean Operators） 論理演算子（またはブール演算子）	「ブール演算子 Boolean Operator」を参照.
Logistic Regression ロジスティック回帰	従属変数が２値をとる回帰分析.
Longitudinal Study（or Cohort Study or Prospective Study） 継続研究（またはコホート研究もしくは前向き研究）	「コホート研究 Cohort Study」を参照
Lost to Follow-up 追跡からの脱落	関心のあるアウトカムまたはエンドポイントの状態が不明の患者.
Markov Model（or Multi-state Transition Model） マルコフモデル（または多状態推移モデル）	決断分析で用いられるモデルの１つ．19 世紀のロシア数学者にちなんで名づけられた．ある一連の周期（たとえば，１年ごと）で患者コホートに起こることをモデル化するソフトウェアプログラムの基礎である．このモデルでは，患者が１つの健康状態から別の健康状態に移動することも可能になっている．たとえば，患者が３カ月周期のある時期に軽度の脳卒中を起こし，数周期にわたってわずかな機能障害が続いた後のある周期で消化管出血を起こし，最終的には重症の脳卒中を起こすといったモデルで

(*Continued*)

用語	定義
	ある. 競合する治療選択肢のもとでの, 任意の周期におけるある状態から別の状態への推移確率は, ランダム化試験のデータにより決定されるのが理想的である.
Masked (or Blind or Blinded) マスク化（または盲検もしくは盲検化）	「盲検 Blind」を参照.
Matching マッチング	介入群と対照群を比較可能にするために, 研究目的には関係しないが, 研究結果の解釈を妨げるかもしれない要因（あるいは交絡因子）を揃える計画的な作業. たとえば, 症例対照研究では, それぞれの症例は, 類似する年齢, 性別, ならびにその他の臨床的特性を対照として揃えられる.
Median Survival 生存期間中央値	研究集団の半数が生存する期間.
Medical Subject Headings (MeSH)	MEDLINE/PubMed 論文の索引付けのために使われる, US National Library of Medicine が作成する統制語彙. MeSH を使えば, 同じ概念に異なる用語が使われている場合でも, 一貫した方法で情報を検索できる.
Member Checking メンバーチェック	質的研究において, 結果の草案を参加者と共有することで, 参加者の見解が忠実に解釈されているかどうか, 研究者が参加者の視点を忠実に解釈したかどうか, または事実の誤認に気付いたかを確認すること. 矛盾があることが必ずしも研究が偏っているかまたは間違っていることを示すものではなく, 実証的分析による次の段階でその矛盾を解釈し説明する必要があることに注意すること.
Messenger RNA メッセンジャー RNA	細胞核からリボソームに移動して蛋白質に翻訳される遺伝子の RNA 含有 1 本鎖コピー.
Meta-analysis メタアナリシス	同じアウトカムを測定した複数の研究の結果を定量的に統合し, 単一の統合推定値または要約推定値を得るための統計的手法.
Meta-Regression Analysis メタ回帰分析	従属変数が個々の研究における治療効果の大きさで, 独立変数が研究特性である回帰. メタ回帰は, 研究の特徴が研究間の治療効果の大きさの違いを説明できるかどうかを判断するために使用される. メタ回帰技術は, 患者の特性（例, 若年者または高齢患者), またはデザインの特性（例, 質の低い研究または質の高い研究）が治療効果の大きさに関連するかどうかを調べるために使用できる.
Meta-Synthesis メタシンセシス	個々の質的研究のテキストの比較と分析を行い, 新たな解釈を打ち立てることによって, ある特定のトピックに関する質的研究を統合する方法.
Minimal Important Difference 最小重要差	患者にとって重要なアウトカムにおいて, 患者が有益であると認識できる最小の差のこと. 厄介な有害作用や過剰なコストがなければ, この差により, その患者の医療マネジメントの変更が許可される.
Minimally Disruptive Medicine 低侵襲医療	患者の生活に対する治療または介入の負担を最小限にするために実践された医療.
Mixed-Methods Study 混合手法研究	質的, 定量的両方の研究方法を含め, 複数のデータ収集アプローチを統合して 1 つの方法とする研究. 一般的にサービスの提供や組織を調べるために使用される. 混合

(*Continued*)

用語	定義
	手法の中には，複数の研究デザインを統合するものもある（例: ある現象に影響する要因の理解を高めるために，量的評価デザインと併用して質的または量的プロセス評価を組み込む）. 混合手法研究の中には，単一の包括的研究デザインを取り入れながら，データ収集は混合手法（例: アンケート調査，面接，観察，資料分析など）により行うものがある.
Model モデル	「モデル」という用語は，複数の独立した変数と 1 つの従属変数を伴う統計的回帰分析，すなわち，多変数または多重回帰（または多変量）分析を指すのに用いられることが多い.
Multifaceted Intervention 多角的介入	臨床医の行動変容のために複数の戦略を用いること. 複数の戦略としては，監査とフィードバック，注意喚起，現場の合意プロセス，患者を介した介入，コンピューター決断支援システムなどから 2 つ以上を組み合わせる.
Multistate Transition Model 多状態推移モデル	「マルコフモデル Markov Model」を参照.
Multivariate Regression Analysis（or Multivariable Analysis or Multivariable Regression Equation） 多変量回帰分析（または多変数解析もしくは多変数回帰式）	同時に 2 つ以上の独立変数（または予測変数）を考慮することによって従属変数（またはアウトカム変数もしくは目標変数）の説明または予測を試みる数学的モデルを提供する回帰分析の一種. 多変数（multivariable）とは，単一のアウトカム（従属変数）に対する複数の予測変数（独立変数）を指す. 多変量（multivariate）とは，複数の結果に対して 1 つ以上の独立変数を指す.「2 変数回帰分析 Bivariable Regression」も参照.
Mutation 突然変異	ある集団の 1%未満で起こる，遺伝子のまれな変異体.「多型 Polymorphism」も参照.
Narrative Review ナラティブレビュー	（システマティックレビューとは対照的に），バイアスを最小限にするための手法を用いずに書かれた総説（典型的な書籍の章など）.
Natural History 自然歴	予後と異なり，自然歴は，治療しなかった場合に考えられる帰結やアウトカム，そしてそれらがどの程度の頻度で発生すると予期されるかを示す.
Negative Predictive Value 陰性適中率（NPV）	「適中率 Predictive Value」を参照.
Negative Study（or Negative Trial） 否定的研究（または否定的試験）	比較対照となった集団間で，関心のある変数に統計的な差はないという結論された研究. 研究者の仮説を支持しない研究結果.

用語	定義
Network Meta-analysis (or Multiple Treatment Comparison Meta-analysis) ネットワークメタアナリシス（または，多重治療比較メタアナリシス）	このシステマティックレビューでは，接続された比較ネットワークにおいて，間接比較と同時に 1 対 1 評価を含む複数の介入を比較することができる.
Neural Network ニューラルネットワーク	パターン認識問題への非線形統計学の適用．ニューラルネットワークは，臨床予測規則の作成のために使用することができる．この手法により，関心のあるアウトカムに最も強く関連する，臨床予測規則に加えられるべき予測因子と，規則から除外されても予測力が損なわれることのない予測因子とが特定される.
N-of-1 Randomized Clinical Trial (or N-of-1 RCT) N-of-1 ランダム化臨床試験（または N-of-1 RCT）	1 人の研究参加者における介入または曝露の影響を判断するための実験．このデザインでは，実験的治療と，代替治療またはプラセボの 2 種類の治療期間がある．可能であれば患者と臨床医を盲検化してアウトカムを観察する．2 種類の治療が明らかに異なる，あるいは明らかに異ならないと臨床医と患者が確信するまで，治療期間を繰り返す.
Nomogram ノモグラム	確率の計算を容易にするグラフ尺度．EBM で最もよく使用されているのが，Fagan によって作成されたノモグラムで，検査前確率と尤度比を結ぶと検査後確率が示される.
Nonadherent ノンアドヒアランス	研究介入の全過程を経ていない患者はノンアドヒアランスという（例: 処方された用量や服用期間を守っていない，研究プログラムに完全に参加していない）.
Noninferiority Trial (or Equivalence Trial) 非劣性試験（同等性試験）	非劣性試験は，実験的介入の効果が，標準的介入よりも特定のマージンを超えて悪化しないかどうかに対処する．これは，介入が別の介入と類似しているかどうかを判断することを目的とする同等性試験と対照的である．新たな介入が，利用可能性が高く，コストが削減でき，低侵襲で，害が少なく，負担軽減となり，スポンサーの収入が増える可能性があるならば，標準治療に対する実験的研究の非劣性が重要かもしれない.
Nonparticipant Observation 非参加者観察	「現場観察 Field Observation」を参照.
Null Hypothesis 帰無仮説	仮説検定の枠組みにおいて，帰無仮説とは，研究対象となっている変数間に関係がないと主張するスタートの仮説であり，統計的な検定は，帰無仮説を検討して何とか棄却しようと計画される.
Null Result 帰無結果	有意でない結果．集団間に統計的有意差がない.
Number Needed to Harm (NNH) 害必要数（NNH）	その数の患者が実験的介入を受けた場合に，ある特定期間内に害を被る患者が 1 人増えてしまうことになる患者数．NNH はパーセントで示される絶対リスク増加（ARI）の逆数である（100/ARI）.
Number Needed to Screen (NNS) スクリーニング必要数（NNS）	1 件の有害事象を回避するためにスクリーニングする必要のある患者数.

用語	定義
Number Needed to Treat (NNT) 治療必要数（NNT）	1 件の良好なアウトカムを達成するのにある一定期間にわたって治療する必要のある患者数．NNT について議論する場合，介入，その期間，および望ましいアウトカムを明示することが重要である．NNT 計算の結果が少数の場合，Cochrane の指針（http://www.cochrane-net.org/openlearning/html/mod11-6.htm）に従って切り上げる．NNT はパーセントで示される絶対リスク減少（ARR）の逆数である（100/ARR）．
Number of People Needed to Invite to Screening (NNI) スクリーニング招待必要数	1 回の有害事象を防ぐためにスクリーニングに招待される必要のある人の数〔スクリーニングについてのランダム化試験の治療（ITT）企図解析における絶対リスク差から計算される〕．NNI はスクリーニング必要数（number needed to screen: NNS）よりも数が多く，これはスクリーニング回数に依存しているためである．しかし，それはプログラムに完全に参加する個人の間ではスクリーニング効果を過小評価するかもしれない．
Observational Study (or Observational Study Design) 観察研究（または観察研究デザイン）	観察研究は，ランダム化試験以外の数多くのデザインを指す（例: 因果関係の確立を目的とするコホート研究や症例対照研究，予後研究，診断検査の研究，質的研究など）．この用語は，患者や介護者の意向または偶然によって，一個人が介入に曝露されるか，有害であると想定される薬剤や行動に曝露されるかが決まるコホート研究や症例対照研究との関連で使用されることが最も多い（これは，研究者が曝露を管理するランダム化試験とは対照的である）．
Observer Bias 観察者バイアス	参加者の特性に応じて観察者の観察が系統的に異なる場合に発生する（例: 治療群と対照群とで系統的に異なる観察を行う）．「バイアス Bias」も参照．
Odds オッズ	イベントありとイベントなしの比．関心のあるアウトカムを経験する研究参加者の人数と，経験しない研究参加者の人数との比．
Odds Ratio (OR) (or Relative Odds) オッズ比（OR）（または相対オッズ）	曝露群におけるあるイベントのオッズと非曝露群における同じイベントのオッズとの比．
Odds Reduction オッズ減少	オッズ減少は，リスクでいう相対リスク減少に相当する．相対リスク減少が 1-相対リスクであるように，オッズ減少も 1-相対オッズである（相対オッズとオッズ比は同義）．ある治療によってある特定のアウトカムのオッズ比が 0.6 になるのだとすれば，その治療はそのアウトカムのオッズを 0.4 減少させる．
One-Group Pretest-Posttest Design (or Before-After Design) 一群検査前後比較デザイン（または前後比較デザイン）	「前後比較デザイン Before-After Design」を参照．
Open-Ended Interviews/Question 自由回答式の質問	回答者の回答に特定の構造を持たず，回答者が自分の言葉で回答できる質問．質的研究では，これは「構造化されていない」面接ともよばれる．面接者は，できるだけ催促や指導を受けることなく，参加者に自分の話しや話題を非常に一般的な話題に語りかけるよう誘う．自由回答式の質問が使用される．

用語	定義
Opinion Leader (or Local Opinion Leader) オピニオンリーダー（または現場のオピニオンリーダー）	「現場のオピニオンリーダー Local Opinion Leader」を参照.
Opportunity Cost 機会コスト	ある資源を使用したために失われた, その資源を代わりの用途に使った場合の（健康上またはその他の）利益.
Optimal Information Size (OIS)	精確さ（precision）を解釈するための Grading of Recommendations Assessment, Development and Evaluation（GRADE）アプローチを使用する場合, 最適な主要手法は, 95%信頼区間（CI）を調べることである. 大きな効果と見かけ上の満足できる CI を持つ初期の研究については懐疑的になるべきである. 最適情報量（optimal information size: OIS）は, このような状況に対処する方法である. OIS は, 十分な検出力での個々の試験に必要な患者数であり, 適度な治療効果を仮定している. CI が満足のいくように見えるが, サンプルサイズが OIS よりも小さい場合, 不精確さのために推定値に対する確信性が失われる.
Outcome Variable (or Dependent Variable or Target Variable) アウトカム変数（または従属変数もしくは目標変数）	関心のある目標変数. 別の変数（独立変数）に依存, または, 独立変数に応じて定まると想定される変数.
Overdetection 過剰検出	重要でない病気, すなわち疾患の病理学的基準を満たしているが, 症状を引き起こさないか, または検出されずに未治療のままでも生命を脅かすことがない疾患の検出.
Partial Verification Bias 部分的検証バイアス	指標となる検査を受けた患者のうち, 特定の患者サンプルのみに対して参照基準による検証が行われ, なおかつその患者サンプルがその検査結果によって決まる場合に発生する. たとえば, 冠動脈疾患の疑いのある患者で運動負荷試験の結果が陽性の患者は, 運動負荷試験の結果が陰性の患者よりも, 冠動脈造影（参照基準）を受ける可能性が高いかもしれない. 「バイアス Bias」も参照.
Participant Observation 参加観察	「現場観察 Field Observation」を参照.
Patient-Important Outcome 患者にとって重要なアウトカム	患者が直接的な価値をおくアウトカムであり, 臨床医が重視しがちな代理, 代替, 生理学的アウトカムとは対照をなす. 患者にとって重要なアウトカムを検討する際には, そのアウトカムのみが変化すると仮定した場合に, 患者が関連するリスク, コスト, 不便さを伴う介入を受けようとするかどうかを考えてみるとよい. 症状を改善し, 罹患や死亡を回避する治療であれば, 患者は治療を受けようとするが, 血圧を下げ, 心拍出量や骨密度を改善しても QOL 改善や寿命の延長を伴わなければ, 患者は治療を受けようとしないだろう.
Patient-Mediated Intervention 患者を介した介入	臨床医の行動を変えるための戦略. 患者とのやり取りや情報提供によって医療専門家の行動を変えることを目的とした介入.
Patient Preferences 患者の意向	さまざまな健康状態に対する患者の相対的価値観. 意向とは, 治療に関わる決断の結果として得られるもの（あるいは失うもの）を検討する際に患者が考慮する価値観,

(*Continued*)

用語	定義
	信条，態度によって決まる．利益と害を明示的に列挙し，これらを天秤にかけることはエビデンスに基づく医療の中核をなす作業であり，これは，治療に関わる決断の一環として行われる根底にある価値観の判断を浮き彫りにするものである．
Patient-Reported Outcome 患者報告アウトカム	臨床医または他の誰かによる患者の反応を解釈することなく，患者から直接由来する患者の健康状態の報告．患者報告アウトカムは，絶対的な指標（例，徴候，症状，または疾患の状態），または以前の尺度からの変化として測定できる．
Pedigree 家系図	家族の 2 世代以上にわたって遺伝形質を示す図．
Pearson Correlation Coefficient ピアソン相関係数	正規分布データの 2 つのグループ間の相関の統計的検定．ピアソン相関は，合意の尺度ではなく，関連性の尺度を提供する．「相関係数 Correlation Coefficient」も参照．
Per-Protocol Analysis (Efficacy Analysis or Effectiveness Analysis) プロトコル準拠解析（効能分析または有効性分析）	プロトコルに従って全臨床試験を完了した患者のサブセットを含む．このアプローチは，ランダム割り付けが達成する予後バランスを損なうため，治療効果に対して偏った推定値を提供する可能性が高い．
Pharmacogenomics 薬理ゲノム学	遺伝的構成が薬物に対する個人の反応にどのように影響するかの分析．薬理ゲノム学は，遺伝子発現または単一塩基多型を薬物の有効性または毒性と相関させることによって，患者における薬物応答に対する遺伝子変異の影響を扱う．目標は，患者の遺伝子型に応じて薬物療法を最適化し，最小限の有害作用で最大限の有効性を保証することである．
Phase 1 Study 第 1 相試験	一般的に健常志願者を対象とし，生理学的指標に対する薬剤の影響と，許容できない早期毒性の有無を評価する試験．
Phase 2 Study 第 2 相試験	患者を対象とし，薬剤の有効性に関する予備的エビデンスを提供する初期試験．
Phase 3 Study 第 3 相試験	薬剤の利益と害の大きさを調べることを目的としたランダム化臨床試験．
Phase 4 Study (or Post-marketing Surveillance Study) 第 4 相試験（または市販後調査）	薬剤の有効性が立証され，市販された後で，まれで予期せぬ有毒性の発生頻度を確認するために実施される調査．
Phenomenology 現象学	質的研究において，人の経験の複雑さと，その経験を現実に即して全人的に理解する必要性を強調する探究アプローチ．
Phenotype 表現型	細胞または生物の観察可能な特性で，通常，遺伝子（遺伝子型）によってコードされた産物の結果である（遺伝子型）．
Φ (or Φ Statistic) ファイ（Φ）（またはΦ統計量）	偶然に依存しない一致率の尺度．

用語	定義
PICO（または Patient, Intervention, Comparison, Outcome）	臨床上の疑問に答えるための方法.
Placebo プラセボ	できるかぎり実薬に似せているが，生物学的活性がない薬剤（一般的には錠剤やカプセル）. プラセボは，薬物試験の対照群の参加者に与えられ，試験が盲検化されることを確実にするのに役立つ.
Placebo Effect プラセボ効果	生物学的作用とは無関係の介入効果.
Point Estimate 点推定値	母集団パラメータの値を最もよく代表する単一の値.
Polymorphism 多型	あまり一般的でない変異体の少なくとも 1%の頻度で, 集団内で生じる遺伝子の 2 つ以上の変異体の存在.「突然変異 Mutation」も参照.
Pooled Estimate 統合推定値	類似した疑問をとりあげた全研究に適用されるパラメータの最良推定値を表す統計的要約指標（一連のランダム化試験から得られた統合相対リスクや 95%信頼区間）.
Positive Predictive Value（PPV） 陽性適中率（PPV）	「適中率 Predictive Value」を参照.
Positive Study（or Positive Trial） 肯定的研究（または肯定的試験）	研究者らが偶然のいたずらを超えた差であると解釈する結果を示す研究.
Posttest Odds 検査後オッズ	診断検査の結果が出た後の時点で標的状態が存在するオッズ.
Posttest Probability 検査後確率	診断検査の結果が出た後の時点で標的状態が存在する確率.
Power 検出力	帰無仮説が誤りである場合に（棄却されるべき帰無仮説），それを棄却する，研究の能力. 検出力は，サンプルサイズが十分かどうかと関連する. サンプルサイズが小さすぎる場合，その研究は集団間の差を検知するのに不十分な検出力だろう.
Practice Guideline（or Clinical Practice Guideline or Guideline） 診療ガイドライン（またはガイドライン）	「診療ガイドライン Clinical Practice Guideline」を参照.
Prediction Rule（or Clinical Prediction Rule） 予測規則（または臨床予測規則）	「臨床予測規則 Clinical Prediction Rule」を参照.

用語	定義
Predictive Value 適中率	2つのカテゴリがある．陽性適中率は検査結果が陽性で，なおかつ疾患を持つ人の割合で，陰性適中率は検査結果が陰性で，なおかつ疾患を持たない人の割合である．
Preferences 意向	「価値観や意向 Values and Preferences」を参照．
Pretest Odds 検査前オッズ	診断検査の結果が出る前の時点で標的状態が存在するオッズ．
Pretest Probability 検査前確率	診断検査の結果が出る前の時点で標的状態が存在する確率．
Prevalence 有病率	ある特定の時点で，ある特定の疾患を持つ人の割合．質の高い研究から得られた有病率は，検査前確率の推定に役立つことがある．
Prevent（Prevention） 予防する（予防）	予防措置とは，将来的なイベント発生リスクや疾患発症の脅威を減らすための行動である．1次予防は，発生の阻止を目的とする．2次予防は，すでにその疾患を経験した患者が発症リスクを有する場合に，その疾患や障害の再発を阻止，あるいは進行を遅らせることを目的とする．しばしば2次予防は治療と見分けがつかない．1次予防の例として，百日咳の予防接種があげられる．2次予防の例として，骨密度が低く，椎体骨折の証拠のある女性に対して，次の骨折を予防するための骨粗鬆症治療薬の投与があげられる．3次予防の1例としては，心筋梗塞に関連する後遺症を有する患者に対するリハビリテーションプログラムがあげられる．
Primary Study 1次研究	オリジナルデータを収集する研究．1次研究は，個々の1次研究の結果を要約するシノプシスとは区別され，数多くの1次研究の結果を要約するシステマティックレビューとも異なる．
Principal Component Analysis 主成分分析	複数の条件にわたる何千もの遺伝子の異なる発現の観察を生成する一連のマイクロアレイ実験．主成分分析は，多次元データセットの主要変数を決定するための統計的手法であり，観測の違いを説明し，多次元データセットの分析と可視化を簡素化するために使用できる．
Probabilistic Sensitivity Analysis 確率的感度分析	経済分析に関連して，これは，経済モデルの不確実性に対処するアプローチであり，分布をランダムに描くために使用されるモデル変数とシミュレーション技術のための分布が，推定コストとアウトカムのばらつきを推定するために定義される．
Probability 確率	（診断の際に）病気の存在や（介入研究においてのように）その後のイベントの可能性の定量的な推定値．
Prognosis 予後	ある疾患について考えられる帰結やアウトカム，および，その予期される発現頻度．
Prognostic Factor 予後因子	好ましいアウトカム，あるいは有害なアウトカムのリスクを増加させたり減少させたりする，患者や参加者の特性．
Prognostic Study 予後研究	ある時点で患者を組み入れて，その後のイベント発生頻度と時期を判断するために前向きの追跡を行う研究．

用語	定義
Prospective Study（or Cohort Study or Longitudinal Study） 前向き研究（またはコホート研究もしくは継続研究）	「コホート研究 Cohort Study」を参照
Publication Bias 出版バイアス	研究結果の方向や統計的に有意か否かによって研究が出版されるかどうかが決まる場合に発生する．「バイアス Bias」も参照．
Purposive Sampling（or Purposeful Sampling or Judgmental Sampling） 目的的サンプリング（または意図的サンプリングもしくは判断サンプリング）	質的研究における非確率サンプリングの一種で，研究疑問に関連する重要な特徴と，分析中に生じる分析問題に基づいて参加者が選択される．範囲や多様性を記録するために最大限に多様な患者を組み込むサンプリング，なんらかの点で正反対の症例を選択する両極端な症例のサンプリング，研究しようとする現象で，何が一般的なのかを説明するための典型的もしくは代表的な症例のサンプリング，きわめて強い主張を行うための批判的サンプリング，そして所定の重要基準を満たした症例すべてが研究対象に加えられる基準サンプリングがあげられる．
P Value（or *P*） *P* 値（または *P*）	帰無仮説が真で，実験が何度も繰り返された場合に，観察されたのと同じくらい，あるいはより極端な結果が発生する確率．P<0.05 は，帰無仮説が真であれば，実験を繰り返した場合に，観察されたのと同じくらい，あるいはより極端な結果が発生する確率が 1/20 未満であることを意味する．
Pyramid of EBM Resources EBM 情報源ピラミッド	この用語は，エビデンスに基づく医療の情報源をサマリーとガイドライン，事前評価済み研究，非事前評価研究の 3 つの大きなカテゴリーで見る方法を指す．
Qualitative Research 質的研究	質的研究は，定量化が可能な現象よりもむしろ社会的かつ解釈に基づく現象に注目し，検証や評価よりもむしろ発見，解釈，説明を目的とする．量的研究では集団間の因果関係や相互関係を推測するのに対し，質的研究は社会経験やセッティングに関わる理論についての帰納的，記述的推論を立てる．質的研究は単一の手法ではなく，質的データの説明と解釈に依存する一連の分析的手法である．具体的な手法としては，グラウンデッド・セオリー，エスノグラフィー，現象学，ケーススタディ，批判理論，歴史記述方法などがあげられる．
Quality-Adjusted Life-Year（QALY） 質調整生存年（QALY）	次善の健康状態とその結果生じる QOL 制限を考慮した生存の測定単位．たとえば，患者が 10 年間生存し，慢性肺疾患のための質調整生存年（QOL）が 50%減少した場合，生存は 5QALY に相当する．
Quality Improvement 質改善	医療サービスの適切性の維持または改善を目的とし，診療を定義，評価，改善，管理するためのアプローチ．
Quality of Care 医療の質	最適な医療を実現するための技術的ならびに人間的な基準を，その医療がどの程度満たすかを示す．
Quantitative Research 量的研究	明確に定義された仮説を検証可能とするような現象を扱う研究．検証は，統計的分析に適した数値が得られるように，あらかじめ決められた変数を精確に測定かつ定量化することによって行われる．
Random ランダム	前に起きたイベントが次に起きるイベントを予測する上で何の意味も持たず，まったくの偶然で起こること．たとえば，参加者が 2 つの特定集団のうちのいずれか一方に割

(*Continued*)

用語	定義
	り付けられる確率は 50%である.
Random Allocation (or Randomization) ランダム割り付け (またはランダム化)	「ランダム化 Randomization」を参照.
Random-Effects Model ランダム効果モデル	ランダム効果モデルとは，メタアナリシスにおいて，効果の大きさに関する要約推定値を得るために用いられるモデルである．そのモデルでは，組み込まれた一連の研究は，メタアナリシスにおいて提起された疑問に答える研究の母集団からのランダムサンプルであると仮定する．推定される真の効果は各研究で異なり，これらの効果の分布は平均値を中心とした正規分布であると仮定する．ランダム効果モデルは研究内のばらつきも研究間のばらつきも考慮するため，一連の研究間で結果に大きなばらつきが存在する場合，点推定値を取りまく信頼区間は固定効果モデルを使用した場合と比べて広くなる.
Random Error (or Chance) ランダム誤差 (または偶然)	ランダム誤差があるために，われわれは介入効果の真の値を確信を持って知ることは決してできない．ランダム誤差は，あらゆる測定に内在する．ある研究で観察された結果は，該当患者集団で観察されうるあらゆる結果の 1 つのサンプルにすぎない．したがって，一連の観察のどのようなサンプルから得られた平均値でも，その集団全体における真の値とは多少異なったものになる．ある測定に関連するランダム誤差の程度が大きい場合，その測定は精確さが減り，われわれは測定から得られた値についての確信が減る.
Randomization (or Random Allocation) ランダム化 (またはランダム割り付け)	偶然によって行われる参加者の集団への割り付け．通常，乱数表を用いて行われる．系統的割り付けや準ランダム化 (例: 月の偶数日と奇数日など)，あるいは研究者の自由裁量で行われるその他の割り付け手法と混同しないこと.
Randomized Clinical Trial (RCT) or Randomized Trial ランダム化臨床試験(RCT)(またはランダム化試験)	参加者が実験的な診断，予防，治療，緩和処置を受ける集団とそうでない集団とにランダム割り付けされ，その後，介入効果を判断するために追跡される試験.
Random Sample ランダムサンプル	独立かつ固定された (通常は等しい) 選択の機会を持つようにサンプリング単位 (例: 個々の患者) を選択して得られる集団．ある特定の単位が選択されるかどうかは，(乱数表の使用などにより) 偶然によって決まる.
Recall Bias 思い出しバイアス	真の曝露の程度とは無関係に，有害アウトカムを経験した患者とそうでない患者とで，曝露を思い出す公算が異なる場合に発生する．「バイアス Bias」も参照.
Receiver Operating Characteristic Curve (or ROC Curve) 受信者動作特性曲線(または ROC 曲線)	診断検査の検出力を示す図．受信者動作特性 (ROC) 曲線は，陽性を陰性から分けるカットポイント別に検査の真陽性率 (すなわち感度) を横軸に，偽陽性率 (すなわち 1-特異度) を縦軸に示す．検査が完全である場合の ROC 曲線の下側の面積は 1.0 となり，検査結果が偶然に等しい場合は曲線下面積が 0.5 となる.
Recessive 劣性	ホモ接合体では発現するがヘテロ接合体では発現しない形質を説明する (すなわち，その効果を明らかにするにはその対立遺伝子の 2 コピーが必要である).

用語	定義
Recursive Partitioning Analysis 再帰分割分析	一連の予測変数を用いて，個人がある特定のアウトカムを経験する可能性を推定するための最適な方法を決定する手法．この手法では，関心のあるアウトカムを持つ者とそうでない者を区別するような変数の状態に従って，集団が繰り返し層別（例: 高齢者か若年者かによる分割，高齢者および若年者の間での層別）される．
Reference Standard（or Gold Standard or Criterion Standard） 参照基準（またはゴールドスタンダードもしくは標準基準）	「標準基準 Criterion Standard」を参照．
Referral Bias 紹介バイアス	患者の特性が，あるセッティング（プライマリケアなど）と，紹介を受けた患者のみが含まれる別のセッティング（2 次医療もしくは 3 次医療など）とで異なる場合に発生する．「バイアス Bias」も参照．
Reflexivity 再帰性	現場観察を使用した質的研究では，3 つのアプローチのいずれを使用しても，観察者は観察対象に対して大なり小なりの影響を及ぼす．このように，観察者と観察対象との間で生じる相互作用のことを，再帰性という．再帰性が社会的真実の追究にプラスに働くかマイナスに働くかにかかわらず，研究者は再帰性を認識し，調査し，データの解釈に際しては再帰性について説明しなければならない．
Regression（or Regression Analysis） 回帰（または回帰分析）	予測変数や独立変数を用いて統計的モデルを構築し，従属変数や目標変数における個々の患者の状態を予測するする手法．
Relative Diagnostic Odds Ratio 相対診断オッズ比	診断オッズ比は診断検査の検出力を表す単一の値である．検査が単一のカットポイントを持ち，それによって検査結果が陽性か陰性に分類できる場合に適用できる．診断オッズ比は，真陽性と真陰性の積を偽陽性と偽陰性の積で割ることによって算出される．相対診断オッズ比は，ある診断オッズ比と別の診断オッズ比の比である．
Relative Odds 相対オッズ	「オッズ比 Odds Ratio」を参照．相対リスクとリスク比が同義であるのと同様，相対オッズとオッズ比も同義である．
Relative Risk（RR）（or Risk Ratio） 相対リスク（RR）（またはリスク比）	曝露群と非曝露群のイベントのリスクの比．
Relative Risk Increase（RRI） 相対リスク増加（RRI）	実験群と対照群の間での有害アウトカムのリスクの比例的増加．実験群における有害アウトカムのリスク（実験群リスク，または EGR）から対照群における有害アウトカムのリスク（対照群リスク，または CGR）を引いたものを，対照群における有害アウトカムのリスクで割ることによって求められる〔(EGR−CGR)/CGR〕．一般的に，有害な曝露について用いられる．
Relative Risk Reduction（RRR） 相対リスク減少（RRR）	実験群と対照群の間での有害アウトカムのリスクの比例的減少．対照群における有害アウトカムのリスク（対照群リスク，または CGR）から実験群における有害アウトカムのリスク（実験群リスク，または EGR）を引いたものを，対照群における有害アウトカムのリスクで割ることによって求められる〔(CGR−EGR)/CGR〕．有益な曝露や介入について用いられる．「相対リスク Relative Risk，リスク Risk，治療効果 Treatment Effect」も参照．

用語	定義
Reliability 信頼性	信頼性とは，対象者，患者または参加者を，その背景にあるなんらかの特性に基づいて，どの程度鑑別できるかという測定法の能力を示す統計的専門用語である．信頼性は，対象者間のばらつきが増加するほど高くなり，対象者内のばらつきが（経時的，または評価者の違いによって）増加するほど低くなる．信頼性は一般的に，対象者間のばらつきを分子とし，全体のばらつき（被験者間と被験者内のばらつき）を分母とするクラス内相関係数として表される．
Reminding（or Reminders or Reminder Systems） 注意喚起（または注意喚起もしくは注意喚起システム）	臨床医の行動を変えるための戦略．行動変容を促す手動またはコンピュータによる注意喚起．
Reporting Bias（or Selective Outcome Reporting Bias） 報告バイアス（または選択的アウトカム報告バイアス）	結果の大きさ，方向，統計的有意性に応じて，著者らが研究結果を差別して報告する傾向を持つこと．「バイアス Bias」も参照．
Residual Confounding 残余交絡	統計的手法による徹底した共変数の調整後も，集団間で不均衡のまま残存する未知，未測定または適切に測定されていない予後因子．残存する不均衡は，原因と想定される曝露の影響の推定にバイアスを生じさせる．
Responsiveness 反応性	経時的な変化を検出する手段の感度や検出力．
Review レビュー	システマティックレビューのように，複数の 1 次研究の結果を系統的に評価し要約する論文，またはナラティブレビューのように，エビデンスに基づくアプローチを用いないトピックを要約する論文の総称．「システマティックレビュー Systematic Review」も参照．
Ribosome リボソーム	メッセンジャー RNA 翻訳が起こる細胞の蛋白質合成機構．
Risk リスク	曝露とアウトカム（発病率，有害作用，毒性を含む）の関連の指標．
Risk Difference リスク差	実験群参加者と対照群参加者の間の有害アウトカムのリスクの絶対差．これは，対照群有害アウトカムのリスク〔対照群リスク（CGR）〕から実験群における有害アウトカムのリスク〔実験群リスク（EGR）〕を引いて算出される（CGR−EGR）．
Risk Factors 危険因子	危険因子とは，疾患発症にまず第 1 に関連している患者特性のことを指す．これに対して予後因子とは，ある特定の疾患に起因する肯定的または有害なアウトカムの発生リスクを増加または減少させる患者特性のことである．
Risk of Bias バイアスのリスク	研究結果が系統誤差の対象となる程度．

用語	定義
Risk Ratio（or Relative Risk） リスク比（または相対リスク）	「相対リスク Relative Risk」を参照.
Screening スクリーニング	変更可能な有害アウトカムを伴う状態を経験するリスクが高い人を検出するためのサービスで，標的状態の症状も危険因子もない人を対象とする.
Secondary Journal 2 次雑誌	2 次雑誌は原著論文を掲載しないが，臨床的関連性と方法論的質の両者に関する所定の基準を満たした出版済み研究論文のシノプシスを掲載する.
Secular Trend 長期的傾向	既知のアウトカムの予測因子とは無関係な，イベントの確率における経時的変化.
Semistructured Inter-view 半構造化面接	質的研究において，分析に関連する特定の問題リストをカバーする意味で構造化されているが，質問の提起方法と回答方法は面接ごとに異なる. 面接は，特定のトピックに系統的に触れるが，自然な会話型言語で質問し，参加者からの自由回答を誘う.
Sensitivity 感度	標的状態のを持つ人の中で，検査結果が陽性となる人の割合.「特異度 Specific-ity」も参照.
Sensitivity Analysis 感度分析	医療評価の結論について，一連の確率推定の範囲，価値の判断，および決断が下される構造に関する前提にわたって，結論の安定性を調べること. 関心のあるパラメータを 1 つ，あるいは 1 つ以上変化させることにより，決断モデルの評価が繰り返し行われることがある.
Sentinel Effect 見張り効果	自身の行動が評価されていることを参加者が意識することで，ヒューマン・パフォーマンスが改善する傾向. これは，評価ではなく観察によって行動変容が促されるホーソン効果とは異なる.
Sequential Sample（or Consecutive Sample） 順次サンプル（または連続サンプル）	「連続サンプル Consecutive Sample」を参照.
Sign 徴候	疾患の存在を示唆する異常で，患者の診察の際に臨床医が発見できるもの. 徴候は疾患の客観的側面の 1 つである.
Signal-to-Noise Ratio シグナル-ノイズ比	シグナルは測定の標的であり，ノイズはシグナルを不明瞭にするランダム誤差である. ある一時点で集団を区別する場合（たとえば誰が経過良好で誰が経過不良かを区別する場合）のシグナルは，患者間のスコアの差に由来し，ノイズは患者内の経時的なスコアのばらつきや差に由来する. ノイズが大きいほど，シグナルの検出が難しくなる. 経時的な変化を評価する場合のシグナルは，状態が改善または悪化した患者におけるスコアの変化に由来し，ノイズは状態に変化のない患者におけるスコアのばらつきに由来する.
Sign Test 符号検定	ペアになっている 2 つの集団を，そのペア間の値の相対的序列に従って比較するノンパラメトリック検定.
Silo Effect サイロ効果	経済分析を実施する際により狭い視点を考慮することがある. その主な理由は，予算の変更によって主な予算権者にどういった影響が及ぶのかを評価するためである. とい

(*Continued*)

用語	定義
	うのも，新しい介入を採用するためには予算が調整される必要があるかもしれないからである（サイロ効果）.
Simple Regression（or Univariate Regression）単回帰（または単変量回帰）	「単変量回帰 Univariate Regression」を参照.
Single-Nucleotide Polymorphism（SNP）一塩基変異多型	共通配列または野生型配列と比較した特定のポイントにおける DNA 配列の単一塩基対の変化.
Social Desirability Bias 社会的望ましさによるバイアス	参加者が，事実ではなく，社会的規範や社会的に望ましいとされる行動を意識して回答する場合に発生する（たとえば，アルコール消費量を少なめに報告するなど）.「バイアス Bias」も参照.
Specificity 特異度	実際に所定の疾患を持たない人のなかで，検査でその疾患を持たないと同定された人の割合．検査は，臨床的観察によって構成されるか，または臨床的観察を含む場合がある.「感度 Sensitivity」も参照.
Spectrum Bias 範囲バイアス	診断検査の特性を評価する場合，標的陽性患者の疾患範囲には臨床医が診断に迷うようなあらゆる患者が含まれ，標的陰性患者には標的状態と混同されやすい状態を有する患者が含まれているのが理想的である. 範囲バイアスは，このような理想的な集団とは異なる集団を対象に診断検査の精度の評価が実施された場合に発生することがある. 範囲バイアスの一例としては，標的陽性集団の大部分が進行した疾患を有し，標的陰性の参加者らが健常もしくは無症候である状況があげられる．このような状況は，一般的に診断に関わる症例対照研究で発生する（たとえば，進行疾患患者が健常者と比較されるなど）．このような研究は検査の有用性を過度に楽観視した推定を生じがちである.「バイアス Bias」も参照.
Stakeholder Analysis ステークホルダー分析	ステークホルダー（利害関係者）の行動，計画，関係，関心に対する理解を深めることで，利害関係者の影響，支援，資源の程度に関する情報を生成することを目的とした戦略.
Standard Error 標準誤差	母集団パラメータの推定値の標準偏差．平均値の標準誤差とは，母平均の推定値の標準偏差のことである.
Standard Gamble スタンダードギャンブル	意向や効用の直接量で，0 を死亡，1.0 を完全な健康状態とした場合の 0 から 1.0 の尺度で回答者に自身の QOL を評価してもらうもの．回答者は，自身の現在の健康状態で存在する特定の時期 x に対して，時期 x において完全な健康状態になる確率が *P* で（0 から 0.99 の任意の値）直ちに死ぬ確率が 1-*P* となるような賭けを選ぶかどうかを決める.
Standardized Mean Difference（SMD）標準化平均差（SMD）	研究がすべて同じアウトカムを評価するが，異なる測定ツール（例: 不安や痛みを測定するための異なるツール）を使用してそのアウトカムを測定する際に，メタアナリシスで使用される統計値．d として報告される.「効果サイズ Effect Size」も参照.
Statistical Process Control 統計的プロセス管理	プロセスやアウトカムの期待変動を理解することに基づいて，質改善に使用される統計的方法．これは，時間の経過とともにデータを測定，プロット，分析して安定した，改善する，または低下するパフォーマンスを検出することを含み，最後は行動の制御または是正を促す.

用語	定義
Statistical Significance 統計的有意性	研究データの分析から得られた結果が偶然に起因するものである可能性が低く，帰無仮説が棄却されることを示唆する用語．統計的に有意である場合，観察された結果が得られる確率は，帰無仮説の下では，所定の確率水準（たいていは $P<0.05$）を下回る．片側有意性検定は，一方向の影響のみが考慮される場合に実施される．注:*P* 値は，効果の大きさの推定値や大きさの推定値の精確さを提供しない．特定の統計的検定結果とばらつきの指標（例: オッズ比と 95%信頼区間，中央値と四分位範囲，平均と標準偏差）を提供すべきである．
Stepped Wedge Design ステップウェッジデザイン	研究の終わりまでに，すべての参加者が介入を受けるように，いくつかの期間中に単位（臨床医，組織）を研究するための質改善（QI: quality improvement）介入の順次展開．参加者が介入を受ける順序はランダム化されてもよい（クラスターランダム化デザインと同様の厳密さ）． 新しい参加者グループ（「ステップ」）が QI 介入を受ける各ポイントでデータが収集され，アウトカムが測定される．ウェッジの対照セクションと介入セクションのアウトカムの観察された違いは，介入に起因する．
Stopped Early Trial (Truncated Trial) 早期中止された試験（中止された試験）	中止されたランダム化臨床試験（randomized clinical trial: RCT）とは，見かけ上の害を理由に研究者が治療効果を実証できない（無益である）と結論して早期中止された，あるいは見かけ上の利益を理由に早期中止された試験のことである．偶然の高値（random high）で見かけ上の治療利益を確認できたことを理由に試験中止の決断が下されている場合，利益を理由に早期中止された RCT による治療を信頼すると誤解を招くだろう．
Stopping Rule 中止規則	試験を早期中止する決断の参考となる方法論的，統計的指針．規則には，計画されたサンプルサイズ，計画および実行された中間解析，独立した研究監視を含むデータモニタリングの有無やタイプ，統計的棄却限界，中間解析や中止のための統計的調整などの事項が盛り込まれる．
Structured Abstract 構造化抄録	事前に指定された見出しに続いて記載される，論文の要点の簡潔な要約．たとえば，ACP Journal Club の治療に関する抄録は，主要見出しに，疑問，方法，セッティング，患者，介入，主な結果，結論が含まれる．さらに高度な構造化抄録には小見出しを含む．たとえば，ACP Journal Club の治療に関する抄録の方法セクションには，デザイン，割り付け，盲検化，追跡期間の小見出しを含む．
Subgroup Analysis サブグループ解析	疾患のステージ別，合併症別，年齢別など，患者のサブグループ別のデータ解析．
Substitute Outcome or End Point (or Surrogate Outcome or End Point) 代替アウトカムまたはエンドポイント（または代理アウトカムもしくはエンドポイント）	「代理エンドポイント Surrogate Outcome or End Point」を参照．
Summary-of-Findings Table 結果要約（SoF）テーブル	Grading of Recommendations Assessment, Development and Evaluation)(GRADE) 方法に従って作成された診療ガイドラインでは，結果要約（summary-of-findings）テーブルに，すべての重要なアウトカムと相対効果および絶対効果の関連推定値に対する確信性の等級が提供される．結果要約テーブルは，協議による意思決定を容易にできる．

用語	定義
Superior ty Trial 優越性試験	優越性試験は，実験的介入が対照（典型的には標準的介入または既存の標準治療）よりも優れているかどうかを決定するために設計されている．優越性試験の結果を解釈するには，可能性のある害，負担，またはコストを考慮しても，患者が実験的介入に賛成する意向を正当化するのに十分なほどの介入間アウトカムにおける最小差を事前に定義しておく必要がある．
Surrogate Outcome or End Point（or Substitute Outcome or End Point） 代理アウトカムまたはエンドポイント（または代替アウトカムもしくはエンドポイント）	それ自体は患者にとって重要ではないが，患者にとって重要なアウトカムに関連するアウトカム（例: 骨折の代理としての骨密度，心筋梗塞の代理としてのコレステロール値，脳卒中の代理としての血圧値）．これらのアウトカムが介入によって変化する唯一のアウトカムであった場合，患者の行動へは影響がない．
Surveillance Bias 監視バイアス	「バイアス Bias」を参照．
Survey アンケート	回答者の行動，信条，意向，知識，態度に関する情報を，面接者，または回答者本人による記入により取得することに重点を置いた観察研究．
Survival Analysis 生存分析	研究期間全般を通してさまざまな間隔でアウトカムまたはエンドポイント（例: 死亡）を経験する患者の割合を群間で比較するために使用される統計的手法．
Survival Curve（or Kaplan-Meier Curve） 生存曲線（またはカプラン-マイヤー曲線）	対照集団の 100%から始まり，情報が得られる範囲の時間経過の中で生存している（あるいは，疾患やその他のアウトカムを持たない）人の割合の推移を示す曲線．「カプラン-マイヤー曲線 Kaplan-Meier Curve」も参照．
Symptom 症状	患者が自覚・報告する機能，外観，感覚に関わるあらゆる現象または正常からの逸脱で，疾患の存在を示唆するもの．
Syndrome 症候群	徴候，症状，生理学的異常の複合体．
Synonymous single-nucleotide polymorphism 同義の一塩基多型	共通配列または野生型配列と比較してアミノ酸配列に変化をもたらさない一塩基多型（SNP）．非同義の SNP では，SNP の結果としてアミノ酸配列に変化がある．
Synopsis シノプシス	単一の研究またはシステマティックレビューに関する，鍵となる方法論の詳細や結果の簡潔な要約．
Systematic Error（or Bias） 系統誤差（またはバイアス）	「バイアス Bias」を参照．
Systematic Review システマティックレビュー	特定の臨床上の疑問をとりあげ，バイアスの可能性を低減するような手法を用いて 1 次研究を特定し，選択し，吟味し，そして要約したレビュー．
System システム	システムには，ある特定の臨床上の問題に関するエビデンスに基づく情報を統合し，個々の患者の治療の手引きとなる最新情報を定期的に提供する診療ガイドライン，クリニカルパス，またはエビデンスに基づく教科書のサマリーが含まれる．

用語	定義
Target Condition (or Target Disease) 標的状態（または標的疾患）	診断検査研究において，研究者や臨床医が特に診断したいと考えている（結核，肺がん，鉄欠乏性貧血のような）状態.
Target-Negative 標的陰性	診断検査研究において，標的状態を持たない患者.
Target Outcome (or Target End Point or Target Event) 標的アウトカム（または標的エンドポイントもしくは標的イベント）	介入研究において，研究者や臨床医が特に治療の目標としたいと考えている状態で，当該介入による減少（心筋梗塞，脳卒中，死亡のような）または増加（潰瘍治癒のような）が期待されるもの.
Target-Positive 標的陽性	診断検査研究において，標的状態を持つ患者.
Target Variable (or Dependent Variable or Outcome Variable) 目標変数（または従属変数もしくはアウトカム変数）	「従属変数 Dependent Variable」を参照.
Test Threshold 検査閾値	それを下回った場合に臨床医がさらなる診断の検討は不要であると判断する確率
Theme テーマ	質的研究所見の要素の総称．研究者らは，通常，データのパターンから記述したり解釈したりする現象のラベルと定義の点でテーマを表現する.
Theoretical Saturation 理論的飽和	質的研究において，これは各テーマが一貫した理論または概念的枠組みとして整理された時点であり，新しいデータは，理論の改訂を必要とせずに容易に適合できる．これは，特にグラウンデッド・セオリー手法においてはデータ分析の適切な終了時点とみなされる.
Theory 理論	理論は，複数の概念と，それらの関係により構成される.
Theory Triangulation 理論トライアンギュレーション	「トライアンギュレーション Triangulation」を参照.
Threshold Number Needed to Treat (or Threshold Number Needed to Harm) 閾値 NNT（または閾値 NNH）	治療の利益や害を正当化すると認められる最大の治療必要数（NNT）または害必要数（NNH）.「治療必要数 Number Needed to Treat」と「害必要数 Number Needed to Harm」も参照.

用語	定義
Time Series Design (or Interrupted Time Series Design) 時系列デザイン（または分割時系列デザイン）	この研究デザインでは，介入前後で複数回にわたってデータが収集される．介入前に収集されたデータからは，根底にある傾向や周期的（季節的）効果を推定することができる．介入後に収集されたデータからは，根底にある長期的傾向を考慮しながら介入効果を推定することができる．介入は中断され，その後複数回再導入されることがある．時系列デザインでは，何周期にもわたってアウトカムやエンドポイントの発生を監視し，その発生パターンが介入と同時に変化するかどうかを判断する．
Transferability 移行可能性	研究成果に基づく知識が元の研究セッティングとは異なる状況に合理的に適用される程度．これには判断と専門知識が必要であり，研究調査によって提供される情報に加えて，他の情報源からの情報を必然的に引き出す．
Treatment Effect (or Intervention Effect) 治療効果（または介入効果）	比較臨床研究の結果は，介入効果のさまざまな指標を使って示される．その例としては，絶対リスク減少（ARR），相対リスク減少（RRR），オッズ比（OR），治療必要数（NNT），効果サイズがあげられる．介入効果を示す上でこれらの指標を用いることの適切さや，これらの指標が確率，平均値，中央値のいずれを用いて計算されるかは，健康アウトカムを測定するのに用いられたアウトカム変数のタイプによって決まる．たとえば，ARR，RRR，NNT は 2 値変数に用いられるが，効果サイズは，通常，連続変数に用いられる．
Treatment Target 治療標的	治療の対象となる病気の徴候（症状，症候，生理学的異常）．
Treatment Threshold (or Therapeutic Threshold) 治療閾値（または治療的閾値）	それ以上であれば臨床医が診断を確定しただろうと判断し，検査を止めて治療を開始するであろう確率．
Trial of Therapy 治療の試行	治療の試行では，医師が患者に対してある介入を行い，その後のある時点でその患者に対する介入効果を吟味し，その効果に応じて介入の継続または中止を判断する．
Triangulation トライアンギュレーション	質的研究における分析アプローチの 1 つ．複数の情報源を用いて主な結果の裏づけが行われる．トライアンギュレーションにはいくつか種類がある．研究者トライアンギュレーションでは，研究者チームの合意に基づく結果を示すために，複数の研究者が生データを収集，分析する必要がある．理論トライアンギュレーションとは，既存の社会学理論によって新たに浮上した結果の裏付けを行うプロセスである．矛盾があることが必ずしも研究が偏っているかまたは間違っていることを示すものではなく，実証的分析による次の段階でその矛盾を解釈し説明する必要があることに注意すること．
Trim-and-Fill Method Trim-And-Fill 法	システマティックレビューにおいて出版バイアスが疑われる場合，まず，真の介入効果を推定するために，肯定的結果を示す小規模な研究で，ファンネルプロットにおいてファンネルの反対側に否定的結果を示す研究が存在しないものを除去または切り離す．その結果得られる対称的なファンネルプロットから想定される真の効果を計算する．次に，さきほど除去した，肯定的結果を示す研究を復元し，これらとファンネルの反対側に位置するように否定的結果を示す仮想の研究を補充することで，新たな統合効果推定値を示す左右対称のファンネルプロットを作成する．この手法により，調整された信頼区間と，欠損している試験の推定件数を算出することができる．
True Negative 真陰性	検査により，標的疾患を持たないと正しく同定される患者．

用語	定義
True Positive 真陽性	検査により，標的疾患を持つと正しく同定される患者．
Truncated Trial（Stopped Early Trial） 中止で短縮された試験（早期中止された試験）	「早期中止された試験 Stopped Early Trials」を参照．
Trustworthiness（or Credibility） 信頼性（または信用性）	「信用性 Credibility」を参照．
t Test *t* 検定	2 群の値の平均値間の差を評価するパラメトリック統計検定．
Type Ⅰ Error 第 1 種の過誤	帰無仮説が真なのに棄却されてしまうことによって生じる過誤（つまり，変数間に関係がないのに関係があるという結論が下されること）．「αレベルα Levelと第 2 種の過誤 Type Ⅱ Error」も参照．
Type Ⅱ Error 第 2 種の過誤	帰無仮説が偽であるのに採択されてしまうことによって生じる過誤（つまり，実際には変数間に関係があるのに，関係がないという結論が下されること）．「βエラーβ Error と第 2 種の過誤 Type Ⅰ Error」も参照．
Unblinded（or Unmasked） 非盲検化（または非マスク化）	患者，臨床医，アウトカムを監視する担当者，公平なアウトカム評価者，データ分析者，原稿の著者が，患者が治療群と対照群のいずれに割り付けられたのかを把握していること．
Unit of Allocation 割り付けの単位	比較集団への割り付けのために使用された単位または対象（例: 個人，または学校，医療チーム，病棟，外来診療科などの集団）．
Unit of Analysis 分析単位	分析の単位または対象．ほとんどの場合は個々の研究参加者だが，集団割り付けを行う研究ではクラスター単位（例: 学校，診療所）で分析が行われる．
Unit of Analysis Error 分析単位エラー	研究者がクラスターランダム割り付け（例: 患者個人ではなく医師別，医師や患者ではなく診療科別，参加者ではなく村落別の割り付け）を行ったにもかかわらず，患者または参加者単位のランダム割り付けを行ったものとして分析を実施した場合は，分析単位エラーが生じる．適正な分析であれば，クラスターランダム割り付けを認め，集団間で治療効果とは関連しないアウトカムの差異がどの程度あるかを考慮する．
Univariate Regression（or Univariable Regression or Simple Regression） 単変量回帰（または単変数回帰もしくは単回帰）	従属変数との関連で評価されている独立変数がただ 1 つである場合の回帰．「2 変数回帰分析 Bivariable Regression」も参照．
Unmasked(or Unblinded) 非マスク化(または非盲検化)	「非盲検 Unblinded」を参照．

用語	定義
Upfront Cost 先行投資経費	医師の時間，看護師の時間，治療資材など，治療を行うために「発生 produce」する費用．
Utilitarian（or Consequentialist） 功利主義者（または結果主義者）	「結果主義者 Consequentialist」を参照．
Utility 効用値	健康経済モデリングの文脈における効用値は，健康状態の価値を指し，典型的には0（死亡）から1.0（完全な健康状態）まで表現される．
Validity（or Credibility） 妥当性（または信用性）	健康状態の測定における妥当性とは，用いる測定手法が目的とする対象をどの程度測定できるかを意味する．一方，批判的評価の観点からは，妥当性は，研究デザインの限界により，研究がどれほど系統誤差や誤った推論になりやすいかの程度を反映している．「信用性 Credibility」も参照．
Values and Preferences 価値観や意向	「価値観や意向 Values and Preferences」のようにひとくくりで使う場合には，ある特定の意思決定およびそれによって起こりうるアウトカムに対して各個人が抱く一連の目標，期待，性質，および信念のことを指す．意思決定に患者の意向と価値観を盛り込むことは，エビデンスに基づく医療の要である．この用語は，上記以外の状況でも特有の意味を持つ．たとえば，医療経済学において，意向を定量化するためには，アウトカムに対する意向を間接的に測定するために不確実な条件下で1つの選択を要求する測定手法（スタンダードギャンブルなど）を用いる．価値観を定量化するためには，「良好」と「不良」を両端に持つ尺度でアウトカムを評価する測定手法（視覚アナログ尺度 visual analogue scales，感情温度計など）を用いる．
Variance 分散	結果のばらつきの統計的推定値を表す専門用語．
Variant Allele 変異型対立遺伝子	集団において最も頻度の低い特定の一塩基多型の対立遺伝子．
Verification Bias 検証バイアス	「鑑別的検証バイアス Differential Verification Bias」を参照．
Visual Analogue Scale 視覚アナログ尺度（visual analogue scales [VAS]）	直線の両端に，ある現象の両極端を示す単語または句が付された尺度法（例:「これまでで最悪の痛み」から「まったく痛みがない」までの尺度）．回答者には，直線上の点で，その現象に対する回答者の感覚に合致する箇所をマークしてもらう．
Washout Period 休薬期間	クロスオーバー試験または N-of-1 試験において，治療が一度中止された後，その治療の影響が消失するまでに要する期間．
Weighted Mean Difference 加重平均差	加重平均差は，研究中の患者群における連続測定値の初期値と最終値との間の差である．加重平均差は，すべての研究が同じ連続変数（運動能力または特定の QOL ツールのような）を使用しているメタアナリシスにおいて，効果の大きさを提示する方法でもある．それは，すべての研究で用いられた特定のアウトカムの単位を用いて，2つの治療間の差の最良推定値を提示する．それは個々の研究における差の合計として計算され，各研究の個々の分散によって重み付けされる．

用語	定義
Wild-Type Allele 野生型対立遺伝子	共通対立遺伝子とも呼ばれる，集団で最も頻繁に生じる特定の一塩基多型の対立遺伝子.
Willingness to Pay 支払い意志額	一部の経済分析では，コストとアウトカムを同じ指標（すなわち，コスト）を使って比較することが望ましい場合がある. この場合，健康の改善を達成するためにどれだけの費用を支払うか，または否定的な健康イベントやアウトカムを避けるために，人々にどのくらい支払うかを尋ねる試みがなされる.
Working Diagnosis（or Leading Hypothesis） 作業診断（または主仮説）	患者の臨床上の問題に対する，臨床医が唯一かつ最良と思う説明.
Workup Bias 精査バイアス	「鑑別的検証バイアス Differential Verification Bias」を参照.

あとがき

エビデンスに基づく医療（EBM）が登場して，ほぼ30年となるが，はたして，国内においてEBMの基本原則は，正しく理解されているだろうか．エビデンスから行動へのプロセスにおける判断はEBMの原則に準じているだろうか．乱造される国内の診療ガイドライン作成プロセスを見る限り，EBMの原則から大きく逸脱しているものが少なくない．

本書「医学文献ユーザーズガイド: 根拠に基づく診療のマニュアル（第3版）」は，User's Guides to the Medical Literature: A Manual for Evidence-Based Clinical Practice(edited by Gordon Guyatt, Drummond Rennie, Maureen O. Maede, Deborah J. Cook—3rd ed.)の全訳である．2002年の初版からEBMの基本原則の1つである「臨床決断には，エビデンスだけでは決して十分ではない」ことが強調され，2008年の第2版では，事前評価済みエビデンスの重要性とともに，臨床決断において患者の価値観や意向が重要であること，さらにエビデンスから推奨の決断プロセスにおいて，Grading of Recommendations Assessment, Development and Recommendations（GRADE）システムがEBMの上級編として紹介された．GRADEシステムは，システマティックレビューや医療技術評価ならびに診療ガイドラインにおけるエビデンス総体の確実性を等級付けし，医療に関する推奨の強さと方向をグレーディングする国際的な標準アプローチであり，UpToDate，コクランライブラリー，日本医療機能評価機構の医療情報サービス（Medical information network distribution service: Minds）などで採用されている[v]．

2015年出版の第3版においては，「エビデンスに基づく医療と認識論」，「非劣性試験の使い方」，「質改善に関する論文の使い方」，「遺伝子関連に関する論文の使い方」，「システマティックレビューとメタアナリシスの結果の理解と適用」，「ネットワークメタアナリシス」という6つの章が新たに追加された．第3版における大きな特徴は全編においてGRADEシステムに準じた内容となっていることである．すなわち，臨床決断に際しては，質の高いエビデンス情報源（システマティックレビューやガイドライン）の活用と，エビデンスの質（効果推定値の確信性）の等級，利益と不利益のバランス，価値観や意向，医療資源を考慮するというGRADEシステムの遵守の必要性が繰り返し述べられている．

EBMは，GRADEシステムの登場・発展とともに大きく前進し，今なお洗練化され続けている．GRADEシステムを使った診療ガイドラインが継続的に作成されている日本においては，ガイドラインを作成する立場の人だけではなく，ガイドラインにおいて提示される推奨とエビデンスの意味を理解し，それらを活用する立場の人も，EBMの基本原則とはなにか，GRADEのエビデンスの確実性の等級と推奨の強さのグレードの意味を再確認し，エビデンスから推奨への変換プロセスを最適なものにするために本書が役立つことに確信を持っている．また，本書を活用して進化するEBMを適切に理解し，EBMの代表的な前進を意味するGRADEシステムを適切に活用する新世代が登場

[v] GRADEシステムに関しては，「診療ガイドラインのためのGRADEシステム　第3版」(相原守夫，中外医学社より2018年出版）を参照．

し，世界に衝撃を与えるような日本発のエビデンスに基づく臨床研究や診療ガイドラインを発表する状況となることを切に願っている．

最後に出版に際して協力していただいた，中外医学社五月女謙一氏，高橋洋一氏に感謝したい．

2018年10月

相原守夫

索引

和文索引

あ

い

え

お

か

き

く

け

こ

さ

し

す

せ

そ

た

ち

つ

て

と

な・に・ね・の

は

ひ

ふ

へ

ほ

ま・み・む

め

も

や

ゆ

よ

ら

り

れ

ろ

わ

英文索引

A・C

D・E・F

G

H・I・K

L・M・N

O・P

R・S・T・U

訳者

相原守夫 Morio Aihara, M.D.
相原内科医院 Aihara Clinic, Hirosaki, Japan
弘前大学医学部 消化器血液内科（非常勤講師）
Department of Gastroenterology and Hematology,
Hirosaki University Graduate School of Medicine

[訳者略歴]
秋田県生まれ

1975 年	弘前大学医学部卒業
1981 年～1983 年	米国ノースカロライナ大学留学
1984 年～1991 年	弘前大学医学部第一内科
1991 年	弘前市立病院
1992 年～	相原内科医院
2007 年～	GRADE working group member
2017 年～	Guidelines International Network（G-I-N）member

[主要な著書・リンク]
- 相原守夫，他．診療ガイドラインのための GRADE システム―治療介入（2010 年，凸版メディア）
- 相原守夫，他．医学文献ユーザーズガイド―根拠に基づく診療のマニュアル　第 2 版（Users' Guides to the Medical Literature- A Mannual for Evidence-Based Clinical Practice, Second Edition, 翻訳）（2010 年，凸版メディア）
- 相原守夫．診療ガイドラインのための GRADE システム―第 2 版（2015 年，凸版メディア）
- 相原守夫．診療ガイドラインのための GRADE システム―第 3 版（2018 年，中外医学社）
- GRADE システム（http://www.grade-jpn.com/）
- 内科医のエビデンスに基づく医療情報（http://aihara.la.coocan.jp/）

本書の原著2版の邦訳は，2010年に凸版メディア株式会社より刊行された．

医学文献ユーザーズガイド
—根拠に基づく診療のマニュアル［第3版］©

発　行　2018年12月25日　1版1刷
　　　　2022年7月15日　1版2刷

編　者　Gordon Guyatt
　　　　Drummond Rennie
　　　　Maureen O. Meade
　　　　Deborah J. Cook

訳　者　相原守夫

発行者　株式会社　中外医学社
　　　　代表取締役　青木　滋

〒162-0805　東京都新宿区矢来町62
電　話　03-3268-2701(代)
振替口座　00190-1-98814番

印刷・製本／三報社印刷（株）　〈KS・YT〉
ISBN 978-4-498-04866-9　Printed in Japan